国家级特色专业建设项目
国家级实验教学示范中心建设成果
高等院校临床医学专业实践类教材系列

临床技能学

主　编　陈　路　郝新宝　孙早喜
副主编　杨　堃　付　昆　金　松　王淑荣
主　审　陈志斌

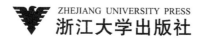

ZHEJIANG UNIVERSITY PRESS
浙江大学出版社

图书在版编目(CIP)数据

临床技能学/陈路,郝新宝,孙早喜主编.—杭州：
浙江大学出版社,2013.3(2021.7 重印)
ISBN 978-7-308-11103-4

Ⅰ.①临…　Ⅱ.①陈…②郝…③孙…　Ⅲ.①临床医
学　Ⅳ.①R4

中国版本图书馆 CIP 数据核字(2013)第 022769 号

临床技能学

陈　路　郝新宝　孙早喜　主编

丛书策划	阮海潮(ruanhc@zju.edu.cn)
责任编辑	阮海潮
封面设计	续设计
出版发行	浙江大学出版社
	(杭州市天目山路 148 号　邮政编码 310007)
	(网址：http://www.zjupress.com)
排　　版	杭州金旭广告有限公司
印　　刷	嘉兴华源印刷厂
开　　本	787mm×1092mm　1/16
印　　张	38
字　　数	973 千
版 印 次	2013 年 3 月第 1 版　2021 年 7 月第 6 次印刷
书　　号	ISBN 978-7-308-11103-4
定　　价	98.00 元

高等院校临床医学专业实践类教材系列
编写说明

海南医学院组织编写的这套临床医学专业五年制本科实践类教材是一套以岗位胜任力为导向，以实践能力培养为核心，以技能操作训练为要素、统一规范并符合现代医学发展需要的系列教材。这套教材包括《临床技能学》、《临床见习指南》(分为外科学、内科学、妇产科学、儿科学四个分册)、《系统解剖学实验教程》、《形态学实验教程》、《生物化学与分子生物学实验教程》、《病原生物学与免疫学实验教程》、《预防医学实验教程》、《英汉对照妇产科实践指南》，共 11 部。本套教材的编写力求体现实用、可操作性等特点。在编写中结合临床医学专业教育特色，体现了早临床、多临床、反复临床的教改思想，在尽可能不增加学生负担的前提下，注重实践操作技能的培养。我们希望通过本套教材的编写及使用，不断探索临床医学实践教学的新思路，为进一步推进医药卫生人才培养模式变革做出新的贡献。

本套教材适用于五年制临床医学专业的医学生，同时也是低年资住院医师作为提高工作能力的参考书。

限于编写人员的知识水平和教学经验，本套教材一定存在许多错误，敬请各位教师、学生在使用过程中，将发现的问题及时反馈给我们，以便再版时更正和完善。

高等院校临床医学专业实践类教材建设委员会主任

陈志斌

2013 年 3 月

高等院校临床医学专业实践类教材

建设委员会

本套教材目录

《临床技能学》编委会名单

前　言

　　临床医学是一门实践于人体健康的科学,要求临床医学工作者必须具备扎实的、系统的基本理论知识,同时兼备熟练的医学专业知识和专业技能。为培养医德高尚、社会适应性强和具有创新思维、创新能力的临床医学人才,我们根据全球临床医学人才培养标准、我国临床医学生培养基本要求、国家职业医师资格考试大纲及全国临床医学大学本科技能大赛内容要求编写了《临床技能学》,旨在通过大量案例及图示培养临床医学生、初级阶段临床医学工作者的高尚情操、社会适应能力和临床诊断思维能力、临床操作技能。

　　《临床技能学》分为上篇——诊断思维、下篇——技能操作。上篇内容有职业素养、病史采集、体格检查、器械检查与实验室检查结果判读、医疗文书书写规范。以医患沟通、问诊与病史采集、体格检查、器械检查与实验室检查结果判读为主要内容,反映各科疾病诊治特点。下篇内容有无菌术、手术管理技能、临床基本操作技能、急救操作技能、麻醉技术、护理技能及其他。以各种操作器械说明、各种操作步骤的规范化为重点内容,反映各科疾病诊治特点。本书内容全面,编排合理,便于掌握,利于培养实际操作能力,对规范化培训临床执业医师、住院医师、进修医师及临床专业本科、研究生临床技能有一定指导价值,是一本较好的临床技能教学教材。

　　《临床技能学》有四个特点:①《临床技能学》在编写过程中使用了大量案例、插图,以帮助学习者更好更快地理解、掌握;②全书渗透医患沟通知识,以适应当代中国医患关系,培养临床医学生及初级阶段医学工作者快速适应临床工作;③通俗易懂,可以利用《临床技能学》进行自学、互学;④以临床医学专业本科生学习、实践(实习)为需要,编入的均为基本、常见的操作项目。

　　《临床技能学》编写过程中,参考了大量的教材及相关专著,对教材和专著的主编和作者深表感谢。由于编写者水平有限、经验不足,难免存在错误,诚请教材使用者提出宝贵意见,以便本教材在将来修订时进一步完善。

《临床技能学》编写小组

海南医学院临床学院教育培训科

2012 年 11 月 14 日

目　录

上　篇　　诊断思维

下　篇　　技能操作

上 篇

诊断思维

第一章　职业素养

第一节　人文关怀

人文关怀，一般认为发源于西方的人文主义传统，其核心在于肯定人性和人的价值，要求人的个性解放和自由平等，尊重人的理性思考，关怀人的精神生活等。医学人文关怀是指在实施医疗护理过程中除了为患者诊治疾病外，还要提供精神的、文化的、情感的服务，以满足患者的健康需求。其本质是"以人为本，以病人为中心"，表现在对人的生存意义、患者的价值、权利、需求和患者的人格、尊严的关心。关注人的生存与发展本身就是每一位医务工作者的职责。

一、医学与人文学密不可分

医学是研究人的科学，是充满人性的科学，是至仁至爱的科学。中国的发展，从哲学高度和深层来看，其中心问题就是人的问题：它把人类作为发展主题；以人的全面和谐发展为理论根据；以人的素质提高和发挥为实现条件；以改善和提高人的生活质量为最终目的。世界卫生组织给予健康的新概念是：健康不仅指一个人没有疾病或虚弱现象，更是在精神上、身体上和社会交往上保持健全的状态。医学人道主义作为以关心病人的身体健康，同情病人并愿意为之消除痛苦的一种伦理原则和道德规范，是自古以来就有的。作为医务人员不仅要对患者负责，还要对社会负责，要维护社会公益，更不能违背社会利益。所以，在现代的医疗服务过程中，我们在注重医疗技术和质量的基础上，还要将"医学精神"与"人文精神"完美结合，全面了解患者的心理和生理状态，给予人文关怀，创造一个让患者舒展心灵感受的平台，满足患者的心身需求，赢得患者的信任、理解和协作。

二、加强医学人文建设刻不容缓

随着医疗卫生体制改革和医学教育改革"双改"的深入推进，对医学生的人文素养提出了更高的要求，医科教育只有"呼唤人文回归"才能完成"还原医学本质"的根本目的。医学实际上是一门横跨所有领域的科学，将其划归为自然科学的一个分支，势必造成医学发展的严重缺损，导致医学教育在内容和方向上的迷失和旁落。因此在医学教育中，加强人文教育刻不容缓，没有人文精神的医学将是人类的灾难。

（一）加强语言文字修养

医学生的人文素质与医学技术同等重要，在医疗服务中，医生关注的不仅仅是收集病史和诊断依据的一个机械过程，更应该是体察患者丰富情感，建立相互信任的一种交流。高素质的语言文字修养是实施人文关怀的首要条件,真挚的安慰性语言可以给患者心灵的抚慰,让患者感觉到亲人般的关心和体贴,合理的告知性语言可以赢得患者的理解与配合,恰当的激励性语言可以增强患者战胜疾病的勇气和信心。书写医疗文件、总结临床经验等工作,都要求医疗服务人员要有一定的文字功底。只有完整地从各个方面去关注患者,医生才会提供人性化服务。

(二)重视人际关系修养

人际关系修养的高低决定着人类生存的环境。具有豁达大度、宽宏大量、谦和热情、正直诚实等优良个性的人,人际关系较为融洽;而心胸狭窄、虚伪滑头的人,就不容易搞好人际关系。平等地对待每一个人,尊重每一个人的人格,这是交往的基本前提。建立良好的医患关系,可以使医患沟通更加真诚和有效,同时也决定着医疗质量的好坏和医疗效率的高低。

(三)提高伦理道德修养

作为一名医师,最基本的职责和伦理道德是救死扶伤,防病治病,实行革命的人道主义。正确的医学伦理观就是:医务人员与病人是平等的相互合作的关系,医务人员治病的目的不是为了谋取私利,而是为了患者的身心健康。医务人员与社会的关系是随时随地无条件地为社会尽义务,全心全意地为人类健康服务。随着人们对医学知识认识的加深,患者往往希望自己能够参与医疗活动,而医务人员习惯了主导地位的角色,因而忽视了患者的知情选择权,从患者角度来讲,对自己疾病的了解是自身权利,由于受医学信息短缺的限制,无法对自己的治疗进行选择。因此,医生开方就拿药,医生开刀就签字,永远做不到自主选择,内心存在对医务人员技术上的怀疑,一旦出现诊治效果不明显、治疗失效,就会由对医生技术的怀疑演变为对医务人员职业道德的怀疑,医患双方技术上的不平等性形成了一对突出的技术伦理矛盾。

正确的伦理道德修养,可以让我们树立正确的人生观和价值观,提高医疗服务意识,增强医疗责任感,理性地面对和处理医患矛盾,促进医患关系和谐。

三、医务工作者在实际工作中应做到以下几个方面

1.关爱患者,尊敬患者:"爱人者,人恒爱,敬人者,人恒敬。"

2.理解患者,宽容患者。

3.以患者为本。

4.掌握良好的人文关怀技巧,如礼貌性语言;温馨的安慰性语言;耐心解释与倾听;从容、镇静的表情;关怀性触摸;鼓励的眼神。

(付　昆)

第二节　医患沟通

一、概述

美国医生萨斯(Szasz)和霍伦德(Hollender)曾于1976年提出了医患关系的三种模式:主动-被动模式、指导-合作模式和共同参与模式。有统计数据显示:我国医患关系状况由于没有充分的患者启蒙、不能建立亲密关系以及医患间缺乏信任,从而显示出一种指导-合作关系。1978年阿斯顿(Arston)等揭示了通过对微观"医患关系"的关注来考察人际传播中沟通过程和效果的研究。而反过来,医患关系作为社会个体与社会医疗体制接触的"界面",也成为考察社会医疗健康服务状况的重要窗口。

(一)就医过程

绝大多数患者认为"医生看病不仔细、就医时间短","挂号难、排队时间过长","专家号难求"和"乱开药、不必要的检查"。患者深入了解疾病与治疗方案的主要障碍,形成于医患之间的沟通环节。医生不解释或听不懂医生的解释成为患者就诊时最主要的困扰;相应地,患者听不懂医生的解释也成为诊疗过程中医生一方最主要的困扰。

(二)医患之间的信任

除了对患者进行医学知识启蒙之外,医患双方的信任是非常重要的。医患双方在医疗过程中要求相互信任。信任是"双方投入",最终"双方获益"的基础。医患之间的信任缺失,这既包括患者对医生的信任,也包括医生对患者的信任。有调查数据显示,患者维权意识增强所导致的信任缺失已对治疗的过程产生了负面影响。

(三)医患之间亲密关系

弗洛伊德曾经把"治疗配合"的概念定义为"一种有同情心的理解",也就是说,理想的医患关系必须是一种亲密的关系。从医务人员角度看,患者并不是很愿意将哪怕是跟疾病有关的隐秘信息告诉医生。该现象可以归因为亲密关系尚未充分建立。

(四)当前医患关系

改革开放30多年来,我国经济快速发展,社会和谐稳定,人民安居乐业,但由于医疗服务模式与医疗需求之间严重不协调,医疗纠纷急剧增加。产生的原因是多方面的,医务工作者的主要原因:医德水平降低,服务态度下滑,医疗事故,医疗差错等。患方的主要原因:缺乏医学知识,对医疗卫生法律法规及医院规章制度不理解,患者及家属的不良动机。社会原因:社会不法分子的介入,如"医闹"现象;政府在医疗卫生领域作为不够,人民群众医疗保健知识水平提高和法律观念自我保护意识增强,医患之间的关系因医疗保险的实施而呈现多元化。

1.医疗保障不完善　尽管我国的医改取得重要进展,医疗保险体系初步建立,但医疗保障水平仍较低,患者看病自费比例仍然较高,遇大病、复杂疾病时往往难以承受巨大的医疗开支。由于医学科学技术是一个发展过程,致使大病、复杂疾病的诊治结果难以达到患者及家属的期望值,如果患者死亡了,人财两空,对家属的打击是巨大的,极易产生医疗纠纷,家属对死亡不理解或想从医院获得赔偿。

2.医患之间认知有差距　科学技术成果在临床医学中的应用取得了很大进展,但仍有很大局限性,医生不是神仙,不能包治百病。而患者、家属对医疗技术期望值过高,认为死了人就是医疗事故。医务人员与患者及家属沟通不够,未能让家属充分了解医学的局限性及疾病发展的不可预测性。

3.医患关系物化　医患关系物化一般是指由于医务人员过分依赖医疗设备诊断治疗疾病,使得大量"第三者"物质进入医疗活动,导致医患之间的人际关系在某种程度上被物化,并分为合理与不合理两大类。一类是合理的物化,即客观上是必须使用的媒介,主观上是医生从诊治患者疾病的实际需要而引入的,如医生为诊断疾病和治愈患者而合理使用现代医疗设备、药物等物质性媒介,这是医患关系物化的合理成分。另一类是不合理的物化,即医生为个人私利而使一些不必要的媒介参与到医患关系中来,例如,医生为获得回扣而过度地开处方和重复检查、为创收而延长住院天数,甚至开搭车药、出具虚假文书、索要红包等。该类型物化形式比较隐蔽,患者由于受到专业知识的限制,不易识别。

4."医闹"兴风作浪　"医闹"作为某些不法分子捞取暴利的工具,这些人为了这种暴利兴风作浪,使医疗纠纷、事故事件越演越烈。发生纠纷后医院为息事宁人,常赔钱了事,闹得越厉害,赔得越多。这样就形成了恶性循环,并因此催生了一个新的行业——"医闹"。"医闹"首领打着患者家属、亲戚、朋友、同事的幌子专门组织、策划并怂恿家属采用各种恶劣手段闹事,以达到从医院获得经济赔偿的目的。这些人以聚众闹事的手段,使本来紧张的医患关系雪上加霜。医院领导为了平息事态,常常与"家属"谈判、赔偿。若闹事者仍不能得逞或不满意,则开始殴打甚至伤害医务人员。

5.执法人员执法不力　医院在发生严重医患纠纷时都会报警,但执法人员到现场后往往只是劝解,并不采取必要的强制措施,直至发展成恶性事件,医务人员被严重打伤才采取行动。执法人员常认为,患者及家属是"弱势群体"、"闹事终有原因",要人性执法,以致事态扩大。如果执法人员早些采取措施,完全可避免发展成恶性事件。

6.医疗卫生人员的缺陷　一个医疗卫生工作者在成长过程中或多或少有一些不足,一些医患纠纷的发生与其不足有关,但占比例不多。一些医务人员人文修养不够,与家属沟通的知识与技能欠缺,未能使家属了解医学的局限性及疾病发生难以预料或突然变化的可能性;个别医疗工作者服务态度不好,家属不满意,从而引发纠纷。

二、医患沟通的形式、内容与技巧

医务人员要履行告知的义务,必须首先要知道向谁告知。根据《执业医师法》、《医疗事故处理条例》、《医疗机构管理条例》及其《实施细则》要求,有患者本人、患者主要关系人、患者的关系人以及实施医疗活动机构的相关负责人,并由其最终履行同意权(即签字权)。但是,告知患者本人应当注意避免对患者产生不利的后果,否则,就应当告知其主要关系人或相关负责人,而不应告知患者本人。

那么,怎样才算对患方产生不利后果呢? 医务人员又怎么才能避免对患方产生不利后果呢? 在临床工作中,这些都是十分难以把握的。

【案例1-2-1】

晚期肝癌如何告知

医师A:如果患者本人的心理承受能力较强,并要求了解真实情况,就应当告知其本人。如果患者心理承受能力较弱,即使他要求了解真实情况也不能告知其本人。

医师B:不必考虑患者的心理承受能力,只要他自己要求了解真实情况,就应当告知其本人。

医师C:无论患者心理素质如何,也无论患者要求与否,都不应将真实信息告知他,而应首先告知其主要关系人,由其主要关系人决定是否告知其本人。

案例分析:

我们认为,医师A是"以病人为中心"的原则,但在实践中难以操作,一旦判断失误,引起不良后果,就可能要承担法律责任;医师B是既不懂法律规定也不懂伦理要求,有不负责之嫌;医师C只懂法律责任,但不懂伦理的要求,没能体现"以病人为中心"的原则,而仅仅是为了化解医方所承担的风险,而且,这种办法有时也会引起医患冲突。

　　为了避免此类现象的发生,各级医院采用了《知情同意书》和《患方授权书》两种形式,这一措施虽然解决了知情同意的代理问题,但如果患者本人有知情能力并不愿委托他人代理,而要求由其本人实施知情同意权时,医方又会遇到能否告知、何时告知、怎么告知其本人不利信息的难题。

(一)医患沟通的常见形式

　　1.首次床旁沟通　主管医师入院查房结束时,及时将病情、初步诊断、治疗方案、进一步诊查方案等与患者或主要关系人进行沟通交流,并将沟通情况记录在首次病程上。护士在接诊入院病人时要介绍住院须知、并安慰病人充分休息,将沟通内容记在护理记录上。

　　2.住院期间沟通　病人住院期间,主管医师和分管护士必须对病人所患疾病的诊断情况、主要治疗手段、重要检查目的及结果,某些治疗可能引起的严重后果、药物不良反应、手术方式、手术并发症及防范措施及费用等内容进行经常性的沟通,并将沟通内容记载病程记录、护理记录中。

　　3.围手术期沟通　要求手术医师术前沟通、术中改变术式沟通及术后沟通,并将沟通内容登记在《术后医患沟通记录单》上。

　　4.分级沟通　沟通时要注意沟通内容的层次性。要根据患者病情的急缓、轻重、复杂程度以及预后的好坏,由不同级别的医护人员沟通。同时要根据患者或主要关系人的文化程度及要求不同,采取不同方式沟通。有纠纷苗头者,要重点沟通。

　　普通病患者,由责任医师在查房时,将患者病情、预后、治疗方案等详细情况,与患者或主要关系人进行沟通;对于疑难、危重患者,由患者所在的科室主要负责人与主要关系人进行正式沟通;对治疗风险较大、治疗效果不佳及考虑预后不良的患者,应由经治医师提出,科主任主持召开全科会诊,由经治医师、科主任共同与患者或主要关系人沟通,并将会诊意见及下一步治疗方案向患者或主要关系人说明,征得患者或主要关系人的同意并签字确认。必要时上报医务科/医务部,由医务科/医务部(非行政上班时间由医院总值班负责)组织相关人员与患者或主要人关系进行沟通。

　　5.集中沟通　对带有共性的常见病、多发病、季节性疾病等,由科主任、护士长、主管医师、护士等一起召集病区病人及主要关系人进行该病发生、发展、疗程、预后、预防及诊治过程中可能出现的情况等进行沟通。

　　6.出院前沟通　管床医师在患者出院前,将患者本次住院的治疗情况、恢复情况及出院后注意事项等详细与患者沟通,沟通后及时将沟通内容记录在出院记录中。

　　7.出院后访视沟通　对出院的患者,医护人员采取电话访视、登门拜访或预约门诊的方式进行沟通,了解病人出院后的恢复情况和对出院后用药、休息等情况的康复指导。

(二)医患沟通的内容

　　1.诊疗方案的沟通　①主要病史内容;②主要体格检查结果;④辅助检查结果;⑤初步诊断、确定诊断;⑥诊断依据;⑦鉴别诊断;⑧拟行治疗方案,可提供2种以上治疗方案,并说明利弊以供选择;⑨预后判断等。

　　2.诊疗过程的沟通　医护人员应向患者或主要关系人介绍患者的疾病诊断情况、主要治疗措施、重要检查的目的及结果、患者的病情及预后、某些治疗可能引起的严重后果、药物不良反应、手术方式、手术并发症及防范措施、医药费情况等,并听取患者或主要关系人的意见和建议,回答患者或主要关系人提出的问题。要有的放矢地介绍给患者或关系主要人,使患者和主要关系人心中有数,明明白白地看病,舒舒服服地治病,从而争取他们的理解、支持和配合,保证临床医疗工作的顺利进行。

3.就病情与患者沟通　根据患者的性别、年龄、病史、遗传因素、所患疾病严重程度以及是否患多种疾病等情况,对患者机体状态进行综合评估,推断疾病转归及预后。把综合评估的情况以及疾病可能的转归及预后与患者或患者家属沟通。

4.各岗位人员的医患沟通时机、内容及要求

(1)门(急)诊首诊医师:门诊首诊医师依照《首诊医师负责制度》规定接诊。在接诊时,应根据患者的既往病史、现病史、体格检查、辅助检查等对疾病做出初步诊断,并安排其进一步诊疗方法,征求患者及主要关系人的意见,告知起居、饮食、活动以及接受诊疗中的注意事项等内容,直至患者满意离去。对需要作进一步检查或治疗的患者应向其简述其必要性和医疗费用,并指导或护送患者进入下一个诊疗程序。

(2)住院处人员:当患者或其关系人查询费用等情况时,住院处工作人员应当向患者及主要关系人说明费用发生的原因和记账流程,介绍物价执行标准。如有争议,住院处工作人员应当主动与费用发生源工作人员联系,由费用源头给予沟通解释。如系住院处记账录入错误,应主动赔礼道歉。

(3)病区的医患沟通:①首诊护士:值班护士接待新入院患者后,在安排病床以后及时向患者告知住院须知、注意事项、生活指南等内容,并帮助患者熟悉就餐、用水、如厕等事宜。确定经治医师、责任护士后应当告知患者经治医师、责任护士姓名、称呼,并在床头卡上予以注明。②病区首诊医师:病区首诊医师依照《首诊医师负责制度》接诊。当班医师(含进修、实习、新毕业轮转医师)发现新患者入住护理程序尚未结束之前应主动与患者打招呼,告知住院诊疗程序,消除着急、紧张情绪,取得患者配合,护理程序一经结束,当班医师即开始诊疗程序。接诊时先向患者介绍自己姓名,然后对患者进行体格检查,态度要热情、诚恳,动作要轻柔。综合病史、体检及辅助检查结果,向患者及其关系人就初步诊断、可能的病因诱因、诊疗原则、进一步检查的内容、饮食、休息、注意事项等进行初步沟通,并记录在病程记录中。③对急诊入院患者应在护士办理住院的同时即对其开始进行诊疗抢救等活动,并及时告知相关内容(诊断、危险、风险、最佳诊疗措施)以及书写危重告知书,并由其主要关系人或委托代理人签字并同意拟定的诊疗方案。④由于风险、费用等原因患者不同意最佳诊疗方案时应拟定次选方案,并就患者不同意选择最佳方案而选择次选方案由患者或主要关系人签字认可。⑤住院期间的沟通:内容包括患者病情变化时的随时沟通;创伤检查及风险处置前的沟通;变更治疗方案时的沟通;贵重药品使用前的沟通;发生欠费且影响患者治疗时的沟通;急、危、重症患者随疾病转归的及时沟通;术前沟通;术中改变术式沟通及术后沟通;麻醉前沟通;输血前沟通以及医保目录以外的诊疗项目或药品使用前的沟通等。⑥对于术前的沟通,应明确术前诊断、诊断的依据、是否为手术适应证、手术时间、术式、手术人员以及手术常见并发症等情况,并明确告知手术风险及术中病情变化的预防措施。术中改变术式的沟通,应将改变术式的理由、手术风险及预防措施、术式的常见并发症等告知患者或其主要关系人,并征得患者本人或主要关系人的同意,签订手术知情同意书。手术结束时手术医师将手术的大体情况、术中出现的特殊状况及治疗、术后治疗手段、术后用药、术后可能出现的并发症及需要患者注意的事项等详细告知患者及其主要关系人。麻醉前的沟通,应明确拟采用的麻醉方式、麻醉风险、预防措施以及必要时视手术临时需要变更麻醉方式等内容,同时应征得患者本人或主要关系人的同意并签字确认。对于

输血前的沟通,应明确交代输血的适应证、必要性以及可能发生的并发症。

【案例1-2-2】

术中不告知切脾,患者请求赔偿经过

2003年1月9日,肖某被某乡中心卫生院初步诊断为胃内基底肌瘤而对肖某实施胃肌瘤切除手术。手术结束后,主刀医师告知肖某的主要关系人:患者的脾脏已被切除,原因是胃底肌瘤与脾脏紧密黏连在一起,分离手术十分困难,强行分离可能损伤脾门处的大血管;切除脾脏的后果比可能发生的大出血危及患者生命的后果要轻得多,为了达到手术目的而不得已切除脾脏。肖某及其主要关系人认为,主刀医师在没有征得他们的同意擅自摘除了脾脏,导致肖某失去了脾脏,并且手术后肖某身体免疫力明显降低,频发感冒、头痛,丧失了劳动能力。故向法院提起民事诉讼请求赔偿。

案例中的困惑:

问题:主刀医师在术中实施手术方式改变时是忘了医疗法规、医疗制度? 抑或是术中时间仓促来不及告知患者家属?

案例分析:

本案例的关键点有两个:①手术前主刀医师未对手术风险及术中病情变化的预防措施与患者及主要关系人充分沟通;②术中主刀医师未将改变术式的理由、手术风险及预防措施、术式的常见并发症等告知患者及主要关系人,并征得患者本人或主要关系人的同意并签字确认而实施术式的改变。

(三)医患沟通技巧

1.和谁沟通

【案例1-2-3】

术中乳癌根治切除术,患者醒后要说法

浙江某医院为一位女性乳腺癌患者做了根治切除术,由于术前只对她说:"你乳房内长了一个小瘤,需要做手术拿掉它,否则会转变为癌症。"手术过程中主刀医师征得其丈夫的同意,进行了乳房根治术。可患者第二天醒来,发现胸部平坦,乳房不见了,非常气愤,责问院方有什么权力切除她的乳房? 丈夫签字有什么用,能代表她自己吗? 如果她早知道自己患了乳腺癌,她宁愿去死也不手术。

案例分析:

从科学的角度看,不让患者知道事实真相于事无补。大量研究显示,大多数癌症患者都想知道诊断结果的严重性。他们都想知道事实,是因为他们可以为将来作计划。还有研究显示,不知道自己病情的患者将遭受巨大的痛苦、沮丧、担心和孤独。因此要求患者签署《知情选择书》和《患者授权书》尤为重要。

2.医患沟通的语言技巧　古代医学之父希波克拉底曾经说,医师的法宝有三样:语言、药物和手术刀。医师的语言如同他的手术刀,可以救人,也可能伤人。医师高超的语言水平,能给患者增加信心、希望和力量,会使患者的免疫能力、代偿能力、康复能力和各种协调能力增强。反之则结果大相径庭。然而,医师把话说好也并非是简单地说几句客气话就可以做到,内

心具备仁爱之心才是大前提。我国著名医学家张孝骞说:"病人以性命相托,我们怎能不诚惶诚恐,如临深渊,如履薄冰。"面对疾病,医患本是合作关系,理应同舟共济。但由于种种原因,"患者到医院看病是求医师"的医患不平等观念至今未能完全消除,冷冰冰的语言仍不时地听到。

"大医精诚,贫贱博爱,童叟无欺。"亲爱的医师,请先从您的语言做起。多对患者或关系人说几句话,对患者的病情尽可能地作出准确解释。

(1)强调词的使用

【案例1-2-4】

患者:医师,我得的是癌症吗?

医师:我从来没有说过你患的是癌症。

患者:那你的意思是说,我得的可能是癌症,只不过你没有说,是吧! 我得的是肝癌吗?

医师:我从来没有说过你患的是肝癌。

患者:那我得的不是肝癌,是什么病呢?

在上述对话中,患者根据医师所强调词汇的不同,提出了不同的问题,甚至是结论相反的问题。当然,这些不同的问题对患者所产生的影响也是不同的。如果医师想告诉患者所患疾病不是癌症,但由于没注意却把强调词放在了"我"或"说过"上,就会事与愿违,加重患者的心理负担,甚至当患者被其他医师确诊并非癌症之后,还会引起医患矛盾。因此,正确地使用词汇,强调技巧,对于说明问题,加强沟通是至关重要的。

(2)语速的控制:语速也影响医患沟通。语速的使用要根据患者的理解能力、疾病的情况、谈话场合等因素而定。一般说来,在接待急诊患者,处理危重病人时,或在手术室进行外科手术时,医务人员的语速节奏要明快,快而不乱;在门诊室访问病史,或在病房与患者交谈时,一般用中速节奏;而在某些特殊情境中,如告诉患者或其关系主要人不良的病情、宣告噩耗等场合,则应以较慢的语速为宜。这不仅是对患者及其关系主要人的尊重,表达了医者的同情和理解,也可以使患者或关系主要人有一个思想准备,不至过于突然。

(3)句式的选择:一般说来,在医疗实践中,陈述句多用于解释疾病诊断和说明相关信息;疑问句,多用于询问疾病情况;祈使句,多用于请求患者配合诊治;否定句,多用于表达否定性信息。

3. 医患沟通提问技巧　人们常说:"提出问题,就等于解决了问题的一半"。患者总是带着问题到医院求治的,医务人员只有了解清楚患者的问题,才能因病施治,取得理想的诊治效果。如何提问? 常用的提问方式有:主导式、开放式、商讨式、疏导式、综合式等等。

(1)主导式问题:就是向患者提出一些常规性的问题,如"你感到不舒服吗?"、"在别处治疗过吗?"……患者则回答"是"、"不是"或简述事实。这有利于医务人员控制整个交谈过程。但是,患者没有充分的"自主权",不利于广泛、深入地了解疾患的病因和症状,不利于收集与疾病有关的外在信息。这种方式适用于性格内向、不善言谈、文化水平略低、老年人等患者。

(2)开放式问题:如"你感到怎么不舒服?"、"你能谈一下在别处治疗的情况吗?"等。患者在回答这类问题时,可以将自己的感受、心情、症状、事实等自由地倾吐出来,这有利于充分发挥患者的主动性和参与意识,也有利于医务人员全面了解患者的真实体验,收集到对诊断有意义的大量信息。其不足处是交谈时间较长,在候诊患者较多时,可能会引起其他患者的不满。

(3)商讨式问题:比如在充分地告知后,医务人员可向患者提出以下问题:"你愿意接受药物治疗还是同意手术治疗?"、"你是否同意作这项检查?"等。这类问题一般适应于知情同意的履行。

（4）疏导式问题:如对于一位主诉胃疼但又不会描述什么感觉的患者,医师常常提出:"你感觉是针刺一样的疼还是像火烧一样的疼?",从而引导患者进行适当的描述。

（5）综合式问题:在医患沟通中,医务人员可以根据患者的特点、交谈内容、当时情况等因素,在谈话的不同阶段提出不同形式的问题。如,当患者就某一个无关紧要的问题滔滔不绝地说个不停的时候,医务人员可适当地向患者提出一些主导式问题,或诱导他将话题转向新的内容,以获取更有意义的信息。

【案例1-2-5】

一位中年女性患者因阴道出血到医院就诊。接诊医师根据各种征兆提出可能是宫外孕的设问时,病者却勃然大怒,声称医师对丧偶多年的她提出这样的设问是对她的极不尊重,但在医师的耐心说服下,她悄然承认了曾经有过的未婚性事……避免了误诊。

在这个案例中,患者对医师隐瞒了真情,说了假话,造成或险些造成误诊和事故。从常理来看,应该说医师是没有责任的——"谁叫你对医师说假话呢"? 但是如果真的出了事,患者和其家人很可能这样理解:"病人说假话固然不对,但医师仍然应该有正确诊断——谁叫你是医师呢"? 这就是说,在患者没有畅所欲言和充分说明时,医师也难辞其咎,也要承担没能主导医患沟通的责任。在这种情况下医师应当怎样来进行问诊、主导医患间的有效沟通呢?

首先,医师要明白,对于上述案例中涉及患者隐私的致病原因,可能会有其社会的、道德伦理的、法律的评判。此时医师应努力使患者明白,自己仅关注致病的原因,而不涉及其他方面的评判。医师面对的仅仅是患者,追求的是弄清致病的原因,从而更好地治病。这样就不会在言行方面形成对患者的压力,而仅仅是医者对患者的关怀和同情(也不是怜悯)。

其次,当涉及患者的隐私,医师的问诊语调应当是低声轻柔,语速徐缓。所用语气、语调使患者意识到这种谈话仅仅是医患两个人之间的絮语。"不会也不必为外人知道",自己的隐私已经得到了尊重,从而敞开心扉向医师倾诉,并且会对医师充满感激之情。

第三,在问诊中,当患者有意识地隐瞒病因时,医者不必强硬追问,但可婉转说明"如果发现某种疾病(如宫外孕、性病、艾滋病等)会有哪些症状和征兆,会有哪些严重的危害,弄清病因对有效治疗的重要意义等。给患者一个思索、权衡利弊的时间。让患者从思索中体会到"医师是在治病救人"从而配合治疗。

4.医患沟通中倾听技巧　　所谓倾听,首先是专心地、细心地听,正如澳大利亚的克里斯·科尔《沟通的技巧》所说:"真正的倾听是暂时忘却自己的思想、期待、成见和愿望。全神贯注地理解讲话者的内容,与讲话者一起去亲身感悟、经历整个过程。"也有学者认为:"倾听是一种重要的管理技巧,或许是沟通技巧中最基本的技巧。……倾听在建立和维持良好关系,避免冲突和误解方面也是非常重要的。"医务人员既要有说话的技巧,也要有倾听的艺术,学会主动倾听。克里斯·科尔的主动倾听过程:患者将自己的感受发送给医务工作者→医务工作者"破译"→医务工作者综合分析后反馈给患者→患者对医者反馈的信息进行确认或修改并发送给医者→……总之,多听患者或其关系人说几句,尽量让患者和关系人宣泄和倾诉,有利于你的医患沟通效果。

【案例1-2-6】

患者:你对你的诊断有多大信心?

医师：你是不是担心我可能出错？（主动倾听）

患者：不。我"希望"你是错的。

医师：你不喜欢听到我的诊断是胃溃疡，是吗？（主动倾听）

患者：是的。它意味着要吃没有一点油的清淡食物。

医师：你害怕戒烟戒酒。（主动倾听）

患者：太难了！

在该案例中，医师原以为患者希望自己诊断正确，以便治疗。但经过多次地使用主动倾听，最后知道并非如此，并弄清了其中的原因。

在临床工作中要正确地主动倾听，必须做到"情感关注"，即：倾听者需要暂时把他或她自己的想法放在一边，尽可能从患者的角度理解问题，进入患者的现实世界。但是，情感关注不是去怜悯患者，而是与患者一起去感觉，思想上与患者保持一致。否则，就会事与愿违。

克里斯·科尔认为，主动倾听主要适用于以下情况：①为了获得更多信息。如：尚有问题需要解决、需要了解事情的全过程、不能肯定讲话者意思等。②医患双方发生了冲突。如：不同意讲话者的观点、与讲话者争论或提意见等。③在情绪化的场合中。如：为了平息气愤或碰到情绪化的人时；当讲话者以自己真实的情感叙述事情时；在讲话者谈论个人事情和问题时等。

医务人员在使用主动倾听时，应注意以下问题：①医者所反馈的信息应是其本人听清楚并理解了的有关患者的信息。②主动倾听时，医者要使用自己的语言。③不要把主动倾听强加给患者。④医者作出反馈后，要给予患者一些时间考虑。⑤积极倾听时不要忘了自己，医者应拥有自己的思想和情感。⑥在复杂问题上，要抓住一个最关键的要点，以获取有意义的信息。

5.非语言医患沟通技巧　　医患沟通应是多种手段综合运用的沟通。人们必须借助于各种媒介如语言、表情、动作姿态、行为方式来把自己知道的信息、自己看法和态度传递给他人。患者就诊时，特别渴望医护人员的关爱、温馨和体贴，因而对医护人员的语言、表情、动作姿态、行为方式更为关注、更加敏感。

6.实物对照讲解沟通　　对一些难以理解的医疗情况用实物对照的方法进行解释说明，如医护人员可以利用人体解剖图谱或实物标本对照讲解沟通，增加患者或主要关系人的感官认识，便于患者或主要关系人对诊疗过程的理解与支持。

三、医疗纠纷和事故的预防与处理

（一）医疗纠纷的分类

引起医疗纠纷的原因十分复杂，致使医疗纠纷的种类繁多。为了便于鉴定和处理医疗纠纷，可根据医务人员在诊疗护理过程中有无过失，从确定纠纷性质的角度出发，将医疗纠纷归纳为两大类，即医疗过失纠纷和非医疗过失纠纷。

1.医疗过失纠纷　　医疗过失纠纷即医疗过错，指的是在诊疗过程中医方存在道德或技术过失。根据目前的法学理论解释，医疗过错分为医疗事故和医疗差错两种，即后果达到《医疗事故处理办法》规定程度的为医疗事故；达不到《医疗事故处理办法》所规定程度的为医疗差错。

（1）医疗事故：医疗事故是指在医疗过程中，由于医务人员的责任和技术上的原因，造成患者的死亡、残废、组织器官的损伤、功能的障碍等不良后果。《医疗事故处理办法》第2条规定：

"本办法所称的医疗事故,是指在诊疗护理工作中,因医务人员诊疗护理过失,直接造成病员死亡、残废、组织器官损伤导致功能障碍的。"

【案例 1-2-7】

某毕业不久的医生,在一次农村巡回医疗的过程中,发现一患子宫颈癌的妇女急需治疗,于是在既不具备手术条件,又没有上级医生指导,自己也从未做过此类手术的情况下,盲目地给患者做了手术。术中竭尽全力,又生怕切除不干净而影响预后,便大刀阔斧地进行"扫荡"。术后患者无尿,救治无效死亡。经解剖证实,病人的双侧输尿管均被切除。

这起事故就是由于医生对局部解剖关系辨认不清,技术水平低下造成患者的严重不良后果。尽管在对患者进行治疗的过程中,医务人员服务态度很好,也千方百计为患者治疗,但确因医疗技术水平所限,发生诊断上、治疗上或护理技术上的过失,造成对患者难以挽回的严重后果,属医疗事故。

《医疗事故处理办法》第 2 条规定:严格地划定了医疗事故的范畴,由此可以归纳出医疗事故的特点如下:其一,医疗事故的行为人必须是经过卫生行政部门考核批准或承认,取得相应资格的各级各类卫生技术人员,无行医许可而导致人身伤害的人员,以非法行医论处。其二,医疗事故必须是发生在诊疗护理工作中,非就诊疗护理而致的损害,按医患其他纠纷解决。其三,医疗事故的行为人必须有诊疗护理工作中的过失,可以是违反规章制度或诊疗护理常规等失职过大,也可以是业务能力低下而致的技术过失。其四,必须出现达到一定程度的严重后果,即死亡、伤残、组织器官损伤导致功能障碍,如果未达到这种程度则不构成医疗事故,这一点是医疗事故区别于医疗差错的关键所在。其五,医务人员的过失与危害结果之间必须存在直接因果关系,即危害结果完全是医疗过失造成的,而医疗未达到尽善尽美或出于偶合对不良后果有些影响的情况,不宜认定为医疗事故。

医疗事故的分级:

在医疗事故的分级中,按事故对患者造成的损害程度和后果的严重程度,可分为:一级医疗事故,二级医疗事故,三级医疗事故和四级医疗事故。也有的分为一、二、三级,各地区在掌握上有所区别。

一级医疗事故:因医务人员的责任或技术的过失,直接造成患者的死亡,属一级医疗事故。

二级医疗事故:因医务人员的责任和技术方面的过失,直接造成患者的残废,丧失全部劳动能力,或者由于医务人员的责任和技术方面的过失虽未直接造成患者的死亡,但患者的最后死亡与其有一定的关系,为二级医疗事故。

三级医疗事故:因医务人员的责任和技术方面的过失,造成患者重要组织器官的损伤,导致功能严重障碍,丧失部分劳动能力。这种组织器官的损伤和功能的严重障碍,对患者的生命暂时无危害。一般认为劳动能力丧失在三分之一以上者,才被认为部分劳动能力的丧失。

【案例 1-2-8】

一门诊手术室医师在为腘窝部腱鞘囊肿的患者进行手术切除时,因患者手术部位出血过多,囊肿壁又向深部蔓延,致使手术视野模糊不清,手术医师因技术不熟练,又想急于求成,尽快切下肿物,在未分离清肿物根部的解剖关系的情况下,贸然用锐剪刀断离肿物,终因牵拉肿物力量过大,改变了正常的组织解剖关系,损伤了腓总神经。手术后患者留有跛行和"马蹄足"后遗症。患者原为车工,影响劳动能力在三分之一以上,定为三级医疗事故。

四级医疗事故:因医务人员的责任和技术方面的过失,造成患者延误治病时机,病情加重,延长治疗时间,对患者造成不应有的严重痛苦,但未造成器官功能方面的障碍,愈合尚好,不影响劳动能力;或由于医务人员的过失,造成患者过多的经济损失者。

(2)医疗差错:医疗差错是指在诊疗、护理工作中,由于责任心不强,粗心大意,不按规章、制度、操作规程办事,发生了一般性错误,影响了诊疗工作的正常进行,但是对患者未导致不良后果,或经及时纠正未酿成事故。医疗差错的后果虽不构成医疗事故,或轻于医疗事故,但也必须引起重视。医疗差错又分为两种情况:一是虽有医疗过错,但未造成不良后果的,称为"一般差错";一是因医疗过错造成患者损伤、痛苦、病程延长以及费用增加等,但未达到规定的程度的,称为"严重差错"。

2.非医疗过失纠纷

(1)医疗意外:医疗意外是医学专门性术语,是指医疗机构在对患者诊疗护理过程中,不是出于故意或过失,而是由于不能抗拒的原因,或不能预见的原因导致患者出现难以预料和防范的不良后果的情况。所谓不能抗拒的原因,是指医务人员遇到某种不可抗拒的力量,即医务人员自身能力、环境和条件,不能排斥和阻止损害后果的发生。所谓不能预见的原因,是指医务人员没有预见,而且根据当时的条件、情况以及医务人员的技术能力也不能预见的。医疗意外的发生,并不是医务人员的医务过失所致,而是患者自身体质变化和特殊病种结合在一起突然发生的,且医务人员本身和现代医学科学技术不能预见和避免。医疗意外属于意外事件,由于欠缺主观要件,所以不承担法律责任。医疗意外具有以下特点:①发生在接受诊疗护理过程中;②发生快、出现后果严重;③患者存在特殊体质或病情;④难以预料和防范。

(2)医疗并发症:并发症是指在诊疗护理过程中,患者发生了现代医学科学技术能够预见但却不能避免和防范的不良后果,而这种不良后果的发生与医务人员是否存在医疗过失一般无直接的因果关系。

(3)疾病自然转归:疾病自然转归,简单地说就是指患者的病情自然发展的结果,例如:病情恶化、外伤截肢等等。任何疾病从发生到终结是一个连续的病理生理动态过程,医疗手段作用于疾病自然转归的某一过程,缩短疾病向康复转归的进程,疾病的病理生理进程尽早被终结是医疗行为追求的转归结果。如果患者人身损害的后果确实是疾病自然转归造成的,医学的发展还达不到有效治疗或治愈的程度,或者医务人员在诊疗护理过程中没有失误,就不属于医疗事故。

3.医疗纠纷的常规处理

(1)沟通说服:①诊疗过程中,医务人员没有过失,由于患者不懂人体的复杂性和医学的高风险性,而期望值过高而造成的不理解,医务科/医务部处理医疗纠纷的工作人员要给予充分的解释和说明,让患者理解;②患者对于医院的解释不能理解,坚持向医院讨说法,医务科/医务部工作人员应向患者说明国家解决医疗纠纷的几种方式,即协商、鉴定、司法诉讼。

(2)医患双方协商解决:①发生医疗纠纷后,经院内医患关系协调领导小组研究,认为医务人员诊疗行为存在过失造成患者人身损害,建议协商解决,医务科/医务部代表院方与患者或其主要关系人签订协议,最后赔偿了结。此时,医方一定要诚实,不要只为个人、集体利益着想而使患者得不到应有的赔偿;②医患双方不能就赔偿款额度达成一致时,建议患方走鉴定或司法程序。

(3)医疗事故鉴定及处理:①无法通过解释、协商解决的医疗纠纷,可申请医学会进行医疗事故鉴定;②医务科/医务部负责组织当事科室和当事医务人员准备鉴定所须提交的各种材料,在规定的时间内送到医学会;③鉴定结论不是医疗事故的,医院不予以赔偿。在特殊情况下(如经济特困难患者,《医疗事故处理条例》与《民法通则》相抵触时),应给予患方补偿;④鉴定结论构成医疗事故,汇报院领导,经医患关系协调领导小组研究,认为鉴定结论基本准确,按等级进行赔偿;如果当事科室和当事人不服鉴定结论,医务科/医务部代表院方向上一级医学会申请重新鉴定。

(4)法院审理医疗纠纷:①医务科/医务部组织当事科室与当事人准备应诉材料,配合律师出庭;②法院审判结论或调解书中表述医疗行为与患者损害结果构成因果关系,判定赔偿的,按额度予以赔偿;当事科室或当事人不服,在规定时间内申请上诉;③法院判定医疗行为与损害后果不构成因果关系的,医院不予赔偿,在特殊情况下(如经济特困难患者等)应给予患者补偿。

四、临床工作中常见的医疗事件

农村基层卫生工作中常见的医疗事件通常包括:医疗纠纷或医患纠纷,非医疗纠纷。

医疗纠纷的特点:

目前,医疗纠纷的数量不断增多,以诉讼方式解决纠纷的数量也在增加。患方要求的赔偿数额越来越高。另外,新闻媒介热衷于对医疗纠纷的报道,时有失实或歪曲,对医疗纠纷的增加起到推波助澜的作用。医疗纠纷的本质特点就是医患对医疗后果的认定有分歧,而分歧的焦点又在于不良后果产生的原因。由此可见,医疗纠纷应具备以下特点:

1.主体为医患双方　医疗纠纷是产生于医患之间的纠纷,其他人不能成为医疗纠纷的主体。如患者对医疗事故技术鉴定委员会的鉴定不服或对卫生局的处理决定不服,是卫生行政机关及鉴定机构与患者的纠纷,矛盾不在医患之间,不属于医疗纠纷的范畴。再如伤害案件的肇事者对医疗后果不满,要求医院与其共同承担赔偿责任的,严格地讲也不是医患纠纷,若确实存在医疗过失并应该由医院承担责任,也必须以患者的名义提请处理。

2.客体为患者的人身权主要是生命权或健康权　一般医疗纠纷都是以患方认为自己的生命或健康受到了侵害为基础的。在实践中,通常表现为经诊疗护理过程,患者出现了不同程度的不良后果,或者感到埋下了不良后果的隐患,并且这种不良后果的产生被患方认为是由医方的过失所造成。当上述两点同时具备时,便产生了医疗纠纷。

无论哪一类医疗纠纷,后果都是显而易见的,对此医患多无争议。纠纷的焦点往往在于不良后果产生的原因。由于人体结构复杂且存在个体差异,疾病的发展也变化多端,在目前的医学科学水平上,有些不良后果是疾病发展的自然转归,是医护人员竭尽全力也不能避免的;当然,由于医务工作者的责任心程度、技术水平等方面的缺陷,致使患者出现不良后果的案件也比比皆是。产生医疗纠纷的关键是医患双方对不良后果的产生原因存有分歧。

3.存在于诊疗护理过程中　医疗纠纷必须是针对诊疗护理所产生的不良后果而提出,除此之外的医患纠纷不属于医疗纠纷。

(付　昆、孙早喜)

第三节　职业法规

我国卫生法律、法规主要包括:《执业医师法》、《药品管理法》、《母婴保健法》、《医疗机构管理条例》、《医疗废物管理规定》、《关于维护医疗机构秩序的通告》、《医疗机构从业人员行为规范》等。

一、执业医师法

1998 年 6 月 26 日《中华人民共和国执业医师法》于中华人民共和国第九届全国人民代表大会常务委员会第三次会议上通过,自 1999 年 5 月 1 日起施行。

【案例】

王某某,男,46 岁,汉族,中专文化,重庆市某县中心卫生院中医师,具有执业医师资格。2005 年 8 月 28 日晚,居民李某某被不明毒蛇咬伤右足背,伤后自行在家用中草药外敷。次日,李发现该右足背红肿,当晚,李妻请王到家为李治疗。经王诊断为"病毒性感染",在未做青霉素皮试的情况下,为李输入青霉素,当液体输入 2/3 时,王离开李家。其后不久,李出现畏寒,王前往用盐酸丙嗪 25mg 予以肌注,李症状缓解。

8 月 30 日下午 14 时许,李到王家治疗,测得体温 39.6℃,王即为其输入甲硝唑注射液 100ml,碳酸氢钠注射液 100ml 加葡萄糖液 100ml。当液体只剩约 30ml 时,李病情加重,出现呕吐,高热 42℃,王即以盐酸异丙嗪 25mg 为其肌注,症状仍得不到缓解。李妻要求急送附近的医院治疗,且找了一辆三轮车准备送李,王以观察病情为由拒绝。约 10min 后,王见李病情仍未缓解,才拨打"120"急救电话。

1 小时后,"120"急救车到达,由于李病情危重,遂送附近中心卫生院抢救,终因抢救无效,李于当晚 22 时 35 分死亡。经鉴定,李系全身感染,继发左侧中脑、桥脑出血,呼吸循环衰竭死亡。王某某对李的诊治,未正确认识疾病,丧失了有效的抢救时间,存在医疗过失行为,医疗过失行为与损害结果存在一定因果关系。

案例分析:

我国《刑法》第三百三十六条明确规定,非法行医罪的主体是未取得医师执业资格的人而非法行医的,而行为人王某某取得了医师执业资格,且是经卫生行政部门注册的合法医师。因此,不构成非法行医罪。

根据我国《刑法》第三百三十五条规定,医疗事故罪是指医务人员由于严重不负责任,造成就诊人员死亡,或者严重损害就诊人员身体健康的行为。从犯罪构成上,分析该案例:

首先,本案例侵犯的客体是国家正常的医疗程序和就诊人员的生命和健康权;其次,本案例的主体在客观方面表现为严重不负责任,致使就诊人员死亡或者严重损害其身体健康。即在对就诊人员进行医疗护理或者体检过程中,粗心大意,玩忽职守,不履行或不正确、不及时履行医疗护理职责,因而造成就诊人员死亡或严重损害其身体健康;再次,主观方面是过失;最后,本案例的主体是特殊主体。

二、药品管理法

《药品管理法》于 1984 年 9 月 20 日第五届全国人民代表大会常务委员会第七次会议通过,2001 年 2 月 28 日第九届全国人民代表大会常务委员会第二十次会议修订。适用于药品的研制、生产、经营、使用、监督管理。

三、母婴保健法

1994 年《母婴保健法》的颁布实施,标志着我国的母婴保健工作从此走上了法制管理的轨道。《母婴保健法》是我国保护妇女儿童健康的第一部法律,对保护妇女儿童的合法权利、提高出生人口素质、促进经济和社会发展都具有重要的意义。

四、《关于维护医疗机构秩序的通告》

为有效维护医疗机构正常秩序,保证各项诊疗工作有序进行,依照国家有关法律法规的规定,特通告如下:

1.医疗机构是履行救死扶伤责任、保障人民生命健康的重要场所,禁止任何单位和个人以任何理由、手段扰乱医疗机构的正常诊疗秩序,侵害患者合法权益,危害医务人员人身安全,损坏医疗机构财产。

2.医疗机构及其医务人员应当坚持救死扶伤、全心全意为人民服务的宗旨,严格执行医疗管理相关法律、法规和诊疗技术规范,切实加强内部管理,提高医疗服务质量,保障医疗安全,优化服务流程,增进医患沟通,积极预防化解医患矛盾。

3.患者在医疗机构就诊,其合法权益受法律保护。患者及家属应当遵守医疗机构的有关规章制度。

4.医疗机构应当按照《医院投诉管理办法(试行)》的规定,采取设立统一投诉窗口、公布投诉电话等形式,接受患者投诉,并在显著位置公布医疗纠纷的解决途径、程序以及医疗纠纷人民调解组织等相关机构的职责、地址和联系方式。患者及家属应依法按程序解决医疗纠纷。

5.患者在医疗机构死亡后,必须按规定将遗体立即移放太平间,并及时处理。未经医疗机构允许,严禁将遗体停放在太平间以外的医疗机构其他场所。

6.公安机关要会同有关部门做好维护医疗机构治安秩序工作,依法严厉打击侵害医务人员、患者人身安全和扰乱医疗机构秩序的违法犯罪活动。

7.有下列违反治安管理行为之一的,由公安机关依据《中华人民共和国治安管理处罚法》予以处罚;构成犯罪的,依法追究刑事责任:①在医疗机构焚烧纸钱、摆设灵堂、摆放花圈、违规停尸、聚众滋事的;②在医疗机构内寻衅滋事的;③非法携带易燃、易爆危险物品和管制器具进入医疗机构的;④侮辱、威胁、恐吓、故意伤害医务人员或者非法限制医务人员人身自由的;⑤在医疗机构内故意损毁或者盗窃、抢夺公私财物;⑥倒卖医疗机构挂号凭证的;⑦其他扰乱医疗机构正常秩序的行为。

五、《医疗机构从业人员行为规范》

2012年7月18日,卫生部等3部门发布《医疗机构从业人员行为规范》(简称《规范》)。指出医疗机构从业人员不得索取和收受患者财物,不得利用执业之便谋取不正当利益,医师应严格遵循临床诊疗规范和技术操作规范,合理诊疗。《规范》把各级各类医疗机构所有从业人员纳入其中,并划分为管理人员、医师、护士、药学技术人员、医技人员、其他人员6类。《规范》共10章60条,提出医疗机构从业人员应严格自律,不收受企业等的回扣、提成,不参加其安排、组织或支付费用的营业性娱乐活动;不骗取、套取基本医疗保障资金或为他人骗取、套取提供便利;不违规参与医疗广告宣传和药品医疗器械促销;不倒卖号源。《规范》要求,管理人员不违反规定干预和插手药品、医疗器械采购和基本建设等工作,不包庇学术造假。医师严格遵循临床诊疗和技术规范,使用适宜诊疗技术和药物,因病施治,不隐瞒、误导或夸大病情,不过度医疗。不隐匿、伪造或违规涂改、销毁医学文书及有关资料,不违规签署医学证明文件。

参考文献

[1]李亚明,王晓燕,梁立智,等.从医学史的角度探讨我国当前医患关系的现状.中国医学伦理学,2011,24(5):570-572.

[2]戴元光,韩瑞霞.我国当前医患关系的现状、问题及原因——基于健康传播视角的实证分析.新闻记者,2012.04:15-20.

[3]余世建.建构和谐医患关系的伦理思考.辽宁行政学院学报,2011,13(12):161-163.

[4]庄一强.医患关系:思考与对策.北京:中国协和医科大学出版社,2007.

[5]季建林.医患关系的建立与沟通.继续医学教育,2007年第29期.

[6]《医疗事故处理条例》起草小组.医疗事故处理条例释义.北京:中国法制出版社,2005.

[7]王翠兰.医疗人文关怀的内涵及其应用技巧.当代医学,2011,17(8):38-39.

[8]肖传实.等.实用医患沟通技巧.北京:军事医学科学出版社,2008.

[9]刘丽娟.如何将医学伦理原则和人文精神融入医院文化.中国卫生产业,2011,8(26):113-114.

（付　昆、孙早喜）

第二章　病史采集

第一节　问　诊

一、问诊的重要性

问诊(inquiry),是通过医师对患者或相关知情人员进行全面、系统的询问获取患者病史资料,经过综合分析而作出临床判断的一种诊法。病史资料的完整性和准确性对疾病的诊断和处理具有很大的意义。而问诊是病史采集(history taking)的主要手段,通过医师的提问与患者或知情人的回答了解疾病的发生、发展过程,是每个临床医师必须掌握的临床技能。根据问诊目的的不同,大致可分为全面系统的问诊和重点问诊,对住院患者需要全面系统的问诊,而对急诊和门诊患者则需要重点问诊,前者的学习和掌握是后者的基础和前提。

通过问诊可以了解疾病的发生、发展、诊疗经过、既往健康及患病情况等,对诊断具有极其重要的意义,也为随后对患者进行的体格检查和各种诊断性检查的安排提供最重要的基本资料。在某些疾病的初期,机体只是处在功能或生理病理改变的阶段,缺乏器质性或组织、器官形态学方面的改变,体格检查、实验室检查、甚至特殊检查均无阳性发现,通过问诊可以获得患者某些特殊的主诉感受,如头晕、乏力、失眠、疼痛、焦虑、食欲减退等症状,有利于疾病的早期诊断。另外,有些常见疾病通过问诊得到病史特点即可作出初步诊断,如支气管炎、心绞痛、癫痫、感冒、胆道蛔虫症、疟疾等。对缺乏典型临床表现、病情复杂的病例,详细、深入、细致的问诊尤为重要。忽视问诊,获取的病史资料会残缺不全,病情了解不够详细、准确,往往会造成临床漏诊或误诊。

问诊,是医师诊治患者的第一步,正确的问诊方法和良好的问诊技巧,不但可以获得重要的临床资料,还可以使患者感到医师亲切和可信,有信心与医师配合,有利于建立良好的医患关系,对进一步诊治疾病具有重要意义。另外,问诊还可以通过交流传达信息、教育患者,甚至交流与沟通本身也具有治疗作用,可以减轻患者精神压力,有助于提高治疗效果。在生物-心理-社会医学模式下,医师不仅要具有自然科学方面的知识(医学专业知识),还要有较高的人文科学、社会科学的修养,能够从生物、心理和社会等多角度去了解和处理病人。具有良好的交流、沟通及教育患者的技能,是现代医师重要的素质特征之一。

随着现代医学的发展,先进的诊断技术广泛应用于临床,使疾病诊断水平不断提高,但问诊是获得临床资料的第一步,是体格检查和各种先进检查技术无法替代的,医学生必须认真学习,掌握问诊方法与技巧,反复实践,以求能将问诊熟练地应用于临床工作中。

二、问诊的方法与技巧

(一)问诊内容

1. 一般情况(general data)　包括姓名、性别、年龄、籍贯、出生地、民族、婚姻、工作单位、职业、通信住址、电话号码、入院日期、记录日期、病史陈述者及其可靠性等。如病史陈述者不是本人,应注明与患者的关系。年龄本身也具有重要的诊断参考意义,应为具体年龄,不能简单以"成人"或"儿童"代替。为避免问诊初始过于生硬,部分一般情况的内容,如婚姻、职业、工作单位等可放在个人史中逐一询问。

2. 主诉(chief complaint)　为患者感受最主要的痛苦或最明显的症状或(和)体征及其持续时间,即本次就诊最主要的原因及其持续时间。主诉也是疾病的主要矛盾。确切的主诉可以初步反映病情的轻重缓急,并为调查、认识、分析、处理疾病提供重要线索,具有重要的临床诊断价值。主诉应以一两句话概括,同时注明主诉发生至就诊的时间,简明扼要,如"腹痛、腹胀2天","右侧肢体乏力4h"。主诉若包括不同时间出现的几个症状时,则应按其症状发生的先后顺序排列,如"活动后胸闷、气促2年,加重伴双下肢水肿10天","反复上腹部疼痛5年,解黑便2天"。记录主诉时应尽可能用患者描述的主要症状,并以医学术语表述,但不能用疾病诊断用语,如"多饮、多食、多尿、消瘦2年",而不能描述为"糖尿病2年"。病程较长,病情复杂的病例,由于症状、体征较多,或病史陈述者诉说内容多而繁杂,不容易简单概括出主诉,则应结合整个病史,综合分析,抓住重点,归纳出更能反映其疾病特征的主诉。另外,对部分患者病情没有连续性的情况,应灵活掌握,如"发现腹部包块1年余,腹痛、腹胀1周"。对于缺乏临床症状,但诊断资料和入院目的十分明确的患者,可以用以下主诉,如"体检发现胆囊结石10天","发现血压升高2个月"。

3. 现病史(history of present illness)　是病史中的主体部分,记述患者患病后的全过程,即发生、发展、演变和诊治经过。具体问诊可按照以下内容和程序询问。

(1)起病情况与患病时间:起病情况对疾病的诊断具有重要的鉴别意义。不同疾病的起病(或发作)均有各自的特点,如有些疾病急性起病,如脑血管病、心绞痛、心肌梗死、动脉瘤破裂等;有些疾病起病缓慢,如肿瘤、结核、风湿性心瓣膜病等;脑出血、高血压危象常发生于情绪激动或紧张时;脑血栓形成多发生在睡眠、休息时。患病时间,是指从起病至就诊或入院的时间。时间长短可按数年、数月、数日计算,如发病急骤者,应按h、min为计时单位。例如"突发意识不清1h"或"突发抽搐30min"。如先后出现几个不同症状应追溯到首发症状的时间,并按时间顺序依次询问整个病史后分别记录,如"反复头晕5年,饮水呛咳3月,右侧肢体活动不灵5天",从以上症状及其发生时间顺序可以看出,慢性脑供血不足患者出现脑梗死并逐渐加重的发展过程。

(2)主要症状的特点:包括部位、性质、程度、持续时间、缓解或加剧因素等。了解这些特点有利于判断疾病所在的系统或器官以及病变的部位、范围和性质。如上腹疼痛多为胃、十二指肠或肝脏、胰腺等疾病;右下腹急性腹痛则多为阑尾炎所致,若为妇女还应注意卵巢和输卵管疾病;若为全腹痛则提示病变广泛或累及腹膜。又如,出现"偏瘫"多考虑为内囊病变所致,"截瘫"则考虑为脊髓病变所致,而"交叉瘫"则提示为脑干病变。对症状的性质也应作详细的询问,以利于鉴别诊断,如绞痛、胀痛、灼痛、隐痛,以及症状的持续性或阵发性、发作或间歇的时间等。以消化性溃疡为例,其主要症状的特点为上腹部疼痛,可持续数日或数周,在几年之中可以表现为呈周期性发作,有季节性发病等特点。

(3)病因及诱因:问诊时应尽可能地了解与本次发病有关的病因(如感染、中毒、外伤等)和诱因(如情绪、环境改变、起居饮食失调、气候变化等)。有助于明确诊断及拟定治疗措施。病人对直接或近期的病因容易提出,当病程较长或病因比较复杂时,病人往往难于言明,并可能提出一些似是而非或自以为是的因素,这时医师应进行科学的归纳,切不可不加分析地记入病史。

(4)病情的发展及演变:指患病过程中主要症状的变化或新症状的出现。如高血压患者平时未规律服药,常有头晕不适,在一次情绪激动后突然出现头痛、偏瘫,应考虑到脑出血的可能。如有心绞痛病史的患者本次发作疼痛加重而且持续时间较长时,则应考虑发生急性心肌梗死的可能。如肝硬化患者出现表情、情绪和行为异常等新症状,则可能并发了肝性脑病。

(5)伴随症状:在主要症状的基础上又同时出现一系列的其他症状,这些伴随症状常是鉴别诊断的依据,或提示出现了并发症。如头晕可能为多种病因的共同症状,单凭这一症状还不能明确诊断,如问明伴随的症状则诊断的方向会明朗很多。如头晕伴视物旋转,并与转动颈部有关,则可能为颈椎病椎-基底动脉供血不足所致;头晕伴共济失调,无肢体瘫痪,很容易考虑到小脑病变。又如急性上腹痛,原因可以很多,若患者同时伴有恶心、呕吐、发热,特别是又出现了黄疸和休克,即很容易想到急性胰腺炎的可能。反之,按一般规律在某病应出现的伴随症状实际上没有出现时,也应记述于现病史当中,以备进一步观察,因为这种阴性表现常常可作为鉴别诊断的重要参考资料。一份好的病史不应放过任何一个主症之外的细小伴随症状,因为它们往往对明确诊断有不可忽视的作用。

(6)诊治经过:患者本次就诊前如接受过其他医疗单位的检查与治疗,则应询问具体诊断、检查措施及其结果。若已给予药物治疗,则应询问具体用药名称、剂量、疗程、疗效等。所问得的病名及药名在记录时应加引号。

(7)一般情况:包括患者发病以来的精神、体力状态,食欲及饮食量的改变,大小便与睡眠的情况及体重改变等。这对全面评估患者的病情和预后,以及指导治疗十分重要。

4.既往史(past history) 包括既往的健康状况和过去曾经患过的疾病(包括各种传染病)、外伤手术、预防注射、过敏,特别是与目前所患疾病有密切关系的情况。例如对风湿性心脏病患者应询问过去是否反复发生过咽痛、游走性关节痛等;对癫痫的病人应了解过去是否有过颅脑外伤、手术;对晕厥的患者应询问过去是否有心律失常。记录顺序一般按发病年月的先后顺序排列。在记述既往史时应注意不要和现病史发生混淆,如现患肺炎,则不应把数年前也患过肺炎的情况写入现病史。而对消化性溃疡患者,则可把历年发作的情况记述于现病史中。

(1)慢性病史:高血压、糖尿病、冠心病、慢性阻塞性肺疾病及消化系统疾病等。

(2)传染病史及接触史:麻疹、伤寒、疟疾、肝炎、肺结核等,上述各种疾病征象、治疗经过、有无后遗症等。

(3)过敏史:对药物、食物或其他接触物的过敏史等。

(4)外伤、手术及输血史:外伤部位、手术性质和日期、输血成分、输血量和日期。

(5)预防接种史:接种牛痘及其他预防注射情况(尽可能注明名称)。

5.系统回顾(review of systems) 系统回顾可以避免在问诊过程中患者或医生所忽略或遗漏的内容。它可以帮助医生在短时间内简要地了解患者除现在所患疾病以外的其他各系统是否发生目前尚存在或已痊愈的疾病,以及这些疾病与本次疾病之间是否存在着因果关系。

系统回顾是住院病历不可缺少的一部分。它涉及的临床疾病很多,医学生在学习采集病史之前必须对各系统可能出现的症状和体征的病理生理意义有比较清楚的理解。实际应用时,可针对具体病人,根据情况变通调整内容。其主要内容如下:

(1)头颅五官:视力障碍、嗅觉障碍、耳鸣、耳聋、齿龈出血、味觉障碍、声音嘶哑。

(2)呼吸系统:咳嗽的性质、程度、频率、与气候变化及体位改变的关系。痰液的颜色、量、性状、气味。咯血的颜色、量、性状。胸痛的时间、部位、性质、程度以及与呼吸、咳嗽、体位的关系。呼吸困难的出现时间、性质、程度。有无发冷、发热、盗汗、食欲不振等。

(3)循环系统:有无心悸,发生的时间及诱因。心前区疼痛的性质、程度、出现和持续时间、频度、有无放射痛、放射的部位,引起疼痛的诱因和缓解方式。呼吸困难的诱因、程度,与体力活动和体位的关系,有无咳嗽、咯血。水肿的部位、时间。排尿的量,有无昼夜改变。腹水、肝区疼痛、头晕、晕厥、心脏疾病、高血压病等。对于女性患者还应询问在妊娠、分娩时有无高血压和心功能不全的情况。

(4)消化系统:腹痛的诱因、缓急、部位、程度、性质、持续时间,有无规律,是否向其他部位放射,与饮食、气候及精神因素的关系,按压时疼痛减轻或加重。腹泻的诱因、缓急、次数,腹泻物性质、量、颜色、气味、缓解及加重方式。呕吐的诱因、性质、次数、呕吐物内容、量、颜色、气味。呕血的量、颜色。便的次数、颜色、性状、量、气味、有无里急后重感。有无腹胀、反酸、食欲改变、恶心、便血、饮食习惯及体重变化等。上述症状与食物种类、性质的关系及有无精神因素的影响。

(5)泌尿系统:尿量、尿色(洗肉水样、乳糜样或酱油色)、清浊度;有无腰痛、腹痛(部位、放射);有无尿频、尿急、尿痛、尿潴留、尿失禁、排尿困难。有无高血压、水肿、咽炎,有无肾毒性药物应用史及铅、汞等化学毒物接触或中毒史。

(6)造血系统:有无皮肤黏膜苍白、黄染、出血点、瘀斑、血肿,有无淋巴结、肝、脾肿大、骨骼痛等,有无反复鼻出血、牙龈出血。有无乏力、头晕、眼花、烦躁、记忆力减退、心悸、吞咽困难等。有无化学药品、工业毒物、放射性物质接触史。

(7)内分泌系统及代谢:有无畏寒、怕热、多汗、乏力、心悸、头痛。有无烦渴、食欲异常、多饮、多尿、水肿。有无肌肉震颤及痉挛。有无性格、智力、体格、性器官的发育异常,有无骨骼、甲状腺、体重、皮肤、毛发的改变。有无产后大出血及月经异常情况。

(8)神经精神系统:头痛的部位、性质、程度、持续时间。有无嗜睡、失眠、记忆力减退、性格改变、视力障碍、感觉及运动异常、意识障碍、瘫痪、晕厥、痉挛、感觉与定向障碍。精神状态改变,如情绪状态、思维过程、智能、能力、自知力等。

(9)肌肉骨骼系统:有无肢体肌肉麻木、疼痛、痉挛、萎缩、瘫痪等,有无关节肿痛、运动障碍、骨折、外伤、关节脱位、先天畸形等。

6.个人史(personal history) 包括社会经历、职业和工作条件、习惯与嗜好、冶游史等方面。

(1)社会经历:包括出生地、居住地及居留时间(尤其是疫源地和地方病流行区)、受教育程度、经济生活及业余爱好等。

(2)职业和工作条件:包括工种、劳动环境、对工业毒物的接触情况及时间。

(3)习惯与嗜好:起居与卫生习惯、饮食规律与质量。嗜好(时间及摄入量)、嗜异物、麻醉药品、毒品及其用量、年限等。

(4)冶游史:有无不洁性交史,有无淋病性尿道炎、梅毒、尖锐湿疣、下疳等病史。

7.婚姻史(marital history) 未婚或已婚,结婚年龄,配偶健康状况(若已故,应询问死因及日期)、性生活情况及夫妻关系等。

8.月经史(menstrual history)及生育史(child bearing history)

(1)月经初潮的年龄、月经周期、经期天数,经血的量和颜色,末次月经日期、闭经日期、绝经年龄。有无痛经,白带的量、气味、性状。

记录格式如下:

$$初潮年龄 \frac{行经期(d)}{月经周期(d)} 末次月经时间(LMP)或绝经年龄$$

例如:$13 \frac{3\sim5d}{28\sim30d} 2009$ 年 5 月 23 日(或 49 岁)

(2)妊娠与生育次数,生产情况(足月分娩数、早产数、自然或人工流产次数、存活情况、大出血、产褥热)。避孕措施(安全期、避孕药、避孕环、子宫帽、阴茎套等)。有无死产、手术产、围生期感染。计划生育状况等。对男性患者应询问是否患过影响生育的疾病。

9.家庭史(family history)

(1)家中主要成员(父母、兄弟、姐妹及子女)的健康与疾病情况,是否患有与患者同样的疾病。对已死亡的直系亲属,则应问明死因及年龄。

(2)有无与遗传有关的疾病,如血友病、白化病、糖尿病、精神病、遗传性球形红细胞增多症、家族性甲状腺功能减退症等。对于家族性遗传病,还应询问父母双方亲属,并可绘家系图显示。

(3)家族中有无结核、肝炎、性病等传染病。

(二)问诊基本方法和技巧

问诊的方法与技巧与获取病史资料的数量和质量密切相关,这涉及语言交流技能、资料收集、医患关系、医学知识、医学心理学、仪表礼节,以及提供咨询和教育患者等多个方面。在不同的临床情景,也要根据情况采用相应的方法和某些技巧。

1.创造轻松和谐的环境,要亲切、耐心。问诊开始时,由于患者对医疗环境的生疏和对疾病的恐惧或文化水平较低等,患者常有紧张情绪,造成病情叙述缺乏系统性,也易遗漏。临床医生应主动创造一种轻松和谐的环境,对患者的态度要认真、亲切、耐心,以解除患者不安和紧张情绪,使患者能平静、有条理地陈述患病的感觉与经过。一般应从自我介绍、礼节性交谈开始。交谈时应注意语言技巧、保护患者隐私。

2.从主诉开始,体现时间顺序。按主诉和现病史中症状或体征出现的先后顺序进行询问和采集资料。逐渐深入,有目的、有层次、有顺序地进行询问。追溯首发症状开始的确切时间,直至目前的演变过程。如有几个症状同时出现,必须确定其先后顺序。

刚开始与患者交谈时,应先提一些一般性的简单易答的问题,如先问:"你哪里不舒服?"、"你这种症状有多长时间了?"然后围绕主诉,逐步进行深入询问。如患者主诉头痛,应问:"您头痛是什么时间开始的? 是头部那个部位疼痛? 是什么样子的痛? 针刺样痛? 搏动样痛? 胀痛? 多在什么情况下发作? 头痛时还伴有其他不适吗?"等等。

当患者所述曾患某种疾病时,应将其主要症状的特点询问清楚,然后推测其重要性。如病人叙述曾患"哮喘",应询问当时的主要症状及相关检查情况,以推测可能是"支气管哮喘"还是"慢性阻塞性肺疾病";尽可能让患者充分地陈述和强调他认为重要的情况和感受。

3. 运用技巧的语言启发及使用过渡语言。如果患者的陈述离病情太远时或者反复陈述某个问题或者问一句答一句时,可利用技巧的语言启发和引导患者转回话题,且不可生硬的打断患者的陈述。在问诊两个项目之间使用过渡语言,即向患者说明将要讨论的新话题及其原因,使患者不会困惑为什么要改变话题及为什么要询问这些情况。如过渡到月经生育史之前可说明有些疾病会对月经及生育有影响,因此我们需要了解这些情况。

4. 归纳小结,询问病史的每一部分结束时进行归结小结,可以唤起医生的记忆以免忘记要问的问题,也可让患者知道医生如何理解他的病史,并提供机会核实患者所述病情。小结对于现病史显得尤为重要。小结系统回顾时,最好只小结阳性发现。

5. 引证核实患者提供的信息,为了收集到尽可能准确的病史,有时询问者应引证核实患者提供的信息。例如,患者:"我对青霉素过敏。"则应追问:"你怎么知道你过敏?"或问:"是青霉素试验阳性或你用青霉素时有什么反应?"又如患者说:"我有冠心病 3 年了";医生:"当时做过冠状动脉造影吗?"患者:"做过。"医生:"植入冠脉支架了吗?"患者:"是,植入支架了。"医生:"植入几根支架?"

6. 适当地运用一些评价、赞扬与鼓励语言,可以加强患者与医生的沟通、合作,能积极提供信息,如"可以理解","你已经戒烟了,有毅力"。但对于有精神障碍的患者,不可随便使用赞扬或鼓励的语言。

7. 关心患者的期望,了解其就诊的确切目的和要求。医生应判断患者最感兴趣的、最想要解决的事情,从而为他提供适当的信息或指导。

8. 询问患者的经济情况,关心患者有无来自家庭和工作单位经济和精神上的支持。

9. 检查患者的理解程度,通常患者依从性差的原因是因为不理解询问者的意思。可要求患者重复所讲的内容,示范检查方法,或提出一种假设的情况,看患者能否做出适当的反应。若不能,则说明患者没有完全理解或理解有偏差,应及时纠正。

10. 当询问者不能提供足够的信息或回答患者提出的问题时,应承认自己经验不足,并立即设法为患者寻找答案。可以查阅书籍、请教上级医师,或建议患者到何处去解决这一问题。

11. 结束问诊时,应感谢患者的合作,并告知患者医患合作、沟通的重要性。说明下一步对患者的要求、接下来做什么、下次就诊时间或随访计划等。

需要说明的是,没有一成不变的问诊模式和方法,应视具体情况灵活变通。只有理论知识结合实际反复训练,才能更好地掌握问诊的方法与技巧。

三、特殊情况的问诊技巧

1. 缄默与忧伤　患者有时沉默寡言、不主动叙述其病史,有时带有被动消极的情绪,但并不意味着患者没有求医动机和内心体验,它可能是由于患者对疾病感到绝望或对治疗丧失信心所致。对此,一方面医师应注意观察患者的表情、目光和躯体姿势;另一方面,也要以尊重的态度,耐心地向患者表明医师理解其痛苦并通过言语和恰当的躯体语言给患者以信任感,鼓励患者客观地叙述其病史。医生问诊时,应注意避免触及患者伤心的敏感问题,亦应避免对患者惶惑或被动的过多、过快的直接提问,或使得患者沉默或不悦的批评性的提问。如患者因生病而伤心或哭泣,情绪低落,医生应予安抚,并适当等待,减慢问诊速度,使患者镇定后继续叙述病史。

2.焦虑与抑郁　患者有时会有内心不安或无根据的恐惧,有时会有情绪低落、甚至悲痛欲绝。医生应鼓励患者讲出其感受,注意其语言的和非语言的各种异常的线索,确定问题性质,并给予宽慰和保证,但应注意分寸。首先应了解患者的主要问题,再确定表述的方式,以免适得其反,使患者产生抵触情绪,交流更加困难。如"不用担心,一切都会好起来的"。抑郁是最常见的临床问题之一,且易于忽略,如询问患者通常的情绪如何,对未来、对生活的看法,如疑有抑郁症,应按精神科要求采集病史和作精神检查。

3.多话与唠叨　患者不停地讲,医生不易插话及提问,一个问题引出一长串答案。由于时间有限且患者的回答不得要领,常不能采集到有效的病史。因此,在问诊时应注意:①提问应限定在主要问题上;②巧妙地打断患者提供的不相关的内容;③注意仔细观察患者有无思维奔逸或混乱的情况,如有,则应按精神科要求采集病史和作精神检查;④分次进行问诊,有礼貌、诚恳地告诉患者问诊的内容及时间限制等,切勿表现得不耐烦而失去患者的信任。

4.愤怒与敌意　有些患者就诊时可能表现出愤怒和不满,常常患者自己也难说清他们为什么愤怒和愤怒的具体对象。可能指向医生,尤其是年轻医生。如果患者认为医务人员态度生硬或语言冲撞,更可能使患者愤怒或怀有敌意。不管对哪种情况,医生一定不能发怒,也勿认为自己受到侮辱,应采取坦然、理解、不卑不亢的态度,尽量发现患者发怒的原因并予以说明,注意切勿使其迁怒。医生问诊时应缓慢而清晰,内容主要限于现病史为好,对个人史及家族史或其他可能比较敏感的问题,询问要十分谨慎,或分次进行,以免触怒患者。

5.多种症状并存　有的患者多种症状并存,尤其是慢性过程又无侧重时,应注意在其描述的大量症状中抓住关键、把握实质;另一方面,在注意排除器质性疾病的同时,亦考虑其可能由精神因素引起,必要时可建议其作精神检查。但初学者在判断功能性问题时应特别谨慎。

6.说谎和对医生不信任　患者有意说谎是少见的,但患者对所患疾病的看法和他的医学知识会影响他对病史的叙述,如患者的父亲死于肝癌,那他可能将任何腹部不适都叙述得很重。有的患者求医心切可能夸大某些症状,或害怕面对可能的疾病而淡化甚至隐瞒某些病史。还有些人没病装病或怀有其他非医学上的目的有意说谎时,医师应根据医学知识综合鉴别、判断这些情况,给予恰当的解释,避免记录下不可靠的病史资料。有些患者常对某些症状和诊断感到恐惧,有时医生能感觉到患者对医生的不信任和说谎,医生不必强行纠正。但若根据观察、询问了解有说谎可能时,应待患者情绪稳定后再询问病史资料。

7.文化程度低下和语言障碍　文化程度低下一般不妨碍其提供适当的病史,但患者理解力及医学知识贫乏可能影响回答问题及遵从医嘱。问诊时,语言应通俗易懂,并注意必要的重复及核实。有时对问题回答"是"可能并不一定是同意或肯定的回答,对此应特别注意。

语言不通者,最好是找到翻译,并请如实翻译,勿带倾向性,更不应只是解释或总结。有时通过体语、手势,加上不熟练的语言交流也可抓住主要问题。注意应反复核实,以保证病史资料的可靠性。

8.重危和晚期患者　重危患者需要简单扼要的病史及体格检查,并可将其同时进行。病情重危者反应迟钝,应予理解,不能催促。经初步处理,病情稳定后,可详细询问病史。

重症晚期患者可能因治疗无望而有拒绝、孤独、违拗、懊丧、抑郁等情绪,应特别关心,引导其作出反应。对诊断、预后等回答应恰当,并力求中肯,避免造成伤害,更不要与其他医生的回答发生矛盾。如不清楚、不理解,应妥善交代或作出适当许诺,待以后详细说明。亲切的语言,真诚的关心,表示愿在床旁多待些时间,对患者都是极大的安慰和鼓励,而有利于获取准确而全面的信息。

9.残疾患者　残疾患者在接触和提供病史上较其他人更为困难。除了需要更多的同情、关心和耐心之外,需要花更多时间收集病史。以下技巧有助于采集病史。

对听力损害或聋哑人,交流常有困难,可用简单明了的手势或其他体语,谈话清楚、大声,态度和蔼、友善。请患者亲属、朋友解释或代述,同时注意患者表情。必要时可作书面提问、交流。

对盲人,应先向患者自我介绍及介绍现场情况,搀扶患者就座,尽量保证患者舒适,这有利于减轻患者的恐惧,获得患者的信任。向患者介绍其他现场人员和室内家具或装置,仔细聆听病史叙述并及时作出语言的应答。

10.老年人　老年人因体力、视力、听力的减退,部分患者还有反应缓慢或思维障碍,可能对问诊有一定的影响。应注意以下技巧:先用简单清楚、通俗易懂的一般性问题提问。减慢问诊进度,使之有足够时间思索、回忆,必要时作适当的重复。注意患者的反应,判断其是否听懂,有无思维障碍、精神失常,必要时向家属和朋友收集补充病史。耐心进行系统回顾,仔细询问过去史及用药史,重点询问个人嗜好、生活习惯。注意精神状态、外貌言行、与家庭及子女的关系等。

11.儿童　小儿多不能自述病史,须由家长或保育人员代述,对此应在病历记录中说明。问病史时应注意态度和蔼,体谅家长的焦急心情,认真地对待家长所提供的每个情况。5～6岁以上的小儿,可让他补充叙述一些有关病情的细节,但应注意其记忆及表达的准确性。有些患儿由于惧怕住院、打针等而不肯说出实情,在与他们交谈时仔细观察并全面分析,有助于判断其可靠性。

12.精神疾病患者　自知力属于自我意识的范畴,在医学上表示患者对自身疾病的认识能力。对缺乏自知力的患者,其病史是从患者的家属或相关人员中获得。由于不是本人的患病经历和感受,且家属对病情的了解程度不同,有时家属会提供大量而又杂乱无章的资料,医生应结合医学知识综合分析,归纳整理后记录。对缺乏自知力患者的交谈、询问与观察属于精神科检查的内容,但有时所获得的一些资料可以作为其病史的补充。

四、问诊的注意事项

1.问诊时应直接询问患者,不能亲自叙述的患者(如重病、意识不清、小儿等),则需向其家属或最了解病情的亲友询问。为了保证病史的可靠性,待病情好转或意识清醒后,必须再直接询问患者加以补充。

2.对重危患者应在简要询问之后立即重点体检,迅速抢救。紧急情况下应先抢救,在抢救中扼要询问,待病情趋于稳定后再作补充。

3.不同文化背景的患者对各种医学词汇的理解有较大差异,因此问诊时语言要通俗易懂,避免使用医学术语。如"里急后重"、"心悸"、"谵妄"、"盗汗"之类,以免患者不理解而顺口应答,致使病历记录失真。对患者的方言俗语,应仔细体会其含义,记录时应用医学术语。

4.注意避免不恰当的提问,比如:①诱导性提问或暗示性提问,如"您的腹痛总是空腹时出现吧?""你劳累后会经常感到胸闷吧?""用药后症状好多了,对吧?"如此可使患者易于默认或附和医生的诱问;②责难性提问,如"你怎么能吃这么脏的食物呢",这常会使患者产生防御心理,如医生确实要求患者回答,则应说明提出此问题的原因;③连续性提问,如"你的腹痛什么时候开始的? 持续了多长时间? 现在还痛不痛? 是隐隐作痛还是剧痛? 与饮食有没有关系? 以前也这样痛过吗?"如此,可能造成患者对要回答的问题混淆不清;④重复提问,如在收集现病史时已获悉患者的一个哥哥和一个妹妹也有类似症状,如再问患者有否兄弟姐妹则表明询问者未注意倾听,可能会降低患者对医生的信心和期望。

5.记录患者所述病名及药名时应加引号标明,其他单位的医疗证明或病情介绍可作为参考,经医生亲自问诊核实后可作为诊断、治疗的依据。

6.有关患者的隐私要为其保密。

7.注意仪表、礼节及举止友善,与患者交谈时认真倾听,采取适当前倾的姿势和必要的视线接触,这样有助于发展与患者的友善关系,使患者感到温暖、亲切,易于获得患者的信任,而使患者能够讲出更详尽的病史。询问病史时还应注意语音、语调、语速、面部表情等。同时,在患者讲述病史时,医生应间断的讲一些短语,如"好,我明白"、"请继续讲"等,以表示医生在仔细地听,并鼓励病人继续讲。

五、问诊方法的评估

问诊的方法对获取病史资料的质量和建立良好的医患关系非常重要。针对具体的患者,每条技巧的应用不尽相同,但这些方法都会在收集资料过程中综合体现。因此,将问诊方法的评估归纳为以下三个方面技能的评估更有实际应用的价值,即收集资料的技能、基本的交流技能和建立融洽医患关系的技能。以下标准可以作为评估问诊方法的参考。每项最高分5分,最低1分,总分15分。由教师或标准化患者评分,可以客观反映学生问诊的基本技能。

1.收集资料的技能　包括问诊内容的组织安排、向患者提问的问题类型、资料的引证核实和对资料进行归类小结的技能等。评估标准,见表2-1-1。

表 2-1-1　收集资料的技能评分标准

评分 (分值)	评 分 标 准
5分	对提问内容的组织安排合理,提问目的明确,重点突出。 能按顺序提问、问题清楚:由一般提问开始。 使患者对所提问题能清楚地理解。 对重要而必须要明确的内容进行恰当的引证核实。 能很自如地对病史进行归纳小结。
3分	对提问内容的组织安排尚可。 提问时有时遗漏,然后再重新追问。 部分问题欠清楚,有时用了诱导性提问或暗示性提问(如:你从来没有这种症状,是吗?)。 未能在恰当的时机对病史进行归纳小结或小结不完整、不准确。
1分	对提问内容的组织安排不合理。 提出问题不明确和(或)重复提问。 所提问题不清楚难于回答。 未能对重要内容进行引证核实。

2.基本的交流技能　包括问诊的进度、举止友善、对患者恰当的赞扬与鼓励、及时教育患者、避免医学术语等,反映医生向患者提供信息的能力等。见表2-1-2。

表 2 - 1 - 2　基本交流技能的评分标准

评分 （分值）	评 分 标 准
5分	适当使用鼓励性语言如"继续讲，我明白"等鼓励患者说出病史，不轻易打断患者，恰当地利用停顿技巧。 理解患者提出的问题，并提供足够的信息。对患者的提问能作出令患者满意的答复。 语言通俗易懂，避免难懂的医学术语。 主动鼓励患者提问，既能获得更多的资料，又能确认原来的信息。 使用体语正确，如适当的视线接触等。
3分	能给患者一些信息，但不明确患者想要问的问题或不能清楚地判断患者是否理解其意思。 谈话中有时出现专业用语或行话而使患者理解有误。 有时打断患者或有较长而尴尬的停顿。 不能抓住时机及时鼓励患者提问。
1分	忽视患者真正需要或对信息的要求。 谈话中多次出现专业用语或行话。 患者难于理解医生的提问。 不给患者提问的机会。 出现不适当的体语，如用笔频繁敲击桌面等。

3.建立融洽医患关系的技能　包括医生的仪表、举止、整洁、尊重患者，具有同情心和建立良好的医患关系的各种沟通技能，如耐心倾听，相互提问，关心、尊重患者等。见表 2 - 1 - 3。

表 2 - 1 - 3　建立融洽医患关系技能的评分标准

评分 （分值）	评 分 标 准
5分	穿着工作服整洁，尊重患者，态度认真。 关心、同情患者，使患者感到舒服。 建立了良好的医患关系。
3分	工作服不够整洁、不够尊重患者。 从言行举止上未能表现出明显的同情心。 没有出现责备和厌烦患者的言行。 不能时时使患者感到舒适。
1分	衣着不整、脏乱。 言行使患者感到不舒服，或有不尊重患者的言行。

（张　填、孙　龙）

第二节　主要症状问诊要点及鉴别点

当机体在病理生理或病理解剖学的基础上发生改变时,患者主观感觉到的异常感觉或不适感觉称之为症状(symptom),如发热、疼痛、食欲减退等。本节仅叙述主要症状问诊要点及鉴别点,启发医学生了解症状分析对诊断的重要意义。

一、发　热

正常人的体温受体温调节中枢所调控,并且通过神经、体液因素使产热和散热过程呈动态平衡,保持体温在相对恒定的范围内。发热是指机体在致热源(pyrogen)作用下或者各种原因引起体温调节中枢的功能障碍,导致体温升高超过正常范围。

(一)病因与分类

引起发热的病因很多,可分为感染性和非感染性两大类,临床上以前者多见。

1. 感染性发热(infective fever)　各种病原体如细菌、病毒、支原体、衣原体、螺旋体、立克次体、真菌、寄生虫等引起的感染,不论是急性、亚急性或慢性起病,还是局限性或全身性感染,均可出现发热。

2. 非感染性发热(noninfective fever)　指由非病原体物质所引起的发热,主要有下列几个方面:

(1)无菌性组织损伤或坏死:由于组织损伤及坏死、组织蛋白分解及坏死产物的吸收,产生无菌性炎症而引起发热,亦称为吸收热(absorption fever)。常见于:①各种肿瘤及血液病,如癌、肉瘤、淋巴瘤、急性白血病、急性溶血等所引起的组织坏死及细胞破坏;②因血管栓塞或血栓形成引起的心肌、肺、脾等内脏梗死或肢体坏死;③机械性、物理性或化学性的损害,如大面积烧伤、大手术后组织损伤、内出血、大血肿等。

(2)抗原-抗体反应:如风湿热、结缔组织病、血清病、药物热等。

(3)内分泌代谢疾病:如甲状腺功能亢进症及重度脱水,前者引起产热过多,后者引起散热减少。

(4)皮肤散热减少的疾病:如广泛性皮炎、鱼鳞癣及慢性心力衰竭等,所引起的发热一般为低热。

(5)体温调节中枢功能失常:由于物理性、化学性或机械性等因素直接损害体温调节中枢,如中暑、重度安眠药中毒、脑出血、脑外伤等,使体温调定点上移,导致产热大于散热,体温升高,这类发热称为中枢性发热(central fever),高热无汗是其特点。

(6)自主神经功能紊乱:属于功能性发热,多为低热,常伴有自主神经功能紊乱的其他表现。常见的类型有:①原发性低热:由于植物神经系统功能紊乱而影响正常体温调节,低热可持续数月甚至数年之久,热型较规则,体温波动小(<0.5℃);②感染后低热:由于病毒、细菌等感染导致发热,经治疗原有感染已愈,仍有低热,此系体温中枢调节功能仍未恢复所致;③夏季低热:发于夏季,秋凉自退,多见于幼儿,系体温中枢功能不完善所致;④生理性低热:精神紧张、剧烈运动后、月经前及妊娠初期均可有低热现象。

(二)发生机制

正常情况下,人体的产热与散热保持动态平衡。由于各种原因导致产热增加或散热减少,则出现发热。

1.致热源性发热　大多数发热是由于致热源的作用。致热源包括内源性和外源性两大类。

(1)内源性致热源(endogenous pyrogen)：又称白细胞致热源(leukocytic pyrogen)，如白介素 1(IL-1)、肿瘤坏死因子(TNF)和干扰素(IFN)等，由于分子量小可通过血-脑屏障直接作用于体温调节中枢的体温调定点，使调定点上升，导致体温调节中枢对体温进行重新调节。一方面通过垂体内分泌因素使代谢增加或通过运动神经使骨骼肌阵缩(如寒战)，导致产热增多；另一方面可通过交感神经使皮肤血管及竖毛肌收缩，停止排汗，导致散热减少。上述综合调节作用使产热大于散热，体温升高引起发热。

(2)外源性致热源(exogenous pyrogen)：外源性致热源种类较多，包括各种微生物病原体及其产物、炎性渗出物和无菌性坏死组织、抗原-抗体复合物和某些类固醇物质等，上述致热源多为大分子物质，不能通过血-脑屏障直接作用于体温调节中枢，而是通过激活血液中的中性粒细胞、嗜酸性粒细胞和单核-巨噬细胞系统，使其产生并释放内源性致热源而引起发热。

2.非致热源性发热　是指体温调节中枢失控或调节障碍所引起的一种被动性体温升高。常见于以下几种情况：

(1)体温调节中枢受损：如颅脑外伤、脑出血、炎症等。特点：高热、无汗，一般的退热药物作用差，需用使用冰帽、冬眠降温。

(2)产热过多：如甲状腺功能亢进症、癫痫持续状态等。特点：低热，体温一般不超过37.5℃，控制原发病后，体温恢复正常。

(3)散热减少：如广泛的皮肤病、慢性心力衰竭等。

(三)临床表现与鉴别要点

【临床表现】

1.发热的分度　以口腔测温度为标准，根据体温升高的程度可分为：①低热，37.3～38℃；②中等度热，38.1～39℃；③高热，39.1～41℃；④超高热，41℃以上。

2.发热的临床过程及特点　发热的临床过程一般分为三个阶段。

(1)体温上升：该期产热大于散热，使体温上升。体温上升期常有肌肉酸痛、疲乏无力、皮肤苍白、畏寒或寒战等现象。此期因体温调定点上移，深部体温低于调定点水平，因此产热增多，散热减少，体温上升。为迅速产热，骨骼肌不随意的周期性收缩引起寒战；为减少散热，皮肤血管收缩、血流减少而皮肤苍白。皮肤血流减少，皮肤温度下降刺激冷感受器，传入中枢而有畏寒。体温上升有两种方式：①骤升型，体温在几小时内达 39～40℃或以上，常伴有寒战，小儿易发生惊厥。主要见于肺炎球菌肺炎、败血症、疟疾、流行性感冒、急性肾盂肾炎、输液或某些药物反应等。②缓升型，体温逐渐上升，在数日内达高峰，多不伴寒战。主要见于结核病、伤寒、布氏杆菌病等所致的发热。

(2)高热期：是指体温上升达高峰后保持一定的时间，产热和散热过程在较高水平保持相对平衡。此期患者的深部体温已达或高于上移的体温调定点水平，故中枢不再发出引起寒战冲动。皮肤血管由收缩转为舒张，皮肤血流增多而发红；热感受器将皮肤温度增高的信息传入中枢，患者有酷热感；水分经皮肤蒸发较多，皮肤、口唇干燥；体温增高和酸性产物的刺激，使呼吸中枢兴奋而呼吸加深加快。持续时间可因病因不同而有差异，如疟疾可持续数小时，肺炎球菌肺炎、流行性感冒可持续数天，伤寒则可为数周。此期可出现皮肤潮红、灼热、头痛、脉搏增加、呼吸加深加快、食欲减退、腹胀或便秘，严重者可出现不同程度的意识障碍。

(3)体温下降期：由于病因的消除，致热源的作用逐渐减弱或消失，体温调定点逐渐降至正常。产热相对减少,散热大于产热,使体温降至正常水平。此期可出现出汗多,皮肤潮湿。体温下降也有两种方式:①骤降型,指体温于数小时内迅速下降至正常或略低于正常,多伴有大汗淋漓,常见于肺炎球菌肺炎、急性肾盂肾炎、疟疾及输液反应等。②缓降型,指体温在数日内逐渐降至正常,如风湿热、伤寒等。

3.热型及临床意义　把按常规方法测量的发热患者体温数值标记在体温单上,并将各体温数值点连接起来,形成不同形态的体温曲线,这条体温曲线则称为热型(fever type)。不同的病因所致发热的热型也常不同,临床上常见的热型有以下几种。

(1)稽留热(continued fever):是指体温恒定在39~40℃以上的高水平,24h内体温波动范围不超过1℃,可持续数天或数周。主要见于肺炎球菌肺炎、伤寒等的高热期。见图2-2-1。

(2)弛张热(remittent fever):又称败血症热。体温在39℃以上,波动幅度大,24h内波动范围超过2℃,最低体温仍高于正常。常见于风湿热、败血症、重症肺结核及化脓性炎症等。见图2-2-2。

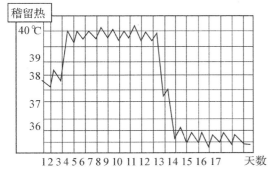

图2-2-1　稽留热

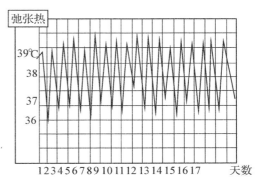

图2-2-2　弛张热

(3)间歇热(intermittent fever):体温骤升至高峰后持续数小时,又迅速降至正常水平,间歇期可持续数小时或数天,体温再次突然升高,如此反复交替出现。常见于急性肾盂肾炎、疟疾等。见图2-2-3。

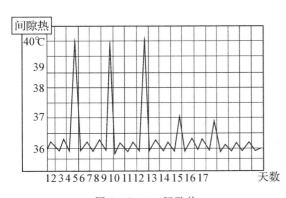

图2-2-3　间歇热

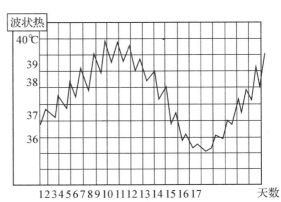

图2-2-4　波状热

(4)波状热(undulant fever):体温逐渐上升达 39℃ 或以上,数天后又逐渐下降至正常,持续数天后又逐渐升高,如此反复多次。常见于布氏杆菌病。见图 2-2-4。

(5)回归热(recurrent fever):体温急骤上升至 39℃ 或以上,持续数天后又骤然下降至正常,高热期与无热期各持续若干天后规律性交替出现一次。可见于回归热、霍奇金病等。见图 2-2-5。

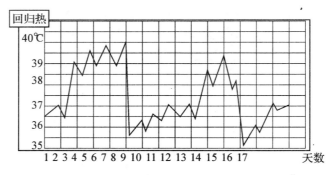

图 2-2-5 回归热

(6)不规则热(irregular fever):发热的体温曲线没有一定的规律,可见于风湿热、结核病、支气管肺炎、渗出性胸膜炎、癌性发热等。见图 2-2-6。

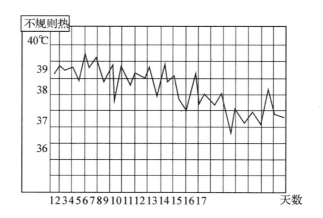

图 2-2-6 不规则热

许多发热性疾病具有比较典型的热型,根据热型的不同,有助于发热病因的诊断和鉴别诊断。但必须注意:①由于抗生素的广泛应用,及时控制了感染,或因非甾体解热药或糖皮质激素的应用,可使某些疾病的特征性热型变得不典型或不规则;②热型与个体反应的强弱有关,如老年人患休克型肺炎时可仅有低热或无热,而不具备肺炎的典型热型。

【鉴别要点】

1.问诊要点 主要包括:①询问发热有无诱因,有无规律,是间歇发热还是持续发热,体温最高值、最低值及波动范围;②起病缓急,病程长短,发病的时间、季节,有无寒战、大汗或盗汗等;③包括多系统症状询问,如呼吸系统(咳嗽、咳痰、咯血、胸痛)、泌尿系统(尿频、尿急、尿痛)、消化系统(恶心、呕吐、腹痛、腹泻)、神经系统(有无意识改变,有无头晕、头痛)疾病表现及皮疹、出血、肌肉关节疼痛等症状;④患病以来一般情况,如精神状态、食欲、体重改变、睡眠及大小便;⑤诊治经过(药物、剂量、疗效);⑥疫水接触史、传染病接触史、手术史、服药史、流产或分娩史、职业特点等。

2.热度与热程

(1)急性发热:指自然热程在 2 周以内者,大多数为感染性发热,病毒是主要病原体,非感染者仅占少数。

(2)原因不明发热(fever of unknown origin,FUO):指发热持续 2～3 周以上,经系统的病史询问、体格检查以及常规的实验室检查不能明确诊断者。FUO 病因常见有肿瘤性疾病、结缔组织病,最终诊断不明者 5%～10%。不同年龄组 FUO 的病因具有不同的规律:①6 岁以下,感染性疾病的发病率最高,特别是上呼吸道、泌尿道感染或全身感染;②6～14 岁,血管性疾病和小肠炎症性疾病,结缔组织病为最常见的病因;③14 岁以上,感染性疾病仍占首位,但肿瘤性疾病的发病率明显增高。

(3)长期低热:又称慢性微热,是指体温 37.5～38.4℃,持续 4 周以上,结核、链球菌感染后、慢性尿路感染、灶性感染(牙周脓肿、鼻窦炎、胆道感染、前列腺炎、慢性盆腔炎等)、慢性病毒性肝炎、梅毒等。

3.伴随症状

(1)寒战:常见于肺炎球菌肺炎、败血症、急性肾盂肾炎、急性胆囊炎、流行性脑脊髓膜炎、疟疾、钩端螺旋体病、药物热、急性溶血或输血反应等。

(2)单纯疱疹:口唇单纯疱疹多出现于急性发热性疾病,如肺炎球菌肺炎、流行性脑脊髓膜炎、流行性感冒、间日疟等。

(3)结膜充血:常见于麻疹、咽结合膜热、流行性出血热、斑疹伤寒、钩端螺旋体病等。

(4)淋巴结肿大:常见于传染性单核细胞增多症、风疹、淋巴结结核、局灶性化脓性感染、白血病、淋巴瘤、转移癌等。

(5)肝脾肿大:常见于传染性单核细胞增多症、病毒性肝炎、肝及胆道感染、疟疾、布氏杆菌病、结缔组织病、白血病、淋巴瘤及急性血吸虫病等。

(6)皮肤黏膜出血:可见于重症感染及某些急性传染病,如流行性出血热、斑疹伤寒、病毒性肝炎、败血症等,也可见于某些血液病,如急性白血病、重症再生障碍性贫血、恶性组织细胞病等。

(7)关节肿痛:常见于风湿热、结缔组织病、痛风、败血症、猩红热、布氏杆菌病等。

(8)皮疹:常见于麻疹、猩红热、水痘、风疹、斑疹伤寒、风湿热、结缔组织病、药物热等。应注意急性出疹性传染病,如水痘(发热第 1 天出疹)、猩红热(发热第 3 天出疹)、麻疹(发热第 4 天出疹)、斑疹伤寒(发热第 5 天出疹)、伤寒(发热第 6～7 天出疹)等。特别是流行性脑脊髓膜炎的出血性皮疹,对早期诊断很有帮助。玫瑰疹对伤寒有特征性诊断意义。

(9)昏迷:先昏迷后发热者见于脑出血、巴比妥类药物中毒等;先发热后昏迷者常见于流行性乙型脑炎、流行性脑脊髓膜炎、斑疹伤寒、中毒性菌痢、中暑等。

(10)特殊面容:高热者可为急性热病容;伤寒为无欲状面容;结核患者为慢性面容;破伤风时则出现特殊苦笑面容;休克时面容呈死灰色等。

(11)周围血白细胞增加:多考虑细菌性感染、白血病等;白细胞减少,多考虑病毒感染、伤寒、系统性红斑狼疮、再障、恶性肿瘤及低增生性白血病等。

临床动态观察热型的变化可能对诊断更有帮助,体温单和医嘱记录单中往往隐藏着重要的诊断线索,勿滥用退热药。治疗得当,病情恢复,反之提示:①用药剂量不足或出现耐药菌株;②可能出现真菌等二重感染;③是否出现药物热,许多患者常常在病程中曾经使用过不止一种抗生素,此时详细了解用药时间与体温曲线变化情况可能会发现重要的诊断线索。

【病例分析】

1.病历摘要:患者吴某,女性,25岁,间断低热、乏力、咳嗽1个月。1月来无诱因出现咳嗽、咳少量白痰,无痰中带血,自觉午后发热,多次自测体温不超过38.0℃,伴乏力,盗汗,食欲较差,体重有所下降,口服消炎药治疗效果不明显。既往体健,无药物过敏史。体检:T 37.6℃,P 84次/分,R 22次/分,BP 126/70mmHg,慢性病容,消瘦,浅表淋巴结未触及肿大。右上肺呼吸音粗,未闻及湿啰音,心率84次/分,律齐,腹软,肝、脾肋下未触及。辅助检查:血常规:Hb 120g/L,WBC 7.2×10^9/L;胸片:右上肺絮状阴影,边缘模糊。

2.临床诊断:右上肺浸润性肺结核。

3.病例分析:患者有低热、咳嗽、咳痰、盗汗、消瘦等结核中毒表现,右上肺呼吸音粗。胸片:右上肺絮状影,边缘模糊。临床诊断考虑右上肺浸润性肺结核,可行PPD皮试、痰抗酸杆菌涂片及痰结核杆菌培养进一步明确。

【练习题及答案】

1.简述发热的分度。

2.试述常见热型及临床意义。

答案:略。

(曾江正)

二、疼痛

任何形式的刺激达到有可能或造成组织损伤的程度时都会引发机体不同程度的疼痛。疼痛(pain)是多种疾病先兆信号,对正常的生命活动具有保护作用,可以使机体采取防护性措施避开或去除造成引发疼痛的因素。但是强烈和持久的疼痛会造成机体生理功能紊乱,甚至休克。

引发疼痛的物质为致痛物质,如 K^+、H^+、组胺、5-羟色胺、缓激肽及组织酸性代谢产物等。游离神经末梢是疼痛感受器,当致痛物质刺激感受器后,产生的冲动经脊髓传导至大脑皮质中央后回的第一感觉区,引起定位的疼痛感觉,如头面部疼痛冲动由三叉神经传导至大脑皮质,内脏疼痛冲动主要是通过交感神经传入,沿躯体神经相同的路径到达大脑感觉中枢。

【头痛】

头痛(headache),指额、顶、颞及枕等部位的疼痛,为临床常见症状之一,可见于多种疾病,但大多无特异性,如反复或持续的头痛,往往提示某些器质性疾病,应及时检查、治疗。

(一)病因与分类

颅脑病变是头痛的主要原因,全身性疾病及精神因素也可引起头痛。

1.颅脑病变 包括感染、血管病变、占位性病变、外伤等。①感染:如病原微生物引发的脑膜炎、脑膜脑炎、脑炎、脑脓肿等;②血管病变:如蛛网膜下腔出血、脑出血、脑梗死、脑栓塞、高血压脑病、脑供血不足、脑血管畸形、血栓性闭塞性脑脉管炎等;③占位性病变:如原发性或转移性脑肿瘤、颅内寄生虫病(如囊虫病、包虫病)等;④颅脑外伤:如脑挫伤、颅内血肿、硬膜下血肿、脑外伤后遗症等;⑤其他:如偏头痛、丛集性头痛、头痛型癫痫、腰椎穿刺后及腰椎麻醉后头痛等。

2.颅外病变　　包括颅骨、颈部、神经等病变。①颅骨病变:如颅底凹陷症、颅骨肿瘤等;②颈部病变:如颈椎骨质增生、颈椎间盘突出症等;③神经痛:如三叉神经痛、舌咽神经痛、枕神经痛等;④其他:眼、耳、鼻及齿疾病所致的头痛,如青光眼、屈光不正、中耳炎、鼻窦炎等。

3.全身性疾病　　包括感染、心血管疾病、中毒等。①急性感染:如流行性感冒、伤寒、肺炎、疟疾等急性发热性疾病;②心血管疾病:如高血压性头痛、心力衰竭等;③中毒:工业毒物(如铅、汞、一氧化碳等)、农业毒物(如有机磷、有机氯等)、药物(如颠茄、水杨酸类等)引起的中毒;④其他:如低血糖、贫血、肺性脑病、系统性红斑狼疮、甲状腺功能亢进、月经期头痛等。

4.神经官能症　　如神经衰弱、癔症性头痛等,无相关器质性病变。

(二)发病机制

头痛的发病机制较为复杂,主要与颅内、外血管、神经、肌肉、脑膜刺激等因素关系密切。

1.血管因素　　各种原因引起的颅内、外血管的收缩、扩张,以及血管受到牵拉或伸展,如颅内占位性病变对血管的牵引、挤压均会引发头痛。

2.脑膜因素　　如脑膜炎、脑膜脑炎、蛛网膜下腔出血等疾病,脑膜受刺激或牵拉引起头痛。

3.神经因素　　如颅内感染、颈椎病等,具有痛觉的脑神经和(或)颈神经受到刺激、挤压或牵拉引起头痛。

4.肌肉因素　　如颈椎病所致的头、颈部肌肉的收缩。

5.五官疾病　　眼、耳、鼻及齿疾病所致的头痛。

6.其他因素　　如生化因素、内分泌紊乱、神经功能紊乱等。

(三)临床表现及鉴别要点

头痛的临床表现,由于病因不同有其各自不同特点,应结合其发病情况及疼痛部位、性质、缓解因素、伴随症状等加以鉴别。

1.发病情况　　对病因性质的判断具有重要意义。①急性起病,头痛持续不减,伴有不同程度意识障碍或肢体感觉、活动障碍,无发热,常提示颅内血管性病变;②急性起病,伴有发热及脑膜刺激征表现,提示脑膜炎或颅内感染;③起病缓慢,头痛逐渐加重,伴有颅内高压表现(如呕吐、视神经乳头水肿等),应注意颅内占位性病变;④反复发作,呈搏动性头痛,但无颅内高压表现,多为血管性头痛或神经官能症;⑤慢性头痛,多发于青壮年,常因焦虑、紧张而诱发,多为肌收缩性头痛,又称肌紧张性头痛。

2.疼痛部位　　对病因的诊断具有重要意义。①偏头痛或丛集性头痛,常为一侧头痛;高血压头痛,多在额部或整个头部;②颅内病变疼痛部位较深,不一定与病变部位相一致,但疼痛常向病灶同侧体表放射;③全身性或颅内感染性疾病常引起全头部疼痛,如流行性脑脊髓膜炎、蛛网膜下腔出血等,同时可有脑膜刺激征表现;④眼源性头痛局限于眼眶、前额和额部;鼻源性、牙源性头痛,多表现为浅表局限性疼痛。

3.疼痛发生和持续时间　　①发生时间:晨间头痛加剧可见于颅内占位性病变,鼻窦炎引发的头痛常在晨间或上午发生,丛集性头痛往往在夜间发作,女性偏头痛常与月经期有关;②持续时间:脑肿瘤性头痛多呈慢性进展,早期可有长短不等的缓解期,原发性三叉神经痛呈电击样,多持续十几秒钟。

4.疼痛程度　一般分轻、中、重三种,通常与病情的轻重无平行关系。①三叉神经痛、偏头痛、脑膜刺激征等病变引起的头痛最剧烈,有时神经功能性头痛也比较剧烈;②脑肿瘤引起的头痛较轻,多为中度或轻度疼痛;③眼源性、鼻源性以及齿源性疾病引起的头痛,一般为中度。

5.疼痛性质　特别是比较特殊的头痛,对诊断疾病有很大的帮助。①高血压性、血管性、发热性疾病,以及部分脑肿瘤、神经官能症引起的头痛往往有搏动感;②神经痛多呈电击样疼痛或刺痛;③肌紧张性头痛常有重压感、紧箍感或钳夹样痛。

6.影响因素　主要了解加重、减轻头痛的因素。①咳嗽、摇头、俯身、用力等可使颅内高压性头痛、血管性头痛、颅内感染性头痛、脑肿瘤性头痛加重;②丛集性头痛在直立时可缓解;③腰椎穿刺后头痛直立位时加重;④慢性或职业性颈肌过度紧张(或痉挛)所致的头痛,可因活动和按摩颈部肌肉而逐渐缓解;⑤偏头痛,服用麦角胺后头痛可迅速缓解。

7.伴随症状　有助于头痛病因鉴别。①伴有剧烈喷射性呕吐,提示为颅内压增高,如呕吐后头痛减轻者多见于偏头痛;②伴有眩晕,多见于小脑肿瘤、椎-基底动脉供血不足等;③伴有发热,常见于感染性疾病,包括全身性感染、颅内感染病变;④伴有精神症状,见于急性感染性疾病、蛛网膜下腔出血、脑血管意外或颅内肿瘤等;⑤伴有意识障碍,神志逐渐模糊,提示可能发生脑疝;⑥伴有视力障碍,常见于青光眼、脑肿瘤等,短暂视力减退,多见于椎-基底动脉供血不足;⑦伴有脑膜刺激征,提示脑膜炎、蛛网膜下腔出血等;伴有自主神经功能紊乱症状,可能是神经官能症性头痛。

【问诊要点】

1.头痛起病情况,疼痛部位、范围、性质、程度,诱发、加重及缓解因素。

2.有无呕吐、发热、失眠、眩晕、意识障碍等相关伴随症状。

3.有无感染、高血压病、动脉硬化、癫痫以及眼、耳、鼻等疾病史,有无颅脑外伤史。

4.职业,有无毒物、药物接触史。

5.诊治经过,特别是用药及疗效情况。

【病例分析】

1.病历摘要:患者,男性,56岁,突发头痛、右侧肢体乏力3h入院。与家人争吵后突然出现头痛,以左侧颞部为著,呈持续性胀痛,伴有右侧肢体乏力、言语不清,不能行走及持物,无恶心、呕吐,无肢体抽搐,无意识障碍。既往有高血压病史。神经系统查体:运动性失语,右侧中枢性面舌瘫,右侧肢体肌力2级,右侧病理征阳性。辅助检查:头颅CT平扫提示左侧基底节区高密度病灶。

2.临床诊断:脑出血。

3.病例分析:患者既往有高血压病史,急性起病,争吵后突发头痛,以左侧颞部为著,呈持续性胀痛,伴有言语不清,右侧肢体无力。查体见中枢性偏瘫、病理征阳性,结合头颅CT结果,诊断为脑出血。

【胸痛】

胸痛(chest pain)是指胸壁及其内脏等部位的疼痛,是临床常见的症状之一,主要由胸部疾病引起,少数由其他部位病变引起。胸痛的程度因痛阈的个体差异不同,常与病情轻重程度不完全一致。

(一)病因与分类

胸部疾病是引起胸痛的主要原因,部分心血管、呼吸及消化系统等疾病也可引起胸痛。

1.胸壁疾病　胸壁皮肤、皮下组织、肌肉、肋软骨、肋间神经等病变,如急性皮炎、皮下蜂窝织炎、带状疱疹、肋软骨炎、流行性肌炎、肋间神经炎、肋骨骨折、多发性骨髓瘤、急性白血病等。

2.心血管疾病　心脏及大血管疾病,如冠状动脉硬化性心脏病、急性心包炎、心肌病、二尖瓣或主动脉瓣病变、胸主动脉瘤、肺栓塞(梗死)、肺动脉高压以及心脏神经官能症等。

3.呼吸系统疾病　肺、气管、胸膜病变,如胸膜炎、胸膜肿瘤、自发性气胸、支气管炎、肺炎、肺脓肿、支气管肺癌等。

4.消化系统疾病　食管及部分肝、胆病变,如食管炎、食管癌、食管裂孔疝,或胆囊炎、胆石症、肝脓肿等。

5.纵隔疾病　如纵隔炎、纵隔肿瘤、纵隔脓肿、纵隔气肿等。

6.其他疾病　过度通气综合征、膈下脓肿、外伤等。

(二)发病机制

各种化学、物理因素及刺激因子,如炎症、缺氧、肌张力改变、癌肿浸润、组织坏死等,均可刺激胸部的感觉神经纤维产生痛觉冲动,痛觉冲动传导至大脑皮层痛觉中枢,引起胸痛。

除病变器官局部疼痛外,还可表现为远离该器官的某部位体表或深层组织疼痛,称为放射痛(radiating pain)或牵涉痛,其发生机制为:内脏病变与相应区域体表的传入神经进入脊髓同一节段并在脊髓后角发生联系,使来自内脏的感觉冲动可直接激发脊髓体表感觉神经元,引起相应体表区域疼痛。如心绞痛,除表现为心前区、胸骨后疼痛外,也可放射至左肩背、左上肢内侧或左颈、左侧面颊部等。

(三)临床表现及鉴别要点

胸痛的临床表现,因疾病性质各有不同,应结合其发病年龄及疼痛部位、性质、持续时间、缓解因素、伴随症状等加以鉴别。

1.发病年龄　青壮年胸痛,多考虑为结核性胸膜炎、风湿性心脏瓣膜病、先天性心脏病、自发性气胸、心肌炎、心肌病等;40岁以上中老年胸痛,应多考虑心绞痛、心肌梗死、支气管肺癌等。

2.疼痛部位　包括①食管、纵隔病变,以及心绞痛、心肌梗死等均可表现为胸骨后疼痛;②自发性气胸、胸膜炎、肺梗死等均可在患侧引起剧烈疼痛,疼痛多位于腋中线及腋前线附近;③夹层动脉瘤引起的疼痛多位于胸背部,向下放射至下腹、腰部及双侧腹股沟和下肢;④肝、胆疾病及膈下脓肿引起的胸痛多位于右下胸,如侵犯膈肌中心疼痛可放射至右肩部;⑤胸壁炎症病变可有局部红、肿、热、痛表现,带状疱疹呈多数连接的小水疱群,沿一侧肋间神经分布,不越过前正中线;⑥肋软骨炎,多累及第1、2肋软骨,呈单个或多个隆起,局部有压痛但无红、肿等表现,咳嗽、深呼吸或上肢大幅度活动时疼痛加重;⑦肋间神经炎常有神经压痛,在脊柱旁、腋中线或胸骨旁可有明显压痛。

3.性质及强度　胸痛性质多样,如钝痛、刺痛、刀割样痛等,胸痛的程度可分为剧烈、轻微和隐痛。①心绞痛呈绞窄性疼痛,伴有重压窒息感;②急性心肌梗死疼痛剧烈、持久,并有恐惧、濒死感;③夹层动脉瘤,突发胸背部撕裂样剧痛或锥痛;④干性胸膜炎,为尖锐性刺痛或撕裂样疼痛,咳嗽、深呼吸疼痛加重;⑤肺梗死,为突发剧烈刺痛或绞痛,常伴呼吸困难、发绀;⑥其他:带状疱疹呈刀割样、电击样或灼热样剧痛,肋间神经痛呈阵发性灼痛或刺痛。

4.持续时间　一般平滑肌或血管狭窄缺血所致的疼痛多为阵发性;炎症、肿瘤、栓塞或梗死所致的疼痛多呈持续性;心脏神经官能症常出现短暂(数秒钟)性刺痛,也可持续性隐痛达数小时或数天甚至更久。

5.影响因素　主要是胸痛发生的诱因、加重与缓解因素。①劳累、精神紧张、情绪激动等因素可诱发心绞痛,含服硝酸酯类药物可迅速缓解(1~2min 内),但对心肌梗死疼痛无效;②食管疾病引起的胸痛,多在进食时发作或加重,口服抗酸剂和促胃肠动力药可减轻或消失,含服硝酸甘油或硝酸异山梨酯无效;③胸膜炎、心包炎、自发性气胸引起的胸痛可随咳嗽、深呼吸、体位改变等而加剧。

6.伴随症状　有助于胸痛病因鉴别。①伴有吞咽困难,多提示食管病变,如反流性食管炎、食管癌、食管贲门失迟缓症等;②伴有咳嗽或咯血,多提示肺部病变,可能为肺结核、肺炎、肺栓塞、支气管肺癌等;③伴有胸闷、呼吸困难,常提示病变累及范围较大,如肺炎球菌性肺炎、自发性气胸、胸腔积液、心肌梗死、肺栓塞、肺梗死等;④伴有发热、咳嗽、咳痰,多提示炎症性病变,如气管、支气管及肺部感染性疾病。

【问诊要点】

1.发病年龄,起病情况,诱发、加重及缓解因素。

2.疼痛部位、范围、性质、程度,持续时间,有无他处放射。

3.有无咳嗽、咯血、胸闷、吞咽困难等呼吸、心血管、消化系统等相关伴随症状。

4.有无肺结核、肺癌、冠心病、高血压、糖尿病、胃食管反流等疾病史。

5.诊治经过,特别是用药及疗效情况。

【病例分析】

1.病历摘要:患者,女性,67 岁,胸痛 3 天入院。胸痛位于胸骨后,呈绞窄性疼痛,疼痛持续无缓解,伴濒死感,无恶心、呕吐,无腹痛、反酸,含服硝酸甘油后症状无缓解。既往近 3 个月来曾有类似发作史,自行含服硝酸甘油后可缓解。查体:稍烦躁,心界向左下扩大,心率 114 次/分,心律齐,未闻及杂音。辅助检查:心电图:Ⅰ、avL、V1~5 导联 S-T 段弓背上抬。心肌酶:CK 373U/L、CK-MB 152U/L。肌钙蛋白:13.73ng/ml。

2.临床诊断:急性心肌梗死。

3.病例分析:患者 67 岁,有反复心绞痛发作史,急性起病,主要表现为胸骨后疼痛,呈绞窄性疼痛,伴有濒死感,疼痛持续无缓解。查体心界向左下扩大、心率增快。心电图示Ⅰ、avL、V1~5 导联 S-T 段弓背上抬。CK3、CK-MB 及肌钙蛋白明显升高。

【腹痛】

腹痛(abdominal pain),多由腹部脏器的器质性或功能性病变引起,部分腹腔外疾病也可引起,是临床常见症状之一。腹痛的性质和程度,受病变性质和刺激程度影响,同时也受神经及心理因素影响。

(一)病因及分类

腹痛病因较多,临床上根据起病缓急、病程长短,将腹痛分为急性腹痛和慢性腹痛。

1.急性腹痛　具有起病急、病情重、转变快等特点,其中需要外科紧急处理的又称急腹症,具体病因分类见表 2-2-1。

表 2 - 2 - 1　急性腹痛的病因分类

病变部位	病因	疾病举例
腹腔脏器·或腹壁病变	腹部脏器急性炎症	急性胃炎、急性肠炎、急性阑尾炎、急性胰腺炎、急性胆囊炎、急性胆管炎、急性 Meckel 憩室炎、急性结肠憩室炎、急性盆腔炎、急性肾盂肾炎等
	腹膜急性炎症	急性自发性腹膜炎、腹腔脏器感染直接累及或脏器穿孔、破裂等刺激引起的继发性腹膜炎
	腹部脏器穿孔	胃肠道急性穿孔,如消化性溃疡急性穿孔、胃癌急性穿孔、外伤及其他各种原因引起的急性肠穿孔等
	腹部脏器破裂	肝破裂、脾破裂、膀胱破裂等内脏破裂,如外伤性肝脏破裂、脾脏破裂、肝癌结节破裂、肝海绵状血管瘤破裂、异位妊娠破裂、卵巢破裂等
	空腔脏器梗阻或扩张	贲门、胃、十二指肠、小肠、结肠、胆管系统、胰管、肾及输尿管等部位的急性梗阻,多因炎症、溃疡、蛔虫、结石、肿瘤等病变引起,如膈疝、腹外疝、急性幽门梗阻、急性肠梗阻、胆绞痛、胆道蛔虫病、肾绞痛等
	空腔脏器扭转	如急性肠扭转、肠套叠、绞窄性疝、急性肠系膜或大网膜扭转、急性胆囊扭转、急性脾扭转、卵巢囊肿扭转、妊娠子宫扭转、急性胃扭转等
	腹部脏器血管病变	血管栓塞或血栓形成,如肠系膜动脉或静脉的栓塞或血栓形成、急性门静脉血栓形成、急性肝静脉血栓形成、脾梗死、肾梗死等
	其他病变	急性胃扩张、胃黏膜脱垂、急性尿潴留、痛经、流产等;腹壁损伤或炎症,如腹壁挫伤、腹壁脓肿、腹壁带状疱疹等
腹外临近器官病变	胸部病变	急性肺炎、膈胸膜炎、心包炎、急性心肌梗死、急性右心衰竭、肋间神经炎、肋软骨炎等
	脊柱病变	部分胸、腰椎病变可引起腹痛(以上腹痛为主),因脊柱曲度的增加而加重,可有脊柱畸形和压痛
全身性疾病	中毒	铅中毒、砷中毒、铊中毒等
	代谢紊乱	糖尿病酮症酸中毒、尿毒症、急性血卟啉病、低血糖、高脂血症、低钙血症、低钠血症等
	变态反应	腹型过敏性紫癜、腹型风湿热等
	结缔组织病	结节性多发动脉炎、系统性红斑狼疮
	急性溶血	输血、药物、感染等因素引起的急性溶血
	神经源性疾病	腹型癫痫、脊髓痨、带状疱疹、末梢神经炎、神经官能性腹痛等

2.慢性腹痛　起病缓慢、病程较长,或在急性腹痛后反复发作,有时可迁延达数月或数年之久。慢性腹痛病因相当复杂,包括慢性炎症、溃疡、肿瘤、内分泌紊乱、寄生虫、感染或其他功能紊乱等多种因素,见表 2 - 2 - 2。

表 2 - 2 - 2　慢性腹痛的病因分类

病　因	症　状　特　点	疾　病　举　例
慢性炎症或溃疡病	疼痛程度较轻,起病缓慢,反复发作,疼痛部位与病变部位相对应	空腔脏器病变: 　如消化性溃疡、阑尾炎、胆囊炎、慢性胃肠炎、炎症性肠病(溃疡性结肠炎、Crohn 病)肠结核、输尿管周围炎、输卵管炎、膀胱炎等
占位性病变	疼痛多呈慢性进行性加重,早期无或有轻微症状及体征,随疼痛加重可出现消化道症状,如食欲减退、腹胀、恶心、呕吐、便秘、腹泻、便秘与腹泻交替、便血(如反复粪便潜血阳性、黑粪、或血便)、消瘦、贫血等	息肉: 　如胃息肉、肠道息肉、胆道息肉 囊肿: 　如肝囊肿、胰腺囊肿(包括真性囊肿、假性囊肿)、脾囊肿、大网膜及肠系膜囊肿、卵巢囊肿等 良性病变: 　如脂肪瘤、平滑肌瘤、纤维瘤、血管瘤、神经纤维瘤、胃肠道腺瘤样病变等 恶性病变: 　如肝癌、胃癌、小肠和结肠癌、胆囊癌、胰腺癌、膀胱癌、子宫和卵巢癌等,以及平滑肌肉瘤、血管肉瘤、淋巴肉瘤、脂肪肉瘤、纤维肉瘤等
先天性病变	早期症状及体征均不明显,常在体检时发现病变,但先天狭窄、闭锁和畸形者症状明显	先天性病变: 　如胃下垂、肝内外胆管扩张、多囊肾、肾下垂、游走肾、肾积水、十二指肠血管压迫综合征、胃肠道憩室等
内脏血管供血病变	饱餐后发生脐周压榨样疼痛、上腹痛或偶见全腹痛,呈钝痛或绞痛,有时可向背或下腹部放射,持续时间数分钟或数十分钟不等,以后小量饮食也可促发腹痛,常伴有腹泻等肠道症状,服药后可缓解	如动脉粥样硬化、非闭塞性肠缺血(充血性心力衰竭、低血压、使用洋地黄或快速利尿剂等)、慢性肠系膜上静脉血栓形成等
胃肠功能紊乱	腹痛与精神因素有关,疼痛无规律性,部位不定,病程长,一般情况好,查无器质性病变	如消化不良、胃肠神经官能症、肠易激综合征、肝脾曲综合征
腹外疾病	常伴有相应的全身症状	慢性中毒、代谢紊乱、变态反应及结缔组织病、神经源性疾病

(二)发病机制

　　腹痛的发生,与内脏神经、脊神经关系密切。内脏神经,又称自主神经,由交感神经及副交感神经组成,内脏的感觉通过自主神经传导,腹壁的感觉通过脊神经传导,两者汇聚于脊髓背根。根据发生机制不同,腹痛分为 3 类:内脏性腹痛、躯体性腹痛和感应性腹痛(牵涉痛)。

　　1.内脏性腹痛　痛觉信号由空腔脏器的平滑肌过度收缩(痉挛)、扩张、牵拉或实质脏器的包膜受牵张产生,由交感神经传入脊髓所引起疼痛。

2.躯体性腹痛 痛觉信号来自腹膜壁层及腹壁,经体神经传至脊神经根,反映到相应脊髓节段所支配的皮肤所引起的疼痛,无内脏神经参与。

3.感应性腹痛 又称牵涉痛,内脏性腹痛牵涉至体表部位,是内脏神经与脊神经共同参与引起的疼痛,即内脏痛觉信号传至相应脊髓节段,引起该节段支配的体表部位疼痛。

临床上部分疾病的腹痛常涉及多种发病机制,如阑尾炎起病早期表现为脐周或上腹部疼痛,伴有恶心、呕吐,为内脏性呕吐;随着病情进展,疼痛转移至右下腹麦氏点(McBurney 点),为持续而强烈的炎症刺激影响到相应脊髓节段的躯体传入神经纤维产生的感应性腹痛(牵涉痛);如炎症进一步进展波及局部腹膜壁层,则出现躯体性腹痛,疼痛剧烈,伴有局部肌紧张、压痛、反跳痛。

(三)临床表现及鉴别要点

腹痛因病因不同临床表现不一,应结合其疼痛部位、性质、发作时间及伴随症状加以鉴别。

1.疼痛部位 腹痛部位常提示病变部位。如中上腹部疼痛,多为食管下段、胃、十二指肠、胰腺病变;右上腹部疼痛,多见于胆囊炎、胆石症、肝脓肿、原发性肝癌等;右下腹部 McBurney 点疼痛,提示急性阑尾炎;下腹部疼痛,多见于结肠病变、膀胱炎、盆腔炎、异位妊娠破裂等;弥漫性或部位不确定的腹痛,多见于急慢性腹膜病变、肠梗阻、出血坏死性肠炎、铅中毒、血卟啉病等。

2.性质与程度 突发剧烈中上腹部疼痛,呈持续性刀割、烧灼样痛,继而蔓延至全腹痛,常见于消化性溃疡穿孔;阵发性剑突下钻顶样疼痛,常见于胆道蛔虫症;阵发性剧烈绞痛,辗转不安,见于胆道结石或泌尿系结石等引起的胆绞痛、肾绞痛;持续性、广泛性剧烈腹痛,腹肌紧张、压痛及反跳痛,提示急性腹膜炎;消化性溃疡常呈长期性、周期性、节律性中上腹刺痛或烧灼样痛;慢性肝炎或肝淤血时多为胀痛,进行性加剧的肝区疼痛应高度怀疑原发性肝癌。

3.影响因素 进食油腻食物诱发腹痛,提示胆囊炎或胆石症;暴饮暴食、酗酒诱发上腹痛,应注意急性胰腺炎;腹部外力撞击(如车祸)出现腹痛,注意肝、脾破裂,多伴有休克表现;部分机械性肠梗阻与腹部手术史有关。

4.发作时间 空腹或夜间痛,多见于十二指肠溃疡;餐后腹痛,多见于胃溃疡、胃肿瘤、胆道或胰腺病变;子宫内膜异位引起的腹痛多与月经来潮关系密切;卵泡破裂引起的腹痛发生在月经间期。

5.与体位关系 部分特殊体位可使腹痛加剧或减轻,有利于腹痛病因的判断。如胃食管反流病,在躯体前屈或平卧时腹痛明显,直立位时减轻;胃黏膜脱垂,左侧卧位时腹痛减轻;胃下垂,久立或运动后腹痛发作或加重;十二指肠壅滞症,膝胸位或俯卧位时腹痛及呕吐症状缓解;急性胰腺炎、胰腺癌,仰卧位时疼痛明显,而前倾坐位或俯卧位时疼痛减轻。

6.伴随症状

(1)急性腹痛:包括①伴有发热、寒战,提示炎症感染,常见于急性胆道感染、急性胆囊炎、肝脓肿、急性阑尾炎等,也见于腹腔外感染性疾病;②伴有恶心、呕吐,常见于急性胃肠炎、急性胆囊炎、急性胰腺炎、肠梗阻等;③伴有腹泻,常见于急性肠炎、食物中毒、腹型过敏性紫癜等;④伴有血便,常见于急性细菌性痢疾(多为黏液脓血便)、急性出血性坏死性肠炎、肠套叠等;⑤伴有黄疸者,常见于急性溶血、急性胆道梗阻等疾病。

(2)慢性腹痛:包括①伴有发热,多见于慢性炎症、脓肿、结缔组织病、恶性肿瘤等;②伴有腹泻,多见于慢性肠道炎症、慢性肝胆疾病、慢性胰腺炎、消化道功能紊乱等;③伴有血便,多提示下消化道出血,多见于肠道血管畸形、肠道肿瘤、肠结核、溃疡性结肠炎等疾病;④伴有腹部肿块,常见于结核性腹膜炎、腹部脏器肿瘤、慢性脓肿等疾病;⑤伴有黄疸,常见于慢性肝炎、肝硬化、肝癌、慢性胆道感染、胰头癌等。

【问诊要点】

(1)一般资料:包括年龄、性别、职业等。

(2)起病情况:有无饮食、饮酒、手术、外伤等诱发因素,急性腹痛要特别注意各种急腹症的鉴别;慢性腹痛应注意诱因、病因及缓解因素。

(3)疼痛性质:烧灼样疼痛多与化学刺激有关;钻顶样疼痛提示胆道蛔虫症;绞痛多与空腔脏器痉挛、扩张或梗阻有关。临床上,应注意肠绞痛、胆绞痛、肾绞痛三者的鉴别,见表2-2-3。

表 2 - 2 - 3　肠绞痛、胆绞痛、肾绞痛的鉴别要点

类　别	疼　痛　部　位	不　同　特　点
肠绞痛	多位于脐周、下腹部	多有恶心、呕吐、腹泻、肠鸣音增加等
胆绞痛	右下腹,可放射右肩及右肩胛骨	多有黄疸、发热、Murphy 征阳性、肝区叩击痛
肾绞痛	腰部,向下放射至腹股沟、会阴部及大腿内侧	常有尿频、尿急、血尿、蛋白尿等

(4)疼痛时间:注意疼痛时间与进食、活动、体位的关系,有助于腹痛病因的判断。

(5)基础疾病:有助于腹痛病因判断。如有消化性溃疡病史者突发腹痛,要注意溃疡穿孔;有腹部手术史患者腹痛要考虑肠梗阻。

【病例分析】

1.病历摘要:患者,男性,47 岁,腹痛 10h 入院。饮酒及高脂肪饮食后发病,腹痛位于左上腹,持续性疼痛,阵发性加重,呈刀割样疼痛,伴有腹胀、恶心、呕吐,呕吐后腹痛无缓解,无发热、黄疸。既往体健。查体:急性病容,心、肺查体无异常,腹平坦,左上腹肌紧张,有压痛及反跳痛,肝脾未触及,肝区无叩击痛,肠鸣音减弱。辅助检查:血淀粉酶 857U/L,尿淀粉酶正常。

2.临床诊断:急性胰腺炎。

3.病例分析:患者急性起病,有饮酒及高脂肪饮食诱因,主要表现为左上腹持续性疼痛,阵发性加重,呈刀割样疼痛,伴有腹胀、恶心、呕吐,呕吐后腹痛无缓解,查体左上腹肌紧张、有压痛及反跳痛、肠鸣音减弱,血淀粉酶升高。

【腰背痛】

腰背痛(lumbodorsalgia)是常见临床症状之一,可能与腰背部长期负重及其组织结构易于受损有关,多由局部病变引起,其邻近组织器官病变累及或放射性腰背痛也较为常见。

(一)病因及分类

腰背痛病因复杂多样,根据其病变性质不同,腰背痛病因可分为损伤性、炎症性、退行性、先天性、肿瘤性病变 5 大类。

1.损伤性病变　分为急性损伤和慢性损伤。

(1)急性损伤:因各种直接或间接暴力撞击、肌肉牵拉所致的腰椎骨折、关节脱位或软组织损伤,如车祸、外伤等所致腰背痛。

(2)慢性损伤:不良体位、劳作姿势、负重等引起韧带、肌肉、骨关节的慢性累积性损伤,在

遇到潮湿、寒凉等物理刺激后易诱发腰背痛。

2.炎症性病变　分为细菌性炎症和非细菌性炎症。

(1)细菌性炎症:可分为化脓性和特异性感染,如结核菌、化脓菌或伤寒菌对腰背部的侵犯引起感染性炎症。

(2)非细菌性炎症:寒凉、潮湿、变态反应或重手法推拿引起的骨及软组织炎症,导致骨膜、韧带、筋膜和肌纤维的渗出、肿胀变性等病变。

3.退行性病变　年老体弱、过度活动、长期负重导致胸、腰椎退行性病变引起的腰背痛。

4.先天性病变　最常见于腰骶部,是引起腰痛的常见原因,如隐性脊柱裂、腰椎骶化、发育性椎管狭窄和脊柱侧凸畸形等。

5.肿瘤性病变　原发性或转移性肿瘤对胸、腰椎及周围软组织的侵犯,常见于骨与软组织肿瘤、骨髓或神经肿瘤等病变。

另外,根据原发病变解剖部位不同,腰背痛病因可分为脊柱、脊柱旁、脊神经根、内脏疾病4大类,精神因素也可引起腰背痛。

(二)发病机制

腰背痛的发病机制,因病因而异,各有所不同。

1.急性损伤　局部骨折血肿 pH 值下降,H^+ 浓度升高引起疼痛;局部组织水肿、渗出,使组织渗透压升高,组织细胞的破裂致酸性溶菌酶大量释放,引起疼痛;韧带及肌肉撕裂,关节囊损伤,导致疼痛。骨折脱位,血肿可压迫脊髓或神经产生压迫症状引起远端疼痛或麻木,严重者可引起瘫痪。

2.慢性劳损及退行性变　慢性劳损及退行性变可使椎间盘、小关节突关节、韧带及肌肉发生一系列的改变而引起疼痛。①长期坐位或站立,椎间盘易发生退变,甚至出现椎间盘突出,刺激局部神经根引起腰痛及放射性坐骨神经痛;②小关节突关节退变,粗糙不平,磨损脱落,压迫局部神经根引起腰痛,而小关节突关节滑膜炎症也可引起腰部疼痛。

3.炎症性病变　炎症性病变时,H^+、前列腺素、组胺、缓激肽等分泌增加,作用于神经的痛觉感受器引起疼痛,组织渗透压的增高也可引起疼痛。

4.肿瘤性病变　肿瘤膨胀性生长,压迫或刺激局部神经引起沿神经走向的放射痛,压迫脊髓可引起脊髓受压平面以下肢体感觉运动障碍。

5.骨质疏松　骨质疏松与疼痛的关系尚不十分清楚,可能引起椎体压缩骨折出现腰背痛,尚有待于研究探讨。

(三)临床表现及鉴别要点

不同疾病引起的腰背疼痛具有不同特点,应根据疼痛性质、缓解因素、伴随症状等加以鉴别。

1.主要表现

(1)脊椎病变:包括①脊椎骨折:有明显外伤史,局部有压痛和叩击痛,关节活动障碍,脊椎可能有后突或侧突畸形;②椎间盘突出:主要表现为腰痛和(或)坐骨神经痛,可急性起病或慢性反复发作,咳嗽、喷嚏时诱发或疼痛加重,卧床休息时缓解;③增生性脊柱炎:晨起时感腰痛、酸胀、僵直、活动不便,适当活动腰部后疼痛可好转,但过多活动后腰痛加重,多以傍晚时疼痛明显,平卧可缓解;④结核性脊椎炎:为结核杆菌感染累及脊椎所致,呈隐痛、钝痛或酸痛,局限于病变部位,夜间明显,活动后加重,常伴有低热、盗汗、乏力等结核杆菌中毒症状;⑤脊椎肿瘤:以转移性恶性肿瘤多见,表现为顽固性腰背痛,剧烈而持续,休息和药物均难缓解,并有放射性神经根痛。

(2)脊柱旁组织病变:包括①腰肌劳损:常因腰扭伤治疗不彻底或累积性损伤,表现为腰骶酸痛、钝痛,休息时缓解,劳累后加重;②腰肌纤维织炎:常因寒冷、潮湿、慢性劳损所致,表现为腰背部弥漫性疼痛,以腰椎两旁肌肉及髂嵴上方为主,晨起时加重,活动后症状可减轻,但活动过多疼痛又加重。

(3)脊神经根病变:包括①脊髓压迫症:见于椎管内原发性或转移性肿瘤、硬膜外脓肿或椎间盘突出等,表现为颈背痛或腰痛,并沿一根或多根脊神经后根分布区放射,疼痛剧烈,呈烧灼样或绞窄样痛,有一定定位性疼痛,并可有感觉障碍;②腰骶神经根炎:背部和腰骶部疼痛,并有僵直感,疼痛向臀部及下肢放射,腰骶部有明显压痛,严重时有节段性感觉障碍,下肢无力,肌萎缩,腱反射减退。

(4)内脏疾病:包括①泌尿系统疾病:肾盂肾炎,腰痛较剧烈;肾脓肿多为单侧腰痛;肾结石多为绞痛,局部叩击痛明显。②盆腔器官疾病:男性前列腺炎和前列腺癌常引起下腰骶部疼痛,伴有尿频、尿急、排尿困难;女性慢性附件炎、宫颈炎等可引起腰骶部疼痛,且伴有下腹坠胀感和下腹部压痛。③消化系统疾病:胃、十二指肠溃疡,后壁慢性穿孔时可直接累及脊柱周围组织,引起腰背肌肉痉挛出现疼痛;急性胰腺炎,常有左侧腰背部放射痛;部分胰腺癌(特别是胰尾癌)可出现腰背痛,取前倾坐位时疼痛缓解,仰卧位时加重。④呼吸系统疾病:胸膜炎、肺结核和肺癌等可引起后胸部和侧胸肩胛部疼痛。

2.伴随症状　包括①伴脊柱畸形,多见于脊柱外伤、先天性脊柱疾病、脊柱结核和强直性脊柱炎等;②伴脊柱活动受限,多见于脊柱外伤、强直性脊柱炎、腰背部软组织损伤等;③伴长期低热者,多见于脊柱结核、类风湿性关节炎,伴高热者,多见于化脓性脊柱炎和椎旁脓肿;④伴尿频、尿急、排尿不尽感或排尿困难,多见于尿路感染、前列腺炎或前列腺肥大;腰背剧痛伴血尿、尿痛,见于肾或输尿管结石;⑤伴反酸、嗳气、上腹胀痛,多见于胃、十二指肠溃疡或胰腺病变;腰痛伴腹泻或便秘,多见于溃疡性结肠炎或克罗恩病;⑥伴月经异常、痛经、白带过多,多见于宫颈炎、盆腔炎、卵巢及附件炎症或肿瘤。

【问诊要点】

1.起病时间　外伤或感染者可准确描述出疼痛时间,慢性累积性腰部损伤则起病时间模糊,仅能描述大概时间。

2.起病缓急　起病缓急因不同疾病而异,腰背部外伤、脏器急性病变,如肾结石、胆道胰腺疾病起病急骤;腰椎结核、腰肌劳损等起病缓慢。

3.疼痛部位　脊柱及其软组织病变引起的腰背痛多在病变部位;脏器放射所致腰背痛具有一定特点,如颈胸背部疼痛应考虑是否因胸膜肺部病变所致。

4.疼痛性质　腰椎骨折和腰肌急性扭伤多为锐痛;化脓性炎症呈跳痛;腰肌陈旧性损伤多为胀痛;泌尿系结石多为腰部绞痛。

5.疼痛程度　急性外伤、炎症、泌尿系统结石、脊椎肿瘤压迫神经根等引起的疼痛剧烈;腰肌慢性劳损、肌纤维织炎和盆腔脏器炎症引起的疼痛轻微。

6诱发及缓解因素　腰肌劳损多因劳累和活动过多时诱发或加重,休息后可缓解;风湿性腰背痛常在天气变冷或潮湿阴冷的环境工作时诱发;腰椎间盘突出多在咳嗽、喷嚏或用力排便时诱发,疼痛加重。

7.演变过程　慢性腰肌劳损、腰肌纤维织炎,多反复出现反复缓解,不留畸形的良性过程;椎间盘突出、脊椎结核和肿瘤引起的疼痛则进行性加重。

8.伴随症状　除腰背痛外,是否有相应脏器病变的症状。

9.职业特点　搬运负重,弯腰工作及潮湿环境工作,易产生腰背部疼痛;从事某些体育项目,如排球、体操、举重等易造成腰背损伤而引起腰背痛。

【病例分析】

1.病历摘要:患者,男性,25岁,腰痛3h入院。无明显诱因持续性左侧腰痛,阵发性加重,呈绞痛,伴有血尿、恶心,无呕吐,无发热。既往体健。查体:急性病容,心、肺查体无异常,腹平软,无压痛及反跳痛,肝、脾未触及,肝区无叩击痛,肋脊角叩击痛。辅助检查:泌尿系彩超:左肾轻度积水,左侧输尿管上段扩张,未见明确结石影。尿常规可见红细胞。

2.临床诊断:泌尿系结石。

3.病例分析:患者急性起病,主要表现为持续性左侧腰痛,阵发性加重,呈绞痛,伴有血尿、恶心,查体肋脊角叩击痛,尿常规可见红细胞,泌尿系彩超提示左肾轻度积水,左侧输尿管上段扩张,支持诊断,因彩超未见明确结石影,需行泌尿系 CT 或造影检查,以证实诊断。

【关节痛】

关节痛(arthralgia)是关节疾病最常见的临床症状,根据其病因及病程,可分为急性和慢性关节痛两大类。急性关节痛,以关节及其周围组织急性炎症为主;慢性关节痛,常有关节囊增生与肥厚、软骨破坏、关节腔变窄以及骨质增生,并可继发骨质疏松、肌肉萎缩,晚期可出现关节强直及功能丧失。

(一)病因与分类

关节痛可以是单纯关节病变,也可能是全身性疾病的局部表现,其病因复杂,常见病因及发病机制如下:

1.外伤　包括急性、慢性损伤。

(1)急性外伤:如外力撞击使关节过度伸展或扭曲,关节骨质、肌肉、韧带等组织结构损伤,造成关节脱位或骨折,局部血管破裂出血,关节肿胀,引起急性关节疼痛。

(2)慢性损伤:如关节长期负重,使软骨及关节面破坏;关节活动过度,造成关节软骨累积性损伤;骨折后骨折愈合不良或畸形愈合,负重不平衡,造成关节慢性损伤等引起慢性关节疼痛。

2.病原体感染　因细菌或病毒等病原体感染所引起,如开放性外伤后细菌直接侵入关节内;关节临近炎症、脓肿蔓延至关节;关节穿刺无菌操作不严格致关节感染等。

3.变态反应　因外来抗原(如病原微生物、药物、异体血清等)与血液中抗体形成免疫复合物,在关节腔沉积引起组织损伤或关节病变,如风湿性关节炎、反应性关节炎等。

4.自身免疫性疾病　因外来抗原或理化因素使宿主组织成分改变形成自身抗原,引起自身免疫性疾病所致,如系统性红斑狼疮、类风湿关节炎、强直性脊柱炎等,表现为关节滑膜充血水肿、软骨进行性破坏致关节畸形。

5.退行性关节病　分为原发性和继发性两种。原发性退行性关节病常为多关节受累,无明显局部病因,多发于肥胖老人,以女性多见,常有家族史;继发性退行性关节病多有创伤、感染或先天畸形等基础病,多与吸烟、肥胖及重体力劳动有关。

6.代谢障碍性疾病　包括维生素 D 代谢障碍所致的骨质软化性骨关节病、老年性或失用性骨质疏松性关节病、脂代谢异常所致的高脂血症性关节病、嘌呤代谢异常的痛风等。

7.骨关节肿瘤　分为良性和恶性两种,如骨样骨瘤、骨软骨瘤、骨巨细胞瘤等为良性肿瘤;骨肉瘤、软骨肉瘤、骨纤维肉瘤、滑膜肉瘤等为恶性肿瘤,转移性骨肿瘤也属于恶性骨关节肿瘤范畴。

8.其他　如血友病、大骨节病等。

(二)发生机制

正常关节由两个光滑的软骨面所构成。周围有结缔组织及滑膜组成的关节囊包绕,外层有韧带加固。当关节因病变或外伤损伤关节及周围的软组织时,可发生软骨面剥脱变性,血管翳形成,韧带撕裂,关节囊及滑膜充血水肿,关节内积液或积脓等,均能引起关节的受力点改变,失去平衡,导致关节的创伤和周围组织的劳损变性时,亦可引起疼痛。

(三)临床表现及鉴别要点

关节痛临床表现复杂多样,应根据其疼痛性质、程度、影响因素及伴随症状加以鉴别。

1.临床表现

(1)外伤性关节痛:急性外伤性关节痛常在外伤后立即出现,多伴有关节肿胀、畸形或功能障碍;慢性外伤性关节痛有明确的外伤史,疼痛反复发作,常因过劳、负重、气候变化而诱发或加重,经休息或药物、物理治疗症状可缓解。

(2)化脓性关节炎:起病急,伴有明显的全身中毒症状,病变关节持续性疼痛,局部红、肿、热、痛,如位置较深的肩关节和髋关节则红肿不明显,关节功能严重障碍,各个方向活动均可引起剧烈疼痛。

(3)结核性关节炎:儿童及青壮年多见,以脊柱、髋关节、膝关节较为常见,主要表现为病变关节肿胀、疼痛,活动后疼痛加重,晚期可出现关节畸形及功能障碍。

(4)风湿性关节炎:链球菌感染后出现,起病急骤,病变关节红、肿、热、痛,呈游走性,以膝、踝、肩和髋关节多见,关节肿胀时间短消失快,一般1～6周内可自然消退,不遗留有关节僵直或畸形。

(5)类风湿关节炎:以小关节疼痛多见,常以中指指间关节首发疼痛,继而出现其他指间关节和腕关节疼痛,有时可累及踝、膝或髋关节,常为对称性。病变关节活动受限,有僵硬感(以晨起时明显者称为晨僵),可伴有全身发热,病变晚期可出现局部肌肉萎缩、关节软骨增生导致关节畸形。

(6)退行性关节炎:早期为步行、久站和天气变化时病变关节出现疼痛,休息后可缓解。如为掌指和指间关节病变,常同时伴有手指僵硬、肿胀,活动不便;如为膝关节病变,常伴有关节腔积液,皮温升高,局部有压痛。晚期病变关节疼痛加重、持续,并向他处放射,关节有摩擦感,活动时有响声,周围肌肉挛缩致关节屈曲畸形,常出现跛行。

(7)痛风:急性关节剧烈疼痛,以第1跖趾关节、踇趾关节多见,也可累及踝、手、膝、腕和肘关节,局部皮肤红肿、灼热。病变呈自限性,有时可在1～2周内自行缓解,但多反复发作。晚期可出现关节畸形,局部皮肤破溃,常有白色乳酪样分泌物流出,经久不愈。

2.伴随症状　包括①伴有高热、畏寒,关节局部红肿热痛,关节功能严重障碍,多见于化脓性关节炎;②伴有潮热、盗汗、乏力、食欲减退、消瘦,多见于结核性关节炎;③小关节疼痛,呈对称性,并有晨僵、关节畸形,见于类风湿关节炎;④关节疼痛呈游走性,伴有心肌炎、舞蹈病等表现,见于风湿热;⑤关节痛伴有皮肤红斑、光过敏、低热、全身多脏器损害,见于系统性红斑狼疮；⑥关节痛伴有腹痛、腹泻、皮肤紫癜，见于过敏性紫癜关节受累。

【问诊要点】

1. 起病时间　外伤性、化脓性关节炎常可问出具体起病时间；慢性关节疼痛，以其他脏器损伤症状为主要表现者多难以描述出其确切起病时间。

2. 疼痛诱因　因天气变化、潮湿诱发，多见于风湿性关节炎；饮酒或高嘌呤饮食后诱发，多见于痛风；过度负重、活动过多诱发，多见于增生性关节炎。

3. 疼痛部位　结核性关节炎多见于脊柱和髋关节；化脓性关节炎多发于大关节或单一关节；增生性关节炎以膝关节多见；指（趾）关节痛（小关节）多见于类风湿关节炎。

4. 疼痛缓急、程度及性质　起病急骤，疼痛剧烈，呈烧灼样疼痛或跳痛，多见于急性外伤、化脓性关节炎、痛风等；起病缓慢，疼痛程度较轻，呈酸痛或胀痛，多见于系统性红斑狼疮、类风湿性关节炎、增生性关节炎等。

5. 影响因素　关节肌肉劳损活动时疼痛加重，休息时减轻；增生性关节炎夜间平卧时，静脉血流回流不畅，骨内压力增高，则疼痛加重，起床活动后，静脉血流改善，疼痛减轻，但活动量过多会加重疼痛。

6. 伴随症状　包括关节局部症状，如红肿热痛、功能障碍、肌肉挛缩或关节畸形，同时要仔细询问全身相关表现。

7. 职业环境：长期负重职业，工作或居住潮湿、寒冷环境等关节病变患病率明显升高。

8. 基础病史及用药情况　注意询问有无能够引起关节痛的慢性疾病史，并了解其用药情况，以便明确有无药物相关性关节痛。

【病例分析】

1. 病历摘要：患者，男性，55 岁，突发关节疼痛 1 天入院。饮酒、进食海鲜后夜间出现第 1 跖趾关节疼痛，呈持续性痛，不能活动及行走，局部皮肤红肿、灼热，无潮热、盗汗，无皮肤红斑，无腹痛、腹泻。既往曾有类似发作史。查体：第 1 跖趾关节红肿、皮温升高、压痛（＋）。辅助检查：UA 596μmol/L。

2. 临床诊断：痛风。

3. 病例分析：饮酒、进食海鲜后夜间出现第 1 跖趾关节疼痛，呈持续性痛，不能活动及行走，局部皮肤红肿、灼热，查体第 1 跖趾关节红肿、皮温升高，有压痛，既往曾有类似发作，血尿酸升高，支持诊断。

参考文献

[1]　陈文彬，潘祥林. 诊断学. 第 7 版. 北京：人民卫生出版社，2008.

[2]　陈灏珠，林果为. 实用内科学. 第 13 版. 北京：人民卫生出版社，2009.

三、水肿

水肿（edema），指人体组织间隙中有过多的液体积聚使组织肿胀，一般不包括内脏器官局部水肿，如脑水肿、肺水肿等。液体在体内组织间隙弥散性分布，为全身性水肿；液体积聚在局部组织间隙，为局部性水肿。体腔内的液体积聚称积水或积液，如胸腔积液、腹腔积液、心包积液、关节腔积液等。

（一）病因与分类

临床上，根据水肿部位不同，分为全身性水肿和局部性水肿；根据有无凹陷，分为凹陷性水肿和非凹陷性水肿;根据严重程度,可分为轻度水肿和重度水肿。

1.全身性水肿　　主要与心、肝、肾疾病及营养不良等因素有关。

(1)心源性水肿:主要是右心功能衰竭的表现,多见于右心功能不全、大量心包积液、缩窄性心包炎等。

(2)肾源性水肿:多见于慢性肾小球肾炎、肾病综合征、尿毒症等各型肾脏疾病,常伴有尿常规改变、高血压、肾功能损害等相关临床表现。

(3)肝源性水肿:主要见于各型肝硬化失代偿期、肝癌,伴有乏力、食欲减退、黄疸等肝功能减退、门静脉高压两方面表现。

(4)营养不良性水肿:多见于长期消耗性疾病、长期营养缺乏、蛋白丢失性胃肠病、重度烧伤等。

(5)其他原因:包括甲状腺功能减退症黏液性水肿、经前期紧张综合征、药物性水肿、特发性水肿等。

2.局部性水肿　　表现为身体局部性水肿,如血栓性静脉炎、丝虫病致象皮腿、局部炎症、创伤或过敏等。

(二)发生机制

正常情况下,血管内液体与组织液之间保持动态平衡,保证组织间隙中无过多液体积聚,维持这种平衡的主要因素有:①毛细血管内静水压;②血浆胶体渗透压;③组织压,即组织间隙机械压力;④组织液的胶体渗透压。当这些维持液体平衡的因素发生障碍时,出现组织间液的生成大于吸收时,则产生水肿。

1.全身性水肿

(1)心源性水肿:右心功能衰竭致静脉回流受阻,有效循环血量不足,肾血流量减少,肾素-血管紧张素-醛固酮系统活力增加,继发性醛固酮增多引起钠、水潴留、静脉淤血,毛细血管滤过压升高,组织液回流吸收减少,发生水肿。

(2)肾源性水肿:可能与以下因素有关:①球-管失衡,肾小管回吸收钠增加,致钠、水潴留;②肾灌流量不足,肾素-血管紧张素-醛固酮系统活力增强,醛固酮活性增加,致钠、水潴留;③大量蛋白尿致低蛋白血症,血浆胶体渗透压下降,水分外渗;④肾内前列腺素产生减少,致肾排钠减少。

(3)肝源性水肿:由于门静脉高压、低蛋白血症、肝淋巴液生成增多、肝淋巴液回流障碍、继发性醛固酮增多、抗利尿激素增多等多种因素,产生水肿。

(4)营养不良性水肿:由于长期消耗性疾病、长期营养缺乏、蛋白丢失性胃肠病、重度烧伤等导致低蛋白血症或维生素 B_1 缺乏,产生水肿。

2.局部性水肿　　由于局部静脉、淋巴回流受阻或毛细血管通透性增加,发生水肿。

(三)临床表现及鉴别要点

水肿因病因不同临床表现各异,应结合水肿特点、基础疾病、伴随症状等加以鉴别。

1.主要症状　　以全身性水肿多见,水肿特点各异。

(1)心源性水肿:水肿程度与心力衰竭程度相关,轻症仅表现为踝部水肿,严重者表现为全身性水肿,呈对称性、凹陷性。首先出现身体下垂部位,以下肢水肿多见,最早出现于踝内侧,活动后明显,休息后减轻或消失;长期或经常卧床者以腰骶部水肿明显,颜面部一般无水肿。

(2)肾源性水肿:疾病早期晨间起床时出现眼睑及颜面水肿,以后发展为全身性水肿,肾病综合征时多为重度水肿。

（3）肝源性水肿：主要表现为腹腔积液（腹水），也可首先出现踝部水肿，逐渐向上蔓延，但眼睑、颜面部及上肢多无水肿。

（4）营养不良性水肿：水肿出现前常有消瘦，水肿常从足部开始逐渐蔓延至全身。

（5）其他：黏液性水肿为非凹陷性水肿，以颜面部及下肢较明显；经前期紧张综合征于月经前7～14天出现眼睑、踝部及手部轻度水肿，月经后水肿逐渐消退；特发性水肿多见于妇女，主要表现在身体下垂部分，原因未明。

2.伴随症状　有助于病因判断。

（1）心源性水肿：常伴有颈静脉怒张、肝肿大、静脉压升高，严重者可出现胸、腹水等右心功能衰竭的其他表现。

（2）肾源性水肿：常伴有尿常规改变、高血压、肾功能损害等相关临床表现。肾源性水肿需与心源性水肿相鉴别，见表2-2-4。

表 2-2-4　肾源性水肿与心源性水肿的鉴别

鉴别点	肾　源　性　水　肿	心　源　性　水　肿
开始部位	从眼睑、颜面开始而延及全身	从足部等下垂部位开始延及全身
发展速度	发展较迅速	发展较缓慢
水肿性质	软而移动性大	比较坚实，移动性较小
伴随病征	伴有高血压、蛋白尿、血尿、管型尿、眼底改变等其他肾脏病征	伴有心脏增大、心脏杂音、颈静脉怒张、肝大等心功能不全病症

（3）肝源性水肿：常伴有乏力、食欲减退、黄疸等肝功能减退及门静脉高压表现。

（4）营养不良性水肿：常伴有乏力、食欲减退、腹泻、消瘦、贫血等表现。

【问诊要点】

1.水肿特点　出现时间、起病急缓、水肿部位（包括开始部位及蔓延情况）、全身性或局部性、是否对称性、是否凹陷性、与体位变化及活动关系。

2.基础疾病　有无心、肝、肾、内分泌及过敏性疾病等病史。

3.伴随症状　如心悸、气促、咳嗽、咳痰、咯血、头晕、失眠、腹胀、腹痛、食欲、体重及尿量变化等。

4.影响因素　水肿与药物、饮食、月经及妊娠的关系。

【病例分析】

1.病历摘要：患者，男性，56岁，乏力4年，腹胀1周，伴有食欲减退、尿黄等症状。既往有慢性病毒性乙型肝炎病史多年。查体：BP 135/78mmHg，皮肤黏膜、巩膜轻度黄染，双肺听诊无异常，心界不大，心率86次/分，律齐，无杂音。腹部膨隆，腹肌软，无压痛及反跳痛，肝肋下未触及，脾肋下约2.0cm可触及，质中，移动性浊音阳性，双下肢轻度水肿。胃镜示：食管静脉中度曲张，慢性浅表性胃炎。

2.临床诊断：肝源性水肿（乙型肝炎肝硬化失代偿期）。

3.病例分析：主要表现为腹胀（腹水），同时有食欲减退、尿黄、肝掌、脾肿大、食管静脉曲张等肝功能减退及门静脉高压表现，支持肝源性水肿，结合既往有慢性病毒性乙型肝炎病史多年，考虑为乙型肝炎肝硬化失代偿期。

参考文献

[1]　陈文彬,潘祥林.诊断学.第 7 版.北京:人民卫生出版社,2008.
[2]　陈灏珠,林果为.实用内科学.第 13 版.北京:人民卫生出版社,2009.

四、黄疸

黄疸(jaundice),高胆红素血症的临床表现,是由于胆红素代谢障碍使血清中胆红素浓度升高而引起皮肤、黏膜及巩膜以及其他组织和体液发生黄染的现象,是多种疾病的一种症状和体征,尤其多见于肝、胆、胰腺疾病。

【胆红素正常代谢】

胆红素主要来源于血红蛋白分解。血循环中衰老的红细胞在脾、肝或骨髓中经单核-巨噬细胞系统破坏,降解为血红蛋白,血红蛋白在组织蛋白酶的作用下形成血红素和珠蛋白,血红素在催化酶的作用转化为胆绿素,胆绿素再经还原酶的作用下还原成胆红素,占总胆红素的80%～85%;另一小部分(15%～20%)来源于肝细胞内含有亚铁血红素的蛋白质分解,还有少量胆红素产生于无效的红细胞,即未成熟的红细胞在骨髓或血循环中过早被破坏。

胆红素正常代谢,见图 2-2-7。

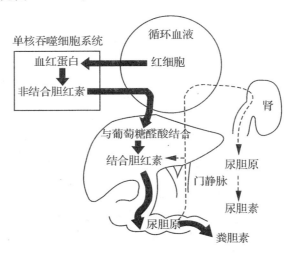

图 2-2-7　胆红素正常代谢示意图

开始形成的胆红素为游离胆红素,因未经肝细胞摄取、未与葡萄糖醛酸结合,称为非结合胆红素(间接胆红素),在血循环中与白蛋白结合,形成胆红素-白蛋白复合物,运载至肝脏,经 Disse 间隙被肝细胞所摄取,与胞浆载体蛋白 Y、Z 结合,并被携带运输至肝细胞光面内质网的微粒体部分,在葡萄糖醛酸转移酶的催化作用下,与葡萄糖醛酸结合,形成结合胆红素(直接胆红素)。

结合胆红素从肝细胞经胆管系统进入肠道后,在回肠末端及结肠经肠道细菌酶(β 葡萄糖醛酸苷酶)的分解与还原作用,形成尿胆原。大部分尿胆原(80%～90%)在肠道与氧接触氧化为尿胆素后从粪便排出,称为粪胆原。小部分尿胆原(10%～20%)在肠道内被重吸收,经肝门静脉回到肝内,其中大部分转为结合胆红素,又随胆汁再次排入肠道,形成所谓"胆红素的肠肝循环"。被吸收回肝的小部分尿胆原经体循环由肾脏排出体外,每日不超过 6.8μmol/L。

(一)病因及分类

临床上多按黄疸病因和胆红素性质进行分类。

1. 按黄疸病因分类 临床上最为常用的黄疸分类方法,以肝细胞性黄疸和胆汁淤积性黄疸最为常见。

(1)溶血性黄疸:见于红细胞破坏产生溶血现象的疾病,包括先天性溶血性贫血及后天获得性溶血性贫血,如海洋性贫血、自身免疫性贫血、不同血型输血后的溶血、蚕豆病等。

(2)肝细胞性黄疸:见于各种肝病,如病毒性肝炎、肝硬化、肝癌、败血症等,因肝细胞广泛坏死引起黄疸。

(3)胆汁淤积性黄疸:分为肝外阻塞(如胆石症、胰头癌等)、肝内阻塞(如肝内胆管结石、癌栓形成等)和肝内胆汁淤积(如原发性胆汁性肝硬化)。

(4)先天性非溶血性黄疸:临床少见,如 Gilbert 综合征、Crigler-Najjar 综合征、Dubin-Johnson 综合征等。

2. 按胆红素性质分类 对胆红素代谢的环节及可能的病因作出初步判断。

(1)以非结合胆红素升高为主的黄疸:血清总胆红素升高,非结合胆红素升高 80%～85% 以上,多为肝前性因素引起,主要见于胆红素生成过多、摄取或结合障碍等。

(2)以结合胆红素升高为主的黄疸:血清总胆红素升高,结合胆红素超过 30%,由胆红素在肝内转运、排泄障碍或同时有胆红素摄取、结合和排泄障碍引起,主要见于肝外胆管阻塞、肝内胆管阻塞、肝内胆汁淤积。

(二)发生机制

病因不同,黄疸发病机制各有不同。

1. 溶血性黄疸 大量红细胞破坏,非结合胆红素增加,超过正常肝脏代谢能力。另外,贫血及红细胞破坏产物的毒性作用,削弱了肝细胞对胆红素的代谢功能,非结合胆红素在血中潴留,出现黄疸,见图 2-2-8。

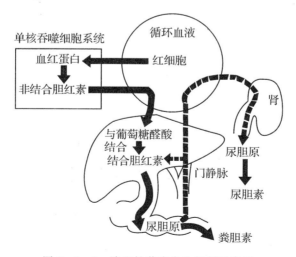

图 2-2-8 溶血性黄疸发生机制示意图

2. 肝细胞性黄疸 肝细胞受损,肝脏对胆红素的摄取、结合、排泄能力下降,以致非结合胆红素潴留于血中。同时因肝细胞损害、肝小叶结构破坏致毛细胆管受损,胆汁排泄受阻,结合胆红素不能正常排泄反流入血发生黄疸,见图 2-2-9。

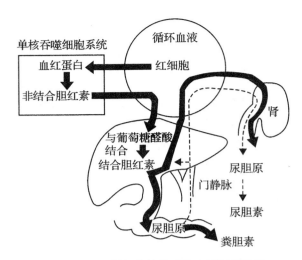

图 2 - 2 - 9　　肝细胞性黄疸发生机制示意图

3.胆汁淤积性黄疸　多为机械因素致胆道阻塞,上端胆管内压力升高,胆管扩张,甚至小胆管及肝内毛细胆管破裂,胆汁中胆红素直接或经淋巴液反流入血。另外,部分肝内胆汁淤积是由于胆汁分泌功能障碍、毛细胆管通透性增加,胆汁浓缩致胆盐沉积及胆栓形成所致,见图2 - 2 - 10。

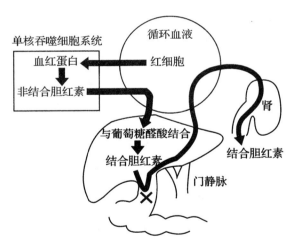

图 2 - 2 - 10　　胆汁淤积性黄疸发生机制示意图

4.先天性非溶血性黄疸　由于先天性酶缺陷,肝细胞对胆红素的摄取、结合及排泄发生障碍所致的黄疸。

(1)以非结合胆红素升高为主:常见①Gilbert 综合征:肝细胞摄取游离胆红素障碍及微粒体内葡萄糖醛酸转移酶不足;②Crigler-Najjar 综合征:肝细胞内缺乏葡萄糖醛酸转移酶。

(2)以结合胆红素升高为主:常见①Dubin-Johnson 综合征:毛细胆管面肝细胞膜上 MRP_2 蛋白变异,致肝细胞对结合胆红素向毛细胆管排泄障碍;②Rotor 综合征:慢性家族性高结合胆红素血症,为常染色体隐性遗传,因肝细胞分泌功能缺陷和肝细胞代谢胆红素能力下降致使血清胆红素升高。

(三)临床表现与鉴别要点

黄疸临床表现不一,应结合病史、症状、体征、实验室和其他辅助检查结果,进行综合分析和鉴别诊断。

1.溶血性黄疸　表现为巩膜轻度黄染,呈浅柠檬色,皮肤无瘙痒。急性溶血起病急、症状重,多表现为寒战、高热、呕吐、腰背酸痛、全身不适,并出现不同程度贫血和血红蛋白尿,严重时可发生急性肾功能衰竭;慢性溶血多为先天性,起病较缓,症状轻微,表现为贫血,可有脾肿大。

2.肝细胞性黄疸　皮肤黏膜及巩膜黄染,呈浅黄至深金黄色,偶有皮肤瘙痒,严重者可有出血倾向。如急性肝炎,可有发热、乏力、食欲减退、肝肿大等表现;如慢性肝炎或肝硬化,可有肝掌、蜘蛛痣、脾肿大或腹水等。

3.胆汁淤积性黄疸　肤色暗黄、黄绿或绿褐色,甚至呈黑色;皮肤瘙痒明显,常出现在黄疸之前;心动过缓,尿色深,粪便颜色变浅或呈白陶土色。同时,有原发疾病表现,如肝外梗阻常有腹痛、发热、恶心、呕吐等症状;胰头癌或壶腹周围癌黄疸呈进行性加重,常缺乏特征性临床表现。

4.先天性非溶血性黄疸

(1)以非结合胆红素升高为主:如①Gilbert 综合征:一般无明显症状,或仅有乏力、肝区不适等症状,一般状况良好;②Crigler-Najjar 综合征:Ⅰ型多在出生后 6～18 个月死于核黄疸,Ⅱ型可在出生后即出现黄疸,或在出生后 20～30 年内黄疸反复发生,禁食、感染、代谢紊乱等因素可诱发或加重,甚至可有核黄疸发生;粪及尿液颜色正常;无肝、脾肿大。

(2)以结合胆红素升高为主:如①Dubin-Johnson 综合征:一般无症状或症状轻微,可有肝肿大,但脾无肿大;②Rotor 综合征:以结合胆红素升高为主,胆囊造影大多正常,少部分可不显影,肝活组织检查正常。

【问诊要点】

1.饮食及服药情况　注意鉴别假性黄疸,过量进食含有胡萝卜素食物或服用某些药物(如新霉素、米帕林等),表现为皮肤发黄,但巩膜正常。另外,部分老年人球结膜有淡黄色脂肪蓄积,表现为巩膜不均匀黄染,但皮肤无黄染。

2.起病情况　包括起病缓急、起病前有无疫水接触史、是否为集体发病等。

3.既往病史　特别是有无肝、胆疾病史,以及有无长期酗酒史。

4.病程及黄疸波动情况　有助于黄疸类型及病因判断。

【病例分析】

1.病历摘要:患者,男性,57 岁,皮肤黄、眼黄 1 周,伴有乏力、食欲减退、尿黄等症状,无皮肤瘙痒,大便正常。既往有慢性乙型病毒性肝炎病史多年。查体:皮肤黏膜、巩膜轻度黄染,可见肝掌及蜘蛛痣,双肺及心脏查体无异常。腹平软,无压痛及反跳痛,肝、脾肋下未触及,肝区无叩击痛,移动性浊音阴性,双下肢无水肿。辅助检查:肝功能:ALT 156U/L,TBIL 89.6μmol/L,DBIL 59.3μmol/L,IBIL 30.3μmol/L。HBV-DNA 2.48×10^5copy/ml。

2.临床诊断:肝细胞性黄疸(慢性病毒性乙型肝炎)。

3.病例分析:患者有慢性病毒性乙型肝炎病史多年,目前主要表现为黄疸,伴有乏力、食欲减退症状,查体可见肝掌及蜘蛛痣,辅助检查肝功能损害,胆红素呈双向升高,HBV-DNA 载量升高,支持肝细胞性黄疸诊断。

参考文献

[1] 陈文彬,潘祥林.诊断学.第 7 版.北京:人民卫生出版社,2008.

[2] 陈灏珠,林果为.实用内科学.第 13 版.北京:人民卫生出版社,2009.

(孙　龙)

五、呼吸困难

呼吸困难(dyspnea)是指患者主观上所经历的各种各样的呼吸不适感,客观上表现呼吸动作用力,严重时出现张口呼吸、鼻翼翕动、端坐呼吸,甚至呼吸辅助肌参与呼吸运动。

(一)病因与分类

1.引起呼吸困难的病因很多,主要为呼吸系统和心血管系统疾病。见表 2-2-5。

表 2-2-5　呼吸困难的病因

疾　病	病　因
呼吸系统疾病	气道阻塞性疾病:炎症、水肿、异物、肿瘤、气管纤维性狭窄 肺脏疾病:肺炎、肺不张、肺淤血、肺水肿、肺癌 胸壁、胸廓、胸膜疾病 神经肌肉疾病:重症肌无力、呼吸机麻痹 膈肌运动障碍:膈肌麻痹、大量腹腔积液、腹腔肿瘤
循环系统疾病	各种病因所致的心功能不全、肺栓塞、原发性肺动脉高压
神经精神疾病	各种颅脑疾病引起的呼吸中枢功能障碍和精神因素所致的呼吸困难
结缔组织疾病	类风湿关节炎、系统性红斑狼疮、硬皮病、皮肌炎、干燥综合征、结节性多动脉炎、Wegener 肉芽肿
中毒	糖尿病酮症酸中毒、吗啡类药物中毒、有机磷中毒、氰化物中毒、亚硝酸盐中毒、急性一氧化碳中毒
血液病	重度贫血

2.分类　根据发病机制和临床表现特点,将呼吸困难归纳分为以下六种类型。

(1)肺源性呼吸困难:包括①吸气性呼吸困难,由于异物、炎症、水肿或肿瘤造成喉、气管、大支气管狭窄或梗阻,表现为显著的吸气性呼吸困难,伴有高调的吸气性哮鸣音,可出现吸气时胸骨上窝、锁骨上窝、肋间隙明显下陷,称为"三凹征"。②呼气性呼吸困难,由于肺组织弹性减弱或小气道痉挛所致,表现为呼气费力、呼气时间延长,常伴有哮鸣音。多见于支气管哮喘、COPD 急性发作等。③混合性呼吸困难,由于肺部疾病病变广泛,造成呼吸面积减少,换气功能降低所致,表现为呼吸频率增加,吸气和呼气均感到费力。见 COPD 急性发作、慢性呼吸衰竭等。

(2)心源性呼吸困难:端坐呼吸,由于坐位减少静脉回心血量,从而减少肺淤血的程度,并利于膈肌活动,表现为仰卧位呼吸困难加重,患者被迫采取端坐呼吸位。

夜间阵发性呼吸困难常见于左心功能不全患者,由于迷走神经兴奋性增加,使冠脉收缩,心肌供血不足,同时平卧位使静脉回心血量增加所致,表现为睡眠中感到呼吸困难,被迫坐起。重症者可出现发绀、哮鸣音、双肺啰音、心率加快、咯粉红色泡沫痰,称为"心源性哮喘"。

(3)神经源性呼吸困难:由于脑外伤、脑血管病、脑炎等原因造成呼吸中枢受影响,表现为呼吸深慢,并出现呼吸节律改变。

(4)中毒性呼吸困难:安眠药、吗啡等中毒时,呼吸中枢被抑制,表现为呼吸缓慢或潮式呼吸。酸中毒时酸性代谢产物强烈刺激呼吸中枢,表现为呼吸深而规则,可伴有鼾声,称为酸中毒大呼吸。

(5)血液性呼吸困难:由于重度贫血、高铁血红蛋白血症等造成红细胞携氧量减少,血氧含量降低,表现为呼吸慢而深,心率加快。

(6)精神性呼吸困难:由于情绪激动或紧张造成换气过度,出现呼吸性碱中毒,表现为呼吸频速和表浅,常伴有手足搐搦。

此外,根据起病的缓急将呼吸困难分为急性和慢性呼吸困难。见表2-2-6。

表2-2-6　急性和慢性呼吸困难

急　性　呼　吸　困　难	慢　性　呼　吸　困　难
心脏疾病:心律失常、左心功能不全 呼吸系统:上下呼吸道的阻塞、肺泡出血、高通气、吸入性肺损伤、肺炎、气胸、肺栓塞、外伤	气道阻塞性疾病、肺脏疾病、胸膜疾病、纵隔疾病、心脏疾病、神经精神疾病、结缔组织疾病

(二)发生机制

来自各种感受器的传入信息和脑干呼吸中枢产生的呼吸驱动命令不一致,或呼吸驱动力和实际达到的通气量不匹配即可发生呼吸困难。

1.呼吸力学的改变

(1)弹性阻力:肺顺应性减弱,如肺间质纤维化、广泛炎症、肺充血、肺水肿以及肥胖、胸廓畸形、腹压增加。

(2)非弹性阻力:呼吸道的气流阻力,如哮喘、慢性阻塞性阻肺气肿。

2.化学感受器反射　动脉血氧分压降低、二氧化碳分压升高、pH值降低都可通过化学感受器反射作用刺激呼吸中枢,加强呼吸运动,增加通气量,过度则出现呼吸困难。

3.肺内化学感受器的反射　肺扩张时引起肺牵张感受器刺激,通过迷走神经传入大脑,使机体从吸气转入呼气,如肺炎、肺水肿致呼吸肌负荷增加。

4.呼吸肌功能障碍　神经肌肉疾病、呼吸肌疲劳致机械效率低,呼吸肌缩短。

5.呼吸困难与心理情感因素两者相互影响。

(三)临床表现与鉴别要点

1.吸气性呼吸困难　吸气费劲,出现三凹征,表现为胸骨上窝、锁骨上窝、肋间隙凹陷,有干咳及高调吸气性喉鸣。

2.呼气性呼吸困难　呼气费劲、呼气缓慢,常伴有呼气期哮鸣音。

3.混合性呼吸困难　在吸气及呼气期均感呼吸费劲,呼吸频率增快,深度变浅,可伴有呼吸音异常或病理性呼吸音。

4.心源性呼吸困难　活动时呼吸困难出现或加重,休息时减轻或消失,卧位明显,常于睡眠中出现胸闷气急,患者被迫采取端坐体位,两肺底或全肺可闻及湿性啰音。

5.中毒性呼吸困难　酸中毒出现深长而规则的呼吸,药物中毒出现呼吸缓慢及变浅。

6.精神神经性呼吸困难　呼吸慢而深或浅快。

【病例分析】

1.病历摘要:患者,男性,28岁,右侧胸痛伴呼吸困难半天入院。患者于半天前行单杠锻炼后出现剧烈的胸痛,继之有胸闷、呼吸困难,伴有刺激性咳嗽,胸痛呈针刺样。无咳痰,无盗汗,无发热,无晕厥。立即到我院就诊,行胸片检查提示右侧气胸,肺压缩80%。患者既往爱好体育运动,体型消瘦。体检:右侧胸廓饱满,右肺叩诊呈鼓音,右肺呼吸音弱,未闻及啰音。

2.临床诊断:右侧气胸。

3.病例分析:本例特点:

(1)年轻男性,起病急。

(2)剧烈运动后出现右侧胸痛伴呼吸困难。

(3)体检:右侧胸廓饱满,右肺叩诊呈鼓音,右肺呼吸音弱,未闻及啰音。

(4)胸片检查提示右侧气胸,肺压缩80%。

本例患者主要表现为剧烈运动后出现右侧胸痛伴呼吸困难。结合胸片诊断右侧气胸。

【练习题及答案】

1.吸气性呼吸困难常见于哪些呼吸系统的气管疾病?

2.呼气性呼吸困难常见于哪些呼吸系统疾病?

答案:1.气管异物,气管肿瘤。2.支气管哮喘,喘息型慢性支气管炎。

六、咳嗽与咳痰

咳嗽为常见症状之一,也是一种重要的防御机制。咳嗽能清除咽部和整个呼吸道的黏性分泌物、吸入有害物和异物,并且具有清除呼吸道刺激因子、抵御感染的作用。咳嗽既是有益的也是害的。痰是气管、支气管的分泌物或肺泡内的渗出液,借助咳嗽将其排出称为咳痰。

(一)病因

引起咳嗽、咳痰的病因很多,最常见的是呼吸道的感染。见表2-2-7。

表2-2-7　咳嗽的原因

疾病	原因
感染因素	上呼吸道感染;气管、支气管感染;肺、胸膜疾病;传染病和寄生虫病
理化因素	呼吸道阻塞;呼吸道受压迫;气雾刺激
过敏因素	过敏性鼻炎、支气管哮喘、热带嗜酸性粒细胞增多症等
心血管疾病	左心衰竭引起肺淤血或肺水肿;右心衰竭引起肺栓塞
中枢神经因素	脑炎、脑膜炎
其他因素	服用血管紧张素转化酶抑制剂;胃食管反流病;肝脓肿、膈下脓肿;白血病、尿毒症、结缔组织病所致;咳嗽变异型哮喘;后鼻部分泌物滴流

(二)发生机制

咳嗽是由于延髓咳嗽中枢受刺激引起。来自耳、鼻、咽、喉、支气管、胸膜等感受区的刺激传入延髓咳嗽中枢,该中枢再将冲动传向运动神经,即喉下神经、膈神经和脊髓神经,分别引起咽肌、膈肌和其他呼吸肌的运动来完成咳嗽动作,表现为深吸气后,声门关闭,继以突然剧烈的呼气,冲出狭窄的声门裂隙产生咳嗽动作和发出声音。

(三)咳嗽的临床表现

见表 2-2-8。

表 2-2-8 咳嗽的临床表现

临 床 表 现		疾 病
咳嗽的性质	干性咳嗽	急慢性咽喉炎、急性支气管炎的初期、喉癌、支气管肿瘤、胸膜疾病、气管受压、肺结核、二尖瓣狭窄、原发性肺动脉高压
	湿性咳嗽	慢性支气管炎、肺炎、支气管扩张、肺脓肿、空洞型肺结核
咳嗽的时间与规律	突发性咳嗽	吸入刺激性气体或异物、气管或支气管分叉处受压
	发作性咳嗽	百日咳、支气管内膜结核、变异性哮喘
	长期慢性咳嗽	慢性支气管炎、支气管扩张、肺脓肿、肺结核
	夜间咳嗽	左心衰竭、肺结核
	清晨或夜间变动体位时加剧	慢性支气管炎、支气管扩张、肺脓肿
咳嗽的音色	声音嘶哑	声带炎症或肿瘤压迫喉返神经
	鸡鸣样咳嗽	百日咳,会厌、喉部疾病和气管受压
	金属音咳嗽	纵隔肿瘤、主动脉瘤或支气管肺癌、淋巴瘤、结节病压迫气管
	咳嗽声音低微或无力	严重肺气肿、声带麻痹及极度衰弱
痰的性质和痰量	黏液性痰	急性支气管炎、支气管哮喘、大叶性肺炎初期、慢性支气管炎、肺结核
	浆液性痰	肺水肿
	脓性痰	细菌感染、厌氧菌感染
	铁锈色痰	肺炎球菌肺炎
	较多的浆液泡沫样痰	弥漫性肺泡癌
	痰白黏稠、牵拉成丝	白色念珠菌
	黄绿色或翠绿色痰	铜绿假单胞菌
	痰量较少	急性呼吸道炎症
	痰量较多	支气管扩张、肺脓肿、支气管胸膜瘘

(四)咳嗽伴随症状

见表 2 - 2 - 9。

表 2 - 2 - 9 咳嗽伴随症状

伴随症状	疾病
咳嗽伴发热	急性上下呼吸道感染、肺结核、胸膜炎
咳嗽伴胸痛	肺炎、胸膜炎、支气管肺癌、肺栓塞、自发性气胸
咳嗽伴呼吸困难	喉头水肿、肿瘤、支气管哮喘、慢阻肺、重症肺炎、肺结核、大量胸腔积液、气胸、肺淤血、肺水肿、气管或支气管异物
咳嗽伴咯血	肺结核、支气管扩张、肺脓肿、肺癌、二尖瓣狭窄、肺含铁血黄素沉着症、支气管结石
咳嗽伴大量浓痰	支气管扩张、肺脓肿、肺脓肿合并感染、支气管胸膜瘘
咳嗽伴哮鸣音	支气管哮喘、慢性支气管炎喘息型、弥漫性泛支气管炎、心源性哮喘、气管及支气管异物、支气管肺癌
咳嗽伴杵状指	支气管扩张、肺脓肿、支气管肺癌、脓胸

【病例分析】

1. 病历摘要：患者，男性，32 岁，因"寒战、发热、咳嗽、咳痰伴右侧胸痛 8 天"入院。患者入院前 8 天淋雨受凉后寒战、发热、咳嗽、咳痰，伴右侧胸痛。体温波动在 38.5～39.6℃，痰为黄色脓痰，痰量约 20ml/d，不易咳出。右胸痛呈持续钝痛，无放射性，无盗汗，无胸闷，无咯血，无心悸，无呼吸困难，无腹痛，无腹泻，无尿频，无尿急，无尿痛，无排尿困难，体重无变化。自服"日夜百服宁"、"咳嗽糖浆"后，体温略有下降，每日波动在 38.5℃ 左右，但咳嗽、咳嗽及胸痛无好转。胸片提示"右中叶肺炎"，为进一步诊治收入我院。患者既往健康。体检：体温 38.6℃，右肺语音震颤稍增强，叩诊浊音，呼吸音稍增粗，未闻及干、湿啰音，左肺呼吸音清晰，无胸膜摩擦音。辅助检查：血常规：WBC $13.6 \times 10^9/L$，N 0.8，Hb 135g/L，PLT $120 \times 10^9/L$；胸片：右中肺片状浸润影。

2. 临床诊断：社区获得性肺炎。

3. 病例分析：

(1)32 岁男性；

(2)受凉后寒战、发热、咳嗽、咳痰，伴右侧胸痛；

(3)体检：体温 38.6℃，右肺语音震颤稍增强，叩诊浊音，呼吸音稍增粗；

(4)血常规：WBC $13.6 \times 10^9/L$，N 0.8；

(5)胸片：右中肺片状浸润影。

本例患者主要表现为受凉后寒战、发热、咳嗽、咳痰，伴右侧胸痛，结合肺部体检、血常规及胸片诊断为社区获得性肺炎。

【练习题及答案】

1. 干性咳嗽常见于哪些疾病？

2. 咳嗽有哪些伴随症状？

答案：1. 急性咽喉炎、急性支气管炎、胸膜炎、肺结核、二尖瓣狭窄等。

2. 发热、胸痛、呼吸困难、咯血、大量脓痰。

七、咯血

喉及喉部以下的呼吸道任何部位的出血,经口腔咯出称为咯血。

(一)病因

见表 2-2-10。

表 2-2-10 咯血原因

病因分类		疾病
支气管疾病	常见	支气管扩张、支气管肺癌、支气管内膜结核、支气管炎等
	较少见	支气管腺瘤、支气管结石、支气管囊肿、支气管静脉曲张、支气管异物、支气管黏膜非特异性溃疡
肺部疾病	常见	肺结核、肺炎、肺脓肿、肺淤血等
	较少见	肺梗死、肺真菌病、肺寄生虫病、肺动脉发育不全、肺囊肿、肺含铁血黄素沉着症、尘肺、肺转移性肿瘤
循环系统疾病	较常见	风湿性心脏病、左心衰竭、肺动脉高压
	较少见	心内膜炎,先天性心脏病如房间隔缺损、动脉导管未闭,遗传性出血性毛细血管扩张,肺动静脉瘘
血液系统疾病		血小板减少性紫癜、白血病、再生障碍性贫血、血友病、弥散性血管内凝血
传染性疾病		流行性出血热、肺钩端螺旋体病、肺型鼠疫
结缔组织病和风湿病		结节性多动脉炎、血管炎、系统性红斑狼疮、韦格氏肉芽肿
医源性		抗凝治疗、支气管-肺活检、纤维支气管镜检查损伤、导管及手术治疗
其他		慢性肾功能衰竭、肺出血-肾炎综合征、外伤、吸入毒性气体或药物、子宫内膜异位症

(二)发生机制

1.支气管疾病 引起主要是炎症、肿瘤、结石致支气管黏膜或毛细血管通透性增加,或黏膜下血管破裂所致。

2.肺部疾病 肺结核咯血的机制为结核病变使毛细血管通透性增加、血液渗出,导致痰中带血或小血块,或小动脉瘤破裂,或继发的结核性支气管扩张形成的动静脉瘘破裂。

3.心血管疾病 发生机制多因肺淤血造成肺泡壁或支气管内膜毛细血管破裂和支气管黏膜下层支气管静脉曲张破裂所致。

(三)咯血的临床表现

见表 2-2-11。

表 2-2-11　咯血的临床表现

临 床 表 现		疾 病
年龄	青壮年	肺结核、支气管扩张、风湿性心瓣膜病、二尖瓣狭窄
	老年人	支气管肺癌
咯血量	小量	支气管肺癌、慢性支气管炎、支原体肺炎
	大咯血	肺结核空洞、支气管扩张、慢性肺脓肿
颜色	鲜红	肺结核、支气管扩张、肺脓肿、出血性疾病、支气管结核
	铁锈色痰	肺炎球菌肺炎、肺吸虫病、肺泡出血
	砖红色胶冻样血痰	肺炎克雷伯杆菌
	暗红色	二尖瓣狭窄肺淤血
	粉红色泡沫样痰	左心衰竭肺水肿
	黏稠暗红色血痰	肺梗死

(四)伴随症状

见表 2-2-12。

表 2-2-12　咯血常见伴随症状

症 状	疾 病
发热	肺结核、肺炎、肺脓肿、流行性出血热
胸痛	大叶性肺炎、肺结核、肺梗死、支气管肺癌
脓痰	支气管扩张症、肺脓肿、肺结核空洞、肺囊肿并发感染、化脓性肺炎
黄疸	大叶性肺炎、钩端螺旋体病、肺梗死
皮肤、黏膜出血	血液病、流行性出血热、风湿性疾病
呛咳	支气管肺癌、支原体肺炎

【病例分析】

1.病历摘要:患者,男性,24 岁,因"低热、盗汗、乏力、咳嗽 1 个月,加重伴痰中带血 3 天"入院。患者入院前 1 个月,无明显诱因出现低热、盗汗、乏力、轻微咳嗽,咳少量白色黏液痰。自服"阿莫西林"等药,效果不佳。入院前 3 天患者咳嗽加重,痰中带血丝,色红,体温接近38℃。患者无消瘦。患者既往健康。体检:体温 37.9℃,右肺呼吸音弱,未闻及啰音。血常规:WBC $10.0 \times 10^9/L$,N 0.7,Hb 120g/L,PLT $150 \times 10^9/L$。血沉 20mm/h。胸片:右上肺野见斑片状模糊阴影,其间可见小透光区。

2.临床诊断:右上肺浸润型肺结核。

3.病例分析:

(1)青年男性;

(2)起病缓慢,有结核中毒症状:低热、盗汗、乏力;

(3)呼吸道症状:咳嗽、咳痰、痰中带血;

(4)胸片:右上肺野见斑片状模糊阴影,其间可见小透光区。

本例患者主要表现为低热、盗汗、乏力、咳嗽、痰中带血,结合胸片:右上肺野见斑片状模糊阴影,其间可见小透光区,可诊断为右上肺浸润型肺结核。

【练习题及答案】

1.引起咯血的支气管疾病有哪些?

2.青壮年咯血常见于哪些疾病?

答案:1.支气管扩张、支气管肺癌、支气管内膜结核。2.肺结核、支气管扩张、二尖瓣狭窄。

(林　容)

八、恶心与呕吐

恶心(nausea),为上腹部不适或紧迫欲吐的感觉,常为呕吐的前驱表现,也可单独出现。呕吐(vomiting),是通过胃的强烈收缩迫使胃或部分小肠内容物逆流经食道、口腔排出体外的现象,反复和持续的剧烈呕吐多引起危重并发症。恶心与呕吐为复杂反射动作,可由多种原因引起。

(一)病因与分类

1.按各系统病因分类　根据不同系统疾病分类,见表2-2-13。

表 2 - 2 - 13　呕吐的系统病因分类

系　统　分　类	常　见　疾　病
消化系统疾病	咽部、食管、胃肠道病变,以及肝、胆、胰腺疾病均可引起恶心、呕吐,如胃食管反流病、消化性溃疡、肠梗阻、胰腺炎等
内分泌、代谢性疾病	糖尿病酮症酸中毒、甲状腺功能亢进、血卟啉病、肾功能衰竭等
电解质紊乱	低钾血症、低钠血症等
泌尿系统疾病	如肾炎、泌尿系结石、尿毒症及肾动脉血栓形成等
血液系统疾病	如白血病、多发性骨髓瘤等
心血管系统疾病	如急性心肌梗死早期、充血性心力衰竭、高血压危象等
妇科疾病	如妊娠呕吐、急性盆腔炎、卵巢囊肿扭转等
神经系统疾病	如脑血管意外、脑外伤、脑肿瘤及小脑疾病等
其他	药物不良反应、食物及药物中毒、神经性呕吐、低血压等

2.按病理生理分类　分为反射性呕吐及中枢性呕吐,见表2-2-14。

表 2 - 2 - 14　　呕吐的病理生理分类

分　类	反　射　性　呕　吐	中　枢　性　呕　吐
常见病因	消化系统疾病 　咽刺激 　胃、十二指肠疾病 　小肠及大肠疾病 　其他消化系统疾病 急性中毒 泌尿系统疾病 心血管疾病 妇科疾病 青光眼	中枢神经疾病 药物毒性作用 代谢障碍、体内毒素刺激 　低钠血症、尿毒症、甲状腺危象 糖尿病酮症酸中毒、妊娠呕吐等 急性全身性感染 反射性损害 前庭障碍性呕吐 　梅尼埃病、晕动病、迷路炎 神经官能性呕吐 　胃神经官能症、癔症

（二）发生机制

恶心与呕吐，是一个复杂而又协调的反射动作，分为 3 个阶段：①恶心：胃张力和蠕动减弱，十二指肠张力增强，并出现十二指肠-胃反射；②干呕：声门紧闭，痉挛性呼吸运动伴腹肌收缩，同时幽门括约肌关闭而食管下端括约肌松弛；③呕吐：腹肌持续收缩、横膈肌下降、腹压增高、胃窦持续收缩、贲门开放，胃内容物通过食管、咽、口腔排出体外。

恶心与呕吐，受神经反射中枢、化学感受器触发带支配。①神经反射中枢：接受来自消化道的迷走神经传入支及交感神经的内脏神经的冲动，直接支配呕吐动作；②化学感受器触发带：接受外来的化学性刺激或药物及内生代谢产物刺激，产生传入冲动至神经反射中枢再引起呕吐。化学感受器触发带必须在神经反射中枢功能完整及其介导下，才会引起呕吐。另外，脑-肠轴参与有关恶心与呕吐的发生机制。

（三）临床表现与鉴别要点

恶心与呕吐，既是机体正常保护性本能之一，又是多种疾病的临床表现，应注意鉴别。

1. 临床表现

（1）呕吐与体位、发生时间的关系：①餐后、弯腰或平卧时出现反流、呕吐，多见于胃食管反流病；②清晨空腹时的恶心、呕吐，多见于妊娠、尿毒症、颅内压升高等；③进餐过程中或餐后即刻呕吐，多见于贲门失迟缓症或幽门管溃疡；④呕吐发生于进餐 1h 后，提示胃张力下降或胃排空延迟，多见于胃轻瘫；⑤餐后较久（多 12h 后）或数餐后发生呕吐，呕吐宿食，量多，振水音阳性，见于幽门梗阻；⑥餐后近期发生呕吐，特别是集体群发者，多为食物中毒。

（2）呕吐物性质：①呕吐物带有发酵、腐败气味，提示胃潴留；②呕吐物带有粪臭味，提示低位肠梗阻；③呕吐物带有烂苹果味，提示可能为糖尿病酮症酸中毒可能；④呕吐物含有大量酸性液体，多见于胃泌素瘤或十二指肠溃疡；⑤呕吐物为咖啡样物或血液，提示上消化道出血。

2. 伴随症状　　包括①伴胸骨后、剑突下烧灼感或疼痛，多见于反流性食管炎、贲门失迟缓症、食管贲门黏膜撕裂综合征等；②伴腹痛、腹泻，多见于急性胃肠炎、细菌性食物中毒、霍乱、副霍乱，以及其他各种原因的急性中毒；③右上腹部疼痛、发热、寒战，或有黄疸症状者，多见于胆囊炎、胆石症或盲肠后位阑尾炎；④伴腹痛、腹胀，肛门排便、排气量减少或停止排便、排气，见于不完全性或完全性肠梗阻;⑤伴头痛、头晕,且为喷射性呕吐,多见于颅内高压或青光眼;⑥伴眩晕、眼球震颤者,多见于前庭器官病或梅尼埃病;⑦应用某些药物如抗生素或抗癌药物等,呕吐常常与药物的副作用有关;⑧育龄妇女清晨空腹时的恶心、呕吐,应注意早孕反应。

3.体征

(1)腹部压痛:常见①剑突下压痛,多见于消化性溃疡、胃炎、反流性食管炎等;②中上腹压痛和(或)反跳痛,局部腹肌紧张,多见于急性胰腺炎;③McBurney 点压痛明显,提示急性阑尾炎;④上腹部及脐周有压痛,肠鸣音活跃,多见于急性胃肠炎、细菌性食物中毒、霍乱、副霍乱等。

(2)腹部饱满:常见①上腹部饱满,有时可见胃型,振水音阳性,提示幽门梗阻;②上腹部饱满,可触及包块,有压痛,应注意胃癌可能;③腹部膨隆,可见胃肠型及蠕动波,肠鸣音亢进,见于机械性肠梗阻。

(3)皮肤黏膜、巩膜黄染,右上腹有压痛和(或)反跳痛,墨菲氏征阳性,肝区叩击痛,多见于胆囊炎、胆石症等。

【问诊要点】

1.起病情况　如起病急骤,多见于急性胃肠炎、食物中毒、肠梗阻等,若为喷射性呕吐,则提示颅内高压;如起病缓慢,多见于消化性溃疡、反流性食管炎及其他慢性疾病引起的呕吐。

2.呕吐物性质　呕吐物特征、性状及气味,有助于推测是否中毒、消化道器质性梗阻等;根据是否有酸味可区别胃潴留与贲门失弛缓症;是否有胆汁,可区分十二指肠乳头平面上、下之梗阻;根据呕吐物的量可确定有无上消化道梗阻,并估计液体丢失量。

3.发作诱因　如餐后即刻呕吐,多见于贲门失弛缓症;口服吗啡、洋地黄等药物后出现呕吐者,多为药物副作用所致;呕吐与体位有关,餐后、弯腰或平卧时出现,多见于胃食管反流病。

4.既往病史　如有无高血压、糖尿病、冠心病、酗酒史、晕车史、腹部手术史、月经史等,有助于呕吐病因的判断。

【病例分析】

1.病历摘要:患者,女性,21 岁,恶心、呕吐 1 天,伴有腹痛、腹泻、食欲减退、乏力等症状,大便为黄色稀烂便,无黏液脓血,无里急后重。既往体健,起病前曾同朋友野外烧烤,朋友中有类似症状发生。查体:T 37.5℃,BP 135/78mmHg;双肺、心脏查体无异常;腹肌软,上腹部及脐周有压痛,无反跳痛,肝、脾肋下未触及,肠鸣音 10 次/分。大便常规可见白细胞。

2.临床诊断:急性胃肠炎。

3.病例分析:主要表现为恶心、呕吐,伴有腹痛、腹泻、食欲减退、乏力等症状,起病前曾同朋友野外烧烤,朋友中有类似症状发生。查体有低热、上腹部及脐周有压痛、肠鸣音活跃,大便常规可见白细胞,考虑为急性胃肠炎。

参考文献

[1]　陈文彬,潘祥林.诊断学.第 7 版.北京:人民卫生出版社,2008.

[2]　陈灏珠,林果为.实用内科学.第 13 版.北京:人民卫生出版社,2009.

九、呕血

呕血(hematemesis),血液经口腔呕出,见于指屈氏韧带以上消化器官或全身性疾病所致的急性上消化道出血,常伴有黑便,严重时可出现休克表现。

（一）病因与分类

呕血的病因较多，可分为门脉高压性和非门脉高压性两类，见表 2-2-15。

表 2-2-15　呕血的病因分类

常 见 呕 血 病 因		
非门脉高压性	消化系统疾病：	全身性疾病：
	食管疾病：	血液疾病：
	食管炎（反流性食管炎、食管憩室炎）	血小板减少性紫癜
	食管癌	过敏性紫癜
	食管溃疡	血友病
	食管损伤	白血病
	胃、十二指肠疾病：	遗传性毛细血管扩张症
	消化性溃疡	弥散性血管内凝血（DIC）
	急性糜烂出血性胃炎	感染性疾病：
	胃癌（包括残胃癌）	流行性出血热
	息肉性病变	钩端螺旋体病
	血管异常（血管瘤、Dieulafoy 病等）	登革热
	胃黏膜脱垂伴溃疡	暴发型肝炎
	急性胃扩张	败血症
	克罗恩病	结缔组织病：
	十二指肠肿瘤（较少见）	系统性红斑狼疮
	肝、胆疾病：	皮肌炎
	肝癌、肝脓肿或动脉瘤破入胆道	结节性多动脉炎累及上消化道
	胆道结石、胆道寄生虫、胆囊或胆管癌	其他疾病：
	胰腺疾病：	尿毒症
	急慢性胰腺炎、胰腺癌并发脓肿溃破	肺源性心脏病
	累及十二指肠	
门脉高压性	食管胃底静脉曲张破裂：	
	各种原因肝硬化	
	门静脉阻塞	门脉高压性胃病
	Budd-Chiari 综合征	

尽管呕血的原因较多，但临床上以消化性溃疡最为常见，其次为食管或胃底静脉曲张破裂，再次为急性糜烂性出血性胃炎及胃癌，然后考虑憩室炎、血管畸形、过敏性紫癜、尿毒症等其他少见疾病。

（二）临床表现与鉴别要点

1.临床表现　取决于病变性质、部位、出血量和速度。

（1）呕血颜色：视出血量大小、在胃内停留时间长短及出血部位不同。如出血量大、在胃内停留时间短、出血位置较高，呕血多为鲜红色或暗红色，并夹有血凝块；如出血量较小，或在胃内停留时间长、出血位置较低，多为咖啡样物，夹有食物残渣。

（2）周围循环衰竭：临床表现与出血量相关，如出血量小于循环血容量 10%，一般无明显症状；当出血量达循环血容量 10%～20%，可出现头晕、乏力等症状；当超过循环血容量 20%

时,则有冷汗、四肢厥冷、心悸、脉率增加等有效血容量不足表现;如出血量超过循环血容量30%以上时,则会出现面色苍白、呼吸急促、心率增快、脉搏细弱、血压下降,甚至呈休克状态,危及生命。

(3)发热:大量呕血后,多数患者在24h内出现发热,一般多为低热,体温不超过38.5℃,持续3~5d出血停止可降至正常。

(4)血液学变化:包括①贫血:出血早期可无明显变化,出血3~4h后因组织液渗入及输液治疗等因素使血液稀释,血红蛋白及血细胞比容逐渐降低,24~72h血液稀释至最大限度,贫血表现明显;②网织红细胞:出血24h内网织红细胞即可出现增高,至出血后4~7d可高达5%~15%,出血停止后逐渐降至正常;③白细胞:大量呕血2~5h可有白细胞轻至中度升高,出血停止后2~3d后逐渐降至正常。

(5)氮质血症:大量呕血后,大量蛋白质进入肠道被消化、吸收,血尿素氮可出现一过性升高,称为肠源性氮质血症。一般于出血后数小时开始升高,约24~48h达高峰,出血停止后3~4d逐渐降至正常。

2.伴随症状 对出血原因及出血量的判断具有重要意义。

(1)上腹部疼痛:有慢性、周期性、节律性上腹部疼痛或不适,提示呕血多为消化性溃疡;如上腹部疼痛持续不愈,无明显节律性,伴食欲减退、反复黑便、消瘦、贫血等,应考虑胃癌或溃疡恶变。

(2)肝、脾肿大:脾肿大,可见肝掌及蜘蛛痣、腹水征阳性,食管胃底静脉曲张破裂或门脉高压性胃病出血的可能性大;肝肿大,质地坚硬,表面凹凸不平或有结节,肝区叩击痛阳性,多为肝癌。

(3)黄疸:伴有腹胀、乏力,可见慢性肝病体征,提示食管胃底静脉曲张破裂或门脉高压性胃病出血;伴有发热、寒战、右上腹痛,提示胆道疾病。

(4)皮肤黏膜出血:常与血液疾病及凝血功能障碍性疾病有关,如白血病、血小板减少性紫癜、血友病等。

(5)其他:如吞咽困难,进行性加重,甚至胸骨后疼痛,消瘦、贫血,多为食管癌。

【问诊要点】

1.基础病 是判断呕血病因的基础。

(1)有消化性溃疡病史,呕血前腹痛加重,呕血后腹痛减轻,提示消化性溃疡出血。

(2)有慢性肝炎、肝硬化、肝癌、血吸虫病或有长期大量饮酒史,多为食管胃底静脉曲张破裂或门脉高压性胃病出血。

(3)有服用非甾体消炎类药物、饮高浓度酒及严重创伤、心脑血管意外、手术等应激因素,多为急性糜烂出血性胃炎。

(4)其他:血液病、感染性疾病及结缔组织病等全身性疾病均可引起呕血。

2.呕血的诱因 注意是否有饮食不洁、饮酒、毒物或特殊药物的摄入史,有助于呕血病因的判断。

3.呕血的性质 有助于推测出血的部位、出血量及速度。

4.呕血量 呕血量不能正确反映出血量,可作为估计出血量的参考,具体出血量情况应结合全身表现及血红蛋白水平综合判断。

5.一般情况 重点询问是否有循环血容量不足表现。

【病例分析】

1. 病历摘要：患者，男性，42 岁，反复上腹痛 3 年，呕血 8h 入院。腹痛以空腹及夜间时明显，进食后减轻，反复发作，未系统诊治。1 天前无明显诱因出现呕血 1 次，为咖啡样物，量约150ml，伴头晕、乏力。既往体健。查体：T 37.5℃，BP 110/65mmHg。双肺、心脏查体无异常。腹肌软，上腹部有压痛，无反跳痛，肝、脾肋下未触及，肠鸣音 10 次/分。血常规示：Hb 95g/L。

2. 临床诊断：消化性溃疡出血。

3. 病例分析：患者反复上腹痛，以空腹及夜间时明显，进食后减轻，目前出现呕吐咖啡样物，伴头晕、乏力等症状，查体有低热、上腹部有压痛、肠鸣音活跃，血红蛋白下降，考虑为消化性溃疡出血，胃镜检查可确诊。

参考文献

[1] 陈文彬，潘祥林. 诊断学. 第 7 版. 北京：人民卫生出版社，2008.

[2] 陈灏珠，林果为. 实用内科学. 第 13 版. 北京：人民卫生出版社，2009.

十、便血

便血（hematochezia），是指消化道出血从肛门排出，表现为大便带血，或血便。便血颜色取决于消化道出血部位、出血量与血液在肠道停留的时间，可呈鲜红、暗红或黑色，另有少量出血不造成粪便颜色变化，但隐血试验阳性，称为隐血（occult blood，OB）。

（一）病因与分类

便血病因繁多，上、下消化道及全身性疾病均可引起便血，见表 2-2-16。

表 2-2-16　便血的病因

便　血　常　见　病　因	
上消化道疾病	非门脉高压性： 　食管疾病： 　　食管炎（反流性食管炎、食管憩室炎） 　　食管癌 　　食管溃疡 　　食管损伤 　胃、十二指肠疾病： 　　消化性溃疡 　　急性糜烂出血性胃炎 　　胃癌（包括残胃癌） 　　息肉性病变 　　血管异常（血管瘤、Dieulafoy 病等） 　　胃黏膜脱垂伴溃疡 　　急性胃扩张 　　克罗恩病 　　十二指肠肿瘤（较少见）	肝、胆疾病： 　肝癌、肝脓肿或动脉瘤破入胆道 　胆道结石、胆道寄生虫、胆囊或胆管癌 胰腺疾病： 　急慢性胰腺炎、胰腺癌并发脓肿溃破累 　及十二指肠 门脉高压性： 　食管胃底静脉曲张破裂： 　　各种原因肝硬化 　　门静脉阻塞 　　Budd—Chiari 综合征 　门脉高压性胃病

便　血　常　见　病　因		
下消化道疾病	小肠疾病： 　肠结核 　肠伤寒 　小肠 Crohn 病 　急性出血性坏死性肠炎 　钩虫病 　小肠肿瘤 　小肠憩室炎或溃疡 　Meckel 憩室炎或溃疡 　肠套叠 结肠疾病： 　急性细菌性痢疾 　阿米巴痢疾 　溃疡性结肠炎 　憩室炎 　血吸虫病 　结肠癌 　结肠息肉	直肠肛管疾病： 　直肠肛管损伤 　非特异性结肠炎 　直肠息肉 　直肠癌 　放射性直肠炎 　痔疮 　肛裂 　肛瘘 血管病变： 　血管瘤 　血管畸形 　毛细血管扩张症 　血管退行性变 　缺血性肠炎 　静脉曲张破裂
全身性疾病	血液疾病： 　白血病 　血小板减少性紫癜 　血友病 　遗传性毛细血管扩张症 感染性疾病： 　流行性出血热 　伤寒 　副伤寒 　钩端螺旋体病 结缔组织病： 　系统性红斑狼疮 　结节性动脉炎 　白塞氏病	其他疾病： 　维生素 C 及 K 缺乏症 　尿毒症 　败血症 　重症肝炎 　子宫内膜移位症 　临近恶性肿瘤或脓肿侵入肠道腔 　药物性肠炎 　汞中毒 　砷中毒

(二)临床表现与鉴别要点

引起便血疾病很多,需结合临床表现、伴随症状等全面综合鉴别分析。

1.临床表现　　粪便可为血便、黑便或便中带血等,因出血部位、出血量以及血液在肠腔内停留时间不同其表现不同。

(1)下消化道疾病出血:如部位较低(如左半结肠)、出血量多、出血速度快,血液在肠腔内停留时间短,多为鲜红色血便;如出血部位较高(如小肠、右半结肠)、出血量不大、出血速度慢,血液在肠腔内停留时间长,多为黑便。

(2)上消化道疾病出血,出血部位高,如出血量大、出血速度快,血液在肠腔内停留时间短,多为暗红色血便;如出血量小、出血速度慢,血液在肠腔内停留时间长,可仅表现为黑便或柏油样便,应注意与下消化道疾病出血相鉴别。

(3)肛门或肛管疾病出血,鲜红色血便,不与粪便混合,仅黏附于粪便表面或于排便后有鲜血滴出或喷射出。

(5)其他:阿米巴痢疾粪便多为暗红色果酱样的脓血便;急性细菌性痢疾多有黏液脓血便;急性出血坏死性肠炎多为洗肉水样血便,并有特殊的腥臭味。

2.伴随症状

(1)腹痛:如排血便或脓血便时腹痛,便后腹痛减轻,常见于细菌性痢疾、阿米巴痢疾或溃疡性结肠炎等;剧烈腹痛后出现便血,多为急性出血性坏死性肠炎、肠系膜血栓形成或栓塞、肠套叠等。

(2)里急后重感:肛门坠胀,便意频繁,但每次排便量甚少,便后未感轻松,仍感觉排便不净,提示肛门、直肠疾病等。

(3)发热:常见于细菌性痢疾、流行性出血热、钩端螺旋体病等,肠结核、溃疡性结肠炎、憩室炎及部分恶性肿瘤等。

(4)出血倾向:常见于急性传染性疾病或血液系统疾病,如重症肝炎、流行性出血热、白血病、过敏性紫癜、血友病等。

(5)消瘦:多见于慢性消耗性疾病或恶性肿瘤,如肠结核、胃肠道恶性肿瘤、溃疡性结肠炎等。

【问诊要点】

1.基础病史 消化性溃疡、痔疮、肛裂及血液系统疾病、结缔组织病等有助于诊断;长期汞、砷接触史,有助于汞中毒或砷中毒诊断。

2.便血诱因 如有饮食不洁史,多提示急性细菌性痢疾、急性胃肠炎等,如集体发病,应考虑食物中毒;长期服用抗凝药物,便血伴有出血倾向,提示凝血功能障碍性疾病可能性最大。

3.便血量 同呕血量一样,仅可作为估计出血量的参考,需结合全身表现及血红蛋白水平才能大致估计失血量。

4.一般情况:便血后是否有效循环血容量不足表现,有助于失血量判断。

【病例分析】

1.病历摘要:患者,男性,65岁,反复血便2个月,再发3天。血便2~3次/天不等,为鲜红色血液,黏附在大便表面,每次量少,具体不详,伴食欲减退、乏力、消瘦等症状,无肛门疼痛。既往体健。查体:BP 110/65mmHg。双肺、心脏查体无异常。腹肌软,左下腹可触及一大小约3.0cm×2.5cm包块,质中,轻压痛,脾肋下未触及,肠鸣音正常。直肠指诊指套染有少许鲜红色血液,未触及包块。血常规:Hb 75g/L。大便常规+OB:RBC 15~20个/HP,OB(++)。

2.临床诊断:结肠癌。

3.病例分析:患者,男性,65岁,反复血便,为鲜红色血液,黏附在大便表面,每次量少,伴食欲减退、乏力、消瘦等症状。查体左下腹可触及一大小约3.0cm×2.5cm包块,质中,轻压痛,直肠指诊指套染有少许鲜红色血液;血红蛋白下降;大便常规可见红细胞、潜血阳性,考虑为结肠癌,肠镜检查可确诊。

十一、腹泻与便秘

【腹泻】

腹泻(diarrhea),指排便次数增多,粪质稀薄,或带有黏液、脓血或未消化食物。正常大便次数因人而异,从每周 3 次至每日 3 次不等,健康成年人每日排粪便量应少于200g,含水量100~200ml,为成形软便。当每日排便 3 次以上,或每天粪便总量大于200g,且含水量大于80%,即为腹泻。

(一)病因与分类

根据病程将腹泻分为急性腹泻和慢性腹泻,急性腹泻病程不超过 2 个月,超过 2 个月者为慢性腹泻。

1.急性腹泻　包括肠道疾病、全身性感染、急性中毒等诸多病因,见表 2-2-17。

表 2-2-17　急性腹泻常见病因

分　类	常　见　病　因
肠道疾病	病原体感染,病毒、细菌、原虫、蠕虫感染,炎症性肠病,急性出血性坏死性肠炎,缺血性肠病,放射性肠炎,肠道肿瘤等
全身性疾病	伤寒,副伤寒,败血症,钩端螺旋体病,变态反应性肠炎,过敏性紫癜,甲状腺功能亢进症、尿毒症等
急性中毒	动、植物类中毒,药物中毒及重金属中毒,如河豚、白果、有机磷农药、汞中毒、砷中毒等

2.慢性腹泻　病因复杂多样,可为器质性病变,也可为功能性疾病,见表 2-2-18。

表 2-2-18　慢性腹泻常见病因

分　类	常　见　病　因
肠道疾病	慢性细菌感染性疾病、肠寄生虫病,肠道真菌病,炎症性肠病,肠道肿瘤,肠道消化、吸收不良等
胃部疾病	慢性萎缩性胃炎,胃癌,胃空肠吻合术后等
胰腺疾病	慢性胰腺炎,胰腺癌,囊性纤维化,胰腺广泛切除术后等
肝胆疾病	各种原因肝硬化,胆石症,慢性胆囊炎等
全身疾病	肾脏疾病(如尿毒症),内分泌、代谢性疾病(如甲状腺功能亢进症),风湿性疾病(如系统性红斑狼疮)等
其他疾病	药物或食物过敏性腹泻,肠易激综合征等

(二)发生机制

腹泻发生机制复杂,根据其病理生理可归纳为以下几个方面:

1.渗透性腹泻　肠道内容物渗透压增加,血浆水分进入肠腔,超过肠道吸收能力,或肠黏膜病变致吸收面积减少,均可引起腹泻。渗透性腹泻特点:①禁食或停药后腹泻停止;②肠腔内渗透压可超过血浆渗透压;③粪便中含大量未经消化或吸收的食物或药物。

2.分泌性腹泻　当肠道黏膜隐窝细胞分泌量超过肠绒毛上皮细胞吸收能力,引起腹泻。分泌性腹泻特点:①肠黏膜组织基本正常;②肠液与血浆渗透压相同;③粪便多呈水样、量较大,无脓血或过多的脂肪;④禁食腹泻不减轻。

3.渗出性腹泻 肠黏膜炎症时渗出大量黏液、排出脓血,导致腹泻,又称炎症性腹泻。渗出性腹泻特点:①粪便含有渗出液和血液,左半结肠炎症多有肉眼黏液脓血便,如有溃疡或糜烂,多为脓血便;②腹泻和全身症状严重程度取决于肠道受损的程度。

4.动力性腹泻 肠道神经调节功能失调,肠蠕动紊乱(多表现为蠕动增加),以致肠内容物过快通过肠腔,与肠黏膜接触时间过短,影响消化、吸收导致腹泻。动力性腹泻特点:①粪便稀烂或水样,无或少渗出物;②伴肠鸣音亢进或腹痛。

(三)临床表现与鉴别要点

腹泻临床表现复杂多样,应根据起病、病程、排便情况、伴随症状及病原检查等分析鉴别。

1.临床表现

(1)年龄与性别:乳糖酶缺乏多见于儿童;肠结核、炎症性肠病多见于青壮年;功能性腹泻多见于青年女性;结肠癌多见于老年男性。

(2)起病与病程:急性起病,腹泻频繁且伴有发热者多见于肠道感染;起病缓慢,病程较长,呈间歇性发作,多见于炎症性肠病、肠易激综合征、吸收不良综合征等;集体起病多见于食物中毒。

(3)粪便性质:糊状或水样便,甚至脓血便,多见于急性感染性腹泻;多为稀便,或带有黏液、脓血,多见于慢性痢疾、炎症性肠病等;大便呈暗红色或果酱样,多为阿米巴痢疾。

(4)腹痛部位:小肠病变多为脐周腹痛,腹泻后腹痛缓解不明显;结肠病变多为下腹部疼痛,以左下腹多见,腹泻后腹痛常可缓解。

2.伴随症状

(1)伴发热,多见于细菌性痢疾、伤寒或副伤寒、肠结核、Crohn病等。

(2)伴里急后重感,提示直肠病变,如痢疾、溃疡性结肠炎、直肠肿瘤等。

(3)伴皮疹或皮下出血,多见于败血症、过敏性紫癜等。

(4)伴关节肿痛,多见于炎症性肠病、肠结核、系统性红斑狼疮等。

【问诊要点】

1.起病情况 询问起病急骤或缓慢,起病前是否有不洁饮食、疫区旅行、接触疫水等病史;腹泻是否与饮食、情绪有关。

2.粪便性质 询问和观察粪便性状,并结合大便常规检查,有助于区分感染与非感染、渗出性与分泌性、动力性腹泻。

3.群体发病及地区、家族中发病情况 询问同时聚餐者群体发病情况,有助于食物中毒、流行病诊断;了解地区、家族中的发病情况,对地方病、遗传病具有重要价值。

4.影响因素:询问腹泻加重、缓解因素,有助于判断腹泻类型。

【病例分析】

1.病历摘要:患者,女性,15岁,腹泻3天入院,大便5~8次/天,为黏液血便,每次量少,里急后重明显,伴有发热、腹痛、恶心、食欲减退、乏力等症状。既往体健,起病前曾同朋友野外烧烤,朋友中有类似症状发生。查体:T 38.5℃,BP 135/78mmHg。双肺、心脏查体无异常。腹肌软,脐周有压痛,无反跳痛,肝、脾肋下未触及,肠鸣音10次/分。血常规:WBC 15.2×10^9/L,N 0.86。大便常规:可见红、白细胞。

2.临床诊断:急性细菌性痢疾。

3.病例分析:患者主要表现腹泻黏液血便,里急后重明显,伴有发热、腹痛、恶心、食欲减退、乏力等症状,起病前有不洁饮食,同伴中有类似患者,查体有发热、脐周有压痛、肠鸣音活跃,大便常规可见红、白细胞,血常规提示白细胞计数及中性粒细胞比例升高,考虑为急性细菌性痢疾,大便培养可确诊。

【便秘】

便秘(constipation),指排便频率降低,一般每周排便少于 3 次,粪便干结,排便困难或不尽感。便秘是临床上常见症状,往往是严重消化系统疾病(如肠道肿瘤等)和其他非消化系统疾病的伴随症状之一。

(一)病因与分类

引起便秘的病因很多,根据有无器质性病变,分为功能性便秘和器质性便秘,见表 2-2-19。

表 2-2-19 便秘的病因及分类

分类	功 能 性 便 秘	器 质 性 便 秘
常见病因	进食缺乏纤维素或水分不足 正常排便习惯受干扰 结肠运动功能紊乱 排便推动力不足 直肠排便反射迟钝或丧失 精神过度紧张或抑郁 滥用泻药,形成药物依赖 年老体弱,活动量过少 结肠冗长	直肠与肛门病变(如痔疮、肛裂) 局部病变导致排便无力(如大量腹水) 肠梗阻(如结肠肿瘤、肠扭转) 腹腔或盆腔肿瘤压迫(如子宫肌瘤) 肠肌松弛、排便无力(如尿毒症、糖尿病) 药物影响,肠肌松弛(如吗啡)

(二)发病机制

食物在消化道经消化、吸收后,食物残渣经小肠输送到结肠,在结肠内大部分水分和电解质被吸收后形成粪团,最后输送至乙状结肠、直肠,通过排便活动排出体外。整个排便过程生理活动包括:①粪便膨胀形成机械性刺激,引起便意、排便反射;②直肠平滑肌出现推动性收缩;③肛门内、外括约肌松弛;④腹肌、膈肌收缩使腹内压增高,将粪便排出体外。下列任何一环节出现异常均可引起便秘:①排便阈值升高,便意感减少,发生便秘;②肛门、直肠感觉或动力异常,主要是肛门外括约肌和耻骨直肠肌不能松弛,有时在排便时肌肉活动呈反方向增强,引起便秘;③腹肌无力,排便时直肠内压力不能升高,直肠、肛门压梯度下降,导致便秘;④肛门直肠交界处缺乏神经节细胞,粪便抵达直肠时不易引起直肠肛门抑制反射,导致便秘,如成人型巨结肠。

(三)临床表现与鉴别要点

便秘临床表现不一,应根据起病情况、基础病及伴随症状等分析鉴别。

1.临床表现

(1)急性便秘,多有腹痛、腹胀,甚至恶心、呕吐等症状。

(2)慢性便秘,一般无特殊表现,可有食欲减退、腹胀、下腹部不适,排便时出现左腹部或下腹部疼痛或下坠感,排便后症状减轻。

(3)便秘、大便干结,可致痔核出血或肛裂,出现肛周疼痛、便血等症状。

2.伴随症状

(1)伴腹痛、腹胀,恶心、呕吐,肛门停止排气,腹部膨隆,可见胃肠型及蠕动波,全腹有压痛,甚至有反跳痛,肠鸣音亢进或消失,提示肠梗阻。

(2)伴消瘦,左下腹触及包块,应注意左半结肠肿瘤,但要注意与结肠内粪块鉴别;如右下腹部触及包块,多见于肠结核、Crohn 病。

(3)便秘、腹泻交替,应注意肠结核、溃疡性结肠炎、肠易激综合征等。

(4)伴精神紧张、焦虑、失眠,无消瘦、贫血及阳性体征,多为功能性便秘,需排除器质性病变后考虑诊断。

【问诊要点】

1.大便频次、性状及排便量,起病情况及病程,影响因素。

2.年龄、职业、生活习惯、饮食结构、有无偏食。

3.精神状态,包括情绪紧张、焦虑、忧郁等情况。

4.用药情况,有无服用引起便秘药物或长期服用泻药史。

5.基础疾病,有无内分泌、代谢性疾病及慢性铅中毒等。

【病例分析】

1.病历摘要:患者,女性,42 岁,反复便秘 1 年,再发 1 周。3～5 天大便 1 次,量少,呈羊粪状,伴便前下腹部隐痛不适,便后缓解,焦虑,睡眠差,无食欲减退、消瘦等症状,工作压力大或情绪紧张时症状明显,曾先后 2 次结肠镜检查未见异常。既往体健。查体:T 36.5℃,BP 110/65mmHg,双肺、心脏查体无异常。腹平软,无压痛及反跳痛,未触及包块,肝、脾肋下未触及,肠鸣音 4 次/分。血常规及血生化未见异常。

2.临床诊断:肠易激综合征。

3.病例分析:患者中年女性,反复便秘,大便呈羊粪状,伴便前下腹部隐痛不适,便后缓解,焦虑,睡眠差,工作压力大或情绪紧张时症状明显,无食欲减退、消瘦等症状,曾先后 2 次结肠镜检查未见异常。查体无阳性体征。血常规及血生化未见异常。考虑为肠易激综合征,需进一步排除器质性病变。

(孙　龙)

十二、心悸

心悸(palpitation)是一种自觉心脏跳动的不适感或心慌感。当心率加快时感到心脏跳动不适,心率缓慢时则感到搏动有力。心悸时,心率可快、可慢,也可有心律失常,心率和心律正常者亦可有心悸。

(一)病因与分类

1.心脏搏动增强　主要见于以下疾病。

(1)心室肥大:高血压性心脏病、主动脉瓣关闭不全、二尖瓣关闭不全等引起的左心室肥大,心脏收缩力增强。动脉导管未闭、室间隔缺损回流量增多,增加心脏的负荷量,导致心室肥大,也可引起心悸。此外脚气性心脏病,因维生素缺乏,周围小动脉扩张,阻力降低,回心血流增多,心脏工作量增加,也可出现心悸。

(2)其他引起心脏搏动增强的疾病:包括①甲状腺功能亢进,系由于基础代谢与交感神经兴奋性增高,导致心率加快;②贫血,以急性失血时心悸为明显。贫血时血液携氧量减少,器官及组织缺氧,机体为保证氧的供应,通过增加心率,提高排出量来代偿,心率加快导致心悸;③发热,此时基础代谢率增高,心率加快、心排血量增加,也可引起心悸;④低血糖症、嗜铬细胞瘤等引起的肾上腺素释放增多,心率加快,也可发生心悸。

2.心律失常　包括①心动过速,各种原因引起的窦性心动过速、阵发性室上性或室性心动过速等;②心动过缓,高度房室传导阻滞(二、三度房室传导阻滞)、窦性心动过缓或病态窦房结综合征;③其他心律失常,期前收缩、心房扑动或颤动等。

3.心脏神经症　由自主神经功能紊乱所引起,心脏本身并无器质性病变。多见于青年女性。

(二)发生机制

心悸发生机制尚未完全清楚,一般认为心脏活动过度是心悸发生的基础,常与心率及心搏出量改变有关。在心动过速时,舒张期缩短,心室充盈不足,当心室收缩时心室肌与心瓣膜的紧张度突然增加,可引起心搏增强而感心悸;心律失常如过早搏动,在一个较长的代偿期之后的心室收缩,往往强而有力,会出现心悸。心悸出现与心律失常出现及存在时间长短有关,如突然发生的阵发性心动过速,心悸往往较明显,而在慢性心律失常,如心房颤动可因逐渐适应而无明显心悸。心悸的发生常与精神因素及注意力有关,焦虑、紧张及注意力集中时易出现。心悸可见于心脏病患者,但与心脏病不能完全等同,心悸不一定有心脏病,反之心脏病患者也可不发生心悸,如无症状的冠状动脉粥样硬化性心脏病,就无心悸发生。

(三)临床表现与鉴别要点

1.伴心前区痛　见于冠状动脉粥样硬化性心脏病(如心绞痛、心肌梗死)、心肌炎、心包炎、亦可见于心脏神经症等。

2.伴发热　见于急性传染病、风湿热、心肌炎、心包炎、感染性心内膜炎等。

3.伴晕厥或抽搐　见于高度房室传导阻滞、室颤或阵发性室性心动过速、病窦综合征等。

4.伴呼吸困难　见于急性心肌梗死、心肌炎、心包炎、心力衰竭、重症贫血等。

5.伴消瘦及出汗　见于甲状腺功能亢进。

6.伴贫血　见于各种原因引起的急性出血,常伴出虚汗、脉搏细数、血压下降或休克。慢性贫血者,心悸多在劳累后较明显。

7.β-肾上腺素能受体反应亢进综合征　与自主神经功能紊乱有关,易在紧张时发生,其表现除心悸、心动过速、胸闷、头晕外尚可有心电图的一些改变,出现窦性心动过速,轻度 ST 段下移及 T 波平坦或倒置,易与心脏器质性病变相混淆。本病进行普萘洛尔试验可以鉴别,β-肾上腺素能受体反应亢进综合征,在应用普萘洛尔后心电图改变可恢复正常,显示其改变为功能性。

8.心脏收缩力增强引起的心悸　可为生理性或病理性,生理性者见于:①健康人在剧烈运动或精神过度紧张时;②饮酒、喝浓茶或咖啡后;③应用某些药物,如肾上腺素、麻黄碱、咖啡因、阿托品、甲状腺片等。

【问诊要点】

1.发作诱因、时间、频率、病程。

2.有无心前区疼痛、发热、头晕、头痛、晕厥、抽搐、呼吸困难、消瘦及多汗、失眠、焦虑等相关症状。

3.有无心脏病、内分泌疾病、贫血性疾病、神经症等病史。

4.有无嗜好浓茶、咖啡、烟酒,有无精神刺激史。

【练习题及答案】

1. 请简述心悸的发生机制?

2. 引起心悸的生理性原因有哪些?

答案:略。

(顾申红)

十三、无尿、少尿与多尿

正常成人在正常饮食情况下 24h 尿量约为 1000～2000ml,如 24h 尿量少于 400ml 或每小时尿量少于 17ml,称为少尿;如 24h 尿量少于 100ml,12h 完全无尿,称为无尿;如 24h 尿量超过 2500ml,称为多尿。

(一)病因与分类

1. 少尿、无尿

(1)肾前性因素:临床常见的病因有休克、心功能不全、低血压、脱水、电解质紊乱、进行性水肿、重症肝病、重症低蛋白血症等。

(2)肾性因素:主要是肾实质的损害所致,包括肾小球的病变、肾小管的病变。①肾小球病变:重症急性肾炎、急进性肾炎和慢性肾炎因严重感染、血压持续增高或肾毒性药物作用引起肾功能急剧恶化;②肾小管病变:急性间质性肾炎包括药物性和感染性间质性肾炎;生物或化学毒物及重金属所致的急性肾小管坏死;严重的肾盂肾炎并发肾乳头坏死。

(3)肾后性因素:①各种原因引起的机械性尿路梗阻:如结石、血凝块、坏死组织阻塞输尿管、膀胱颈出口或后尿道;②尿路之外的压迫因素:如肿瘤、腹膜后淋巴瘤、特发性腹膜后纤维化、前列腺增生;③其他原因:输尿管手术后、结核或溃疡愈合后瘢痕挛缩、肾严重下垂或游走肾所致的肾扭转及神经源性膀胱等。

2. 多尿

(1)暂时性多尿:短时内摄入过量水、饮料或含水分较大的食物或水果;使用利尿剂后,可出现短时间多尿。

(2)持续性多尿:①内分泌代谢障碍,如垂体性尿崩症、糖尿病、原发性甲状旁腺功能亢进、原发性醛固酮增多症等;②肾脏疾病:肾性尿崩症、肾小管浓缩功能不全等;③肾性尿崩症,肾远曲小管和集合管存在先天或获得性缺陷,对抗利尿激素反应性降低,水分重吸收减少而出现多尿;④肾小管浓缩功能不全,见于慢性肾炎、慢性肾盂肾炎、肾小球硬化、肾小管酸中毒、药物和化学物品或重金属对肾小管的损害,也可见于急性肾衰多尿期等。

(3)精神因素:精神性多饮患者常自觉烦渴而大量饮水引起多尿。

(二)发生机制

1. 少尿、无尿的发病机制

(1)肾前性:可引起全身有效血容量减少及(或)肾血液灌流量不足,肾小动脉收缩,肾小球滤过压及滤过率降低,导致尿量减少,甚至无尿。在其发展过程中,可伴有继发性醛固酮增多、抗利尿激素分泌增加及交感神经兴奋等因素参与,使肾小管重吸收水分增加,而致尿量更加减少。若这些因素能及时得以纠正,血容量或肾血液灌流量恢复正常后,尿量可迅速复原,否则可进一步发展为肾性少尿。另外,有些生理因素亦可导致暂时性的肾前性少尿,这是机体缺水的一种代偿反应,应予鉴别。

(2)肾性:由于肾脏实质损害所致。常见的有:①严重创伤、肾中毒及急性肾炎等引起的急性肾功能衰竭;②慢性肾炎、慢性肾盂肾炎、肾结核、多囊肾等引起的慢性肾功能衰竭;③双侧肾皮质坏死,由于双侧肾皮质缺血坏死,滤过率极度下降,尿量持续减少,常发生无尿;④肾移植后急性排异反应,主要由于免疫反应,致滤过率下降而产生少尿。

(3)肾后性:多见于泌尿系本身病变,如结石、肿瘤、前列腺增生等引起的尿路梗阻;亦可见于肾外压迫、黏连(如肿瘤)造成的尿路梗阻。由于尿路梗阻引起的肾盂及肾小管内压升高,致使肾小球有效滤过压降低,终因滤过率下降而发生少尿。

2.多尿的发病机制

(1)暂时性多尿:短时间内摄入过多水,饮料和含水分过多的食物,大量饮水后血液被稀释,血浆晶体渗透压降低,血容量增加,引起抗利尿激素分泌减少,肾远曲小管和集合管对水的重吸收减少,尿量增加;使用利尿剂后,可出现短时间多尿。

(2)持续性多尿:内分泌代谢障碍:①垂体性尿崩症,因下丘脑-垂体病变使抗利尿激素分泌减少或缺乏,肾远曲小管重吸收的水分下降,排出低比重尿,尿量甚至可达到 5000ml/d 以上;②糖尿病患者因尿内含糖多可引起溶质性利尿,尿量增多;③原发性甲状旁腺功能亢进,血液中过多的钙和尿中高浓度磷需要大量水分将其排出而形成多尿;④原发性醛固酮增多症,引起血中高浓度钠,刺激渗透压感受器,摄入水分增多,排尿增多。

(3)肾脏疾病:①肾性尿崩症,肾远曲小管和集合管存在先天或获得性缺陷,对抗利尿激素反应性降低,水分重吸收减少而出现多尿;②肾小管浓缩功能不全,见于慢性肾炎、慢性肾盂肾炎、肾小球硬化、肾小管酸中毒、药物和化学物品或重金属对肾小管的损害。也可见于急性肾衰多尿期等。

(4)精神因素:精神性多饮患者常自觉烦渴而大量饮水引起多尿。

(三)临床表现与鉴别要点

1.少尿、无尿　24h 尿量少于 400ml,或每小时尿量少于 17ml 称为少尿;如 24h 尿量少于 100ml,12h 完全无尿称为无尿。鉴别要点:①少尿伴肾绞痛见于肾动脉血栓形成或栓塞、肾结石;②少尿伴心悸气促、胸闷不能平卧见于心功能不全;③少尿伴大量蛋白尿、水肿、高脂血症和低蛋白血症见于肾病综合征;④少尿伴有乏力、纳差、腹水和皮肤黄染见于肝肾综合征;⑤少尿伴血尿、蛋白尿、高血压和水肿见于急性肾炎、急进性肾炎;⑥少尿伴有发热、腰痛、尿频、尿急、尿痛见于急性肾盂肾炎;⑦少尿伴有排尿困难见于前列腺增生。

2.多尿　正常成人如 24h 尿量超过 2500ml 则为多尿。鉴别要点:①多尿伴有烦渴多饮,排低比重尿见于尿崩症;②多尿伴有多饮多食和消瘦见于糖尿病;③多尿伴有高血压、低血钾和周期性麻痹见于原发性醛固酮增多症;④多尿伴有酸中毒、骨痛和肌麻痹见于肾小管性酸中毒;⑤少尿数天后出现多尿可见于急性肾小管坏死恢复期;⑥多尿伴神经症状可能为精神性多饮。

【病例分析】

1.病历摘要:患者男性,9 岁,浮肿、血尿 10 天,进行性少尿 8 天。患儿 10 天前晨起发现双眼睑浮肿,尿色发红。8 天前尿色变浅,但尿量进行性减少,每日 130～150ml。化验血肌酐 498.6μmol/L,拟诊为"肾实质性肾功能不全",曾给扩容、补液、利尿、降压等处理,病情仍重。3 天前甘露醇和中草药交替灌肠,口服氧化淀粉及速尿治疗,尿量增至 300～400ml/d。患儿两月前有咽部不适,无用药史,患病以来精神食欲稍差,大便正常,睡眠可。既往曾患"气管炎、咽炎",无肾病史。查体:T 36.9℃,P 90 次/分,R 24 次/分,BP145/80mmHg,发育正常,营养中等,重病容,精神差,眼睑浮肿,结膜稍苍白,巩膜无黄染。咽稍充血,扁桃体Ⅰ°~Ⅱ°肿大,未见脓性分泌物,黏膜无出血点。心肺无异常。腹稍膨隆,肝肋下 2cm,无压痛,脾未及,移动性浊音(-),肠鸣音存在。双下肢凹陷性水肿。辅助检查:Hb 83g/L,RBC 2.8×10^{12}/L,网织红细胞 0.014,WBC 11.3×10^9/L,中性粒细胞 0.82,淋巴细胞 0.16,单核细胞 0.02,PLT 207×10^9/L,血沉 110mm/h,尿蛋白(++),RBC 10~12/高倍,WBC 1~4/高倍,比重 1.010,24h 尿蛋白定量 2.2g。血生化:BUN 36.7mmol/L,肌酐 546.60μmol/L,总蛋白 60.9g/L,白蛋白 35.4g/L,胆固醇 4.5mmol/L,补体 $C_3$0.48g/L,ASO 800IU/L。

2.临床诊断:

(1)急性肾小球肾炎;

(2)急性肾功能不全。

3.病例分析:

(1)急性肾小球肾炎:先有咽部感染,临床表现少尿、血尿。查体:血压高,眼睑浮肿,双下肢凹陷性水肿,尿蛋白(++),尿红细胞增多,血补体(C_3)减低,ASO 升高。

(2)急性肾功能不全:尿少,血 BUN 和肌酐明显升高。

十四、尿频、尿急与尿痛

尿频是指单位时间内排尿次数增多,正常成人白天排尿 4~6 次,夜间 0~1 次。尿急是指患者一有尿意即迫不及待需要排尿,难以控制。尿痛是指患者排尿时感觉耻骨上区、会阴部和尿道内疼痛或烧灼感。尿频、尿急和尿痛合称为膀胱刺激征。

(一)病因与分类

1.尿频

(1)生理性尿频:因饮水过多、精神紧张或气候寒冷时排尿次数增多,属正常现象。特点是每次尿量不少,也不伴随尿痛、尿急等其他症状。

(2)病理性尿频:常见有以下几种情况:①多尿性尿频:排尿次数增多而每次尿量不少,全日总尿量增多。见于糖尿病、尿崩症、精神性多饮和急性肾功能衰竭的多尿期。②炎症性尿频:尿频而每次尿量少,多伴有尿急和尿痛,尿液镜检可见炎性细胞。见于膀胱炎、尿道炎、前列腺炎和尿道旁腺炎等。③神经性尿频:尿频而每次尿量少,不伴尿急、尿痛,尿液镜检无炎性细胞。见于中枢及周围神经病变如癔症、神经源性膀胱。

(3)膀胱容量减少性尿频:表现为持续性尿频,药物治疗难以缓解,每次尿量少。见于膀胱占位性病变、妊娠子宫增大或卵巢囊肿等压迫膀胱及膀胱结核引起膀胱纤维性缩窄。

(4)尿道口周围病变:尿道口息肉、处女膜伞和尿道旁腺囊肿等刺激尿道口引起尿频。

2.尿急

(1)炎症:急性膀胱炎、尿道炎,特别是膀胱三角区和后尿道炎症,尿急症状特别明显;急性前列腺炎常有尿急,慢性前列腺炎因伴有腺体增生肥大,故有排尿困难、尿线细和尿流中断。

(2)膀胱容量缩小:如前列腺增生症、前列腺癌、前列腺纤维病变、膀胱挛缩、先天性病变、部分膀胱切除后、长期耻骨上膀胱造瘘术后及妊娠、盆腔肿瘤等外在压迫。

(3)结石和异物:膀胱和尿道结石或异物刺激黏膜产生尿频。

(4)肿瘤:膀胱癌和前列腺癌。

(5)精神神经因素:如精神紧张、神经源性膀胱炎或脊髓损伤等,此类疾病引起的尿急不合并尿痛。

(6)高温环境下尿液高度浓缩,酸性高的尿可刺激膀胱或尿道黏膜产生尿急。

3.尿痛 引起尿急的病因几乎都可以引起尿痛,疼痛部位多在耻骨上区、会阴部和尿道内,尿痛性质可为灼痛或刺痛。尿道炎多在排尿开始时出现疼痛;后尿道炎、膀胱炎和前列腺炎常出现终末性尿痛。尿痛多见于下列疾病。

(1)泌尿系炎症:如膀胱炎、前列腺炎、尿道炎或结核等。

(2)泌尿系结石与异物:如膀胱结石、输尿管下段结石、尿道结石、前列腺结石、膀胱异物与尿道异物等。

(3)尿路梗阻:如膀胱颈肥厚、肿瘤阻塞、前列腺增生、尿道狭窄、尿道肉阜、尿道黏膜脱垂、尿道外口先天性狭窄及包茎等。

(4)肿瘤:如膀胱肿瘤、前列腺肿瘤及尿道肿瘤等。

(5)憩室:如膀胱憩室及尿道憩室等。

(6)尿路周围疾病:如盆腔或直肠疾病引起膀胱及尿道反射性痉挛,膀胱尿道内器械操作后亦可发生尿痛。

(二)发生机制

1.炎症性与机械性刺激 各种原因所致的泌尿系炎症,特别是膀胱炎时,由于膀胱黏膜充血、水肿、糜烂或溃疡的刺激,黏膜神经感受阈降低,尿意中枢一直处于兴奋状态;膀胱内结石、异物、肿瘤、留置导尿管等机械刺激,通过神经反射而引起尿频。这种刺激性尿频常伴有尿急、尿痛症状。

2.膀胱容量减少 膀胱内占位性病变或膀胱外肿块压迫及膀胱挛缩、膀胱部分切除术后使膀胱容量缩小或膀胱有效容积减少而出现尿频。

3.排尿障碍 如尿道狭窄、结石、异物、肿瘤、憩室、前列腺增生及膀胱颈挛缩等致使膀胱颈部以下发生梗阻,继发膀胱肌肉肥厚,从而增强了膀胱内的静止张力,因膀胱在尚未扩展到正常容积以前,即产生尿意而排尿,形成尿频或膀胱不能完全排空,有较多的残余尿,使膀胱的功能性容积减少而致尿频。

4.精神神经因素 精神紧张,与排尿有关的神经病变均可引起排尿反射紊乱,影响膀胱而出现尿频,如精神性烦渴症、神经源性膀胱等。

5.尿痛多由于下尿路炎症所致,由于炎症对膀胱或尿道黏膜或深层组织的刺激,引起膀胱或尿道的痉挛性收缩和神经反射,表现为会阴部、耻骨上区挛缩样疼痛或在排尿时尿道烧灼痛。非炎症性尿痛往往由尿路阻塞或尿道结石、异物所引起,从膀胱颈至外尿道口任何部位的阻塞均可产生尿痛。此外重度血尿或尿液过酸亦可引起尿痛。

(三)临床表现与鉴别要点

1.临床表现

(1)尿频:主要表现为排尿次数增多,每次尿量减少,而24h尿量正常,称为尿频。正常排尿次数因人、气候、饮水量及习惯等因素而异。一般日间4~6次,夜间0~1次,每次尿量300~500ml。排尿次数增多,每次尿量正常,24h尿量增多,谓之多尿,而非尿频;大量饮水、精神紧张时,可出现生理性尿频。

(2)尿急:主要表现为有尿意即迫不及待要排尿,往往尿液自行溢出,易尿湿衣裤,多合并有尿频或伴尿痛。多由下尿路炎症、膀胱容量减少所致。此外,精神因素或神经病变,亦可引起尿急。

(3)尿痛:主要表现为排尿时或排尿后尿道内疼痛,常常排尿起始、结束时加剧,并常与尿频、尿急合并存在,合称为尿路刺激症状。尿痛多由于下尿路炎症所致,由于炎症对膀胱或尿道黏膜或深层组织的刺激,引起膀胱或尿道的痉挛性收缩和神经反射,表现为会阴部、耻骨上区挛缩样疼痛或在排尿时尿道烧灼痛。非炎症性尿痛往往由尿路阻塞或尿道结石、异物所引起,从膀胱颈至外尿道口任何部位的阻塞均可产生尿痛。重度血尿或尿液过酸亦可引起尿痛。

2.鉴别诊断要点

(1)尿频伴有尿急和尿痛见于膀胱炎和尿道炎;膀胱刺激征存在但不剧烈而伴有双侧腰痛见于肾盂肾炎;伴有会阴部、腹股沟和睾丸胀痛见于急性前列腺炎。

(2)尿频、尿急伴有血尿、午后低热、乏力盗汗见于膀胱结核。

(3)尿频不伴尿急和尿痛,但伴有多饮、多尿和口渴见于精神性多饮、糖尿病和尿崩症。

(4)尿频、尿急伴无痛性血尿见于膀胱癌。

(5)老年男性尿频伴有尿线细、进行性排尿困难见于前列腺增生。

(6)尿频、尿急、尿痛伴有尿流突然中断,见于膀胱结石堵住出口或后尿道结石嵌顿。

【病例分析】

1.病历摘要:患者男性,65岁,间断尿频、尿急、尿痛、腰痛和发热32年,再发加重2天。32年前因骑跨伤后"下尿路狭窄",间断发作尿频、尿急、尿痛,有时伴腰痛、发热,经抗感染和对症治疗后好转,平均每年发作1～2次。入院前2天,无明显诱因发热达38～39℃,无寒战,伴腰痛、尿频、尿急、尿痛,无肉眼血尿,无浮肿,自服氟哌酸治疗无效,为进一步诊治入院。发病来饮食可,大便正常,睡眠好,体重无明显变化。既往47年前患"十二指肠溃疡",经治疗已愈,无结核病密切接触史,无药物过敏史。查体:T 38.9℃,P 120次/分,R 20次/分,BP 120/80mmHg,急性热病容,无皮疹,浅表淋巴结未触及,巩膜不黄,眼睑不肿,心肺无异常,腹平软,下腹部轻压痛,无肌紧张和反跳痛,肝脾未触及,双肾区叩痛(＋),双下肢不肿。辅助检查:血常规:Hb 132g/L,WBC 28.9×10⁹/L,中性0.86,杆状0.05,淋巴0.09;尿常规:尿蛋白(＋),WBC(＋＋＋)/高倍,可见脓球和WBC管型,RBC 5～10/高倍。

2临床诊断:慢性肾盂肾炎急性发作。

3病例分析:

(1)反复发作的尿路刺激症状,伴腰痛、发热,病程迁延。本次发病急剧,有下尿路引流不畅因素。

(2)下腹部轻压痛,双肾区叩痛(＋)。

(3)血WBC数和中性粒细胞比例均增高,尿蛋白(＋),尿WBC(＋＋＋),可见脓球和WBC管型。

十五、血尿

血尿包括肉眼血尿和镜下血尿,前者是指尿呈洗肉水色或血色,肉眼即可见的血尿;后者是指尿色正常,须经显微镜检查方能确定,通常镜下血尿定义为离心沉淀后的尿液镜检每高倍视野有红细胞3个以上。正常人每日自尿中排出的红细胞数目在150万个以下。直接涂片法检查,如果10ml新鲜尿离心沉渣每高倍镜视野红细胞超过3个,每毫升尿中红细胞数超过

8000 或 1h 尿红细胞计数超过 10 万,或 12h 尿沉渣红细胞计数(Addis 计数)超过 50 万,即可诊断为镜下血尿。不论镜下血尿或肉眼血尿,均需查明原因和出血部位。

(一)病因与分类

血尿是泌尿系统疾病最常见的症状之一。故 98％的血尿是由泌尿系统疾病引起,2％的血尿由全身性疾病或泌尿系统邻近器官病变所致。

1.泌尿系统疾病　肾小球疾病如急、慢性肾小球肾炎、IgA 肾病、遗传性肾炎等;各种间质性肾炎、尿路感染、泌尿系统结石、结核、肿瘤、多囊肾、血管异常、尿路憩室、息肉和先天性畸形等。

2.全身性疾病　①感染性疾病:败血症、流行性出血热、猩红热、钩端螺旋体病和丝虫病等;②血液病:白血病、再生障碍性贫血、血小板减少性紫癜、过敏性紫癜和血友病;③免疫和自身免疫性疾病:系统性红斑狼疮、结节性多动脉炎、皮肌炎、类风湿关节炎、系统性硬化症等引起肾损害时;④心血管疾病:亚急性感染性心内膜炎、急进性高血压、慢性心力衰竭、肾动脉栓塞和肾静脉血栓形成等。

3.尿路邻近器官疾病　急、慢性前列腺炎、精囊炎、急性盆腔炎或脓肿、宫颈癌、输卵管炎、阴道炎、急性阑尾炎、直肠和结肠癌等。

4.化学物品或药品对尿路的损害　如磺胺药、吲哚美辛、甘露醇、汞、铅、镉等重金属对肾小管的损害;环磷酰胺引起的出血性膀胱炎;抗凝剂如肝素过量引起的血尿。

5.功能性血尿　平时运动量小的健康人,突然加大运动量可出现运动性血尿。

(二)发生机制

血尿大多数系泌尿生殖系统本身疾病所致。尿路的非特异性感染、结石、机械性损伤、结核、前列腺增生、药物结晶或肿瘤的侵蚀,可直接造成尿路的血管壁破裂出血;少数血尿与全身及其他系统疾病有关,机体代谢障碍、免疫损伤、凝血机制障碍、心血管病变或毒素作用,可损害肾小球基底膜,使滤过膜与毛细血管壁的通透性增加而出现血尿;泌尿系统邻近器官病变累及尿路时,亦可导致血尿。

血红蛋白尿呈暗红色,尿中含血红蛋白量大时呈酱油色。因血管内大量红细胞破坏(溶血),使血浆中游离的血红蛋白增多。当超过 150～250mg/L 时,游离的血红蛋白自肾脏排出,形成血红蛋白尿,见于严重烧伤、恶性疟疾、伤寒及各种溶血性疾病、错型输血、一氧化碳中毒、体外循环手术后、器官移植后排异反应、经尿道电切前列腺时低渗冲洗液吸收入血、应用奎宁等药物及蛇毒、毒蕈或磷、砷、苯胺等中毒。血红蛋白尿均匀透明,静置后无沉淀,震荡时不呈云雾状,显微镜检查时,无或很少红细胞,潜血试验阳性,血红蛋白试验阳性。

在挤压综合征、严重烧伤、电击伤、大动脉栓塞致 200g 以上肌肉严重受损、断肢再植及阵发性肌红蛋白尿时,因大量肌红蛋白自损伤的肌细胞中释放,经肾脏排出而发生肌红蛋白尿。肌红蛋白尿呈红色,但均匀透明,静置后无沉淀,显微镜检查无红细胞可见,潜血试验阳性。

血卟啉病或铅中毒时,由于吡咯代谢障碍所致的卟啉尿(紫质尿,porphyrinuria),在尿液放置或日晒后,可呈红色、棕红色或葡萄酒色。其尿液均匀透明,静置后无沉淀,显微镜检查无红细胞,潜血试验阴性,而尿紫胆原试验阳性。

(三)临床表现与鉴别要点

1.临床表现

(1)尿颜色的改变:血尿的主要表现是尿颜色的改变,除镜下血尿其颜色正常外,肉眼血尿根据出血量多少而尿呈不同颜色。尿呈淡红色像洗肉水样,提示每升尿含血量超过 1ml。出血严重时尿可呈血液状。肾脏出血时,尿与血混合均匀,尿呈暗红色;膀胱或前列腺出血尿色鲜红,有时有血凝块。但红色尿不一定是血尿,需仔细辨别。如尿呈暗红色或酱油色,不混浊无沉淀,镜检无或仅有少量红细胞,见于血红蛋白尿;棕红色或葡萄酒色,不混浊,镜检无红细胞见于卟啉尿;服用某些药物如大黄、利福平,或进食某些红色蔬菜也可排红色尿,但镜检无红细胞。

(2)分段尿异常:将全程尿分段观察颜色,如尿三杯试验,用三只清洁玻璃杯分别留起始段、中段和终末段尿观察,如起始段血尿提示病变在尿道;终末段血尿提示出血部位在膀胱颈部、三角区或后尿道的前列腺和精囊腺;三段尿均呈红色即全程血尿,提示血尿来自肾脏或输尿管。

(3)血尿与部位:①肾、输尿管来源血尿常伴有肾绞痛,一般无排尿症状,呈全程血尿,暗红色,可有细条状血块,可伴有蛋白尿,尿镜检常有管型;②膀胱来源血尿常伴排尿症状,鲜红色全程或终末血尿,常伴大血块,镜检无管型;③前列腺、尿道来源血尿终末或初血尿,鲜红色,多有排尿症状。

(4)镜下血尿:尿颜色正常,但显微镜检查可确定血尿,并可判断是肾性或肾后性血尿。镜下红细胞大小不一、形态多样为肾小球性血尿,见于肾小球肾炎。因红细胞从肾小球基底膜漏出,通过具有不同渗透梯度的肾小管时,化学和物理作用使红细胞膜受损,血红蛋白溢出而变形。如镜下红细胞形态单一,与外周血近似,为均一型血尿。提示血尿来源于肾后,见于肾盂肾盏、输尿管、膀胱和前列腺病变。

(5)症状性血尿:血尿的同时患者伴有全身或局部症状,而以泌尿系统症状为主,如伴有肾区钝痛或绞痛提示病变在肾脏;膀胱和尿道病变则常有尿频、尿急和排尿困难。

(6)无症状性血尿:部分患者血尿既无泌尿道症状也无全身症状,见于某些疾病的早期,如肾结核、肾癌或膀胱癌早期。

2.鉴别要点

(1)发病年龄:血尿因发病年龄不同而病因不同。新生儿血尿少见,主要见于肾静脉栓塞。小儿血尿常见于肾小球肾炎、尿路先天性异常、非特异性感染、结核、膀胱结石、肾胚胎瘤等。青少年、中年血尿,常见于肾结核、泌尿系结石、非特异性感染、肾下垂、泌尿系损伤、乳糜尿、肾炎、前列腺炎、运动性血尿等;女性常见于尿路感染、肾下垂、肾结核、乳糜尿等。中年以上的血尿,常见于肾和膀胱肿瘤、前列腺增生、肿瘤、尿路感染;女性常见于尿路感染、结石、肿瘤等。

(2)性别:性别不同,其血尿原因亦不同。女性血尿,常见于尿路感染、肾结核。男性血尿,常见于尿路结石、肾结核、前列腺炎、前列腺增生、肾和尿道损伤、肾和膀胱肿瘤等。

(3)病史:根据病人所述有关病史,可判断发生血尿的疾病。小儿有尿路感染史的血尿,应想到先天性异常。男性病人血尿,有尿路感染史者,应检查有否尿路梗阻。有尿结石史者,考虑尿路结石。有损伤史者,为肾、尿道损伤。有活动性肺结核史者,其血尿应考虑肾结核。有丝虫流行区居住史者,其血尿常为乳糜血尿。有无痛性全程血尿史,反复间歇发作,是泌尿系统肿瘤之特点,不伴有肾绞痛和尿路刺激症状;少数无痛性血尿系肾结核、肾结石、前列腺增生、多囊肾等疾病。近期内有用药过敏史以及患高血压、糖尿病、肝硬化者,均应考虑有血尿原因之可能。

(4)家族史:多囊肾、遗传性肾炎、遗传性出血性毛细血管扩张,多有家族史。

(5)血尿诱因：于剧烈运动、体力劳动后发生血尿者见于肾结石、肿瘤、肾下垂、运动性血尿。劳累、高脂餐后血尿明显、伴乳糜块者是乳糜尿。

(6)血尿颜色：血尿呈鲜红色，为新鲜血尿者，多来自下尿路，见于膀胱、尿道病变。呈暗红色陈旧性血尿者，表明来自上尿路，多见于肾脏疾病。

(7)尿中含血量：尿液中含血量少时，呈显微镜下血尿，见于尿路结石、尿路感染及内科疾病所引起的血尿，如肾炎、肾动脉硬化、肾动脉栓塞、肾静脉栓塞、充血性心力衰竭、中毒性肾病等。大量血尿呈肉眼血尿，见于肾肿瘤、膀胱肿瘤、前列腺增生、泌尿系损伤、肾结核、肾血管病变等。但尿中含血量多少，即血尿程度与其病变程度并不完全一致。

(8)血尿中含血凝块：血尿严重时，尿中可出现血凝块。肾脏病变的血尿中，可见三角形、锥状的血块。来自肾脏的血尿经输尿管铸型，或输尿管病变所造成的血尿，含长条状血块。膀胱病变的血尿中所含血块呈盘状，排出后易碎。尿道病变的血尿无血块。

(9)血尿与排尿的关系：在连续排尿过程中，分别取初始、中间、终末三部分尿液，肉眼比较其血尿颜色；或显微镜下比较其红细胞出现或增多的情况，根据血尿出现的阶段，将血尿划分为初血尿、终末血尿和全程血尿。据此，可初步判断血尿来源的部位。

血尿发生于排尿起始段，后即渐转清，称为初血尿。见于：①前尿道疾病：炎症、结石、狭窄、损伤、肿瘤、息肉、肉阜、异物；②前列腺病变：炎症、肿瘤、结石；③膀胱颈部病变：炎症、结石、肿瘤。

血尿发生于排尿的终末段，即在排尿的近终末时出现血尿，称为终末血尿。见于：①后尿道病变：炎症、结石；②前列腺、精囊腺病变：炎症、肿瘤、前列腺增生或其术后肉芽所致；③膀胱颈部、三角区的病变：如炎症、结石、肿瘤、息肉、静脉破裂出血。

全程血尿指连续排尿全过程均显示血尿。见于膀胱颈部以上的尿路病变，包括肾、输尿管、膀胱病变。如非特异性感染、结核、结石、肿瘤，以及泌尿系统邻近器官的疾病。另外，与排尿无关的自尿道口不自主地溢血，称为尿道溢血，其病变常在尿道括约肌远端的尿道部分。

(10)间歇性血尿或持续性血尿：间歇性血尿往往是出现一次血尿后不经治疗即自行消失，间隔一段时间后再次出现血尿，其血尿呈间断发生。见于膀胱、前列腺非特异性炎症、肾肿瘤、肾结石。持续性血尿见于肾炎、肾结核、膀胱肿瘤、肾下垂、输尿管结石、输尿管肿瘤、前列腺增生、前列腺结石、尿道肿瘤息肉、狭窄、尿道损伤。

(11)某些情况下，亦可出现假性血尿。女性患者的月经或子宫、阴道出血，肛门、直肠疾病，如肛裂、痔、直肠息肉等出血，可能污染尿液而呈假性血尿，因此于检查前，应清洗会阴部。尿道插管、会阴部轻度损伤，剧烈运动、病毒感染、食物、花粉过敏等情况下出现的血尿应排除之。另外，有时可有人为的伪血尿，亦需留心。摄入某些食物，如甜菜根、黑酱果、紫萝卜、辣椒、含人造色素的食品等，尿可呈红色。服用某些药物，如氨基比林、利福平、苯妥英钠、刚果红等，可使尿液变红。但其尿液透明不浑浊，静置后无红色沉淀，震动时不呈云雾状；显微镜检查时，无红细胞可见。潜血试验阴性。

【病例分析】

1.病历摘要：患者，男性，55 岁，右侧腰痛伴血尿 3 个月。3 个月前右侧腰部胀痛，持续性，活动后出现血尿并伴轻度尿急、尿频、尿痛。去医院就诊反复化验尿中有较多红细胞、白细胞，给予抗感染治疗。1 个月前 B 超发现右肾积水，来我院就诊。发病以来，食欲及大便正常。近 2 年来有时双足趾红肿痛，疑有"痛风"，未作进一步检查。否认肝炎、结核等病史。吸烟 30 余年,1包/日。查体:发育正常,营养良好,皮肤巩膜无黄染,浅表淋巴结不大,心肺无异常。腹平软,肝脾、双肾未及,右肾区压痛(＋),叩痛(＋)。右输尿管走行区平脐水平有深压痛。辅助检查:血常规正常;尿常规:尿 pH 5.0,尿蛋白(＋),RBC 30～50/高倍,WBC 2～4/高倍;血生化:血肌酐 141μmol/L,尿素 8.76mmol/L,尿酸 596mmol/L(正常 90～360mmol/L);肝功能正常,电解质无异常。24h 尿酸定量 1260mg(正常＜750mg)。B 超:右肾盂扩张,皮质厚度变薄,未见结石影,右输尿管上段扩张,内径 1.2～1.5cm;左肾未见明显异常。膀胱镜检查正常。腹平片未见异常。静脉尿路造影(IVP)示右肾中度积水,各肾盏成囊状扩张,输尿管显影,左肾正常。右逆行造影,插管至第 5 腰椎水平受阻,注入造影剂在受阻水平有 2.6cm×1.5cm 大小充盈缺损,上段输尿管显著扩张。

2.临床诊断:

(1)右输尿管上段结石(尿酸结石);

(2)右肾积水,肾功能轻度受损。

3.病例分析:

(1)右侧腰痛,活动后血尿,既往疑有"痛风"病史。

(2)右肾区压、叩痛,右输尿管走行区有深压痛。

(3)B 超及 IVP 所见:右肾积水,右输尿管充盈缺损,上段输尿管扩张。

(4)血尿酸及尿尿酸均增高,尿 pH5.0。

(李浩勇)

十六、抽搐与惊厥

抽搐(tic)与惊厥(convulsion)均属于不随意运动。抽搐是指全身或局部成群骨骼肌非自主的抽动或强烈收缩,常可引起关节运动和强直。当肌群收缩表现为强直性和阵挛性时,称为惊厥。惊厥表现的抽搐一般为全身性、对称性、伴有或不伴有意识丧失。惊厥的概念与癫痫有相同点也有不相同点。癫痫大发作(强直阵挛发作)与惊厥的概念相同,而癫痫小发作(失神发作)则不应称为惊厥。

(一)病因与分类

抽搐与惊厥的病因可分为特发性与症状性。特发性常由于先天性脑部不稳定状态所致。症状性病因有:

1.脑部疾病

(1)感染:如脑炎、脑膜炎、脑脓肿、脑结核瘤、脑灰质炎等。

(2)外伤:如产伤、颅脑外伤等。

(3)肿瘤:包括原发性肿瘤、脑转移瘤。

(4)血管疾病:如脑出血、蛛网膜下腔出血、高血压脑病、脑栓塞、脑血栓形成、脑缺氧等。

(5)寄生虫病:如脑型疟疾、脑血吸虫病、脑包虫病、脑囊虫病等。

(6)其他:① 先天性脑发育障碍;② 原因未明的大脑变性,如结节性硬化、核黄疸(nuclear icterus)等。

2.全身性疾病

(1)感染:如急性胃肠炎、中毒型菌痢、链球菌败血症、中耳炎、百日咳、狂犬病、破伤风等。小儿高热惊厥主要由急性感染所致。

（2）中毒：①内源性，如尿毒症、肝性脑病；②外源性，如酒精、苯、铅、砷、汞、氯喹、阿托品、樟脑、白果、有机磷等中毒。

（3）心血管疾病：高血压脑病或 Adams-Stokes 综合征等。

（4）代谢障碍：如低血糖、低钙及低镁血症、急性间歇性血卟啉病、子痫、维生素 B_6 缺乏等。其中低血钙可表现为典型的手足搐搦症。

（5）风湿病：如系统性红斑狼疮、脑血管炎等。

（6）其他：如突然撤停安眠药、抗癫痫药，还可见于热射病、溺水、窒息、触电等。

3. 神经症　如癔症性抽搐和惊厥。

4. 小儿惊厥　部分为特发性，部分由于脑损害引起，高热惊厥多见于小儿。

（二）发生机制

抽搐与惊厥发生机制尚未完全明了，认为可能是由于运动神经元的异常放电所致。这种病理性放电主要是神经元膜电位的不稳定引起，并与多种因素相关，可由代谢、营养、脑皮质肿物或瘢痕等激发，与遗传、免疫、内分泌、微量元素、精神因素等有关。

根据引起肌肉异常收缩的兴奋信号的来源不同，基本上可分为两种情况：①大脑功能障碍，如癫痫大发作等；②非大脑功能障碍，如破伤风、士的宁中毒、低钙血症性抽搐等。

（三）临床表现与鉴别诊断

1. 临床表现　由于病因不同，抽搐和惊厥的临床表现形式也不一样，通常可分为全身性和局限性两种。

（1）全身性抽搐：以全身骨骼肌痉挛为主要表现，典型者为癫痫大发作（惊厥），表现为患者突然意识丧失，全身强直，呼吸暂停，继而四肢发生阵挛性抽搐，呼吸不规则，尿便失控，皮肤发绀，发作约半分钟自行停止，也可反复发作或呈持续状态。发作时可有瞳孔散大，对光反射消失或迟钝、病理反射阳性等。发作停止后不久意识恢复。由破伤风引起者为持续性强直性痉挛，伴肌肉剧烈的疼痛。

（2）局限性抽搐：以身体某一局部连续性肌肉收缩为主要表现，大多见于口角、眼睑、手足等。而手足搐搦症则表现间歇性双侧强直性肌痉挛，以上肢手部最典型，呈"助产士手"表现。

2. 鉴别诊断　下列伴随症状可鉴别不同原因引起的抽搐和惊厥。

（1）伴发热：多见于小儿的急性感染，也可见于胃肠功能紊乱、萌牙、重度失水等。但须注意，惊厥也可引起发热。

（2）伴血压增高：可见于高血压病、肾炎、子痫、铅中毒等。

（3）伴脑膜刺激征：可见于脑膜炎、脑膜脑炎、假性脑膜炎、蛛网膜下腔出血等。

（4）伴瞳孔扩大与舌咬伤：可见于癫痫全面强直阵挛发作。

（5）惊厥发作前有剧烈头痛：可见于高血压、急性感染、蛛网膜下腔出血、颅脑外伤、颅内占位性病变等。

（6）伴意识丧失：见于癫痫全面强直阵挛发作、重症颅脑疾病等。

【病例分析】

1. 病历摘要：患者，男性，10 岁，因"反复发作四肢抽搐 2 年"入院。2 年前患者无明显诱因突发四肢抽搐，表现为突然倒地，神志不清，面色青紫，双眼球上窜，双上肢弯曲，双下肢伸直，全身肌肉由强直到阵挛性收缩，瞳孔散大，对光反射消失，伴舌咬伤，口鼻流出泡沫或血沫，尿失禁，清醒后感到头痛、乏力。之后类似症状反复发作，每次持续 5～10min 不等，每月发作

1~2次,未服药。既往史及个人史:生长发育史正常,2岁时有高热惊厥史。查体:内科查体及神经系统查体未见异常。辅助检查:头颅 MRI 平扫未见异常,脑电图示各导联频繁出现尖波和尖慢复合波。

　　2.临床诊断:癫痫(全身性强直-阵挛性发作)。

　　3.病例分析:

　　(1)10岁儿童;

　　(2)反复发作四肢抽搐为主要表现,发作时四肢抽搐,伴有意识丧失;

　　(3)既往有高热惊厥史;

　　(4)内科查体和神经系统查体无阳性体征;

　　(5)脑电图示频繁出现癫痫波。

　　本例患者主要表现为四肢抽搐,反复、刻板、短暂发作,伴有脑功能障碍,结合脑电图表现,考虑癫痫全面强直阵挛发作。

【练习题及答案】

　　一、名词解释

　　1.抽搐　2.惊厥

　　二、问答题

　　1.简述惊厥的临床表现。

　　2.简述局限性抽搐的临床表现。

　　答案:

　　一、名词解释

　　1.抽搐是指全身或局部成群骨骼肌非自主的抽动或强烈收缩,常可引起关节运动或强直。

　　2.惊厥是指肌群收缩表现为强直性或阵挛性。惊厥的抽搐一般为全身性对称性,伴有或不伴有意识丧失。

　　二、问答题

　　1.患者突然意识丧失,全身强直呼吸暂停,继而四肢发生阵挛性抽搐,呼吸不规则,尿便失控,发绀,发作约半分钟自行停止,也有反复或持续发作者。发作时可有瞳孔散大,对光反应消失或迟钝,病理反射阳性等。发作停止后不久,意识恢复。如为肌阵挛性,一般无意识障碍。

　　2.局限性抽搐是以身体某一局部连续性肌肉收缩为主要表现,大多见于口角、眼睑、手足等。而手足抽搐症则表现间歇性双侧强直性肌痉挛,以上肢手部最典型,呈"助产士手"。

十七、意识障碍

　　意识障碍(disturbance of consciousness)是指人对自身和环境的感知能力出现障碍。意识清醒状态的维持依赖于上行网状激活系统和大脑皮层的相互作用。弥漫性大脑皮层或脑干网状结构发生结构损害或功能抑制时,则可引起意识障碍,可表现为意识觉醒度下降,分为嗜睡、昏睡、昏迷;意识内容变化表现为意识模糊和谵妄。

　　(一)病因与分类

　　【病因】

　　1.重症急性感染　如败血症、肺炎、中毒型菌痢、伤寒、斑疹伤寒、恙虫病和颅脑感染(脑炎、脑膜脑炎、脑型疟疾)等。

2.**颅脑非感染性疾病** 如①脑血管疾病:脑缺血、脑出血、蛛网膜下腔出血、脑栓塞、脑血栓形成、高血压脑病等;②脑占位性疾病:如脑肿瘤、脑脓肿;③颅脑损伤:脑震荡、脑挫裂伤、外伤性颅内血肿、颅骨骨折等;④癫痫。

3.**内分泌与代谢障碍** 如尿毒症、肝性脑病、肺性脑病、甲状腺危象、甲状腺功减退、糖尿病性昏迷、低血糖、妊娠中毒症等。

4.**心血管疾病** 心律失常引起 Adams-Stokes 综合征等。

5.**水、电解质平衡紊乱** 如低钠血症、低氯性碱中毒、高氯性酸中毒等。

6.**外源性中毒** 如安眠药、有机磷杀虫药、氰化物、一氧化碳、酒精和吗啡等中毒。

7.**物理性及缺氧性损害** 如高温中暑、日射病、触电、高山病等。

【分类】

1.**意识水平下降**

(1)嗜睡(somnolence):是最轻的意识障碍,是一种病理性倦睡,患者陷入持续的睡眠状态,可被唤醒,并能正确回答和做出各种反应,但当刺激去除后很快又再入睡。

(2)昏睡(stupor):是接近于人事不省的意识状态。患者处于熟睡状态,不易唤醒。虽在强烈刺激下(如压迫眶上神经,摇动患者身体等)可被唤醒,但很快又再入睡。醒时答话含糊或答非所问。

(3)昏迷(coma):是严重的意识障碍,表现为意识持续的中断或完全丧失。按其程度可分为三阶段。包括①浅昏迷:意识大部分丧失,无自主运动,对声、光刺激无反应,对疼痛刺激尚可出现痛苦的表情或肢体退缩等防御反应。角膜反射、瞳孔对光反射、眼球运动、吞咽反射等可存在;②中昏迷:对周围事物及各种刺激均无反应,对于剧烈刺激可出现防御反射。角膜反射减弱,瞳孔对光反射迟钝,眼球无转动;③深昏迷:全身肌肉松弛,对各种刺激全无反应。深、浅反射均消失。

2.**意识内容障碍**

(1)意识模糊(confusion):表现为对外界刺激的感知和反应能力障碍,与人无正常交往,注意力减退,联想散漫,言语杂乱无章,定向力障碍,可伴有记忆力缺陷和嗜睡,还可有丰富的幻觉和运动型兴奋。恢复后不能回忆全过程。脑电图表现为弥漫性异常。临床常见于中毒性和代谢性疾病。

(2)谵妄(delirium):是一种以兴奋性增高为主的高级神经中枢急性活动失调状态。临床上表现为注意力涣散、定向力丧失、感觉错乱(幻觉、错觉)、躁动不安、言语杂乱。谵妄可发生于急性感染的发热期间,也可见于某些药物中毒(如颠茄类药物中毒、急性酒精中毒)、代谢障碍(如肝性脑病)、循环障碍或中枢神经疾患等。

3.**特殊类型的意识障碍**

(1)去皮质综合征:患者意识内容丧失,对语言刺激无反应,对疼痛刺激有痛苦表情和躲避反应,有无意识的睁眼、闭眼活动,生理反射存在,多伴有去皮质强直、病理反射、大小便失禁。见于颅脑外伤、脑出血、严重缺氧、急性一氧化碳中毒等。

(2)持续性植物状态:意识内容丧失,存在睡眠觉醒周期,对伤害刺激可产生原始的运动反应,无意识,植物性生命体征,如心跳、呼吸和血压等维持正常。见于严重颅脑损伤后高级神经活动缺失而长期存活。

(二)发生机制

意识的产生与脑干上行激活系统和双侧大脑半球有关。因此,脑缺血、缺氧、葡萄糖供给不足、酶代谢异常等因素可引起脑细胞代谢紊乱,从而导致网状结构功能损害和脑活动功能减退,均可产生意识障碍。意识有两个组成部分,即意识内容及其"开关"系统。意识内容即大脑皮质功能活动,包括记忆、思维、定向力和情感,还有通过视、听、语言和复杂运动等与外界保持紧密联系的能力。意识状态的正常取决于大脑半球功能的完整性,急性广泛性大脑半球损害或半球向下移位压迫丘脑或中脑时,则可引起不同程度的意识障碍。意识的"开关"系统包括经典的感觉传导径路(特异性上行投射系统)及脑干网状结构(非特异性上行投射系统)。意识"开关"系统可激活大脑皮质并使之维持一定水平的兴奋性,使机体处于觉醒状态,从而在此基础上产生意识内容。"开关"系统不同部位与不同程度的损害,可发生不同程度的意识障碍。

(三)临床表现与鉴别要点

意识障碍可表现为不同的程度,如前所述嗜睡、昏睡和昏迷,或特殊类型的意识障碍。下列不同的伴随症状可鉴别引起意识障碍的原因:

1. 伴发热　先发热然后有意识障碍,可见于重症感染性疾病;先有意识障碍然后有发热,见于脑出血、蛛网膜下腔出血、巴比妥类药物中毒等。

2. 伴呼吸缓慢　是呼吸中枢受抑制的表现,可见于吗啡、巴比妥类、有机磷杀虫药等中毒、银环蛇咬伤等。

3. 伴瞳孔散大　可见于颠茄类、酒精、氰化物等中毒以及癫痫、低血糖状态等。

4. 伴瞳孔缩小　可见于吗啡类、巴比妥类、有机磷杀虫药等中毒。

5. 伴心动过缓　可见于颅内高压症、房室传导阻滞以及吗啡类、毒蕈等中毒。

6. 伴高血压　可见于高血压脑病、脑血管意外、肾炎尿毒症等。

7. 伴低血压　可见于各种原因的休克。

8. 伴皮肤、黏膜改变　出血点、瘀斑和紫癜等可见于严重感染和出血性疾病;口唇呈樱红色提示一氧化碳中毒。

9. 伴脑膜刺激征　见于脑膜炎、蛛网膜下腔出血等。

【病例分析】

1. 病历摘要:患者,女,35 岁。因"发热、头疼 4 天,精神不振、骂人 2 天"入院。患者入院前 4 天无明显诱因出现发热,体温 38.5℃左右,伴头痛、恶心,未吐。自服感冒药无好转。2 天前开始精神不振,别人问话时经常无故骂人,今日开始出现呼之不应,尿失禁。发病以来无抽搐及肢体活动障碍。既往史:无疫苗接种史及结核接触史。查体:体温 39.0℃,血压 130/90mmHg,脉搏 96 次/分。上口唇有数个小米粒大小的疱疹。内科系统查体无明显异常。昏睡状态,问话能回答简单问题,但经常骂人。无项强,Kernig 征阴性,Brudzinski 征阴性。双侧瞳孔等大,直径约 3mm,光反射存在,双侧额纹、鼻唇沟对称存在。四肢肌力 5 级。无感觉异常和减退。双侧肱二头肌反射正常,双侧膝反射正常。双侧 Chaddock 征阴性,Babinski 征阴性。辅助检查:尿常规及肝功能均正常。腰穿检查:脑脊液压力 1.96kPa(200mmH$_2$O)。脑脊液:WBC 46×10^6/L,多核 0.4,单核 0.6,RBC 12×10^6/L,蛋白 1.0g/L,葡萄糖 3.5mmol/L。脑脊液的单纯疱疹病毒(HSV)抗体检查:16:1 阳性。脑电图示双侧大脑弥漫性 2～3 次/s 的高波幅慢波,以双侧额叶和颞叶明显。头颅 MRI 扫描示双侧额叶内侧及双侧岛叶长 T$_1$、长 T$_2$信号。

2. 临床诊断:单纯疱疹病毒性脑炎。

3.病例分析:本例特点为青年女性,以发热、头疼急性起病;之后出现意识障碍、精神症状,伴尿失禁。查体除口唇疱疹外,余无明显阳性体征。脑脊液压力略高于正常,脑脊液白细胞及红细胞均高于正常;脑电图示双侧大脑弥漫性高波幅慢波,以双侧额叶和颞叶明显;头 MRI 扫描示双侧额叶内侧及双侧岛叶长 T_1、长 T_2 信号。

患者先有发热,之后出现意识障碍,精神症状,伴尿失禁,病变定位在大脑本身病变或内科系统并发脑病。以发热、头疼急性起病,内科系统心、肝、脾、肺无明显异常,尿常规及肝功能均正常,可以除外内科系统疾病并发脑病,大脑本身病变可能性大。脑电图及头 MRI 扫描证实病变在双侧大脑额叶和颞叶,这是单纯疱疹病毒最常侵袭的部位。脑脊液各项指标均高于正常,脑脊液的 HSV 阳性,考虑单纯疱疹病毒性脑炎。

【练习题及答案】

一、名词解释

1.意识障碍　2.意识模糊　3.谵妄　4.昏迷　5.持续性植物状态

二、问答题

意识水平下降是如何分类的?

答案:略。

(李其富)

十八、消瘦

消瘦(emaciation)是营养不良的主要表现,指各种原因所致的体重减轻超过正常(标准体重)10%的一种状态,常为器质性疾病的一种表现,极度消瘦者称为恶病质(cachexia)。

(一)病因及分类

一般轻微或短期疾病不会影响机体营养状态,消瘦多见于长期或严重疾病,常见病因有以下几个方面:

1.体质性消瘦　非进行性消瘦,常有家族史,一般无病因可查,缺乏器质性病变依据。

2.神经-内分泌及代谢性疾病　下丘脑综合征、垂体功能减退症、甲状腺功能亢进症、慢性肾上腺皮质功能减退症、糖尿病等。

3.恶性肿瘤　如食管癌、胃癌、肝癌、大肠癌、肺癌等各系统脏器恶性肿瘤,以胃肠道肿瘤最为常见。

4.慢性感染性疾病　如结核病、慢性化脓性感染、血吸虫病、寄生虫病、艾滋病等。

5.消化系统疾病　口腔、咽部疾病及慢性胃、肠、肝、胆、胰腺疾病。

6.药物　抗生素、氨茶碱、对氨基水杨酸、雌激素、甲状腺素等。

7.其他　重度创伤或烧伤、精神性厌食或神经性厌食也可引起消瘦。

(二)发病机制

消瘦的发病机制,主要是摄入不足和(或)消耗增加,具体如下:

1.摄入不足

(1)热量-蛋白质摄入不足:为满足正常生理需要,机体分解脂肪组织提供能量,分解蛋白质提供氨基酸作为糖原异生底物,引起消瘦。

(2)下丘脑损伤:引起腹外侧核嗜食中枢损害,而腹内侧核厌食中枢相对兴奋而拒食、厌食,引起消瘦。

（3）吞咽困难影响进食：包括口腔炎症、溃疡、损伤；咽、喉部炎症、水肿、结核、癌肿；食管炎症或狭窄、食管贲门癌肿、贲门失弛缓症或狭窄；脑神经麻痹、球麻痹；食管肌肉损伤，均可致吞咽困难，影响进食，引起消瘦。

（4）胃肠道疾病：如慢性胃炎、消化性溃疡、胃癌、幽门狭窄，不完全性肠梗阻、胃大部切除术后等，常使饮食摄入不足和（或）营养吸收减少而致消瘦。小肠是食物消化和吸收的主要场所，小肠病变致营养物质吸收障碍而消瘦。

（5）肝、胆及胰腺病变：由于胰腺外分泌和胆汁分泌不足或缺乏，使食物消化吸收障碍，引起消瘦。

（6）慢性感染：结核、血吸虫病、伤寒、慢性化脓性感染等导致食欲减退，摄入减少，引起消瘦。

（7）重要脏器慢性病变或功能衰竭：心功能不全致肝脏及胃肠道充血、水肿；肝硬化门脉高压致低蛋白血症及胃肠道淤血、水肿；肾功能衰竭致恶心、呕吐等，均影响食欲及营养吸收，引起消瘦。

（8）药物影响：如长期使用抗生素、氨茶碱、对氨基水杨酸、氯化铵、雌激素等可致上腹部胀满、食欲减退，进食减少，引起消瘦。

（9）厌食：情绪紊乱或长期节食，可出现精神性或神经性厌食，甚至呈拒食状态，进食减少，引起消瘦。

2.消耗增加

（1）恶性肿瘤：肿瘤生长迅速，能量消耗增加；肿瘤产生代谢毒素，使葡萄糖利用率降低，游离脂肪酸的氧化代谢增加，使氨基酸和乳酸盐向糖原异生增加，ATP无效消耗增多；中晚期多继发感染、出血、渗出，消耗增加。

（2）内分泌及代谢性疾病：如甲状腺功能亢进症、糖尿病、慢性肾病、嗜铬细胞瘤等，消耗增加，引起消瘦。

（3）长期腹泻：大量营养物质从消化道排出，出现消瘦，如慢性肠炎、慢性细菌性痢疾、溃疡性结肠炎、Crohn病、肠结核等。

（4）大面积烧伤、剥脱性皮炎时皮肤大面积糜烂，创面有大量血浆渗出，致能量损失。

（5）其他：长期发热、运动过量、长期失眠等可因能量消耗过度而消瘦。

（三）临床表现与鉴别要点

1.主要表现　体重减轻。

2.伴随症状

（1）伴有发热，多见于感染性疾病，如结核、艾滋病、布氏杆菌病、伤寒等，也可见于胶原病、恶性肿瘤等。

（2）伴有厌食，无发热，多见于肾上腺皮质功能减退（Addison病）、神经性厌食、吸毒、砷中毒、吸收不良综合征、尿毒症、肝功能衰竭、肿瘤等。

（3）伴有淋巴结肿大，多见于白血病、类肉瘤病、淋巴瘤、感染性疾病等。

（4）伴有腹部包块，多见于肝癌、胰腺肿瘤、消化道肿瘤、血液系统疾病（腹部包块为肿大脾脏）等。

（5）伴有食欲增加，多见于甲状腺功能亢进症、糖尿病，或服用过量甲状腺激素类药物等。

（6）伴有甲状腺肿大，多见于甲状腺功能亢进症，也要注意有无毒性甲状腺瘤所致的局限性甲状腺肿。

【问诊要点】

1.饮食情况 包括营养摄入、摄食总量及饮食结构等。

2.影响饮食摄入因素 包括口腔、咽、喉、食管、胃等病变,以及精神性厌食、神经系统疾病或其他全身疾病情况。

3.影响消化、吸收因素 包括消化道疾病、肝脏、胆道系统、胰腺、内分泌疾病等。

4.消耗增加因素 甲状腺疾病、糖尿病、慢性肾病、炎症性肠病、重大创伤、手术史等。

5.其他 服药、运动、睡眠情况,以及家族史(排除体质性消瘦)。

【病例分析】

1.病历摘要:患者,男性,62岁,消瘦2个月入院。近2个月来体重下降约5kg,伴有乏力,无腹痛、腹胀,无食欲减退,无解黑便。既往有胃溃疡病史5年,未规范治疗。查体:T 36.5℃,BP 120/65mmHg,贫血貌,双肺、心脏查体无异常。腹平软,上腹部有轻压痛,无反跳痛,肝、脾肋下未触及,肠鸣音正常。血常规:Hb 75g/L。大便常规+OB:黄色,OB(++)。

2.临床诊断:胃癌。

3.病例分析:患者男性,62岁,有胃溃疡病史多年,近期以消瘦为主要表现,伴有乏力,查体贫血貌、上腹部有压痛,血红蛋白下降,大便潜血阳性,考虑为胃癌,胃镜及病理活检可确诊。

参考文献

陈文彬,潘祥林.诊断学.第7版.北京:人民卫生出版社,2008.

(孙 龙)

第三章 体格检查

第一节 体格检查质量要求与注意事项

一、体格检查质量要求

体格检查(physical examination)是指医师运用自身感官和借助于检查工具,如体温计、血压计、听诊器、叩诊锤等,对具体患者或受检者从头到脚、全面系统、井然有序地进行全身各部位检查,从而获得第一手临床资料,是临床医生必备的基本功。全身体格检查内容应系统、全面,顺序要合理、流畅,以保证检查质量,基本要求如下。

1.检查内容全面、系统,有所侧重,为尽可能搜集完整的临床资料,满足住院病历书写规定的各项要求,体格检查内容务必全面、系统,并根据问诊资料有所侧重,需要重点检查的器官必须深入、细致(一般来说应该包括器官系统教学中要求的各项内容)。全身体格检查不是简单、机械地重复,而是在全面系统的基础上有所侧重,使检查内容既能涵盖住院病历的要求条目,又能重点深入患者的重要器官系统。

2.检查顺序合理、规范、流畅,体格检查应该从头到脚分段进行,合理、规范的逻辑顺序,不仅可最大限度地保证体格检查的效率和速度,而且也可大大减少患者不必要的体位更动,同时也方便检查者操作。

(1)以仰卧位患者为例:一般情况、生命体征→头、颈部→前、侧胸部(心、肺)→(患者取坐位)后背部(包括肺、脊柱、肾区、骶部)→(仰卧位)腹部→上肢、下肢→肛门直肠(根据病情需要)→外生殖器(根据病情需要)→神经系统(最后站立位)。

(2)以坐位患者为例:一般情况、生命体征→上肢→头颈部→后背部(包括肺、脊柱、肾区、骶部)→(患者取仰卧位)前胸部、侧胸部(心、肺)→腹部→下肢→肛门直肠(根据病情需要)→外生殖器(根据病情需要)→神经系统(最后站立位)。

(3)某些器官系统,如皮肤、淋巴结、神经系统,采取分段检查,统一记录。

3.遵循原则,适当调整,一般情况下,应严格遵循检查内容、顺序的基本原则。但在部分特殊情况下,允许根据具体受检者和(或)检查者的要求,酌情对个别检查顺序作适当调整。如甲状腺触诊,常需从受检者背后进行,因此,卧位的患者在坐位检查后胸时可再触诊甲状腺,予以补充;如检查前胸时,为了对发现的肺部体征有及时而全面的了解,也可立即检查后胸部,然后再检查其他部位;如为避免对肠鸣音的影响,腹部检查应把听诊放在第二位,以视、听、叩、触顺序更好;另外,四肢检查中,上肢检查习惯上是由手至肩,而下肢应由近及远进行。

4.根据病情需要,灵活操作。如急、危、重症患者,需要简单体检后立即着手救治,遗留的内容待病情稳定后再补充体检;不能坐起的患者,背部检查只能侧卧进行;肛门直肠、外生殖器的检查应根据病情需要确定是否检查,如确需检查应特别注意保护患者隐私。

5.强调边查边问边思考,以便核实补充,正确评价。对于客观评价检查结果的正常限度、临床意义,需要医生有扎实理论知识和丰富临床经验,有时需要重复的检查和核实,才能获得完整而正确的资料。

6.适当交流、融洽医患关系,检查过程中应与患者进行适当交流,不仅可以分散患者注意力,尽量放松以配合检查,而且还可以补充问诊病史资料,融洽医患关系,查到哪里,问到哪里,简单几个问题可十分自然而简捷地获取各系统患病的资料。另外,健康教育及精神支持也可在检查过程中体现。

7.掌握检查的进度和时间,一般应尽量在40min内完成。

8.适当解释、说明,检查结束时应与患者简单交谈,解释、说明重要发现,嘱患者应注意的事项或下一步的检查计划。但如对体征的意义把握不定,不要随便解释,以免增加患者思想负担或给下一步医疗工作造成紊乱。

二、体格检查的准备工作与注意事项

1.应以患者为中心,注重人文关怀,要关心、体贴、安慰患者,严肃认真,要有高度责任感和良好的医德修养。

2.检查过程中,应注意避免交叉感染。

3.医师仪表端正,举止大方得体,态度诚恳和蔼。

4.医师应站在患者右侧,检查前应有礼貌地自我介绍、简短交谈,说明检查原因、目的和要求,取得患者密切合作,检查结束后应对患者的配合表示感谢,有利于建立良好的医患关系。

5.检查患者时应采用自然光,室内温暖、安静;被检查部位充分暴露,未被检查部位适当遮盖。

6.全身体格检查应全面、系统,重点突出;检查手法应规范、轻柔。

7.建立规范的检查顺序,避免重复或遗漏,尽量避免反复翻动患者。通常情况下先进行生命体征和一般检查,然后按头、颈、胸、腹、脊柱、四肢、神经系统的顺序进行检查,病情需要时进行生殖器、肛门和直肠检查。另外,根据病情轻重及特殊检查需要,可适当调整检查顺序,以利于及时救治患者。

8.检查过程中,应注意左、右及相邻部位组织器官的对照检查。

9.根据病情变化应及时进行复查,有助于动态观察病情,补充和修正诊断。

(张　填)

第二节　全身体格检查的顺序及项目

全身体格检查应遵循一定逻辑顺序,根据质量要求和注意事项拟定检查项目,有利于全身检查筛查及完成住院病历规定的各项要求。医学生按此顺序及项目学习,积极动手,反复实践,可熟能生巧,灵活应用,并根据临床工作要求有所侧重、合理取舍。

一、一般状态及生命体征

1.准备及核对所需检查器械　包括必要的体温计、听诊器、血压计、压舌板等,以及根据实际情况可选择的耳镜、鼻镜、近视力表等。

2.自我介绍　介绍自己姓名、职务,并进行简短交谈以融洽医患关系。

3.观察患者全身状态或局部表现　如发育、营养、意识、面容、表情、体位、步态、皮肤、黏膜等情况,特殊部位需要借助检查器械(如耳、鼻镜等)进行观察。

4.洗手　检查过程中,应注意避免交叉感染,当受检者在场时洗手。

5.测量体温　一般采用腋测法,注意腋窝处应无制热或降温物品,擦干腋窝汗液,将体温计头端置于患者腋窝深处夹紧,10min 后读数并记录。特殊情况下可选择肛测法或口测法。

6.测量脉搏　双手同时触诊桡动脉至少 30s,检查其节律性及对称性。

7.测量呼吸　观察并记录患者呼吸节律性及呼吸频率,至少要观察 30s。

8.测量血压　严格把握操作规程,避免干扰因素,保证测量准确。

二、头部及颈部

1.观察头颅外形(大小、外形变化)、头发(颜色、曲直、疏密度、脱发类型及特点)、异常运动等。

2.触诊头颅(有无畸形、压痛、异常隆起)。

3.视诊双眼及眉毛(颜色、疏密度)。

4.分别检查左、右眼的近视力情况(用近视力表)。

5.检查下眼睑结膜、球结膜和巩膜(注意有无苍白、充血、出血点、黄染、分泌物等情况)。

6.检查泪囊(注意泪液通畅情况,有无分泌物)。

7.翻转上睑,检查上睑、球结膜和巩膜(注意有无苍白、充血、出血点、黄染、分泌物等情况)。

8.检查面神经运动功能(皱眉、闭目)。

9.检查眼球运动(依次检查左、左上、左下,右、右上、右下六个方向)。

10.检查瞳孔直接对光反射。

11.检查瞳孔间接对光反射。

12.检查瞳孔集合反射。

13.观察双侧外耳(耳廓、外耳道)、中耳(鼓膜、分泌物)及耳后区。

14.触诊双侧外耳(有无触痛、结节)及耳后区(乳突有无压痛)。

15.触诊颞颌关节及其运动情况。

16.分别检查双耳听力(摩擦手指,或用手表音,注意左右对比)。

17.观察外鼻(外形、皮肤情况)。

18.触诊外鼻。

19.观察鼻前庭、鼻中隔,有无偏曲、穿孔、异常分泌物、出血情况。

20.分别检查左右鼻道通气状态。

21.检查上颌窦,注意有无肿胀、压痛、叩痛等。

22.检查额窦,注意有无肿胀、压痛、叩痛等。

23. 检查筛窦,注意有无压痛。

24. 检查口唇(畸形、颜色、疱疹、皲裂、溃疡、色素沉着)、牙齿(龋齿、残根、缺齿、义齿)、舌(形态、舌质、舌苔、溃疡、运动、震颤、偏斜)。

25. 借助压舌板检查颊黏膜(发疹、溃疡、出血、色素沉着)、牙龈(色泽、肿胀、溢脓、溃疡、出血、铅线)。

26. 借助压舌板检查口咽部(色泽、分泌物、反射、悬雍垂是否居中、有无偏斜)及扁桃体(大小,充血、分泌物、假膜)。

27. 检查舌下神经,患者伸舌,观察有无伸舌偏斜、舌肌萎缩、肌束震颤。

28. 检查面神经运动功能,患者作露齿、鼓腮或吹口哨动作,观察其额纹、眼裂、鼻唇沟情况,以及口角偏斜、有无漏气等。

29. 检查三叉神经运动支,患者做咀嚼动作,触双侧嚼肌,对比双侧肌力,做张口动作或露齿,观察张口时下颌有无偏斜。

30. 检查三叉神经感觉支(上、中、下三支,注意两侧及内外对比,同时确定感觉障碍区)。

31. 充分暴露颈部。

32. 检查颈部外形(是否对称)、颈静脉充盈(充盈情况、肝颈静脉回流征)、和颈动脉搏动情况。

33. 检查颈椎屈曲及左右活动情况,有无颈强直。

34. 检查副神经,患者做耸肩及对转头运动,施以一定阻力,对比两侧肌力。

35. 触诊耳前淋巴结。

36. 触诊耳后淋巴结。

37. 触诊枕后淋巴结。

38. 触诊颌下淋巴结。

39. 触诊颏下淋巴结。

40. 触诊颈前淋巴结浅组。

41. 触诊颈后淋巴结。

42. 触诊锁骨上淋巴结。

注:触诊以上淋巴结时,要求按照一定顺序,如有肿大应描述其部位、大小、数目、压痛、硬度、移动性或黏连情况,以及局部皮肤有无红肿、波动感、瘘管、瘢痕等情况。

43. 触诊甲状软骨。

44. 触诊甲状腺峡部。

45. 触诊甲状腺侧叶。

注:触诊比视诊更能明确甲状腺的轮廓及病变性质,有利于了解、判断甲状腺有无增厚、增大、肿块,注意甲状腺肿大分度情况。

46. 分别触诊左右颈总动脉,注意左右对比。

47. 触诊气管位置,判断是否居中或偏移。

48. 听诊颈部(甲状腺、血管)杂音。

(孙　龙)

三、胸部

(一)胸肺部

1. 视诊　①胸壁静脉;②胸廓外形;③乳房及乳头、皮肤;④呼吸运动、频率、节律。

2. 触诊　①胸壁压痛;②乳房压痛、包块;③胸廓扩张度;④语音震颤;⑤胸膜摩擦感。

3. 叩诊

(1)叩诊方法:间接叩诊、直接叩诊。

(2)辨别各种叩诊音:①清音;②浊音;③实音;④鼓音;⑤过清音。

(3)叩诊:①肺上界(肺尖宽度)叩诊,由肺尖部开始,自上而下进行叩诊,比较两侧对称部位的叩诊音;②肺下界叩诊,沿锁骨中线、腋中线及肩胛下角线,自上而下叩诊,由清音变为浊音即为下界。

4. 听诊

(1)听诊法:间接听诊法,利用听诊器听诊。

(2)听诊顺序:听诊的次序自肺尖开始,自上而下,自前面而侧面(自腋窝向下行),要进行两侧对称部位的对照比较听诊。

(3)正常呼吸音:应熟悉三种呼吸音的特点,即①支气管呼吸音;②肺泡呼吸音;③支气管肺泡呼吸音。听诊时,注意声音性质及吸气期声音的强弱、音调的高低及时相的长短。

(4)异常呼吸音:①异常支气管呼吸音;②异常肺泡呼吸音;③异常支气管肺泡呼吸音。

(5)啰音:①湿啰音;②干啰音。

(6)语音共振。

(7)胸膜摩擦音。

(二)心脏检查

1. 视诊　心前区有无隆起,心尖搏动(位置、强度、范围、节律、负向心尖搏动、心前区其他部位有无搏动)。

2. 触诊　除可进一步确定心尖搏动的位置外,还可判断心尖区的抬举样搏动,检查心前区有无异常搏动、震颤(部位、时期)及心包摩擦感(部位)。

3. 叩诊　叩诊心脏的相对浊音界,以确定心界大小、形状及心脏在胸腔内的位置。检查者以指指叩诊法,顺序应先左心界后右心界,由外向内,自下而上。

4. 听诊

(1)正常心脏听诊内容与方法:包括①听诊心率(每分钟心跳次数);②节律(是否整齐、有无早搏);③心音(正常、增强、减弱、性质改变、分裂);④额外心音(舒张早期、舒张晚期奔马律、开瓣音、心包叩击音、收缩期额外心音);⑤杂音;⑥心包摩擦音。

(2)听诊部位及顺序:①二尖瓣区,位于心尖搏动最强点,又称心尖区;②肺动脉瓣区,在胸骨左缘第 2 肋间;③主动脉瓣区,在胸骨右缘第 2 肋间;④主动脉瓣第二听诊区,在胸骨左缘第 3 肋间;⑤三尖瓣区,在胸骨下端左缘,即胸骨左缘第 4、5 肋间。

听诊顺序:心尖区开始→肺动脉瓣区→主动脉瓣区→主动脉瓣第二听诊区→三尖瓣区。

(三)血管检查

1. 视诊　颈静脉搏动、肝颈静脉反流征、毛细血管搏动征。

2. 触诊　选桡动脉,观察脉率、脉律、脉管紧张度与动脉壁状态、脉搏强弱和波形变化,有无水冲脉、毛细血管搏动征。

3.听诊　听颈部、胸部、腹部有无血管杂音,股动脉有无枪击音、杜氏双重音。

4.血压的测量。

（顾申红）

四、腹部

1.正确充分暴露全腹,上至剑突,下至耻骨联合。

2.请受检者取低枕仰卧位,双手自然置于身体两侧,屈膝,放松腹肌,平静腹式呼吸。

3.观察腹部外形(对称、平坦、膨隆、凹陷)、皮肤(有无皮疹、条纹、色素、瘢痕)、脐(凹陷、突出)及腹式呼吸等情况。

4.听诊肠鸣音至少1min,注意有无增强、减弱、消失或金属音。

5.听诊腹部有无血管杂音,特别要注意动脉性杂音。

6.浅触诊全腹部,一般自左下腹开始逆时针方向至右下腹,再至脐部,依次触诊腹部各区。浅部触诊使腹壁下陷约1.0cm,检查腹壁的紧张度、抵抗感、表浅的压痛、包块、搏动和腹壁上的肿物等情况。

7.深触诊全腹部,检查顺序同腹部浅触诊,但深部触诊法使腹壁下陷至少2.0cm,有时需要4.0~5.0cm,以了解腹腔内脏器情况,检查压痛、反跳痛和腹腔内肿物等情况。

8.在右锁骨中线上分别采用单手触诊法、双手触诊法触诊肝脏;在前正中线上双手法触诊肝脏,触诊到肝脏时,注意描述肝脏的大小(肝下缘位置)、质地、表面、形态及有无压痛、搏动、震颤和摩擦感等。

9.检查肝颈静脉回流征,嘱患者卧床,头垫高枕,张口呼吸,避免Valsalva憋气动作,检查者右手掌面轻贴于肝区,逐渐加压,持续10s,同时观察颈静脉怒张程度。

10.在右肋缘下、腹直肌外缘处采用单手滑行触诊法或钩指触诊法触诊胆囊;检查Murphy征情况。

11.双手法触诊脾脏,如未能触及脾脏,嘱受检者右侧卧位,再触诊脾脏,触诊到脾脏时,需要描述脾脏的大小、表面情况、质地、边缘、有无压痛以及摩擦感等方面内容。注意脾肿大的测量法及分度。

12.双手法触诊双侧肾脏,如能触及肾脏,要注意描述其大小、形态、硬度、表面状态、敏感性和移动性等方面内容。

13.单手滑行触诊法触诊膀胱。

14.检查腹部触觉(或痛觉),注意左右对比。

15.检查腹壁反射,注意左右对比。

16.叩诊全腹,一般多采用间接叩诊法。

17.叩诊肝上界:一般沿右锁骨中线、右腋中线和右肩胛线,由胸部肺区向下叩向腹部,当清音转为浊音时,即为肝上界。

18.叩诊肝下界:一般沿右锁骨中线或前正中线,由腹部鼓音区向上叩,当鼓音变为实音时即为肝下界。

19.检查肝脏有无叩击痛:以左手掌平放在右季肋部(肝区),右手握空拳用由轻到中等的力量叩击左手背,正常情况下肝区无叩击痛。

20.检查移动性浊音:采用间接叩诊法,自腹中部脐水平开始向患者左侧叩诊,当鼓音变浊音时,扳指固定不动,嘱患者取右侧卧位,再次叩诊,浊音变为鼓音,表明浊音移动;同样方法继续向患者右侧叩诊,当鼓音变浊音后扳指不动,再嘱患者左侧卧位,以核实浊音是否移动。

21.大量腹水患者需要检查液波震颤。

22.考虑幽门梗阻或胃扩张患者,注意检查振水音。

　　　　　　　　　　　　　　　　　　　　　　　　　　　•　　　（孙　龙）

五、脊柱四肢、四肢

(一)脊柱检查

1.脊柱弯曲度　是否有畸形:①脊柱侧凸;②驼背;③前凸。

2.脊柱活动度　包括①屈曲;②伸展;③侧屈;④旋转。

3.脊柱压痛与叩击痛。

4.脊柱检查的几种特殊试验

(1)颈椎特殊试验:①Jackson 压头试验;②Fenz 氏试验;③颈静脉加压试验;④旋颈试验。

(2)腰骶椎特殊试验:①摇摆试验;②拾物试验;③Lasegue 征;④Linder 征;⑤骨神经牵拉试验。

(二)上肢

1.上肢长度　目测法;尺测法。

2.肩关节

(1)视诊:①外形;②活动度;③搭肩试验。

(2)触诊:有无压痛。

3.肘关节

(1)视诊:①外形;②活动度。

(2)触诊:皮肤温度,有无肿块,有无压痛,有无淋巴结肿大。

4.腕关节及手

(1)视诊:外形:①手的自然休息姿势;②手的功能位置;③腕关节及手指;④腕关节及手的几种特征性改变:腕垂症、猿掌、爪形手、餐叉样畸形、杵状指、匙状甲、梭状指。运动:腕关节及各手指关节活动范围。

(2)触诊:有无感觉障碍。

(三)下肢

1.髋关节

(1)视诊:步态:①跛行:短肢跛行、疼痛性跛行;②鸭步;③呆步。畸形:①内收畸形;②外展畸形。活动度:髋关节活动范围。其他:腹股沟、臀肌、髋关节周围皮肤。

(2)触诊:①髋关节周围;②"4"字征。

2.膝关节

(1)视诊:外形:①膝外翻(X 形腿);②膝内翻(O 形腿)。局部:肿大、肌萎缩、皮肤红肿。

(2)触诊:压痛;肿块;摩擦感;活动度。

几种特殊试验:①浮髌试验;②拇指指甲滑动试验;③侧方加压试验。

3.踝关节与足

(1)视诊:肿胀:①匀称性肿胀;②局限性肿胀;③局限性隆起。畸形:①扁平足;②高弓足;

③马蹄足;④跟足畸形;⑤足内翻;⑥足外翻。

（2）触诊:压痛点,其他:跟腱张力;足底筋膜挛缩;足背动脉搏动。活动度:①踝关节;②跟距关节;③跗骨关节;④跖趾关节。

（王淑荣）

六、肛门、直肠与外生殖器

（一）肛门、直肠（仅必要时检查）

1.嘱受检者左侧卧位,左腿伸直,右腿向腹部屈曲。

2.视诊观察肛门、肛周、会阴区情况,有无异常分泌物、皮疹、瘘管、痔疮、直肠脱垂。

3.戴上手套,食指涂以润滑剂行直肠指检,让患者行深呼吸,先以指腹轻按压肛门,再缓慢插入直肠内,有顺序地上下左右全面检查。

4.检查完毕后取出指套,有无脓血等分泌物,必要时送检。

（二）外生殖器检查（仅必要时检查）

1.解释检查必要性,消除顾虑,注意保护隐私。

2.确认膀胱已排空,受检者仰卧位。

男性:

1.视诊阴毛、阴茎、冠状沟、龟头、包皮、尿道外口情况。

2.视诊阴囊,必要时作提睾反射检查。

3.触诊双侧睾丸、附睾、精索情况。

女性:

1.视诊阴毛、阴阜、大小阴唇、阴蒂情况。

2.视诊尿道口及阴道口情况。

3.触诊阴阜及大、小阴唇。

4.触诊尿道旁腺、巴氏腺。

（孙　龙）

七、神经反射

（一）浅反射

1.角膜反射;

2.腹壁反射;

3.提睾反射;

4.跖反射。

（二）深反射

1.肱二头肌反射;

2.肱三头肌反射;

3.桡骨膜反射;

4.踝反射;

5.膝反射。

（三）病理反射

1.巴宾斯基（Babinski）征；

2.查多克（Chaddock）征；

3.奥本海姆（Oppenheim）征；

4.戈登（Cordon）征；

5.霍夫曼（Hoffman）征；

6.阵挛：①踝阵挛；②髌阵挛。

（四）脑膜刺激征

1.颈强直；

2.克尼格（Kernig）征；

3.布鲁金斯基（Brudzinski）征。

（王淑荣）

第三节　体格检查规范化操作

体格检查是指医生运用自己的感观，并借助一些简单的工具，了解人体身体状况，发现患者阳性体征的最基本的检查方法。

一、基本检查

（一）体格检查的基本方法

1.视诊　视诊是指检查者用眼睛观察患者的全身或局部变化的一种诊断方法。它的内容主要包括两部分：

（1）全身一般状态和体征的检查，如发育、营养、意识、状态、面容、体位、步态、姿势等。

（2）局部的改变，如皮肤、黏膜、眼、耳、鼻、口、舌、头颈、胸廓、腹部、肌肉、骨骼、关节外形等。特殊部位的视诊还可以借助某些仪器如耳镜、鼻镜、检眼镜及内镜等进行检查。视诊简便易行，适用范围广，常能为我们提供许多重要的诊断依据和线索。

2.触诊　触诊是指检查者通过用手接触被检查部位的感觉来进行临床判断的一种诊断方法。它主要包括浅部触诊法和深部触诊法两种方法。

（1）浅部触诊法：浅部触诊时，将一手放在被检查的部位，以掌指关节和腕关节协同动作进行旋转或滑动式轻压触摸。浅部触诊一般用于检查腹部有无压痛、抵抗感、搏动、包块和某些肿大脏器等，还可以用于检查和评估体表浅在病变如关节、软组织、浅部动脉、静脉、神经、阴囊、精索等。此方法也是深部触诊的准备步骤。见图 3-3-1。

（2）深部触诊法：深部触诊时，将手指并拢，当被检查者吸气完毕开始呼气时，检查者单手或两手重叠由浅入深，将手指的末端逐渐压向深层，以感觉腹腔病变和脏器情况。常用的方法主要包括：①深部滑行触诊法：检查时让被检查者平静呼吸，尽量保持腹肌松弛。检查者用右手并拢的二、三、四指平放在腹壁上，以手指末端逐渐触向腹腔的脏器或包块，在被触及的包块上作上下左右滑动触摸，如为肠管或索条状包块，应向与包块长轴相垂直的方向进行滑动触诊。这种触诊方法常用于腹腔深部包块和胃肠病变的检查。②双手触诊法：将左手掌置于被检查脏器或包块的背后部,右手中间三指并拢平置于腹壁被检查部位,左手掌向右手方向托起,使被检查的脏器或包块位于双手之间,并更接近体表,有利于右手触诊检查。主要用于肝、脾、肾和腹腔肿物的检查。③深压触诊法:用一个或两个并拢的手指逐渐深压腹壁被检查部位,用于检查腹腔深部病变的部位或确定腹腔的压痛点,如阑尾压痛点、胆囊压痛点、输尿管压痛点等。检查反跳痛时,在手指深压的基础上迅速将手抬起,并询问被检查者是否感觉疼痛加重或注意观察面部是否出现痛苦表情。④冲击触诊法:又称为浮沉触诊法。检查时,右手并拢的示、中、环三个手指取 70°~90°角,放置于腹壁拟检查的相应部位,做数次急速而较有力的冲击动作,在冲击腹壁时指端会有腹腔脏器或包块浮沉的感觉。这种方法一般只用于大量腹水时肝、脾及腹腔包块难以触及者。冲击触诊有时会使被检查者感到不适,故应避免操作时用力过大。见图 3-3-2。

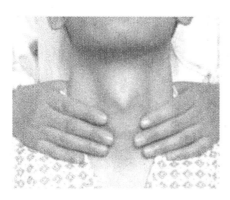

图 3-3-1　浅部触诊法

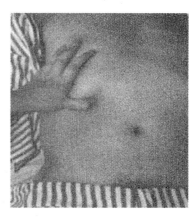

图 3-3-2　深压触诊法

3.叩诊　叩诊是用手指叩击身体表面某部,使之震动而产生音响,根据震动和声响的特点来判断被检查部位的脏器状态有无异常的一种诊断方法。

(1)叩诊方法:①直接叩诊法:检查时将右手的中间三指并拢,用其掌面直接拍击被检查部位,借助于拍击的反响和指下的震动感来判断病变情况的方法。适用于胸部或腹部面积较广泛的病变,如胸膜黏连或增厚、大量胸水或腹水及气胸等。②间接叩诊法:将左手中指第二指节紧贴于叩诊部位,其他手指稍微抬起,勿与体表接触;右手指自然弯曲,用中指指端叩击左手中指末端指关节处或第二节指骨的远端,叩击方向应与叩诊部位的体表垂直。叩诊时应以腕关节与掌指关节的活动为主,避免肘关节和肩关节参与运动。叩击动作要灵活、短促、富有弹性。叩击后右手中指应立即抬起,以免影响对叩诊音的判断。在同一部位叩诊可连续叩击 2~3 下,若未获得明确印象,可再连续叩击 2~3 下。主要用来确定心脏、肝脏的绝对浊音界。见图 3-3-3。

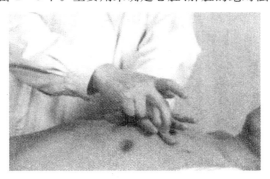

图 3-3-3　间接叩诊法

（2）叩诊音：叩诊时被叩击部位产生的反响称为叩诊音。叩诊音主要取决于被叩击的人体各部器官或组织构造的致密度、弹性、含气量，以及与体表的距离。叩诊音根据音响的强弱、长短、高低，可以分为清音、浊音、鼓音、实音、过清音五种：①清音：清音的频率约为100~128次/s，振动持续时间较长，音响不一致。它是正常肺部的叩诊音。②浊音：一种音调较高，音响较弱，振动持续时间较短的非乐性叩诊音。常是正常心、肝、肺交界处的叩诊音，或在病理状态下如肺炎（肺组织含气量减少）的叩诊音。③鼓音：是一种如同击鼓声的和谐乐音，音响比清音更强，振动持续时间也较长，在叩击含有大量气体的空腔脏器时出现。正常情况下可见于左下胸的胃泡区及腹部，病理情况下可见于肺内空洞、气胸、气腹等。④实音：是一种音调较浊音更高、音响更弱、振动持续时间更短的非乐性音。正常情况下见于叩击肌肉、心脏、肝脏的绝对浊音区，病理情况下见于大量胸腔积液或肺实变等。⑤过清音：是介于鼓音与清音之间的一种类乐性音，音调较清音低，音响较清音强，属于鼓音范畴的一种变音。病理情况下常见于肺组织含气量增多、弹性减弱时，如肺气肿。正常儿童可叩出相对过清音。

4.听诊　是检查者直接用耳或借助于听诊器，以听取被检查者身体各部分活动时发出的声音并判断正常或异常的一种诊断方法。听诊的方法分为：

（1）直接听诊法：检查者直接将耳贴附于被检查者的体壁上进行听诊的方法，这种方法所能听到的体内声音很弱，目前已少用。

（2）间接听诊法：用听诊器进行听诊的一种检查方法，听诊效果好，可以通过听诊器对器官活动的声音进行放大，并且能阻断环境中的噪音。应用范围较广，除用于心、肺、腹的听诊外，还可以用于听取其他部位的血管音等。

5.嗅诊　嗅诊是通过鼻嗅被检查者的皮肤、黏膜、呕吐物、分泌物、排泄物、脓液等气味，并进行临床判断的一种诊断方法。比如正常汗液无特殊的强烈刺激气味；而酸性汗液见于长期服用阿司匹林、水杨酸等解热镇痛药物和风湿热的患者。正常痰液无特殊气味，若呈恶臭味，提示厌氧菌感染，见于支气管扩张症或肺脓肿；恶臭的脓液可见于气性坏疽。呕吐物出现粪便味可见于长期剧烈呕吐或肠梗阻患者；粪便具有腐烂性臭味，见于消化不良或胰腺功能不良者；腥臭味粪便见于细菌性痢疾；肝腥味粪便见于阿米巴性痢疾。呼吸呈刺激性蒜味见于有机磷杀虫药中毒；烂苹果味见于糖尿病酮症酸中毒者；氨味见于尿毒症；肝腥味见于肝性脑病者。

（陈小盼）

二、淋巴结及头颈部检查

【淋巴结检查】
淋巴结分布于全身，有深浅淋巴结，一般体格检查仅能检查浅表淋巴结。
（一）浅表淋巴结分布
1.头颈部
（1）耳前部淋巴结：位于耳屏前方。
（2）耳后部淋巴结：又称乳突淋巴结，位于耳后乳突表面，胸锁乳突肌止点处。
（3）枕部淋巴结：位于枕部皮下，斜方肌起点与胸锁乳突肌止点之间。
（4）颌下部淋巴结：位于颌下腺附近，在下颌角与颏部的中间部位。
（5）颏下淋巴结：位于颏下三角内，下颌舌骨肌表面，两侧下颌舌骨前端中点后方。

(6)颈前淋巴结:位于胸锁乳突肌表面及下颌角处。

(7)颈后淋巴结:位于斜方肌前缘。

(8)锁骨上淋巴结:位于锁骨与胸锁乳突肌所形成的夹角处。见图3－3－4。

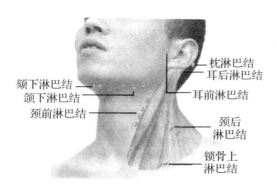

图3－3－4 头颈部淋巴结

2.上肢

(1)腋窝淋巴结:是上肢最大的淋巴结组群,可分为5群,包括①腋尖淋巴结群,位于腋窝顶部;②中央淋巴结群,位于腋窝内侧壁近肋骨及前锯肌处;③胸肌淋巴结群,位于胸大肌下缘深部;④肩胛下淋巴结群,位于腋窝后皱襞深部;⑤外侧淋巴结群,位于腋窝外侧壁。见图3－3－5。

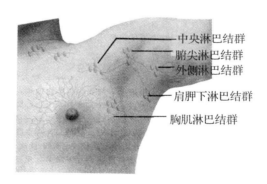

图3－3－5 腋窝淋巴结

(2)滑车上淋巴结:位于上臂内侧,肱骨内上髁上方3~4cm处,肱二头肌与肱三头肌之间的间沟内。

3.下肢

(1)腹股沟淋巴结:位于腹股沟韧带下方股三角内,分为上下两群,包括①上群,又称腹股沟韧带淋巴结横组或水平组,位于腹股沟韧带下方,与韧带平行排列;②下群,又称腹股沟韧带淋巴结纵组或垂直组,位于大隐静脉上端,沿静脉走向排列。见图3－3－6。

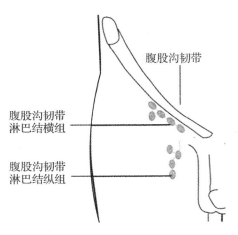

腹股沟韧带

腹股沟韧带
淋巴结横组

腹股沟韧带
淋巴结纵组

图 3 - 3 - 6 　腹股沟淋巴结

(2)腘窝淋巴结:位于小隐静脉和腘静脉的汇合处。

(二)检查方法

触诊淋巴结的检查方法,检查者将示、中、环三指并拢,其指腹平放于被检查部位的皮肤上,进行滑动触诊,即指腹按压的皮肤与皮下组织之间的滑动,滑动的方式应取相互垂直的多个方向或转动式滑动。

1.头颈部淋巴结检查

(1)被检查者体位、姿势:被检查者取坐位或仰卧位,头稍低或偏向检查侧,放松肌肉,有利触诊。

(2)检查者手势:医师手指紧贴检查部位,由浅及深进行滑动触诊。

(3)检查顺序:一般顺序为耳前、耳后、枕部、颌下、颏下、颈前、颈后及锁骨上淋巴结。

2.上肢淋巴结检查

(1)腋窝淋巴结检查:①体位、姿势,检查腋窝时面对被检查者,检查者应一手握被检查者手腕,将其前臂稍外展;②检查者手法,以右手触诊被检查者左侧腋窝,左手检查右侧腋窝,检查腋窝 5 组淋巴结;③检查顺序,尖群、中央群、胸肌群、肩胛下群和外侧群。

(2)滑车上淋巴结检查:①左臂滑车上淋巴结检查方法,检查者左手握住被检查者左腕,用右手四指从其上臂外侧伸至肱二头肌内侧,于肱骨内上髁上 3~4cm 上下滑动触摸滑车上淋巴结;②右臂滑车上淋巴结检查方法,检查者右手握住被检查者右腕,用左手四指从其上臂外侧伸至肱二头肌内侧,于肱骨内上髁上 3~4cm 上下滑动触摸滑车上淋巴结。

3.下肢淋巴结检查

(1)腹股沟淋巴结检查:①体位、姿势,被检查者平卧,检查者站在被检查者右侧;②检查者手法,右手四指并拢,以指腹触及腹股沟,由浅及深滑动触诊,先触摸腹股沟韧带下方横组淋巴结,再触摸腹股沟大隐静脉处纵组淋巴结。左、右腹股沟对比检查。

(2)腘窝淋巴结检查:膝关节后方进行滑动触诊。

体检时注意与患者沟通取得其配合,注意检查内容、顺序及方法,尽量减少患者变换体位的次数,触及淋巴结时应注意肿大淋巴结的部位、数目、大小、压痛、硬度、活动度、有无黏连,局部皮肤有红肿、瘘管及瘢痕等。

（三）临床意义

局限性淋巴结肿大的原因有以下几种：

1.非特异性淋巴结炎　由引流区域的急慢性炎症所引起。如化脓性扁桃体炎、齿龈炎可引起颈部淋巴结肿大。一般初起时肿大淋巴结柔软，有压痛、表面光滑、无黏连，肿大到一定程度可停止。慢性炎症时则较硬，当炎症消散后可逐渐缩小或消退。

2.淋巴结结核　肿大的淋巴结常发生在颈部血管周围，大小不等，多发性，质地稍硬，可互相黏连或与周围组织黏连，如内部发生干酪性坏死，则可触及波动感。晚期破溃后形成瘘管，愈合后可形成瘢痕。

3.恶性肿瘤淋巴结转移　转移淋巴结质地坚硬，或有橡皮样感，一般无压痛，与周围组织黏连。胃癌多向左侧锁骨上窝淋巴结转移，因该处为胸导管进入颈静脉的入口，这种肿大的淋巴结称为 Virchow 淋巴结，为胃癌、食管癌的转移标志。

全身性淋巴结肿大可见于传染性单核细胞增多症、淋巴瘤、各型急慢性白血病等疾病，其特点是淋巴结肿胀的部位可以遍及全身，大小不等，无黏连，活动度较好。

【头颈部检查】

（一）头部

1.头发　要注意颜色、疏密度、脱发的类型与特点。

2.头皮　需分开头发观察头皮颜色、头皮屑，有无头癣、血肿及瘢痕等。

3.头颅　应注意大小、外形。头颅的大小以头围来衡量，头围在发育阶段的变化为：新生儿约 34cm，到 18 岁可达 53cm 或以上。

4.头部异常活动　包括①头部活动受限，见于颈椎疾患；②头部不随意地颤动，见于震颤麻痹；③与颈动脉搏动一致的点头运动，称 Musset 征，见于严重主动脉瓣关闭不全。

（二）颜面及其器官

1.眼　眼睛的检查，临床主要包括下列内容。

(1)眼球运动：检查者置目标物，如棉签或手指尖，于受检查者眼前 30～40cm，告之受检者头部不动，眼球随目标物方向移动，一般按左、左上、左下、右、右上、右下 6 个方向的顺序进行(呈"H"型)。

(2)直接和间接对光反射：包括①直接对光反射是将光源直接照射被检查者瞳孔，观察瞳孔变化；②间接对光反射是指光线照射一眼时，另一眼瞳孔立即缩小，移开光线，瞳孔扩大。间接对光反射检查时，应以一手挡住光线，以防光线照射到要检查之眼而形成直接对光反射。

(3)辐辏反射：告之被检查者注视检查者手指。检查者手指自被检查者前面 1m 远处，匀速向被检查者鼻前移动，至 10cm 前停止。观察被检查者两侧瞳孔缩小及两眼聚合情况。

(4)眼球震颤检查：告之被检查者头部不动，眼球随医师手指所示方向垂直、水平运动数次，观察眼球是否出现一系列有规律的快速往返运动。

2.耳

(1)外耳：包括①耳廓，注意耳廓的外形、大小、位置、外伤疤痕、红肿、瘘口等；②外耳道，注意皮肤是否正常，有无溢液。

(2)中耳：观察鼓膜是否穿孔，注意穿孔位置，如有溢脓并有恶臭，可能为胆脂瘤。

(3)乳突：化脓性中耳炎引流不畅时可蔓延为乳突炎，检查时可发现耳廓后方皮肤有红肿，乳突有明显压痛。

(4)听力：听力减退见于耳道有耵聍或异物、听神经损害、中耳炎、耳硬化等。

3.鼻

(1)鼻的外形:视诊时注意鼻部皮肤颜色和鼻外形的改变。

(2)鼻中隔:鼻中隔明显偏曲,并产生呼吸障碍,称为鼻中隔偏曲,严重者可引起神经性头痛。鼻腔慢性炎症、外伤等可引起鼻中隔穿孔。

(3)鼻出血:多为单侧,见于外伤、鼻腔感染、局部血管损伤、鼻咽癌、鼻中隔偏曲等。双侧出血则多由全身性疾病引起。

(4)鼻腔分泌物:鼻腔黏膜受到各种刺激产生过多的分泌物。清稀无色的分泌物为卡他性炎症,黏稠发黄或发绿的分泌物为鼻或鼻窦的化脓性炎症所引起。

(5)鼻窦:鼻窦为鼻腔周围含气的骨质空腔,共四对,包括①上颌窦;②额窦;③筛窦;④蝶窦。鼻窦炎时出现鼻塞、流涕、头痛和鼻窦压痛。见图3-3-7。

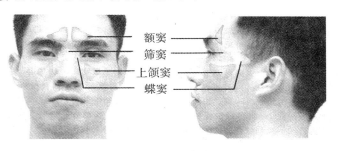

额窦
筛窦
上颌窦
蝶窦

图3-3-7 鼻窦

4.口

(1)口唇:口唇呈苍白,见于贫血、虚脱、主动脉瓣关闭不全等;口唇颜色深红,见于急性发热性疾病;口唇发绀,见于心力衰竭和呼吸衰竭等。

(2)口腔黏膜:正常口腔黏膜光洁呈粉红色。出现黏膜下出血点或瘀斑,见于各种出血性疾病或维生素C缺乏。

(3)牙齿:应注意有无龋齿、残根、缺齿和义齿等。

(4)牙龈:正常牙龈呈粉红色,质韧且与牙颈部紧密贴合。牙龈缘出血常为口腔内局部因素引起,如牙石等,也可由全身性疾病所致。

(5)舌:临床典型表现有①草莓舌,见于猩红热或长期发热患者;②牛肉舌,见于糙皮病;③镜面舌,亦称光滑舌,见于缺铁性贫血、恶性贫血及慢性萎缩性胃炎。

(6)咽部及扁桃体:咽部分为鼻咽、口咽、喉咽。其中扁桃体位于口咽内。扁桃体分度:Ⅰ度指扁桃体增大不超过咽腭弓;Ⅱ度指扁桃体增大超过咽腭弓;Ⅲ度指扁桃体增大达到或超过咽后壁中线。见图3-3-8。

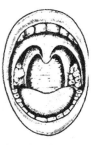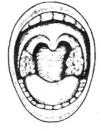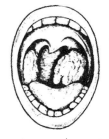

Ⅰ度扁桃体肿大　　　　Ⅱ度扁桃体肿大　　　　Ⅲ度扁桃体肿大

图3-3-8 扁桃体肿大分度

　　咽部及扁桃体检查方法：让受检者张口，检查者用压舌板将舌的前 2/3 与后 1/3 交界处向下压，同时嘱受检者发出"啊"音，此时软腭上抬，在照明配合下，即可见软腭、悬雍垂、咽腭弓、舌腭弓、扁桃体及咽后壁。

（三）颈部

1.颈部血管

　　（1）颈静脉：正常人立位或坐位时颈静脉不显露，平卧时稍见充盈，充盈水平限于锁骨上缘至下颌角距离的下 2/3 以内。在坐位或半坐位时，如颈静脉明显充盈、怒张或搏动，为异常现象，提示颈静脉压升高，见于右心衰竭、心包积液、缩窄性心包炎、上腔静脉阻塞综合征等情况。

　　（2）颈动脉：正常人颈动脉的搏动，只在剧烈活动后可见，且很微弱。检查者以拇指置颈动脉搏动处（在甲状软骨水平胸锁乳突肌内侧）触之并比较两侧颈动脉搏动。在安静状态下出现颈动脉的明显搏动，多见于主动脉瓣关闭不全、高血压、甲状腺功能亢进及严重贫血患者。

2.**甲状腺**　甲状腺位于甲状软骨下方和两侧，柔软不易触及。甲状腺检查法，主要有视诊、触诊、听诊。

　　（1）视诊：观察甲状腺的大小和对称性。

　　（2）触诊：触诊包括甲状腺峡部和甲状腺侧叶的检查。

　　①甲状腺峡部：位于环状软骨下方第二至第四气管环前面。检查者站于受检查者前面，用拇指（或站受检者后面用示指）从胸骨上切迹向上触摸，可触到气管前软组织，判断有无增厚，此时请受检者做吞咽动作，可感到此软组织在手指下滑动，判断有无增大和肿块。

　　②甲状腺侧叶：两种触诊法，包括①前面触诊，一手拇指施压于一侧甲状软骨，将气管推向对侧，另一示、中指在对侧胸锁乳突肌后缘向前推挤甲状腺侧叶，拇指在胸锁乳突肌前缘触诊，受检者配合吞咽动作，重复检查，可触及被推挤的甲状腺（见图 3-3-9）。用同样方法检查另一侧甲状腺。注意在前位检查时，检查者拇指应交叉检查对侧，即右拇指查左侧，左拇指检查右侧。②后面触诊：被检者取坐位，检查者站在受检者后面，一手示、中指施压于一侧甲状软骨，将气管推向对侧，另一手拇指在对侧胸锁乳突肌后缘向前推挤甲状腺，示、中指在其前缘触诊甲状腺。受检者配合吞咽动作，重复检查。用同样方法检查另一侧甲状腺。

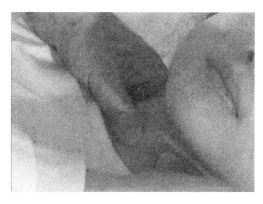

图 3-3-9　甲状腺侧叶前面触诊

　　（3）听诊　触到甲状腺肿大时，用钟形听诊器听诊，如听到低调的连续性静脉"嗡鸣"音，对诊断甲状腺功能亢进症很有帮助。

　　甲状腺肿大可分三度：Ⅰ度，指不能看出肿大但能触及者；Ⅱ度，指能看到肿大又能触及，但在胸锁乳突肌以内者;Ⅲ度,指超过胸锁乳突肌外缘者。

【练习题及答案】

1. 发现淋巴结肿大应如何描述?

2. 肺癌、乳癌各易转移至何处浅表淋巴结?

3. 两侧瞳孔(针尖瞳)说明什么问题?

4. 试述扁桃体肿大如何分度。

5. 试述甲状腺肿大如何分度。

答案:1.略。2.肺癌:右侧锁骨上窝或腋窝淋巴结群;乳癌:腋窝、锁骨下、胸骨旁淋巴结。3.见于虹膜炎、有机磷杀虫药中毒、毛果芸香碱药物反应。4.5.略。

(曾江正)

三、胸部检查

【胸肺部】

(一)视诊

1. 胸部视诊　　胸部的体表标志:包括骨骼标志、垂直线标志、自然陷窝、肺和胸膜的界限。

(1)骨性标志:包括①胸骨角,胸骨柄与胸骨体的连接处,其两侧分别与左右第二肋软骨相连接,平气管分叉、心房上缘、上下纵隔交界、第4胸椎下缘;②肩胛骨,被检查者双臂下垂,肩胛下角平第7肋骨水平或第7肋间隙,或相当于第8胸椎水平;③第七颈椎棘突,最明显的棘突,用于计数椎体;④肋脊角,第12肋与脊柱的成角。

(2)垂直线标志:包括前正中线、锁骨中线、腋前线、腋中线、腋后线、肩胛下角线、后正中线。

(3)胸部陷窝:包括腋窝、胸骨上窝、锁骨上窝等。其中腋窝和锁骨上窝是触诊浅表淋巴结的重要部位。

(4)肺和胸膜的界限:肺下界最为重要,分别位于右锁骨中线第6肋间、腋中线第8肋间、肩胛线第10肋间。

2. 胸壁、胸廓

(1)胸壁:观察胸壁静脉有无充盈、曲张,血流方向。观察有无皮疹、蜘蛛痣。

(2)胸廓:观察胸廓形态。正常胸廓两侧大致对称,呈椭圆形,前后径:左右径约为1:1.5。异常胸廓包括①桶状胸,前后径:左右径≥1,同时伴肋间隙增宽,见于肺气肿;②佝偻病胸,为佝偻病所致胸廓改变,包括佝偻病串珠、漏斗胸、鸡胸;③脊柱畸形所致胸廓畸形:脊柱前凸、后凸或侧凸均可造成胸廓形态异常。

3. 呼吸运动

(1)呼吸运动类型变化的临床意义:①胸式呼吸减弱或消失,见于肺及胸膜炎症、胸壁或肋骨病变;②腹式呼吸减弱或消失,见于腹膜炎、大量腹水、肝脾极度肿大、腹腔巨大肿物、妊娠。

(2)呼吸运动强弱变化的临床意义:①呼吸浅快:见于肺、胸膜疾患、呼吸肌运动受限(膈肌麻痹、肠胀气、大量腹水);②呼吸深快:见于剧烈运动、情绪激动、Kussmaul呼吸。

4. 呼吸频率和节律

(1)正常人呼吸运动的频率和节律:呼吸频率12～20次/分,与脉搏之比约为1:4。节律均匀而整齐。

（2）呼吸运动频率变化：①呼吸过快，频率＞24次/分，见于缺氧、代谢旺盛；②呼吸过缓，频率＜12次/分，见于呼吸中枢抑制及颅内压增高等。

（3）呼吸运动节律异常的类型：①潮式呼吸，间歇性高通气和呼吸暂停周期性交替。呼吸暂停持续15～60s，然后呼吸幅度逐渐增加，达到最大幅度后慢慢降低直至呼吸暂停。②间停呼吸，呼吸暂停后呼吸频率和幅度迅速恢复到较正常稍高的水平，然后在呼吸暂停时呼吸迅速终止。③Kussmaul呼吸，呼吸深快，见于代谢性酸中毒。④叹息样呼吸，见于焦虑症或抑郁症等。

5.呼吸时相变化　包括①吸气相延长，主要见于上呼吸道狭窄、大气道（气管）狭窄，常常伴有"三凹征"，即吸气时出现胸骨上窝、锁骨上窝和肋间隙凹陷；②呼气相延长，主要见于哮喘、COPD。

（二）触诊

1.胸廓扩张度　检查者双手放在被检者胸廓前下侧部，双拇指分别沿两侧肋缘指向剑突，拇指尖在正中线接触或稍分开。或也可取后胸廓扩张度的测定，则将两手平置于被检查者背部，约于第10肋骨水平，拇指与中线平行，并将两侧皮肤向中线轻推。嘱患者进行平静呼吸和深呼吸，利用手掌感觉双侧呼吸运动的程度和一致性。

2.语音震颤　检查语音震颤时，可采用双手或单手进行。检查者用手的尺侧缘放于胸壁，嘱患者发低音调"yi"长音，通过单手或双手进行检查，由上而下，左右对比。

3.胸膜摩擦感　检查胸膜摩擦感时，检查者以手掌平放于前胸下前侧部或腋中线第5、6肋间，嘱被检查者深慢呼吸。触到吸气和呼气双相的粗糙摩擦感为阳性，常见于纤维素性胸膜炎。

（三）叩诊

1.间接叩诊　以左中指的第一、二节作为叩诊板指，平紧贴于叩击部位表面，右手中指以右腕关节和指掌关节活动叩击左手中指第二指骨的前端或末端的指关节。首先检查前胸，由锁骨上窝开始，自第一肋间隙从上至下逐一肋间隙两侧对比进行叩诊；其次检查侧胸壁，嘱被检查者举起上臂置于头部，自腋窝开始向下叩诊至肋缘；最后叩诊背部，告之被检查者向前稍低头，双手交叉抱肘，自上至下进行叩诊，比较叩诊音的变化。

（1）浊音或实音：肺大面积含气量减少或不含气的病变，如大叶肺炎、肺不张、肺肿瘤等；胸膜增厚或胸腔积液（实音）等。

（2）过清音：肺含气量增多，如肺气肿、肺充气过度（哮喘发作）。

（3）鼓音：叩诊部位下方为气体所占据，主要见于气胸，偶见于靠近胸壁的直径＞3～4cm的空洞或空腔。

2.肺界叩诊　通常检查锁骨中线和肩胛下角线上的肺下界。叩诊音由清音区移向浊音区时为肺下界。

（1）正常肺下界：右锁骨中线第6肋间、左腋中线第8肋间、左右肩胛下角线第10肋间，体型瘦长者可下移一个肋间，体型肥胖者可上移一个肋间。左锁骨中线上有心脏影响，不检查肺下界。

（2）肺下界移动度：先于平静呼吸时叩出肺下界，然后嘱患者深吸气后屏气，同时向下叩诊，清音转为浊音作一标记。恢复平静呼吸，然后再深呼气后屏气，自上向下叩至浊音，标记。两标记之间的距离即为肺下界移动度。正常为6～8cm。肺下界移动度减小见于多种肺实质和肺间质疾病，以及胸腔积液和胸膜黏连等。

（四）听诊

包括呼吸音、啰音、语音共振和胸膜摩擦音。听诊时由肺尖开始，自上而下分别检查前胸部、侧胸部和背部，对称部位进行对比。被检者微张口均匀呼吸，深呼吸有助于发现不明显的体征，如听到少量或不对称的啰音，可嘱患者咳嗽数声后听诊，如消失，提示为气道内分泌物或坠积性因素所致。

1. 正常呼吸音的种类和分布　　包括①肺泡呼吸音，见于大部分胸部听诊区域；②支气管肺泡呼吸音，见于胸骨两侧第 1～ 2 肋间、肺尖、肩胛间区；③支气管呼吸音：见于喉部、锁骨上窝、背部第 1、2 胸椎水平。

2. 异常呼吸音

（1）病理性支气管呼吸音和支气管肺泡呼吸音：在正常肺泡呼吸音分布区域听到支气管呼吸音或支气管肺泡呼吸音均为异常。主要机制为肺组织传导增强，见于肺实变、大的空洞以及大量积液上方的压迫性肺不张。

（2）呼吸音减弱：见于各种原因所致的肺泡通气量下降，如气道阻塞、呼吸泵功能障碍、胸膜病变等。对侧肺部往往出现代偿性肺泡呼吸音增强。

3. 啰音　　分为干性啰音和湿性啰音。

（1）干性啰音：发生机制为气管支气管或细支气管狭窄，包括炎症、平滑肌痉挛、气道受压、新生物、黏稠分泌物。其特点为持续时间长，呼气相明显，强度及性质易变。常见类型包括①高调性干啰音，又称哮鸣音或哨笛音，见于小支气管或细支气管病变。双肺弥漫性分布的哮鸣音常见于哮喘、COPD、心源性哮喘等；局限性哮鸣音常见于气道局部狭窄，如肿瘤、气道内异物。②低调性干啰音，又称鼾音，见于气管或主支气管病变。③喘鸣，和其他干啰音不同，发生于吸气相，高调而单一。见于上呼吸道或大气道狭窄，如喉头痉挛、声带功能紊乱、气管肿物等。

（2）湿性啰音：发生机制为气体通过呼吸道内存在的稀薄分泌物时产生水泡并破裂。特点为断续而短暂，多见于吸气相。分为粗湿性啰音、中湿性啰音、细湿性啰音、捻发音。主要见于支气管病变（COPD、支气管扩张）、感染性或非感染性肺部炎症、肺水肿、肺泡出血。不同类型的湿性啰音说明稀薄分泌物的主要存在部位，如肺炎时常常为细湿性啰音，急性肺水肿时粗、中、细湿性啰音可同时出现。

4. 语音共振　　意义同触觉语颤。如羊鸣音、耳语音等。

5. 胸膜摩擦音　　意义同胸膜摩擦感，但较其敏感。某些较局限的摩擦音可见于累及胸膜的肺炎或肺栓塞。

【乳房】

1. 视诊　　注意两侧乳房是否对称，表面皮肤有无发红、溃疡。乳头近期出现乳头内缩提示肿瘤的可能。出现乳头分泌物时应注意其颜色、有无出血等。皮肤回缩可见于外伤、炎症或肿瘤。

2. 触诊　　检查时手指和手掌平放在乳房上，以指腹施压，旋转或滑动进行触诊。检查左侧乳房时，从外上象限开始沿顺时针分别触诊四个象限，检查右侧乳房时，从外上象限开始沿逆时针分别触诊四个象限，最后触诊乳头。检查乳房的硬度和弹性、有无压痛和包块。发现包块时注意其部位、大小、外形、硬度和活动度及有无压痛等。

【心脏】

（一）视诊

1. 心前区隆起　检查者站在被检查者右侧，双眼与胸廓同高，观察心前区有无隆起。心前区隆起常见于先心病或儿童时期的心脏病导致心脏增大压迫所致。胸骨下段及胸骨左缘3～4肋间局部隆起，常见疾病：Fallot 四联征、二尖瓣狭窄、肺动脉瓣狭窄。胸骨右缘第二肋间局部隆起，常见疾病：主动脉弓动脉瘤、升主动脉扩张。

2. 心尖搏动　顺切线位观察心尖搏动的位置和范围。正常心尖搏动在左侧第 5 肋间锁骨中线内 0.5～1.0cm，范围约为 2.0～2.5cm。心室扩大时心尖搏动位置会发生变化，左心室扩大时心尖搏动向左下移位，右心室扩大时心尖搏动向左侧移位。同时心尖搏动受纵隔位置的影响，能影响纵隔位置的肺脏、胸膜病变等都可引起心脏位置和纵隔位置同向移位，如阻塞性肺不张、胸膜肥厚、气胸等。大量腹水、巨大肿瘤等腹腔病变使膈肌抬高，心脏呈横位，心尖搏动向外移位；体型瘦长、肺气肿等使膈肌下移，心脏呈垂位，心尖搏动向内下移位。心脏收缩时心尖搏动内陷称为负性心尖搏动，可见于缩窄性心包炎。

3. 心前区异常搏动　观察心前区其他部位有无异常搏动。胸骨右缘第二肋间异常搏动见于升主动脉瘤。

（二）触诊

包括心尖搏动、震颤和心包摩擦感等内容。心脏触诊时首先用手掌感觉心脏搏动的大体位置，然后用示指和中指对心尖搏动进行详细触诊。触诊心前区震颤和心包摩擦感时用小鱼际检查。

1. 心尖搏动　位置同视诊，正常范围 2～2.5cm。①心尖搏动的位置改变，意义同视诊；②心尖搏动的强度和范围异常，心尖搏动增强见于心肌收缩力增强或左心室肥大，如严重贫血、甲亢、高血压等。抬举性搏动是左室肥大的可靠体征。心尖搏动减弱且弥散见于心肌炎或扩张性心肌病等情况。

2. 心前区震颤　触诊时手掌感觉的细小振动，一旦发现说明心脏存在器质性病变。触及震颤后，注意震颤的部位以及发生时相。震颤的时相可以通过同时触诊心尖搏动或颈动脉搏动来确定，心尖搏动时冲击手掌或颈动脉搏动后出现的为收缩期震颤，而在之前出现的为舒张期震颤。主要发生机制为：血液在心脏或血管内流动时产生湍流，引起室壁、瓣膜或血管壁振动，传导至胸壁。

（1）收缩期：胸骨右缘第 2 肋间，主动脉瓣狭窄；胸骨左缘第 2 肋间，肺动脉瓣狭窄；胸骨左缘第 3～4 肋间，室间隔缺损。

（2）舒张期：心尖部，二尖瓣狭窄。

（3）连续性：胸骨左缘第 2 肋间，动脉导管未闭。

3. 心包摩擦感触诊　部位在胸骨左缘第 4 肋间。特征为收缩期和舒张期双相的粗糙摩擦感，收缩期更易触及，坐位前倾呼气末明显。

（三）叩诊

1. 检查方法　以左手中指为叩诊板指，平置于心前区拟叩诊的部位。或被检查者取坐位时，板指与肋间垂直，当被检查者平卧时，板指与肋间平行。从心尖搏动最强点所在肋间的外侧2cm处开始叩诊，其余各肋间可从锁骨中线开始。心尖搏动不能触及时一般从第5肋间开始。右侧从肝上界上一肋间开始，均向上叩至第 2 肋间。板指每次移动的距离不超过 0.5cm，当叩诊音由清音变为浊音时做标记,为心脏的相对浊音界。注意叩诊力度要适中、均匀。如被检者为卧位时则检查者的板指与心缘垂直进行叩诊。叩诊结束后用直尺测量心脏外缘到前正中线的投影距离,精确到 0.5cm,并记录。同时记录左锁骨中线距前正中线的距离。

2.心浊音界增大及形状改变

(1)左心室扩大:心浊音界向左下扩大(主动脉型心或靴形心),见于高血压、主动脉瓣病变。

(2)右心室扩大:显著增大时心浊音界向左扩大,多见于肺心病。

(3)左右心室扩大:心浊音界向两侧扩大,左界向左下扩大,见于扩张型心肌病。

(4)左房扩大合并右心室扩大:胸骨左缘第 3 肋间膨出(二尖瓣型心或梨形心),见于二尖瓣狭窄。

(5)心包积液:心界向两侧扩大,且随体位改变。坐位时心界向双侧扩大,心底部基本正常,呈烧瓶样,卧位时心底部扩大。

(四)听诊

包括心脏瓣膜区听诊、听诊顺序、听诊内容(心率、心律、心音、额外心音、心脏杂音、心包摩擦音)。

1.心脏瓣膜听诊区和听诊顺序　从二尖瓣区开始,依次听诊二尖瓣区(心尖部)→肺动脉瓣区(胸骨左缘第 2 肋间)→主动脉瓣区(胸骨右缘第 2 肋间)→主动脉瓣第二听诊区(胸骨左缘第 3 肋间)→三尖瓣区(胸骨左缘第 4、5 肋间)。

2.心音　正常情况下可听到第一心音(S_1)和第二心音(S_2)。S_1 是二尖瓣和三尖瓣关闭时瓣叶振动所致,是心室收缩开始的标志,心尖部听诊最清晰。S_2 是血流在主动脉与肺动脉内突然减速,半月瓣突然关闭引起瓣膜振动所致,是心室舒张开始的标志,在心尖搏动后出现,与下一个 S_1 距离较远,心底部听诊最清晰。

3.额外心音

(1)舒张期额外心音:①奔马律:心率在 100 次/分以上,在 S_2 之后出现病理性 S_3 或 S_4,分别形成室性奔马律(舒张早期奔马律)或房性奔马律(舒张晚期奔马律);②其他:包括开瓣音、心包叩击音、肿瘤扑落音等。

(2)收缩期额外心音:①收缩早期喷射音(收缩早期喀喇音):心底部最清晰,分为肺动脉喷射音和主动脉喷射音;②收缩中晚期喀喇音:见于二尖瓣脱垂,呈高调、"张帆"样声响,在心尖部及内侧清晰,随体位而变化,常合并收缩晚期杂音。

4.心率及心律　正常成人心率>100 次/分为心动过速,<60 次/分为心动过缓。心房颤动的特点为心律绝对不齐、第一心音强弱不等和脉搏短绌。

5.心脏杂音　如果听到杂音,应注意杂音的部位、时相、性质、强度、传导方向以及杂音与体位和呼吸的关系。在听诊杂音时除上述的瓣膜区外还要注意心前区其他部位和锁骨下缘等部位有无杂音。

6.心包摩擦音　听诊部位同触诊,性质粗糙、高调、搔抓样,与心搏一致,收缩期和舒张期均可闻及、屏气时不消失可和胸膜摩擦音鉴别。

【病例分析】

1.病历摘要:患者,男性,30 岁,汉族。突起畏寒、高热 2 天,咳嗽、咳铁锈色痰 1 天入院。患者 2 天前淋雨受凉后,突起畏寒、高热,测体温最高达 39℃,最低为 38.7℃,自认为"感冒",

服用"感冒冲剂"及"病毒唑"后无好转,第 2 天出现咳嗽、咳铁锈色痰。到医院就医,血常规: WBC 20.3×10⁹/L,N0.83,L0.17。胸片检查显示:右上肺大片致密阴影。

该患者肺部体格检查时可发现哪些体征?(按视、触、叩、听分别阐述)

2.分析:①视诊,气管居中,胸廓对称,右侧呼吸运动减弱;②触诊,病变部位语音震颤增强;③叩诊:病变部位叩诊呈浊音或实音;④听诊:病变部位可闻及支气管呼吸音和响亮的湿啰音,语音共振增强,累及胸膜处可闻及胸膜摩擦音。

【练习题及答案】

1.试述肺部啰音的分类及特点。

2.试述干啰音的产生机制及其特点。

3.肺部听诊中可听到哪几种正常呼吸音?它们可在那些部位听到?管状呼吸音可发生在哪些情况下?

4.心前区及其他部位异常搏动有何临床意义?

5.如何鉴别二尖瓣器质性与相对性狭窄(austin flint)杂音?

6.如何鉴别第一心音与第二心音?

答案:略。

(顾申红)

四、腹部检查

腹部由腹壁、腹腔及腹腔内脏器组成,有诸多重要脏器如消化、泌尿、生殖、血液、内分泌和血管系统。腹部检查是体格检查的重要组成部分,其中以腹部触诊(特别是脏器触诊)最为重要。为避免触、叩诊影响胃肠蠕动而引起肠鸣音变化出现假阳性体征,腹部检查按视、听、触、叩顺序进行,但医疗文件书写仍按视、触、叩、听顺序记录。

(一)腹部体表标志及分区

为准确描述脏器病变及体征的部位和范围,临床上常借助腹部天然的体表标志及人为画线,将腹部划分为几个区。

1.体表标志　常用腹部体表标志。见图3-3-10。

(1)肋弓下缘:由肋缘及第11、12 浮肋构成,腹部体表上界之一。

(2)剑突:胸骨下端的软骨,是腹部体表上界之一。

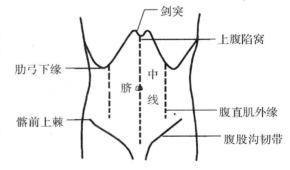

图 3-3-10　腹部体表标志示意图

(3)腹上角:两侧肋弓在剑突根部的交角。

(4)脐:腹部中心,向后投影位于3～4腰椎之间。

(5)髂前上棘:髂嵴前方突出点。

(6)腹直肌外缘:腹直肌腹外侧缘,相当于锁骨中线的延续。

(7)腹中线:前腹壁上两腹直肌间的腱性正中线,由三种扁平腹肌腱膜的交叉纤维构成,前正中线的延续,又称腹白线。

(8)腹股沟韧带:两侧腹股沟韧带与耻骨联合上缘共同构成腹部体表下界。

（9）耻骨联合：两侧耻骨间的纤维软骨连接部分，与腹股沟韧带组成腹部体表下界。

2.腹部分区　目前临床上常用的腹部分区有四区分法和九区分法。

（1）四区分法：通过脐画一水平线与一垂直线，两线相交将腹部分为四个区：右上腹、右下腹、左上腹和左下腹，见图3-3-11。

各区包含主要脏器，见表3-3-1。

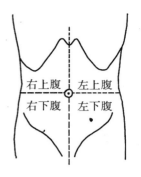

图3-3-11　腹部体表四区分法示意图

表3-3-1　腹部四区分法各区内主要脏器

四分区	主要脏器
右上腹部	肝、胆囊、幽门、十二指肠、小肠、胰头、右肾上腺、右肾、结肠肝曲、部分横结肠、腹主动脉、大网膜
右下腹部	盲肠、阑尾、部分升结肠、小肠、右输尿管、膨胀的膀胱、淋巴结、女性增大的子宫、右侧卵巢及输卵管、男性的右侧精索
左上腹部	肝左叶、脾、胃、小肠、胰体、胰尾、左肾上腺、左肾、结肠脾曲、部分横结肠、腹主动脉、大网膜
左下腹部	乙状结肠、部分降结肠、小肠、左输尿管、膨胀的膀胱、女性增大的子宫、左侧卵巢及输卵管、男性的左侧精索

四区分法简单易行，但较粗略，各区内脏器较多，且有部分重叠，难于精确定位为其不足之处，临床应用不如九区分法广泛。

（2）九区分法：两侧肋弓下缘连线，左、右髂前上棘连线，经左、右髂前上棘至腹中线连线的中点分别作两条垂直线，四线相交将腹部分为九个区：左、右上腹部（季肋部）、左、右侧腹部（腰部）、左、右下腹部（髂窝部）及上腹部、中腹部和下腹部，见图3-3-12。

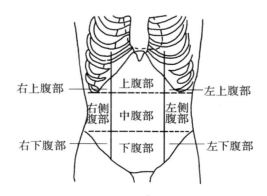

图3-3-12　腹部体表九区分法示意图

各区包含主要脏器,见表 3-3-2。

表 3-3-2　腹部九区分法各区内主要脏器

九 分 区	主 要 脏 器
右上腹部	肝右叶、胆囊、结肠肝曲、右肾、右肾上腺
右侧腹部	升结肠、空肠、右肾
右下腹部	盲肠、阑尾、回肠下端、女性右侧卵巢及输卵管、男性右侧精索及淋巴结
上腹部	胃、肝左叶、十二指肠、胰头、胰体、横结肠、腹主动脉等
中腹部	小肠、输尿管、腹主动脉、肠系膜及其淋巴结、大网膜等
下腹部	回肠、乙状结肠、输尿管、胀大的膀胱、增大的子宫
左上腹部	胃、脾、结肠左曲、胰尾、左肾、左肾上腺
左侧腹部	降结肠、空肠或回肠、左肾
左下腹部	乙状结肠、女性左侧卵巢及输卵管、男性左侧精索及淋巴结

腹部九区分法较详细,定位较准确,但各区相对较小,部分脏器(如肝脏)常超过一个分区,加之体型不同,脏器位置可略有差异,应予以注意。

(二)视诊

腹部视诊,主要观察腹部外形、呼吸运动、腹壁静脉、胃肠型和蠕动波、疝及腹壁其他情况等内容。

腹部视诊前,嘱患者排空膀胱后取低枕仰卧位,双手自然置于躯体两侧,充分暴露腹部(上至剑突,下至耻骨联合)。室温适宜,腹部暴露时间不宜过长,以免受凉。光线充足、柔和,从前侧方射入检查者视野。按一定顺序自上而下观察腹部,有时需将视线降低至腹平面,从侧面切线方向进行观察,以免漏诊细小隆起或蠕动波。

1. 腹部外形　腹部外形应注意其是否对称,有无全腹或局部膨隆或凹陷,有腹部膨隆时应注意动态测量腹围的大小。

(1)腹部膨隆:平卧时前腹壁显著高于肋缘至耻骨联合平面,外观呈凸起状,称腹部膨隆,可因生理状况如肥胖、妊娠等,以及病理状况如大量腹腔积液、腹内积气、巨大肿瘤等引起。根据膨隆的部位及情况,可分为全腹膨隆和局部膨隆。见图 3-3-13。

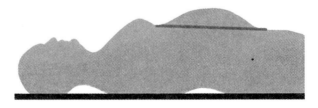

图 3-3-13　腹部膨隆示意图

全腹膨隆,全腹弥漫性膨隆多呈球形或椭圆形,常见病因包括①腹腔积液:平卧位时腹壁松弛,液体下沉于腹腔两侧,致侧腹部明显膨出扁而宽,称为蛙腹。常见于肝硬化失代偿期、心力衰竭、腹膜转移癌、肾病综合征等。腹膜受炎症或肿瘤浸润时,腹部常呈尖凸状,称为尖腹(apicalbelly),以结核性腹膜炎多见。②腹内积气:胃肠或腹腔内大量积气,腹部呈球形,两侧腰部膨出不明显,不随体位改变,见于各种原因引起的肠梗阻或肠麻痹、胃肠穿孔或治疗性人工气腹。③腹内巨大肿块:见于巨大卵巢囊肿、畸胎瘤、腹膜假性黏液瘤等。④其他:妊娠晚期、肥胖等。

为详细观察全腹膨隆的程度和变化,常需动态测量腹围:嘱患者排空膀胱后平卧,经脐、第4腰椎棘突绕腹一周测得腹围,以 cm 为单位记录。定期在同样条件下测量比较,以观察腹腔内容物(特别是腹水)的变化情况。

局部膨隆,常见于脏器肿大、肿瘤或炎症性包块、胃或肠胀气等,应注意观察①膨隆部位:有利于初步判断病变所在,注意腹壁肿块与腹腔内肿块鉴别:嘱患者仰卧位做曲颈抬肩动作,使腹壁肌肉紧张,如肿块更加明显,提示肿块来源于腹壁;如肿块变得不明显或消失,提示肿块被紧张的腹肌所掩盖,来源于腹腔内;②膨隆外形、搏动:有利于病变性质判断,如局部膨隆类似圆形者,多为囊肿、肿瘤或炎性包块所致,后者常有压痛,边缘不规则;局部膨隆有搏动者,可能为动脉瘤,或是压在动脉上的肿物或肿大的脏器传导而来;③膨隆与体位:腹壁或腹膜后肿物一般不随体位变更而移位;随呼吸移动的局部膨隆多为膈下脏器或其肿块;腹压增加时出现膨隆,卧位或腹压下降后消失,多为可复性疝。

(2)腹部凹陷:仰卧时前腹壁明显低于肋缘至耻骨平面,称腹部凹陷,分为全腹凹陷和局部凹陷。

全腹凹陷,仰卧时前腹壁水平明显凹陷,严重者呈舟状腹,见于显著消瘦和重度脱水,如结核病、败血症、恶性肿瘤等。另外,早期急性弥漫性腹膜炎时引起腹肌痉挛性收缩,膈疝时部分腹腔内脏器进入胸腔,也可出现全腹凹陷。

局部凹陷,多因术后腹壁瘢痕收缩、白线疝、切口疝等所致。

2.呼吸运动　正常人呼吸时腹壁上下起伏,吸气时上抬,呼气时下陷,即为腹式呼吸运动。临床常见的异常腹式呼吸运动包括:

(1)腹式呼吸减弱,常见于腹膜炎症、腹水、巨大肿物或妊娠等。

(2)腹式呼吸消失,常见于急性弥漫性腹膜炎或膈肌麻痹等。

(3)腹式呼吸增强,常见于癔病性呼吸或胸腔疾病(如大量胸腔积液等)。

3.腹壁静脉　正常情况下腹壁静脉一般不显露。如腹壁静脉显而易见或迂曲变粗,称为腹壁静脉曲张或扩张,提示有侧支循环建立,多见于门静脉高压,上、下腔静脉回流受阻。

为判断腹壁静脉曲张的来源,需要检查其血流方向,临床上主要采用指压法,具体如下:①选择一段无分支的曲张静脉,右手示指和中指并拢压在静脉上,示指固定原位阻断血流,中指挤出该段静脉内血液至一定距离,不超过静脉分支点;②中指放开,静脉迅速充盈,提示血流从中指流向示指;如不充盈,则血流方向相反;③中指固定在原处阻断血流,以示指挤出一段静脉血后放开,若静脉迅速充盈,提示血流从示指流向中指。见图 3-3-14。

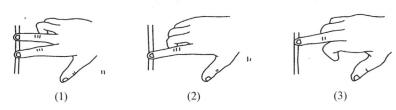

(1)　　　　　　　　　(2)　　　　　　　　　(3)

图 3-3-14　检查静脉血流方向手法示意图(指压法)

正常情况下,脐水平以上的腹壁静脉血流自下而上经胸壁静脉和腋静脉进入上腔静脉,脐水平以下的腹壁静脉血流自上而下经大隐静脉流入下腔静脉。

(1)门静脉阻塞存在门静脉高压时,腹壁静脉常以脐为中心向四周伸展。血流经脐静脉到脐孔入腹壁浅静脉流向四方,典型的可呈"水母头"样扩张,但较少见。见图 3-3-15。

（2）下腔静脉阻塞时，因脐水平以下腹壁静脉血流转流向上，腹壁静脉血流均自下而上。见图 3-3-16。

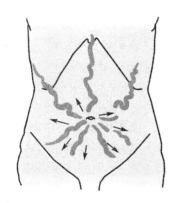

图 3-3-15 门静脉高压腹壁静脉血流方向

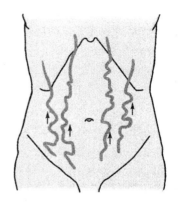

图 3-3-16 下腔静脉梗阻腹壁静脉血流方向

（3）上腔静脉阻塞时，因脐水平以上腹壁静脉血流转流向下，腹壁静脉血流均自上而下。见图 3-3-17。

4. 胃肠型和蠕动波　正常成年人腹部一般看不到胃和肠的轮廓及蠕动波，但在小儿、腹壁菲薄或松弛的老年人、经产妇或极度消瘦者可见到。

胃肠道发生梗阻时，梗阻近端的胃或肠段饱满而隆起，可显出各自的轮廓，称为胃型或肠型，如伴有该部位胃或肠蠕动加强，则可以看到蠕动波。在观察蠕动波时，常需采取适当角度（如改俯视为从侧方观察）更易察见，亦可用手轻拍腹壁而

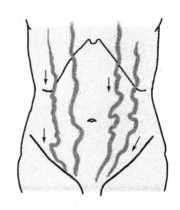

图 3-3-17 上腔静脉阻塞腹壁静脉血流方向

诱发。若胃蠕动波自左肋缘下开始，缓慢地向右推进，到达右腹直肌旁（幽门区）消失，为正蠕动波。若见到胃蠕动波自右向左推进则为逆蠕动波。机械性肠梗阻时可看到肠蠕动波，麻痹性肠梗阻多无蠕动波。

5. 腹部疝　为腹腔内容物经腹壁或骨盆壁的间隙或薄弱部分向体表突出而形成，常见①脐疝：多见于婴幼儿，成人则可见于经产妇或大量腹水者；②白线疝：可见于先天性两侧腹直肌闭合不良者；③切口疝：见于手术瘢痕愈合不良；④股疝：位于腹股沟韧带中部，多见于女性；⑤腹股沟斜疝：偏于腹股沟韧带内侧，可下降至阴囊，多在直立位或咳嗽用力时明显，卧位时可缩小或消失，亦可以手法还纳，如嵌顿则引起急性腹痛。

6. 腹壁其他情况　包括皮疹、色素、腹纹、瘢痕、脐等情况。

（1）皮疹：充血性或出血性皮疹，常提示麻疹、猩红热、斑疹伤寒及药物过敏等。紫癜或荨麻疹，常见于过敏性疾病。沿脊神经走行分布疱疹，提示带状疱疹，易误诊为急腹症，应引起注意。

（2）色素：正常情况下，腹部皮肤颜色较暴露部位稍淡。如皮肤皱褶处有褐色素沉着，常见于肾上腺皮质功能减退；左腰部皮肤呈蓝色，为血液自腹膜后间隙渗到侧腹壁的皮下所致，称为 Grey-Turner 征，常见于急性出血坏死型胰腺炎。脐部周围或下腹壁皮下迁移性瘀斑，称为

Cullen 征,常见于见于宫外孕破裂、急性出血性胰腺炎及肝癌结节破裂出血等。

(3)腹纹:白纹因腹壁真皮结缔组织因张力增高断裂呈银白色条纹,常见于肥胖或经产妇女;紫纹为皮质醇增多症的常见征象,呈紫色,以下腹部和臀部多见;妊娠纹在妊娠期呈淡蓝色或粉红色,产后逐渐转为白色而长期存在。

(4)瘢痕:为外伤、手术或皮肤感染的遗迹,如右下腹 McBurney 切口瘢痕标志阑尾手术,右上腹直肌旁切口瘢痕标志胆囊手术,左上腹弧形切口瘢痕标志脾切除术等。

(5)脐:如脐凹浆液性或脓性分泌物,有臭味,提示炎症;水样分泌物,有尿味,提示脐尿管未闭;脐部溃烂,提示化脓性或结核性炎症;如溃疡坚硬、固定而突出,多提示恶性病变。

(6)腹部体毛:正常男性阴毛分布多呈菱形,尖端向上,可沿前正中线直达脐部;女性阴毛为倒三角形,上缘为一水平线,止于耻骨联合上缘处,界限清楚。如腹部体毛增多或女性阴毛男性化,可见于皮质醇增多症和肾上腺性变态综合征。腹部体毛稀少,可见于垂体前叶功能减退症、性腺功能减退症。

(三)听诊

腹部听诊的主要内容有肠鸣音、血管杂音、摩擦音和搔弹音等。妊娠 5 个月以上的妇女还可在脐下方听到胎心音。

1.肠鸣音　肠蠕动时,肠腔内气体和液体流动产生一种断断续续的咕噜声(或气过水声),称为肠鸣音(bowel sound),以脐旁右下腹为常用听诊部位。

正常肠鸣音大约 4~5 次/分。肠蠕动增强时,肠鸣音达 10 次/分以上,如音调不特别高亢,称肠鸣音活跃,见于急性肠炎、服用泻药或消化道大出血等;如次数多且音调响亮、高亢,甚至呈金属音,称为肠鸣音亢进,见于机械性肠梗阻;如肠鸣音减弱,或数分钟才听到 1 次,称为肠鸣音减弱,见于便秘、腹膜炎、低血钾血症等;如持续 3~5min 听不到肠鸣音,轻叩或搔弹刺激腹部仍听不到肠鸣音,称肠鸣音消失,见于急性腹膜炎或麻痹性肠梗阻。

2.血管杂音　腹部血管杂音较少见,但对某些疾病的诊断具有一定作用。

(1)动脉性杂音:常在腹中部或两侧腹部,如①腹中部的收缩期血管杂音(喷射性杂音),常提示腹主动脉瘤或腹主动脉狭窄;②左、右上腹部收缩期血管杂音,常提示肾动脉狭窄;③下腹部两侧血管杂音,常提示髂动脉狭窄;④当左叶肝癌压迫腹主动脉或肝动脉时,可于其表面听到轻微的连续性杂音。

(2)静脉性杂音:为连续性潺潺声,无收缩期及舒张期性质,常出现在脐周或上腹部,腹壁静脉曲张严重时,静脉性杂音提示门脉高压侧支循环建立。

3.摩擦音　正常情况下,腹部听不到摩擦音。当炎症渗出病变累及局部腹膜时,在深呼吸时,于腹部相应部位可听到摩擦音。腹膜纤维渗出时,也可以听到摩擦音。

4.搔弹音　腹部搔弹音主要用于协助测定肝下缘和微量腹水。

(1)肝下缘的测定:当肝下缘触诊及叩诊不满意时,可借助搔弹音协助确认。嘱患者取仰卧位,检查者站在其右侧,以左手持听诊器体件置于剑突下的肝左叶上,右手指自脐部沿腹正中线向上轻弹或搔刮腹壁,未达肝缘时只能听到遥远而轻微的声音,当到达肝缘时声音会明显增强。此法也可用于鉴别右上腹肿块是否为肿大的肝脏。

(2)微量腹水的测定:嘱患者取肘膝位数分钟,游离性腹水积聚于此时腹腔最低处脐部,检查者将听诊器体件置于脐旁腹壁上,用手指稳定、快速轻弹一侧腹壁,静听其声响,同时逐步将听诊器体件移向对侧腹部,继续轻弹腹壁,当声音突然变得响亮时,即为腹水的边缘。

（四）触诊

腹部触诊，涉及各种触诊手法，部分阳性体征（如腹膜刺激征、腹部包块等）通过触诊即可发现，同时可进一步确定视、听诊内容，对腹部体征的认知和疾病的诊断具有重要作用。

嘱患者排空膀胱，根据检查目的不同取不同体位。临床上多取仰卧位，头垫低枕，两手自然放于躯干两侧，两下肢屈曲并稍分开，以尽量放松腹肌，作张口缓慢腹式呼吸，使膈下脏器随呼吸上下移动，有利于触诊；检查肝脏、脾脏时，可分别嘱患者取左、右侧卧位；检查肾脏时可取坐位或立位；检查肿瘤时还可取肘膝位。

检查者手要温暖，指甲要剪短，动作要轻柔，先行腹部浅表触诊，以全手掌放于腹壁上部，使患者适应片刻，并感受腹肌紧张度。然后，自左下腹开始逆时针方向至右下腹，再至脐部，依次触诊腹部各区。若患者主诉有腹痛，原则是应先触诊其他部位，再逐渐移向腹痛部位，以免造成患者感受的错觉出现假阳性体征。边触诊边观察患者的反应与表情，对精神紧张或有痛苦者应给以必要的安慰和解释，也可以边触诊边与患者交谈，转移其注意力而减少腹肌紧张，以帮助顺利完成检查。

腹部触诊，应合理应用不同触诊方法。浅部触诊，使腹壁下陷约 1.0cm。目的在于检查腹壁的紧张度、抵抗感、表浅的压痛、包块、搏动和腹壁上的肿物等。深部触诊，使腹壁下陷至少 2.0cm，有时需要 4.0～5.0cm（见图 3-3-18，图 3-3-19）。以了解腹腔内脏器情况，检查压痛、反跳痛和腹腔内肿物等，包括深压触诊法、滑动触诊法、双手触诊法、浮沉触诊法、钩指触诊法等。

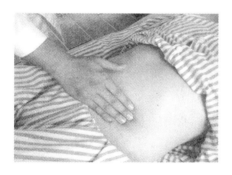
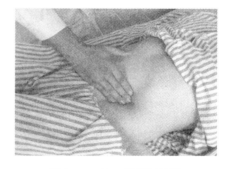

图 3-3-18 浅部触诊法　　　　　图 3-3-19 深部触诊法

腹部触诊，主要包括腹壁紧张度、压痛及反跳痛、脏器触诊、腹部包块、液波震颤及振水音等方面内容。

1.腹壁紧张度　腹壁紧张度，根据腹肌抵抗感确定。正常人腹壁有一定张力，但触之柔软，较易压陷，称腹壁柔软。某些病理情况可使全腹或局部紧张度增加、减弱或消失。

（1）腹壁紧张度增加：包括全腹紧张度增加和局部紧张度增加。

全腹紧张度增加，如腹部张力增大，但无肌痉挛及压痛，多见于腹内容物增加，如肠胀气或人工气腹、大量腹水；板状腹，腹壁明显紧张，甚至强直，硬如木板，多见于急性胃肠穿孔或脏器破裂所致急性弥漫性腹膜炎；腹壁柔韧而具抵抗力，不易压陷，多见于结核性腹膜炎、癌性腹膜炎。

局部紧张度增加，常因脏器炎症波及邻近腹膜所致，如上腹或左上腹肌紧张，常见于急性胰腺炎；右上腹肌紧张，常见于急性胆囊炎；右下腹肌紧张，常见于急性阑尾，也可见于胃肠穿孔。

（2）腹壁紧张度减低：腹壁松软无力，失去弹性，多为腹肌张力降低或消失所致。全腹壁紧张度减低,见于重症肌无力、慢性消耗性疾病、大量放腹水者,也可见于消瘦、经产妇、脱水患者。局部腹壁紧张度减低,较少见,常为局部腹肌瘫痪或缺陷所致。

2.压痛及反跳痛　正常腹部触诊时不引起疼痛,重按压时仅有一种压迫感。如有压痛,多提示腹壁或腹腔内病变;反跳痛,提示腹膜壁层受炎症累及。

(1)压痛:采用触诊方法检查患者患处时出现的疼痛反应,即为压痛(tenderness),提示脏器炎症、瘀血、肿瘤、破裂、扭转以及腹壁病变等。检查时,先根据患者主诉症状初步判断疼痛部位,然后自其他部位开始逐渐按压至疼痛部位,按压时要由浅入深,注意压痛部位及范围。

腹壁病变与腹腔内病变均可出现压痛,应注意鉴别,方法如下:①将患者有压痛处的腹壁轻轻抓起,若疼痛加重,则为腹壁病变引起的压痛;否则为腹腔内病变;②让患者采取仰卧位,在腹壁松弛状态下触诊压痛处后,再让患者两腿伸直作屈颈抬肩动作使腹肌紧张,如触痛更明显提示为腹壁病变,而来自腹腔内病变因腹肌收缩,压痛常明显减轻或消失。

腹部压痛部位常提示存在相关脏器的病变。如右髂前上棘与脐连线的中、外 1/3 交界处的 McBurney 点压痛,提示阑尾病变;右锁骨中线与肋缘交界处的胆囊点压痛,提示胆囊病变。见图 3 - 3 - 20。

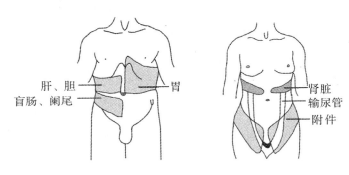

图 3 - 3 - 20　腹部常见疾病的压痛部位

(2)反跳痛:触诊腹部出现压痛后,用并拢的 2～3 手指压于压痛处稍停片刻,使压痛感觉趋于稳定,然后迅速将手抬起,如患者感觉腹痛骤然加重,或有痛苦表情或呻吟,即为反跳痛(rebound tenderness),是腹内脏器病变累及邻近腹膜的标志。腹膜炎常有腹肌紧张、压痛及反跳痛,称为腹膜刺激征(peritoneal irritation sign),又称为腹膜炎三联征。见图 3 - 3 - 21。

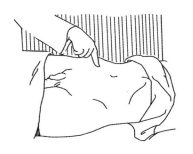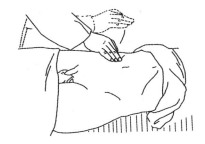

图 3 - 3 - 21　腹部压痛及反跳痛检查方法示意图

3.脏器触诊　在腹部触诊中最为重要,对临床诊断具有重要意义。

(1)肝脏触诊:主要用于了解肝脏的大小(下缘位置)、质地、表面、形态及有无压痛、搏动、震颤和摩擦感等。患者取低枕仰卧位,两手自然放于躯干两侧,两下肢屈曲并稍分开,使腹壁尽量放松,并做较深幅度的腹式呼吸以增加肝脏下移幅度。常用的检查方法包括双手触诊法、单手触诊法、钩指触诊法。

单手触诊法:检查者立于患者右侧,右手四指并拢,掌指关节伸直,与肋缘大致平行置于右上腹估计肝下缘的下方,配合患者腹式呼吸,腹壁下陷时手指压向腹腔深部,腹壁上抬时手指向前上迎触下移的肝缘,如此反复进行,手指逐渐向肋缘移动,直到触到肝缘或肋缘为止,在右锁骨中线上及前正中线上分别触诊肝缘,并测量其与肋缘或剑突根部的距离,以 cm 表示。见图 3-3-22。

双手触诊法:临床较为常用。检查者立于患者右侧,右手位置同单手法,左手托住被检查者右腰部,拇指张开置于肋部,触诊时左手向上托,使肝下缘紧贴前腹壁,左手拇指限制右侧胸廓扩张,以增加膈下移的幅度,使吸气时肝下移幅度增加,可提高触诊的效果。见图 3-3-23。

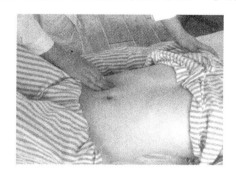

图 3-3-22　肝脏单手触诊法

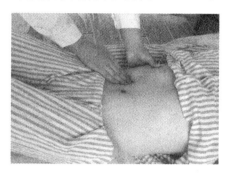

图 3-3-23　肝脏双手触诊法

钩指触诊法,适用于儿童和腹壁薄软者。检查者立于患者右肩旁,面向其足部,将右手掌搭在患者右前胸下部,右手第 2~5 指弯曲成钩状,嘱患者做深腹式呼吸动作,检查者随吸气而更进一步屈曲指关节,指腹容易触到下移的肝下缘,也可用双手 2~5 指弯曲成钩状进行触诊。

肝脏触诊时应注意以下几点:①以最敏感的触诊部位示指前端(指腹)桡侧缘触诊肝脏,并非指尖;②对于腹肌发达患者,宜于腹直肌外侧稍外处向上触诊,以免肝缘被腹直肌掩盖漏诊,或将腹直肌腱划误认为肝缘;③密切配合患者腹式呼吸,手指上抬速度要滞后于腹壁抬起,下压应在腹壁下陷前,以增加触诊到肝缘的机会;④如右腹部较饱满,触诊到肋缘仍未触及肝缘时,应注意巨大肝脏,初始触诊部位应自髂前上棘或更低平面开始,以免漏诊;⑤大量腹水患者,可采用浮沉触诊法,以右手并拢的示、中、环 3 个手指取 70°~90°角,放置于肝缘拟检查的相应部位,连续冲击按压数次,待排开腹水后肝脏浮起时触诊肝缘;⑥注意鉴别横结肠、右肾下极、肿大胆囊等其他腹腔脏器。见图 3-3-24。

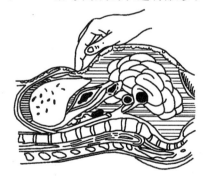

图 3-3-24　浮沉触诊法示意图

当触及肝缘时,应详细检查并描述以下内容:①大小:正常成人肝脏在肋缘下不易触及,如可触及多在 1.0cm 以内,剑突下可触及肝下缘,多在 3.0cm 以内,瘦长体型者可达 5.0cm,但一般不会超过剑突根部至脐的中、上 1/3 交界处。超出上述标准,提示肝脏肿大或肝下移。如弥漫性肿大见于病毒性肝炎、肝淤血、白血病、血吸虫病等,局限性肝肿大见于肝脓肿、肝肿瘤及肝囊肿等;肝上界下移,上下径正常(成年人约 9~11cm),质地柔软,表面光滑,且无压痛,常见于内脏下垂、肺气肿、右侧胸腔大量积液等;肝脏上下径缩小,见于急性和亚急性肝坏死、门脉性肝硬化等；②质地：分为质软、质韧和质硬3级，如质地柔软，触之如口唇，见于正常肝脏；质地稍韧，触之似鼻尖，见于脂肪肝、肝淤血等；质地硬，触之如前额，见于肝硬化、肝癌。另外，肝脓肿或囊肿有液体时呈囊性感，大而表浅者可有波动感；③表面及边缘：正常肝脏表面光滑，边缘整齐，如边缘不规则，表面不光滑，呈不均匀结节状，常见于肝癌、多囊肝；表面块状隆起，常见于巨块型肝癌、肝脓肿；边缘锐利，表面触及细小结节，常见于肝硬化。④压痛：正常肝脏无压痛，当肝包膜炎症或因肝肿大受到牵拉时出现压痛。轻度弥漫性压痛，见于肝炎、肝淤血等；局限性剧烈压痛，见于较表浅的肝脓肿，多有叩击痛；⑤搏动：如单向性搏动，双手掌置于肝脏表面有被向上推动的感觉，为肝脏传导其下面的腹主动脉搏动所致；扩张性搏动，双手掌置于肝脏表面有被向两侧推动的感觉，为肝脏本身搏动，为右心室的收缩搏动传至肝脏所致；⑥摩擦感：手掌轻贴于患者肝区，嘱其作腹式呼吸，如感到一种断续而粗糙的振动感，称肝区摩擦感，提示肝周围炎症、渗出；⑦肝震颤：手指掌面按压肝脏表面片刻，如感到一种微细的震动感，即为肝震颤，临床虽不常见，但对肝包虫病诊断具有一定特异性。

　　（2）脾脏触诊：正常情况下脾脏不能触及。内脏下垂或左侧胸腔积液、积气时膈下降，可使脾向下移位，除此以外触及脾脏提示脾肿大。脾脏位置表浅时，单手触诊法即可。双手触诊法：脾脏位置较深时，应以双手触诊法进行检查。嘱患者取屈膝仰卧位，检查者左手绕过其腹前方，置于左胸下部背后第9～11肋处，将脾脏向前托起并限制胸廓运动，右手平放于脐部，手指末端稍弯曲，长轴与左肋弓垂直，配合患者腹式呼吸，同肝脏触诊向肋弓迎触脾缘，直至触到脾缘或左肋缘为止。如卧位不易触到，嘱患者右侧卧位，较易触到脾脏。见图3-3-25。

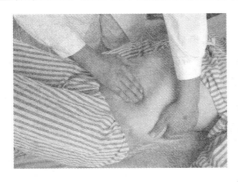
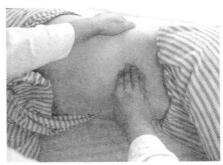

图3-3-25　脾脏双手触诊法

　　脾脏触诊难于掌握，要注意力度不要太重，以免将脾脏挤开影响触诊。触诊到脾脏时，注意描述其大小、表面情况、质地、边缘、有无压痛以及摩擦感等方面内容。

　　脾肿大的测量，通常用3条线来表示，第Ⅰ线：左锁骨中线与左肋缘交点至脾下缘的距离，以cm表示；第Ⅱ线：左锁骨中线与左肋缘交点至脾最远点的距离（应大于第Ⅰ线测量）；第Ⅲ线：指脾右缘与前正中线的距离，见图3-3-26。

　　脾肿大分为轻、中、高3度。深吸气时，脾缘不超过肋下2.0cm，为轻度肿大，质地柔软，见于肝炎、伤寒、疟疾、感染性心内膜炎等；超过2.0cm，脐水平线以上，为中度肿大，质地较硬，常见于肝硬化、疟疾后遗症、血液病等；超

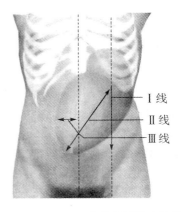

图3-3-26　脾肿大测量法示意图

过脐水平线或前正中线,为高度肿大,如表面光滑,见于慢性粒细胞白血病、疟疾和骨髓纤维化症等;表面有结节,见于淋巴肉瘤、恶性组织细胞病;有压痛,见于脾脓肿、脾梗死等。高度肿大时,应加测第Ⅱ、Ⅲ线,并作图表示。

（3）胆囊触诊:正常胆囊一般不能触及。胆囊肿大超过肝缘及肋缘时,可在右肋缘下、腹直肌外缘处触及。以单手滑行触诊法或钩指触诊法进行,要领同肝脏触诊。如胆囊肿大不明显不易触及,可探测胆囊触痛,患者取仰卧位,检查者左手掌置于其右胸廓下部,拇指指腹勾压于胆囊点,嘱患者缓慢深吸气,胆囊下移碰到用力按压拇指即可引起疼痛,胆囊触痛,如因剧烈疼痛致吸气中止称 Murphy 征阳性。见图 3-3-27。

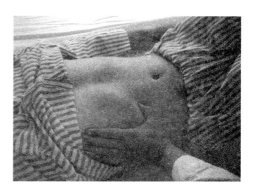

图 3-3-27　Murphy 征检查法

肿大的胆囊多呈梨形或卵圆形,随呼吸上下移动,表面光滑,常有触痛,质地视病变性质而定。如呈囊性感,压痛明显者常见于急性胆囊炎,无压痛者见于壶腹周围癌;呈实性感者,多见于胆囊结石或胆囊癌。

（4）肾脏触诊:肾脏一般不易触及,有时可触到右肾下极。当肾下垂、游走肾或肾代偿性增大时,较易触及。一般采用双手触诊法,患者取平卧位,两腿稍屈曲,深腹式呼吸,触诊右肾时,左手掌置于患者右后腰部,右手掌置于其右上腹部,配合患者腹式呼吸,吸气时右手指逐渐压向腹腔深部,同时左手顶向前方,两手相互配合夹触肾脏,如触到光滑钝圆的脏器,可能为肾下极,患者常有酸痛或类似恶心不适感。触诊左肾时,左手越过患者腹前方从后面托起左腰部,右手掌平放在患者左上腹部,依前法触诊左肾。见图 3-3-28。

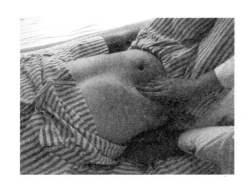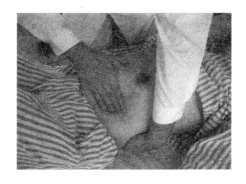

图 3-3-28　肾脏触诊法

如触及肾脏,要注意描述其大小、形态、硬度、表面状态、敏感性和移动性等方面内容。另外,肾脏、尿路病变时,相应部位可出现压痛。①季肋点:两侧腹直肌外缘与肋弓交点（第 10 肋前端）,右侧位置稍低;②上输尿管点:脐水平线与腹直肌外缘交点;③中输尿管点:髂前上棘水平线与腹直肌外缘交点;④肋脊点:第 12 肋骨与脊柱夹角的顶点;⑤肋腰点:第 12 肋骨与腰肌外缘夹角的顶点。见图 3-3-29。

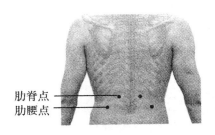
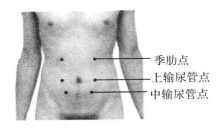

肋脊点
肋腰点

季肋点
上输尿管点
中输尿管点

图 3 - 3 - 29　肾脏及尿路疾病压痛点

　　在深吸气时能触到 1/2 以上肾脏，为肾下垂；如肾下垂明显并在腹腔移动，为游走肾；肾脏肿大，见于肾盂积水或积脓、肾肿瘤、多囊肾等；上输尿管点或中输尿管点压痛，见于输尿管结石、结核或化脓性炎症等；肋脊点、肋腰点压痛，见于肾脏炎症、结石等。

　　(5)膀胱触诊：正常膀胱空虚时隐存于盆腔内，不易触及。当膀胱积尿充盈胀大时超出耻骨上缘，可在下腹正中部触及。采用单手滑行触诊法，患者取仰卧位，两腿稍屈曲，以右手自脐开始向耻骨方向滑行触诊，注意与子宫或其他肿物相鉴别。见图 3 - 3 - 30。

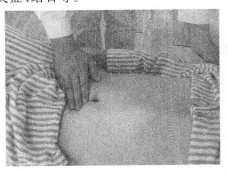

图 3 - 3 - 30　膀胱触诊法

　　充盈胀大的膀胱(如尿潴留)，呈圆形或扁圆形，有囊性感，按压时憋胀有尿意，排空膀胱后缩小或消失。主要见于尿道梗阻、脊髓病等各种因素所致的尿潴留，如长期尿潴留致膀胱慢性炎症，导尿后膀胱也常不能完全回缩。

　　(6)胰腺触诊：正常胰腺位于腹膜后，位置较深，质地柔软，不能触及。部分胰腺病变时可触及，如上腹部触及横行索条状肿物，质硬，活动度差，应注意慢性胰腺炎；中、上腹触及块状肿物，质坚硬，表面不光滑似有结节，应注意胰腺癌可能；肝缘下或左上腹触及囊性肿物，位置固定，表面光滑，无压痛，多为胰腺假性囊肿。

　　4.腹部肿块　腹部触诊时，应注意正常组织结构与病理性肿块的区分。正常组织结构包括腹直肌、腰椎椎体、腹主动脉等，如触及正常组织结构以外肿块，应视为异常，具有病理意义，需注意描述其部位、大小、形态、质地、压痛、搏动、移动度、与腹壁的关系等。见图 3 - 3 - 31。

　　5.液波震颤　腹腔有大量游离性液体时，叩击腹部可感觉到一种波动感，称为液波震颤(fluid thrill)。患者取仰卧位，为防止腹壁本身震动传至对侧，助手以手掌尺侧缘压于正中线上，检查者以

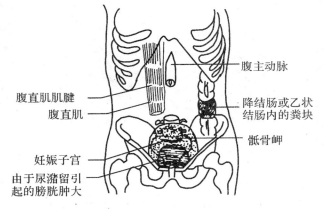

腹直肌肌腱
腹直肌

妊娠子宫
由于尿潴留引起的膀胱肿大

腹主动脉

降结肠或乙状结肠内的粪块

骶骨岬

图 3 - 3 - 31　腹部正常组织结构示意图

手掌面置于患者一侧腹壁，以另一手指端叩击对侧腹壁(或冲击式触诊)，若腹腔有大量游离液体，则贴于腹壁的手掌有被液体波动冲击感觉，即为液波震颤。此法检查腹水不如移动性浊音敏感，需有 3000～4000ml 以上游离性液体量才能查出。见图 3 - 3 - 32。

6.振水音 胃内有大量液体及气体存留时,触动胃部可听到气、液撞击的声音,即振水音(succussion splash)。患者取仰卧位,检查者以一耳靠近上腹部或将听诊器置于上腹部进行听诊,同时冲击触动胃部,餐后或饮入多量液体时出现振水音,属生理现象。但空腹或餐后6～8h以上仍可闻及振水音,则提示幽门梗阻或胃扩张。见图3-3-33。

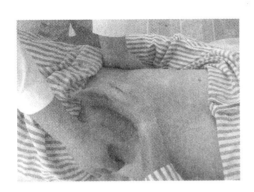
图 3-3-32 液波震颤检查法

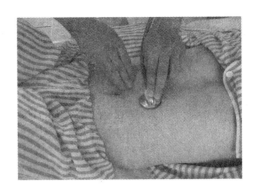
图 3-3-33 振水音检查法

(五)叩诊

腹部叩诊,主要用以了解腹腔实质性脏器的大小及有无叩痛、胃肠充气情况、膀胱充盈程度,以及腹腔内有无积气、积液和肿块等。

1.腹部叩诊音 正常腹部大部分区域叩诊均为鼓音,肝、脾、增大的膀胱和子宫所占据的部位,以及两侧靠近腰肌的部位为浊音或实音。如肝、脾或其他脏器明显肿大,或腹腔内肿瘤、大量积液时,因病变部位出现浊音或实音使鼓音区缩小;如胃肠高度胀气或胃肠穿孔致气腹时,则鼓音区扩大或鼓音出现在不应有的部位。

2.肝脏叩诊 肝脏叩诊在于确定肝脏上、下界,以及了解肝区叩击痛情况。

(1)肝脏上、下界:间接叩诊法,叩指用力适当,切勿过轻或过重。叩诊肝脏上界时,沿右锁骨中线、右腋中线和右肩胛线,由胸部肺区向下叩向腹部,当清音变为浊音时即为肝上界,相当于被肺遮盖的肝顶部,又称肝相对浊音界;继续向下叩1～2肋间,当浊音变为实音,肝脏不再被肺所遮盖而直接贴近胸壁,称肝绝对浊音界(为右肺下界)。叩诊肝下界时,沿右锁骨中线或前正中线,自腹部鼓音区向上叩向胸部,当鼓音变为实音时即为肝下界。因肝下界与胃、结肠等重叠,单纯叩诊很难确定,多需要用触诊或叩诊法相结合。

肝浊音区扩大,常见于肝癌、肝脓肿、肝淤血、多囊肝等;肝浊音区缩小,常见于重症肝炎(肝坏死)、肝硬化、胃肠高度胀气等;肝浊音界消失,为肝表面覆有气体所致,是胃肠穿孔的一个重要征象;肝浊音界上移,常见于右肺纤维化、右下肺不张等;肝浊音界下移,常见于肺气肿、右侧张力性气胸等。

(2)肝区叩击痛:间接叩诊法,以左手掌平放在右季肋部(肝区),右手握空拳用由轻到中等的力量叩击左手背。正常情况下肝区无叩击痛,肝区叩击痛多见于急性肝炎、肝脓肿或肝癌等。见图3-3-34。

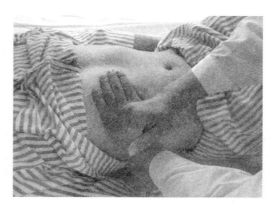

图 3 - 3 - 34　肝区（胆囊区）叩击痛检查法

3.胆囊叩诊　胆囊位于腹腔深部，且被肝脏所遮盖，不适合叩诊检查，仅能检查胆囊区叩击痛（方法同肝区叩击痛）。胆囊区叩击痛，对胆囊炎、胆石症并急性胆囊炎具有重要意义。

4.胃泡鼓音区叩诊　胃泡鼓音区（Traube 区）位于左前胸下部肋缘以上，为胃底穹窿含气而形成，约呈半圆形，其上界为横膈及肺下缘，左界为脾脏，右界为肝左缘。Traube 区受胃内含气量及邻近器官大小病变的影响。饱餐后胃内含气量减少，Traube 区缩小或消失，属生理现象。此外，Traube 区明显缩小或消失，常见于中、重度脾肿大，左侧胸腔积液、心包积液、肝左叶肿大，也可见于急性胃扩张或溺水者。

5.脾脏叩诊　当脾脏触诊不满意或在左肋下触到脾缘时，宜用脾脏叩诊，叩诊脾浊音区以进一步确认脾脏大小。脾浊音区的叩诊宜于左腋中线上自上而下轻叩诊。正常时于左腋中线上第 9～11 肋间可叩到脾浊音区，其长度约 4.0～7.0cm，前方不超过腋前线。脾浊音区扩大，见于各种原因所致的脾肿大；脾浊音区缩小，见于左侧气胸、胃扩张、肠胀气。

6.移动性浊音　腹腔内有中等量以上游离性积液时，因重力作用，液体聚积于腹腔低处，叩诊呈浊音。体位不同时，因游离性积液位置变化出现浊音区变动，称为移动性浊音（shifting dullness）。见图 3 - 3 - 35。

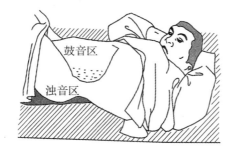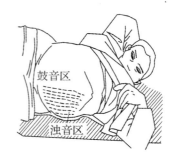

图 3 - 3 - 35　移动性浊音形成机制示意图

采用间接叩诊法，先嘱患者取仰卧位，自腹中部脐水平开始向患者左侧叩诊，当鼓音变浊音，扳指固定不动，嘱患者右侧卧位，再次叩诊，浊音变为鼓音，表明浊音区移动；继续向患者右侧叩诊，当鼓音变浊音，扳指固定不动，再嘱患者左侧卧位，以核实浊音是否移动。当腹腔内游离性腹水超过 1000ml，移动性浊音即可阳性。见图 3 - 3 - 36。

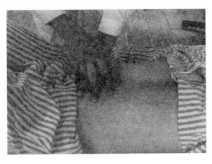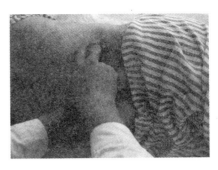

图 3 - 3 - 36 移动性浊音叩诊法

如腹腔积液量较少(<1000ml),移动性浊音方法不能查出时,若病情允许可嘱患者取肘膝位,使脐部处于腹腔最低位,检查者采用间接叩诊法自侧腹部向脐部叩诊,如由鼓音变为浊音,为水坑征阳性,提示有少量腹腔积液可能。

临床上,下列情况常易误为腹水,应注意鉴别:①肠梗阻:肠管内常有大量液体潴留并随患者体位变动,出现移动性浊音,但多为单侧移动性浊音,且有肠型、蠕动波及肠鸣音的改变等体征;②巨大卵巢囊肿:卵巢囊肿仰卧位浊音区位于腹中部,鼓音区在两侧;卵巢囊肿浊音区不移动;卵巢囊肿尺压试验阳性,患者仰卧位,以硬尺横置于腹壁上并用力下压,卵巢囊肿可传导腹主动脉搏动,使硬尺产生节律性跳动;而腹腔积液不能传导腹主动脉搏动,硬尺无节律性跳动。见图 3 - 3 - 37。

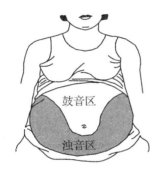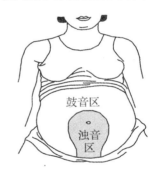

图 3 - 3 - 37 巨大卵巢囊肿与大量腹水鉴别示意图

7.肋脊角叩击痛 对肾脏疾病有一定意义。患者取坐位或侧卧位,检查者左手掌平放在其肋脊角处,右手握空拳用由轻到中等的力量叩击左手背。正常时无叩击痛,如肋脊角叩击痛阳性,提示肾炎、肾盂肾炎、肾结石、肾结核及肾周围炎等病变。见图 3 - 3 - 38。

8.膀胱叩诊 当膀胱触诊不满意时,可用叩诊来判断膀胱充盈膨胀程度。膀胱叩诊在耻骨联合上方进行,自上而下叩诊。膀胱空虚时,因耻骨联合上方有含气肠管呈鼓音,不能叩出膀胱轮廓。当膀胱充盈时,耻骨联合上方叩诊出圆形浊音区。

女性在妊娠时子宫增大,子宫肌瘤或卵巢囊肿时,耻骨联合上方叩诊也呈浊音区,应注意鉴别。如排尿或导尿后复查,浊音区转

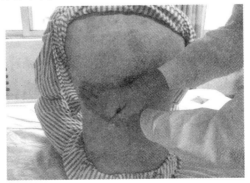

图 3 - 3 - 38 肋脊角叩击痛检查法

为鼓音区,提示为尿潴留所致的膀胱增大,有助于鉴别。另外,腹腔积液时耻骨联合上方叩诊也可有浊音区,但其弧形上缘凹向脐部,而膀胱增大时浊音区的弧形上缘凸向脐部。

参考文献

[1]　陈文彬,潘祥林.诊断学.第7版.北京:人民卫生出版社,2008.

[2]　刘成玉.临床技能学.第1版.北京:人民卫生出版社,2008.

[3]　陈灏珠,林果为.实用内科学.第13版.北京:人民卫生出版社,2009.

(孙　龙)

五、骨盆检查

1.视诊　被检查者一般取卧位。先观察其骨盆区皮肤有无改变,然后观察前面,两侧髂前上棘是否等高,骨盆有无向一侧倾斜。腰椎侧弯、骨盆骨折移位(陈旧性)、髋关节疼痛以及双下肢不等长均可造成骨盆倾斜。从侧面观察,骨盆有无前倾;从后面观察两侧髂后上棘是否等高,如果向上移位或向后突出,则多是骶髂关节错位。

2.触诊

(1)骨触诊:检查时被检查者多取卧位。首先检查前面,触诊髂前上棘、髂嵴的骨轮廓,尤其对肥胖人要认真摸清楚,注意两侧是否等高,有无压痛。触诊耻骨结节、耻骨联合、耻骨上、下支,注意有无压痛及骨轮廓改变。然后侧面触诊股骨大转子,两侧是否等高,局部有无触痛。从后面检查髂后上棘,两侧是否等高,骶髂关节处有无压痛,骶骨后面骨轮廓有无改变。尾骨有无压痛。屈曲髋关节,检查坐骨结节骨轮廓有无改变。

(2)软组织触诊:首先被检查者取仰卧位,双膝关节屈曲,触诊骨盆前面的髂窝区,注意有无囊性肿物及压痛,腹股沟区有无肿胀。然后交替侧卧,触诊两侧股骨大转子部位及臀中肌区,有无压痛。尽量屈曲膝关节、髋关节,触摸坐骨结节表面,有无压痛及囊性肿物,判断有无坐骨滑囊炎或坐骨结节囊肿。最后被检查者取俯卧位,检查臀大肌区及梨状肌下缘有无压痛。

3.特殊检查

(1)骨盆挤压试验:用于诊断骨盆骨折和骶髂关节病变。被检查者取仰卧位,检查者两手分别从髂骨翼两侧同时向中线挤压骨盆,如发生疼痛,即为骨盆挤压试验阳性,提示骨盆有骨折或骶髂关节有病变。

(2)床边试验:又称盖斯兰(Gaenslen)试验,用于检查骶髂关节病变。被检查者取平卧位,患侧臀部置于床边,健侧腿尽量屈膝、屈髋,检查者用手按住膝部,使大腿靠近腹壁,另一手将患腿移至床边外,用力向下按压使之过度后伸,使骨盆沿着横轴旋转,如骶髂关节发生疼痛则为试验阳性。

(3)"4"字试验:用于检查骶髂关节病变。被检查者仰卧,将其一侧下肢膝关节屈曲,髋关节屈曲、外展、外旋,把足架在另一侧腿的膝关节上,双下肢呈"4"字形,检查者一手放在患者屈曲的膝关节内侧,另一手放在对侧髂前上棘前面,然后两手向下压,如骶髂关节处出现疼痛,本试验为阳性。

(4)骨盆分离试验:用于检查骨盆骨折及骶髂关节病变。被检查者取仰卧位,检查者两手分别置于两侧髂前上棘部,两手同时向外推按髂骨翼,使之向两侧分开。如有骨盆骨折或骶髂关节病变,则局部发生疼痛反应,称为骨盆分离试验阳性。

（5）斜扳试验：用于诊断骶髂关节病变。被检查者取仰卧位，一侧腿伸直，另一侧腿屈髋、屈膝各90°，检查者一手扶住该侧屈曲的膝部，另一手按住同侧肩部，检查者用扶膝部的手推患者的腿内收并使该侧的髋关节内旋，如骶髂关节发生疼痛，本试验即为阳性。

（6）单髋后伸试验：又称尤门征（Yeomen 征），用于检查骶髂关节病变。被检查者俯卧位，两下肢伸直，检查者一手按住患者骶骨背面，另一手肘部托住一侧大腿，用手握住该侧小腿，向上提起下肢，使髋关节被动后伸，如骶髂关节处疼痛，本试验为阳性。两侧作对比检查。该试验用于检查骶髂关节病变。

（陈小盼）

六、脊柱、四肢与关节、神经反射检查

【脊柱检查】

脊柱是支撑体重，维持躯体各种姿势的重要支柱。脊柱有病变时表现为局部疼痛、姿势或形态异常以及活动度受限等。脊柱检查时患者可处站立位和坐位，按视、触、叩的顺序进行。

（一）脊柱弯曲度

1.生理性弯曲　正常人直立时，脊柱从侧面观察有四个生理弯曲，即颈段稍向前凸，胸段稍向后凸，腰椎明显向前凸，骶椎则明显向后凸。让患者取站立位或坐位，从后面观察脊柱有无侧弯。轻度侧弯时需借助触诊确定，检查方法是检查者用示、中指或拇指沿脊椎的棘突以适当的压力往下划压，划压后皮肤出现一条红色充血痕，以此痕为标准，观察脊柱有无侧弯。正常人脊柱无侧弯。

2.病理性变形　主要有以下几种。

（1）颈椎变形：颈部检查需观察自然姿势有无异常，如患者立位时有无侧偏、前屈、过度后伸和僵硬感。

（2）脊柱后凸：脊柱过度后弯称为脊柱后凸（kyphosis），也称为驼背（gibbus），多发生于胸段脊柱。脊柱后凸时前胸凹陷，头颈部前倾。脊柱胸段后凸的原因甚多，表现也不完全相同，常见病因有：佝偻病、结核病、强直性脊柱炎、脊椎退行性变等。

（3）脊柱前凸：脊柱过度向前凸出性弯曲，称为脊柱前凸（lordosis）。多发生在腰椎部位，病人腹部明显向前突出，臀部明显向后突出，多由于晚期妊娠、大量腹水、腹腔巨大肿瘤、第五腰椎向前滑脱、水平骶椎（腰骶角＞34°）、患者髋关节结核及先天性髋关节后脱位等所致。

（4）脊柱侧凸：脊柱离开后正中线向左或右偏曲称为脊柱侧凸（scoliosis）。侧凸严重时可出现肩部及骨盆畸形。根据侧凸发生部位不同，分为胸段侧凸、腰段侧凸及胸腰段联合侧凸；并根据侧凸的性状分为姿势性和器质性两种。

（二）脊柱活动度

1.正常活动度　正常人脊柱有一定活动度，但各部位活动范围明显不同。颈椎段和腰椎段的活动范围最大；胸椎段活动范围最小；骶椎和尾椎已融合成骨块状，几乎无活动性。检查脊柱的活动度时，应让患者作前屈、后伸、侧弯、旋转等动作，以观察脊柱的活动情况及有无变形。已有脊柱外伤可疑骨折或关节脱位时，应避免脊柱活动，以防止损伤脊髓。

2.活动受限检查　脊柱颈段活动度检查时，医师固定患者肩部，嘱患者做前屈后仰、侧弯及左右旋转。颈及软组织有病变时，活动度常不能达以上范围，否则有疼痛感，严重时出现僵直。脊柱颈椎段活动受限常见于：①颈部肌纤维织炎及韧带受损；②颈椎病；③结核或肿瘤浸

润；④颈椎外伤、骨折或关节脱位。脊柱腰椎段活动受限常见于：①腰部肌纤维织炎及韧带受损；②腰椎椎管狭窄；③椎间盘突出；④腰椎结核或肿瘤；⑤腰椎骨折或脱位。

（三）脊柱压痛与叩击痛

1.压痛　脊柱压痛的检查方法是嘱患者取端坐位，身体稍向前倾。检查者以右手拇指从枕骨粗隆开始自上而下逐个按压脊椎棘突及椎旁肌肉，正常时每个棘突及椎旁肌肉均无压痛。如有压痛，提示压痛部位可能有病变，并以第七颈椎棘突为标志计数病变椎体的位置。除颈椎外，颈旁组织的压痛也提示相应病变，如落枕时斜方肌中点处有压痛；颈肋综合征及前斜角肌综合征时，压痛点在锁骨上窝和颈外侧三角区内，颈部肌纤维织炎时压痛点在颈肩部，范围比较广泛。胸腰椎病变如结核、椎间盘突出及外伤或骨折，均在相应脊椎棘突有压痛，若椎旁肌肉有压痛，常为腰背肌纤维炎或劳损。

2.叩击痛　常用的脊柱叩击方法有两种。

（1）直接叩击法：即用中指或叩诊锤垂直叩击各椎体的棘突，多用于检查胸椎与腰椎。颈椎疾病，特别是颈椎骨关节损伤时，因颈椎位置深，一般不用此法检查。

（2）间接叩击法：嘱患者取坐位，医师将左手掌置于其头部，右手半握拳以小鱼际肌部位叩击左手背，了解患者脊柱各部位有无疼痛。如疼痛阳性见于脊柱结核、脊椎骨折及椎间盘突出等。叩击痛的部位多为病变部位。如有颈椎病或颈椎间盘脱出症，间接叩诊时可出现上肢的放射性疼痛。

（四）脊柱检查的几种特殊试验

1.颈椎特殊试验

（1）Jackson压头试验：患者取端坐位，检查者双手重叠放于其头顶部，向下加压，如患者出现颈痛或上肢放射痛即为阳性，多见于颈椎病及颈椎间盘突出症。

（2）Fenz征（前屈旋颈试验）：嘱患者头颈部前屈，并左右旋转，如果颈椎处感觉疼痛，则属阳性，多提示颈椎小关节的退行改变。

（3）颈静脉加压试验（压颈试验、Naffziger试验）：患者仰卧，检查者以双手指按压患者两侧颈静脉，如其颈部及上肢疼痛加重，为根性颈椎病，此乃因脑脊液回流不畅致蛛网膜下腔压力增高所致。此试验也常用于下肢坐骨神经痛患者的检查，颈部加压时若下肢症状加重，则提示其坐骨神经痛症状源于腰椎管内病变，即根性疼痛。

（4）旋颈试验：患者取坐位，头略后仰，并自动向左、右做旋颈动作。如患者出现头昏、头痛、视力模糊症状，提示椎动脉型颈椎病。因转动头部时椎动脉受到扭曲，加重了椎-基底动脉供血不足，头部停止转动，症状亦随即消失。

2.腰骶椎的特殊试验

（1）摇摆试验：患者平卧，屈膝、髋，双手抱于膝前。检查者手扶患者双膝，左右摇摆，如腰部疼痛为阳性。多见于腰骶部病变。

（2）拾物试验：将一物品放在地上，嘱患者拾起。腰椎正常者可两膝伸直，腰部自然弯曲，俯身将物品拾起。如患者先以一手扶膝蹲下，腰部挺直地用手接近物品，此即为拾物试验阳性。多见于腰椎病变如腰椎间盘脱出、腰肌外伤及炎症。

（3）直腿抬高试验：又称Lasegue征，患者仰卧，双下肢平伸，检查者一手握患者踝部，一手置于大腿伸侧，分别做双侧直腿抬高动作，腰与大腿正常可达80°～90°。若抬高不足70°，且伴有下肢后侧的放射性疼痛，则为阳性。见于腰椎间盘突出症，也可见于单纯性坐骨神经痛。

（4）Linder征：又称屈颈试验，患者仰卧，也可取端坐或直立位，检查者一手置于患者胸前,另一手置于枕后,缓慢、用力地上抬其头部,使颈前屈,若出现下肢放射痛,则为阳性。见于腰椎间盘突出症的"根肩型"患者。

(5)股神经牵拉试验:患者俯卧,髋、膝关节完全伸直。检查者将一侧下肢抬起,使髋关节过伸,如大腿前方出现放射痛为阳性。可见于高位腰椎间盘突出症(腰$_{2\sim3}$或腰$_{3\sim4}$)患者。

【四肢与关节检查】

四肢(four limbs)及其关节(articulation)的检查通常运用视诊与触诊,两者相互配合,特殊情况下采用叩诊和听诊。

(一)上肢

1.长度 双上肢长度可用目测,嘱被检者双上肢向前手掌并拢比较其长度,也可用带尺测量肩峰至桡骨茎突或中指指尖的距离为全上肢长度。上臂长度则从肩峰至尺骨鹰嘴的距离。前臂长度测量是从鹰嘴突至尺骨茎突的距离。

2.肩关节

(1)外形:嘱被检者脱去上衣,取坐位,在良好的照明情况下,观察以下内容,双肩姿势外形有无倾斜。正常双肩对称,双肩呈弧形,如肩关节弧形轮廓消失肩峰突出,呈"方肩",见于肩关节脱位或三角肌萎缩。两侧肩关节一高一低,颈短耸肩,见于先天性肩胛高耸症及脊柱侧弯。锁骨骨折,远端下垂,使该侧肩下垂,肩部突出畸形如戴肩章状,见于外伤性肩锁关节脱位,锁骨外端过度上翘所致。

(2)活动度:嘱患者做自主运动,观察有无活动受限,或检查者固定肩胛骨,另一手持前臂进行多个方向的活动。肩关节外展可达90°,内收45°,前屈90°,后伸35°,旋转45°。肩关节周围炎时,关节各方向的活动均受限,称冻结肩。肩肱关节或肩锁骨关节脱位搭肩试验常为阳性(Dugas 氏征)。方法是嘱患者用患侧手掌平放于对侧肩关节前方,如不能搭上而前臂不能自然贴紧胸壁,提示肩关节脱位。

(3)压痛点:肩关节周围不同部位的压痛点,对鉴别诊断很有帮助,肱骨结节间的压痛见于肱二头肌长头腱鞘炎,肱骨大结节压痛可见于冈上肌腱损伤。肩峰下内方有触痛,可见于肩峰下滑囊炎。

3.肘关节

(1)形态:正常肘关节双侧对称、伸直时肘关节轻度外翻,称携物角,约5°～15°,检查此角时嘱患者伸直两上肢,手掌向前,左右对比。此角＞15°为肘外翻,＜15°为肘内翻。肘部骨折、脱位可引起肘关节外形改变,如髁上骨折时,可见肘窝上方突出,为肱骨下端向前移位所致;桡骨头脱位时,肘窝外下方向桡侧突出;肘关节后脱位时,鹰嘴向肘后方突出,Hüter 氏线及 Hüter 氏三角(肘关节伸时肱骨内外上髁及尺骨鹰嘴形成的连线和屈肘时形成的三角)解剖关系改变。检查肘关节时应注意双侧及肘窝部是否饱满、肿胀。肘关节积液和滑膜增生常出现肿胀。

(2)运动肘关节活动正常时屈135°～150°,伸10°,旋前(手背向上转动)80°～90°,旋后(手背向下转动)80°～90°。

(3)触诊:注意肘关节周围皮肤温度,有无肿块,肱动脉搏动,桡骨小头是否压痛,滑车淋巴结是否肿大。

4.腕关节及手

(1)外形:手的功能位置为腕背伸30°并稍偏尺侧,拇指于外展时掌屈曲位,其余各指屈曲,呈握茶杯姿势。手的自然休息姿势呈半握拳状,腕关节稍背伸约20°,向尺侧倾斜约10°,拇指尖靠达示指关节的桡侧,其余四指呈半屈曲状,屈曲程度由示指向小指逐渐增大,且各指尖均指向舟骨结节处。

（2）局部肿胀与隆起：腕关节肿胀可因外伤、关节炎、关节结核而肿胀，腕关节背侧或旁侧局部隆起见于腱鞘囊肿，腕背侧肿胀见于腕肌腱腱鞘炎或软组织损伤。下尺桡关节半脱位可使尺骨小头向腕背侧隆起。手指关节出现梭形肿胀见于类风湿关节炎；骨性关节炎也出现指关节梭形肿胀，但有特征性的 Heberden's 结节。如单个指关节出现梭形肿胀，可能为指骨结核或内生软骨瘤，手指侧副韧带损伤可使指间关节侧方肿胀。

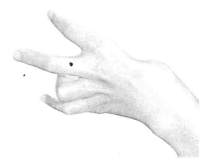

图 3 - 3 - 39 · 爪形手

（3）畸形：腕部手掌的神经、血管、肌腱及骨骼的损伤或先天性因素及外伤等均可引起畸形，常见的有：①腕垂症：桡神经损伤所致；②猿掌：正中神经损伤；③爪形手：手指呈鸟爪样，见于尺神经损伤、进行性肌萎缩、脊髓空洞症和麻风等（见图 3 - 3 - 39）；④餐叉样畸形：见于 Colles 骨折。

杵状指（趾）（acropachy）：手指或足趾末端增生、肥厚、增宽、增厚，指甲从根部到末端拱形隆起呈杵状。杵状指（趾）常见于：①呼吸系统疾病，如慢性肺脓肿、支气管扩张和支气管肺癌；②某些心血管疾病，如发绀型先天性心脏病、亚急性感染性心内膜炎；③营养障碍性疾病，如肝硬化。见图 3 - 3 - 40。

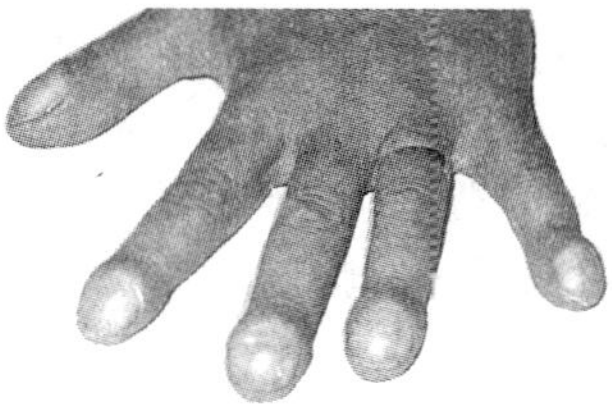

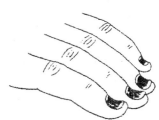

图 3 - 3 - 40 杵状指

匙状甲（koilonychia）：又称反甲，特点为指甲中央凹陷，边缘翘起，指甲变薄，表面粗糙有条纹。常见于缺铁性贫血和高原疾病，偶见于风湿热及甲癣。见图 3 - 3 - 41。

（4）运动：检查腕关节及各手指关节活动范围是否正常。正常腕关节可掌屈 50°～60°，背伸 30°～60°，内收 25°～30°，外展 30°～40°。手指除拇指可作内收、外展 40°，其余四指掌指，指指关节仅能做掌屈。

（5）触诊：检查手指活动有无感觉障碍，可用针尖从指尖往手指扎刺，了解痛觉程度及水平。

（二）下肢

图 3 - 3 - 41 匙状甲

下肢包括臀、大腿、膝、小腿、踝和足。检查下肢时应充分暴露以上部位，双侧对比先做一般外形检查，如双下肢长度是否一致，可用尺测量或双侧对比，一侧肢体缩短见于先天性短肢畸形、骨折或关节脱位。并观察双下肢外形是否对称，有无静脉曲张和肿胀。

1. 髋关节

视诊：

（1）步态：由髋关节疾患引起的异常步态主要有如下。

①跛行：疼痛性跛行：髋关节疼痛不敢负重行走，患肢膝部微屈，轻轻落下足尖着地，然后迅速改换健肢负重，步态短促不稳，见于髋关节结核、暂时性滑膜炎、股骨头无菌性坏死等。短肢跛行：以足尖落地或健侧下肢屈膝跳跃状行走，一侧下肢缩短 3cm 以上则可出现跛行，见于小儿麻痹症后遗症。

②鸭步：走路时两腿分开的距离宽，左右摇摆，如鸭子行走，见于先天性双侧髋关节脱位、

髋内翻和小儿麻痹症所致的双侧臀中、小肌麻痹。

③呆步：步行时下肢向前甩出，并转动躯干，步态呆板，见于髋关节强直；化脓性髋关节炎。

（2）畸形：患者取仰卧位，双下肢伸直，使病侧髂前上棘连线与躯干正中线保持垂直，腰部放松，腰椎放平贴于床面观察关节有无下列畸形，如果有畸形，多为髋关节脱位、股骨干及股骨头骨折错位。

①内收畸形：正常时双下肢可伸直并拢，如一侧下肢超越躯干中线向对侧偏移，而且不能外展为内收畸形；②外展畸形：下肢离开中线，向外侧偏移，不能内收，称外展畸形；③旋转畸形：仰卧位时，正常髌骨及踇趾指向上方，若向内外侧偏斜，为髋关节内外旋畸形。

（3）肿胀及皮肤皱褶：腹股沟异常饱满，示髋关节肿胀；臀肌是否丰满，如髋关节病变时臀肌萎缩；臀部皱褶不对称，示一侧髋关节脱位。

（4）肿块、窦道及瘢痕：注意髋关节周围皮肤有无肿块、窦道及瘢痕，髋关节结核时常有以上改变。

触诊：

（1）压痛：髋关节位置深，只能触诊其体表位置。腹股沟韧带中点后下 1cm，再向外 1cm，触及此处有无压痛及波动感，髋关节有积液时有波动感，如此处硬韧饱满，可能为髋关节前脱位，若该处空虚，可能为后脱位。

（2）活动度：屈曲时，股前部可与腹壁相贴，后伸可达 30°，外展约 60°，内收约 25°，外旋与内旋各 45°。

叩诊：患者下肢伸直，医师以拳叩击足跟，如髋部疼痛，则示髋关节炎或骨折。

听诊：令患者做屈髋和伸髋动作，可闻及大粗隆上方有明显的"咯噔"声，系紧张肥厚的阔筋膜张肌与股骨大粗隆摩擦声。

2.膝关节

视诊：

（1）膝外翻（genu valgum）：令患者暴露双膝关节，处站立位及平卧位进行检查，直立时双腿并拢，两股骨内髁及两胫骨内踝可同时接触，如两踝距离增宽，一小腿向外偏斜，双下肢呈"X"状，称"X 形腿"，见于佝偻病。见图 3 - 3 - 42。

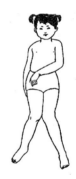

图 3 - 3 - 42　膝外翻

（2）膝内翻（genu varum）：直立时，患者双股骨内髁间距增大，小腿向内偏斜，膝关节向内形成角度，双下肢形成"O"状，称"O 形腿"，见于小儿佝偻病。见图 3 - 3 - 43。

（3）膝反张：膝关节过度后伸形成向前的反屈状，称膝反屈畸形，见于小儿麻痹后遗症、膝关节结核。

（4）肿胀：膝关节匀称性胀大，双侧膝眼消失并突出，见于膝关节积液。髌骨上方明显隆起见于髌上囊内积液；髌骨前面明显隆起见于髌前滑囊炎；膝关节呈梭形膨大，见于膝关节结核；关节间隙附近有突出物常为半月板囊肿。检查关节肿胀的同时应注意关节周围皮肤有无发红、灼热及窦道形成。

（5）肌萎缩：膝关节病变时，因疼痛影响步行，常导致相关肌肉的失用性萎缩，常见为股四头肌及内侧肌萎缩。

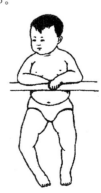

图 3 - 3 - 43　膝内翻

触诊：

(1)压痛：膝关节发炎时,双膝眼处压痛;髌骨软骨炎时髌骨两侧有压痛;膝关节间隙压痛提示半月板损伤;侧副韧带损伤,压痛点多在韧带上下两端的附着处,胫骨结节骨骺炎时,压痛点位于髌韧带在胫骨的止点处。

(2)肿块：对膝关节周围的肿块,应注意大小、硬度、活动度,有无压痛及波动感。髌骨前方肿块,并可触及囊性感,见于髌前滑囊炎;膝关节间隙处可触及肿块,且伸膝时明显,屈膝后消失,见于半月板囊肿;胫前上端或股骨下端有局限性隆起,无压痛,多为骨软骨瘤;腘窝处出现肿块,有囊状感,多为腘窝囊肿,如伴有与动脉同步的搏动,见于动脉瘤。

(3)摩擦感：医师一手置于患膝前方,另一手握住患者小腿做膝关节的伸屈动作,如膝部有摩擦感,提示膝关节面不光滑,见于炎症后遗症及创伤性关节炎。推动髌骨做上下左右活动,如有摩擦感,提示髌骨表面不光滑,见于炎症及创伤后遗留的病变。

(4)活动度：膝关节屈曲可达 120°～150°,伸 5°～10°,内旋 10°,外旋 20°。

(5)几种特殊试验：①浮髌试验：患者取平卧位,下肢伸直放松,医师一手虎口卡于患膝髌骨上极,并加压压迫髌上囊,使关节液集中于髌骨底面,另一手示指垂直按压髌骨并迅速抬起,按压时髌骨与关节面有碰触感,松手时髌骨浮起,即为浮髌试验阳性,提示有中等量以上关节积液(50ml);②拇指指甲滑动试验：医师以拇指指甲背面沿髌骨表面自上而下滑动,如有明显疼痛,可能为髌骨骨折;③侧方加压试验：患者取仰卧位,膝关节伸直,医师一手握住踝关节向外侧推抬,另一手置于膝关节外上方向内侧推压,使内侧副韧带紧张度增加,如膝关节内侧疼痛为阳性,提示内侧副韧带损伤,如向相反方向加压,外侧膝关节疼痛,提示外侧副韧带损伤。

3.踝关节与足

视诊：

踝关节与足部检查一般让患者取站立或坐位时进行,有时需患者步行,从步态观察正常与否。

(1)肿胀：①匀称性肿胀,正常踝关节两侧可见内外踝轮廓,跟腱两侧各有一凹陷区,踝关节背伸时,可见伸肌腱在皮下走行,踝关节肿胀时以上结构消失,见于踝关节扭伤、结核、化脓性关节炎及类风湿关节炎;②局限性肿胀,足背或内、外踝下方局限肿胀见于腱鞘炎或腱鞘囊肿;跟骨结节处肿胀见于跟腱周围炎,第二、三跖趾关节背侧或跖骨干局限性肿胀,可能为跖骨头无菌性坏死或骨折引起,足趾皮肤温度变冷、肿胀,皮肤呈乌黑色见于缺血性坏死。

(2)局限性隆起：足背部骨性隆起可见于外伤、骨质增生或先天性异常;内外踝明显突出,见于胫腓关节分离,内外踝骨折;踝关节前方隆起,见于距骨头骨质增生。

(3)畸形：①扁平足(flat foot)：足纵弓塌陷,足跟外翻,前半足外展,形成足旋前畸形,横弓塌陷,前足增宽,足底前部形成胼胝;②弓形足(claw foot)：足纵弓高起,横弓下陷,足背隆起,足趾分开;③马蹄足：踝关节跖屈,前半足着地,常因跟腱挛缩或腓总神经麻痹引起;④跟足畸形：小腿三头肌麻痹,足不能跖屈,伸肌牵拉使踝关节背伸,形成跟足畸形,行走和站立时足跟着地;⑤足内翻：跟骨内旋,前足内收,足纵弓高度增加,站立时足不能踏平,外侧着地,常见于小儿麻痹后遗症;⑥足外翻：跟骨外旋,前足外展,足纵弓塌陷,舟骨突出,扁平状,跟腱延长线落在跟骨内侧,见于胫前胫后肌麻痹。

触诊：

(1)压痛点：内外踝骨折、跟骨骨折、韧带损伤局部均可出现压痛;第二、三跖骨头处压痛,见于跖骨头无菌性坏死;第二、三跖骨干压痛,见于疲劳骨折;跟腱压痛,见于跟腱腱鞘炎;足跟内侧压痛,见于跟骨骨棘或跖筋膜炎。

(2)其他:踝足部触诊应注意跟腱张力,足底内侧跖筋膜有无挛缩,足背动脉搏动有无减弱。方法是医师将食、中和无名指末节指腹并拢,放置于足背1～2趾长伸肌腱间触及有无搏动感。

(3)活动度:可令患者主动活动或医师检查时做被动活动。踝关节与足的活动范围如下:踝关节背伸20°～30°,跖屈40°～50°;跟距关节:内、外翻各30°;

跗骨间关节:内收25°,外展25°;跖趾关节:跖屈30°～40°,背伸45°。

【神经反射检查】

1.浅反射　刺激皮肤、黏膜或角膜引起的反应,包括角膜反射、腹壁反射和提睾反射等。

(1)角膜反射(corneal reflex):嘱患者睁眼向内侧注视,以捻成细束的棉絮从患者视野外接近并轻触外侧角膜,避免触及睫毛,正常反应为被刺激侧迅速闭眼和对侧也出现眼睑闭合反应,前者称为直接角膜反射,后者称为间接角膜反射。直接与间接角膜反射均消失见于三叉神经病变(传入障碍);直接反射消失,间接反射存在,见于患侧面神经瘫痪(传出障碍)。

(2)腹壁反射(abdominal reflex):仰卧位,下肢稍屈曲,使腹壁完全松弛,用竹签或较钝器械由外向内分别轻划左右腹壁肋缘下($T_{7\sim8}$)、脐水平($T_{9\sim10}$)和腹股沟上($T_{11\sim12}$)的皮肤。观察相应部位腹肌收缩和脐的移位情况。正常反应是受刺激部位的腹壁肌收缩,如反射消失见于相应胸椎节段受损。

(3)提睾反射(cremasteric reflex):竹签由下而上轻划股内侧上方皮肤,可引起同侧提睾肌收缩,睾丸上提。双侧反射消失为腰髓$_{1\sim2}$节病损。一侧反射减弱或消失见于锥体束损害。局部病变如腹股沟疝、阴囊水肿等也可影响提睾反射。

(4)跖反射(plantar reflex):患者仰卧,下肢伸直,检查者手持患者踝部,用钝头竹签划足底外侧,由足跟向前至近小趾跖关节处转向跗趾侧,正常反应为足跖屈曲(即Babinski征阴性)。反射消失为骶髓$_{1\sim2}$节病损。

(5)肛门反射(anal reflex):大头针轻划肛门周围皮肤,可引起肛门外括约肌收缩。反射障碍为骶髓$_{4\sim5}$节或肛尾神经病损。

2.深反射　通过刺激骨膜、肌腱深部感受器引起的反射,又称腱反射。反射强度通常分为以下几级。

0:反射消失

1＋:肌肉收缩存在,但无相应关节活动,为反射减弱

2＋:肌肉收缩并导致关节活动,为正常反射

3＋:反射增强,可为正常或病理状况

4＋:反射亢进并伴有阵挛,为病理状况

检查深反射时需要患者配合,肢体肌肉放松,检查者叩击力量均等,两侧对比。深反射包括以下几种:

(1)肱二头肌反射(biceps tendon reflex):被检查者屈肘,前臂稍内旋。检查者左手托起被检查者肘部,以左手拇指置于肱二头肌腱上,用叩诊锤叩击检查者拇指。观察肱二头肌收缩引起前臂屈曲动作。见图3-3-44。

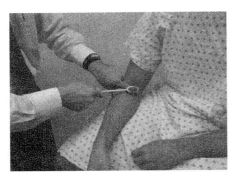

图 3-3-44　肱二头肌反射

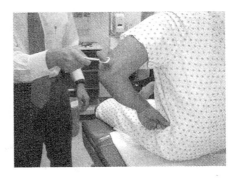

图 3-3-45　肱三头肌反射

（2）肱三头肌反射（triceps tendon reflex）：患者外展前臂，半屈肘关节，检查者用左手托住其前臂，右手用叩诊锤直接叩击鹰嘴上方的肱三头肌腱，可使肱三头肌收缩，引起前臂伸展。反射中枢为颈髓$_{6\sim7}$节。见图 3-3-45。

（3）桡骨膜反射（radioperiosteal reflex）：被检者前臂置于半屈半旋前位，检查者以左手托住其前臂，并使腕关节自然下垂，随即以叩诊锤叩桡骨茎突，可引起肱桡肌收缩，发生屈肘和前臂旋前动作，反射中枢在颈髓$_{5\sim6}$节。见图 3-3-46。

（4）膝反射（patellar tendon reflex）：膝关节自然弯曲，用叩诊锤叩击髌骨和胫骨粗隆之间的股四头肌腱附着点。观察股四头肌收缩引起膝关节背伸。见图 3-3-47。

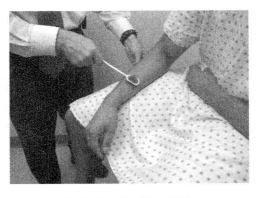

图 3-3-46　桡骨膜反射

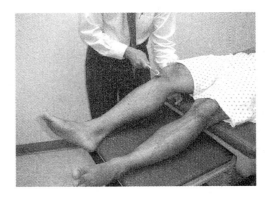

图 3-3-47　膝反射

（5）跟腱反射（achilles tendon reflex）：被检查者仰卧，下肢屈曲，大腿稍外展外旋，检查者用左手握住足趾使踝部稍背屈，叩击跟腱。观察腓肠肌收缩引起的足背屈。见图 3-3-48。

（6）阵挛（clonus）：在锥体束以上病变，深反射亢进时，用力使相关肌肉处于持续性紧张状态，该组肌肉发生节律性收缩，称为阵挛，常见的有以下两种：①踝阵挛（ankle clonus），患者仰卧，髋与膝关节稍屈，检查者一手持患者小腿，一手持患者足掌前端，突然用力使踝关节背屈并维持之。阳性表现为腓肠肌与比目鱼肌发生连续性节律性收缩，而致足部呈现交替性屈伸动作，系腱反射极度亢进。②髌阵挛（patellar clonus），患者仰卧，下肢伸直，检查者以拇指与示指握住其髌骨上缘，用力向远端快速连续推动数次后维持推力。阳性反应为股四头肌发生节律性收缩使髌骨上下移动，意义同上。见图 3-3-49。

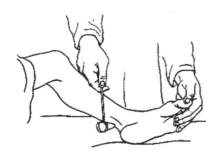

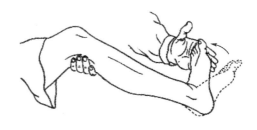

图 3 - 3 - 48　跟腱反射　　　　　　　　　　图 3 - 3 - 49　踝阵挛

深反射减弱或消失多系器质性病变,如末梢神经炎、神经根炎、脊髓前角灰质炎等,脑或脊髓的急性损伤以及骨关节病和肌营养不良。

3.病理反射　也称锥体束征,见于上运动神经元损伤。一岁半以内的婴幼儿因为神经系统发育不成熟,也可呈阳性。最常用的检查有以下几种:

(1)巴宾斯基(Babinski)征:检查时用较钝物沿足底外侧缘由后向前划至小趾跟部转向内侧趾。如踇趾背伸而其余四趾向背部扇形张开为阳性。阳性见于上运动神经元损伤,如脑血管意外、脊髓横断性损伤等。常常伴有上运动神经元损伤的其他表现,如肌力减弱、肌张力增高、腱反射亢进(硬瘫)等,不同于下运动神经元损伤(如脊髓灰质炎)的肌力减弱、肌张力降低、腱反射消失(软瘫)的表现。见图 3 - 3 - 50。

(2)奥本海姆(Oppenheim)征:检查者用拇指及示指沿患者胫骨前缘用力由上向下滑压,阳性表现同 Babinski 征。见图 3 - 3 - 51。

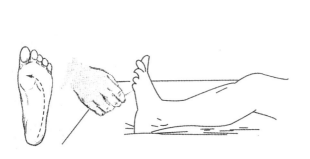

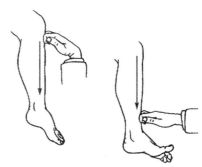

图 3 - 3 - 50　巴宾斯基征　　　　　　　　图 3 - 3 - 51　奥本海姆征

(3)戈登(Gordon)征:检查时用手以一定力量捏压腓肠肌,阳性表现 Babinski 征。见图 3 - 3 - 52。

(4)霍夫曼(Hoffmann)征:通常认为是病理反射,但也有认为是深反射亢进的表现,反射中枢为颈髓 7 节～胸髓 1 节。检查者左手持患者腕部,然后以右手中指与示指夹住患者中指并稍向上提,使腕部处于轻度过伸位。以拇指迅速弹刮患者的中指指甲,引起其余四指掌屈反应则为阳性。见图 3 - 3 - 53。

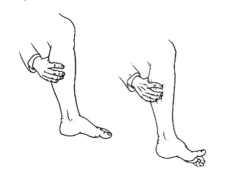

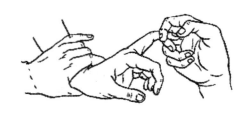

图 3-3-52　戈登征　　　　　　　　　图 3-3-53　霍夫曼征

4.脑膜刺激征　为脑膜受激惹的表现。阳性见于各种脑膜炎、蛛网膜下腔出血、颅内压增高等情况。包括以下三个检查：

(1)颈强直：被检查者去枕仰卧，检查者先左右转动其头部，以了解是否有颈部肌肉和椎体病变。然后左手托被检查者枕部，右手置于胸前做屈颈动作，感觉颈部有无抵抗感。阳性表现为被动屈颈时抵抗力增强。

(2)克尼格(Kernig)征：被检查者仰卧，双下肢伸直。检查者先将其一侧下肢髋、膝关节屈曲成直角，然后将小腿抬高伸膝。正常人膝关节可伸达 135° 以上。如伸膝受阻且伴疼痛与屈肌痉挛为阳性。

(3)布鲁津斯基(Brudzinski)征：基本检查动作同颈强直检查，被检查者仰卧，下肢自然伸直，然后做屈颈动作，阳性表现为两侧膝关节和髋关节屈曲。

【病例分析】

1.病历摘要：王某某，男，70 岁，退休工人。右侧肢体活动不灵，伴言语不能 1 天。患者于 1 天前无明显诱因晨起时出现右侧肢体活动不灵，伴言语不能，有轻微头晕，无头痛、呕吐，无意识障碍及抽搐发作。随后家人将其送到附近医院就诊，按"脑血管病"给予"血塞通"静滴，具体用药剂量不详，因症状缓解不明显，肢体活动不灵加重而来院就诊。病程中无发热，进食尚可，二便正常。既往"脑动脉硬化"病史 7~8 年，未经治疗。否认高血压、糖尿病、肝炎、结核病史。家族中无类似疾病。查体：神清，不全混合性失语，查体欠合作，记忆力、定向力、计算力、自知力和理解判断能力均因不配合而未查。视力、视野未查，眼底视乳头边界清楚，动静脉比例1：2；双侧瞳孔等大，光反射灵敏，双眼球各方向运动自如，无眼震，角膜反射正常。右侧面部痛觉减退，张口无偏斜，咀嚼有力；闭目有力，双侧额纹对称，右侧鼻唇沟变浅；双耳听力未能查；发音正常，咽反射存在，双侧软腭上举有力，悬雍垂居中；双侧耸肩及转头有力；伸舌右偏，舌肌无萎缩。右侧肢体肌力 2 级，肌张力正常，无不自主运动，左侧指鼻和轮替试验、跟膝胫试验匀稳准，右侧不能查；右侧痛觉减退；右侧肱二、三头肌肌腱反射及膝腱、跟腱反射较左侧略活跃；双侧掌心-下颌反射阳性；右侧 Babinski 和 Chaddock 征阳性，左侧阴性。无脑膜刺激征。辅助检查头部 CT：左侧基底节区可见片状低密度影，边缘欠清楚，大小为 1.2cm×2.4cm，提示右侧基底节区脑梗死；TCD：脑动脉轻度硬化。

2.临床诊断：左侧基底节区脑血栓形成。

3.定位分析：突然起病，以三偏为主要体征，符合内囊区病变。

4.病例特点：

(1)老年男性,静态下突然起病,无明显诱因,病程1天左右达高峰。

(2)既往有脑动脉硬化病史。

(3)主要表现为右侧肢体活动障碍及语言障碍,无明显头痛、呕吐。

(4)神清,不全混合性失语,眼底可见动脉硬化,右侧中枢性面舌瘫,右侧肢体肌力2级,右侧痛觉减退,右侧腱反射略活跃,双侧原始反射阳性,右侧病理反射阳性。

(5)头部CT左侧基底节区脑梗死,TCD脑动脉轻度硬化。

(6)神经反射检查示角膜反射正常,右侧肱二、三头肌肌腱反射及膝腱、跟腱反射较左侧略活跃,右侧Babinski和Chaddock征阳性,左侧阴性,无脑膜刺激征。通常神经反射不对称具有定位意义,结合该患者病史,患者右侧腱反射活跃,右侧病理反射阳性,提示上运动神经元损害,左侧锥体束受损。

【练习题及答案】

1.腰骶椎的特殊试验有哪些?

2.检查神经反射时应注意事项及意义。

3.常见的病理反射有哪些?

答案:略。

(王淑荣)

七、周围血管检查

血管检查是心血管检查的重要组成部分,主要包括脉搏、血压、血管杂音和周围血管征等检查内容。

1.脉搏 脉搏的检查主要用触诊法,可以选择颈动脉、桡动脉、肱动脉、股动脉及足背动脉等进行,也可用描记其波形。检查时应注意观察脉搏节律、频率、紧张度和弹性变化,并且左右两侧的脉搏要进行对比,正常人两侧脉搏的差异比较小,不容易察觉。但是在某些疾病时,两侧脉搏却有明显不同,如无脉症或缩窄性大动脉炎等。见图3-3-54。

(1)脉率:先要观察脉率的快慢,正常成人脉率在安静、清醒的情况下为60～100次/分,老年人偏慢,女性、儿童较快,年龄在3岁以下的儿童脉率多在100次以上。各种生理、病理情况或药物影响均可使脉率增快或减慢。此外,还应观察脉率与心率是否一致。某些心律失常如心房颤动或频发期前收缩时,有时心脏收缩的搏出量较低,不足以引起周围动脉搏动,故脉率可少于心率,又称脉搏短绌。

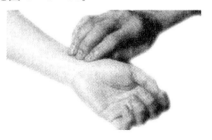

图3-3-54 桡动脉触诊

(2)脉律:常人脉律规则,有些窦性心律不齐者的脉律可随呼吸而改变,吸气时增快,呼气时减慢。心房颤动者脉律绝对不规则,脉搏强弱不等和脉率少于心率,后者称脉搏短绌;有期前收缩呈二联律或三联律者可形成二联脉、三联脉;二度房室传导阻滞者可有脉搏脱漏,称脱落脉等。

(3)紧张度:行脉搏的紧张度检查时,可将两个手指指腹置于桡动脉上,近心端手指用力按压阻断血流,使远心端手指触不到脉搏,通过施加压力的大小及血管壁弹性状态判断脉搏紧张度。动脉硬化的患者,检查时可触及条状动脉的存在,并且硬而缺乏弹性似条索状、迂曲或结节状。

（4）强弱：搏量多、脉压大和外周阻力降低时可触及脉搏增强且振幅大，多见于高热、甲状腺功能亢进、主动脉瓣关闭不全等。当心搏量少、脉压小和外周阻力增高时则可触及脉搏减弱且振幅小，常见于心力衰竭、主动脉瓣狭窄与休克等。

（5）脉波：波的变化也有助于临床心血管疾病的诊断，常见的脉波有以下几种：①正常脉波：由升支（叩击波）、波峰（潮波）和降支（重搏波）三部分构成。升支发生在左室收缩早期，由左室射血冲击主动脉壁所致。波峰又称潮波，出现在收缩中、晚期，是血液向动脉远端运行的同时，部分逆返，冲击动脉壁引起。降支发生于心室舒张期，在降支上有切迹故称重搏波，来源于主动脉瓣关闭，血液由外周向近端折回后又向前，以及主动脉壁弹性回缩，使血流持续流向外周动脉所致。②水冲脉：检查者握紧患者手腕掌面，将其前臂高举过头部，可明显感知桡动脉脉搏急促而有力，骤起骤落如潮水涨落，故名水冲脉。多由于周围血管扩张或存在分流、反流所致。前者常见于甲状腺功能亢进、严重贫血、脚气病等，后者常见于主动脉瓣关闭不全、动脉导管未闭、动静脉瘘等。③交替脉：指节律规则而强弱交替的脉搏，必要时嘱患者在呼气中期屏住呼吸，以排除呼吸变化所影响的可能性。如测量血压可发现强弱脉搏间有 10～30mmHg 的压力差，当气袖慢慢放气至脉搏声刚出现时，即代表强搏的声音，此时的频率是心率的一半。一般认为它是左室收缩力强弱交替所致，为左室心力衰竭的重要体征之一。常见于高血压性心脏病、急性心肌梗死和主动脉瓣关闭不全等。④奇脉：是指吸气时脉搏明显减弱或消失，因左心室搏血量减少所致。正常人脉搏强弱不受呼吸周期影响。当有心脏压塞或心包缩窄时，吸气一方面由于右心舒张受限，回心血量减少而影响右心排血量，右心室排入肺循环的血量减少，另一方面肺循环受吸气时胸腔负压的影响，肺血管扩张，致使肺静脉回流入左心房血量减少，因而左室排血也减少。这些因素形成吸气时脉搏减弱，甚至不能触及。⑤无脉：即脉搏消失，可见于严重休克及多发性大动脉炎，后者系由于某一部位动脉闭塞而致相应部位脉搏消失。

2.血压　　血压通常指体循环动脉血压，是重要的生命体征之一。

（1）测量方法：压测定方法包括：①直接测压法：即经皮穿刺将导管由周围动脉送至主动脉，导管末端接监护测压系统，自动显示血压值。本法虽然精确且不受外周动脉收缩的影响，但为有创方式，仅适用于危重、疑难病例。②间接测量法：即袖带加压法，以血压计测量。血压计有汞柱式、弹簧式和电子血压计，诊所或医院常用汞柱式血压计或经国际标准（BHS 和 AA-MI）检验合格的电子血压计进行测量。间接测量法的优点为简便易行，但易受多种因素影响，尤其是周围动脉舒缩变化的影响。

（2）操作规程：被检查者于检查前半小时内禁烟、禁咖啡、排空膀胱，安静环境下在有靠背的椅子安静休息至少 5min。取坐位或仰卧位测血压，被检查者上肢裸露伸直并轻度外展，肘部置于心脏的同一水平，将气袖均匀紧贴皮肤缠于上臂，使其下缘在肘窝以上约 2～3cm，气袖的中央位于肱动脉表面。检查者肱动脉触及搏动后，将听诊器体件置于肱动脉上准备听诊。然后，向袖带内充气，边充气边听诊，待肱动脉搏动声消失后，再升高 30mmHg，然后缓慢放气，双眼平视汞柱表面，根据听诊结果读出血压值。根据 Korotkoff 5 期法，首先听到的响亮拍击声（第 1 期）代表收缩压，随后拍击声有所减弱和带有柔和吹风样杂音为第 2 期，在第 3 期当压力进一步降低而动脉血流量增加后，拍击声增强和杂音消失，然后音调突然变得沉闷为第 4 期，最终声音消失即达第 5 期。第 5 期的血压值即舒张压。对于妊娠妇女、严重贫血、甲状腺功能亢进、主动脉瓣关闭不全及 Korotkoff 音不消失者，可以第 4 期作为舒张压读数，或舒张压也可以同时记录两个数值，如血压 160/80～50mmHg。血压至少应测量 2 次，每次间隔

1～2min；如收缩压或舒张压 2 次读数相差 5mmHg 以上，应重新测量，以 3 次读数的平均值作为测量结果。收缩压与舒张压之差值为脉压，舒张压加 1/3 脉压为平均动脉压。

　　气袖宽度应与患者的上臂臂围相适应，至少应包裹 80% 上臂。手臂过于粗大或测大腿血压时，用标准气袖测值会过高，反之，手臂太细或儿童测压时用标准气袖则结果会偏低。见图 3-3-55。

　　(2)血压变动的临床意义：①高血压：血压测量值受多种因素的影响，如情绪激动、紧张、运动等；若在安静、清醒的条件下采用标准测量方法，至少 3 次非同日血压值收缩压≥140mmHg 和(或)舒张压≥90mmHg，即可诊断为高血压，如果仅收缩压达到标准则称为单纯收缩期高血压。高血压是动脉粥样硬化和冠心病的重要危险因素，也是心力衰竭的重要原因。②低血压：凡血压低于 90/60mmHg 时称低血压。持续的低血压状态多见于严重病症，如休克、心肌梗死、急性心脏压塞等。低血压也可有体质的原因，患者自诉一贯血压偏低，一般无症状。另外，如果患者平卧 5min 以上后，站立 1min 到 5min，其收缩压下降 20mmHg

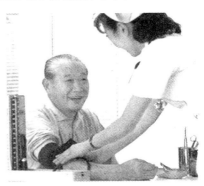

图 3-3-55　血压测量

或舒张压下降 10mmHg 以上，并伴有头晕或晕厥，为直立性低血压。③双侧上肢血压差别显著：正常双侧上肢血压差别可达 5～10mmHg，若超过此范围则属异常，见于多发性大动脉炎或先天性动脉畸形等。④上下肢血压差异常：正常下肢血压高于上肢血压达 20～40mmHg，如下肢血压低于上肢应考虑主动脉缩窄，或胸腹主动脉型大动脉炎等。⑤脉压改变：脉压明显增大，结合病史，可考虑甲状腺功能亢进、主动脉瓣关闭不全和动脉硬化等；若脉压减小，可见于主动脉瓣狭窄、心包积液及严重心力衰竭患者。

　　3.血管杂音及周围血管征

　　(1)静脉杂音：由于静脉压力低，不易出现涡流，故杂音一般不明显。有时在颈根部近锁骨处，尤其是右侧可出现低调、柔和、连续性杂音，坐位及站立明显，是由于颈静脉血液快速回流入上腔静脉所致。以手指压迫颈静脉暂时中断血流，杂音可消失，属无害性杂音。此外，肝硬化门静脉高压引起腹壁静脉曲张时，可在脐周或上腹部闻及连续性静脉杂音。

　　(2)动脉杂音：见于周围动脉、肺动脉和冠状动脉。如甲状腺功能亢进症时，可在甲状腺侧叶闻及连续性杂音，提示局部血流丰富；多发性大动脉炎引起动脉狭窄时，可在病变部位听到收缩期杂音；肾动脉狭窄时，在上腹部或腰背部闻及收缩期杂音；肺内动静脉瘘时，在胸部相应部位有连续性杂音；外周动静脉瘘时则在相应病变部位出现连续性杂音；冠状动静脉瘘时可在胸骨中下段出现较表浅而柔和的连续性杂音或双期杂音。

　　(3)周围血管征：脉压增大除可触及水冲脉外，还有以下体征：①枪击音，在外周较大动脉如股动脉表面，轻放听诊器膜型体件时可闻及与心跳一致短促如射枪的声音；②Duroziez 双重杂音，以听诊器钟型体件稍加压力于股动脉，并使体件开口方向稍偏向近心端，可闻及收缩期与舒张期双期吹风样杂音；③毛细血管搏动征，用手指轻压被检查者的指甲末端或以玻片轻压口唇黏膜，使局部发白，发白的局部边缘随着心脏的收缩和舒张发生有规律的红、白交替改变即为毛细血管搏动征。如果体检时发现上述体征及水冲脉可统称周围血管征阳性，常见于主动脉瓣重度关闭不全、甲状腺功能亢进和严重贫血等。

（陈小盼）

八、运动系统力学检查法相关知识

运动系统包括脊柱、骨盆、四肢骨骼及其关节和肌肉系统等。检查时,必须牢记几个方法和要点。首先,要有大局观。其次,应充分暴露被检查部位。骨科各部位检查必须遵循一个原则,即不遗漏重要的阳性体征和有意义的阴性体征,以保证得到尽可能全面、详尽和准确的资料。准确的诊断和治疗后的随访均有赖于详尽的检查。

(一)脊柱检查

首先从侧面观察脊柱的生理弧度是否正常,有无侧突或其他畸形。判断的指标主要有以下标准:棘突是否在一条直线上;两侧肩胛下角连线与两侧髂嵴连线是否平行;两侧肩胛骨距中线是否对称;从枕骨结节向地面作垂线,此线应通过骶骨中线和肛门沟。若有脊柱侧凸,侧凸最大部位多为原发性侧凸,患者常有一反方向的继发性侧凸。为记录侧凸的程度,从第2颈椎棘突向第1骶椎棘突连一直线,然后注明各段凸出最大部位与此连线的距离。见图3-3-56。

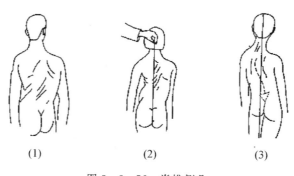

(1)　　　　　　(2)　　　　　　(3)

图3-3-56　脊椎侧凸

(1)上胸椎侧凸,致使颈肩部不对称畸形;

(2)胸椎侧凸,左侧腰三角明显,右侧消失;(3)代偿性失调性脊柱侧凸

此外,检查时还应注意脊柱的表面标志:在肢体自然下垂的情况下作检查。从枕骨结节向下,第一个能触到的棘突为第2颈椎棘突;第7颈椎棘突特高,又称为隆椎;与肩胛冈内缘平行者为第3胸椎棘突;在肩胛下角水平处为第7胸椎棘突;髂嵴最高点连线横过第4腰椎棘突。

脊柱疼痛的检查,首先应确定疼痛位置。没有固定压痛点的患者往往病变不在脊椎。所以确定压痛点是很重要的诊断方法。

1.颈部　①功能检查:一般让患者作颈部前屈、后伸、旋转、侧屈活动,并与正常者作比较。但对严重病例或需要手术和随访观察者,则需采用半圆尺或头颈活动测量器,并作检查记录。②疼痛检查:常见的压痛点与伤病的部位及性质有关。颈椎病多于第5、6、7颈椎棘突旁有压痛。见图3-3-57。

【特殊检查】

(1)前屈旋颈试验(Fenz征):先令患者头颈部前屈,再左右旋转活动,若颈椎处出现疼痛即为阳性,提示颈椎骨关节病,表明颈椎小关节多有退行性变。

(2)椎间孔挤压试验:又称击顶试验或Spurling征,将患者头转向患侧并略屈曲,检查者

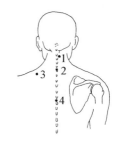

图3-3-57　颈椎病压痛点

1.颈椎棘突旁;2.颈胸椎棘间;

3.斜方肌;4.胸椎棘间

左手掌垫于患者头顶,右手轻叩击之。当出现肢体放射性疼痛或麻木感时,即为阳性。阳性者提示有神经根性损害,常见于神经根型颈椎病。

(3)椎间孔分离试验:又称引颈试验,与挤压试验相反,检查者肚腹顶住患者枕部,双手托于颌下,向上牵引,若患者原有根性症状减轻,则为阳性,多提示根性损害。

(4)颈脊神经根张力试验:即 Eaten 征,又称 Lasequard 征,检查者一手推患者的颞部,一手握住患者的腕部牵向相反方向,患肢出现麻木或放射痛时为阳性,但应注意,除颈椎病根性压迫外,臂丛损伤、前斜角肌综合征者均可阳性。

(5)Addison 征:患者坐位,昂首转向患侧,深吸气后屏住呼吸,检查者一手抵患侧下颌,给以阻力,一手摸患侧桡动脉。动脉搏动减弱或消失,则为阳性。表示血管受挤压,常见于前斜角肌综合征等。

2.胸椎与背部　①功能检查正常胸椎活动度很小。应注意各段活动度是否一样,可以测量棘突之间距离的改变来比较,以确定疼痛区有无肌防卫性强直。当椎体破坏至一定程度时,这种强直必然出现。②疼痛检查检查胸椎压痛时,应让患者双手抱肩,以使两肩胛骨分开。绝大多数胸椎结核深压痛和间接压痛比较明显,而浅压痛则比较轻。

【特殊检查】

拾物试验:脊柱因为病变而僵硬时,则不能伸膝位弯腰,拾物时只能屈膝蹲位。此检查适用于儿童。常见于下胸椎及腰椎结核。见图 3-3-58。

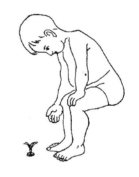

图 3-3-58　拾物试验阳性

3.腰骶椎与腰骶部　①形态检查:观察有无脊柱侧弯或腰前凸加大、变平和后凸,体位改变能否纠正,走、立、坐、卧位有无姿势改变,有无肌肉痉挛,有无包块、窦道、脓肿。腰骶部如有丛毛、色素沉着、皮肤瘢痕样改变等应考虑隐性脊柱裂以及相关疾病。②功能检查:前屈 90°(弯腰至指尖达到足背);后伸 30°;侧屈,左右各 30°;旋转 30°(骨盆固定,两肩连线与骨盆横径所成角度)。③疼痛检查:骶棘肌外缘压痛常为横突骨折及肌肉、韧带劳损。骶棘肌旁压痛并向侧下肢放射表示根性损害,多为腰椎间盘突出症。棘突上压痛多为棘上韧带损伤、棘突滑膜炎及骨折。棘间压痛多为棘间韧带劳损。腰部肌纤维织炎者压痛点比较广泛。腰椎深部病变如结核、椎间盘炎等可有深部叩击痛,而压痛却不明显。见图 3-3-59、图 3-3-60。

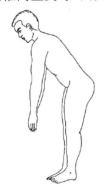

图 3-3-59　腰椎僵硬,前屈受限

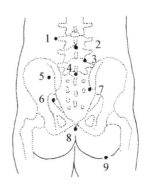

腰骶椎与腰骶部病变压痛点

图 3-3-60　1.横突;2.棘间韧带;3.小关节突;4.腰骶关节;5.臀中肌;6.骶骨旁压痛点;7.骶髂关节;8.尾骨;9.坐骨神经

【特殊检查】

(1)托马斯征(Thomas 征):患者仰卧,大腿伸直,则腰部前凸;屈曲健侧髋关节,迫使脊椎代偿性前凸消失,则患侧大腿被迫抬起,不能接触床面。常见于:①腰椎疾病,如结核、腰大肌流注脓肿、血源性化脓性髂腰肌炎等;②髋关节疾病,如髋关节结核、增生性关节炎和骨性强直等。见图 3 - 3 - 61。

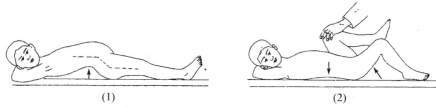

图 3 - 3 - 61　Thomas 征阳性
(1)患侧髋关节伸时脊椎有代偿性前凸;
(2)健侧髋关节被动屈曲时,患侧大腿自动离开床面

(2)儿童脊柱超伸展试验:患儿俯卧,检查时将其两小腿提起,正常脊柱后伸自如且不痛。脊柱僵直并随臀部抬高者为阳性,见于脊椎结核。见图 3 - 62。

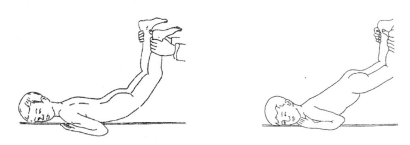

图 3 - 3 - 62　儿童脊柱超伸展试验

(3)腰部超伸展试验:患者俯卧,检查者将其两下肢提起,抬离床面,并用手向下压其腰部,出现疼痛者为阳性,见于腰椎崩解症。

(4)直腿抬高试验:患者仰卧、伸膝,检查者一手压患膝,一手托足跟,抬高肢体至患者疼痛或不能继续抬高为阳性,记录其角度。即伸直膝关节抬腿,引起疼痛。如小于 60°即引起下肢放射性疼痛,则为阳性。常见于腰椎间盘突出症。

(5)健腿直腿抬高试验:方法同"直腿抬高试验",只是健侧下肢抬高,患肢痛。多为较大或中央型腰椎间盘突出症。

(6)直腿抬高加强试验:又称足背伸实验、Bragard 症,直腿抬高至痛时,降低 5°左右,再突然使足背伸,可引起大腿后侧剧痛,常为腰椎间盘突出症。见图 3 - 3 - 63。

(7)Laseque 征:患者仰卧,屈髋、膝,于屈髋位伸膝时,引起患肢痛或肌肉痉挛者为阳性。这也是腰椎间盘突出症的表现之一。

(8)鞠躬试验:又称 Neri 试验,患者站立做鞠躬动作,出现患肢后侧放射性疼痛为阳性,提示坐骨神经受压。

(9)屈颈试验:又称 Linder 试验,患者仰卧,检查者一手

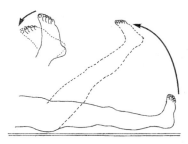

图 3 - 3 - 63　直腿抬高加强试验

按其胸前,一手按其枕后,屈其颈部,若出现腰部及患肢后侧放射性疼痛则为阳性,提示坐骨神经受压。

(10)股神经牵拉试验:患者俯卧、屈膝,检查者将其小腿上提或尽力屈膝,出现大腿前侧放射性疼痛者为阳性,见于股神经受压,多为腰$_{3、4}$椎间盘突出症。见图3-3-64。

(11)骨盆回旋摇摆试验:患者仰卧,双手抱膝,极度屈髋屈膝。检查者一手扶膝,一手托臀,使臀部离开床面,腰部极度屈曲,摇摆膝部,腰痛者则为阳性,多见于腰部软组织劳损或腰椎结核。见图3-3-65。

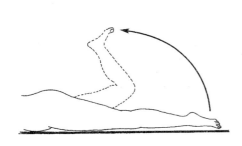

图3-3-64　股神经牵拉试验

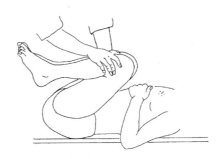

图3-3-65　骨盆回旋摇摆试验

4.骨盆环　①功能检查:骨盆环为一相对固定的整体,活动度很小。当有明显活动并伴有疼痛时,则多有骨折脱位发生;②疼痛检查:骨盆环的许多结构都可在皮下触及,如果骨盆环有损伤,其压痛点有定位意义。腰骶部压痛可能为劳损、结核、类风湿关节炎。肛门指检应注意骶部、髂骨、坐骨有无肿块,有无骶前脓肿,骶骨尾骨有无异常活动及触痛,若有则可能为骨折。

【特殊检查】

(1)骨盆挤压及分离试验:患者仰卧位,检查者双手将两侧髂棘用力向外下方挤压,称骨盆分离试验。反之,双手将两髂骨翼向中心相对挤压,称为骨盆挤压试验。能诱发疼痛者多为阳性,见于骨盆环骨折。

(2)"4"字试验:又称fabeie征、Patrick征,患者仰卧,患肢屈髋膝,并外展外旋,外踝置于对侧大腿上,两腿相交成"4"字,检查者一手固定骨盆,一手于膝内侧向下压。若骶髂关节痛,则为阳性。阳性者提示骶髂关节劳损、类风湿关节炎、结核、致密性骨炎。见图3-3-66。

(3)床边试验:又称Gaenslen征,患者仰卧位,患侧靠床边使臀部能稍突出,大腿能垂下为宜。对侧下肢屈髋、屈膝,双手抱于膝前。检查者一手扶住髂嵴,固定骨盆,另一手将垂下床旁的大腿向地面方向加压,如能诱发骶髂关节处疼痛则为阳性,意义同上。见3-3-67。

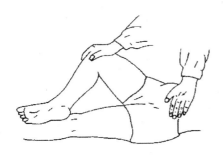

图3-3-66　"4"字试验

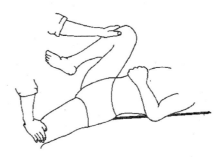

图3-3-67　床边试验

(4)伸髋试验:又称 Yeoman 试验,患者俯卧位,屈膝至 90°,检查者一手压住患侧骶髂关节,一手向上提起患侧小腿,如能诱发骶髂关节部位疼痛,则为阳性,其意义同"4"字试验。见图3-3-68。

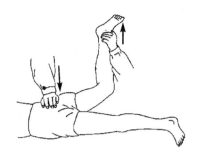

图 3-3-68　伸髋试验

(二)四肢关节检查

包括肩关节与肩锁部、肘关节、腕关节与手部、髋关节、膝关节、踝关节与足部等部位检查。

1.肩关节与肩锁部　①功能检查,注意肩关节是一活动度很大的关节,周围附着的肌肉很多,检查时要区分不同肌肉在不同体位、姿势、角度的不同作用。肩部的活动是四个关节活动的组合:肩锁关节、肩肱关节、胸锁关节、肩胛骨胸壁关节。②疼痛检查,肩关节周围常见的压痛点有:肱二头肌长头腱鞘炎,压痛点在结节间沟;冈上肌腱损伤,压痛点局限在大结节的顶点部;肩峰下滑囊炎,压痛点在肩峰下方稍内侧。屈肘位,自肘部沿肱骨干纵轴向上叩击,若肱骨干或肩关节痛,则提示肱骨干或肩关节病变。

【特殊检查】

(1)杜加征:又称 Dugas 征,患肢肘关节屈曲,手放在对侧肩关节前方,如肘关节不能与胸壁贴紧为阳性,表示肩关节脱位。见图3-3-69。

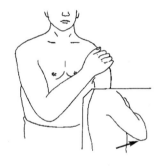

图 3-3-69　杜加征

(2)直尺试验:又称 Hamilton 征,以直尺置于上臂外侧,一端贴紧肱骨外上髁,另一端如能贴及肩峰,则为阳性,提示肩关节脱位。

2.肘关节　①功能检查,肘关节的屈伸活动障碍是肱尺关节(主要)和肱桡关节的病症;前臂旋转功能障碍是远近尺桡关节(主要)和肱桡关节(次要)的病症。检查旋转活动时,肘关节必须靠紧胸壁并与对侧比较,以防肩部代偿。②疼痛检查,肱骨外上髁压痛常见于肱骨外上髁炎(即网球肘)。

【特殊检查】

(1)腕伸肌紧张试验:又称 Mill 征,患者伸直患侧肘关节,前臂旋前,检查者将患侧腕关节屈曲,若患者肱骨外上髁区疼痛,则为阳性,提示肱骨外上髁炎。

(2)Huter 线与 Huter 三角:正常情况下,肘关节伸直时,肱骨外上髁、肱骨内上髁和鹰嘴突在一条直线上;肘关节屈曲时,三者成一等腰三角形。肱骨髁上骨折时,三者关系不变;肘关节后脱位时,三者关系改变。

(3)肘外翻挤压试验:肘关节伸直位,检查者一手握腕,一手扶患肘,并使其外翻,若有疼痛,则为阳性,提示桡骨小头骨折。

3.腕关节与手部　①功能检查,以合掌法检查腕部屈伸活动是否灵活,是否伴有弹响及阻滞感;②疼痛检查手桡偏位,沿掌骨纵轴方向叩击第三掌骨,如有震痛,则提示舟状骨骨折;手尺偏位,沿掌骨纵轴方向叩击第四掌骨,如有震痛,则提示月状骨骨折。中指轴向压痛、叩击痛,提示可能有月状骨坏死。见图3-3-70、图3-3-71。

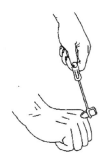

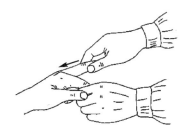

图 3-3-70　第三掌骨叩击痛检查　　　　　图 3-3-71　中指轴压痛

【特殊检查】

(1)芬克斯坦试验:即 Finkel-Stein 试验,患者握拳(拇指埋于拳内),使腕部尺偏,若桡骨茎突处出现疼痛为阳性。阳性者提示桡骨茎突狭窄性腱鞘炎。见图 3-3-72。

(2)腕关节尺侧挤压试验:患者腕关节置中立位:检查者将其尺偏并挤压,若下尺桡关疼痛者为阳性,见于三角纤维软骨盘损伤或尺骨茎突骨折。

图 3-3-72　Finkel-Stein 试验

4.髋关节　①功能检查,注意防止脊椎代偿动作,因此检查时,一下肢屈曲,另一下肢伸直;一下肢外展,另一下肢也外展。这样两下肢互作反方向动作,可防止骨盆的伴随动作。检查中一面记录,一面推测活动受限原因。一般明显旋转受限代表关节软骨面的破坏;外展受限可能为软组织病变(压痛点在内侧)或骨组织的病变(障碍在外侧);伸直受限可为关节内病变,也可为腰大肌短缩、痉挛所致。②疼痛检查腹股沟中点或臀部压痛提示髋关节可能有病变。外侧大转子的浅压痛往往是大转子滑囊炎的表现。髋关节的活动痛也应该一面检查,一面分析判断病变部位。一般的轻度旋转痛多由于关节面的不平滑引起;严重旋转痛多由软组织受牵拉所致,可据此结合压痛部位和旋转方向推测病变软组织。

【特殊检查】

(1)足跟叩击试验:直腿抬高,用拳叩击足跟,髋部疼痛为阳性。提示髋关节负重部位关节面破坏,且为晚期。足跟叩击痛不如从外向内叩击转子的疼痛出现早。

(2)屈氏(Trendelenburg)试验:裸露臀部,两下肢交替持重和抬高,注意骨盆的动作,抬腿侧骨盆不上升反而下降,为阳性。轻度时只能看出上身摇摆。阳性者提示:①持重侧不稳定,臀中肌、臀小肌麻痹和松弛,如小儿麻痹后遗症或高度髋内翻;②骨盆与股骨之间的支持性不稳,如先天性髋脱位、股骨颈骨折。见图 3-3-73。

(3)Ams 征:又称 Galeazzi 征,患者仰卧,屈髋屈膝,两足平行置于床面,比较两膝高度。不等高为阳性,提示较低一侧股骨或胫骨短缩,或髋关节后脱位。见图 3-3-74。

(4)髂胫束试验:又称 Ober 征,患者侧卧,健肢在下并屈膝、屈髋,以消除腰椎前突影响,检查者站在患者背后,一手握患者肢踝部,屈膝至 90°,另一手固定骨盆,然后将髋关节外展后伸,同时伸直大腿,使之与躯干处于同一直线,放松握踝之手,让患肢自然下落。正常时患肢应落在健肢后侧,若落在健肢前方或保持上举外展姿势,即为阳性。此试验阳性,说明髂胫挛缩或阔筋膜张肌挛缩,并可在大腿外侧摸到挛缩的髂胫束。见图 3-3-75。

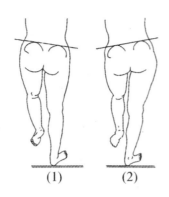

图 3-3-73　髋关节屈氏试验

(1)正常;(2)阳性

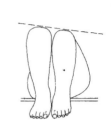

图 3-3-74　Allis 征阳性

(5)髂坐线:又称 Nelatort 线,患者侧卧,髂前上棘到坐骨结节的连线正通过大转子的最高点,否则为阳性,提示髋关节脱位或股骨颈骨折。见图 3-3-76。

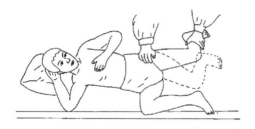

图 3-3-75　髂胫束试验

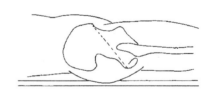

图 3-3-76　髂坐线

(6)大粗隆髂前上棘连线:又称 Shoemaker 线,左右大转子的顶点与同侧的髂前上棘作连线,其延长线相交于腹正中线上。若患侧大转子上移,则两线交于中线旁的健侧。见图 3-3-77。

(7)髂股三角:又称 Bryant 三角,患者仰卧位,自髂前上棘向床面作垂线,测大转子与此垂线的最短距离。比较两侧这一距离,正常时应相等。连接大转子与髂前上棘,构成直角三角形。见图 3-3-78。

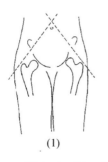 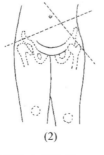

图 3-3-77　大粗隆髂前上棘连线

(1)正常;(2)右股骨颈骨折、大粗隆上移

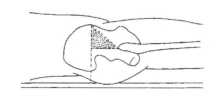

图 3-3-78　髂股三角

5.膝关节　①功能检查,膝关节只有一个平面的屈伸活动,其活动范围可用角度也可用跟臀距来表示;②疼痛检查,膝关节表面软组织较少。压痛点的位置往往就是病灶的位置。见图3-3-79。

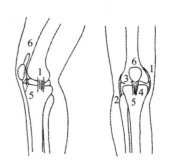

图3-3-79　膝关节压痛点

1.股骨内髁结节是内侧副韧带的压痛点;
2.腓骨小头上方是外侧副韧带的压痛点;
3.半月板的压痛点;4.髌骨脂肪垫的压痛点;5.胫骨结节的压痛点;6.髌上囊的压痛点

【特殊检查】

(1)浮髌试验:患者仰卧,伸膝,放松股四头肌,检查者一手虎口对着髌上囊,压迫膝部,将膝内液体压入髌骨下,一手轻压髌骨后快速松开,可觉察到髌骨浮起,此为阳性。见图3-3-80。

(2)髌骨摩擦试验:又称Soto-holl征,患者仰卧位,伸膝,检查者一手按压髌骨,使其在股骨髁关节面上下活动,出现摩擦音或疼痛者为阳性。见于髌骨软化症。

(3)McMurray试验:患者仰卧,检查者一手拇指及其余四指分别按住膝内外间隙,一手握住足跟部,极度屈膝。在伸屈膝的过程中,当小腿内收、外旋时有弹响或合并疼痛,说明内侧半月板有病变;当小腿外展、内旋时有弹响或合并疼痛,说明外侧半月板有病变。见图3-3-81。

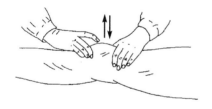

图3-3-80　浮髌试验

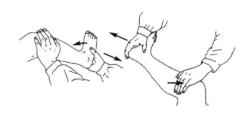

图3-3-81　McMurray试验

(4)重力试验:用于检查盘状半月板和侧副韧带。患者健侧卧位,患膝外展,自动伸屈膝,如膝内有响声或疼痛加强,则病变在内侧半月板;若膝外侧痛,则可能是外侧副韧带损伤。如膝内疼痛减轻,则病变在外侧半月板,如膝外侧痛减轻,则可能是内侧副韧带损伤。假如患侧卧位,则相反。

(5)指压试验:又称Fimbrill-Fisher征,检查者以指尖置于内侧副韧带前方的关节间隙屈膝,旋转小腿数次,或同时伸膝,若内侧半月板损伤,则可感觉到手指下有物体在移动,并可伴疼痛及摩擦声。可用同法检查外侧半月板损伤。

(6)研磨试验:又称Apley征,患者俯卧,屈膝90°,检查者双手握患肢足部,左腿压住患腿,旋转提起患膝,若出现疼痛,则为侧副韧带损伤;将膝下压,再旋转,若出现疼痛,则为半月板损伤;轻微屈曲时痛,则为半月板前角损伤。

(7)侧位运动试验:又称Bochler征,患者伸膝,检查者一手握踝,一手扶膝,做侧位运动,向内侧推时外侧痛,提示有外侧副韧带损伤;向外侧推时内侧痛,提示内侧副韧带损伤。见图3-3-82。

(8)抽屉试验:患者仰卧,屈膝,检查者双手握住膝部之胫骨上端,向后施压,胫骨后移,则提示后十字韧带断裂;向前施压,胫骨前移,则提示前十字韧带断裂。见图3-3-83。

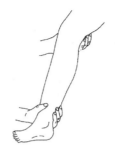
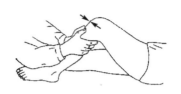

图 3-3-82　侧位运动试验　　　　　图 3-3-83　抽屉试验

6. 踝关节与足部　①功能检查,此区关节较多,应仔细分析,尽力区分,测量清楚;②疼痛检查,足部软组织较薄,局部压痛点往往是压痛部位。压痛在跟腱上,可能是腱本身或腱旁膜的病变;压痛在跟腱止点处,可能是跟腱滑囊炎。

【特殊检查】

(1)前足横向挤压试验:检查者双手自前足两侧挤压前足引起疼痛,提示跖骨骨折、跖间肌损伤。Morton 病除了放射痛外,还有足趾麻木。

(2)捏小腿三角肌试验:患者俯卧,检查者用手捏其三角肌腹,如有足屈曲,为正常;反之,则提示跟腱断裂。

(刘　钢)

第四节　妇产科体格检查

在对女性患者进行体格检查前,要有扎实的解剖及病理生理学基础,了解女性生殖系统的结构及其生理特点。

一、女性生殖系统结构

(一)女性外生殖器

女性外生殖器位于两股内侧间,从耻骨联合至会阴之间的组织,统称外阴(vulva)(见图3-4-1)。外阴的组成如下:

1. 阴阜(mons pubis)　为耻骨联合前方的皮肤隆起。

2. 大阴唇(labium majus)　为一对隆起的皮肤皱襞,位于两股内侧,纵行,自阴阜延伸至会阴。皮下的血管、淋巴管及神经非常丰富,故外伤后易形成血肿。

3. 小阴唇(labium minus)　是一对薄皮肤皱襞,位于两侧大阴唇内侧。富含神经末梢。两侧小阴唇在前端融合,分为前后两叶,前叶为阴蒂包皮,后叶为阴蒂系带。大、小阴唇在正中线融合形成阴唇系带。

4. 阴蒂(clitoris)　处于两小阴唇顶端下方,分

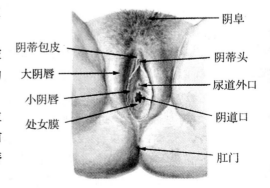

图 3-4-1　女性外生殖器

为 3 部分,前、中、后部分分别为阴蒂头、阴蒂体及两阴蒂脚,其中阴蒂头富含神经末梢。

5.阴道前庭(vaginal vestibule) 为一菱形区域,包括前庭球(又称球海绵体)、前庭大腺(又称巴多林腺)、尿道外口、阴道口及处女膜。

(二)女性内生殖器

女性内生殖器(internal genitalia)包括阴道、子宫、输卵管和卵巢,其中输卵管及卵巢被称为子宫附件。

1.阴道(vagina)

(1)组织结构:阴道壁由黏膜、肌层、纤维组织膜构成。黏膜层无腺体,由复层扁平上皮覆盖,在性激素影响下可发生周期性的变化;肌层由两层平滑肌构成,肌层形态为内环和外纵。阴道壁损伤后易出血或形成血肿,因其富含静脉丛。

(2)形态:前壁长 7~9cm,后壁长 10~12cm,阴道与宫颈间有圆周状隐窝,为阴道穹窿(vaginal fornix),分为前、后、左、右 4 部分,其中后穹窿最深,临床上常经此穿刺或引流。

2.子宫(uterus)

(1)组织结构:分为宫体和宫颈两个部分。

宫体:宫体壁由内向外分为子宫内膜层、肌层和浆膜层。①子宫内膜层:分为 3 层:致密层、海绵层、基底层。其中致密层和海绵层,统称功能层,在卵巢性激素的影响下,能发生周期变化而脱落;基底层不受卵巢性激素影响。②子宫肌层:非孕时厚约 0.8cm,组成成分为大量平滑肌束及少量弹力纤维,分为 3 层:内环,中交叉,外纵。③子宫浆膜层:为脏腹膜,形成膀胱子宫陷凹、直肠子宫陷凹(又称道格拉斯陷凹)。

宫颈:宫颈阴道部由复层扁平上皮覆盖,宫颈管黏膜为单层高柱状上皮,宫颈癌的好发部位在宫颈外口鳞状上皮与柱状上皮交接处。

(2)形态:子宫呈倒置梨形,长 7~8cm,宽 4~5cm,厚 2~3cm,容量约 5ml,重约 50g。宫体与宫颈的比例在女童期为 1:2,成年妇女为 2:1,老年期为 1:1。

宫腔(uterine cavity)两侧通输卵管,下通宫颈管。宫体与宫颈之间有一最狭窄的部分为子宫峡部(isthmus uteri),其上端为解剖学内口,下端为组织学内口。非孕期长 1cm,妊娠末期达 7~10cm,成为软产道的一部分。

(3)位置:子宫前临膀胱,后靠直肠,两侧临近输卵管和卵巢,下端接阴道。宫颈外口在坐骨棘水平稍上方。正常情况下,成人子宫的位置为轻度的前倾前屈位,此位置的维持主要靠子宫韧带、骨盆底肌和筋膜的作用。

(4)子宫韧带:有 4 对。①圆韧带(round ligament):长 10~12cm,起点在宫角的前面、输卵管近端的稍下方,止于大阴唇前端。圆韧带维持子宫呈前倾的位置。②阔韧带(broad ligament):位于子宫两侧,由子宫前后壁的腹膜形成,由子宫侧缘向两侧延伸至盆壁。阔韧带的内 2/3 部包裹输卵管,外 1/3 部移行为骨盆漏斗韧带(infundibulopelvic ligament)或称为卵巢悬韧带(suspensory ligament of ovary),卵巢的动静脉在其中穿过。子宫动静脉及输尿管均从阔韧带基底部穿过。卵巢内侧与宫角之间的阔韧带称为卵巢固有韧带或卵巢韧带。在宫体两侧的阔韧带称为宫旁组织,其中有丰富的血管、淋巴管、神经、大量疏松结缔组织。阔韧带能够限制子宫向两侧倾斜。③宫骶韧带(uterosacral ligament):起点为宫体宫颈交界处后面的上侧方,止于第 2、3 骶椎前面的筋膜。宫骶韧带维持子宫处于前倾位置。④主韧带(cardinal ligament):又称宫颈横韧带。横行于宫颈两侧和骨盆侧壁之间,位于在阔韧带的下方。主韧带可以固定宫颈位置、防止子宫下垂。

如果以上四对韧带、盆底肌及筋膜受损伤或薄弱,则可以导致子宫脱垂。

3.输卵管(oviduct) 全长 8~14cm,外端游离呈伞状,内侧与宫角相连。分为四部分(由内而外):①间质部(interstitial portion):长约 1cm,管腔最窄,为潜行于子宫壁内的一部分;②峡部(isthmic portion):长 2~3cm,管腔较窄;③壶腹部(ampulla portion):长 5~8cm,管腔弯曲、宽大;④伞部(fimbrial portion):长 1~1.5cm,开口于腹腔,有指状突起,有"拾卵"作用。

输卵管由 3 层构成:外层为浆膜层,中层为平滑肌层,内层为黏膜层,中层的平滑肌可以收缩,从而协助拾卵、运送受精卵、阻止经血逆流及阻止感染扩散。上皮细胞分 4 种,分别为纤毛细胞、无纤毛细胞、楔状细胞和未分化细胞。输卵管可受性激素的影响发生周期性变化。

4.卵巢(ovary) 悬于盆壁与子宫之间,外侧由骨盆漏斗韧带、内侧由卵巢固有韧带固定。成年女性卵巢重约 5~6g,4cm×3cm×1cm 大小,灰白色;绝经后卵巢变小、变硬。

卵巢表面无腹膜,卵巢实质分为皮质和髓质,主体为卵巢的皮质,由卵泡、黄体和间质组织组成;髓质有丰富的血管、神经、淋巴管,卵巢有生殖及内分泌作用。

(三)女性生殖器官的血管

卵巢动脉、子宫动脉、阴道动脉及阴道内动脉是女性内外生殖器官血液供应的主要来源。

1.动脉

(1)卵巢动脉:由腹主动脉发出,分支进入卵巢,另有分支供应输卵管,末梢与子宫动脉的卵巢支相吻合。

(2)子宫动脉:为髂内动脉前干分支。经阔韧带基底部、宫旁组织到达子宫外侧,相当于宫颈内口水平约 2cm 处,横跨输尿管至子宫侧缘,此后分为上下两支:上支较粗走行于阔韧带内,沿宫体侧缘迂曲上行,称宫体支,至宫角处又分宫底支(分布子宫底部)、输卵管支(分布于输卵管)及卵巢支(与卵巢动脉末梢吻合);下支较细称宫颈-阴道支(分布于宫颈及阴道上段)。

(3)阴道动脉:为髂内动脉前干分支,分布于阴道中下段前后壁、膀胱顶及膀胱颈。阴道上段由子宫动脉宫颈-阴道支供应,中段由阴道动脉供应,下段主要由阴部内动脉和痔中动脉供应。

(4)阴部内动脉:为髂内动脉前干终支。分出①痔下动脉:分布于直肠下段及肛门部;②会阴动脉:分布于会阴浅部;③阴唇动脉:分布于大、小阴唇;④阴蒂动脉:分布于阴蒂与前庭球。见图 3-4-2。

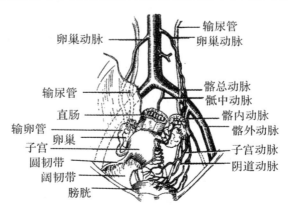

图 3-4-2 女性盆腔动脉

2.静脉 盆腔静脉感染容易蔓延。卵巢静脉与同名动脉伴行,右侧汇入下腔静脉,左侧汇入左肾静脉,故左侧盆腔静脉曲张较多见。见图 3-4-3、图 3-4-4。

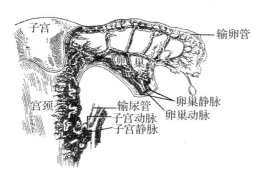

图 3-4-3　子宫动静脉与卵巢动静脉

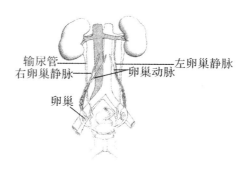

图 3-4-4　卵巢静脉回流示意图

（四）女性骨盆

女性骨盆（pelvis）是躯干与下肢之间的骨性连接，既能支持躯干和保护盆腔脏器，又是胎儿娩出的必经骨性产道。

骨盆的组成：

1.**骨盆的骨骼**　组成骨盆的骨骼有骶骨（sacrum）、尾骨（coccyx）及左右两块髋骨（coxae）。髋骨由髂骨（ilium）、坐骨（ischium）及耻骨（pubis）组成；骶骨由 5～6 块骶椎融合而成，上缘形成骶岬（promontory）；尾骨由 4～5 块尾椎合成。见图 3-4-5、图 3-4-6。

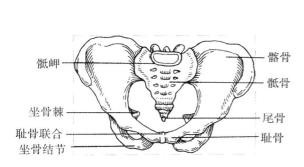

图 3-4-5　正常女性骨盆前面观

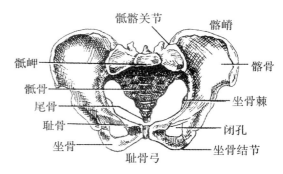

图 3-4-6　正常女性骨盆（前上观）

2.**骨盆的关节**　包括骶尾关节（sacrococcygeal joint）、耻骨联合（pubic symphysis）及骶髂关节（sacroiliac joint）。

3.**骨盆的韧带**　有两对重要的韧带，一对是骶结节韧带（sacrotuberous ligament），另一对骶棘韧带（sacrospinous ligament）。骶棘韧带宽度即坐骨切迹宽度，是判断中骨盆是否狭窄的重要指标。见图 3-4-7。

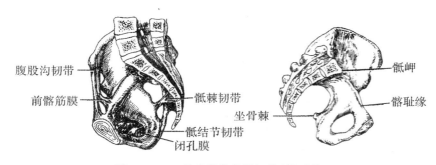

图 3-4-7　骨盆的分界及韧带（侧面观）

　　女性骨盆的分界:耻骨联合上缘、髂耻缘及骶岬上缘的连线将骨盆分为假骨盆和真骨盆。假骨盆位于骨盆分界线之上,又称大骨盆,假骨盆与产道无直接关系,但测量假骨盆的径线可作为了解真骨盆的参考。真骨盆位于骨盆分界线之下,又称小骨盆,是胎儿娩出的骨产道(bony birth canal)。真骨盆有上、下两口,即骨盆入口(pelvic inlet)、骨盆出口(pelvic outlet)。坐骨棘位于真骨盆中部,分娩时坐骨棘是衡量胎先露部下降程度的重要标志。骨盆腔的中轴为骨盆轴,胎儿循此轴娩出。

　　骨盆的类型:根据骨盆形状分为4种类型。

　　(1)女型(gynecoid type):骨盆入口呈横椭圆形,入口横径较前后径稍长,耻骨弓较宽,两侧坐骨棘间径≥10cm,最常见,为女性正常骨盆。

　　(2)扁平型(platypelloid type):骨盆入口呈扁椭圆形,前后径短、横径长,耻骨弓宽,骶骨变直向后翘或深弧型,较常见。

　　(3)类人猿型(anthropoid type):骨盆入口呈长椭圆形,骨盆入口、中骨盆和骨盆出口的横径均较短,前后径稍长,两侧壁稍内聚,坐骨棘较突出,耻骨弓较窄,骶骨向后倾斜,故骨盆前部较窄、后部较宽。

　　(4)男型(android type):骨盆入口略呈三角形,骨盆腔呈漏斗形,两侧壁内聚,坐骨棘突出,耻骨弓较窄,骶骨较直而前倾,出口后矢状径较短,易造成难产,较少见。见图3-4-8。

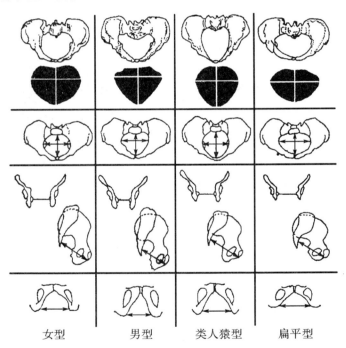

图3-4-8　骨盆的4种基本类型及其各部比较

　　在临床上多见的是混合型骨盆。

　　骨盆底(pelvic floor)封闭骨盆出口,如果骨盆底结构和功能发生异常,则可影响盆腔脏器位置及功能,甚至引起分娩障碍。

　　骨盆底的前方为耻骨联合下缘,后方为尾骨尖,两侧为耻骨降支、坐骨升支及坐骨结节。两侧坐骨结节前缘的连线将骨盆底分为前、后两部:前部为尿生殖三角,有尿道和阴道通过;后部为肛门三角,有肛管通过。骨盆底由外向内分为3层:

（1）外层：即浅层筋膜与肌肉，由 3 对肌肉及一括约肌组成，分别为：球海绵体肌、坐骨海绵体肌、会阴浅横肌及肛门外括约肌。

（2）中层：即泌尿生殖膈，由筋膜、一对会阴深横肌、尿道括约肌组成。

（3）内层：即盆膈（pelvic diaphragm），由肛提肌及筋膜组成，由前向后有尿道、阴道及直肠穿过。

肛提肌（levator ani muscle）从前内向后外由 3 部分组成：①耻尾肌：为肛提肌的主要部分，此层组织受损伤可导致膀胱、直肠膨出；②髂尾肌；③坐尾肌。肛提肌有加强盆底托力的作用，还有加强肛门与阴道括约肌的作用。见图 3-4-9。

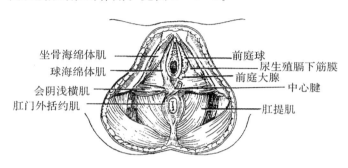

图 3-4-9 骨盆底肌层

会阴（perineum）：广义的会阴指封闭骨盆出口的所有软组织，前为耻骨联合下缘，后为尾骨尖，两侧为耻骨降支、坐骨支、坐骨结节和骶结节韧带。狭义的会阴指阴道口与肛门之间的软组织，内层为会阴中心腱，又称会阴体（perineal body）。

【病例分析】

病历摘要：34 岁，已婚女性，G1P0，孕 38+周，于上午 7 时起出现宫缩，30～35s/4～5min，强度++～+++，胎心率 145 次/分，ROA。上午 8 时入院，入院时肛查：宫口开 1cm，先露-1，于下午 8 时，宫缩 20～25s/7～8min，强度++～+++，宫口开大 8cm，胎心率 155 次/分，阴道检查：坐骨切迹<两指，骶凹平坦，坐骨结节间径 7.5cm。请问该患者的诊断是什么？

【练习题及答案】

1. 试述骨盆的组成。

2. 简述子宫的韧带有哪些及其各自的作用。

3. 试述女性生殖系统的血液供应情况。

4. 施行子宫全切+双附件切除术，在切断哪些韧带时容易损伤输尿管，骨盆底肌和筋膜受损伤时容易导致哪些疾病？

答案：略。

（陈曼玲、金 松）

二、妇科体格检查

（一）全身检查

1. 全身体格检查的基本要求　全身体格检查（physical examination）是指医师借助如体温计、血压计、听诊器等检查工具，从头到脚地对患者进行全身的、系统的检查，综合及分析所有的检查结果,对患者的身体状况进行全面的评估。全身体格检查是临床医学生及临床医生必备的基本功之一,是医学生必须掌握及熟练运用的重要的临床技能。为保证检查顺序的合理流畅、内容的系统全面,应该注意以下几个要点:

(1)体格检查顺序的条理性:检查时应从头开始检查,按顺序检查,最后到脚。全身体格检查的顺序:患者一般情况及生命体征——头、颈部——胸部(心、肺)——背部(包括脊柱、肺、肾区、骶部)——腹部——四肢——肛门直肠——外生殖器——神经系统。而对于妇产科患者而言,在进行全身体检后还要进行妇科专科检查,故就不单独行外生殖器的检查,而将外生殖器的检查放在妇产科检查中进行,先行双合诊,最后行三合诊。故对于妇产科的患者的检查顺序:患者一般情况及生命体征——头、颈部——胸部(心、肺)——背部(包括脊柱、肺、肾区、骶部)——腹部——四肢——肛门直肠——外生殖器——神经系统——妇科检查(膀胱截石位)。逻辑顺序合理、规范,检查的高效性及方便性,同时能减少患者不适感受和体位的变动。

(2)体格检查内容的全面性:为了尽可能多地获取患者的完整、客观的信息,全身检查应力求系统性、全面性及客观性,应包括熟悉教学要求中的各项内容,熟悉及理解客观检查结果的正常限度以及临床意义,体格检查的过程可以根据患者病情的需要,采用检查与进一步评估相结合,全身检查与患者的病史相结合的方式,不断完善和修正病史、疾病的诊断和患者身体状况的评估。想获得完整、客观而正确的临床资料,可重复对患者进行检查和核实。并根据病史采集到的信息,结合患者检查的结果,有目的性、针对性地对相应系统进行细致、深入的检查,使得每次全身体格检查内容既能达到检查的要求,不会遗漏患者的病情,又能对临床提供新的依据及帮助。

(3)体格检查顺序的灵活性:在遵循内容全面性和顺序条理性为原则的基础上,可根据患者的具体情况,灵活调整检查的顺序。如对于重症病例、危急诊的患者,可根据病情需要进行简单、初步的体格检查,初步评估病情后立即抢救或治疗,而对于遗留下来的体检内容,可待患者病情稳定后再进行补充;而对于肛门直肠、外生殖器的检查不是每个患者都必须检查,而是应根据病情需要,确定是否检查,如的确需要检查时,应注意小心保护患者的隐私。

(4)体格检查顺序的时效性:对于体格检查来说,也有时间的规定,有时效性,掌握检查的时间和检查的进度,一般应在40min内完成全部的体格检查。

(5)体格检查的医患沟通和人文关怀:检查者应站在受检者的右侧,先主动自我介绍和与患者交谈,加强沟通,取得患者的理解、信任和配合。检查过程中,应与患者适当的交流,不仅可以缓解患者的紧张情绪,而且可以补充欠缺的病史资料。检查结束后,应向患者说明并解释体检过程的发现和异常表现,给予进一步的检查计划或注意事项。但如对异常体征把握不定,或暂时无法准确地评估某些客观的体检指标时,不能凭主观随意的解释,避免增加患者的精神负担,给诊疗工作带来不必要的纠纷和麻烦。在整个体检过程,必须要注重的就是,要充分体现医患沟通和人文关怀意识。

2.体格检查的基本项目　由于各项检查的方法和步骤已在前面系统检查中做过详细的讲述,在此就不予赘述。临床医学生或医生可结合妇产科患者的具体情况,进行全面、有条理、灵活的技能训练,同时注重人文关怀,反复实践操作,努力做到在临床实践中全面、清晰、自如地对患者进行全身检查及病情估计,有效地获得患者的客观信息,评估患者的身体状况。

(1)一般检查:也即是对生命体征的检查。①准备检查的器械:包括手电筒、听诊器、血压计、叩诊锤等;②检查前应先洗手,避免交叉感染;③检查者对受检者进行自我介绍,包括姓名、职称,并进行简短交谈以缓解患者的紧张感,取得患者的信任;④观察患者的一般状态如:发育、营养、表情等;⑤测量体温,一般时测量腋温,测量时间为 1min;⑥脉动的触诊,一般是触诊桡动脉,至少触诊 30s,并且要用双手同时触诊患者双侧的桡动脉,检查桡动脉的波动是否对称;⑦呼吸频率的计数,至少应测量 30s;⑧血压的测量,应测右上肢的血压。

(2)头部:①观察外形、毛发等;②对头颅进行触诊;③视诊眉毛及双眼;④检查双眼的近视力;⑤分别检查双眼的睑结膜、球结膜、巩膜、角膜、虹膜、泪囊;⑥依次检查面神经运动功能、六个方位的眼球运动、瞳孔对光反射、双眼的集合反射;⑦双侧外耳及耳后区的视诊及触诊;⑧颞颌关节的触诊;⑨检查双耳听力;⑩依次检查外鼻、鼻前庭、鼻中隔,左右鼻道的通气状态;上颌窦、额窦、筛窦有无肿胀、压痛、叩痛、口唇、牙、上腭、舌、口咽部及扁桃体、舌下神经、三叉神经运动支。

(3)颈部:①观察颈部皮肤和外形、颈静脉,颈动脉的搏动情况;②颈椎的生理屈曲及右活动情况;③检查副神经;④头颈部淋巴结的触诊,顺序依次是:耳前、耳后、枕后、颌下、颏下淋巴结、颈前淋巴结浅组、颈后淋巴结、锁骨上淋巴结;⑤依次触诊甲状软骨、甲状腺峡部和甲状腺侧叶(配合吞咽动作)、左右颈总动脉、气管位置;⑥听诊颈部(甲状腺、血管)杂音。

(4)前侧胸部:①观察胸部外形、皮肤和呼吸运动等;②依次触诊左、右侧乳房;③触诊左、右侧腋窝淋巴结;④依次触诊胸壁、检查双侧呼吸活动度、有无胸膜摩擦感、双侧触觉语颤、双侧语音共振;⑤按顺序依次叩诊双肺,对比两侧肺的叩诊音;⑥听诊双肺尖;⑦切线方向观察心尖、心前区搏动;⑧触诊心脏;⑨叩诊心脏左、右侧相对浊音界,并测量;⑩依次听诊各瓣膜听诊区。

(5)背部:①受检者取坐位,暴露背部,观察脊柱、胸廓及呼吸运动;②检查胸廓活动度及其对称性、双侧触觉语颤、胸膜摩擦感;③叩诊双侧后胸部、双侧肺下界、双侧肺下界移动度;④听诊双侧后胸部、听诊有无胸膜摩擦音;⑤检查双侧语音共振;⑥触诊脊柱;⑦叩诊脊椎有无叩击痛;⑧检查双侧肋腰点和肋脊点有无压痛、有无叩击痛。

(6)腹部:①受检者屈膝、双上肢置于躯干两侧,平静呼吸。②观察腹部外形、皮肤、呼吸等,注意腹部有无隆起、瘢痕。③至少听诊肠鸣音 1min。④依次叩诊全腹、肝上界、肝下界,检查肝脏有无叩击痛,有无移动性浊音存在。如为妊娠,应检查宫底高度、胎位、胎心音(律、率)及胎动等。⑤触诊腹壁的紧张度,有无压痛、反跳痛、肿块,注意压痛部位及严重程度;如有肿块应查清部位、形状、质地、大小及活动度、有无压痛、表面是否光滑。⑥自左下腹开始、逆时针触诊全腹部,依次用单手法、双手法在右锁骨中线上触诊肝脏;用双手法在前正中线上触诊肝脏;检查肝颈静脉回流征、胆囊点有无触痛及 Murphy 征;触诊脾脏,如未能触及脾脏,嘱受检者右侧卧位,再触诊脾脏;双手法触诊双侧肾脏、检查双侧上、中输尿管点;检查麦氏点;单手滑行触诊膀胱。

(7)上肢:①暴露上肢,双侧对比观察上肢皮肤、关节、双手及指甲;②依次检查触觉、触诊指间关节和掌指关节、腕关节、双肘鹰嘴、肱骨髁状突及滑车上淋巴结;③依次检查肘关节运动,检查屈肘、伸肘的肌力;④暴露肩部,视诊外形,触诊肩关节,检查肩关节运动;⑤依次检查肱二头肌反射、肱三头肌反射、桡骨膜反射、Hoffmann 征。

(8)下肢:①正确暴露下肢,观察双下肢皮肤、外形等;②依次触诊腹股沟区有无肿块、疝等、股动脉搏动、腹股沟淋巴结横组、腹股沟淋巴结纵组;③依次检查髋关节屈曲、内旋、外旋运动、双下肢近端肌力(屈髋)、膝关节屈曲运动、髌阵挛;④依次触诊膝关节和浮髌试验、触诊踝关节及跟腱、检查有无凹陷性水肿、触诊双足背动脉;⑤依次检查踝关节背屈、跖屈活动、双足背屈、跖屈肌力、踝关节内翻、外翻运动、屈趾、伸趾运动;⑥依次检查下肢触觉(或痛觉)、膝腱反射、跟腱反射、Babinski 征、Chaddock 征、Oppenheim 征、Gordon 征、Kernig 征、Brudzinski 征、Lasegue 征、踝阵挛。

(9)共济运动、步态与腰椎运动:①请受检者站立;②指鼻试验(睁眼、闭眼);③检查双手快速轮替动作;④检查 Romberg 征(闭目难立征);⑤观察步态;⑥依次检查屈腰运动、伸腰运动、腰椎侧弯运动、腰椎旋转运动。

(10)女性外生殖器检查:①确认膀胱已排空。视诊阴毛、阴阜、大小阴唇、阴蒂、尿道口及阴道口。②触诊阴阜、大小阴唇、尿道旁腺、巴氏腺。

(11)肛门直肠:①嘱受检者左侧卧位,右腿屈曲,观察肛门、肛周、会阴区;②戴上手套,食指涂以润滑剂行直肠指检,观察指套是否有分泌物、血迹。

3.妇产科病例体格检查模拟训练

(1)教学目的:检查者能熟练演示体格检查技能。

(2)教学方法:集中观看全身体格检查的教学视频;模拟妇产科临床体格检查场景,应用标准化患者、综合模拟人,由教师进行详细的讲解及示范;学生互相进行检查的练习,并提出疑问。

(3)病例设计:患者,女性,28 岁,月经量增多 6 个月,发现盆腔包块 1 个月来诊。

(4)教学准备:包括听诊器、血压计、叩诊锤、压舌板、棉签、手电筒、皮尺等。

(5)教学演示:①检查者进行自我介绍及和患者之间的医患沟通:我是海南医学院临床本科实习医生,我姓×。我来了解您的病情并为您进行体格检查和妇科检查,然后再和您讨论一下关于您的病,希望您能配合。②检查者查体技巧:以卧位患者为例:一般情况和生命体征——→头颈部——→前、侧胸部——→后背部——→腹部——→四肢——→神经系统。按顺序认真仔细的检查,正确、规范手法,检查熟练,在检查的过程中应注意与患者进行交流(有数次对话,例:触诊时问"您痛不? 有什么不适吗?")。③妇科检查:全身体检结束后,进行妇产科检查,外生殖器和肛门直肠检查在妇产科检查过程中进行,最后行三合诊(肛门直肠指检)。④检查者评估(表3-4-1):谢谢您的配合,经过体格检查和妇科检查,您目前患的主要疾病是子宫肌瘤,我们将根据您的病情,给您作出治疗方案。

表 3-4-1 教学评分参考(本项目满分为 100 分)

妇产科全身体格检查项目	分值
人文关怀	5
一般检查/生命体征	5
头部检查	5
颈部检查	10
前侧胸部	10
背部	10
腹部	10
上肢	5

续表

妇产科全身体格检查项目	分值
下肢	5
共济运动、步态与腰椎运动	5
妇科检查(含女性外生殖器检查和肛门检查)	15
查体手法、体征准确性、查体顺序合理,有侧重	10
掌握检查的进度和时间,一般应尽量在 40min 内完成	5

(二)妇科检查

包括外阴、阴道、宫颈、宫体及双侧附件的检查。

1. 基本要求

(1)妇产科医师应具备一定的专业知识,体贴关心患者,并做到态度的严肃、和蔼,语言的亲切,检查的仔细,动作的轻柔。并告知患者盆腔检查可能会引起不适,缓解患者紧张的情绪,并取得患者的合作。

(2)大便充盈者应排便或灌肠;除尿失禁患者外,应排空膀胱,必要时导尿。

(3)置于患者臀部下面的垫单或纸巾为避免感染或交叉感染应为一次性使用。

(4)患者取膀胱截石位。臀部位于台缘。

(5)根据患者阴道壁松弛情况,选用适当大小的窥器。

(6)对无性生活患者禁作阴道窥器检查及双合诊检查,应行肛门检查(直肠-腹部触诊)。如需检查,应先征得患者及其家属意见并在同意书上签字后,方可作阴道窥器检查或双合诊检查。

(7)男医师对患者进行妇科检查时,应有第三名医护人员在场,以避免发生不必要的误会和减轻患者紧张心理。

(8)避免经期作盆腔检查。但是若为阴道异常流血必须检查,检查前应消毒外阴,以防发生感染。

(9)疑有盆腔内病变的腹壁肥厚、不合作或未婚患者,若盆腔检查不满意时,可行 B 型超声检查辅助检查,必要时可在麻醉下进行盆腔检查。

2. 检查方法及步骤

(1)外阴检查:观察外阴发育、阴毛的分布情况,外阴有无畸形,有无皮炎、赘生物、溃疡,注意皮肤和黏膜色泽、质地的变化,分开小阴唇,暴露阴道前庭观察阴道口和尿道口。查看尿道口周围黏膜。无性生活患者的处女膜一般完整未破,其阴道口勉强可容示指进入;已婚者的阴道能容两指通过;经产妇可见残余的处女膜、会阴后的侧切瘢痕。检查时还应嘱咐病人用力向下屏气,观察有无子宫脱垂、阴道壁脱垂或尿失禁等。

(2)阴道窥器检查的方法与内容:见表 3-4-2、图 3-4-10。

表 3 - 4 - 2　阴道窥器检查的方法与内容

项目		方　法　与　内　容
禁用		无性生活,未经本人同意者。
放置		将阴道窥器两叶合拢,用消毒石蜡油或肥皂液润滑两叶前端减轻插入阴道口时的不适感。若拟作宫颈细胞学检查或阴道分泌物涂片检查,以免影响检查结果,则阴道窥器不用润滑剂,必要时可改用生理盐水润滑。放置前,检查者用左手拇指和示指分开两侧小阴唇,暴露阴道口,右手将窥器避开敏感的尿道周围区,将窥器斜行沿着阴道后壁缓慢插入阴道,边推进边将窥器两叶转正并逐渐张开阴道窥器两叶,旋转,充分暴露阴道各壁、宫颈及宫颈穹窿部,若患者阴道壁松弛,宫颈多较难暴露,注意勿将窥器两叶前方松弛并鼓出的阴道前后壁误认为宫颈前后唇,使阴道窥器两叶能张开达最大限度,或改换大号窥器进行检查。
观察	阴道	旋转窥器,观察阴道壁及穹窿的颜色、皱襞,有无阴道膈、双阴道、赘生物、囊肿等。注意阴道内分泌物,观察其性质、色泽、味道。分泌物异常者应作相应的实验室检查。
	宫颈	充分暴露宫颈后,观察宫颈大小、颜色、形状、有无接触性出血、柱状上皮异位、赘生物、息肉,宫颈管内有无出血或分泌物。同时可取材行宫颈细胞学检查。
取出		旋松侧部螺丝,待两叶合拢再取出.

注:在放入或取出窥器过程中,在放入或旋转窥器时防止窥器两叶顶端直接碰伤宫颈。

　　(3)双合诊:检查者两指或一指放入患者阴道,另一手在腹部配合检查,称为双合诊。目的在于检查阴道、宫颈、子宫体、双侧输卵管、卵巢、宫盆腔内壁有无异常。检查步骤及方法如下:①戴无菌手套,沿阴道后壁轻轻插入。②检查阴道、阴道穹窿情况。③摸宫颈情况,包括形状、大小、外口情况及硬度,有无接触性出血。④将阴道内两指放在宫颈后穹窿部,另手掌心朝下,手指平放于患者腹部平脐处,阴道内手指向上前方抬举宫颈的同时,腹部手指往下

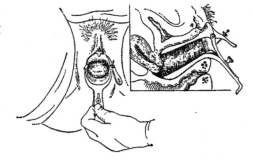

图 3 - 4 - 10　阴道窥器检查

后按压腹壁,通过内、外手指同时分别抬举和按压,并逐渐向耻骨联合部位移动,即能扪清子宫的情况,如:大小、位置、形状、活动度、软硬度及有无压痛。正常子宫位置一般是前倾略前屈。"倾"指身体纵轴与宫体纵轴之间的关系。若宫体向前朝向耻骨,称为前倾;当宫体向后朝向骶骨,称为后倾。"屈"指宫颈与宫体的关系。若两者的纵轴形成的角度向前,称前屈;形成的向后,称为后屈;⑤将阴道内两指由宫颈后方移至一侧的宫颈穹窿部,尽力往上方扪触;同时,另一手在腹部从髂嵴水平开始,往下按压腹壁,两手指相互对合,以触摸该侧附件区有无异常。若扪及肿块,应查清其大小、位置、形状、活动度、软硬度、与子宫的关系等。正常输卵管不能扪及。正常卵巢偶可扪及,触及后有酸胀感。见图 3 - 4 - 11、图 3 - 4 - 12。

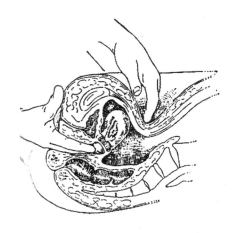

图 3-4-11 双合诊(检查子宫)

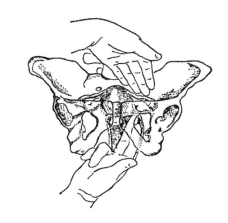

图 3-4-12 双合诊(检查附件)

(4)三合诊:经腹部、阴道、直肠三者联合检查,称为三合诊。方法:示指放入阴道,同时中指插入直肠,其余检查步骤与双合诊时相同,是弥补双合诊检查的不足。其目的有:①扪清严重后倾或后屈的子宫大小;②发现子宫后壁、直肠子宫陷凹、盆腔后部和宫骶韧带等病变,估计病变范围,及其与直肠或子宫的关系,特别是与盆壁间的关系;③扪诊骶骨前方、直肠内或阴道直肠隔有无病变。因而三合诊在对生殖器官的检查中尤显重要(图 3-4-13)。

(5)直肠-腹部诊:检查者示指伸入直肠,另一手在腹部配合检查,称为直肠—腹部诊,也称为

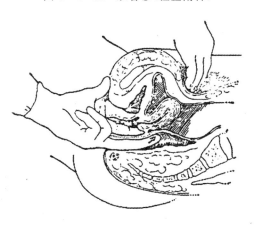

图 3-4-13 三合诊

肛查。适用于阴道闭锁、未婚无性生活史或有其他原因不宜作双合诊的患者。

(6)注意事项:①当两个手指同时放入阴道检查时,患者感疼痛不适,可单用示指进行检查;②三合诊时,检查者的中指伸入肛门前,嘱患者像解大便一样向下用力屏气,放松肛门括约肌,可减轻不适感和疼痛;③若病人腹肌紧张,可与患者交谈,让其放松,张口呼吸放松腹肌;④当双合诊或三合诊不满意时,不可继续强行扪诊,停止检查,下次复诊;⑤已诊断宫内妊娠的习惯性流产患者,有先兆流产征兆时,不宜进行双合诊。

3.妇科检查的记录 通过双合诊或三合诊的检查后,将检查结果按解剖部位先后顺序记录,左右两侧情况分别记录(表 3-4-3)。

表 3-4-3 妇科检查的内容及记录次序

解剖部位	检 查 结 果
外阴	有无畸形、发育情况、婚产式(未婚、已婚未产或经产)
阴道	是否通畅,黏膜情况,分泌物的情况、量、色、性状以及有无臭味
宫颈	大小、硬度、有无柱状上皮异位、腺囊肿、息肉、撕裂,有无接触性出血、摇摆痛、举痛

续表

解剖部位	检　查　结　果
宫体	方向、位置、大小、活动度、硬度、压痛
附件	有无增厚或压痛。若扪及包块,记录其位置、硬度、大小、表面是否光滑、活动度,压痛以及与盆壁间的关系

【练习题及答案】

1.在对患者进行全身体格检查前应该做什么准备?

2.试述双合诊的具体步骤及注意事项。

3.试述妇科检查的内容及记录次序。

答案:略。

（陈曼玲、金　松）

三、基础体温的判读

基础体温(basal body temperature,BBT),指睡眠满 6h 后的清晨醒来未做任何活动,立即用口表测定的体温,此时的体温未受到运动、饮食及情绪变化的影响,常是人体一昼夜中的最低体温。正常育龄妇女的基础体温呈周期性变化,这种体温变化与排卵有关。

基础体温的原理:月经周期以经期第一天为开始,平均约为 28 天,其中以排卵日为分隔,分为排卵前的卵泡期、排卵后的黄体期。卵泡期时间长短不一,但黄体期固定约为 14 天。排卵后卵巢形成黄体,分泌孕激素使体温上升 0.6℃左右,因而体温呈现高低相变化,体温升高持续 12~16 天(平均 14 天)。①若未妊娠,黄体萎缩并停止分泌孕激素,体温下降,回到基础线,月经来潮;②若已妊娠,黄体受到 HCG 刺激,变为妊娠黄体,孕激素得以继续分泌,体温持续高温;③若卵巢功能不良,则既无排卵亦无黄体形成,体温将持续低温。

基础体温的测定方法:在月经来潮第一天开始,每天早晨醒来将体温表放在舌下试表 5min 并记录下来,一直测定到下次月经来潮。

(一)基础体温测量的注意事项

1.测量体温前禁止起床、大小便、说话、进食等。

2.如月经来潮或同房要用标记标示。

3.要记录是否有影响基础体温的因素,例如感冒、饮酒、服药、失眠、情绪波动等,要特别标记说明。

4.提前一天将体温表的水银柱甩至 35℃以下,并放在早上醒来伸手可及的地方,禁止早上清醒后再甩水银柱测量体温。

(二)基础体温测量的临床意义

1.判断是否排卵,指导避孕　基础体温在卵泡期为 36.5℃,黄体期上升 0.6℃以上,出现双相表现,表示有排卵,若单相型提示无排卵。若在 24h 内,体温增高了 0.3~0.5℃,甚至更高,则表示处于排卵的状态。

2.诊断早孕　如果基础体温升高持续两周以上,说明有妊娠的可能。若升高超过 20 天可确定为早孕。

3.观察黄体功能 排卵后基础体温会立即上升,持续在高水平 11 天左右。如果排卵后需要 3 天基础体温才达高水平或基础体温上升少于 11 天,可诊断为黄体功能不足(luteal phase defeot,LPD)。

4.推算适宜的内膜活检时间 月经周期不规律的妇女,如需要了解子宫内膜是否有分泌反应和黄体功能的情况,可在基础体温上升后,估算下次月经来潮前 2～3 天做内膜活检。

(三)基础体温测量结果的判读

1.正常双相基础体温 在月经第 14 天左右排卵,排卵后体温上升 0.3～0.5℃,持续 12 天左右。见图 3-4-14。

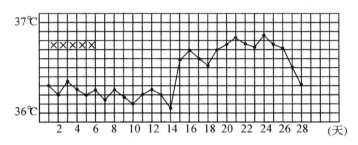

图 3-4-14 正常双相型基础体温

2.单相型基础体温 如果体温没有上升,基础体温呈单相型,提示无排卵。见图 3-4-15。

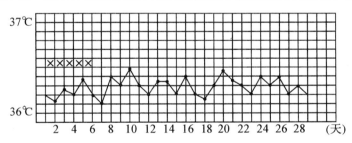

图 3-4-15 单相型基础体温

3.黄体功能不全 黄体期体温升高迟缓(＞2 天),高温相缩短(＜10 天),高温相不稳定、波动 0.11～0.12℃。有人主张,基础体温升高在 0.5℃ 以下者为黄体功能不全,其准确性有待于进一步证实。见图 3-4-16,3-4-17。

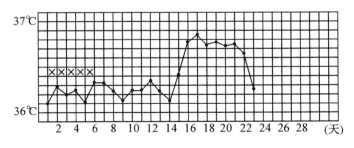

图 3-4-16 双相型基础体温(黄体期短)

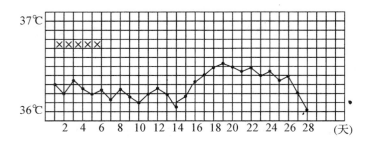

图 3-4-17　双相型基础体温(体温升高迟缓,升高在 0.3℃以下)

由于基础体温易受睡眠、饮食、用药、疾病等因素的干扰,基础体温测定误差较大,不宜单独用来诊断黄体功能不全,不过在指导选择子宫内膜活检和激素测定的时间方面,不失为一个较好的方法。

【病例分析】

患者,32 岁,已婚妇女,结婚 5 年一直同居,性生活正常,一直未孕,月经周期为 20～50天,经期 10 天,经量时多时少,妇科检查盆腔未发现异常,监测近 3 个月的基础体温均呈单相型,其丈夫精液检查正常。请问该病的诊断是什么?

【练习题及答案】

一、名词解释

基础体温

二、简答题

1.简述基础体温测定的临床意义有哪些。

2.简述黄体功能不全患者的基础体温特点有哪些。

答案:略。

(胡春霞、金　松)

四、产前检查

对孕妇进行监护的主要方法是做规范的产前检查,可以及时发现孕期的异常情况,并及时处理。

(一)产前检查的时间

从确诊早孕时开始进行首次产前检查,应检查心肺,测量基础血压,测尿蛋白和尿糖,行盆腔双合诊检查。有遗传病家族史的孕妇,需进行遗传咨询。此后于妊娠 11～14 周开始第二次产检,以后每 4 周检查一次,妊娠 36 周以后每周检查一次。对于高危孕妇需视情况增加产前检查的次数。

(二)首次产前检查

孕妇进行首次产前检查时,要询问既往病史,行全身检查、产科检查和必要的辅助检查。

1.病史　①年龄;②职业:有毒物接触史的孕妇,需行血常规、肝功能检查;③推算预产期;④月经史和孕产史;⑤既往史和手术史;⑥过敏反应、吸烟、吸毒及饮酒情况;⑦本次妊娠情况:孕早期是否有病毒感染、用药史,孕晚期是否有阴道流血、眼花、头痛、心悸、下肢浮肿等症状;⑧家族史:家族中是否有妊娠合并症、双胎妊娠和遗传病病史等;⑨丈夫健康情况。

2.全身检查　注意观察孕妇的发育、营养、精神状态、身高;脊柱、下肢有无畸形;进行心肺检查;测量血压、体重;检查乳房发育情况;有无水肿。

3.产科检查

(1)腹部检查:①视诊:观察腹部外形、大小、有无手术瘢痕、妊娠纹与水肿。②触诊:测量宫底高度和腹围,评估胎儿体重增长是否合理,此后进行四部触诊法检查子宫大小、胎产式、胎先露、胎方位以及胎先露是否衔接。作前3步时,检查者面向孕妇,作第4步手法时,则面向孕妇足端。第一步:了解宫底高度,判断宫底部的胎儿部分;第二步:判断腹部左右侧的胎儿部分;第三步:进一步确定胎先露部是胎头或胎臀,并判断是否衔接;第四步:核对胎先露部的诊断,确定胎先露部的入盆程度。③听诊:在靠近胎背上方的孕妇腹壁上胎心音听诊最清晰,音响似钟表的"滴答"声,正常胎心音为120～160次/分,头先露时,在脐下两侧听取;臀先露时,在脐上两侧听取;横位时,于脐周围听取。见图3－4－18～图3－4－21。

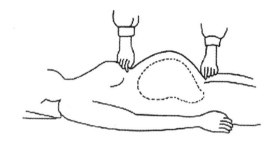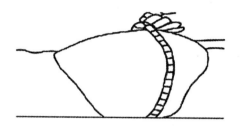

图3－4－18　测量宫高、腹围

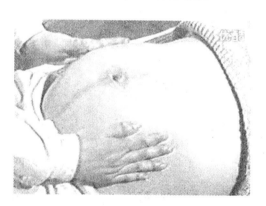

图3－4－19　腹部触诊

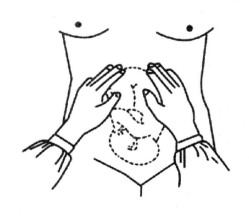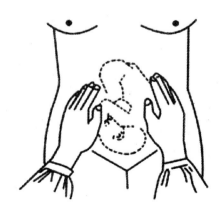

第一步　　　　　　　　　　　　　　　　　　第二步

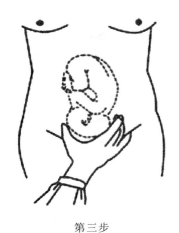 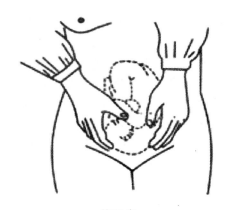

第三步   第四步

图 3 - 4 - 20   腹部四步触诊法

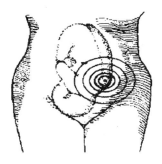 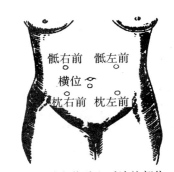

(1) 于胎儿背部听诊胎心   (2) 不同胎方位胎心听诊的部位

图 3 - 4 - 21   胎心听诊位置示意

(2)骨盆测量:有骨盆外测量及骨盆内测量,其中骨盆外测量包括;①髂棘间径:正常值23~26cm,孕妇仰卧于检查床上,伸直双腿,测量两髂前上棘外缘间的距离;②髂嵴间径:正常值为 25~28cm,体位同上,测量两髂嵴外缘最宽的距离;③骶耻外径:正常值 18~20cm,孕妇取左侧卧位,左腿屈曲,右腿伸直,测量第 5 腰椎棘突下至耻骨联合上缘中点的距离;④出口横径(或称坐骨结节间径):正常值 8.5~9.5cm,孕妇取仰卧位,两腿屈曲,双手抱膝,测量两坐骨结节内缘间的距离;⑤耻骨弓角度:正常值为 90°,用两拇指尖斜着对拢,置于耻骨联合下缘,左右两拇指平放在耻骨降支上面,测量两拇指之间的角度,小于80°为异常;⑥出口后矢状径:正常值为 8~9cm,为坐骨结节间径中点至骶骨尖端的长度,出口横径小于8.5cm 时,应加测此径线,两者之和大于 15cm,表示骨盆出口狭窄不明显。骨盆内测量:适用于骨盆外测量有狭窄或怀疑有狭窄者,适宜在妊娠 24~36 周进行,检查时,取膀胱截石位,包括①对角径(或称骶耻内径):正常值为 12.5~13cm,为耻骨联合下缘至骶岬上缘中点的距离,此值减去 1.5~2cm,即为骨盆入口前后径的长度,又称真结合径;②坐骨棘间径:正常值为 10cm,测量两坐骨棘间的距离;③坐骨切迹宽度:正常值为 5.5~6cm(3 横指),为坐骨棘与骶骨下部间的距离,亦为骶棘韧带宽度。见图 3-4-22~图 3-4-26。

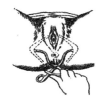 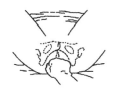 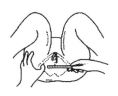

(1) 用测量器测量　　　　(2) 用拳头测量　　　　(3) 用尺子测量

图 3-4-22　测量坐骨结节间径

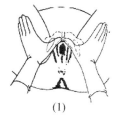 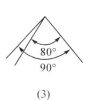

(1)　　　　　　　　(2)　　　　　　　　(3)

图 3-4-23　测量耻骨弓角度

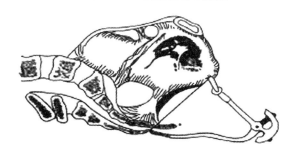

图 3-4-24　测量后矢状径

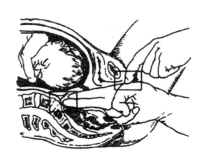 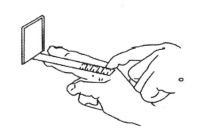

图 3-4-25　测量骶耻内径

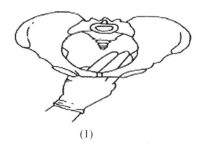 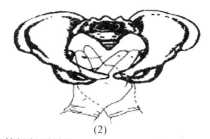

(1)　　　　　　　　　　　　　　(2)

图 3-4-26　坐骨棘间径测量法

（3）阴道检查：在孕早期首次产检时进行盆腔双合诊检查，应避免在妊娠最后一个月进行阴道检查。

（4）肛门指检：可了解胎先露部、骶骨前面弯曲度、坐骨棘间径、坐骨切迹宽度、骶骨关节活动度，并测量出口后矢状径。

4.辅助检查　常规检查包括 ABO 血型、Rh 血型、血常规、尿常规、肝肾功能、空腹血糖、阴道分泌物、宫颈细胞学检查、乙肝表面抗原、梅毒螺旋体、艾滋病筛查、心电图检查、超声检查（在早孕期可确定宫内妊娠及孕周，胎儿是否存活，胎儿数目或双胎绒毛膜性质，子宫附件情况；在妊娠 11～13 周检查胎儿颈后透明层厚度（NT））。视具体情况决定是否做以下检查：①丙型肝炎病毒（HCV）筛查；②抗 D 滴度检查（Rh 阴性者）；③75g 葡萄糖耐量试验（高危孕妇或有症状者）；④地中海贫血筛查；⑤甲状腺功能检测；⑥结核菌素（PPD）试验（有感染结核危险的高危孕妇）；⑦细菌性阴道病（BV）的检测（有早产史者）；⑧羊水细胞培养：对高龄孕妇、有胎儿畸形史、死胎死产史、有遗传性疾病病史的孕妇。

【病例分析】

患者，26 岁，女性，既往月经规律，月经周期 28 天，停经 52 天，近 5 天晨起呕吐，厌油腻，伴轻度尿频，考虑该妇女的诊断为什么？为确定诊断下一步应做什么检查，如何治疗？

【练习题及答案】

一、名词解释

1.髂棘间径　2.骶耻外径　3.坐骨结节间径　4.髂嵴间径　5.出口后矢状径

二、简答题

1.腹部四部触诊法的操作步骤、目的及意义。2.产前检查的时间。

答案：略。

五、枕先露分娩机制

分娩机制指胎儿先露部随着骨盆各平面的不同形态，被动进行一连串适应性转动，以其最小径线通过产道的全过程。下面以枕左前位的分娩机制为例说明。

（一）衔接

胎头双顶径进入骨盆入口平面称衔接。经产妇多在分娩开始后胎头衔接，部分初产妇胎头衔接发生在预产期前 1～2 周内。若初产妇已临产而胎头仍未衔接，应警惕有头盆不称的可能。

（二）下降

下降是胎儿娩出的首要条件，贯穿于分娩的全过程。胎头下降程度是判断产程进展的重要标志。

（三）俯屈

胎儿呈颏-胸位，由枕下前囟径代替枕额径，由枕下前囟周径代替枕额周径以适应产道，进而有利于胎头继续下降。

（四）内旋转

胎儿枕骨朝向母体耻骨联合旋转。第一产程末胎头完成内旋转动作。见图 3-4-27。

（五）仰伸

当胎头仰伸时，胎儿双肩径沿左斜径进入骨盆入口。见图 3-4-28。

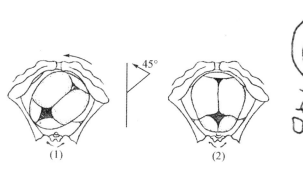

图 3 - 4 - 27　胎头内旋转

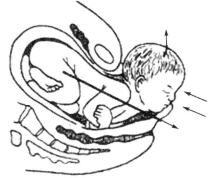

图 3 - 4 - 28　胎头仰伸

（六）复位及外旋转

胎头娩出后,胎儿头部自然复位。见图 3 - 4 - 29、图 3 - 4 - 30。

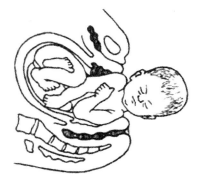

图 3 - 4 - 29　胎头外旋转

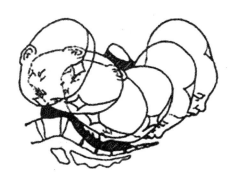

图 3 - 4 - 30　胎头娩出过程

（七）胎肩及胎儿娩出

见图 3 - 4 - 31、图 3 - 4 - 32 所示。需要注意的是,分娩机制中各动作是连续进行的,下降动作贯穿于分娩的全过程。

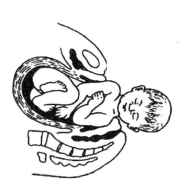

图 3 - 4 - 31　前肩娩出

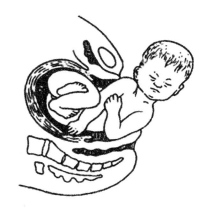

图 3 - 4 - 32　后肩娩出

（王　丽、金　松）

六、正常分娩

分娩(delivery birth)是指妊娠满 28 周及以后,胎儿及胎儿附属物自临产开始到全部从母体娩出的过程。

早产(preterm delivery)是指分娩发生在妊娠 28 周至不满 37 足周之间;足月产(term delivery)指妊娠满 37 周至不满 42 足周之间分娩;过期产(post term delivery)指妊娠满 42 周及其以后分娩。

决定分娩的四个因素分别为:产力、产道、胎儿和精神心理因素,其中产力包括子宫收缩力、腹肌、膈肌收缩力与肛提肌收缩力。子宫收缩力为临产后的主要产力,其特点有节律性、对称性、极性与缩复作用;第二产程胎儿娩出的重要辅助力量是腹壁肌、膈肌收缩力;肛提肌收缩力可协助胎先露完成内旋转、仰伸的动作。

(一)临产的诊断

1.先兆临产　指分娩发动前出现的一些预示临产即将发生的症状。这些症状有:①假临产:又名不规律宫缩,特点有宫缩不规律,间歇时间长,持续时间短(小于 30s),常出现在夜间,清晨即消失,给予强镇静剂宫缩可被抑制,宫缩引起的不适感主要在下腹部,宫口不扩张,宫颈管不缩短;②胎儿下降感:由于胎先露部进入骨盆入口,使宫底下降,初孕妇感觉上腹部较前舒适,呼吸自感轻快,进食量增加;③见红:发生在分娩发动前 24~48h 内,是由于子宫下段扩张,使附着于宫颈内口的胎膜与子宫壁分离,导致毛细血管破裂出血,是预示分娩即将开始的可靠征象。

2.临产的诊断　临产开始的标志:出现有规律且逐渐增强的子宫收缩,持续 30s 或以上,间歇 5~6min,同时伴随宫颈管进行性消失、宫口扩张和胎先露部下降。临产不能被镇静剂所抑制。

(二)总产程及产程分期

总产程(total stage of labor)指从规律宫缩开始出现直到胎儿胎盘娩出。分为 3 个产程(labor):

1.第一产程(first stage of labor)　又称宫颈扩张期,是指从临产开始到宫口开全。初产妇需 11~12h,经产妇需 6~8h。分为潜伏期(指从临产开始出现规律宫缩到宫口扩张至 3cm)与活跃期(指宫口扩张从 3cm 至 10cm),其中潜伏期需 8h,最大时限为 16h;活跃期需 4h,最大时限为 8h。活跃期又分 3 期:①加速期:指宫口扩张 3~4cm,需 90min;②最大加速期:指宫口扩张 4~9cm,需 2h;③减速期:指宫口扩张 9~10cm,需 30min。

2.第二产程(second stage of labor)　又称胎儿娩出期,是指宫口开全至胎儿娩出。初产妇需 1~2h,经产妇不应超过 1h。

3.第三产程(third stage of labor)　又称胎盘娩出期,是指胎儿娩出后到胎盘娩出。需 5~15min,不超过 30min。

三个产程的临床经过及处理如下。

1.第一产程

(1)表现:①规律宫缩:出现有规律逐渐增强的宫缩,持续时间由 30s 延长至 50~60s,间歇期由 5~6min 缩短至 2~3min,宫口近开全时,持续时间可至 1min 甚至更长,间歇期 1~2min;②宫口扩张:宫颈管短缩、消失,宫颈口扩张;③胎头下降:是决定是否可经阴道分娩的重要观察项目;

④胎膜破裂:羊膜腔内压力达到一定程度时胎膜自然破裂,多发生在宫口近开全时。

(2)观察及处理:绘制产程图可以方便严密观察产程,进而尽早处置异常情况。产程图的横坐标为临产时间(h),纵坐标左侧为宫口扩张程度(cm),纵坐标右侧为胎先露下降程度(cm),胎先露下降程度以胎儿颅骨最低点与坐骨棘平面关系标明。常见的有以下几种类型的产程图。见图3-4-33~图3-4-35。

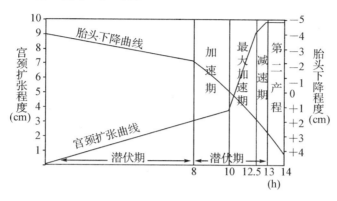

图3-4-33 交叉型产程图

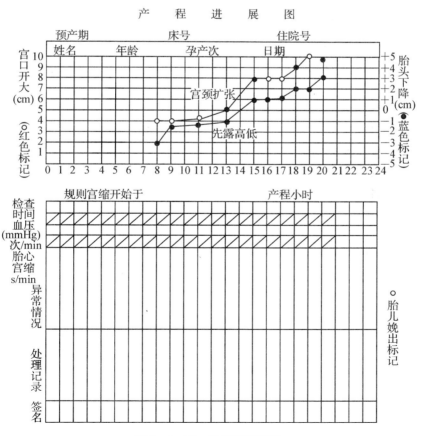

图3-4-34 伴行型产程图

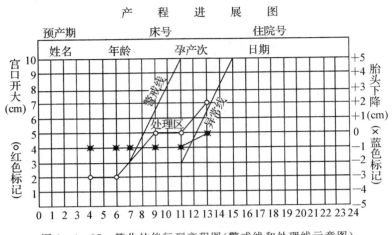

图 3-4-35　简化的伴行型产程图（警戒线和处理线示意图）

第一产程需观察的项目有：①子宫收缩：监测宫缩的方法有两种，一种是助产人员将手掌放在产妇腹壁上感觉宫缩的强度、持续与间歇时间；另一种是借助胎儿监护仪，通过描记的曲线观察宫缩强度、持续时间与频率，有内监护和外监护两种类型，临床上常用的是外监护；②胎心：潜伏期宫缩间歇时每 1～2h 听一次，活跃期每 15～30min 听一次，可以用听诊器或胎儿监护仪；③宫口扩张与胎头下降：将宫口扩张曲线和胎头下降曲线描记在产程图中，便于观察产程进展；④胎膜破裂：胎膜破裂后要立即听胎心，并观察羊水的颜色、性状、流出量，记录破膜时间；⑤精神安慰：安慰或通过指导产妇深呼吸来缓解其紧张、焦躁的情绪；⑥血压：间隔 4～6h 测量一次；⑦饮食、活动与休息：进食高热量易消化食物，少量多次，摄入足够水分；如宫缩不强或未破膜时，可在房间内走动；⑧排尿、排便：每 2～4h 排尿一次；初产妇宫口扩张＜4cm、经产妇＜2cm 时行温肥皂水灌肠，需要注意的是下列情况不适宜灌肠：阴道流血、胎膜早破、胎位异常、胎头未衔接、估计 1h 内分娩、有严重心脏病及有剖宫产史者；⑨肛门检查：在宫缩时进行，可了解宫颈厚薄、软硬度、扩张情况，是否破膜、骨盆腔大小，确定胎方位及胎头下降程度；⑩阴道检查：应严格消毒后进行，可取代肛门检查，适于肛查不清、胎头下降程度及宫口扩张情况不明、怀疑脐带脱垂、轻度头盆不称经试产 4h 产程缓慢者。

2. 第二产程

(1) 表现：进入此产程后，如仍未破膜，应人工破膜；破膜后宫缩加强，胎头下降，经过胎头拨露和胎头着冠后，胎儿各部位相继娩出。

(2) 观察及处理：①监测胎心：每 5～10min 听一次，严密监测；②指导产妇屏气；③接产准备：初产妇宫口开全，经产妇宫口扩张 4cm 时，要做好接产的准备；④接产：保护会阴并协助抬头俯屈，胎肩娩出时也要注意保护会阴；遇会阴过紧或胎儿过大，估计分娩时不能避免会阴撕裂者，或母儿有病理情况需尽快结束分娩者，需行会阴切开术，包括会阴后-斜切开术、会阴正中切开术。

3. 第三产程

(1) 表现：胎儿娩出后，胎盘与子宫壁剥离，剥离的征象有：①宫体变硬呈球形，下段被扩张，宫体呈狭长形被推向上，宫底升高达脐上；②阴道外露的一段脐带自行延长；③阴道少量流血；④用手掌尺侧在产妇耻骨联合上方轻压子宫下段，宫体上升但外露的脐带不再回缩。见图 3-4-36。

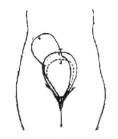
胎盘娩出期子宫的变化

（1）胎盘开始剥离

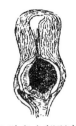
（2）胎盘全部剥离，
被挤向阴道

（3）胎盘娩出后
缩复的子宫

图 3－4－36　胎盘剥离时子宫的形状

（2）观察及处理：①新生儿处理：清理呼吸道，处理脐带，进行阿普加评分（Apgar score），处理新生儿；②协助胎盘娩出：必须在确认胎盘完全剥离后，再协助胎盘娩出；③检查胎盘、胎膜：如有部分胎盘或大部分胎膜残留时，可徒手进入宫腔取出或用大号刮匙清宫；④检查软产道：如有裂伤，要立即缝合；⑤预防产后出血：如有产后出血高危因素的产妇，在胎肩娩出时予缩宫素肌注；如胎儿娩出 30min 后，胎盘未排出，可轻压子宫、静滴缩宫素，若胎盘仍不能娩出，则应手取胎盘。见表 3－4－4。

表 3－4－4 新生儿 Apgar 评分

体征	0 分	1 分	2 分
每分钟心率	0 次	<100 次	≥100 次
每分钟呼吸	0 次	浅、慢、不规则	正常
肌张力	松弛	四肢稍屈曲	四肢屈曲良好
喉反射	无	有些动作	有咳嗽、恶心
皮肤颜色	全身苍白	躯干红，四肢青紫	全身粉红

【病例分析】

患者，30 岁，初产妇，妊娠 39 周，出现规律宫缩 16h，阴道有少量淡黄色液体流出，宫缩 25s/6～8min，胎心音 150 次/分，肛查：宫口开大 2cm，宫颈轻度水肿，胎头 S^{-2}，无明显骨产道异常。该患者可能的诊断是什么？

【练习题及答案】

一、名词解释

1.缩复作用　2.假临产　3.胎头拨露　4.胎头着冠　5.分娩　6.早产　7.临产　8.第一产程

二、简答题

1.胎盘剥离的征象。

2.产程的分期。

3.决定分娩的因素。

4.以前位为例简述分娩机制。

答案：略。

（陈　蔚、金　松）

第五节　婴幼儿体格检查

儿科体格检查是儿科医师的基本功之一,体检的目的是全面了解婴幼儿的生长发育、疾病及身体的异常情况,以便及早有针对性地对疾病进行预防和治疗。熟练掌握体检的方法和技巧是开展儿科临床诊疗工作的重要基础。

一、一般状态和外表观察

在小儿随意的情况下,留心观察其体位、站立或行走姿势、面部表情、眼神、对外界的反应、活动情况以及语言的能力等,并评估精神、神志、营养发育情况。

二、一般测量

一般测量包括体温、呼吸、脉搏、血压以及身长、体重、头围等。

1.**体温**　最常用腋下测温法,将温度计从消毒液中取出擦干,温度计内的水银柱应在35℃以下,擦干腋下,测量时间约 5～10min。也可测肛温,将肛温计轻柔、缓慢地插入肛门中,深度为温度计长度的 1/2,测量时间 3～5min。正常小儿体温腋温为 36～37℃,肛温为36.5～37.5℃。

2.**呼吸频率**　在安静情况下,通过听诊或计数 30s 内胸壁或腹壁起伏的次数。

3.**脉搏**　触诊应在小儿安静、合作时进行,检查者将食指、中指和环指的指腹放在腕关节拇指侧的桡动脉上,压力大小以摸到搏动为宜,计数至少 60s。除计数脉搏速率外还应注意节律、强度及紧张度。

4.**血压**　测量血压时根据不同的年龄选择不同的袖带,血压计袖带宽度应为上臂长的1/2～2/3,袖带过宽时测得的血压值较实际值偏低,过窄时测得的血压值较实际值偏高,袖带下缘距肘窝 2cm,听诊器胸件应放在肱动脉上。检查者向袖带充气,待肱动脉搏动消失,再将汞柱升高约 15mmHg,然后放出袖带中空气,使血压计汞柱以每秒钟约 5mmHg 的速度缓慢下降。出现第一个动脉音时的读数为收缩压,继续放气,动脉音渐强,然后突然减弱,最后消失,此时的读数即为舒张压。小婴儿血压可用简易的潮红法测量:患儿取仰卧位,将血压计袖带缚于前臂腕部,紧握袖带远端的手,使之发白,然后迅速充气到 200mmHg 以上,移去局部指压,缓慢放气,当受压处皮肤由白转红时,血压计上读数为收缩压近似值。测量下肢血压时,受检者取俯卧位,袖带缚于腘窝上 3cm 处。不同年龄的血压正常值可用公式推算:收缩压(mmHg)＝80＋(年龄×2),舒张压为收缩压的 2/3。

5.**体重**　脱去鞋帽、外衣和尿布,婴儿卧于磅秤秤盘中测量,其余小儿可用台秤或是可先由孩子妈妈抱着孩子站在普通大磅秤上称体重,然后再称妈妈的体重,用第一个重量减去第二个重量即为婴儿的体重。使用前均应校对体重计。读数精确到 0.1kg。

6.**身长(高)**　为头顶到足底的长度。3 岁以下的小儿用量床测量身长,3 岁以上的小儿站立测量身高。身长测量前先脱去孩子的鞋、袜、帽、外衣裤及尿布。让小儿仰卧在量床的底板中线上,头接触头板,面向上,眼角与耳屏连线与底板垂直。测量者站在孩子的右侧,用左手按直小儿的双膝部,使两下肢伸直、并拢并紧贴量板的底板;右手移动足板,使其紧贴小儿的足底,注意足面须与旁边量尺成垂直角度,即足面紧贴足板,读刻度,精确到 0.1cm。身高测量时小儿直立,背靠身高计的立柱,使两足后跟、臀部、肩胛均接触到立柱或墙壁,两手垂直于身体两侧,两膝站直,不能弯曲,足跟并拢,脚尖分开约 60°角,两眼平视正前方,测量者将头板轻轻滑下,待板底接触头顶时读数,精确至 0.1cm。

7. 上下部量　以耻骨联合为界分为上下部量,受检小儿取卧位或立位,用软尺测量耻骨联合上缘至足底的垂直距离,为下部量;身长或身高减去下部量即为上部量。

8. 头围　测量者用左手拇指将软尺零点固定于头部,从右侧眉弓(眉弓即眉毛的最高点)上缘,经枕骨粗隆最高处,到左侧眉弓上缘,三点围一圈,紧贴皮肤,左右对称而回至零点进行读数,读数精确到 0.1cm。若为长发者,应在软尺经过处,将头发向上、下分开。

9. 胸围　3 岁以下取卧位,3 岁以上取立位,两手自然平放,检查者用左手拇指将软尺零点固定于右乳头下缘(乳腺已发育的女孩则固定于胸骨中线第 4 肋间),使软尺接触皮肤,经两肩胛骨下缘绕胸围一圈回至零点,取平静呼、吸气时的中间数。

10. 腹围　取卧位,测量婴儿时将软尺零点固定在剑突与脐连线中点,经同水平位绕腹一周回至零点;儿童平脐经水平位绕一周进行读数,读数记录至小数点后一位数。

11. 腹部皮下脂肪　测量者以左手拇指和食指相距 3cm 处与皮肤表面垂直成 90°角全层捏起,右手用卡尺进行测量。

12. 上臂围　取左上臂自肩峰至尺骨鹰嘴连线的中点,以软尺测量通过该点水平的周长。注意软尺只需紧贴皮肤,勿压迫皮下组织,读数精确到 0.1cm。

13. 皮肤和皮下组织　应在自然光线下检查,观察皮肤颜色、温度、出汗多少、弹性、色素沉着、紫癜、皮疹、脱屑、水肿、毛发多少及分布、皮下脂肪厚度、指甲状态、血管的扩张。

14. 淋巴结　淋巴结检查的顺序为耳前、耳后、乳突区、枕骨下区、颌下、颈部、锁骨上窝、腋窝、滑车上、腹股沟。检查内容:部位、大小、数目、质地、触痛、活动度、有无红肿、瘘管、溃疡、疤痕。

三、头颈部检查

1. 头颅　观察大小、形态,有无畸形,颅缝是否闭合,注意头发的密度、色泽和分布(如枕秃)。前囟的大小(囟门呈菱形,测量囟门大小指的是菱形对边中间连线的长度。测得结果一般用 cm×cm 来表示),有无膨隆或凹陷。检查有无颅骨软化和颅骨缺损。出生时后囟已闭合或很小,最迟在生后 6～8 周内闭合。

2. 眼　观察有无眼距增宽,有无眼睑红肿、下垂、眼球突出、斜视,结膜充血、滤泡、有无毕脱氏斑、异常分泌物,巩膜有无黄染,角膜有无浑浊、溃疡。眼球运动是否灵活,有无斜视、双眼内聚。观察瞳孔大小、形状、是否对称,并检查对光反射。

3. 耳　检查外耳有无畸形、异常分泌物或肿物,测定听力是否正常、鼓膜是否有穿孔或破溃。

4. 鼻　观察鼻的外形,注意有无畸形、鼻翼扇动,鼻黏膜有无充血、水肿或苍白,有分泌物者应注意其性质,鼻窦区有无压痛。

5. 口腔　观察口腔有无特殊气味、口唇颜色、有无唇裂或疱疹,口腔黏膜有无充血、糜烂、溃疡、出血、白色点状斑,腮腺导管口有无红肿和溢液,乳牙是否萌出、牙齿数目、有无牙缺损或龋齿,以及修补情况,检查牙龈时,注意有无红肿、出血和溢脓,检查舌时,注意舌苔、形态、有无震颤和溃疡等,观察有无异常舌系带或溃疡。检查咽部要注意有无充血、疱疹、滤泡、假膜、溃疡,扁桃体大小、形状、有无隐窝渗出物或白膜,软腭是否对称。

6.颈部　观察颈部外形、有无皮损和颈活动受限,注意是否对称,有无肿块、畸形(如先天性斜颈、短颈和颈蹼等),观察颈静脉是否充盈或怒张。检查颈肌张力,注意有无颈部强直、角弓反张或肌无力。触摸甲状腺有无肿大、气管位置是否居中。

(郑诗华)

四、胸部检查

(一)胸廓

观察胸部外形和对称性,正常情况下婴儿胸部略呈桶状,前后径等于横径;随着年龄的增长,横径逐渐增大超过前后径。注意儿童期可能发生的畸形,如鸡胸、漏斗胸、肋骨串珠、肋膈沟(赫氏沟)、肋缘外翻等佝偻病的体征。触诊胸壁有无包块和压痛等。检查乳房和腋窝,注意有无乳晕增大和色素沉着以及乳房隆起和渗出物,腋毛的出现是性征发育的征象之一。

(二)肺脏

1.视诊　观察胸廓活动度及对称性,注意呼吸频率、节律及呼吸方式。小儿常以腹式呼吸为主。

2.触诊　将双手分别对称放在胸壁两侧,当小儿啼哭或发音时,判断两侧语颤强度是否相等。

3.叩诊　用直接叩诊法,从上到下、从内向外、两侧对称地叩诊双肺野。正常叩诊为清音,婴儿胸壁较薄,叩诊音相对较成人明显,不要误为过清音。如出现浊音、实音和过过清音为异常叩诊音。右侧腋下部因受肝脏的影响,叩诊音稍浊;左腋前线下方有胃泡,叩诊时产生过清音,检查时应注意。

4.听诊　从上到下、从外向内,分别听诊前肺野和后肺野,注意两侧对比。由于婴儿胸壁薄,呼吸音较成人稍粗,几乎均为支气管肺泡呼吸音,甚至有时出现支气管呼吸音,不应视为异常。小儿哭闹时影响听诊,可在啼哭时深吸气末进行听诊。听诊时应特别注意双侧肺底、腋下和肩胛间区,这些部位较容易听到湿啰音。

(三)心脏

1.视诊　观察心前区有无隆起以及心尖搏动的位置、强度和是否有弥散,较胖的婴儿不易观察到心尖搏动。

2.触诊　触摸心尖搏动位置,大多数婴儿的心尖搏动在左侧第4肋间隙乳线内;分别触诊胸骨左缘第2、3、4肋间隙以及各瓣膜区。如在胸骨左缘第2肋间隙触到收缩期震颤,提示肺动脉狭窄或动脉导管未闭;在胸骨左缘第3、4、5肋间隙触到收缩期震颤,提示室间隔缺损;二尖瓣区触到收缩期震颤提示二尖瓣关闭不全,触到舒张期震颤提示二尖瓣狭窄;三尖瓣区触到较强的搏动提示右心室肥厚。

3.叩诊　叩诊相对浊音界,婴儿常采用直接叩诊法。左界:3岁以上叩诊从第5肋间心尖搏动外2cm开始,由外向内叩诊。右界:从肝浊音界上一肋间开始,由外向内叩诊,动作应较成人叩诊轻,否则心脏叩诊相对浊音界会较实际小。测量左界时以左乳线为标志,量出心左界距该线的内或外距离,测量右界时以右胸骨旁线为标志,量出右界距该线的距离。见表3-5-1。

表 3 - 5 - 1　正常小儿心界

年　龄	左　界	右　界
<1 岁	左乳线外 1～2cm	沿右胸骨旁线
2～5 岁	左乳线外 1cm	右胸骨旁线与有胸骨之间
5～12 岁	左乳线上或乳线内 0.5～1cm	接近右胸骨线
> 12 岁	左乳线内 0.5～1cm	右胸骨线

4.听诊　由于小儿心率较快,听诊者应仔细区分第一、第二心音,小婴儿心尖区第一、二心音响度几乎相等,肺动脉瓣区第二音比主动脉瓣区第二音为响。除了注意心音强弱外,还应注意节律,是否有早搏,其频度如何。由于婴儿以先天性心脏病为多见,故听诊重点位置应在胸骨左缘;先用膜型胸件紧贴胸壁分别沿胸骨左缘听诊第 2、3、4 肋间隙,以及主动脉瓣区、二尖瓣区、三尖瓣区。如闻及杂音,应注意其性质、响度、与心动周期的关系、是否广泛传导等。

五、腹部检查

(一)视诊

观察腹部皮肤,注意腹部外形。正常婴儿卧位时,腹部较胸部高。注意有无胃肠蠕动波、脐部分泌物、腹壁静脉曲张。

(二)触诊

触诊腹部时,从左下腹开始,按逆时针方向、先浅后深地触诊全腹部。注意肝脏、脾脏大小、质地、有无包块;通过观察小儿面部表情判断有无压痛,注意检查麦氏点有无压痛和反跳痛。正常婴儿肝脏肋下 1～2cm 可触及,脾脏肋下偶可触及,质地柔软、表面光滑、边缘锐利。最后触诊双侧肾脏。

(三)叩诊

从左下腹开始按逆时针方向叩诊全腹部,正常为鼓音。然后在右锁骨中线上叩诊肝脏上、下界,最后检查肝脏叩击痛,如疑有腹水,应检查移动性浊音。

(四)听诊

用听诊器听诊肠鸣音至少 1min,如未闻及肠鸣音,应听诊 5min,注意频率、强度、音调。婴儿因肠壁较薄,有时可闻及活跃的肠鸣音,如疑有血管疾病,应用钟式听诊器听血管杂音。

(温晓梅)

六、脊柱四肢检查

(一)脊柱

观察脊柱的形态,注意有无畸形,如脊柱前、后、侧凸和脑脊膜膨出。从上到下触诊棘突有无压痛。

(二)四肢

观察上肢和下肢的对称性,注意畸形,如手镯、多指(趾)、手(足)蹼、杵状指(趾)、"O 型"腿、"X 型"腿、踝内翻、踝外翻、肌外形(如:腓肠肌肥大)、关节肿胀、皮疹、水肿等,分别触诊肩、肘、腕、掌、髋、膝、踝、指(趾)关节有无压痛,同时被动检查上述各关节的运动和四肢的肌力、肌张力。

七、外生殖器及肛门检查

充分暴露检查部位,观察外生殖器的发育,注意有无畸形、水肿、溃疡、损伤和感染的征象,观察阴毛是否出现。

（一）外生殖器

1.男性　检查阴茎,用拇指和食指上翻包皮、观察有无包皮过长、包茎或尿道下裂;尿道口有无红肿、渗出;观察阴囊有无肿大,如有肿大应做透光试验。触诊双侧睾丸是否下降至阴囊。

2.女性　检查阴蒂、阴道前庭和尿道口,分开小阴唇、暴露前庭,检查有无红肿,尿道口和阴道口有无分泌物。检查处女膜有无闭锁和损伤,小阴唇有无黏连。　　•

（二）肛门

观察肛门会阴区,注意有无出血、分泌物、红肿及直肠脱垂或外痔等。暴露肛门观察有无瘘管及肛裂,必要时作直肠指检。具体方法:检查者戴好手套,在小指上涂以少量石蜡油,将小指轻轻加压于肛门括约肌数秒钟,让其松弛后,轻轻地插入肛门,再以旋转动作渐向直肠深入,注意直肠有无结节、息肉,有无触痛,再以旋转方式退出肛门,观察指套上有无血液、脓液。

八、神经系统检查

根据病种、病情、年龄等选择必要的检查。

（一）一般检查

观察小儿的神志、精神状态、面部表情、反应灵敏度、动作语言能力、有无异常行为等。

1.意识状态　意识状态包括清醒、嗜睡、昏睡、昏迷(轻度昏迷、中度昏迷、重度昏迷)。

(1)嗜睡:呼叫能醒。

(2)昏睡:嗜睡且难以叫醒,但能唤醒。

(3)昏迷:不能唤醒,轻度昏迷者指各种浅反射均消失,深反射存在,重度昏迷指各种深浅的反射均消失;中度昏迷则介于轻度和重度昏迷之间,浅反射消失,深反射部分消失。"睁眼昏迷"是一种特殊类型的意识障碍,患儿除眼球无意识地转动外,无其他动作,吞咽、咳嗽反射存在。

2.哭声与言语　对新生儿的哭声要注意其性质,即哭的音调、音量及持续时间。对婴幼儿进行言语检查时,应结合不同月龄的言语特点及发育特点来评价,言语发育迟缓者疑示听力或智力发育障碍。对1岁以上小儿检查时应注意构音是否清楚,有无失调性及暴发性言语,有无声音嘶哑、失音与失语。

3.精神状态　有无烦躁不安、激惹、谵妄、迟钝、抑郁、幻觉,对人、地、时间的定向力有无障碍,有无过度兴奋或过度安静。

4.面容、毛发与皮肤　有无血管痣、"咖啡牛奶斑"、色素脱失斑以及苯酮尿症的黄褐色发等。某些疾病可据此即能做出初步诊断。

5.头颅　观察其外形有无异常,测量头围与前囟,并进行头颅血管杂音听诊及头颅透照试验。

（二）颅神经检查

颅神经有12对:Ⅰ嗅神经、Ⅱ视神经、Ⅲ动眼神经、Ⅳ滑车神经、Ⅴ三叉神经、Ⅵ外展神经、Ⅶ面神经、Ⅷ位听神经、Ⅸ舌咽神经、Ⅹ迷走神经、Ⅺ副神经、Ⅻ舌下神经。

1.嗅神经　检查时了解病人对气味的感觉情况,要两侧鼻孔分别试验。方法:将一侧鼻孔塞住,嘱患者闭目嗅闻一样物品。常选用有气味而刺激性的溶液(如薄荷水等),或病人熟悉的肥皂、香水等。

2.视神经　包括视力、视野及眼底三项检查。

(1)视力:先排除眼球本身病变,两眼分别检查。通常用视力表,粗测可嘱患者阅读画报,并和正常人对比。视力显著减退者,可让其辨认眼前不同距离处手指数或手指晃动情况,或以手电光试其有无光感。分别用"失明"、"光感"、"指动感"、"××cm 内可辨指数"表示。

(2)视野:是指被检者正视前方时,眼球保持不动所能看到的最大范围。正常单眼视野颞侧约 90°,鼻侧及上、下方约为 50～70°。精确的视野检查使用视野器,粗测常用对照法:患者背光与医生相对而坐,嘱闭左眼,医生手指从上、下、左、右周边部逐渐向中心移动,嘱患者见到手指时立即说出。同法再测另一眼。根据正常视野即可比较出患者视野缺损的大致情况。

(3)眼底:用眼底镜进行检查。正常眼底视网膜呈现橘红色,视神经乳头位于视网膜靠侧方向,圆形,边缘清楚,色淡红,中央有色泽较淡之生理凹陷。视网膜中央动脉、静脉穿过视乳头中心,分上、下两支及许多小支,彼此不吻合。动脉色鲜红,较细而直,静脉色暗红,较粗而曲;动、静脉管径比例约 2:3,黄斑位于视乳头颞侧稍下方约两个视乳头距离处,范围有一个视乳头大小,色较视网膜深,中央有很亮的中心凹反光点。注意观察:视乳头颜色、大小、形态、边缘是否整齐、有无隆起,中心生理凹陷是否扩大;动静脉精细比例,弯曲度和管壁反光强度;无动静脉交叉处静脉受压;视网膜及黄斑区有无渗出物、出血、色素沉着及水肿,黄斑中心凹是否存在。

3.动眼、滑车和外展神经　这三对神经共同管理眼球运动的肌肉,故在一起检查。动眼神经支配上直肌、下直肌、内直肌、下斜肌、提上睑肌以及瞳孔括约肌的运动;滑车神经支配上斜肌;外展神经支配外直肌。

检查时,须观察两侧睑裂大小是否相等,有无眼睑下垂,两侧眼球有无突出、凹陷、斜视或同向偏视(即两眼向同一方向凝视)。观察瞳孔位置、大小、形状、边缘和两侧是否相等。检查瞳孔的直接和间接对光反应及辐辏和调节反应。

具体检查方法:

(1)眼裂宽度:观察两眼裂大小,有无眼睑下垂(应排除眼睑本身病变)。附带可检查眼球是否突出或下陷。

(2)眼球位置和运动:①斜视:嘱患者正视前方,观察有无眼球偏斜;②眼球运动和复视;双眼随医生手指向各方向移动,观察何侧眼球活动受限及其程度,并询问有无复视;③同向偏斜和同向运动麻痹;双眼不同时向一侧注视(侧视麻痹)或向上方、下方注视(垂直运动麻痹);④辐辏反射:嘱病人注视前方自远而近的医生手指,观察有无双眼内收障碍。

(3)瞳孔:①外形:观察瞳孔位置、大小、形状,边缘是否整齐,两侧是否相等。正常瞳孔为圆形,两侧等大,自然光线下直径 2～5mm;②对光反射:用电筒光从侧面照射瞳孔,可见瞳孔缩小,称直接光反射;对侧瞳孔同时也缩小,称间接光反射;③调视反射:作辐辏反射检查时,在双眼内收同时,双侧瞳孔也见缩小。

4.三叉神经　三叉神经含有运动和感觉纤维。运动支配嚼肌、颞肌和翼肌,司咀嚼运动和张口动作。感觉纤维分为眼、上颌和下颌等三支,角膜反射由眼支传入。

具体检查方法:

(1)面部感觉和运动:①面部感觉,根据三叉神经分布范围,分别用大头针、棉签测试痛觉和触觉,两侧及上中下三支对比。检查时如发现感觉异常,须自上而下。自内向外检查,并与对侧相应区对比。②咀嚼运动:观察颞肌、咬肌有无萎缩;测试咀嚼运动时检查者以双手触按患者的颞肌和咀嚼肌,嘱患者作咀嚼动作,注意两侧肌力有无减弱,及是否相等。观察张口时下颌有无偏斜(以上下门齿的中缝为准)。

(2)角膜反射:嘱向一侧注视,以棉签从另一侧轻触角膜,引起眼睑敏捷闭合。同侧反应称直接反射,对侧为间接反射。

5.面神经　运动纤维支配所有面部表情肌、颈阔肌和茎突舌骨肌;感觉纤维支配舌前 2/3 的味觉、部分外耳壁的感觉,并且支配泪腺、颌下腺。

检查上组面肌时,注意眼裂有无变大,嘱作抬额、皱眉和闭眼动作,看有无额纹消失、变浅以及闭眼无力或不能。查下组面肌时,注意鼻唇沟有无变浅;作示齿、微笑动作时,有无口角偏斜;吹哨和鼓腮时有无漏气或不能。并注意观察两侧运动度是否相等。

6.位听神经　是感觉神经,包括管听觉的耳蜗神经和管平衡的前庭神经。检查为进行听力测试和眼球震颤判断前庭平衡功能。

听力检查:

(1)听力:常用(256Hz)音叉试验检查。包括①Rinne 试验,比较一侧耳的气导和骨导时间。将震动后的音叉柄置于耳后乳突上测定颅骨传导时间,待听不到声音时,即刻移至距外耳道口 1cm 处,测定空气传导时间。正常气导长于骨导时间 15s 以上,两者传导时间之比约为 2∶1,称为 Rinne 试验阳性。②Weber 试验,比较双耳的骨导时间。将震动的音叉柄置于前额中央,音波通过骨传导而达内耳。正常两耳听到的声音相等,故 Weber 试验居中。

(2)眼球震颤:嘱患者头不动,两眼注视上、下、左、右移动的医生手指(向外侧方向移动时,勿超过 45°),观察有无眼震及其类型、幅度和速度。临床上以有快慢相(以快相为震眼方向)的前庭型眼震最多见,可为水平性、垂直性、旋转性或混合性,表明前庭系统有刺激性病变。当眼震阴性而疑有前庭系统病变时,可用迅速更换体位的方法,观察各个位置是否出现眼震,称位置性眼震试验。

7.舌咽、迷走神经　舌咽神经的触觉和味觉纤维支配舌的后 1/3,触觉纤维还支配鼻咽部和咽上部;而运动纤维则支配茎突咽肌。

由于舌咽神经的许多功能是和迷走神经密切配合的,多一同检查如下:

(1)腭咽喉运动:了解并观察有无吞咽困难、饮水呛咳或反流、发音嘶哑或有否鼻音,观察悬雍垂是否居中,软腭有无下垂。嘱患者发"啊"声,观察软腭能否上举,两侧是否等高。声带运动可用间接喉镜观察。

(2)咽壁反射:观察和比较用压舌板轻触左右咽后壁引起的恶心、呕吐反应情况,并了解感觉的灵敏程度。

8.副神经　其支配胸锁乳突肌和斜方肌的上部,是转头、耸肩动作的运动神经。

检查时,首先观察患者的胸锁乳突肌、斜方肌有无萎缩,注意有无斜颈及垂肩。然后让患者耸肩、转头并测试其对抗阻力,注意有无力弱或麻痹,两侧是否对称。

9.舌下神经　为支配舌肌运动的神经。

检查:嘱患儿伸舌,观察舌有无偏斜,舌缘两侧厚薄是否相等,有无肌束颤动等。

(三)运动功能检查

1.肌力　先观察自主活动时肢体运动度,再用作对抗动作的方式测试上、下肢伸肌和屈肌的肌力,双手的握力和分指力等。须排除因疼痛、关节强直或肌张力过高所致的活动受限。

轻微肌力减退检查方法:①双手同时迅速握紧检查手指。患侧握手较慢,力量稍轻。②双手指尽力分开后手掌相对,观察两侧指间隙大小。患侧分开较小。③两臂前伸,患臂逐渐下垂(Barre 试验)。④仰卧、伸直下肢时,可见患侧足外旋;或双腿屈曲,使膝、髋关节均呈直角,可见患侧小腿逐渐下垂(Magazini 试验)。

肌力按六级分法记录,肌力的减退或丧失,称为瘫痪。

0 级:完全瘫痪;

1 级:有肌肉收缩而无肢体运动;

2 级:肢体能在床面移动而不能抬起;不能克服地心引力而做运动;

3 级:肢体可抬离床面,能克服地心引力而做主动运动;

4 级:能抵抗部分外界阻力;

5 级:正常肌力。

2.肌容积　观察、触摸肢体、躯干乃至颜面的肌肉有无萎缩及其分布情况,两侧对比。必要时用尺测量骨性标志如髌、踝、腕骨上下一定距离处两侧肢体对等位置上的周径。

肌萎缩见于下运动神经元性瘫痪,亦可见于各种肌病,如肌营养不良症等。后者称肌源性肌萎缩。废用性肌萎缩见于上运动神经元性瘫痪、节固定等。肌病时还须注意腓肠肌等处有无假性肥大。

3.肌张力　指肌肉的紧张度。除触摸肌肉测试其硬度外,并测试完全放松的肢体被动活动时的阻力大小。两侧对比。

检查时让患者放松肢体的肌肉,做被动运动,以了解安静状态下肌肉的紧张度及被动运动时的阻力。肌张力减退时,肌肉松弛;肌张力增加,肌肉较硬。

4.共济运动　平衡与共济运动除与小脑有关外,尚有深感觉参与,故检查时应睁、闭眼各作一次。肌力减退或肌张力异常时,此项检查意义不大。

共济运动检查通常沿用以下方法:

(1)指鼻试验:嘱用食指尖来回触碰自己的鼻尖及检查者手指,先慢后快;如有共济失调,则动作表现摇摆、过度或不准确。

(2)跟膝胫试验:仰卧,抬起一侧下肢,然后将足跟放在对侧膝盖上,再使足跟沿胫骨前缘向下移动。

(3)快复轮替动作:让患者重复、迅速地做前臂的旋前旋后动作,如有共济失调可见双手转动快慢不一,且不协调。

(4)闭目难立征:又称 Romberg 征,让患者并足站立,两臂前伸,观察有无晃动和站立不稳。如有摇晃,令其闭目,闭目后动摇加重则为阳性(感觉性共济失调),见于脊髓后索疾患。睁、闭目摇晃的程度一致为阴性(小脑性共济失调),见于小脑疾患。

此外,也可观察患者作各种精细动作如穿衣、扣纽扣、写字时表现。如动作不协调准确,也提示有共济失调。

5.不自主运动　不自主发生的无目的异常运动。注意观察其形式、部位、速度、幅度、频率、节律等,并注意与自主运动、休息、睡眠和情绪改变的关系。两侧对比。

(1)震颤:为主动肌与拮抗肌交替收缩的节律性摆动样运动,可为生理性或病理性;后者按与随意运动的关系,分为:①静止性震颤:指肢体静止状态下出现的震颤。如震颤麻痹症,震颤多见于手及手指,典型者呈"搓药丸"样。②运动性(意向性)震颤:指肢体运动且指向一定目标时出现的震颤。震颤在肢体快到达目标时开始出现或变得更明显,多见于小脑病变。

(2)肌纤维震颤和肌束震颤:为局限于肌肉的细小、快速或蠕动样颤动,不引起关节的活动。发生于下运动神经元变性期,肌肉极度萎缩时可消失。

(3)抽搐:分为两种:①阵挛性抽搐,阵发性发作的主动肌群与拮抗肌群的有节律的交替性收缩。可见于颜面(如面肌抽搐 facial tics)、肢体(如局限性运动性癫痫)或全身(如强直性痉挛性癫痫发作的痉挛期)。②强直性抽搐,阵发性发作的肌肉或肌群持续性强直收缩。可局限于某一肌肉(如腓肠肌痛性痉挛)、某一肌群(如手足搐搦)或全身(如强直性痉挛性癫痫发作的强直期)。

(4)舞蹈样动作:为不规律的、不对称的、幅度不等的急促动作。如突发的肢体伸展、挤眉、眨眼、伸舌、摆头等。见于锥体外系病变。

6.姿势步态改变　临床上最常见的为偏瘫步态:瘫侧上肢内收、旋前、屈曲,并贴近身体不摆动;下肢则伸直,不能屈曲,行走似画圈。见于锥体束病变恢复期。此外,尚有双下肢张力增高引起的剪刀(痉挛)步态,小脑病变引起的酒醉(蹒跚)步态,震颤麻痹引起的慌张步态,下肢弛缓性瘫痪如进行性肌营养不良引起的摇摆(鸭行)步态等。

(四)感觉功能检查

感觉检查要求患者清醒、合作,并力求客观。先让患者了解检查的方法和要求,然后闭目,嘱受到感觉刺激后立即回答。可取与神经径路垂直的方向(四肢环行,躯干纵形),自内向外或处自上向下依次检查;各关节上下和四肢内外侧面及远近端均要查到,并两侧对比。

1.浅感觉

(1)痛觉:用大头针轻刺皮肤,嘱答"痛"与"不痛","痛轻"或"痛重"。

(2)触觉:用棉絮轻划皮肤,嘱答"有"、"无",也可以说"1,2,3"数字表示。

(3)温度觉:用盛有凉水和温水的试管分别接触皮肤,让患者区别是"温"还是"凉"。

2.深感觉

(1)关节运动觉:轻握足趾或手指加以活动,嘱说出运动方向。检查活动幅度应由小到大,以了解减退程度。

(2)震颤觉:用振动的音叉(C128 或 C256)柄置骨突出处,嘱回答有无震动感。

3.皮质复合感觉

在疑有皮质病变且深浅感觉正常的基础上,进行此项检查。①查实体觉为主,患者闭目,将物体如钢笔、球等放入患者手中,让其触摸后,说出物体名称。先试病侧,再试健侧。②皮肤定位觉,检查者用手指轻触患者的皮肤后,嘱其用手指出感觉刺激部位。

(五)神经反射检查

反射检查比较客观,但仍须患者合作,肢体放松,保持对称和适当位置。叩诊锤叩击力量要均匀适当。检查时应进行左右对比,分散患者的注意力,以使肌肉放松。当评价反射检查结果时,应结合儿童不同年龄的特点来分析。

1.原始反射　包括拥抱反射、握持反射、吸吮反射和寻觅反射(略,详见新生儿体检节),约于生后 4 个月内正常婴儿应有的。过早或过晚消失均为异常,提示神经系统存在异常。

2.深反射　是刺激肌腱、骨膜引起的肌肉收缩反应,因反射弧通过深感觉感受器,又称深反射或本体反射。

(1)肱二头肌腱反射(颈 5～6,肌皮神经):前臂半屈,叩击置于肱二头肌腱上的拇指,引起前臂屈曲,同时感到二头肌腱收缩。

(2)肱三头肌腱反射(颈 6～7,桡神经):前臂半屈并旋前,托住肘部,叩击鹰咀突上方三头肌腱,引起前臂伸展。

(3)桡骨膜反射(颈 5～8,桡神经):前臂半屈,叩击桡骨茎突,引起前臂屈曲、旋前和手指屈曲。

(4)膝腱反射(腰 2～4,股神经):坐位,两小腿自然悬垂或足着地;或仰卧,膝稍屈,以手托腘窝,叩击髌骨下缘股四头肌肌腱,引起小腿伸直。

(5)跟腱反射(骶1~2,胫神经):仰卧,膝半屈,两腿分开,以手轻扳其足使稍背屈,叩击跟腱引起足蹠曲。

腱反射的活跃程度以"＋"号表示,正常为(＋＋),减低为(＋),消失为(0),活跃为(＋＋＋),亢进或出现阵挛为(＋＋＋＋)。

当深反射高度亢进时,如突然牵拉引出该反射的肌腱不放手,使之持续紧张,则出现该牵拉部位的持续性、节律性收缩,称阵挛,主要见于上运动元性瘫痪。①踝阵挛,仰卧、托腘窝使膝髋稍屈,另一手握足底突然背屈并不再松手,引起足踝节律性伸屈不止;②髌阵挛,仰卧,下肢伸直,以拇、示指置髌骨上缘,突然用力向下推并不再松手,引起髌骨节律性上下运动不止。

3.浅反射　为刺激皮肤、黏膜引起的肌肉收缩反应。

(1)腹壁反射(肋间神经,上:胸7,8;中:胸9,10;下:胸11,12):仰卧,以棉签或叩诊锤柄自外向内轻划上、中、下腹壁皮肤,引起同侧腹壁肌肉收缩。

(2)提睾反射(生殖股神经,腰1,2):以叩诊锤柄由上向下轻划股上部内侧皮肤,引起同侧睾丸上提。

4.病理反射　当上运动神经元受损后,被锥体束抑制的屈曲性防御反射变得易化或被释放,称为病理反射。严重者各种刺激均可加以引出,甚至出现所谓的"自发性"病理反射。

(1)Babinski征:用叩诊锤柄端等物由后向前划足底外缘直到姆趾基部,阳性者姆趾背屈,余各趾呈扇形分开,膝、髋关节屈曲。刺激过重或足底感觉过敏时亦可出现肢体回缩的假阳性反应。此征也可用下列方法引出:①Oppenheim征:以拇、食指沿胫骨自上向下划;②Chaddock征:由后向前划足背外侧缘;③Gordon征:用力挤压腓肠肌。

(2)Hoffmann征:为上肢的病理反射。检查时左手握患者手腕,右手食、中指夹住患者中指,将腕稍背屈,各指半屈放松,以拇指急速轻弹其中指指甲,引起拇指及其余各指屈曲者为阳性。

(六)脑膜刺激征检查

为脑脊膜和神经根受刺激性损害时,因有关肌群反射性痉挛而产生的体征。

1.颈强直　颈前屈时有抵抗,头仍可后仰或旋转。见图3-5-1。

2.Kernig征　仰卧,屈曲膝,髋关节呈直角,再伸小腿,因屈肌痉挛使伸膝受限,小于130°并有疼痛及阻力者为阳性。见图3-5-2。

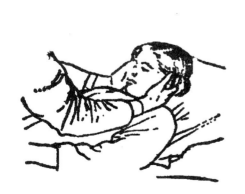

图3-5-1　颈强直检查示意图

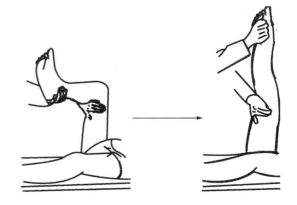

图3-5-2　Kernig征检查示意图

（3）Brudzinski 征：①颈症：仰卧，屈颈时引起双下肢屈曲者为阳性；②下肢征：仰卧，伸直抬起一侧下肢时，对侧下肢屈曲为阳性。见图 3 - 5 - 3。

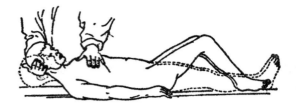

图 3 - 5 - 3　Brudzinski 征检查示意图

（七）植物神经系统检查

1. 皮肤颜色和温度　观察肤色，触摸其温度，注意有无浮肿，以了解血管功能。血管功能的刺激症状为血管收缩、皮肤发白、发凉；毁坏症状为血管扩张、皮肤发红、发热，之后因血流受阻而发绀、发凉，并可有浮肿。

皮肤划痕试验：用骨针在皮肤上稍稍用力划过，血管受刺激数秒钟后收缩，出现白色条纹，继以血管扩张变为稍宽之红色条纹，持续 10 余分钟，为正常反应。若红条纹宽达数厘米且持续时间较长至呈现白色隆起（皮肤划痕征），则表明有皮肤血管功能失调。

交感神经损害时，其支配体表区内少汗或无汗；刺激性病变则多汗。

2. 毛发、指甲营养状况　注意皮肤质地是否正常，有无粗糙、发亮、变薄、增厚、脱落溃疡或褥疮等；毛发有无稀少，脱落；指甲有无起纹、枯脆、裂痕等。周围神经、脊髓侧角和脊髓横贯性病变损害植物神经通路时，均可产生皮肤、毛发、指甲的营养改变。

九、小儿体检注意事项

1. 询问病史时就应该开始和患儿建立良好的关系。微笑、呼患儿的名字或小名、乳名，用表扬语言鼓励患儿或用手轻轻抚摸他，可以使患儿消除紧张心理；也可用听诊器或其他玩具逗患儿玩耍，以消除或减少恐惧、取得患儿的信任和合作；并同时观察患儿的精神状态、对外界的反应及智能情况。

2. 为增加患儿的安全感，检查时应尽量让患儿与亲人在一起，婴幼儿可坐或躺在家长的怀里检查，检查者顺应患儿的体位。

3. 检查的顺序可根据患儿的当时的情况灵活掌握。由于婴幼儿注意力集中时间短，因此在体格检查时应特别记住以下要点：安静时先检查心、肺听诊、心率、呼吸次数或腹部触诊等易受哭闹影响的项目，一般在患儿开始接受检查时进行；容易观察的部位随时查，如四肢、躯干、骨骼、全身浅表淋巴结等；对患儿有刺激而患儿不易接受的部位最后检查，如口腔、咽部等，有疼痛的部位也应放在最后检查。

4. 检查时态度和蔼，动作轻柔，冬天时双手及所用听诊器胸件要温暖。检查过程中既要全面仔细，又要注意保暖，不要过多暴露身体部位以免着凉。对年长儿还要照顾他（她）们的害羞心理和自尊心。

5. 对急症或危重抢救病例，应先重点检查生命体征或与疾病有关的部位，全面的体格检查最好在病情稍稳定后进行，也可边抢救边检查。

6. 小儿免疫功能差，为防止交叉感染，应先清洗双手，使用一次性或消毒后的压舌板；检查者的工作衣和听诊器要常消毒。检查新生儿时应戴口罩。

（王红怡）

第六节　新生儿体格检查

一、概念

新生儿是指从脐带结扎到生后 28 天内的婴儿,其生存从完全依赖母体到"自给自足",生长环境发生质的变化的特殊时期,皮肤薄嫩,觉醒状态少,原始反射多,体格检查与婴幼儿和儿童有明显不同。

二、新生儿体检的目的、准备工作

1.新生儿体检的目的　包括①获得有关婴儿生长发育的资料,应结合婴儿的胎龄、宫内生长发育状况;②发现危重情况,如产伤、窒息、感染等,以便及时治疗;③发现遗传性疾病及先天畸形,如性疾病,如先天性心脏病。

2.准备工作　包括①环境要求,新生儿体检时环境必须温暖、明亮、洁净;②对医务人员要求,须先洗手,并使手温暖,必要时戴口罩,准备好各种小型器具。

三、新生儿体检的操作步骤

1.测量记录　体温(用肛表,可排除无肛或肛门闭锁)、脉搏(正常为 120～140 次/分)、呼吸(正常为 40～45 次/分)、血压、头围、胸围、体重、身长。

2.一般情况　观察外貌、面容、面色、神志、反应、精神状态、姿势(仰卧时)体位、活动及呼吸节律、有无呻吟、三凹征。

3.皮肤黏膜　颜色、温度、弹性,有无皮疹、出血点、瘀斑、花纹、色素沉着,皮下脂肪、有无水肿及硬肿、毛发情况,黄疸范围、程度、色泽。

4.头颅　检查头颅大小、形状,囟门大小及紧张度,有无血肿、水肿。

5.面部　是否对称,鼻唇沟深度、是否对称。

6.眼耳鼻　眼:有无眼睑浮肿、下垂,眼球活动情况,瞳孔大小、对光反射,巩膜有无黄染、结膜充血、分泌物。耳:外耳道有无分泌物,耳廓发育。鼻:外形,有无鼻翕。

7.口腔　口唇颜色,口腔黏膜有无出血点、片状白膜、溃疡。

8.颈　颈部活动度,有无畸形,有无斜颈、胸锁乳突肌有无血肿。

9.胸廓　外形及对称性,呼吸运动度,有无锁骨骨折。

10.肺　呼吸型式、频率、节律,有无呼吸困难,叩诊有无浊音、实音,听诊呼吸音强度、两侧是否对称,有无干湿啰音、痰鸣音。

11.心脏　心尖搏动位置、强度,心前区有无震颤,心界大小,心率,心律,心音强度,有无杂音,杂音的性质、响度、传导方向等与体位、运动、呼吸的关系。

12.腹部　外形,有无肠型、肿块,肝脾大小、形状、质地,叩诊有无移动性浊音,听诊肠鸣音情况。脐部有无红肿、分泌物、脐疝。

13.肛门外生殖器　有无肛门闭锁、肛瘘、肛裂或肛周脓肿。外生殖器发育情况,有无畸形、肿胀、损伤或感染,男孩有无包茎、隐睾、尿道下裂、斜疝或鞘膜积液。

14.脊柱四肢　重点是观察有无外伤和畸形。脊柱和四肢有无畸形,注意有无脑脊膜膨出,四肢有无畸形,如脊柱裂,有无先天性髋关节脱位,有无浮肿,活动情况,上肢肌张力、下肢肌张力,四肢温度。

15.神经系统　检查新生儿特殊反射,如觅食反射、吸吮反射、握持反射、拥抱反射、踏步反射、交叉伸腿反射等。检查围巾征、腘窝角、扶坐竖颈、肌张力、肌力。

(1)觅食反射:手指触摸婴儿一侧口角,婴儿头部向四周转动,口唇出现动作。

(2)吸吮反射:以空奶头置于婴儿口中,即可引起强烈的吸吮动作,长达1min之久。

(3)握持反射:手指放在婴儿手掌中,婴儿手指紧握拳,可用以判断神经肌肉的正常活动并鉴别臂丛神经麻痹,3个月消失。

(4)拥抱反射:拉住婴儿双腕,向上提起使双肩离开床面,头不离床,突然放开双腕,婴儿双肩先外展后内收,手指伸开。3~4个月消失。

(5)踏步反射:双手托婴儿腋下,保持直立位并略向前倾,使其脚触床边,可引出行走动作。可反映下肢神经肌肉的发育程度,生后6周消失。

(6)交叉伸腿反射:小儿仰卧,在其膝关节处用手按住使腿伸直,再刺激同侧足底,则另一侧下肢会出现先屈曲,然后伸直并内收,内收动作强烈时可将此腿放在被刺激侧的腿上。该反射正常在生后2个月时消失。

以上反射未能引出,说明有神经系统损伤、颅内出血或其他严重感染。但脑发育落后或有中枢运动病变者,常延迟消失。

新生儿巴彬斯基征常阳性无病理意义。膝反射也易引出,而腹壁反射、提睾反射却不稳定,临床上少用。

四、新生儿室消毒隔离制度

1.新生儿室必须经常保持清洁卫生,每日湿式清扫一次,每周大扫除,卫生工具应专用,应有醒目标志,室内不得有蚊、蝇、蚂蚁、蟑螂、老鼠等。

2.病室应保持空气清新与流通,每日通风不少于2次,每次15~30min,室温应保持在24~26℃,湿度55％~66％之间。

3.患儿被服应专用,衣物等应当保持清洁,每周至少更换一次,污染后及时更换,患儿出院后,床单要进行终末消毒。

4.接触患儿皮肤、黏膜的器械、器具等物品应当一人一用一消毒。如雾化吸入罩、面罩、氧气管、体温表、吸痰器等。

5.呼吸机、湿化瓶、氧气湿化瓶、吸痰瓶应当每日更换、清洗、消毒。连续使用的呼吸机管道应每周更换消毒一次。

6.蓝光箱和暖箱,应当每日清洁,并更换湿化液,一人用后消毒。同一患儿长期连续使用暖箱和蓝光箱时,应当每周消毒一次,用后终末消毒。

7.患儿使用后的奶瓶、奶嘴应用清水清洗干净后,高温消毒。每次喂奶前应消毒小毛巾,产妇应拭净乳头、双手,喂奶毛巾专用,每次均要洗涤,并高温消毒。

8.手术使用的医疗器械、器具及物品必须达到灭菌。

9.一次性使用的医疗器械、器具,不得重复使用。

10.医务人员在治疗过程中,应当实施标准预防,严格执行手卫生规范和无菌操作技术。

11.医务人员在接待患儿前后,均应当认真实施手卫生。疾病和护理操作应当以先早产儿后足月儿,先非感染性患儿后感染性患儿的原则,进行接触血液、体液、分泌物、排泄物等操作时应当戴手套,操作后应当立即摘掉手套并洗手。

12.发现特殊或不明原因感染患儿,要实施隔离治疗、专人护理,并采取消毒措施。所用物品优先选择一次性物品,非一次性物品必须专人专用专消毒,不得交叉使用。

13.新生儿病室的医疗废弃物应进行分类处理。特殊或不明原因感染患儿所有废弃物按感染性废物进行焚烧处理。

五、新生儿体检注意事项

检查时动作要轻柔,速度要快,尽量在婴儿啼哭前把一些需要安静时检查的项目检查完毕,态度和蔼,动作轻巧,注意保暖,易使小孩哭闹的检查应放在最后进行,如先做计数呼吸、脉搏,腹部触诊,心肺听诊等对小儿刺激较小的检查,后做眼、耳、鼻和口腔、咽部等对小儿刺激较大的检查。

（蒙　晶）

第七节　眼科检查

一、眼科疾病常见体征的检查法

(一)病史采集

病史采集须按下列顺序进行系统的询问和记录。

1.一般情况　包括患者的姓名、性别、年龄、职业、通讯地址、电话等。

2.主诉　包括眼别、患者最主要的自觉症状及持续时间。

3.现病史　包括主要症状的性质、有何伴随症状、病情经过、是否治疗、效果如何等。

4.既往史　过去有否类似病情、其他眼病或全身病。

5.生活史或家族史　根据病情需要,了解有关的情况。

(二)眼病症状

一般眼病患者的自觉症状有以下三个方面:

1.视力障碍　为突然或逐渐视力下降,看远(近视眼)或看近(远视或老视眼)不清楚,视物变形(黄斑疾病)、视物变小、视物变色、夜盲,单眼或双眼复视,视野缩小,眼前固定或飘动的黑影等。

2.感觉异常　如眼部刺痛、胀疼、痒、异物感、畏光等。

眼部刺激征:包括眼痛、眼红及畏光、流泪、眼睑疼挛。常见于角膜炎症、外伤、急性虹膜睫状体炎、青光眼等。

3.外观异常　如眼部充血、出血、分泌物、肿胀、新生物等。

二、视功能检查法及临床应用

视功能检查包括视觉心理物理检查(如视力、视野、色觉、暗适应、立体视觉、对比敏感度)及视觉电生理检查两大类。

（一）视力

视力，即视锐度（visual acuity），主要反映黄斑的视功能。

检查视力时两眼分别进行，先右后左，可用手掌或小板遮盖另眼，但不要压迫眼球。视力表须有充足的光线照明。远视力检查的距离为 5m，近视力检查的距离为 30cm。检查者用杆指着视力表的视标，嘱受试者说出或用手势表示该视标的缺口方向，逐行检查，找出受试者的最佳辨认行。

（二）视野

视野（visual field）是指眼向前方固视时所见的空间范围，相对于视力的中心视锐度而言，它反映了黄斑部以外整个视网膜的功能（周边视力）。距注视点 30°以内的范围称为中心视野，30°以外的范围为周边视野。临床上视野检查对于许多眼病及某些视觉传导径路疾患的诊断有重要意义。

正常单眼视野的范围：颞侧约 90°以上，下方约 70°，鼻侧约 65°，上方约 55°（后两者由于受鼻梁和上眼睑的影响）。

视野检查法分动态与静态检查。一般视野检查属动态，是利用运动着的视标测定相等灵敏度的各点，所连之线称等视线，记录视野的周边轮廓。静态检查则是测定一子午线上各点的光灵敏度阈值，连成曲线以得出视野缺损的深度概念。

（三）色觉

常见的色觉障碍是一种性连锁遗传的先天异常，也可发生于某些视神经、视网膜疾病，后者称为获得性色盲。色盲有红色盲、绿色盲、全色盲等不同种类，最常见者为红绿色盲。色弱者主要表现辨色能力迟钝或易于疲劳，是一种轻度色觉障碍。常用的为假同色图（pseudoiso-chromatic plates）也称色盲本。

（四）暗适应（dark adaption）

当眼从强光下进入暗处时，起初一无所见，随后逐渐能看清暗处的物体，这种对光敏感度逐渐增加、并达到最佳状态的过程，称为暗适应。暗适应检查可对夜盲这一主觉症状进行量化评价。临床上维生素 A 缺乏、青光眼、某些视网膜及视神经疾患，均可使视网膜感光的敏感度下降。

（五）立体视觉（stereoscopic vision）

也称深度觉（depth perception），又称深径觉，是感知物体立体形状（空间方位、深度、凸凹等）及不同物体相互远近关系的能力。立体视觉一般须以双眼单视为基础。许多职业要求有良好的立体视觉，如飞行员、驾驶员、机械零件精细加工、绘画雕塑等。立体视觉检查可利用同视机，或采用哈-多（Howord-Dolman）深度计、Titmus、Frisby、颜少明立体检查图谱等。

（六）对比敏感度

对比敏感度检查引入调制传递函数（modulation transfer function，MTF）概念，根据灰度调制曲线的变化制成宽窄、明暗不同的条栅图作为检查表，以此反映空间、明暗对比二维频率的形觉功能。某些疾病进行视力检查仍在正常范围，而对比敏感度检查的曲线可出现异常，特别是其高空间频率段的明暗分辨力下降。

（七）视觉电生理

常用的临床电生理检查包括：视网膜电图（electroretinogram，ERG）、眼电图（electroocu-logram，EOG）和视诱发电位（visual evoked potential，VEP）。

三、眼附属器检查法及相关知识

眼附属器检查包括眼睑、结膜、泪器、眼球位置和眼眶检查。

(一)眼睑检查

一般是在自然光线下用视诊和触诊检查。主要观察：

(1)眼睑有无先天异常，如眼睑缺损、睑裂狭窄、上睑下垂等。

(2)眼睑皮肤异常，如有红、肿、热、痛、皮下气肿、肿块等。

(3)眼睑的位置异常，如比较双侧睑裂的宽窄，有无睑内外翻。

(4)睑缘及睫毛异常。

(二)泪器检查

包括泪腺、泪道两部分。检查泪腺区有无肿块，注意泪点位置有无内外翻及闭塞，泪囊区有无红肿、压痛和瘘管，挤压泪囊时有无分泌物自泪点溢出，并通过器械检查泪液的分泌量，泪道是否狭窄及阻塞。

(三)结膜检查

注意结膜的颜色，光滑透明度，有无充血水肿、乳头增生、滤泡、瘢痕、溃疡和新生肿块等。

(四)眼球及眼眶检查

检查时应注意眼球的大小，形状位置和眼球的运动，有无不随意的眼球震颤。

四、裂隙灯显微镜检查法

裂隙灯显微镜，用它不仅能检查角膜、前房、虹膜及晶体，而眼睑、泪器、结膜等组织的病变往往也需用活体显微镜检查。结合眼底接触镜、前置镜的使用，活体显微镜还可用于检查玻璃体及眼底。

1.使用方法　裂隙灯显微镜在暗室内使用，才能有良好的对比度。鉴于检查各组织各部位的目的要求不同，就必须运用各种适当的检查方法，常用方法包括：①弥漫照明法；②直接照明法；③后方照明法；④角膜散射照明法；⑤镜面反射照明法。

2.直接照明法使用步骤　引导受检者就坐于裂隙灯前，下颌置于下颌托上。调整底座高度及下颌托的位置，使检查者及受检者相对舒适。调整目镜的瞳孔间距，使检查者双侧视野融合。调整目镜的焦距，使检查者双眼屈光状态平衡。打开电源，检查放大倍数、裂隙的高度和宽度等。将裂隙光投射到受检者鼻根部，调整焦距。平行移动裂隙灯，分别检查双眼。检查顺序一般为先右后左，由前及后。分别检查记录角膜、巩膜、前房、虹膜、瞳孔、晶状体和前段玻璃体情况。检查完毕，先将电源调暗，关闭电源。

五、眼压检查法

(一)指测法

让被检者向下看，检查者用两手示指在上睑上部外面交替轻压眼球，检查双眼，以便对比两眼的眼压，眼压高者触之较硬，眼压低者触之柔软，也可和正常的眼压相比较。此法可大概估计眼压的高低，所得结果可记录为正常、较高、很高、稍低或很低(T_n、T_1、T_2、T_{-1}、T_{-2})。

（二）眼压计测量法

1.施兹氏（Schiotz）（压陷式）眼压计测量法　为常用的测量法,测量前应先向被检者作适当的说明,取得被检者的合作,然后让被检者仰卧,两眼滴 0.5％地卡因溶液 2～3 次表面麻醉。测量前应校正眼压计（把眼压计竖立在小圆试板上,指针指向零度时方为准确）,用 75％的酒精消毒眼压计足板,等酒精干后即可使用。检查时被检者两眼自然睁开,向天花板或某一固定目标点（常用被检者自己的手指）直视,勿转动,检查者用左手指轻轻分开上、下眼睑并固定在上、下眶缘,切勿压迫眼球,右手持眼压计的把手,将眼压计垂直下放,将足板轻轻放在角膜正中央（使眼压计自身重量完全压在角膜上,但注意切不可施加任何其他压力）,迅速记录眼压计指针所指刻度,将此刻度对照眼压计换算表,查出眼压值。此种眼压计一般有三种不同重量的砝码 5.5g、7.5g、及 10g。通常先用 5.5g 检查,如指针刻度小于 3,则应加重砝码重测,一般先后测 5.5g 及 10g 两个砝码,以便相互核对及校正眼压。测完后滴抗生素眼药水,拭净眼压计足板。见图 3－7－1。

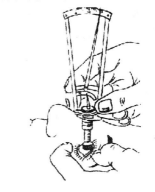

图 3－7－1　施兹氏（Schiotz）眼压计

记录方法:一般以眼压计的砝码为分子,指针所指刻度为分母,即眼压计砝码/指针所指刻度＝眼压值,如 5.5/4＝2.5kPa（20.55mmHg）。此种眼压计测得的正常眼压为 1.36～2.77kPa（10～21mmHg）。低于 1.36kPa（10mmHg）者为低眼压,超过 2.77kPa（21mmHg）时为高眼压。经多次测量时仍高者,应作排除青光眼检查。

2.压平眼压计　如 Perkins 手持式压平眼压计,坐、卧均可测量,较为方便;Goldmann 眼压计则装配在裂隙灯上,取坐位测量。两者所得数值极接近。但前者在临床上应用较方便。

3.非接触眼压计（non-contact tonometer,NCT）测量法　系应用自动控制装置吹出一定压力的气流,在一定的距离吹压角膜,并用光学方法自动检测被气流吹平的角膜面积。当气流吹压角膜达到固定面积（直径 3.6mm）时,根据瞬间的气流强度,用电子计算机自动换算出眼压数值。此法器械不接触角膜,故不需麻醉,操作简便,而且可以避免交叉感染或角膜上皮损伤,故对大规模眼压普查尤为适用。

六、斜视检查法

（一）遮盖法

遮盖法是检查眼外肌功能是否正常或平衡的一种方法。只能定性,不能定量。一般可以查出具有 5°以上的隐斜视或斜视。检查方法有两眼交替遮盖法及单眼遮盖法。先作两眼交替遮盖法,如果查出有眼位不正现象,再作单眼遮盖法。

1.两眼交替遮盖法　让被检者面对光亮处,两眼注视远处（5m 外）或近处（33cm）目标。先观察双眼位置是否平衡,然后用一不透光的遮眼器或手掌反复交替遮断左、右眼的视线。使被检者两眼没有同时注视的机会,观察在轮换遮盖的瞬间,去掉遮盖的眼球有无转动现象。

判断:

正位者:换遮他眼时,去除遮盖的眼不转动,被遮盖眼也不见眼球偏斜。斜视者:换遮他眼时,去掉遮盖的眼球立即从偏斜位置向前方注视目标方向转动,而被遮眼则偏斜。

2. 单眼遮盖法　受检查者两眼注视远处(5m 处)或近处(33cm)目标,用遮眼器或手于一眼前反复遮盖与除去(另眼始终不加遮盖),观察两眼是否转动,然后用同法检查另眼。

判断:

隐斜视:未遮眼始终注视目标不动,另眼遮盖时偏斜,去遮盖时又能转至注视目标位置,向内转动者为外隐斜,向外转动者为内隐斜,向下方转动者为上隐斜。

共转性斜视:

(1)单眼性斜视:假设右眼为单眼性斜视。遮盖右眼让左眼注视目标时右眼偏斜,去除右眼遮盖时,两眼均在原位不动。反之遮盖左眼(正位眼),让右眼注视目标时,则左眼偏斜;但当去掉左眼遮盖时,左眼立即恢复原来注视位置,而右眼则偏向斜视方向,出现两眼均有转动。

(2)交替性斜视:遮盖右眼嘱左眼注视目标,或遮盖左眼嘱右眼注视目标,当去掉遮盖时,两眼均保持原位不转动。

(二)角膜映光法

角膜映光法(Hirschbeng 法)是一个检查显性共转性斜视的粗略方法,比较适用于幼儿及弱视、或不能进行详细检查的患者。

方法:在受检者正前方 33cm 处一灯光,嘱注视之。如角膜光反射点位于两眼瞳孔正中央则为正位眼;如果角膜光反射出现于一眼瞳孔正中央,而另眼在瞳孔缘,则偏斜约 $10°\sim15°$;在角膜缘上,则偏斜约 $45°$;在角膜中心与角膜缘之间的中点处,则斜视度约为 $25°$。(注:每偏斜 1mm 约相当于斜视弧 $7°\sim7.5°$)。见图 3-7-2。

(三)视野计法

用于检查显性斜视的斜视角,检查时按视野检查法将受检者头部固定于颏架上,检查视远斜视角时,斜视眼正对视野计弧的中心点处,使健眼注视正前方 5m 处目标;检查视近斜视角时,双眼连线的中点(即鼻根部)正对视野计弧中心点处,健眼则注视视野弧上中央零度处目标点,然后以手电筒或烛光在视野计上往返移动,检查者也随灯光移动,使检查者的眼、灯光、受检者的眼保持在同一直线上,当灯光映在斜视眼瞳孔中央时,记录灯光在视野计上的刻度,即为斜视的度数。见图 3-7-3。

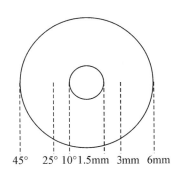

图 3-7-2　角膜光反射点偏离距与斜视之关系

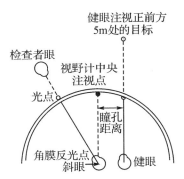

图 3-7-3　视野计测量斜视角法

(四)马多克(Maddox)杆检查法

主要用于检查隐性斜视。马多克杆(简称马氏杆)由多根小玻璃杆彼此平行排列构成,由于柱状透镜具有与其轴平行的光线通过不屈折,与轴垂直光线屈折的性质,因此通过马氏杆看光源(点状),成为一条与柱镜轴垂直的光条。

检查在暗室进行,嘱受检者注视 5m 处一灯光。

1.检查水平方向眼位时,在一眼前戴一水平放置的马氏杆,如受检者所见垂直光条穿过灯光,则无水平方向之斜位;如果垂直光条偏于灯光的一侧,则有水平方向之隐斜视。垂直光条在戴马氏杆眼的同一侧(右眼戴马氏杆,光条在灯光的右侧)时内隐斜视;垂直光条在对侧(右眼戴马氏杆,光条在灯光的左侧)是为外隐斜。见图 3-7-4。

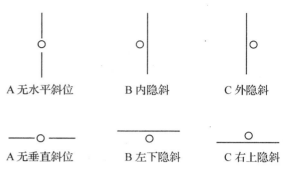

图 3-7-4　马氏杆检查结果(马氏杆置右眼前)

2.检查垂直眼位方向时,右眼前戴一垂直放置的马氏杆,如受检者所见水平光条穿过灯光点,则无垂直方向的斜视。如水平光条偏于灯光的上或下,则有垂直方向的隐斜视。光条在下为右眼上斜视;光条在上为左眼上斜视。

七、眼底检查法

(一)检眼镜检查法

检眼镜检查法(ophthalmoscopy)用以检查眼的屈光间质(角膜、房水、晶状体及玻璃体)和眼底(视盘、视网膜及脉络膜),是眼科的常用检查方法。检查在暗室进行。一般不必扩瞳。如需详细检查,可滴 2% 后马托品滴眼液 2~3 次或滴 0.5%~1% 托品酰胺滴眼液 1~2 次扩瞳。40 岁以上则用 2%~5% 新福林溶液扩瞳,并在检查后滴缩瞳药。扩瞳前应注意排除青光眼。

1.直接检眼镜检查法　能将眼底像放大约 15~16 倍,所见为正像,可看到的眼底范围小,但较细致详尽,亦可方便地用于检查眼的屈光间质。

检查方法:

(1)用彻照法检查眼屈光间质(角膜、房水、晶体、玻璃体)有无混浊。将检眼镜转盘拨到 +8D~+12D,使检眼镜子的光线自 10~16cm 远射入被检眼内,此时通过镜的观察孔可看到被检眼瞳孔区呈现一片橘红色眼底反光。

(2)检查眼底:被检者可取坐位或卧位,两眼睁开,向前方注视。检查右眼时,检者右手拿眼镜,站在(或坐在)被检者的右侧,以右眼观察被检查者右眼底(称为"四右")。检查左眼时相反"四左"。在检眼镜的光线透入被检眼内的同时,检者通过观察孔窥见被检者眼底,如不能看清,可旋转正、负球面透镜转盘,即能得到清晰的眼底像。

2.间接检眼镜检查法　间接检眼镜能将眼底放大 4.5 倍,所见为倒立的实像,看到的范围大,一次所见可达 25°~60°,立体感强,景深宽。检查时,被检者采取坐位或卧位,检查距离为 50cm 左右。

检者用拇、示指持 +13D~+28D 的透镜(为了提高像质,现多采用非球面透镜),以无名指及小指靠在被检者额部作为依托,并提起上睑,透镜在被检者眼前 4~9cm 范围内移动,直至见到眼底影像为止。

(二)三面镜检查法

三面镜又名三面反射接触镜,有三个反射面,此镜的中央部分 a 可供检查黄斑部周围 30° 以内的眼底,三个反射镜面的倾斜度各不相同,镜面 b 与前方平面呈 75° 倾斜角,可供检查 30° 至赤道部的眼底;镜面 c 成 67° 倾斜角,可供检查赤道部至周边部眼底;镜面 d 成 59° 倾斜角,可供检查前房角和锯齿缘。

（三）正常眼底

1．视盘　位于眼球后极偏鼻侧约 3～4mm，直径约 1.5mm，呈椭圆形、色淡红，但颞侧颜色稍淡。视盘中央呈漏斗形凹陷，颜色较白，称为生理凹陷。凹陷与视盘垂直直径之比称为杯盘比（C/D），应记录之。

2．血管　视网膜中央动脉和静脉穿过视盘，分出上、下两支，再分成鼻上、颞上、鼻下、颞下四支，又分为许多小支，分布于整个视网膜。静脉色暗红，管径稍粗而较弯曲。动脉与静脉的比例约为 3：4 或 2：3。在视盘内，有时可见静脉搏动，为正常现象。

3．黄斑部　位于视盘颞侧稍偏下，距视盘约 2 个视盘直径（PD）处，范围约为 1PD 大小，呈暗红色。黄斑中央部并无血管可见，其正中有一中心凹，呈现很强的点状反光，称中心凹光反射。

4．眼底的一般形态　视网膜本身是透明的，检眼镜灯光照射之下整个眼底呈现弥漫性橘红色。

八、屈光检查法

临床上屈光检查（俗称验光配镜）有两种方法。

（一）主觉检查法

主觉检查法是根据被检查者主觉的视力清晰程度，以测定其屈光系统的状况，由于此种检查有赖于被检查者的观察能力、合作程度及其调节功能状态（连续注视更易使调节紧张），故结果常不十分可靠，主要用于配合验证他觉检查的结果。但年龄在 40 岁以上，或程度较轻的屈光不正患者，如能在检查中注意克服调节，并通过试镜获得良好视力，且感觉舒适，则主觉验光结果亦可作为配镜的依据。

1．直接试镜片法　根据患者裸眼视力及主诉，试戴镜片求得最佳视力。所需球镜片与柱镜片度数，即为该眼屈光不正的度数。例如裸眼视力低于 1.0，加凸球镜视力不变或增进者为远视眼，继续递增凸球镜度数，直到开始视力减退的前一个镜片度数，即为远视眼的屈光度数。反之加凸球镜片视力减退，则改用凹球镜矫正，如视力增加则为近视眼，再递增凹球镜度数，直到视力增至 1.0，此时所用凹球镜度数即为其近视度数。

2．云雾法　用高度数的凸球镜。放在患者眼前试镜架上，使调节松弛，由于戴高度数凸球镜而造成人工近视，视物不清，好像在云雾中视物一样，故称云雾法。约 20min 后患者视力好转，说明调节已松弛，于是从低度数凹球镜开始，递增度数，逐渐抵消凸球镜的度数，直到获得最佳视力为止，所得镜片度数的代数和即为该眼的眼镜度数。

3．裂隙片法　先用以上两法球镜片测试，待视力不再增加时，让被检查者通过裂隙片注视力表，检查有无散光。如转动裂隙片时，视力不受影响则证明不存在散光。但裂隙片转到某一经线时，顿觉格外清晰则是散光存在的佐证，此时将裂隙转至与该经线垂直位置，继续用球镜测试，使视力达到最高度，根据裂隙方向及附加用球镜，就可得出散光的轴位及度数。

4．散光表法　先用 1、2 两法确定球镜片后，嘱被检查者注视散光表，若各线清晰度无区别则表明并无散光，如果一经线的线条清楚、色浓，另一与其垂直经线模糊、色淡，则表示有散光，此时将凹柱镜片的轴放在与最清楚线条相垂直的方位，逐渐增减度数，直至各方位线条同样清晰为止，所用柱镜片的轴与度数即为其散光。

（二）他觉检查法

临床上所用的他觉检查法通常为检影法（retinoscopy）。眼在静止（不调节）状态下，黄斑中心凹发出的光线经眼屈光系统屈折射出后在眼外形成焦点,此点与视网膜黄斑中心凹互为共轭焦点,称为眼的远点。检影法检验光就是利用视网膜照明区发出的光线在远点处成像的原理,通过观察瞳孔区的光影动态确定眼的远点位置的。具体是在一定距离处(检查距离通常为1m),用检影镜将光投入被检眼内,根据该眼视网膜反光射出眼外时瞳孔区光影的动态,是顺动或逆动来了解射出光线是平行、散开或集合,若顺动表示远点位于检查者眼的后方,若逆动则远点位于检查者眼与被检眼之间。然后在患者眼前放置凸或凹球镜以及圆柱镜片,抵消屈光不正的度数,以使被检眼的远点移至检查眼处,从而推算远点移至无限远所需的屈光度数。所得镜片的代数和即为患者的实际屈光不正度数。

近年来出现了各种类型的自动验光仪,有主观型的及客观型的两种,比较先进的是应用红外线光源及配合电子计算机装置的自动验光仪(auto-refractor),即所谓电脑验光,操作方法简便,数秒钟即可获得打印于记录纸上的验光结果。但是设备费用较昂贵,而且患者合作不好,容易出现误差。

(三)配镜处方

配眼镜的处方中有一些简便的符号:

D 代表屈光镜度　　S 或"球"表示球面透镜

＋表示凸球镜片　　C 或"柱"表示柱面透镜

－表示凹球镜片　　○表示联合之意

例如:眼镜处方－2.50D.S,表示:2.50 屈光度的近视眼。

眼镜处方＋1.25D.S×90°,表示:1.25 屈光度远视散光,柱镜的轴位在 90°方向。

眼镜处方－2.0D.S○－1.25D.S×135°,表示:2.00 屈光度近视,联合 1.25 屈光度近视散光,柱镜的轴位在 135°方向。

九、眼科特殊检查

(一)眼底荧光血管造影法

眼底荧光血管造影(fluorescence fundus angiography)是将能产生荧光效应的染料快速注入血管,同时应用加有滤色片的眼底镜或眼底照相机进行观察或照相的一种检查法。为临床诊断、预后评价、治疗、疗效观察以及探讨发病机理等提供有价值的依据。

(二)视觉电生理检查法

1.眼电图(electro-oculogram,EOG)　眼电图是测量在视网膜色素上皮和光感受器细胞之间存在的视网膜静电位。根据在明、暗适应条件下视网膜静止电位的变化,可反映光感受器细胞的光化学反应和视网膜外层的功能状况,也可用于测定眼球位置及眼球运动的生理变化。

2.视网膜电流图(electro-retinogram,ERG)　视网膜受到迅速改变的光刺激后,从感光上皮到两极细胞及无足细胞等能产生一系列的电反应。视网膜电流图就是这些不同电位的复合波。

3.视诱发电位(visual evoked potential,VEP)　VEP 代表第三神经元即神经节细胞以上视信息的传递状况。其检查的目的是用以推测自视网膜到大脑皮质之间传导纤维的健康状况以及视皮质功能活动状况。当视力丧失患者的 EOG 和 ERG 检查都正常时,则病变在神经节细胞以上到大脑皮质之间。在此段落的病变除视野检查外,VEP 是唯一有效的检查方法。

十、眼科检查注意事项

眼科检查是体检中的重要组成部分。

视力检查是眼科检查的第一步,主要目的是看黄斑的视功能。一般认为,视力正常就是指能够看清视力表中的 1.5 或 1.0,而实际上检查视力正常与否的标准是:视力矫正后能否达到标准,即验光配镜后的视力能否达到标准。目前规定:矫正视力<0.5,属驾车困难;矫正视力<0.3,为低视力;矫正视力<0.05,为盲。实际上,出现上述任何一种情况,都有治疗意义,也就是说患者应该到眼科就诊了。

第二步检查包括眼睑、睫毛、结膜、瞳孔、眼底和眼压等等。这些检查只限医生动手,体检者只要听从指挥即可。但如有下列情况,体检者应该主动告知医生。

1.视力障碍　指突然或逐渐视力下降或视物模糊,看远(近视)或看近(远视或老视)不清楚;视物形状有改变,变小、变色、变盲、单眼或双眼复视等;视野缩小,眼前有固定或飘动的黑影。

2.感觉异常　眼睛有刺痛、痒、异物感或畏光、流泪,这些症状被统称为眼部刺激征,常见于角膜炎、眼外伤、急性虹膜炎、青光眼等。

3.视力下降　包括一过性视力丧失,视力可在 24h 内(通常在 1h 内)自行恢复正常,常见于视盘水肿(数秒钟,双眼)、一过性缺血发作(数分钟,单眼)、椎基底动脉供血不足(双眼)、体位性低血压、精神刺激性黑矇、视网膜中央动脉痉挛、癔症、过度疲劳及偏头痛等疾病。无眼痛的突然视力下降,往往由视网膜动静脉阻塞、缺血视神经病变、视网膜脱离等疾病引起。白内障、屈光不正、开角型青光眼、慢性视网膜疾病等也会有视力下降,也无眼痛症状。若眼痛的同时,突然视力下降,常见于急性闭角型青光眼、葡萄膜炎、角膜炎等疾病。

4.全身性疾病　眼睛是全身器官中的一部分,许多疾病都可以引起眼睛病变。如动脉硬化、高血压病、糖尿病、肾脏疾病、血液病、结核病、感染性心内膜炎、维生素缺乏、结节病等。外科方面的颅脑外伤,是最常见的可引起眼睛改变的疾病。其他疾病,如神经系统的脑血管疾病,脱髓鞘病,脊髓退行性疾病,颅脑肿瘤、炎症,精神病,妇产科的妊娠高血压,口腔科、耳鼻喉科疾病,性传播疾病,遗传代谢性疾病,风湿免疫性疾病等,也都可引起眼部病变。

5.用药情况　许多药物会造成眼部改变,如长期应用糖皮质激素、安定、抗结核药、心血管系统药物、避孕药及抗疟药物等,故体检者应将自己的用药情况告诉医生。

眼科检查的结果是大家最关心的。在年轻人中最多见的问题是屈光不正(双眼视力在未经矫正的情况下,或矫正不正确时,视力不正常)。这类人应尽早就诊,验光和配镜。

在中老年人中,最常见的眼科问题是白内障及视网膜动脉硬化。发生白内障的原因多是老化,也就是随着年龄的增加晶体出现混浊。据统计,80 岁以上的老人 100% 有这种情况。如果在 50 岁以前出现白内障,应考虑是否有其他因素的影响,并积极就诊。视网膜动脉的改变可反映体内动脉硬化的程度,多发生在 50～60 岁或以上,并常与高血压病、糖尿病并存。据统计,高血压病患者 70% 可发生视网膜动脉改变,故这也是判断高血压病程度的一个标准;严重的糖尿病患者亦有眼底改变。因此,有高血压病和糖尿病的患者,应常规进行眼底检查。

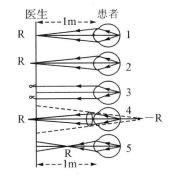

图 3-7-5　马氏杆检查结果
(马氏杆置右眼前)

【病例分析】

病例 1.请简要说明下列检影验光结果的意义。见图3-7-5。

病例分析：

1.具有 -1.00 近视(远点在 1m)；

2.具有 -1.00 以下近视(远点在 1m 外)；

3.正视眼远点在无限远；

4.远视眼(插上凸球镜片远点由 -R 移到医生背后)；

5.具有 -1.00 以上近视(远点在 1m 内)。

病例 2.45 岁,男性,近视 -5.00D,戴镜 30 年,就诊时主诉看书时双眼酸胀不适逐渐加重 1 年,摘下眼镜症状好转,但必须将书放很近才能看清,且看书不能持久。该患者的诊断应首先考虑什么？改善症状应检查什么？该患者视力矫治应首选什么？

病例分析:该患者诊断应首先考虑为老视。改善症状应检查近附加测定。该患者矫治应首选框架眼镜。

病例 3.一远视患者,双眼远视力为 0.8,先作主观验光,双眼用 +2.50DS 的镜片后,远视力均提高到 1.5,再慢慢增加镜片的度数至 +5.50DS 时远视力仍保持 1.5,再增加镜片的度数远视力下降,用阿托品麻痹睫状肌放松调节后,检影验光结果双眼均为 +6.50DS。试分析该患者屈光状态。

病例分析:该患者屈光状态为高度远视；绝对远视度数是 +2.50D；患者的可矫正远视度数是 +5.50D；患者的隐性远视度数是 +1.00D；该患者的显性远视度数为 +5.50D。

病例 4.女,73 岁,有高血压病史,主诉复视 3 天。检查:眼位:33cm: +5°L/R6°,眼球运动:双眼向右下方注视时左眼落后最明显,Bielschowsb 检查:左(+),同视机检查:

+3°L/R1°		+2°L/R3°
	+2°L/R6°	
+2°L/R5°	左眼注视	+2°L/R9°

该病例应诊断为什么？为寻找病因应进一步做哪些检查？如保守治疗效果无效,患者仍症状明显,何时可采取手术方法矫正斜视？

病例分析:诊断为左上斜肌不全麻痹；为寻找病因应进一步做神经科及内科检查,如保守治疗效果无效,患者仍症状明显,病情稳定 6 个月后可采取手术方法矫正斜视。

病例 5.女,60 岁,双眼复视一周,有高血压病史。视力:OD:0.9,OS:0.9,眼前节及眼底检查未发现明显异常,不同诊断眼位斜视度检查:

	左转 15	第一眼位	右转	
L	+25°	+15°	+2°	R
		左眼注视	+2°L/R9°	

该病例最可能的诊断是什么？该病例发生最常见的代偿头位是什么？该病例的复视像性

质是什么？该病例的治疗方法是什么？

病例分析:最可能的诊断是左外直肌麻痹;该病例发生最常见的代偿头位是面左转;该病例的复视像性质水平同侧复视;该病例的治疗方法是以治疗原发病为主。

【练习题及答案】

一、名词解释

1.视野　2.偏盲　3.暗适应　4.立体视觉　5.间接光反射　6.集合反射

二、简述题

1.视功能检查包括哪些方面?

2.简述双目间接眼底镜的临床应用。

3.分析自动视野检查结果应注意哪几点?

4.简述 VEP 在眼科临床中的应用。

5.简述眼部 CT 检查的适应证。

答案:

一、名词解释

1.视野是指眼向前方固视时所见的空间范围。相对于视力的中心视锐度而言,它反映了周边视力。

2.以注视点为界,视野的一半缺损称为偏盲。

3.当从强光下进入暗处时,起初一无所见,随后渐能看清暗处的物体,眼的这种对光敏感度逐渐增加并达到最佳状态的过程称为暗适应。暗适应检查可对夜盲进行量化评价。

4.立体视觉也称深度觉,是感知物体立体形状及不同物体相互远近关系的能力,立体视觉一般须以双眼单视为基础。

5.在暗室内用手电筒照射另侧眼,受检眼瞳孔迅速缩小的反应。此反应只需要受检眼瞳孔反射的传出途径参与。

6.嘱被检者注视一远方目标,然后立即改为注视 15cm 处自己的示指,这时两眼瞳缩小。

二、简述题

1.视功能检查可分为主观检测(需受试者配合)及客观检测,前者即视觉心理物理学检查有视力、视野、暗适应、色觉立体觉、对比敏感度等;后者为视觉电生理检查包括眼电图、视网膜电图、视觉诱发电位等。

2.视网膜双目间接检眼镜主要用于:①各类原发性、继发性视网膜脱离;②各类眼底病所致的隆起不平,如肿瘤、炎症、渗出和寄生虫等;③屈光介质欠清或高度屈光不正,用直接检眼镜观察困难等。

3.自动视野判读的要点:①视野中央部分正常变异常,周边部分正常变异大,所以中央 200 以内的间点多为病理性的,视野 250~300 上、下方的间点常为眼睑遮盖所致,300~600 视野的正常变异大,临床诊断视野缺损时需谨慎;②孤立一点的阈值改变意义不大,相邻几个点的阈值改变才有诊断意义;③初次自动视野检查异常可能是受试者未掌握测试要领,应该复查视野,如视野暗点能重复出现,才能确诊缺损;④有的视野计有缺损的概率图,可辅助诊断。

4.临床应用:①判断视神经和视路疾患,常表现为 P-100 波潜伏期延长、振幅下降;②在继发于脱髓鞘疾患的视神经炎,P-100 波振幅氏波多为正常而潜伏期延长;③鉴别伪盲,主观视力下降而 VEP 正常,提示非器质性损害;④检查测弱视渗疗效果;⑤判断婴儿和无语言能力儿童的视力;⑥对屈光间质混浊患者预测术后视功能等。图形 VEP 的检查结果比闪光 VEP 的结果更可靠,但视力低于 0.3 时,需采用闪光 VEP 检查。

5.眼科 CT 检查适应证:①可疑眼内肿瘤;②眼眶病变包括肿瘤、急慢性炎症及血管畸形等;③眼外伤眶骨骨折,眼内、眶内异物,无论金属和非金属高密度异物均可显示和定位;④不明原因的视力障碍、视野缺损等探查视神经和颅内占位病变等。

(籍雪颖)

第八节　耳鼻喉科检查

一、鼻腔、鼻窦检查法

(一)鼻腔检查

1.鼻前庭检查　嘱受检者头稍后仰,用拇指将其鼻尖抬起,观察鼻前庭皮肤有无红肿、糜烂、溃疡、肿块和鼻毛脱落等。

2.前鼻镜检查　以左手持鼻镜,右手扶受检者面颊部以调整头位,将鼻镜两叶合拢,缓缓置入鼻前庭,但不能超越鼻阈,将鼻镜两叶上下张开以扩张鼻孔。先使受检者头稍低,观察鼻腔底部、下鼻甲、下鼻道以及鼻中隔前下部;再使头后仰至 30°角,检查鼻中隔中段、中鼻甲、中鼻道和嗅裂中后部;最后使头进一步后仰至 60°角,检查鼻中隔上部、中鼻甲前部、鼻丘及中鼻道的前部。

3.后鼻孔检查　详见鼻咽检查法。

(二)鼻窦检查

1.一般检查　检查尖牙窝、内眦及眶内上角皮肤有无红肿、压痛,局部有无弹性或硬性膨胀,有无眼球移位或运动障碍、视力障碍等。

2.前鼻镜检查　观察中鼻道、嗅裂或后鼻孔处有无脓涕,中鼻甲黏膜有无红肿、息肉样变,中鼻道有无息肉或其他新生物。

二、咽喉检查法

(一)口咽检查法

先从口腔开始,用压舌板轻轻掀起唇颊,检查牙、牙龈、硬腭、舌及口底有无龋齿、出血或溃疡;如有肿块,可行口内外双合指诊,触其大小、硬度及活动性;检查口咽时,用压舌板轻压受检者舌前 2/3 处,使舌背低下,观察咽部形态变化、黏膜色泽,注意有无充血、肿胀、隆起、干燥、脓肿、溃疡、假膜及异物等;同时检查两侧扁桃体及腭舌弓、腭咽弓,除查看扁桃体的形态外,须注意隐窝口处有无分泌物及瘢痕,对隐藏在腭舌弓后的扁桃体,需将腭舌弓拉开,检查有无病变,或将压舌板深触舌根诱使恶心,趁扁桃体被挤出扁桃体窝时进行查看。最后检查咽后壁和咽侧壁,嘱受检者发"啊"、"啊"声,观察软腭活动情况。

(二)鼻咽检查法

1.间接鼻咽镜检查　受检者正坐,头微前倾,检查者左手持压舌板,压下舌前 2/3,右手持加温而不烫的鼻咽镜(或称后鼻孔镜),镜面向上,由张口的一角送入,置于软腭与咽后壁之间,避免触及咽壁或舌根引起恶心而影响检查。检查时,应转动镜面,以便得到鼻咽的全部图像。

当镜面向上向前时,可见到软腭的背面、鼻中隔后缘、后鼻孔、各鼻道及鼻甲的后段;将镜面移向左右,可见咽鼓管咽口及其周围结构;镜面移向水平,可观察鼻咽顶部及腺样体。检查中应注意鼻咽黏膜有无充血、粗糙、出血、浸润、溃疡、新生物等。咽部反射敏感致检查不能合作者,可先行表面麻醉,待数分钟后再检查。如仍不成功,可用软腭拉钩拉开软腭,或用细导尿管插入前鼻孔(两侧或一侧均可),其前端由口拉出,后端留于前鼻孔之外,将两端系紧、固定,则软腭被拉向前,可充分显露鼻咽,并可进行活检。见图 3-8-1、图 3-8-2。

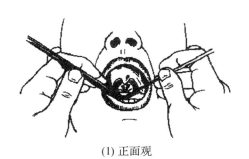

(1) 正面观　　　　　　　　　　　　　(2) 侧面观

图 3-8-1　间接鼻咽镜检

2.鼻咽纤维镜检查　此镜为一种新型可弯曲的软性光导纤维检查器。从鼻腔导入,能全面观察鼻咽部,必要时可行活检或 X 线拍片,是检查鼻咽最有效的现代工具。

3.鼻咽指诊　此法主要用于儿童。患儿应由助手抱好固定,检查者位于小儿的右后方,左手示指紧压小儿颊部,并用右手示指经口腔伸入鼻咽,触诊鼻中隔后缘、后鼻孔,下鼻甲后端及鼻咽各壁,注意后鼻孔有无闭锁,腺样体大小,有无肿块及其大小、硬度如何,以及病变与周围的关系。当撤出手指时,注意指端有无脓液或血迹。

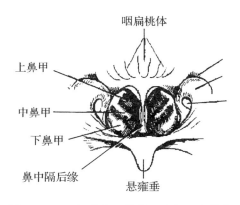

图 3-8-2　间接鼻咽镜检查时的正常镜像

此项检查对受检者有一定的痛苦,事先应向患儿家属解释清楚,操作时宜轻柔、迅速而准确。见图 3-8-3、图 3-8-4。

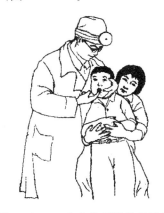

图 3-8-3　小儿鼻咽指诊的姿势

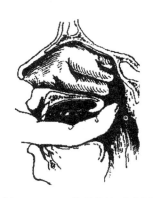

图 3-8-4　鼻咽指诊示意图

(三)喉及喉咽检查法

1. 间接喉镜检查　是最常用而简便的喉及喉咽部检查法。受检者端坐,头微前倾,张口、伸舌、用口呼吸;检查者用消毒纱布包住患者舌前端,用拇指与中指将舌轻轻固定于门齿外,示指抵于上列牙齿,此时不可过度用力牵拉以免损伤舌底。右手持经加温后的间接喉镜沿患者舌背进入,镜面与舌背平行,但不与舌背接触,当镜背抵达悬雍垂时,转镜面成45°,轻轻以镜背向后上推压悬雍垂根部,首先看到的是舌根、舌扁桃体、会厌谷、喉咽后壁、喉咽侧壁、会厌舌面游离缘,前后轻微移动镜面即可见杓状软骨及两侧梨状窝等处。然后嘱患者发较长"依"声,使会厌上举,此时可看到会厌喉面、杓会厌襞、杓间区、室带及声带与其闭合情况。正常情况下,发"依"声时,声带内收向中线靠拢,深吸气时,声带分别向两侧外展,此时可通过声门窥见声门下区或部分气管环。应注意此镜面之影像为倒像,与喉部真实解剖位置前后颠倒,但左右侧不变。见图3-8-5。

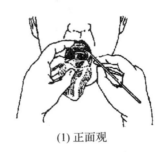 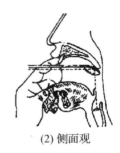

(1) 正面观　　　　　　　　(2) 侧面观

图3-8-5　间接喉镜检查法

检查时应注意有无充血、肿胀、增生、溃疡;两侧是否对称,有无声带运动障碍;喉室及声门下区有无肿物,梨状窝有无唾液潴留,杓间区有无溃疡或肉芽等。在正常情况下,喉及喉咽左右两侧对称,梨状窝无积液,黏膜呈淡红色,声带呈白色条状。发"依"声时,声带内收,深吸气时,声带分别向两侧外展。间接喉镜检查有时

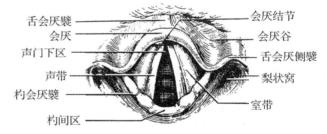

图3-8-6　间接喉镜检查的正常喉像

可因舌背高拱、咽反射过于敏感、会厌不能上举等原因,不能暴露喉腔,可对患者加强解释和训练,使能较好配合,或于咽部喷少量1%地卡因表面麻醉后,让受检者自己拉舌,检查者左手持喉镜,右手持会厌拉钩或弯喉滴管、弯卷棉子等物将会厌拉起,暴露喉腔。见图3-8-6。

2. 直接喉镜检查法　借助于患者一定的体位及金属硬管,使口腔和喉腔处于一条直线上,视线可直达喉部进行的检查。见图3-8-7。

适应证:①间接喉镜检查未成功或未能详细检查者;②喉部活组织标本采取;③喉病的治疗,如声带息肉、小的良性肿瘤切除术,喉、气管、食管上端的异物取出,以及喉局部用药;④气管内插

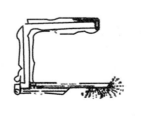 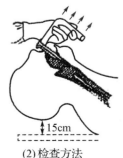

(1)直接喉镜　　　　　　(2)检查方法

图3-8-7　直接喉镜检查法

管,用于麻醉插管和抢救喉阻塞的患者;⑤小儿支气管镜检查时,先用直接喉镜暴露声门,然后导入支气管镜。

3.纤维喉镜检查法　受检者取坐位,检查者左手握镜柄的操纵体,右手持镜干远端,轻轻送入一侧鼻腔,沿鼻底经鼻咽部进入口咽,在调整远端、伸至喉部时,可观察会厌、杓会厌臂、室带、声带、前连合、后连合和声门下区,并能窥清直接喉镜下不能检查的部位,如会厌喉面、喉室等处。对颈部有畸形和张口困难者,也能顺利检查,亦可用于年老体弱者。

三、耳的一般检查法

(一)耳廓及耳周检查法

1.视诊　观察耳廓的形状、大小及位置,观察两侧是否对称,有无畸形、局限性隆起、增厚及皮肤红肿、触痛等。如耳廓向前外方推移,应注意耳后有无脓肿。观察耳周有无红肿、瘘口、瘢痕、赘生物及皮肤破损等。

2.触诊　检查者两手以相等压力触诊两侧乳突尖及鼓窦区,观察有无压痛,耳周淋巴结是否肿大。指压耳屏或牵拉耳廓时出现疼痛或疼痛加重者,提示外耳道炎或疖肿。如耳后肿胀,应注意有无波动感;如遇有瘘口,应以探针探查其深度及瘘管走向。

(二)外耳道及鼓膜检查法

受检者侧坐,受检耳朝向检查者,检查者坐定后调整光源及额镜,使额镜的反光焦点投照于受检耳之外耳道口,并按下述方法进行检查:

1.徒手检查法　①双手检查法:检查者一手将耳廓向后、上、外方轻轻牵拉,使外耳道变直,另手食指将耳屏向前推压,使外耳道口扩大,以便看清外耳道及鼓膜。婴幼儿外耳道呈裂隙状,检查时应向下牵拉耳廓,方能使外耳道变直。②单手检查法:如检查者右手需进行操作(如拭洗脓液,一钳取耵聍、异物等),则用单手(左手)牵拉耳廓进行检查。查左耳时,左手从耳廓下方以拇指和中指挟持并牵拉耳廓,示指向前推压耳屏;查右耳时,左手则从耳廓上方以同法牵拉耳廓、推压耳屏。见图3-8-8、图3-8-9。

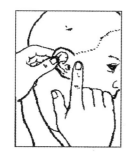
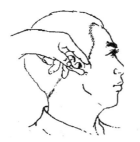
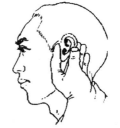

图3-8-8　徒手,双手检耳法　　　　　图3-8-9　徒手,单手检耳法

2.耳镜检查法　①耳镜形如漏斗,口径大小不一。检查时,应根据外耳道的宽窄选用口径适当的耳镜。检查方法亦有单手检查法和双手检查法。②电耳镜检查法:电耳镜是自带光源和放大镜的耳镜,可仔细观察鼓膜,发现肉眼不能察觉的较细微的病变。目前改进后的电耳镜,其放大镜的焦距可在一定程度内随意调节,放大倍数较高,能明察鼓膜的细微病变,如扩张的微血管等。由于电耳镜便于携带,无需其他光源,尤其适用于卧床患者及婴幼儿。③鼓气耳镜检查法:鼓气耳镜是在耳镜的一侧开一小孔,通过一细橡皮管使小孔与橡皮球连接;耳镜底

部安装一放大镜,藉此将底部密封。检查时将适当大小的鼓气耳镜置于外耳道内,使耳镜与外耳道皮肤贴紧,然后通过反复挤压-放松橡皮球,在外耳道内交替产生正、负压,同时观察鼓膜向内、外的活动度。中鼓室积液或鼓膜穿孔时鼓膜活动度降低或消失,咽鼓管异常开放时鼓膜活动明显增强。鼓气耳镜检查还可发现细小的、一般耳镜下不能发现的穿孔。检查外耳道和鼓膜时,首先应注意外耳道内有无耵聍栓塞、异物,外耳道皮肤是否红肿,有无疖肿、新生物、瘘管、狭窄、骨段后上壁塌陷等。如耵聍遮挡视

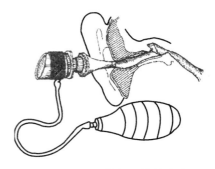

图 3 - 8 - 10　鼓气耳镜检查法

线,应清除。外耳道有脓液时,须观察其性状和气味,并将脓液彻底清除,以便窥清鼓膜。见图3 - 8 - 10。

　　无论采用上述何种方法,从一个方向均只能窥及鼓膜的一个部分。欲察看鼓膜的全貌,必须按需要稍稍变换受检者的头位,或将耳镜的方向向上、下、前、后轻轻移动,方能看到鼓膜的各个部分。在鼓膜表面标志中,以光锥最易辨识,初学者可先找到光锥,然后相继观察锤骨柄、短突及前、后皱襞,区分鼓膜的松弛部和紧张部。除鼓膜的各标志外,还应注意鼓膜的色泽、活动度,以及有无穿孔等。鼓膜或中耳病变时,鼓膜皆可出现不同程度的变化,急性炎症时鼓膜充血、肿胀;鼓室内有积液时,鼓膜色泽呈黄、琥珀、灰蓝色,透过鼓膜可见液面或气泡;鼓室硬化症时鼓膜增厚,萎缩变薄,出现钙斑。若鼓膜有穿孔,应注意穿孔的位置和大小,鼓室黏膜是否充血、水肿,鼓室内有无肉芽、息肉或胆脂瘤等。

　　【病例分析】

　　1.患者男性,53 岁,因“左耳闷塞感伴听力下降 3 个月,倒吸血涕 2 周”来诊。3 月前患者无诱因出现耳闷塞呈持续性,偶有耳鸣;2 周前出现倒吸血涕,多出现于晨起时,量不多,无伴鼻出血。耳鼻咽喉专科体检:左侧鼓膜轻度内陷,表面可见液平,鼓气电耳镜检查见左鼓膜活动度欠佳;前鼻镜检查未见异常,间接鼻咽镜下见左侧咽隐窝有拇指头大小结节样新生物,表面黏膜粗糙呈灰白色,有少量新鲜血迹附着;左颈部胸锁乳突肌上段前缘扪及肿物约 2.0cm×1.5cm 大小,质硬,固定,边界欠清,无压痛;纯音听阈检查示左耳轻度传导性耳聋;鼻咽 CT 增强扫描示鼻咽部左侧咽隐窝肿物,轻度强化。

　　2.临床诊断:①鼻咽肿物性质待查:鼻咽癌? ②分泌性中耳炎。

　　3 病例分析:①主要症状为耳闷塞及晨起倒吸血涕,电耳镜检查左侧鼓室有积液征;②颈部淋巴结Ⅱ区发现边界不清、质硬,固定肿物;③间接鼻咽镜见左咽隐窝灰白肿物并有出血;④鼻咽 CT 增强扫描示鼻咽部肿物。患者后来在鼻内镜引导下,经鼻腔行鼻咽肿物活检术。病理结果报告:鼻咽低分化鳞状细胞癌。

　　参考文献

　　[1]孔维佳,王斌全,于德林,等.耳鼻咽喉科学.北京:人民卫生出版社,2002.

　　[2]黄选兆,汪吉宝,孔维佳,等.实用耳鼻咽喉头颈外科学.第 2 版.北京:人民卫生出版社,2008.

　　　　　　　　　　　　　　　　　　　　　　　　　　　　　　　　　　(周学军)

第四章　器械检查与实验室检查结果判读

第一节　心电图检查

一、心电图的基本知识

(一)心电图的定义

心脏机械收缩之前,先产生电激动,并可经人体组织传到体表,通过心电图机自体表记录心脏电活动变化的曲线图形,便是心电图。

(二)心脏传导系统的组成

心脏的传导系统由窦房结、结间束、房室结、房室束(希氏束)、左右束支及浦肯野氏纤维组成。

(三)心电图导联

将电极置于体表不同位置,通过导联线连接到心电图机,连接方法不同可组成不同的导联。长期临床应用最为普遍的是由 Einthoven 创设的国际通用导联体系,称为常规 12 导联体系(Ⅰ、Ⅱ、Ⅲ、aVR、aVL、aVF、V1～V6)。此外,还有 6 个不大常用的心前区导联,称为附加导联(V7～V9、V3R、V4R、V5R)。

1.标准双极肢体导联

Ⅰ:正极置于左上肢,负极置于右上肢。

Ⅱ:正极置于左下肢,负极置于右上肢。

Ⅲ:正极置于左下肢,负极置于左上肢。

2.加压单极肢体导联

aVR:正极置于右上肢。

aVL:正极置于左上肢。

aVF:正极置于左下肢。

3.胸导联

V1:置于胸骨右缘第 4 肋间。

V2:置于胸骨左缘第 4 肋间。

V3:置于 V2 与 V4 连线的中点。

V4:置于左锁骨中线与第 5 肋间相交处。

V5:置于左腋前线与 V4 水平线相交处。

V6:置于左腋中线与 V4 水平线相交处。

4.附加导联

V7：置于左腋后线与 V4 水平线相交处。

V8：置于左肩胛线与 V4 水平线相交处。

V9：置于脊椎左缘与 V4 水平线相交处。

V3R：置于右胸前与 V3 相对应处。

V4R：置于右胸前与 V4 相对应处。

V5R：置于右胸前与 V5 相对应处。

(四)心电图的测量

心电图记录纸上是由横线和纵线交织成均等的小方格，小方格各边均为 1mm；横线代表时间，单位是秒(s)，每一小方格代表 0.04s，两条粗线中的每一大格(5 小格)代表 0.20s；纵线代表电压(亦称振幅)，单位是毫伏(mV)，每一小方格代表 0.1mV；通常标准电压 1mV (10mm)，心电图走纸速度为 25mm/s。

1.心率的测量

(1)心律规则时，每分钟心率等于 60 次除以一个心动周期值，即：60/PP 或 RR 间期(s)。

(2)查表法：测量一个 PP 或 RR 间期的秒数，乘以 100，再查表。

(3)目测法：一个 PP 或 RR 间期为两大格时，心率为 150 次/分，三大格心率为 100 次/分，四大格心率为 75 次/分，五大格心率为 60 次/分。

(4)心律不规则时可采取数个心动周期的平均值来进行测算。

2.波形振幅的测量　以 QRS 波群起始部作一等电位线为测量标准。

(1)正向波振幅的测量：从波形顶端垂直测量至等电位线。

(2)负向波振幅的测量：从波形底部垂直测量至等电位线。

3.波形时间的测量　选择波形比较清晰的导联，自波形的起始部内侧缘测量至波形终末部内侧缘。

(五)心电轴

心脏在激动过程中所产生的心电向量综合成为一个总的向量，称为心电轴。为方便测量，一般用导联Ⅰ及Ⅲ的 QRS 来测量。

1.目测法　根据导联Ⅰ及Ⅲ的 QRS 主波方向大致估计心电轴的偏移情况。

Ⅰ导联主波向上，Ⅲ导联主波向上，心电轴正常，即电轴不偏。

Ⅰ导联主波向上，Ⅲ导联主波向下，心电轴左偏。

Ⅰ导联主波向下，Ⅲ导联主波向上，心电轴右偏。

Ⅰ导联主波向下，Ⅲ导联主波向下，心电轴极度右偏(亦称不确定电轴)。

2.查表法　根据导联Ⅰ及Ⅲ之 QRS 波群的 R 波与 S 波的代数和，查心电轴表测得心电轴数值。

3.临床意义　$-30°\sim+90°$为心电轴正常；$-30°\sim-90°$为心电轴左偏，常见于心脏横位、左心室肥大和左前分支阻滞等；$+90°\sim+180°$为心电轴右偏，常见于心脏垂直位、右心室肥大和左后分支阻滞等；$-90°\sim-180°$为心电轴极度右偏亦称不确定电轴，多见于肺心病患者，亦可见于正常人。

二、正常心电图的波形特点及正常值

1.P 波　代表左右心房除极的电位变化，亦称心房除极波。

（1）形态：一般呈圆钝形，有时可有轻微切迹。

（2）方向：Ⅰ、Ⅱ、aVF、V4～6直立，aVR倒置，Ⅲ、aVL、V1～3双向、倒置、直立均可。

（3）时间：正常成人一般不超过0.11s。

（4）电压：肢体导联不超过0.25mV，胸导联不超过0.20mV。

2.P-R间期 代表心房除极开始至心室除极开始的时间，从P波的起点至QRS波群的起点。正常成人P-R间期为0.12～0.20s。幼儿、学龄儿童及心动过速时相应缩短；老人相应延长，但不超过0.22s。

3.QRS波群 代表左右心室除极的电位变化，亦称心室除极波。

（1）形态：胸导联从V1至V5的R波逐渐增高，S波逐渐降低；V1导联一般以S波为主，R/S小于1；V5导联一般以R波为主，R/S大于1。肢体导联aVR主波向下，Ⅰ、Ⅱ、aVL、aVF一般以R波为主。

（2）QRS波群命名：第一个正向波为R波，R波之前的负向波为Q波，R波之后第一个负向波为S波，S波之后的正向波为R'波，R'波之后的负向波为S'波，依此类推。如整个波形为一个负向波称为QS波。

（3）QRS波群时间：正常成人为0.06～0.10s。

Q波时间：小于0.04s。

（4）R波电压：V5导联R波一般不超过2.5mV，RV5＋SV1在女性不超过3.5mV，在男性不超过4.0mV；V1导联R波一般不超过1.0mV，RV1＋SV5不超过1.2mV。

Q波电压：小于后继R波的1/4。

（5）低电压：6个肢体导联中，每个导联的（R＋S）电压之和小于0.5mV；6个胸导联中，每个导联的（R＋S）电压之和小于0.8mV。

4.ST段 表示心室除极刚结束尚处在缓慢复极的一段时间，由QRS终点到T波开始的线段。在正常心电图中，ST段较等电位线稍高或略低，胸导联V1～V3 ST段抬高不应超过0.3mV，其余导联不应超过0.1mV；除Ⅲ导联ST段不应降低于0.1mV外，其余导联均不应降低于0.05mV。

5.T波 代表心室快速复极时的电位变化。出现在ST段后，在正常情况下，T波方向大多与QRS主波的方向一致，在以R波为主的导联，T波振幅不应低于同导联R波的1/10，在胸导联，T波正常可高达1.2～1.5mV。

6.Q-T间期 代表心室肌除极开始至复极结束所需的时间。从QRS波群起点至T波终点。Q-T间期随心率而异，心率增快，Q-T间期相应缩短，反之，相应延长；在正常成人，心率60～100次/分时，Q-T间期应在0.32～0.44s之间。

7.U波 T波后0.02～0.04s出现的振幅很小的波，一般认为是后电位的影响，方向与T波一致，V3、V4导联较明显，振幅在0.05～0.20mV之间。U波增高常见于低血钾。（见图4-1-1）

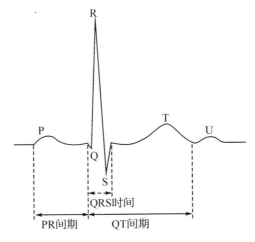

图4-1-1 心电图波形示意图

三、心房、心室肥大

(一)心房肥大

心房肥大多表现为房腔扩大,由于心房肌纤维化增粗、增长,房室传导束被牵拉和损伤,导致心房肌除极综合向量发生改变,心电图主要表现为 P 波形态、时间及电压的异常。

1. 右心房肥大　正常情况下,右心房除极早于左心房。当右心房肥大时,其除极时间发生延长,但不致延长至左心房除极之后,故整个心房除极时间不超过正常时限。

心电图主要特点:P 波高而尖,又称"肺型 P 波"(见图 4-1-2)。肢体导联 P 波电压≥0.25mV,Ⅱ、Ⅲ、aVF 最明显;胸导联 P 波电压≥0.20mV。

在临床,"肺型 P 波"可见于肺心病、先天性心脏病、急性左心衰等患者,亦可见于心率增快的患者,因此,诊断右心房肥大必须结合临床资料。

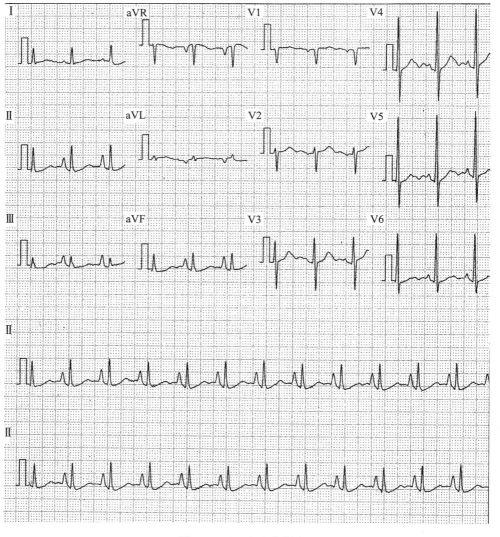

图 4-1-2　右心房肥大

2.左心房肥大　由于左心房在整个心房除极过程中是最后除极的,当左心房肥大时,左房除极时间延长,导致整个心房除极时间超过正常时限。

心电图主要特点:①P波增宽,时限≥0.12s,呈双峰状,峰距≥0.04s,Ⅰ、Ⅱ、aVL导联最明显,又称"二尖瓣型P波";②V1导联呈正负双向,负向P波宽而深,其时间与电压的乘积称为P波终末电势(Ptf),Ptf V1(绝对值)≥0.04mm・s。(见图4-1-3)

在临床,除二尖瓣病变、高血压、冠心病等患者出现P波改变以外,左心房负荷过重的患者亦可引起Ptf V1绝对值增大,因此,诊断左心房肥大必须结合临床资料。

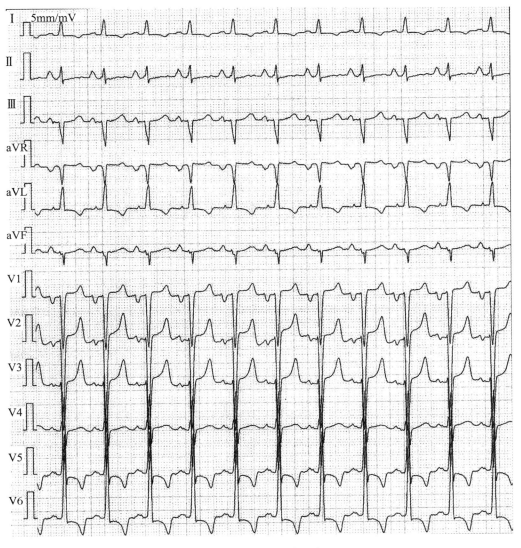

图4-1-3　左心房肥大

3.双心房肥大

心电图主要特点:①P波时间≥0.12s,电压≥0.25mV;②V1导联P波正负双向,上下振幅均超过正常值。

（二）心室肥大

心室肥大包括心室肌肥厚和室腔扩大，是器质性心脏病使心室肌可能产生相对的缺血、纤维化等组织学改变，导致心室除极过程和复极过程发生改变。

心电图诊断心室肥大在一定程度上存在假阴性和假阳性，如轻度心室肥大时，心电图可表现为正常范围；又或者是双侧心室肥大时，除极向量相互抵消亦可表现为正常心电图；某些心电图符合心室肥大诊断标准时，事实上无异常。因此，心室肥大的心电图诊断必须结合临床资料。

1. 左心室肥大　正常成人左、右心室壁厚度比例约为 3：1，左室除极综合向量已占优势，当左心室肥大时，综合向量优势更加明显。

心电图特征：①QRS 波群电压增高：RV5（或 V6）>2.5mV；RV5＋SV1>4.0mV（男）或 >3.5mV（女）；RaVL>1.2mV；R Ⅰ >1.5mV；②QRS 时间可延长至 0.10～0.11s；③心电轴左偏；④ST-T 改变：以 R 为主的导联，ST 段水平形或下斜形压低超过 0.05mV，T 波低平或双向或倒置；以 S 波为主的导联，ST 段上斜形抬高，T 波直立。（见图 4-1-4）

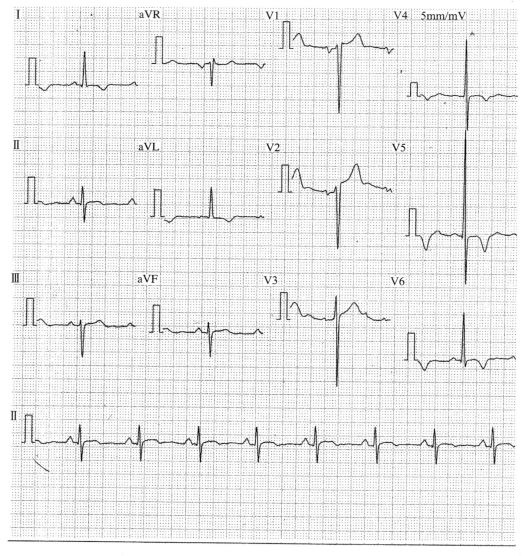

图 4-1-4　左心室肥大

2.右心室肥大　正常右心室综合向量并不占优势,只有右心室肥大相当明显时,才能影响心电综合向量的方向,因此,心电图诊断右心室肥大并不敏感。

心电图特征:①V1 导联呈 qR 或 Rs、R、RS 型,R/S>1,RV1>1.0mV,RV1＋SV5>1.05mV(重症>1.2mV);aVR 导联 R/Q≥1,RaVR>0.5mV;②心电轴右偏;③ST-T 改变:在 V1、V2 并常在Ⅱ、Ⅲ、aVF 导联见 ST 段水平形或下斜形压低超过 0.05mV,T 波低平或双向或倒置。(见图 4-1-5)

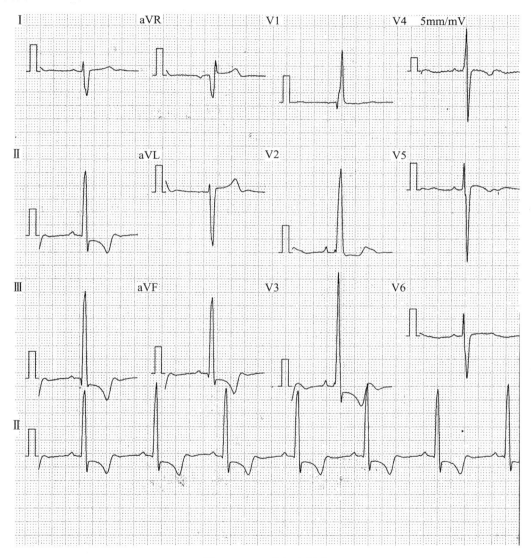

图 4-1-5　右心室肥大

3.双侧心室肥大　双侧心室肥大心电图多表现为以下三种情况:

(1)正常心电图:由于左、右心室电压改变而相互抵消。

(2)单侧心室肥大心电图:只表现一侧心室肥大,另一侧心室肥大的图形被掩盖。

(3)双侧心室肥大心电图:以一侧心室肥大的心电图变化为主,另一侧心室肥大的心电图

变化较少。（图 4 - 1 - 6）

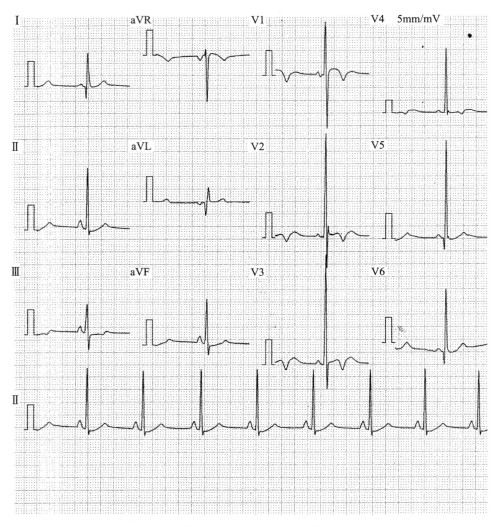

图 4 - 1 - 6　双侧心室肥大

四、心肌缺血与 ST-T 改变

在正常情况下,心室肌的复极过程是由心外膜面开始向心内膜面方向进行的。当心室肌某一部分发生缺血时,将影响心室肌复极过程的正常进行,使缺血部位相应导联产生 T 向量、ST 向量的改变。

(一)T 波改变

1.当心内膜下心肌缺血时,这一部分心肌的复极时间较正常时推迟,由于已没有其他与之相抗衡的心电向量存在,致使心内膜下心肌的复极向量增大,出现与 QRS 主波方向一致的高大直立 T 波。如前壁心内膜下心肌缺血时,V3、V4、V5 导联出现高大直立的 T 波。

2.当心外膜下心肌缺血时,则可引起心肌复极顺序发生逆转,即心内膜复极在先而心外膜复极在后,从而出现与 QRS 主波方向相反的 T 波。如前壁心外膜下心肌缺血时,V3、V4、V5

导联可见倒置的 T 波。

（二）ST 段改变

当心肌持续缺血时，心肌除极速度减慢，除极尚未结束而复极已经开始，此时心电图出现损伤型 ST 段改变。若心肌缺血出现在心内膜下，ST 段压低；若心肌缺血出现在心外膜下，ST 段抬高。

ST-T 改变只是非特异性心室肌复极异常的共同表现，除了冠心病外，心肌炎、心包炎、心肌病、瓣膜病、脑血管意外、电解质紊乱、药物以及自主神经功能紊乱等，均可以引起 ST-T 改变，不宜轻易诊断为"冠状动脉供血不足"，或笼统称为"心肌受损"、"心肌劳损"，必须结合临床进行分析，再作出结论。（见图 4-1-7）

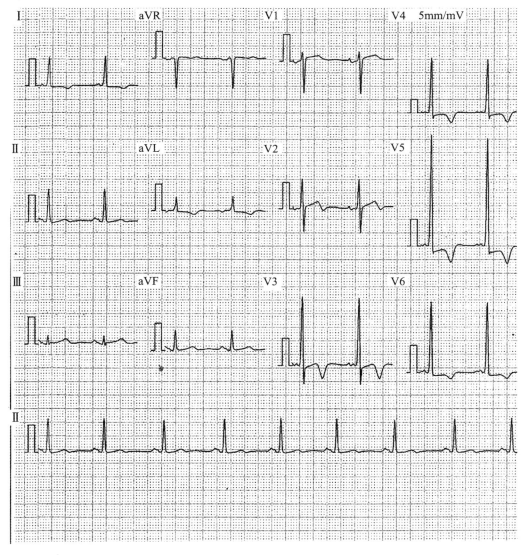

图 4-1-7　心肌缺血

五、心肌梗死

心肌梗死多数是在冠状动脉粥样硬化的基础上,由于冠状动脉急性闭塞所引起的,是冠心病患者病情发展的严重后果。除了临床表现外,心电图的一系列特异性改变及其演变规律是确定诊断和估计病情的重要依据。

(一)基本图形

冠状动脉发生急性闭塞后,依靠这支冠状动脉供血的心肌因持久缺血而发生坏死,在心电图上可先后出现缺血、损伤和坏死三种类型的图形。

1.缺血性改变　表现为 T 波倒置,多为双肢对称深倒,系由于冠状动脉急性闭塞而致心肌细胞缺血轻微受损,影响了复极过程。

2.损伤性改变　表现为 ST 段抬高或呈单向曲线,系由于心肌缺血进一步加重和持续时间过长,产生了"舒张期损伤电流"、"收缩期损伤电流"和"除极受阻"。

3.坏死性改变　表现为 Q 波及 QS 波,Q>R/4,系由于心肌细胞严重缺血而产生坏死,坏死的心肌细胞不能除极,其周边正常的心肌细胞背离坏死区除极而形成。

(二)分期与演变

1.超急性期(早期)　急性心肌梗死发生数分钟或数小时。此期仅为心内膜下心肌急性短暂缺血,心电图出现 T 波高耸及 ST 段斜形抬高。此期若及时有效治疗,很大程度上可以避免发展为心肌梗死或使已发生梗死的范围缩小。

2.急性期　梗死后数小时至数周。缺血性、损伤性、坏死性改变在此期内同时存在,心电图呈现动态演变,即 T 波由高耸变为倒置、深倒,ST 段由上斜形抬高变为单向曲线再逐渐下降,Q 波越来越深甚至形成 QS 波。此期最容易合并心律失常,是最易发生意外的时期。

3.近期(亚急性期)　梗死后数周至数月。抬高的 ST 段基本恢复至等电位线或低于等电位线,T 波倒置逐渐变浅甚至恢复直立,坏死性 Q 波持续存在。

4.陈旧性期　出现在急性心肌梗死 3~6 个月之后或更久,ST 段和 T 波不再发生变化,只留下坏死性 Q 波或 Q 波变小甚至消失。

(三)定位

(1)前间壁:V1、V2、V3

(2)前壁:V3、V4、V5

(3)广泛前壁:V1~V5(V6)

(4)下壁:Ⅱ、Ⅲ、aVF

(5)侧壁:Ⅰ、aVL、V5、V6

(6)正后壁:V7、V8、V9

(7)右室壁:V3R、V4R、V5R

(四)心肌梗死的分型

1.Q 波型和非 Q 波型　早期根据体表心电图有无坏死性 Q 波分型,亦称为透壁性心肌梗死和非透壁性心肌梗死(或心内膜下心肌梗死),但近年研究发现,非透壁性心肌梗死也可以是透壁性心肌梗死,这与梗死部位、梗死范围的除极向量有关。(见图 4-1-8)

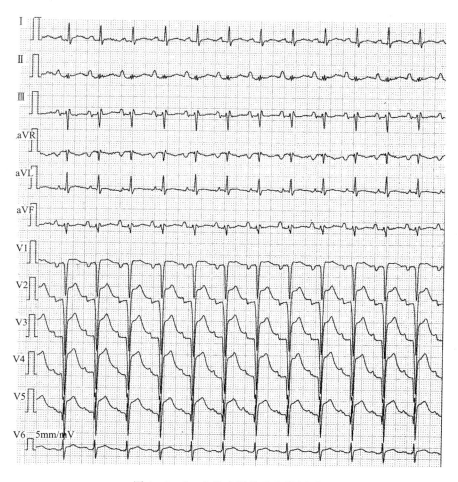

图 4-1-8　急性广泛前壁心肌梗死

2. ST 段抬高型和非 ST 段抬高型　近年经临床实践证明,结合多项检验结果确诊为急性心肌梗死的患者,分为 ST 段抬高型和非 ST 段抬高型,前者可无坏死性 Q 波,后者可出现坏死性 Q 波,两者如不及时治疗都可发展成为 Q 波型或非 Q 波型心肌梗死。(见图 4-1-9)

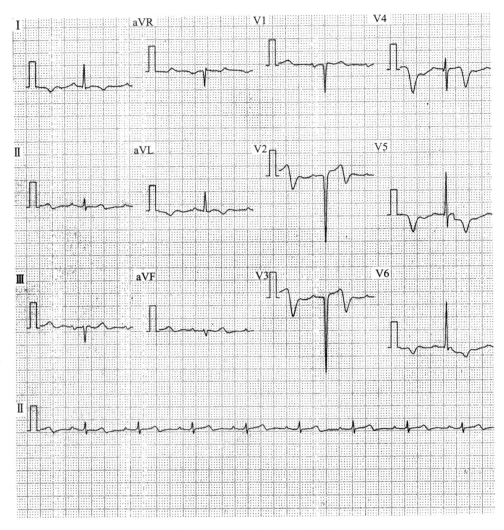

图 4 - 1 - 9　急性前壁心肌梗死

六、窦性心律与窦性心律失常

心脏激动发源于窦房结,称为窦性心律。正常窦性心律的心电图表现:窦性 P 波按规律出现,在 Ⅰ、Ⅱ、aVF、V4～V6 导联直立,在 aVR 导联倒置,频率在 60～100 次/分之间,P-R 间期≥0.12s,同一导联 P-P 间距互差<0.12s。(见图 4 - 1 - 10)

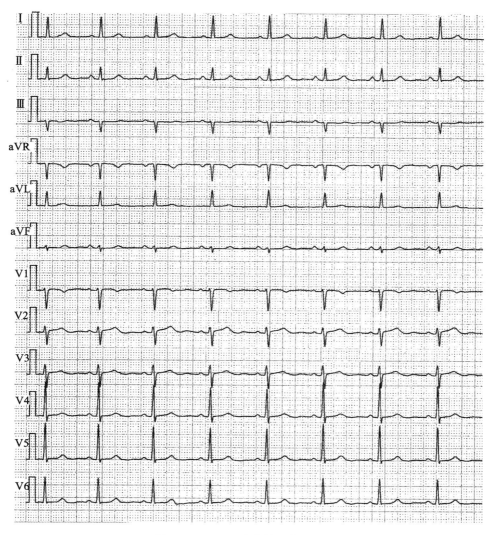

图 4-1-10 正常窦性心律心电图

(一)窦性心动过速

心电图特征:①窦性 P 波;②频率>100 次/分(小儿除外);③P-R 间期≥0.12s;④可继发 ST-T 改变,即 ST 段斜形压低和 T 波低平。(见图 4-1-11)

常见于运动、兴奋、紧张、发热、贫血、甲状腺功能亢进、休克、心功能不全以及应用阿托品、肾上腺素等药物之后。

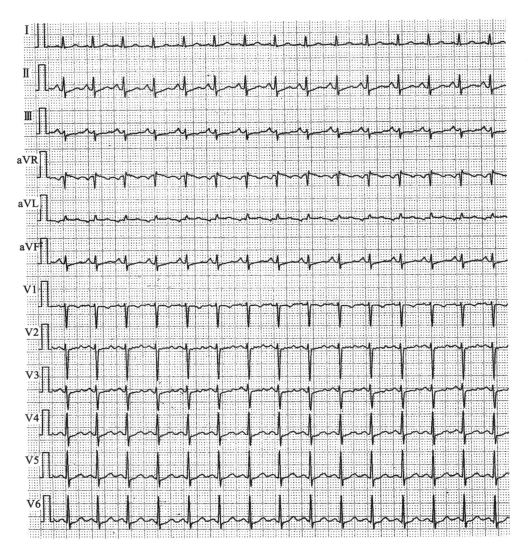

图 4 - 1 - 11　窦性心动过速

(二)窦性心动过缓

心电图特征:①窦性 P 波;②频率<60 次/分;③P-R 间期≥0.12s。(见图 4 - 1 - 12)

常见于老人、运动员、睡眠等生理情况;病态窦房结综合征、颅内压增高、甲状腺功能低下、洋地黄中毒以及应用 β 受体阻滞剂等病理情况。

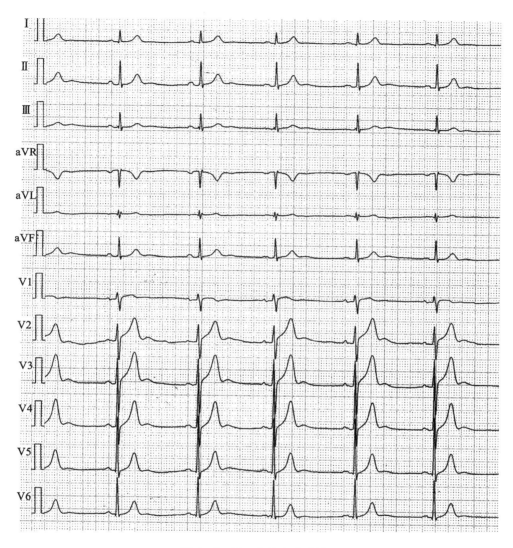

图 4-1-12 窦性心动过缓

（三）窦性心律不齐

心电图特征：窦房结发出的激动不匀齐，P 波形态相同，P-R 间期相等，同一导联 P-P 间距互差≥0.12s，>0.24s 时为显著不齐。（见图 4-1-13）

常见于儿童、青少年及植物神经功能不稳定的人。

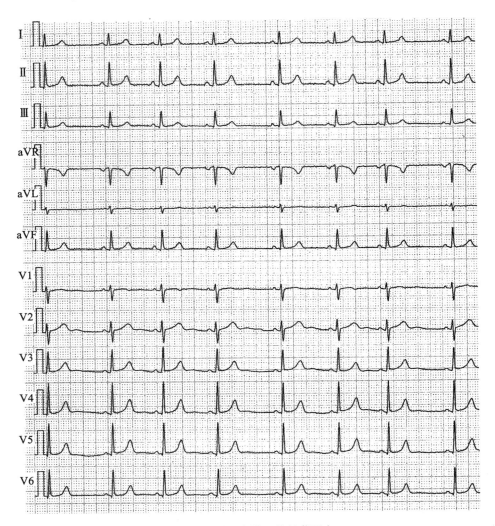

图 4-1-13　窦性心律显著不齐

（四）窦性静止或窦性停搏

心电图特征：包括①窦性 P 波；②规律的 P-P 间距中突然出现一段很长的 P-P 间距,且长 P-P 间距与正常 P-P 间距不呈倍数关系。（见图 4-1-14）

常见于迷走神经张力增高、病态窦房结综合征、洋地黄中毒等。

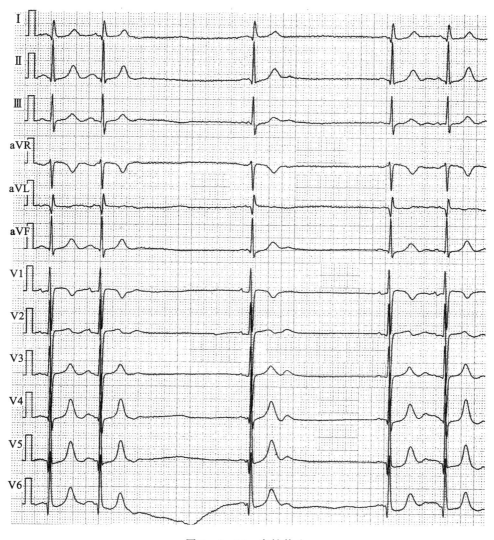

图 4 - 1 - 14 窦性静止

七、期前收缩

期前收缩亦称过早搏动,简称早搏,在临床是最为常见的心律失常,多系起源于窦房结以外的异位起搏点兴奋性增高或折返激动所引起的过早激动。根据异位起搏点的位置可分为房性早搏、交界性早搏、室性早搏三种,临床上以室性早搏最为常见,其次是房性早搏。早搏多见于器质性心脏病人,如急性心肌梗死、冠心病、肺心病、风湿性心脏病等;亦可见于情绪激动、饱餐、烟酒过度、胃肠肝胆系统疾患、急性感染、手术、麻醉、低温、严重低血钾、洋地黄中毒、甲亢等情况。

早搏与其前窦性搏动的间距称为联律间期或配对时间,早搏之后的长间歇称为代偿间歇。联律间期与代偿间期之和等于或大于两个正常心动周期,称为代偿间歇完全,如小于两个正常心动周期,则称为代偿间歇不完全。在同一导联,早搏呈两种或两种以上形态,且联律间期不等,称为多源性早搏,如早搏形态多样且联律间期相等,则称为多形性早搏。如在两个相邻正常窦性搏动之间出现一个早搏,其后无代偿间歇,称为间位性早搏或插入性早搏;如在每个正常窦性搏动之后出现一个早搏,称为早搏二联律;如在两个正常窦性搏动之后出现一个早搏,称为早搏三联律。

(一)室性期前收缩

心电图特征:①提前出现的宽大畸形的 QRS 波群,QRS 时限≥0.12s;②其前无 P 波或无相关 P 波;③T 波方向与 QRS 主波方向相反;④代偿间歇完全。(见图 4－1－15)

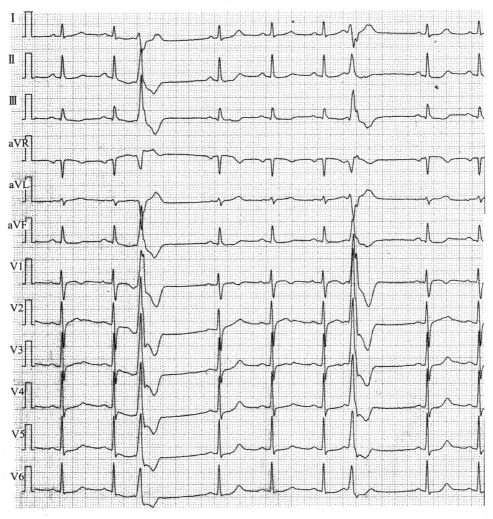

图 4－1－15　室性期前收缩

(二)房性期前收缩

心电图特征:①提前出现的 P'-QRS-T 波群,P'形态与窦性 P 不同,QRS 形态正常;②P'-R间期≥0.12s;③代偿间歇多不完全。(见图 4－1－16)

有时房性异位激动未能传入心室,以致 P'后无 QRS,称为房性早搏未下传。房性早搏如伴发室内差异性传导,其后的 QRS 波形态变异畸形,类似右束支阻滞图形。(见图 4－1－17)

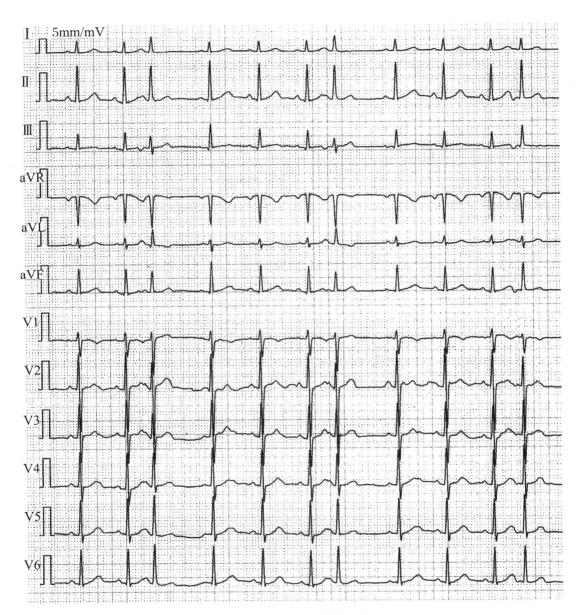

图 4 - 1 - 16　房性期前收缩

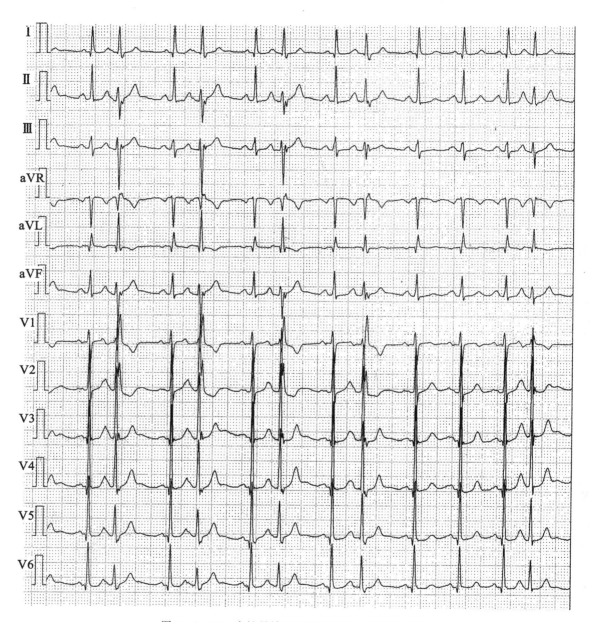

图 4-1-17　房性早搏（二联律）伴室内差异性传导

（三）交界性期前收缩

心电图特征：①提前出现的 QRS-T 波群，QRS 形态正常；②逆行 P' 可出现在 QRS 波群之前，P'-R<0.12s，亦可出现在 QRS 波群之后，R-P'<0.20s；③代偿间歇多完全。（见图 4-1-18）

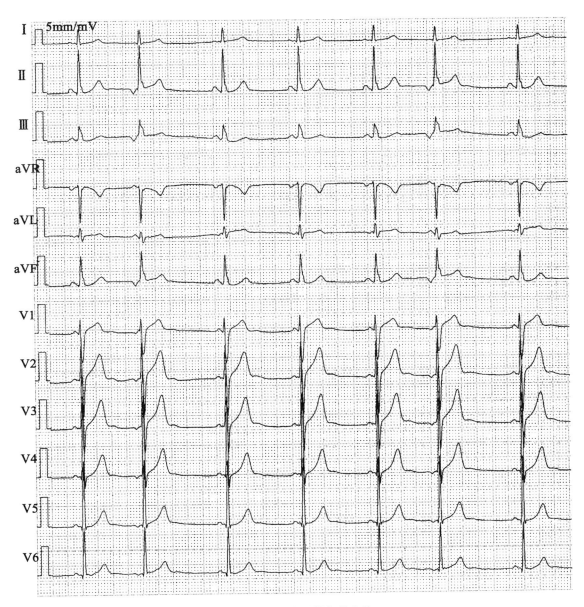

图 4-1-18　交界性期前收缩

八、异位性心动过速

心脏异位节律点自律性增高或折返激动引起的快速异位心律（期前收缩连续出现 3 次或 3 次以上）称为异位性心动过速。根据异位节律点的发生部位，可分为房性、交界性和室性心动过速。

（一）阵发性室上性心动过速

一系列快速、均齐的室上性 QRS-T 波群，频率在 160～250 次/分之间，因频率快，P 波显示不清，不能分辨来自心房或交界区，故统称室上性心动过速，可继发 ST-T 改变。室上性心动过速有突发突止的特点，每次发作一般持续数秒钟、数分钟或数小时，少数可持续数天、数周或数月。大多由折返引起，多无器质性心脏病。（见图 4-1-19）

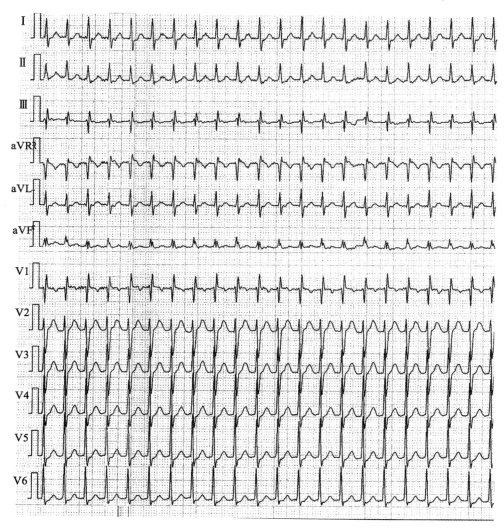

图 4-1-19　阵发性室上性心动过速

（二）阵发性室性心动过速

心电图特征：连续出现 3 次或 3 次以上快速的、宽大畸形的 QRS-T 波群，QRS 时限≥0.12s，频率在 140～200 次/分之间，节律可稍不均齐。可见房室分离、心室夺获和室性融合波。（见图 4-1-20）

临床意义：阵发性室性心动过速临床上多见于严重的器质性心脏病患者，如：冠心病、风心病、急性心肌梗死、心肌炎、电解质紊乱、洋地黄过量等。常有明显的血流动力学障碍，应尽快诊断，尽早纠正。常见类型：短阵性室性心动过速持续时间<30s；持续性室性心动过速持续时

间＞30min，甚至数小时、数天；尖端扭转型室性心动过速（见图 4-1-21）；双向性室性心动过速等。

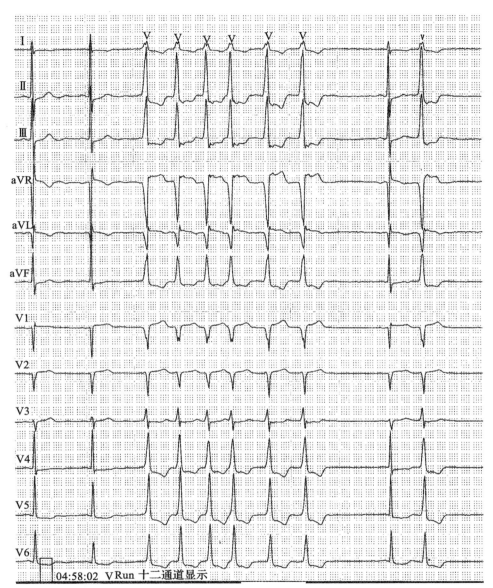

图 4-1-20　阵发性室性心动过速

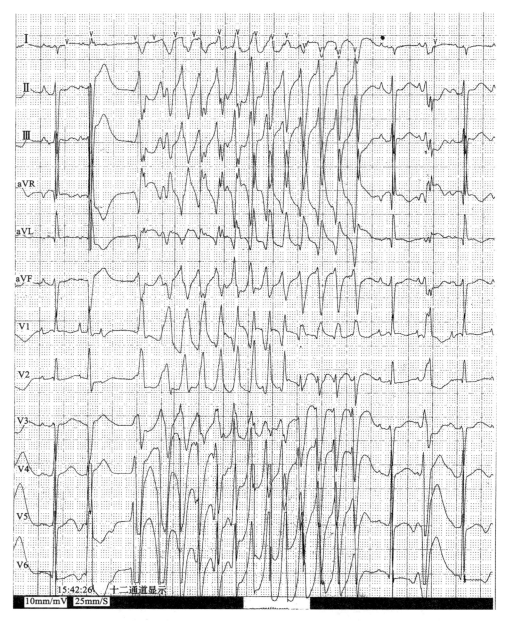

图 4-1-21　尖端扭转型室性心动过速

九、扑动与颤动

扑动与颤动可出现于心房或心室,系由数个异位节律点同时进行除极和复极而引起一种比阵发性心动过速频率更快的异位心律。

(一)心房扑动

心电图特征:①P 波消失,代之以连续的锯齿样的扑动波(F 波),F 波波幅一致、间隔规则,频率为 250～350 次/分,在 Ⅱ、Ⅲ、aVF、V1 导联最清楚;②QRS 波群呈室上性形态;③心室率随不同的房室比例而定,可规则也可不规则,房室传导比例为 2∶1、3∶1、4∶1、5∶1 等(见图 4-1-22)。

如规则的 F 波中夹有 f 波,频率为 350～450 次/分,为不纯性心房扑动。

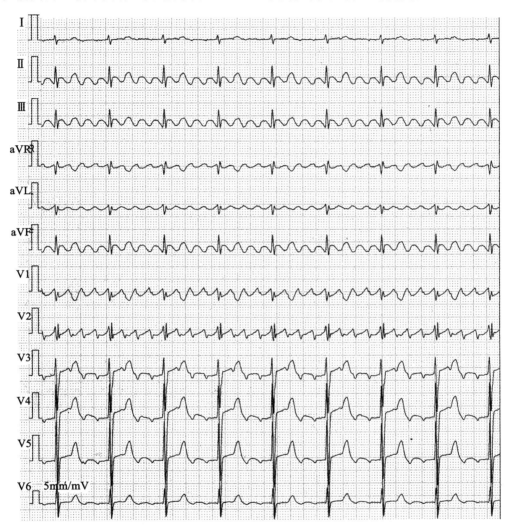

图 4-1-22　心房扑动(房室传导比例为 4∶1)

(二)心房颤动

心电图特征:①P 波消失,代之以大小不同、形态各异、间隔不等的颤动波(f 波),频率为 350～600 次/分,在 V1 导联最清楚;②QRS 波群呈室上性形态;③R-R 间隔绝对不等。(见图 4-1-23)

心房颤动可伴有室内差异性传导,这是由于心房激动到达心室时,室内传导系统尚未完全脱离相对不应期所致,此时 QRS 波群宽大、畸形,需与房颤伴室早鉴别。鉴别要点:前者增宽畸形的 QRS 波群大多发生在长间歇之后,畸形的 QRS 波群大多呈右束支阻滞图形,心室率偏快。如心房颤动出现 R-R 间隔绝对均等,且心室率缓慢,提示合并完全性房室传导阻滞。

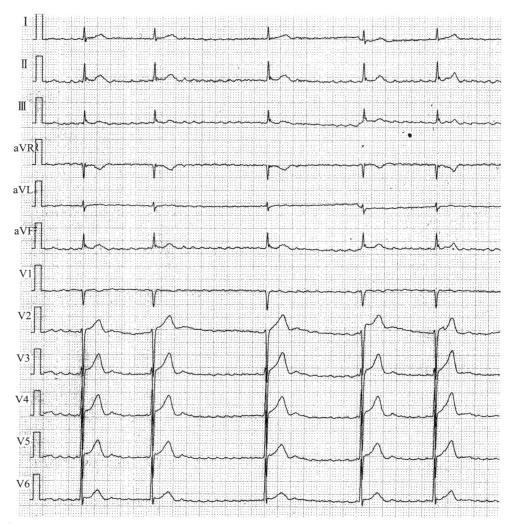

图 4 - 1 - 23　心房颤动

心房扑动与心房颤动主要见于风湿性心脏病、冠状动脉粥样硬化性心脏病、甲状腺功能亢进等,亦可见于慢性缩窄性心包炎、心肌病和预激综合征等。也有很少数心房颤动找不到任何原因。

(三)心室扑动与心室颤动

心室扑动与心室颤动是一种最严重的致死性心律失常,从血流动力学来看,它和心室停搏没有明显差别。

心室扑动的心电图表现:规则、快速、大振幅的连续搏动,不能分辨出 P 波、QRS 波群和 T 波,频率大约为 200～250 次/分,通常持续时间很短暂,瞬间转变为心室颤动。(见图 4 - 1 - 24)

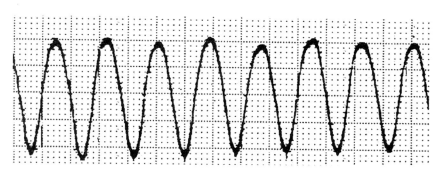

图 4-1-24　心室扑动

心室颤动的心电图表现:P 波、QRS 波群和 T 波完全消失,代之以大小不同、形态各异、极不规则的颤动波,频率为 200～500 次/分。发生心室颤动时,最初振幅较大,以后逐渐变小,最终变为等电位线,说明心电活动停止。(见图 4-1-25)

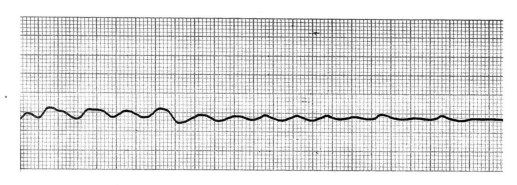

图 4-1-25　心室颤动

十、传导阻滞

心脏任一部位不应期发生病理性延长,使激动发生延缓或中断,称为心脏传导阻滞。其阻滞部位可发生在窦房结、心房、房室结或心室,其中以房室传导阻滞和室内传导阻滞最为常见。

(一)房室传导阻滞

房室传导阻滞常见于各种原因引起的心肌病变、冠心病、急性心肌梗死、洋地黄过量以及迷走神经兴奋性增高等。按阻滞程度分为一度、二度和三度。

1.一度房室传导阻滞　房室传导时间延长,但心房的每次激动都能传入心室。

心电图特征:①P-R 间期延长≥0.21s;②P-R 间期＞正常最高值(视心率而定);③P-R 间期虽然正常,但较过去延长 0.04s(在心率相同的情况下)。(见图 4-1-26)

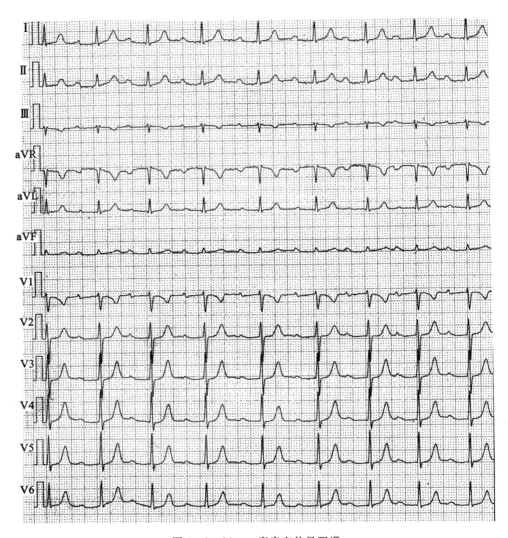

图 4 - 1 - 26　一度房室传导阻滞

2.二度房室传导阻滞　部分心房激动不能下传心室,分为两种类型。

二度 I 型房室传导阻滞亦称文氏现象或莫氏 I 型。

心电图特征:①P-R 间期逐搏延长,直至通过 P 波后 QRS 波群脱落,漏搏后传导阻滞得到一定恢复,P-R 间期又趋缩短,之后又逐搏延长,直至再次 QRS 波群脱落,如此周而复始地出现;②R-R 间期逐渐缩短,长 R-R 短于两倍短 R-R。(见图 4 - 1 - 27)

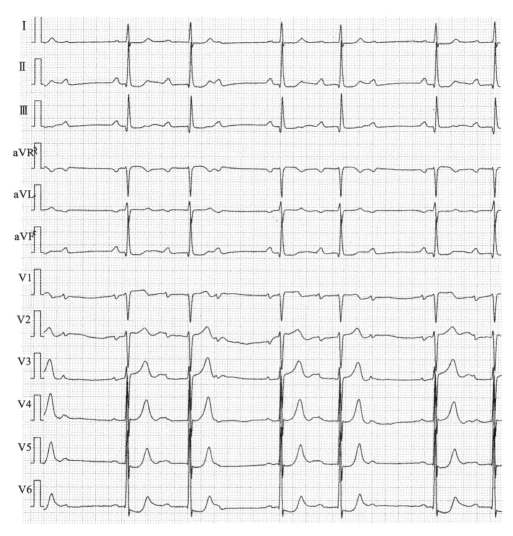

图 4-1-27　二度 I 型房室传导阻滞（文氏现象）

二度 II 型房室传导阻滞亦称莫氏 II 型。

心电图特征：①P-R 间期固定，可正常可延长；②QRS 波群有规律的或不定时脱落，房室传导比例 2∶1、3∶2、4∶3 不等。（见图 4-1-28）

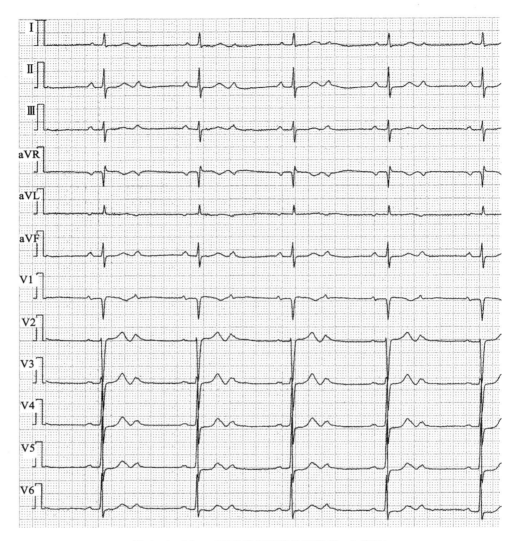

图 4-1-28 二度Ⅱ型房室传导阻滞(2∶1传导)

Ⅰ型和Ⅱ型的临床意义是不同的,前者多为功能性,预后较好。后者多属器质性损害,易发展为完全性房室传导阻滞,预后较为严重。

3.三度房室传导阻滞 又称完全性房室传导阻滞,心房的激动完全不能下传心室,因此,心房与心室分别由两个不同的起搏点激动。

心电图特征:①P 波与 QRS 波群完全无关联,各自按固有的频率出现;②P 波频率快于 QRS 波群频率;③QRS 波群形态可呈室上性也可呈室性,这主要取决于心室起搏点的位置,如起搏点位于房室束分支以上,则 QRS 波群形态呈室上性,出现交界性逸搏心律,心室率在 40~60 次/分之间;若起搏点位于房室束分支以下则 QRS 波群增宽、畸形,呈室性,出现室性逸搏心律,心室率常在 40 次/分以下。通常起搏点的位置越低,心室率越慢,且不稳定,发生心室颤动和心脏骤停的机会也越多。(见图 4-1-29)

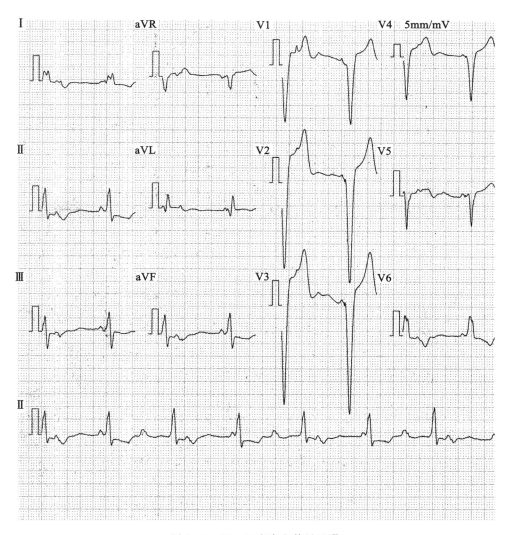

图 4－1－29 三度房室传导阻滞

（二）室内传导阻滞

当左或右束支因病变影响（炎症、缺血、变性）或功能障碍而使激动传导发生阻滞时，称为束支传导阻滞。

1.完全性右束支传导阻滞 右束支细长，由单支冠状动脉供血，较容易发生传导阻滞。右束支传导阻滞可见于各种心脏病患者，亦可见于健康人。

心电图特征：①V1、V2 导联呈 rsR′型，或呈宽大并有切迹 R 型；②QRS 时限≥0.12s，各QRS 终末电势增宽为主，V5、V6、Ⅰ导联明显，时限≥0.04s；③继发 ST-T 改变，即 V1、V2 导联 ST 段压低，T 波倒置。（见图 4－1－30）

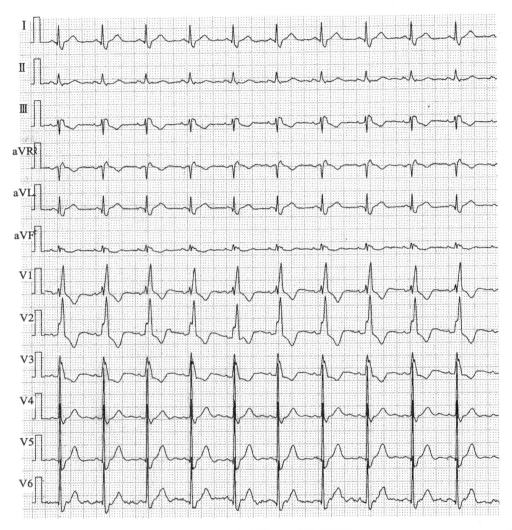

图 4-1-30　完全性右束支传导阻滞

2.完全性左束支传导阻滞　左束支粗短，由双侧冠状动脉供血，不容易发生阻滞，如发生阻滞，大多与器质性心脏病病变有关。

心电图特征：①V5、V6、Ⅰ、aVL 导联呈宽阔、粗钝 R 型，R 波有切迹，V1、V2 导联可见深而宽的 S 波或 QS 波；②QRS 时限≥0.12s；③继发 ST-T 改变，即以 R 为主的导联 ST 段压低，T 波双向或倒置。（见图 4-1-31）

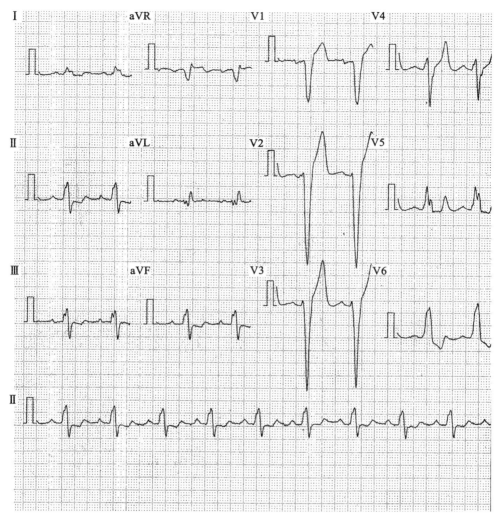

图 4 - 1 - 31　完全性左束支传导阻滞

【病例分析】

病例 1.资料:患者男性,59 岁,风湿性心脏病、二尖瓣狭窄并关闭不全 30 年,自觉胸闷不适 1h。行心电图检查,结果如图 4 - 1 - 32 所示。

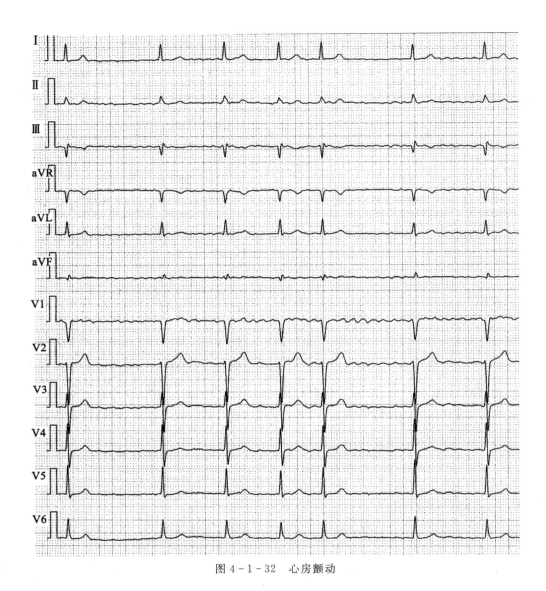

图 4 - 1 - 32　心房颤动

　　心电图分析：各导联 P 波消失，代之以大小不等、形态各异、间隔不等的 f 波，频率约 400
次/分，R-R 间隔绝对不等。

　　心电图结论：心房颤动。

　　病例 2. 资料：患者男性，77 岁，冠心病、高血压病 26 年。行心电图检查，结果如图
4 - 1 - 33所示。

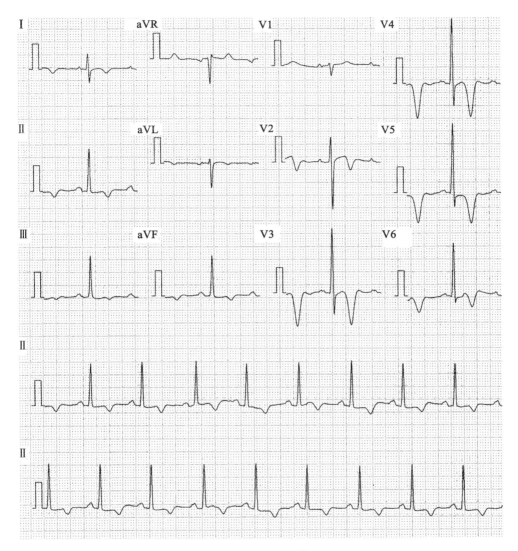

图 4-1-33 心肌缺血

心电图分析:Ⅱ、Ⅲ、aVF、V5、V6 导联 ST 段水平形压低 0.05～0.10mV,除 aVR、V1 导联 T 波直立外,其余导联 T 波均倒置、深倒。

心电图结论:心肌缺血。

【练习题及答案】

1.简述心肌梗死的分期及各期心电图特征。

2.简述完全性左束支传导阻滞的心电图特征。

答案:

1.(1)超急性期(早期):心电图出现 T 波高耸及 ST 段斜形抬高。(2)急性期:心电图呈现动态演变,即 T 波由高耸变为倒置、深倒,ST 段由上斜形抬高变为单向曲线再逐渐下降,Q 波越来越深甚至形成 QS 波。(3)近期(亚急性期):抬高的 ST 段基本恢复至等电位线或低于等电位线,T 波倒置逐渐变浅甚至恢复直立,坏死性 Q 波持续存在。(4)陈旧性期:ST 段和 T 波不再发生变化,只留下坏死性 Q 波或 Q 波变小甚至消失。

2.完全性左束支传导阻滞的心电图特征是:①V5、V6、I、aVL 导联呈宽阔、粗钝"R"型,R 波有切迹,V1、V2 导联可见深而宽的 S 波或 QS 波;②QRS 时限≥0.12s;③继发 ST-T 改变。

参考文献

1.陈文彬.潘祥林.诊断学.第 7 版.人民卫生出版社,2008.

2.黄宛.临床心电图学.第 4 版.人民卫生出版社,1995.

3.吕探云.健康评估.第 2 版.人民卫生出版社,2006.

(林雪峰、曾春芳)

第二节　影像学检查

随着医学影像成像设备的快速发展,医学影像诊断在临床医学中的作用越来越大。影像诊断知识成为临床医师必须具备的临床技能。本节内容依据执业医师考试的要求,重点介绍六大系统常见病的典型影像表现和必要的临床病理背景。

一、骨与关节创伤

骨与关节创伤是骨骼系统的常见病和多发病。尽管 CT 和 MRI 都能显示骨关节创伤,但 X 线平片仍是临床诊断和观察疗效的主要手段。现重点介绍四肢骨折和关节脱位的定义、相关病理基础以及 X 线平片诊断知识。

(一)四肢骨折

骨折(fracture)是指骨的连续性中断,包括骨小梁和(或)骨皮质的断裂。分为创伤性骨折和病理性骨折。

1.临床病理基础　骨折发生 1 周内,骨折断端之间、骨髓腔内、邻近骨膜下和软组织间隙形成血肿。新生毛细血管侵入血肿,形成肉芽组织。血肿机化后形成纤维骨痂。约在 1 周后,由于成骨细胞生成骨样组织,纤维骨痂逐渐转化为骨样骨痂。纤维骨痂和骨样骨痂在 X 线平片中均不显影。约 2～3 周后,骨样骨痂形成骨性骨痂,在 X 线平片中,骨性骨痂可以显影。此时即达临床愈合期,但骨折线依然可见。随着骨性骨痂不断增多,骨折连接逐渐稳固,断端不再活动。最后骨折线消失,达到骨性愈合。骨性骨痂形成后,即进入骨折塑形期。塑形就是依据骨骼受力方向,受力小的、多余的骨痂被吸收;受力大、骨痂不足的部位有更多新骨生成,使骨恢复成受伤前的形态和强度。由于年龄不同,塑形过程可达 1～2 年或更长。诸多因素可能影响骨折的愈合过程。不利因素可能造成骨折愈合不良或骨折不愈合。

2.创伤性骨折的类型　①根据骨折的原因分为创伤性骨折、疲劳性骨折;②根据骨折的程度分为完全骨折和不完全骨折;③根据骨折线的形态又可分为横形骨折、斜形骨折、螺旋形骨折、粉碎性骨折和撕脱骨折等;④儿童特有的骨折类型:青枝骨折和骨骺损伤。青枝骨折是由于骨内钙盐沉积较少而柔韧性较大,骨折仅表现为骨皮质和骨小梁皱褶、凹陷或隆起而无断离。类似去折断新鲜的嫩树枝一般。常见于四肢长骨骨干,属于不完全骨折。骨骺损伤也称骨骺分离,是骨骺愈合之前骺板区域发生的创伤。骨骺损伤可能造成肢体短缩或成角畸形等后遗症。见图 4-2-1。

3.长骨骨折的 X 线表现 ①骨折的基本 X 线表现:骨折的断端多为不整齐的断面,X 线片上呈不规则的透亮线,称为骨折线。在骨皮质部位显示清楚整齐,在骨松质部位则表现为骨小梁中断、扭曲和错位。X 线中心线恰好穿过骨折部位时,骨折线显示清晰。否则骨折线可能显示不清楚,甚至难以发现。②骨折位置关系的影像学描述:对位和成角。骨折远侧断端向侧方或前后方移位,称为对位不良;骨折远侧断端向某一方向倾斜,两断端中轴线交叉成角称为对线不良;如果骨折两断端没有分离反而相互嵌入,则为嵌入性骨折;骨折远侧断端围绕纵轴发生旋转,称为旋转移位。

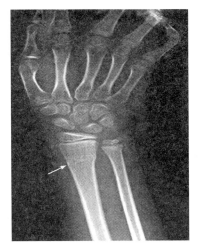

图 4-2-1 青枝骨折
骨皮质皱褶,骨小梁扭曲(箭头)

4.诊断与鉴别诊断 诊断时首先要判断有无骨折,应熟悉各部位正常 X 线表现、先天变异及骨骺闭合之前的 X 线表现;其次要判断骨折移位情况,通常以骨折近侧断端的位置为标准描述远侧端的位置变化情况。根据外伤病史和 X 线平片可以诊断绝大多数骨折。长骨骨折需要与滋养血管沟鉴别。儿童骨骺分离时需要与正常骺板鉴别,可以加照正常侧肢体对比鉴别。股骨颈等部位骨折无明显移位时,须与嵌入性骨折鉴别。必要时需借助 CT 或 MRI。CT 有助于显示复杂部位骨折线。MRI 可以敏感地显示创伤造成的骨内水肿信号,有助于发现轻微骨折。

5.骨折的合并症和后遗症 ①骨折经治疗后,若超过正常愈合所需的时间仍未愈合,称为延迟愈合。骨折已半年以上,骨折断端仍有异常活动,断端髓腔被新生骨封闭,表面光滑,即为骨折不愈合。②患肢长期不活动可引起废用性骨质疏松,延缓骨折的愈合。③骨折端没有合适的复位而发生畸形愈合。④创伤时骨折附近的血管断裂,引起骨的缺血性坏死。⑤关节软骨损伤后引起关节软骨和软骨下骨质的进一步退行性改变和破坏。⑥骨折后附近软组织血肿处理不当而发生机化和骨化。⑦感染。⑧神经、血管损伤。

6.常见四肢骨折的 X 线平片表现 ①肱骨外科颈骨折:指肱骨解剖颈下 2～3cm,中老年人多见,可分为裂隙样骨折、外展骨折和内收骨折三型,常合并大结节撕脱骨折。②肱骨髁上骨折:指肱骨干与肱骨髁交界处发生的骨折,儿童多见,易损伤神经血管。根据损伤机制分为伸直型和屈曲型。③柯莱斯骨折:指距离桡骨远端关节面 2.5cm 以内的骨折。骨折远侧断端向桡背侧移位和向掌侧成角,可以合并尺骨茎突撕脱骨折和下尺桡关节分离。④股骨颈骨折:分嵌入型骨折和错位型骨折。错位型股骨颈骨折多见。由于不易显示骨折线,嵌入型骨折容易漏诊,要仔细观察骨小梁和皮质是否连续。见图 4-2-2～图 4-2-4。

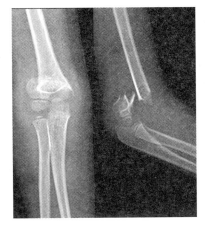

图 4-2-2 右肱骨髁上骨折(伸直型)
远侧断端向背侧倾斜,骨折向掌侧成角

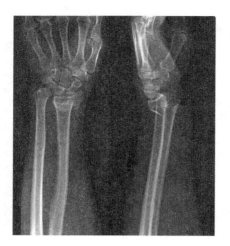

图 4 - 2 - 3　右腕柯莱斯骨折
骨折线距关节面 1cm,骨折远端桡、
背侧移位、掌侧成角

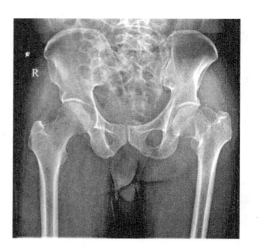

图 4 - 2 - 4　右股骨颈骨折(错位型)

(二)关节脱位

关节脱位(dislocation of joint)为关节组成骨之间正常解剖关系的异常改变。常为外伤导致。关节脱位后,关节囊和相关韧带发生挫裂伤、可伴有血管或神经损伤。受累关节常肿胀并出现明显畸形。如果脱位时关节内血管断裂,可能发生骨质的缺血坏死或骨性关节炎。根据脱位的程度,可分为脱位或半脱位。

1.关节脱位的 X 线表现　完全脱位表现为关节组成诸骨的关节面对应关系完全脱离或分离。半脱位 X 线表现为关节间隙失去正常均匀的弧度,而分离移位,宽窄不均。关节脱位常并发撕脱骨折、关节囊和韧带损伤。由于软组织分辨率较低,X 线片仅显示关节肿胀征象。

2.常见关节脱位的 X 线表现　①肩关节脱位:肩关节活动范围大,关节盂浅,易因外伤而脱位。根据肩关节损伤机制可分为前脱位和后脱位。关节囊前下部缺少韧带和肌腱的加强,故肱骨头前脱位多见。肩关节脱位常并发肱骨大结节或肱骨颈骨折。②肘关节脱位:多因肘关节过伸引起,常为后脱位。可并发肱骨远端和尺骨鹰嘴骨折和血管神经损伤。见图4-2-5。

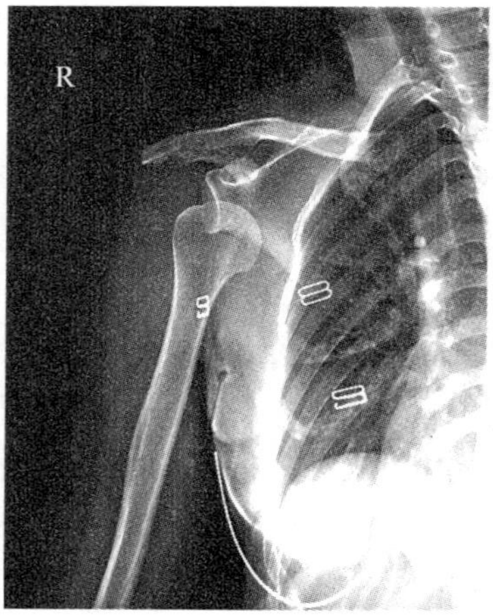

二、呼吸系统疾病

(一)正常胸部 X 线平片表现

胸部 X 线平片是呼吸系统疾病诊断的基本检查手段。尽管 CT 检查有着平片无法比拟的优势,但是基于 X 线平片方便快捷,征象可靠,诊断经验丰富,目前仍然是临床常用的影像检查项目,也是临床医师应该掌握的基本技能。正常胸部 X 线影像是胸腔内、外各种组织和器

图 4 - 2 - 5　右肩关节脱位
肱骨头位于关节盂的前下方

官的重叠影像。熟悉各种结构的正常及变异的 X 线表现是胸部影像诊断的基础。见图 4-2-6。

1.胸廓

（1）软组织：①与锁骨上缘平行的薄层软组织阴影，厚约 3～5mm 的锁骨上皮肤皱褶，为锁骨上缘皮肤与皮下软组织投影。②胸大肌在肌肉发达的男性，在两肺中部的外侧形成扇形均匀致密影，下缘清楚，呈斜行曲线由肺野伸向腋部。一般右侧明显。③女性乳房和乳头在两肺下野形成半圆形高密度阴影并向外上方伸至腋部。下缘清楚，上部密度逐渐变淡。乳头可形成两侧下肺野对称的小圆形致密阴影

（2）骨骼：①肋骨起自胸椎两侧。肋骨前端为肋软骨，肋软骨钙化后形成斑点及斑片状的高密度阴影。肋骨在 X 平片中常用来做定位标志。肋骨有时可见先天变异。

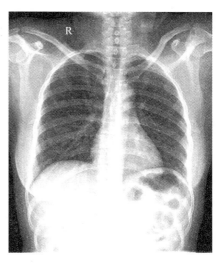

图 4-2-6 正常胸片（女性）

②锁骨位于两肺上部。锁骨内侧的下缘在菱形韧带附着处有一凹陷，称菱形窝，不可误认为骨破坏。③胸骨。大部分胸骨与纵隔阴影重叠，仅有胸骨柄两侧可突出于纵隔阴影之外。容易误诊为淋巴结或肺内病变。④胸椎。第一至第四胸椎因与气管的透亮阴影重叠故可显示。胸椎横突远端对称排列于纵隔阴影之外，区别于增大的淋巴结。

2.气管和支气管

（1）气管位于上纵隔中部，可轻度右偏。

（2）支气管及其分支：两侧主支气管可以显示。左右主气管分叉略偏右，分叉角度为 60°～85°。主支气管以下的分支在胸部平片上不能显示。

3.肺

（1）肺野：在胸部平片上两侧肺部表现为透明的区域，称为肺野。将一侧肺野用弧线纵向分成三等分，分别称为内、中、外带。沿横轴的划分是从第二、四肋骨的前端下缘作两条水平线，将肺部分为上、中、下三野。

（2）肺门与肺纹理：肺门阴影由肺动脉、肺静脉、支气管和淋巴组织的投影构成，主要成分为肺动脉和肺静脉。左肺门比右肺门通常高约 1～2cm。肺纹理呈放射状分布，由肺门向外逐渐变细。肺纹理主要由肺动脉、肺静脉组成，以肺动脉投影为主。支气管、淋巴管及少量结缔组织也参与肺纹理的形成。

4.胸膜 正常胸膜一般不显影。但在胸膜反褶处，或者当叶间裂处与 X 线平行时，胸膜可以显影。叶间胸膜投影分为斜裂和水平裂，呈光滑细线状影。斜裂分隔上下肺叶，在侧位片上显示。右侧斜裂起自第五胸椎水平，左侧斜裂约起自第三至第四胸椎平面。斜裂自后上向前下方走行，下缘达膈面前部。水平裂位于右肺，分隔右肺上叶和中叶。在正位片上，水平裂由肺门外侧接近水平走行，约在第四肋或第四前肋间水平。侧位片上水平裂后端起自斜裂中部稍偏上，向前且稍向下行走至肺的前缘。

5.纵隔 一般将纵隔分为前、中、后部及上、中、下部，从而把纵隔分为九个分区。中纵隔相当于气管、主动脉弓和心脏的区域，其前方为前纵隔。食道前缘为中后纵隔的分界线。自胸骨柄下缘至第四胸椎椎体下缘做一连线，肺门下缘再作一水平线，两线在侧位片上将纵隔分为

上、中、下三部分。

6.膈肌　在正位片上,膈肌呈圆顶状。膈与侧胸壁间形成尖锐的肋膈角,其中后肋膈角的位置低而深。通常右膈较左膈高 1~2cm。平静呼吸时,膈肌运动幅度约 1~2.5cm,深呼吸时达 3~5cm。两侧膈肌运动幅度大致相同。

(二)肺部炎症

肺炎(pneumonia)是呼吸系统常见病。X 线检查可为发现病变、确定病变部位和范围、观察病变动态变化提供依据。因而在肺炎的诊断和鉴别诊断中占重要地位。肺炎有多种分类方法。根据肺炎的部位可分实质性肺炎和间质性肺炎,实质性肺炎可分为大叶肺炎和小叶肺炎。根据炎症的病理类型又可分为渗出性炎症和化脓性炎症等。

1.大叶性肺炎　大叶性肺炎为细菌引起的急性肺部炎症,主要致病菌为肺炎球菌。本病多见于青壮年,由于医疗条件的改善和抗生素的使用,现在典型的大叶性肺炎较少见。

(1)临床病理基础:病变部位主要在肺泡。其病理改变可分为 4 期:①充血期:肺泡壁毛细血管扩张、充血,肺泡腔内有浆液渗出;②红色肝样变期:肺泡腔内有大量纤维蛋白及细胞渗出,使肺组织实变,剖面呈红色肝样;③灰色肝样变期:肺泡腔内红细胞减少而代之以大量的白细胞,肺组织剖面呈灰色肝样;④消散期:肺泡内的炎性渗出物被吸收,肺泡腔重新充气。

临床上起病急,以突然高热、恶寒、胸痛、咳嗽、咳铁锈色痰为临床特征。实验室检查白细胞总数及中性粒细胞明显增高。

(2)X 线平片表现:①充血期:由于很多肺泡尚充气,往往无明显异常征象或仅见局部肺纹理增强、肺野透亮度减低。②红色肝样变期及灰色肝样变期:表现为大片状均匀的致密阴影,形态与肺叶的轮廓相符合。实变的肺组织内有时可见透亮的支气管影,称空气支气管征或支气管气像。病变可局限在肺叶的一部分或某一肺段。③消散期:表现为实变阴影的密度不均匀减低,呈散在斑片状阴影。进一步吸收后病变区出现条索状阴影,其后仅见增粗的肺纹理,逐渐恢复正常。见图 4-2-7。

(3)鉴别诊断:对不典型的大叶性肺炎,X 线胸片上需要与下列疾病鉴别:①浸润型肺结核:临床上有结核中毒症状,病程较长,变化慢。上肺多见。病灶内常可见处于不同病理时期的基本病变(渗出性病变、增殖性病变、纤维化、钙化和空洞等)以及肺结核沿支气管在其他肺组织播散的征象。②阻塞性肺不张:缺乏急性炎症中毒症

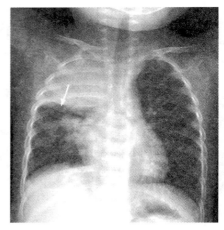

图 4-2-7　右肺上叶大叶性肺炎
右肺上叶大片均匀致密阴影,下缘为水平叶间裂(箭头)

状。肺门增大,可见肿块影。支气管含气征象消失。鉴别困难时可借助 CT 显示支气管阻塞原因。

2.支气管肺炎　支气管肺炎又称小叶性肺炎。病原体可为细菌性,亦可为病毒性,以细菌性比较常见。

(1)临床病理基础:病原菌先引起支气管和细支气管炎,以终末细支气管病理变化较重。支气管黏膜充血水肿及浆液性渗出。炎症以小叶支气管为中心,经过终末细支气管延及肺泡,并可经孔氏孔及兰勃孔蔓延至邻近小叶。细支气管炎易导致不同程度的阻塞,引起小叶性肺

气肿或肺不张。

　　临床上有发热、咳嗽、呼吸困难及胸痛等;胸部听诊有中、小水泡音。发生于极度衰竭的老年人时,体温可不升高,血白细胞计数也可不增多。

　　(2)X线平片表现:①肺纹理增强,边缘模糊;②斑片状阴影:病灶沿支气管分布,呈斑点状或斑片状密度增高阴影,边缘较淡且模糊不清,小斑片状阴影可融合成片状甚至大片状;③肺气肿:支气管炎性阻塞时,可引起代偿性肺气肿,表现为肺野透亮度增高;④空洞:炎症液化坏死可形成空洞,表现为斑片状阴影中可见环形透亮影。见图4-2-8。

　　(3)鉴别诊断:①不同病原菌引起的支气管肺炎:仅根据X线平片等影像学表现,难于鉴别支气管肺炎的病原性质;②浸润型肺结核:病灶多见于上肺,病灶内常可见处于不同病理时期的基本病变(渗出性病变、增殖性病变、纤维化、钙化和空洞等)是鉴别要点。

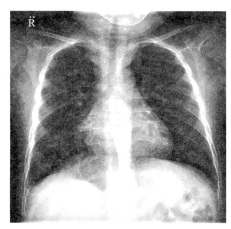

图4-2-8　双侧支气管肺炎
沿支气管分布的斑片状密度增高
阴影,边缘较淡且模糊不清

　　3.间质性肺炎　系肺间质的炎症,可由细菌或病毒感染所致,以病毒感染所致者较多见。小儿较成人多见。

　　(1)临床病理基础:炎症主要累及支气管血管周围和肺泡间隔等肺间质,而肺泡则很少或不被累及。肺间质内有水肿和淋巴细胞的浸润。病变常广泛累及两肺各叶。临床表现有发热、咳嗽、气急、发绀等,而呼吸系统体征较少。

　　(2)X线平片表现:①肺纹理增粗,纹理边缘模糊,以两肺下野明显。②网状及小点状阴影。网状阴影是肺间质性炎症的重叠影像,病变多分布于两肺下野及肺门周围。③弥漫性肺气肿。多见于婴幼儿。由于细小支气管炎症性梗阻而发生两肺弥漫性肺气肿。可见两肺野透光度增高,两膈肌低平,活动度减弱。

　　(3)鉴别诊断:间质性肺炎通常比肺泡渗出为主的肺炎诊断困难,病因诊断更为困难。X线平片中引起间质性肺炎的疾病可有相似征象。需结合病史、借助实验室检查和其他影像学手段鉴别诊断。

　　4.肺脓肿　是化脓性细菌所引起的破坏性疾病。液化、坏死和排出坏死物后形成空洞为其特点。

　　(1)临床病理基础:化脓性炎症引起肺组织坏死,坏死物液化可排出,有空气进入其内形成空洞。急性期肺脓肿的空洞周围有较厚的炎性浸润。若急性期经有效治疗,脓液顺利排出,空洞逐渐缩小而闭塞,周围炎症吸收消退。若肺脓肿迁延不愈,大量肉芽组织和纤维组织增生,使洞壁纤维性增厚而形成慢性肺脓肿。血源性肺脓肿常常多发。

　　急性肺脓肿起病急,有高热、寒战、咳嗽、胸痛等症状。发病后一周左右可有大量脓臭痰咳出。全身中毒症状明显。慢性肺脓肿以咳嗽、脓痰或脓血痰和胸痛为主要表现,白细胞总数可无明显变化。

　　(2)X线平片表现:①化脓性炎症早期,呈大片状实变和渗出性病变,边缘模糊;②坏死物排出后形成空洞,其内壁光滑或高低不平,可见液平面;③急性肺脓肿可伴有胸腔积液或胸膜增厚,也可引起脓胸或脓气胸;④急性肺脓肿转为慢性,外围炎症逐渐吸收,脓肿外缘和内壁逐渐变清楚;⑤病变好转时肺脓肿空洞内容物及液平面逐渐减少、消失。见图4-2-9。

(3)鉴别诊断:①在肺脓肿形成空洞之前,需与大叶性肺炎进行鉴别。大叶性肺炎按肺叶分布,肺脓肿则可跨叶分布。CT增强检查脓肿壁环形强化为肺脓肿特征性征象。②慢性肺脓肿空洞与肺结核空洞鉴别。结核空洞内多无气-液面,周围常有结核播散灶。③慢性肺脓肿空洞与肺癌空洞鉴别。肺癌空洞壁厚薄不均,内壁呈结节状凹凸不平,外缘可呈分叶状,常可见毛刺。

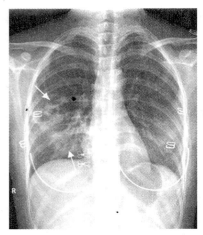

图4-2-9　右肺多发肺脓肿
右肺中叶多个环形影,内见短液平面(箭头)。邻近肺野见片状渗出性阴影(箭头)

(三)肺结核

肺结核(pulmonary tuberculosis)是由结核杆菌在肺内引起的慢性传染性疾病,是呼吸系统常见病。肺结核的诊断主要以临床症状、体征和痰培养以及胸部X线检查为依据。本节将重点介绍浸润性肺结核的X线平片诊断。

1.临床病理基础　肺内基本病变的性质可分为:①渗出性病变:表现为浆液性和纤维素性肺泡炎;②增殖性病变:表现为结核性肉芽肿形成;③变质性病变:表现为干酪坏死性炎症。渗出性病变、增殖性病变及变质性病变常同时存在于同一个病灶内,而以其中某一种为主,此为继发型肺结核的重要影像学特点。

肺结核的临床表现有咳嗽、咯血及胸痛。此外尚有全身中毒症状。痰检找到结核菌或痰培养阳性及纤维支气管镜检查发现结核性病变是诊断肺结核的可靠依据。结核菌素试验阳性有助于小儿肺结核的诊断。肺结核可伴有肺外结核。

目前,结核病分为以下五类:①Ⅰ型,原发型肺结核:为初次结核感染所致的临床病症,包括原发综合征和胸内淋巴结结核。②Ⅱ型,血行播散型肺结核:结核杆菌进入血液循环则可引起血行播散型肺结核。包括急性粟粒型肺结核和亚急性或慢性血行播散型肺结核。③Ⅲ型,继发型肺结核:为肺结核中的一个主要类型,包括渗出浸润为主型、干酪为主型和空洞为主型肺结核。④Ⅳ型,结核性胸膜炎:包括结核性干性胸膜炎、结核性渗出性胸膜炎和结核性脓胸。⑤Ⅴ型,肺外结核。

2.各型肺结核的X线表现

(1)原发型肺结核:①原发综合征:肺部原发灶、局部淋巴管炎和所属淋巴结炎三者合称为原发综合征。原发病灶在X线平片表现为斑片状或大片状影,边缘模糊;肺门淋巴结肿大,为结核性淋巴结炎。在两者之间可见条索状阴影,即为淋巴管炎。三者形成"哑铃状";②胸内淋巴结结核:原发综合征的肺内病灶减少或吸收后,仅见肺门或纵隔淋巴结增大。见图4-2-10。

(2)血行播散型肺结核:可分为急性粟粒型肺结核和亚急性或慢性血行播散型肺结核。①急性粟粒型肺结核:X线平片表现为两肺弥漫分布的粟粒样大小的结节状阴影。其特点为病灶分布均匀、大小均匀和密度均匀,即所谓"三均匀"。②亚急性或慢性血行播散型肺结核:X线平片表现为多发粟粒样阴影,分布不一、大小不一、密度不一,即所谓"三不均匀"。见图4-2-11。

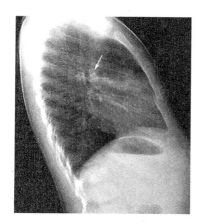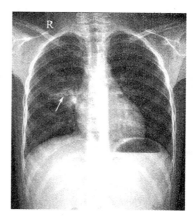

图 4 - 2 - 10　右肺上叶原发型肺结核

肺内片状影，边缘模糊；肺门淋巴结肿大，两者之间可见条索状阴影（箭头），即为淋巴管炎

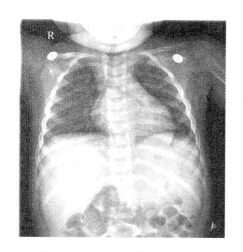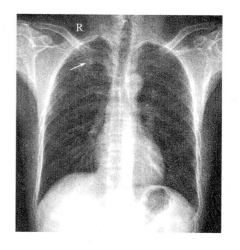

图 4 - 2 - 11　急性粟粒型肺结核

两肺弥漫分布粟粒样结节状阴影；

病灶分布均匀、大小均匀和密度均匀

图 4 - 2 - 12　右肺上叶浸润型肺结核

右肺上叶尖段斑片状和小结

节状阴影，边缘模糊（箭头）

（3）继发型肺结核：主要有以下三种类型。

【浸润型肺结核】

浸润型肺结核为成人最常见的继发型肺结核。由于机体的抵抗力降低，体内潜伏病灶中的结核菌再度活动，或外源性结核菌再感染形成浸润型肺结核。常见病理改变为肺内的炎性浸润，病变的外围部为渗出性炎症，中央部位可有干酪样坏死。当纵隔或肺门淋巴结结核破溃，大量的结核菌及干酪样物质经支气管进入肺内形成肺叶、肺段或小叶范围的干酪样肺炎。X线或CT影像表现可初步判断结核是否具有活动性。（见图 4 - 2 - 12）

浸润型肺结核的X线平片表现有：①部位：好发于上叶的尖、后段及下叶背段，尤其是上叶尖后段多见。②数量：可单发或多发，局限于一侧或两侧肺尖和锁骨下区。③密度：X线片中病灶多呈斑片状或云絮状阴影，边缘模糊。可见病灶溶解、空洞形成的低密度区，也可见硬结及钙化等高密度灶。④形态：病灶中还可见斑点状、条索状及空洞等多种形态的阴影。⑤肺内播散:病灶可沿支气管播散到其他肺野,呈大小不等的斑点状或斑片状影。

【干酪性肺炎和结核球】

干酪性肺炎 X 线平片表现为肺叶实变,轮廓较模糊,与大叶性肺炎相似,以上叶多见,可经支气管播散至下肺。结核球是干酪性病变被纤维组织所包围而成的球形病灶。好发于上叶尖后段与下叶背段。X 线平片呈圆形或椭圆形。大小多为 2～3cm。单发多见。结核球轮廓光滑,少数有浅分叶。密度较高且较均匀,钙化征象有助于定性诊断。

【慢性纤维空洞型肺结核】

浸润型肺结核迁延不愈,发展为本型。肺内发生多种病理改变。X 线平片包括渗出、增殖、干酪样坏死、空洞、纤维化和钙化等。由于广泛的纤维收缩,常使同侧肺门上提,肺纹理垂直向下呈垂柳状。

(4)结核性胸膜炎:分为干性及渗出性结核性胸膜炎。X 线平片中干性胸膜炎时显示肋膈角变钝,膈肌活动受限。也可无异常发现。渗出性结核性胸膜炎显示为游离性或包裹性胸腔积液。

(四)肺癌

肺癌(lung cancer)是最常见的恶性肿瘤之一。原发性肺癌术前 X 线诊断与术后病理组织学诊断符合率为 85%～90%,因此 X 线平片是肺癌首选的影像检查方法。CT 检查用于肺癌的鉴别诊断及分期,也是早期发现和确诊的重要方法。本节重点介绍肺癌的 X 线平片诊断。

1.临床病理基础　按照组织发生和分化情况将肺癌分成三类。来自支气管表面上皮的癌、来自神经内分泌细胞的癌和来自细支气管 Clara 细胞Ⅱ型肺泡细胞的癌。据肿瘤的发生部位,肺癌分为中央型、周围型和弥漫型。中央型肺癌是指发生于肺段或肺段以上支气管的肺癌。周围型肺癌是指肿瘤发生于肺段以下支气管的肺癌。弥漫型肺癌是指肿瘤在肺内弥漫性分布,表现为多发结节、多发粟粒或实变性病灶。

主要临床表现为咯血、刺激性咳嗽和胸痛。间断性痰中带有少量血丝是本病的重要临床表现。中央型肺癌的临床症状较周围型肺癌出现早而明显。

2.中央型肺癌的 X 线平片表现

(1)早期中央型肺癌:①可以没有任何异常表现;②阻塞性肺炎:出现斑片及条索状阴影;③阻塞性肺不张:出现肺叶或肺段的肺不张阴影。

(2)进展期肺癌:①直接征象,即肿瘤瘤体征象。肺门肿块阴影常位于一侧肺门,突向肺野,边缘清楚。如果与邻近阻塞性肺炎或阻塞性肺不张阴影分界不清或重叠,则肺门区肿块阴影边缘模糊不清,难以识别。②间接征象,有以下四种表现:阻塞性肺气肿表现为肺叶体积增大,透光度增加,肺纹理稀疏;阻塞性支气管扩张表现为肺叶或肺段范围内的带状及条状高密度阴影;阻塞性肺炎表现为局限性斑片状阴影或肺段、肺叶实变阴影;肺不张提示发生支气管完全阻塞。见图 4-2-13、图 4-2-14。

(3)中央型肺癌转移表现:①中央型肺癌转移到邻近的肺门淋巴结引起肺门阴影增大;②纵隔淋巴结转移引起纵隔阴影增宽;③胸腔积液、肋骨破坏等。

(4)鉴别诊断:①肺炎或浸润型肺结核与中央型肺癌阻塞性肺炎:肺炎和肺结核支气管无狭窄,肺门无肿块,CT 有助于显示。大叶性肺炎可见含气支气管征象。肺结核的肺门纵隔淋巴结可见钙化征象。这些征象有助于同肺癌鉴别。②炎性或结核性肺不张与中央型肺癌阻塞性肺不张:炎症和结核导致的肺不张无肺门肿块。结核性肺不张常见支气管扩张和钙化。中央型肺癌常伴有肺门纵隔淋巴结增大。

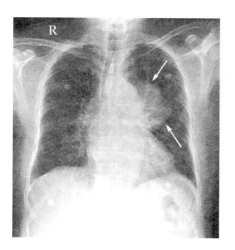

图 4 - 2 - 13　左肺中央型肺癌

左肺门分叶状肿块，边缘清晰（箭头）

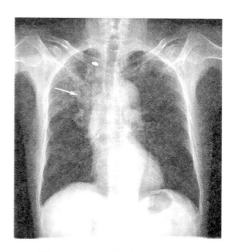

图 4 - 2 - 14　右肺中央型肺癌

右肺门肿块（箭头）伴阻塞性肺炎

3. 周围型肺癌的 X 线平片表现

（1）早期肺癌：①肺内 2cm 以下的结节阴影，有分叶，边缘模糊；②磨玻璃密度小片状阴影。

（2）进展期肺癌：①肿瘤多在 3cm 以上，小泡征为肿瘤内残留少量正常肺组织导致的小点状低密度区。②肿瘤密度一般比较均匀。较大的肿瘤可形成空洞。癌性空洞的特点为偏心性厚壁空洞，内缘凹凸不平。③肿瘤的边缘：多数肿瘤的边缘毛糙，显示分叶征。④肿瘤侵犯支气管引起阻塞性肺炎，表现为肿瘤周围的斑片状阴影。⑤胸膜改变：瘤体内的瘢痕组织牵拉邻近的脏层胸膜引起胸膜凹陷征，表现为肿瘤与胸膜间的线形或幕状阴影。见图 4 - 2 - 15。

（3）周围型肺癌转移表现：①肺内多发结节影；②肺门和纵隔淋巴结肿大；③胸腔积液、胸膜结节及胸椎及肋骨破坏等。

（4）鉴别诊断：①结核球：特点为边缘光滑清楚，无分叶或分叶较浅，可有点状或斑片状钙化及卫星灶；而

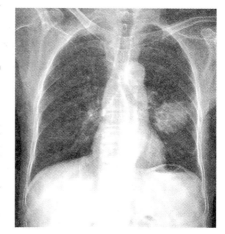

图 4 - 2 - 15　左肺周围型肺癌

左肺橄榄形肿瘤，密度较均匀

周围型肺癌的特点是有空泡征，边缘毛糙、有分叶征和胸膜凹陷等。CT 诊断正确率要显著高于 X 线片。②错构瘤：良性病变，边缘光滑清楚，有浅分叶或无分叶，病变内有脂肪及钙化。CT 诊断正确率要显著高于 X 线片。

4. 弥漫型肺癌的 X 线平片表现　具有多样性：①两肺多发弥漫结节，呈粟粒大小至 1cm 不等；②两肺多发斑片状阴影；③肺叶、段的实变影像。

部分弥漫型肺癌与肺炎鉴别困难。病变经抗感染治疗不吸收，有淋巴结肿大，均有助于与肺炎鉴别。

（五）肺转移瘤

肺是转移瘤最好发的部位之一。头颈部、乳腺、消化系统、肾、睾丸、骨等部位的恶性肿瘤均易转移到肺部。肺转移瘤的转移途径主要有血行和淋巴道转移。血行转移最为常见，到达肺小动脉及毛细血管的瘤栓浸润并穿过血管壁，在周围间质及肺泡内生长，形成转移瘤灶。淋巴道转移是肺小动脉及毛细血管的瘤栓侵入支气管血管周围淋巴管，在淋巴管内形成多发的小结节病灶，并通过淋巴管向肺部播散。

肺转移瘤 X 线平片表现：①两肺多发结节及肿块阴影，以两肺中下肺野常见；②小结节及粟粒病变多见于甲状腺癌、肝癌及胰腺癌；③成骨肉瘤和软骨肉瘤的肺转移瘤可有钙化；④淋巴道转移表现为网状及多发细小结节阴影；⑤纵隔、胸膜、胸壁恶性肿瘤可直接侵犯肺组织。

（六）气胸

气胸(pneumothorax)是指空气进入胸膜腔，改变了胸膜腔的负压状态，肺可部分或完全被压缩。空气进入胸膜腔的途径是壁层胸膜或脏层胸膜破裂。

1.临床病理基础　气胸产生的机制主要为两个方面：①肺组织本身存在病变，如肺气肿、肺结核等，导致肺表面的脏层胸膜破裂。无明显的肺或支气管病史，在突然用力时使肺内压突然升高，致肺泡及脏层胸膜破裂形成气胸，称为自发性气胸。②胸壁外伤或医疗行为使气体通过壁层胸膜进入胸膜腔。如果胸膜腔内气体与液体并存则称为液气胸。气胸及液气胸的主要临床表现为突发的呼吸困难及胸痛。

2.X 线平片表现

(1)进入胸膜腔的气体呈低密度，内部完全没有肺纹理阴影，与压缩的肺组织和胸壁对比明显。如果胸膜腔没有胸膜黏连，站立位时游离的气体位于胸膜腔顶部或胸膜腔上部。肺尖部少量游离气体容易漏诊。

(2)肺组织受压萎缩，肺透光度减低。肺组织与胸膜腔内气体之间可见边缘光滑的肺缘，是诊断气胸的可靠征象。见图 4-2-16。

(3)胸膜腔内游离气体量不同，肺组织压缩程度不同，肺收缩的方向朝向肺门。大量气胸时单侧肺叶可完全收缩于肺门，呈边缘清晰的肿块样外观。

(4)患侧胸腔扩张，肋间隙增宽，横膈受压下移，纵隔向健侧移位。

3.鉴别诊断　气胸有时需要与肺表面的肺大泡鉴别。肺表面肺大泡虽也可类似气胸，但肺大泡位置固定，外形体积短期内无明显变化。CT 有助于鉴别诊断。

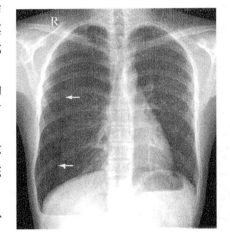

图 4-2-16　右侧气胸
右侧肺缘清晰(箭头)，其外围为透亮的气体影，内无肺纹理

（七）胸腔积液

多种疾病可累及胸膜产生胸腔积液(pleural effusion)。X 线检查能明确积液的存在，但难以区别液体的性质。胸腔积液因液量的多少和所在部位的不同，而有不同的 X 线表现。胸腔积液按照积液位置以及周围胸膜情况分为游离性胸腔积液、包裹性胸腔积液、叶间积液和肺底积液。这里重点介绍游离性胸腔积液。

1.X 线平片表现

（1）少量积液：液体首先聚积于后肋膈角，故站立后前位检查难以发现，需使患者向一侧倾斜达 60°或取患侧在下的水平投照，才能发现液体沿胸壁内缘形成窄带状均匀致密影。液体量在 300ml 以上时，同侧肋膈角变平变钝。

（2）中量积液：液体量较多时，由于液体的重力作用而积聚于胸腔下部的肺四周，表现下肺野均匀致密，肋膈角完全消失，膈面不清。由液体形成的致密影的上缘呈外高内低的斜行弧线，此弧形线是由于胸腔内负压状态、液体的重力、肺组织的弹性、液体的表面张力等作用所致。实际上液体的上缘是等高的，但液体的厚度是上薄下厚，液体包绕肺的周围，当摄影时，胸腔外侧处于切线位，该部液体厚度最大，因而形成外侧和下部密度高，内侧和上部密度低。见图 4-2-17。

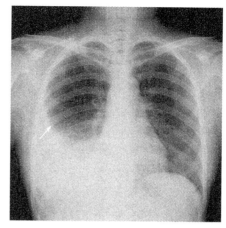

图 4-2-17　右侧胸腔中量积液

右肺下野致密，膈面消失；液面上缘外高内低（箭头）

（3）大量积液：患侧肺野均匀致密。有时仅见肺尖部透明，纵隔向健侧移位，肋间隙增宽。

2.鉴别诊断　①一侧肺不张：患侧肺野致密，同侧胸廓和肋间隙变窄；膈面升高；纵隔向患侧移位；②一侧毁损肺：患侧肺野致密，胸廓缩小。由于存在基础病，患侧肺内部密度可能不均匀；③一侧肺实变：患侧肺野致密，由于肺容积无明显改变，患侧胸廓和肋间隙无明显变化，纵隔无明显移位。

三、循环系统疾病

（一）心脏大血管的正常 X 线平片表现

在胸部平片上，心脏和大血管需借助含气肺组织的对比才能显示。心脏各房室和大血管在平片上的投影彼此重叠，仅能显示各房室和大血管的轮廓，不能见到其内部结构和分界。为了尽可能立体地辨认心脏和大血管的形态、位置和大小，通常选用不同投照体位进行观察。各种体位的正常心脏大血管 X 线平片表现如下：

1.后前位　心脏右缘上段为上腔静脉与升主动脉的投影。下段为右心房，右心房构成心脏大血管右缘的下 1/2。左心缘上段为向外突起的主动脉结。中段平直或轻度凹陷，为肺动脉段，由肺动脉干外缘或部分左肺动脉构成。下段最长且明显向左隆突，由左心室构成。心脏左缘下端为心尖部，呈锐角或垂直与膈面相接。肺动脉与左心室缘之间为左心耳，正常情况下 X 线片上不能显示。见图 4-2-18。

2.右前斜位　前方为右心室构成心缘；向上与肺动脉段相接。心影的后方左、右心房上下排列，难以分清其界限，最下端有时可见下腔静脉影。食管吞钡时受主动脉、左主支气管及左心房压迫形成三个压迹，借此可观察左心

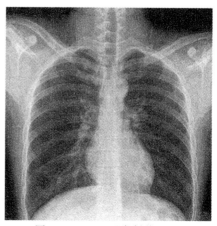

图 4-2-18　正常斜位心

房有无增大。右前斜位主要用于观察左房、肺动脉主干和右心室漏斗部。

3.左前斜位　　该位置 X 线投照方向与室间隔接近平行,两心室前后分布,几无重叠。前方的心缘为右心室;向上为肺动脉主干与主动脉。心后缘上段为左心房,下段为左心室。该位置主要观察左右心室,右心房和全部胸主动脉。对于显示左肺动脉、左心房及其与左主支气管的关系也有重要价值。

4.左侧位　　心影的前缘下段为右心室,上段为右心室流出道与肺动脉主干,然后与主动脉重叠;心后缘上段为左心房,下段为左心室。

(二)心脏各房室增大的 X 线平片表现

判定心脏增大的最简单方法为心胸比率法。心胸比率是正常吸气状态下心影最大横径与胸廓肋骨内缘之间最大横径之比。正常成人心胸比率为 0.5。0.51~0.55,0.56~0.60 及>0.60 分别为轻、中及重度心脏增大。心胸比率易受其他因素影响,如呼吸、肥胖等。

1.左心室增大　　常见于心肌病变、主动脉瓣关闭不全或狭窄、二尖瓣关闭不全以及部分先天性心脏病如室间隔缺损、动脉导管未闭等。后前位左心室段延长,心尖向下向左延伸;左前斜位左心室段向后向下突出,与脊柱重叠;侧位食管和左心室段之间的正常三角形间隙消失,心后间隙变窄。

2.右心室增大　　右心室增大常见的原因为肺动脉狭窄、肺动脉高压、房间隔缺损和法洛四联症等。后前位心脏横径增大,心室膈面增宽、心尖圆凸;右前斜位肺动脉段和漏斗部隆起。右心室段前缘呈弧形前突,心前间隙变窄;左前斜位心前缘下段向前膨隆,心前间隙下部变窄;侧位心前缘与前胸壁的接触面增大。

3.左心房增大　　左心房增大的主要原因为二尖瓣病变、心肌或心包病变等。左心房增大时,除向左右两侧突出外,向上还可压迫气管和支气管,向后可推压食管。后前位左房增大时,位于肺动脉段与左室段之间左心房耳部膨凸。一般情况下,左心房扩大主要向右侧膨凸,在心底部形成双重密度或突出右心缘形成双重边缘即所谓的双房影;向上则使气管隆凸角度开大;右前斜位食管中段受压、移位;左前斜位气管隆凸角度开大,左主支气管抬高。

4.右心房增大　　右心房增大可见于房间隔缺损、右心衰竭和三尖瓣关闭不全等。后前位心右缘下段向右膨隆。明显增大时,常伴上腔静脉增宽;左前斜位心前缘上段膨隆,超过心前缘长度一半。

(三)肺循环异常的 X 线平片表现

肺循环沟通左右心腔。心脏血流及功能异常可引起肺循环异常。正常胸部 X 线片肺纹理主要由肺动脉和肺静脉组成。

1.肺血增多　　也称肺充血。指肺动脉内血流量增多。表现为肺纹理增粗、增多,但边缘清楚、锐利。肺野透亮度正常。肺血增多常见于左向右分流的先天性心脏病,如房间隔缺损、室间隔缺损、动脉导管未闭等。亦见于体循环血量增加者,如甲状腺功能亢进。

2.肺血减少　　指肺动脉血流量的减少。主要表现为肺血管纹理纤细、稀疏。肺门缩小,肺动脉段平直或凹陷。肺野透亮度增加。肺血减少主要见于肺动脉瓣狭窄、肺动脉血栓栓塞、法洛四联症等。

3.肺动脉高压　　主肺动脉收缩压>4kPa(30mmHg),平均压>2.7kPa(20mmHg)即为肺动脉高压。表现为中心肺动脉扩张或搏动增强。肺动脉外围分支变细、扭曲。右室增大。多见于部分先天性心脏病和肺源性心脏病等。

4.肺静脉高压　　肺静脉压＞1.3kPa(10mmHg)即为肺静脉高压,表现为肺淤血。若＞3.3kPa(25mmHg)则为肺水肿。

(1)肺淤血:肺淤血是指肺静脉回流受阻,血液淤于肺内,表现为上肺静脉扩张,下肺静脉收缩。肺纹理增粗、增多,边缘模糊。肺野透亮度减低。常见原因为二尖瓣狭窄和左心衰竭等。

(2)小叶间隔线:肋膈角区可见 Kerley B 线,右侧多见,水平走行,长约 2～3cm,宽约 1mm。

(3)肺泡性肺水肿:渗出液主要积聚在肺泡内,多见于急性左心衰。X 线表现为两肺广泛分布斑片状阴影,在肺门两侧构成"蝶翼状"影。阴影在短期内变化大。

(四)X 线平片中心影增大及其外形的变化

部分心腔的增大,分别称为单发性和多发性心腔增大,四个心腔都有增大称全心增大或普大型心脏。由于不同心腔的增大,加之心脏转位和大血管的病变及继发改变,使心脏阴影呈现不同的外形,在 X 线平片诊断中,识别心脏大血管外形很重要。

1.二尖瓣型心脏　　又称梨形心。通常反映右心负荷增重或以其为主的心腔变化,右或/和左心缘不同程度扩大,心尖上翘。因右室增大向左后方推移左室,心脏旋转,致肺动脉段凸出,心腰丰满或弧形突出。同时主动脉弓旋转使主动脉结影缩小。此型常见于二尖瓣狭窄、房间隔缺损及各种病因所致的肺动脉高压等。见图 4－2－19。

2.主动脉型心脏　　又称靴形心。通常反映左心负荷增重或以其为主的心腔变化,左室段延长,心尖下移。左室增大并向右推移右室。主动脉弓开大,升主动脉右凸,主动脉结影增宽。同时肺动脉段及圆锥部向右转入纵隔影内,心腰凹陷。此型常见于主动脉瓣疾病、高血压心脏病或扩张型心肌病等。见图 4－2－20。

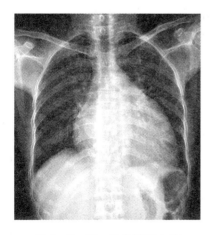

图 4－2－19　二尖瓣型心脏

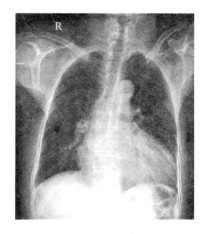

图 4－2－20　主动脉瓣型心脏

3.普大型心脏　　心影比较对称地向两侧增大,肺动脉段平直,主动脉结多属正常。为左、右心负荷均增加的心腔变化,或为心包积液等心外因素所致。常见于累及全心的心肌损害、大量心包积液或风湿性多瓣膜损害等。见图 4－2－21。

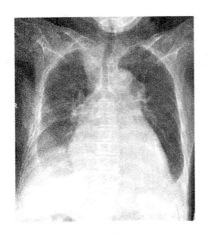

图4-2-21 普大型心脏

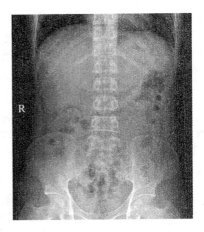

图4-2-22 正常腹部平片

四、消化系统疾病

(一)正常腹平片

腹部X线平片应包括整个腹部：上界可见双侧膈顶部，下界包括耻骨联合，侧缘包括两侧侧腹壁。腹部脏器密度差小，平片难以清晰分辨。但由于部分脏器有脂肪包绕，所以在平片上有时可以显示轮廓。见图4-2-22。

肝脏位于右上腹部，呈均匀致密阴影。肝左叶可达剑突下，有时可越过腹中线达胃底小弯侧。含气的胃泡可以衬托出肝左叶边缘。肝脏的右外侧缘紧靠右胸壁。下缘可达右肋腹部。肝脏上缘与右膈面相靠近，两者影像不可分开。偶尔可见膈下脂肪层形成一透明带，使肝脏顶部与膈分开。肝脏下缘周围有一透明间隙，因局部脂肪丰富，可使右肝叶下缘即肝三角清晰显示。肠腔有时位于横膈与肝脏之间，如系结肠，则称之为间位结肠。脾位于左膈下，靠近左外侧胸壁。长度约12~14cm，下极位于第十二肋骨下方。脾周围脂肪较多时，一般较易显示其内侧及下方的轮廓。脾下缘在正常情况下清晰可见。胰腺位置较深，在腹部平片上不能显示。肾脏位于胸12至腰3椎体水平之间，呈八字形位于脊柱两侧，在肾周脂肪较多时，可见肾脏轮廓。正常肾脏密度均匀，外缘光整，内缘中部稍内凹，为肾门所在。

正常消化道含气，部分区域得以显示。胃内气体在仰卧位时均匀地分布在胃体及胃窦部，立位时充盈在胃底部。十二指肠球部在立位时，有时可见一小液面。正常成年人小肠很少有气体停留，部分小肠肠曲有少量气体，但小肠内径正常。在立位观察时，有时小肠内短暂的短小液面形成。空肠位于左上腹，空肠上段有较密集的弹簧状皱襞，越往下皱襞越稀疏。回肠位于下腹中部和右侧部，肠径窄，环状皱襞稀疏。结肠内有气体及粪便。盲肠及升结肠位置较固定。横结肠及乙状结肠系膜较长，移动性较大。结肠和小肠在X线平片上的区分很重要。条件良好的平片，两侧肋腹部脂肪能清晰显示。正常可见四条透明线，在一般情况下也可见到两层，一是皮下脂肪层，二是腹膜外脂肪层，这两层脂肪较厚，易观察。腹膜炎腹腔积液时腹膜外脂肪线显示不清。

(二)消化道钡剂造影方法简介

由于缺乏对比，普通X线检查对胃肠道疾病的诊断价值有限。消化道钡剂造影是常用而有效的检查，尤其对于内镜无法到达的小肠。胃肠道造影所用的对比剂是硫酸钡。钡的原子量高，不易被X线穿透，在胃肠道内与周围组织形成鲜明对比。硫酸钡为白色粉末，不溶于水,不被胃肠道吸收,不引起中毒或过敏反应。但有胃肠道穿孔时禁用。

胃肠道钡剂造影应注意以下三点:①透视与照片结合,透视可从各个角度观察胃肠道影像,摄影除用于记录透视所见外,更有利于微小病变的显示;②形态与功能并重,形态变化为诊断的主要依据,但功能变化也有一定的参考意义;③触诊的使用,按摩及加压可造成胃肠道的不同充盈状态,触知胃肠道管壁是否柔软或僵硬、有无肿块、压痛及移动性。

按检查范围,消化道钡剂造影可分为:①上消化道造影:包括食管、胃、十二指肠;②小肠造影:包括空、回肠及回盲部的检查;③下消化道造影(结肠造影):包括全段结肠(含回盲部)和直肠。分为钡剂灌肠造影法和口服法钡剂造影,前者为检查结肠的基本方法。

按造影方法可分为传统的钡剂造影法和气钡双对比造影法。传统的钡剂造影法包括:①黏膜法:应用少量钡剂以显示黏膜皱襞形态、结构,为黏膜像;②充盈法:应用较多钡剂使受检部位完全充盈,显示其轮廓、形状和蠕动等,为充盈像;③加压法:适当压迫受检部位,推开较多的钡剂以显示病变的某些特征,为加压像。气钡双对比造影法:是先后引入气体与适量钡剂,使受检部之黏膜面均匀涂布一层钡剂,气体使管腔膨胀,充分延展肠壁,以显示黏膜面的细微结构及微小异常。由于在充分扩张的背景下能够显示消化道内壁的细微影像,气钡双对比造影成为消化道 X 线检查的主要方法。

为了检查小肠还可用小肠灌钡造影。将十二指肠导管置于十二指肠远端,在透视下于5～6min内灌注低浓度钡剂 500～600ml,观察小肠情况。一般 20～30min 可到达回盲部。

必须指出的是,行消化道检查前需做充分的消化道准备,包括禁食和清洁肠道。否则肠内容物严重干扰对比剂在黏膜面的涂布。

(三)食管癌

食管癌(esophageal carcinoma)是我国最常见的恶性肿瘤之一,也是食管最常见的疾病。对食管癌较简便、实用有效的 X 线检查方法是气钡双对比造影。它既能静态显示病变的形态、部位、大小、与周围器官的关系,又能动态显示食管的功能情况,具有 CT 等其他影像技术无可比拟的优势。

1.临床病理基础　病理学上食管癌以鳞状上皮癌多见,腺癌或未分化癌少见。早期食管癌是指癌仅浸润至食管黏膜和黏膜下层,且无淋巴结转移者为早期食管癌。中晚期食管癌是指癌肿已累及肌层或达外膜或外膜以外,有局部或远处淋巴结转移。分为以下五型:①髓质型:肿瘤向腔内外生长,管壁明显增厚,多累及周径大部或全部;②蕈伞型:肿瘤似蕈伞状或菜花状,呈卵圆形突入腔内,管壁周径大部分受累;③溃疡型:肿瘤呈累及肌层或穿透肌层的深大而不规则的溃疡;④硬化型:癌肿浸润食管全周,管腔呈环形狭窄;⑤腔内型:肿瘤体积大,呈息肉状,结节状或类球状向腔内生长,肿瘤局部的食管腔随其大小而扩大,无狭窄,本型少见。

2.X 线造影表现

(1)早期食管癌 X 线表现:①平坦型:食管边缘略显不规则,扩张性略差,黏膜面粗糙;②隆起型:黏膜呈不规则斑片状扁平隆起;③凹陷型:黏膜轻微不规则,正面为一个或多个大小不一不规则形浅钡斑,周围可见多数小颗粒样隆起。

(2)中、晚期食管癌 X 线表现:①髓质型:不规则充盈缺损,其表面有大小不等之龛影,管腔狭窄。病变上下缘与正常食管移行。②蕈伞型:偏心性的充盈缺损,表面黏膜破坏,有浅溃疡,病变与正常食管分界清楚。③溃疡型:食管腔内见较大的癌性龛影,溃疡边缘隆起呈火山口状,切线位呈半月征。周围食管壁僵直。④硬化型:食管腔呈向心性狭窄,长度在 3～5cm。

病变表面光滑、僵硬,与正常食管分界较清。狭窄上段食管扩张较明显。⑤腔内型:病变常较大,长度达 8～10cm,呈巨大息肉样或菜花样充盈缺损。黏膜皱襞破坏中断。病变巨大但狭窄梗阻征象不明显。见图 4-2-23。

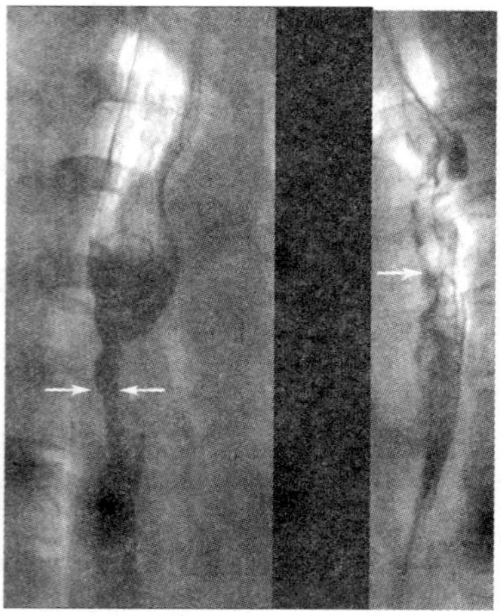

(四)胃溃疡

1.临床病理基础　胃溃疡(ulcer of the stomach)常单发,多在小弯与胃角附近,其次为胃窦部。病理改变主要为胃壁溃烂缺损,形成壁龛。溃疡先从黏膜开始并逐渐向深部侵犯,甚至穿透浆膜。溃疡多呈圆形或椭圆形,直径多 2cm,深为 0.5～1cm。溃疡口部周围呈炎性水肿。临床症状主要是周期节律性上腹痛以及消化不良等非特异性症状。

2.X 线造影表现

(1)直接征象:钡剂充填胃壁缺损处的直接投影,称为龛

图 4-2-23　中段食道癌
左为充盈像,食道不规则狭窄(箭头);
右为黏膜像,黏膜破坏征象(箭头)

影,多见于胃小弯侧。龛影周围黏膜改变有如下表现:①黏膜线:为龛影口部一条宽 0.1～0.2cm 的光滑整齐的透明线;②项圈征:龛影口部的透明带,宽 0.5～1cm;③狭颈征:龛影口部明显狭小,使龛影犹如具有一个狭长的颈;④龛影周围黏膜皱襞呈车轮状向口部集中。

(2)间接征象:①痉挛性改变:溃疡对侧胃壁的痉挛凹陷,呈指压征;②空腹胃液增多;③胃蠕动的变化:蠕动增强或减弱,张力增高或减低,排空加速或延缓。

(五)胃癌

1.临床病理基础　胃癌(gastric carcinoma)是发生在胃黏膜上皮和腺上皮的恶性肿瘤。胃癌的组织学类型为腺癌、黏液腺癌、印戒细胞癌、低分化癌和未分化癌,以腺癌多见。胃癌以胃窦、小弯和贲门区常见。胃癌的影像学检查多以钡餐造影检查为主。双重对比造影可以显示黏膜面的细微结构的改变,能早期发现黏膜病变。

按病变程度可分为早期胃癌和进展期胃癌。本节主要介绍进展期胃癌。进展期胃癌的大体形态分为三型:①蕈伞型:癌瘤向胃腔内生长,表面大多高低不平,如菜花样,与周围胃壁有明确的分界;②浸润型:癌瘤沿胃壁浸润生长,常侵犯胃壁各层,使胃壁僵硬,弹性消失。黏膜表面平坦而粗糙,与正常区分界不清,病变可只侵犯胃的一部分,但也可侵及胃的全部,形成"革囊状胃";③溃疡型:癌瘤常深达肌层,形成大而浅的盘状溃疡,其边缘有一圈堤状隆起称环堤。溃疡型癌又称恶性溃疡。

2.X 线造影表现

(1)早期胃癌:低张双重对比造影中肿瘤既可以呈息肉样隆起或明显凹陷,也可显示为不明显的隆起或凹陷。

(2)进展期胃癌:①充盈缺损:缺损边缘轮廓不光整,形态不规则或呈分叶状,表面不光滑,可形成小的溃疡龛影。②腔内龛影:切线位上龛影位于轮廓之内,多呈不规则盘状或半月状,外缘平直,内缘不整,周围环绕宽窄不等的透亮带,呈"环堤征"。龛影周围有聚集的黏膜,但至龛影边缘时黏膜杵样增粗或中断。腔内半月形龛影及其周围透亮的环堤,称"半月综合征"。③黏膜改变:胃黏膜皱襞局限性破坏、中断,周围黏膜粗大、僵直。④胃轮廓和功能改变:胃腔变形,边缘不整齐;胃壁僵硬;病变部位蠕动减弱或消失。

(六)结肠和直肠癌

结肠、直肠癌(colon and rectum carcinoma)发病率在消化管肿瘤中仅次于胃癌和食管癌。结肠癌多发生在乙状结肠,与直肠癌共约占70%,男性多见,40~50岁好发。

1.临床病理基础　病理上分为四型,即增生型、溃疡型、浸润型和混合型。组织学以腺癌多见,亦可为腺鳞癌。临床症状有便血、腹痛、梗阻及腹部肿块等。直肠、乙状结肠与盲肠的肿瘤临床表现很不相同,前者表现环行狭窄,并出现便血、排便习惯改变及梗阻症状;后者肿瘤可以很大而不阻塞肠管,因此临床表现以贫血和体重减轻为主,可有右下腹部肿块。气钡双重对比造影检查是常用的X线检查方法。

2.X线造影表现　①充盈缺损:轮廓不规则,黏膜皱襞破坏消失;②龛影:形状多不规则,边缘多不整齐;③肠管狭窄:狭窄可偏于一侧或环绕整个肠壁,形成环状狭窄;④功能改变:肠壁僵硬平直,结肠袋消失,蠕动消失。

(七)肝癌

肝细胞癌(hepatocellular carcinoma),通常亦称为原发性肝癌或肝癌,是成人最常见的肝脏原发恶性肿瘤,男性多见。发病与乙型肝炎和肝硬化密切相关。

1.临床病理基础　病理学上分三型:巨块型,≥5cm,最多见;结节型,每个癌结节<5cm;弥漫型,弥漫小结节分布全肝。原发性肝癌主要由肝动脉供血。肝细胞癌容易侵犯门静脉和肝静脉而引起血管内癌栓或肝内外血行转移;侵犯胆道引起阻塞性黄疸;淋巴转移可引起肝门及腹主动脉或腔静脉旁等处淋巴结增大;晚期可发生肺、骨骼、肾上腺和肾等远处转移。早期无临床症状和体征,中晚期表现为肝区疼痛、上腹部肿块、消瘦乏力、黄疸等。实验室检查AFP多为阳性。

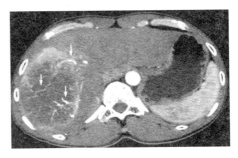

图 4-2-24　巨块型肝癌
类圆形肿块膨胀性生长,边缘清晰。
增强扫描动脉期显示多条肿瘤血管(箭头)

2.CT表现

(1)巨块型和结节型平扫表现为单发或多发、圆形或类圆形肿块,边缘有假包膜则肿块边缘清晰光滑,这是肝细胞癌CT诊断重要征象。巨块性肝癌周围可出现小的结节灶,称为子灶。见图4-2-24、图4-2-25。

(2)弥漫型者结节分布广泛,境界不清。肿块多数为低密度,少数表现等密度或高密度。见图4-2-26。

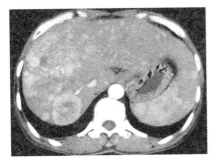

图 4-2-25　结节型肝癌
多发结节,大小不一,边缘清晰(箭头)

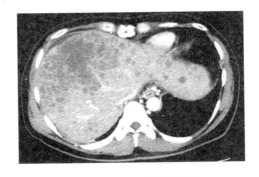

图 4-2-26　弥漫型肝癌
弥漫小结节分布全肝

（3）动态增强扫描：动脉期肝癌出现明显的斑片状、结节状早期增强；门静脉期肿瘤增强密度迅速下降。平衡期肿瘤增强密度则继续降低。全部增强过程表现"快显快出"现象。

（4）其他CT征象：门静脉、肝静脉及下腔静脉内癌栓形成。侵犯胆道系统引起胆道扩张。肝门部或腹膜后淋巴结转移。远处器官转移瘤。

3. 诊断与鉴别诊断　肝实质软组织肿块，肿瘤边缘有假包膜。CT多期增强扫描呈"快显快出"特点。支持肝细胞癌的诊断。经常需要鉴别的疾病有：①血管瘤：动态增强扫描显示渐进性强化特点；②肝硬化结节：无肝动脉供血，增强扫描无明显强化表现；③转移性肝癌：一般为多发性病灶，肿块边缘增强，中央多出现无增强的坏死区，形成典型的"牛眼征"。

（八）肝硬化

1. 临床病理基础　肝硬化（cirrhosis）病因很多，我国主要继发于肝炎。在各种病因的作用下，肝细胞大量变性坏死，正常肝细胞代偿增生，形成许多再生结节。肝内纤维组织广泛增生。最终肝小叶结构和血液循环途径被改建，肝脏变硬、体积缩小。

肝硬化临床上早期可无明显症状，后期可出现不同程度的腹胀、消化不良、消瘦、乏力、贫血、黄疸及门静脉高压相关症状。实验室检查血清转氨酶升高，白蛋白/球蛋白比例倒置。

2. 超声表现

（1）肝脏外形：肝硬化早期肝脏肿大；晚期不规则萎缩变形。

（2）肝实质改变：肝实质回声弥漫性增强，呈密集的中、小光点或粗大光点。回声不均，可见不规则的强回声条索、斑片，在高回声区可见小片低回声区。见图4-2-27。

（3）肝表面：肝包膜增厚，回声增强，厚薄不均；肝边缘凹凸不平，呈结节状、锯齿状或台阶状变化。

（4）肝内血管变化：肝硬化早期肝内外血管变化不显著。肝硬化后期可见肝内血管粗细不均匀，扭曲、紊乱，甚至因为血管闭塞而不能显示，提示肝脏纤维化，肝血流量减少。

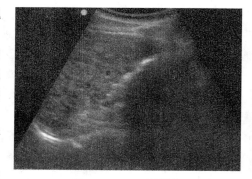

图4-2-27　肝硬化
肝实质回声不均，弥漫性增强，
呈现粗大光点；肝缘不光整

（5）门静脉高压：脾肿大；门静脉主干内径＞13mm；脾静脉内径＞8mm；腹水为带状无回声区。

（6）胆囊变化：胆囊壁增厚或呈双壁征象，两层高回声带之间存有低回声。

3. 诊断与鉴别诊断　早期肝硬化影像学缺乏特异性。中晚期肝硬化出现典型的肝脏大小、形态、回声密度或信号异常以及脾大、门静脉高压改变等征象，声像图容易显示。再生结节有时需与肝癌鉴别，CT动态增强以及MRI T_2WI 低信号有助于鉴别。

（九）胆囊结石症

1. 临床病理基础　在胆汁淤滞和胆道感染等因素的影响下，胆汁中胆色素、胆固醇、黏液物质和钙盐析出、凝集而形成胆结石。发生在胆囊内的称胆囊结石（cholecystolithiasis）。根据化学成分不同，胆结石分为胆固醇性、色素性和混合性胆结石。我国的胆结石以胆色素结石常见。目前超声成为本病主要检查手段。胆石所致的疼痛多呈持续性，3～4h后缓解。疼痛可向右肩胛部放射，并可产生呕吐。

2.超声表现

(1)胆结石声像图三大特征,为胆囊结石的典型声像图表现:①胆囊内形态稳定的强回声团;②强回声团后方伴有无回声带即声影;③改变体位检查,强回声团随着体位改变而移动。见图4-2-28。

(2)胆囊内充满结石,胆汁缺乏,可出现增厚的胆囊壁弱回声带环绕强回声的结石,加上后方有声影,形成所谓"囊壁、结石、声影三合征",提示胆结石伴有胆囊炎。

(3)小的结石或泥沙样结石,也出现强回声,但声影不明显,变换患者体位检查,强回声团可移动。

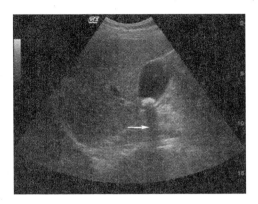

图4-2-28 胆囊结石
强回声团后方伴有无回声带(箭头)

3.CT表现 胆结石分为高密度(CT值>25HU)、等密度(CT值0～25HU)、低密度(CT值<0HU)三种类型。高密度结石CT平扫容易显示,表现为单发或多发、圆形、多边形或泥沙状的高密度影。

4.诊断与鉴别诊断 超声简便易行,可靠性高,为胆囊结石的首选检查方法。胆囊结石影像学诊断一般不难,声像图出现结石的三大特征即可诊断。

(十)急性胆囊炎

1.临床病理基础 急性胆囊炎(acute cholecystitis)为常见急腹症。胆囊管阻塞后胆汁潴留,囊内压力增高,压迫胆囊壁血管和淋巴管,胆囊壁供血不足,导致炎症发生。临床表现突发性右上腹痛,呈阵发性;或呈持续性,阵发性加剧。炎症累及腹膜时,刺激腹膜而发生肌紧张。腹痛向右肩背部放射。同时伴有高热、恶心及呕吐等症状,严重者可出现黄疸。急性胆囊炎检查首选超声。

2.超声表现

(1)胆囊增大。

(2)胆囊壁弥漫性增厚,增厚的胆囊壁呈增强回声带,中间同时出现间断或连续弱回声带,称为胆囊壁的双层回声,系浆膜下水肿、出血和炎性细胞浸润所致。见图4-2-29。

(3)胆囊腔内出现弥漫性低回声、斑点回声、云雾状回声等提示胆囊积脓。

(4)胆囊壁轮廓线模糊,外壁线不规则。

(5)胆囊窝显示无回声带,提示胆囊周围液体潴留或积脓。

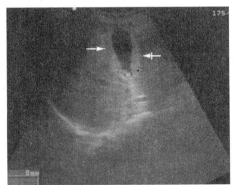

图4-2-29 急性结石性胆囊炎
胆囊壁见双层回声(箭头),胆囊壁轮廓线模糊

(十一)急性胰腺炎

1.临床病理基础 急性胰腺炎(acute pancreatitis)为最常见的急腹症之一。常因创伤、感染、内分泌代谢异常、胰管和胆道疾病等导致胰腺分泌消化酶、溢出胰管,引起腺体自身消化。一般分两型:①急性水肿性胰腺炎:最多见。表现为胰腺肿大、坚硬,间质水肿、充血及炎性细

胞浸润;②出血坏死性胰腺炎:腺泡和脂肪组织坏死、血管坏死出血。临床症状为急性腹痛、发热、恶心、呕吐和黄疸。常出现中毒性休克。实验室检查有血、尿淀粉酶升高。

2.CT 表现

(1)急性水肿性胰腺炎:①部分轻型病人可无异常征象;②胰腺体积不同程度弥漫性增大;③胰腺密度均匀或不均匀,后者系胰腺间质水肿所致;④胰腺轮廓清楚或模糊,可有胰周积液;⑤增强 CT 扫描,胰腺均匀增强,无坏死区域。

(2)急性坏死性胰腺炎:①胰腺体积弥漫性增大;②胰腺密度不均匀,胰腺水肿和坏死区呈低密度区。出血呈高密度区。增强后正常组织与坏死区对比更明显;③胰腺边缘模糊不清;④胰周间隙炎症、渗出、积液和脂肪坏死征象;⑤严重急性坏死性胰腺炎征象:胰腺外形模糊,与周围软组织融合成片;⑥胰腺脓肿:低密度区散在小气泡,增强后有不规则低密度区;⑦假性囊肿:大小不一的圆形或卵圆形囊性肿块,囊内为液体密度。见图4-2-30。

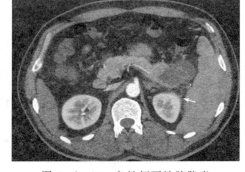

图4-2-30　急性坏死性胰腺炎
胰尾低密度区,可见坏死渗出液进入胰周间隙(箭头)

(十二)腹部外伤

腹部所占体表面积大,无骨架保护,腹部损伤较为常见。开放性腹部损伤多为利器所伤,伤口明显,易于诊断,预后较好。但闭合性腹部损伤体表无伤口,内脏损伤易于漏诊。由于腹部脏器之间软组织密度差小,X 线平片价值有限。临床上主要由 CT 诊断。

1.肝脏损伤　肝脏损伤(laceration of liver)是仅次于脾损伤的常见的腹部实质性脏器创伤。肝脏在上腹部相对固定,移动性和弹性较小,外力易造成损伤。肝右叶多于左叶。患者自觉右上腹或全腹痛。体征有腹膜刺激征和休克等。

CT 表现:①肝包膜下血肿:新月形或双凸形的低或等密度影,边缘清楚。新鲜血肿密度略高,随时间推移而减低。增强扫描血肿不强化。②肝实质内血肿:呈圆形、椭圆形或不规则形。为略高或等密度,随时间推移密度减低,不强化。③肝单一撕裂:呈不规则线样低密度,边缘模糊。④肝多发性撕裂(粉碎性肝破裂):呈多发性不规则低密度影。判断肝组织是否存活应作增强扫描检查。见图 4-2-31、图 4-2-32。

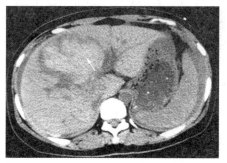
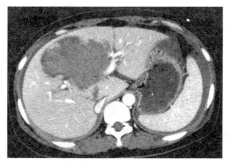

图 4-2-31　肝实质撕裂并肝内血肿
CT 平扫(左图)低密度撕裂区可见高密度血肿(箭头);增强后(右图)撕裂和血肿无强化(箭头),腹腔间隙可见低密度液体

2.脾破裂 脾破裂(rupture of spleen)是腹部创伤中比较多见,又需要紧急处理的严重损伤。多为暴力直接损伤所致。左侧下胸部或左上腹部外伤可发生脾破裂。根据破裂程度可分为完全性破裂、中央破裂和包膜下破裂。临床表现为左上腹部或全腹部疼痛。体征有腹膜刺激征和休克等。

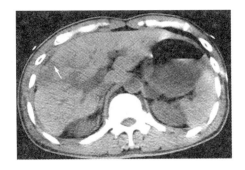

图 4 - 2 - 32 肝实质撕裂

肝右叶可见不规则低密度区,其边缘模糊(箭头)

CT 表现:①局限性包膜下积血:脾缘处半月形高密度影,正常脾组织受压。新鲜血液密度较高,其后逐渐降低。增强扫描后脾实质强化而血肿不强化。②脾内血肿:脾实质内圆形或椭圆形高密度、等密度或低密度影。增强扫描后脾实质强化但血肿不强化。③单一脾撕裂:增强扫描后脾实质内线样低密度影。④多发性脾撕裂:多发性不规则低密度影,增强扫描后显示清楚。⑤提示脾损伤的其他征象:脾周血肿和左季肋部肋骨骨折。见图 4 - 2 - 33。

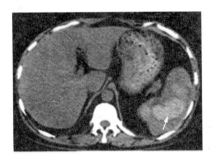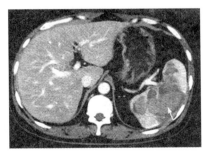

图 4 - 2 - 33 脾实质撕裂并脾内血肿

CT 平扫(左图)高密度血肿(箭头);增强后(右图)血肿无强化(箭头)

(十三)胃肠道穿孔

胃肠道穿孔是常见的急腹症。穿孔最常见的原因是胃及十二指肠溃疡。

临床表现是起病骤然,持续性上腹剧痛,不久可延及全腹。X 线平片检查方便快捷,征象可靠,是首选检查方法。

X 线平片表现:①膈下游离气体:立位摄片气体位于膈面与肝或胃之间。需注意部分病例不显示气腹,不能除外穿孔的可能性;②局限性气腹时气体局限于某处,不随体位改变而改变;③胃肠道穿孔的继发改变:腹腔积液;腹脂线模糊;麻痹性肠胀气。见图 4 - 2 - 34。

(十四)肠梗阻

1.临床病理基础 肠梗阻(intestinal obstruction)是各种原因造成的肠内容物通过障碍。按照肠梗阻发生的基本原理一般分为机械性、动力性和

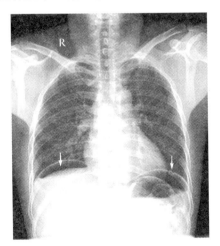

图 4 - 2 - 34 膈下游离气体

新月形游离气体位于膈面与肝和胃底之间(箭头)

血运性三类,以机械性肠梗阻最为常见。

机械性肠梗阻分为单纯性和绞窄性两种,前者只有肠道通过障碍,而无血运障碍;后者则有肠道通过障碍,同时伴有血运障碍。动力性肠梗阻分为麻痹性肠梗阻与痉挛性肠梗阻,肠道本身并无器质性病变。血运性肠梗阻见于肠系膜动脉血栓形成或栓塞,有血循环障碍和肠肌运动功能失调。

2.肠梗阻 X 线检查的目的

(1)判断有无肠梗阻:除早期血运性肠梗阻缺乏明显影像学征象外,多数肠梗阻具有肠管改变。

(2)判断肠梗阻的部位:主要依据异常肠管的分布情况判断。

(3)判断肠梗阻的程度:是完全性还是不完全性肠梗阻。

(4)推断肠梗阻的原因:需结合病史、临床症状和体征综合判断。

3.单纯性小肠梗阻　是小肠梗阻最常见的一种。肠黏连引起者最为常见。临床表现主要是腹痛、恶心、呕吐、停止排气、排便及腹胀等症状。体征主要有腹部膨隆、有压痛、可见肠形。听诊肠鸣音增强,有气过水声等。

X 线平片表现:①卧位片显示小肠扩张情况:小肠内径多超过 3cm。依据肠管解剖特点间接判断梗阻部位(见正常腹平片)。②立位片显示肠腔内积液征象:多个液平面呈阶梯状排列。此征象为单纯性小肠梗阻特征性表现。③结肠内气体有助于判断梗阻程度:小肠梗阻早期结肠内气体较多,小肠完全性梗阻后,结肠内气体消失。④梗阻原因的判断:多发性梗阻点提示为肠黏连所致;肠腔内见有扭结成团的蛔虫阴影提示为蛔虫阻塞梗阻;腹内钙化征象应考虑结核性腹膜炎或肿瘤所致肠梗阻。见图 4-2-35。

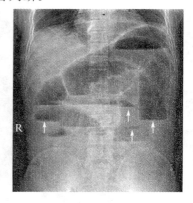

图 4-2-35　单纯性小肠梗阻
空肠扩张,可见弹簧样小肠皱襞;
多个液平面阶梯状排列(箭头)

4.绞窄性肠梗阻　是由于肠系膜血管发生狭窄,血液循环发生障碍,易引起小肠坏死。绞窄性肠梗阻常见原因是小肠扭转、黏连带压迫和内疝等。由于体液丢失和毒素吸收,临床症状比单纯性肠梗阻严重。

X 线平片表现:①小肠扩张、积气积液的基本征象同单纯性肠梗阻;②假肿瘤征:闭袢肠曲充满液体呈现软组织团块影;③"咖啡豆"征:近端肠管内的大量气体和液体进入闭袢肠曲,致使闭袢肠曲不断扩大显示为椭圆形、中央有一条分隔带的透亮影,形如咖啡豆;④小跨度卷曲肠袢:以肠系膜为轴心牵拉肠曲的两端使之纠集变位,产生"C"字形、"8"字形、花瓣形等特殊排列状态;⑤长液面征:立位腹部平片上可见几个长的液平面;⑥空、回肠换位征:此征的出现为小肠扭转的可靠征象。

5.麻痹性肠梗阻　常见于腹部手术后、腹膜炎、胸腹部外伤及感染等。临床表现及体征较轻,主要为疼痛、呕吐、腹胀和停止排气排便。查体肠鸣音减弱或消失。

X 线平片表现:①胃、小肠和结肠广泛扩张积气;②立位可见液平面,但液面少于机械性小肠梗阻;③扩张的肠曲互相靠近,肠间隙正常;④肠间隙增宽,腹脂线模糊,提示合并腹腔感染。

6.血运性肠梗阻　血运性肠梗阻是由肠系膜血管阻塞所致。肠系膜血管阻塞后,肠壁缺血缺氧,引起痉挛,而后产生充血、水肿、出血和坏死以及肠壁穿孔。肠腔内有气体和液体潴留。临床上患者多主诉腹痛,体征多不明显。早期诊断困难。病情继续发展可出现持续性腹痛、呕吐血性物、腹泻及血便,直至休克发生。多层螺旋 CT 的 CTA 成像是确诊本病的首选技术。

(1)X 线平片表现:①病变早期缺少明显影像学征象;②肠曲扩张、积气积液,与供血血管分布范围一致;③脾曲截断征:肠管积气积液以结肠脾曲为界,此处为肠系膜上下动脉供血区分界点;④肠管改变:肠壁和黏膜皱襞增粗增厚;⑤假肿瘤征:由于扩张的小肠肠曲充满大量液体;⑥肠壁坏死征象和门静脉积气;⑦腹腔内积液。

(2)诊断与鉴别诊断:本病应与相似的绞窄性小肠梗阻相鉴别。小肠梗阻是以小肠扩张、积气和积液为主要征象,而右侧结肠则不应有积气和扩张,这是两者之间主要鉴别点。CTA 可直接显示肠系膜上动脉或静脉内的血栓,为本病诊断和鉴别诊断提供了可靠依据。

五、泌尿系统疾病

(一)泌尿系统结石

泌尿系结石(calculus of urinary system)是泌尿系常见病。可发生在尿路的任何部位。本病多见于青壮年。泌尿系结石依其发生部位,分为肾结石、输尿管结石、膀胱结石和尿道结石。泌尿系结石往往由多种成分组成。有草酸盐结石、磷酸盐结石、碳酸盐结石和胱氨酸结石。其中以草酸盐为主的结石最常见。临床疑为泌尿系结石时,对于各部位均以腹部平片和(或)超声作为初查方法。当检查难以确诊或未发现结石者,需行尿路造影或 CT 检查。本节要求掌握泌尿系结石的 X 线平片诊断和 B 超诊断。腹平片检查时,能够显影的尿路结石称为阳性结石,不能显示者称之为阴性结石。X 线平片检查中的阴性结石可以通过超声和 CT 检查显示。

1. 肾结石 肾结石多位于肾盂内,其次在下部肾盏。若结石较小,常可排至输尿管甚至膀胱。发病年龄以 20~50 岁占多数。男多于女。大多数为单侧性,右侧略多于左侧。接近 40% 为多发结石。临床上,肾结石典型症状为疼痛、血尿。其疼痛可为肾绞痛或钝痛,常向下腹部和会阴部放射。血尿多为镜下血尿,肉眼血尿少见。

(1)X 线平片表现:阳性结石的大小形态多种多样。可表现为块状、结节状或点状影。也可表现为典型的桑椹状或鹿角状,可以充满肾盂肾盏形成铸型结石而酷似造影表现。结石的边缘可以光滑或毛糙。阳性结石在优质平片上都能显影,从其位置、形态大致可以确认。若有疑问可加摄腹部侧位片核实。在侧位片上肾结石通常与脊柱影重叠,若伴有肾盂积水则结石影可以移向椎体前缘或其稍前方。静脉肾盂造影:主要用于检查阴性肾结石,也可以进一步核实是否位于肾盂肾盏内、是否伴有肾盂肾盏积水。结石表现为肾盏肾盂内充盈缺损。见图 4-2-36。

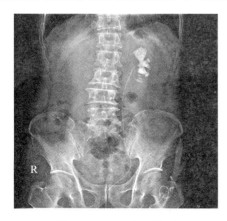

图 4-2-36 左肾结石
左肾鹿角形结石

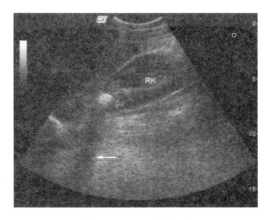

图 4-2-37 肾结石
B 超可见强回声结石(⇧),后方伴声影(↑)

(2)超声表现:阴性肾结石与阳性肾结石所见同样。表现为肾窦区内单发或多发点状或团状强回声,且后方伴声影。鹿角状结石则显示为不规则树枝状或珊瑚状强回声。肾结石继发肾积水时,可见不规则无回声区,即为扩张的肾盂和肾盏。故对于阴性结石、显影较淡或伴有显著肾盂积水、利用静脉肾盂造影难以核实的结石,超声检查都能提供较大帮助。见图4-2-37。

(3)CT表现:能确切发现位于肾盏、肾盂内的高密度结石影。一些平片中不能显示的阴性结石也可在CT检查中得以显示。

(4)鉴别诊断:①胆石症:胆囊结石需要与右肾结石鉴别。胆囊结石呈石榴子样,为集聚或镶嵌在一起、大小相似、周边致密中央透亮的多发性多面体。鉴别困难时可加摄腹部侧位片。胆系阳性结石位置偏前,右肾阳性结石偏后且与脊柱重叠。②肾结核钙化:肾结核的钙化多较广泛,可呈点状钙化影组成的多环状,云朵状或播散于全肾。肾结核时较局限的钙化多位于肾脏外围,相应肾盏常有破坏,与位于肾盂肾盏内的结石影差别较明显。③淋巴结钙化:多数肠系膜淋巴结较肾脏的位置低,侧位相上位置偏前。淋巴结活动范围较大,没有固定的位置,很少与肾结石混淆,必要时可通过静脉肾盂造影鉴别。④髓质海绵肾和肾钙质沉着症:两者钙化均位于肾锥体处,且为双侧多发性。尿路造影、CT或超声检查均可显示这些特征,通常鉴别不难。

2.输尿管结石　绝大多数输尿管结石系由肾结石落入输尿管,受阻于输尿管的解剖生理狭窄处,即输尿管与肾盂连接部、输尿管与髂血管交叉部(骨盆缘处)及输尿管的膀胱入口处所形成。输尿管结石的成分及好发年龄与肾结石大致相似。男多于女。单侧多见。输尿管结石与肾结石同时发病者约占10%,与膀胱结石同时发病者约占0.8%。

结石阻塞于输尿管狭窄处,受上方尿液推动具有逐步向下移动的趋势,多出现阻塞与损伤所引起的相应症状。主要表现为疼痛与血尿,且疼痛常急性发作,产生急腹症症状。

(1)X线平片表现:受阻于输尿管与髂血管交叉部及输尿管的膀胱入口处的结石分别为盆腔段输尿管结石与膀胱壁内段结石,统称为下段输尿管结石,占输尿管结石的3/4,其中盆腔段结石尤为多见。输尿管结石多为类圆形块状、桑椹状或点状。结石在输尿管内存留较久后逐渐变长而上下变尖,最后形成典型的梭状或枣核状结石。静脉尿路造影可进一步证实平片结石影是否位于输尿管内。阴性结石显示为输尿管内充盈缺损。同时可发现结石上方输尿管及肾盂肾盏有不同程度扩张积水,可以评估肾功能。见图4-2-38。

(2)超声表现:典型结石表现为输尿管走行区内小团块状或斑点状强回声,后伴声影,其上方扩张的输尿管呈无回声区。对于输尿管下段结石,特别是不伴有明显输尿管积水时,探查较为困难。

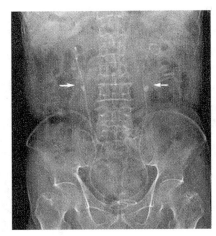

图4-2-38　双侧输尿管结石
肾盂插管走行区内高密度结石(箭头)

(3)CT表现:对于X线片和超声检查不能显示的结石,多层螺旋CT扫描能够明显提高显示率。

(4)诊断与鉴别诊断:①盆腔内的静脉石:呈较小圆形,边缘光滑。往往双侧多发,位置偏外;②淋巴结钙化:位置常可变化,多位于前腹部,而输尿管结石位于后腹部。

3.膀胱结石 分原发和继发两种,前者形成于膀胱,后者由肾结石或输尿管结石下降而成。当结石梗阻膀胱出口时,可致上方尿路扩张积水,膀胱壁增厚形成小梁,也可发生假性憩室。临床症状为尿痛、排尿困难以及尿频、尿急、尿流中断、血尿等。

(1)X线表现:膀胱结石多为阳性结石。表现为耻骨联合上方圆形、椭圆形致密影,一般边缘光滑,可随体位变化而移位。膀胱憩室内结石则位置固定。

(2)超声表现:在膀胱液性暗区的下部可见有致密的强回声光团或光斑并后方伴声影,可以随体位改变而移动。

(3)CT表现:显示清楚,但不作为常规检查方法。

(二)肾脏损伤

肾脏是腹部钝器伤中最容易受损的器官之一。单纯肾挫伤产生肾水肿或血肿。肾实质撕裂后可发生肾周血肿。肾盂肾盏撕裂可发生肾周渗尿。严重肾损伤时肾脏断裂成多块。损伤血管导致肾梗死。临床表现有疼痛、血尿、伤侧腹壁强直和腰部肿胀,严重者可发生休克。影像学检查可确定肾脏有无损伤、损伤的类型和程度。当前主要检查方法是CT和超声。

CT表现:①肾被膜下血肿:表现为肾实质边缘新月形或双突状高密度区。邻近肾实质受压变形。增强扫描血肿无强化。血肿密度逐渐减低并缩小。②肾周血肿:表现为肾脏周围的新月状高密度病变,范围较广,但限于肾筋膜囊内。血肿密度逐渐减低。③肾实质挫伤:依据出血量及肾组织水肿及尿液外溢情况,可呈肾实质内高密度、混杂密度或低密度灶。增强检查病灶多无强化。④肾撕裂伤:肾实质不连续,其间有血液或尿液而呈不规则带状高密度或低密度影。增强检查时完全离断的肾组织无强化。见图4-2-39。

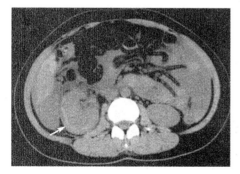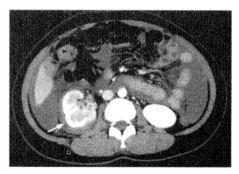

图4-2-39 右肾被膜下血肿
CT平扫(左图)肾边缘新月形高密度影(箭头);增强后(右图)无强化(箭头)

六、神经系统疾病

(一)颅骨骨折

颅骨骨折约占颅脑损伤的15%~20%,可发生于颅骨任何部位,以顶骨最多,额骨次之,颞骨和枕骨又次之。按骨折形状分类为:线形骨折、凹陷骨折、粉碎骨折、儿童生长性骨折。凹陷或粉碎骨折的骨折片,既可损伤脑膜及脑又可损伤脑血管和颅神经。一般骨折线不跨过颅缝,如暴力过大,亦可波及邻骨。由于骨折形态不同,其治疗及预后亦各不相同。骨折所造成的继发性损伤比骨折本身严重得多。要警惕并及时发现颅内血肿。若骨折片插入脑内或压迫功能区,引起癫痫发作,应及早手术。

CT 表现:

(1)直接征象:①骨折线呈边缘清晰锐利的透亮影;②骨折部位见一个或多个大小不等的骨片,可有不同程度的移位;③不完全骨折显示为骨皮质皱褶、凹陷;④骨缝增宽:颅缝间隙大于2mm,双侧不对称。多见于人字缝。见图4-2-40。

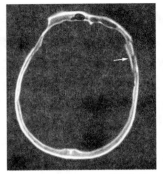

图4-2-40　左额骨骨折
骨折片轻度向颅内移位(箭头)

(2)间接征象:①头皮内或颅内出血/血肿;②颅内积气、副鼻窦或乳突积液。

(二)颅内血肿

颅脑损伤后引起颅内继发性出血,血液积聚在颅腔内达到一定体积(通常幕上出血≥20ml,幕下出血≥10ml),形成局限性占位性病变,产生脑受压和颅内压增高症状,称为颅内血肿(intracranial hematoma)。按血肿形成的部位不同,可分为硬膜外血肿、硬膜下血肿和脑内血肿等。本节重点介绍硬膜外血肿、硬膜下血肿。

1.硬膜外血肿　颅内出血积聚于颅骨与硬膜之间,称为硬膜外血肿,约占颅脑损伤的2%~3%,占全部颅内血肿的25%~30%,仅次于硬膜下血肿。

(1)解剖与发病机理:依解剖层次,颅内脑外间隙区域有以下血管:颅骨板障血管、硬脑膜动静脉、静脉窦、桥血管等。外伤后均可能破裂出血。硬脑膜与颅骨内板之间为潜在间隙,但在骨缝处硬脑膜与骨缘连接紧密。头部外伤后血液聚集于硬膜外间隙,由于硬脑膜与颅骨连接较紧密,血液扩散阻力较大,血肿显示双凸透镜形。

硬膜外血肿多发生于头颅直接损伤部位,常为加速性头颅伤所致。损伤局部多有骨折(占90%),骨折线常越过硬脑膜中动脉或其分支,其血源以动脉性出血为主。血肿常见于颞部、额顶和颞顶部。该型出血多不伴有脑实质损伤。临床症状多较硬膜下血肿轻,死亡率较硬膜下血肿低。

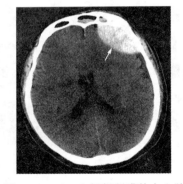

图4-2-41　左额部硬膜外大血肿
颅骨内板下双凸形高密度区,
边界锐利(箭头),其范围不超过颅缝

(2)CT表现:①颅骨内板下双凸形高密度区,边界锐利,血肿范围一般不超过颅缝。②血肿密度多均匀。如果混有血清、脑脊液或气体进入,则血肿可能呈混杂密度或低密度。③占位效应,明显者中线结构移位,侧脑室受压、变形。④常伴有骨折。⑤脑实质局部水肿或梗死,多为脑血管受压导致。脑挫裂伤较少。见图4-2-41。

2.硬膜下血肿　颅内出血积聚于硬脑膜与蛛网膜之间称为硬膜下血肿。约占颅脑损伤的5%~6%,占全部颅内血肿的50%~60%。

(1)解剖与发病机理:硬脑膜与蛛网膜之间的间隙较疏松。其间血液扩散阻力较小,血肿范围较广,形状多呈新月形或半月形,甚至可掩盖整个大脑半球。硬膜下血肿好发于额、额顶部,常为减速性头外伤所致,无颅骨骨折或骨折仅位于暴力部位。其血源多为脑对冲伤部位的静脉、小动脉,或由汇入上矢状窦的桥静脉撕裂出血。硬膜下血肿常与脑挫裂伤同时存在。急性硬膜下血肿的临床症状重且迅速恶化,死亡率较硬膜外血肿高。

（2）CT表现:①急性硬膜下血肿表现为颅板下方新月形高密度影;②部分血肿呈等密度或低密度,是由于脑脊液进入血肿内,或为亚急性和慢性硬膜下血肿;③血肿范围广泛,不受颅缝限制;④常合并明显的脑挫裂伤,占位征象显著;⑤增强扫描可看到远离颅骨内板的皮层和静脉强化。亦可看到连续或断续的线状强化的血肿包膜（由纤维组织及毛细血管构成）。对于等密度硬膜下血肿的诊断有帮助。见图4-2-42。

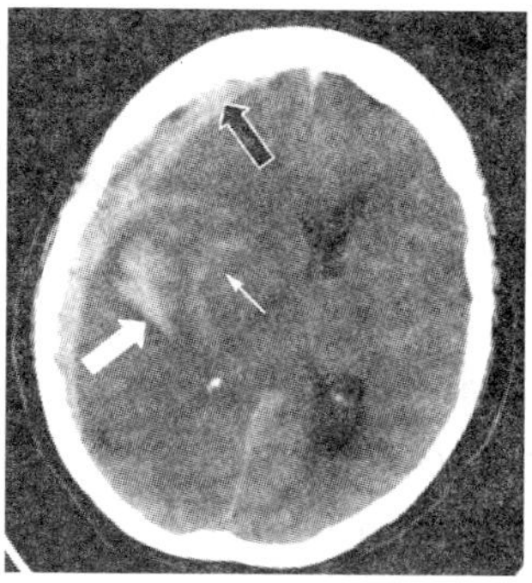

图4-2-42　右额顶部硬膜下血肿
右额顶骨内板下新月形高密度区,超过颅缝（⬆）。右侧额顶叶内血肿（⇧）。双侧侧裂池内蛛网膜下腔出血（↗）

（三）脑梗死

脑梗死（cerebral infarction）是脑血管闭塞引起的脑组织缺血性坏死。发病率在脑血管病中占首位,可分为脑动脉闭塞性脑梗死和腔隙性脑梗死。

1.脑动脉闭塞性脑梗死　主要病因是脑的大或中等管径的动脉粥样硬化,继发血栓形成,导致管腔狭窄、闭塞。以大脑中动脉闭塞最多见,造成其供血区脑组织坏死。

（1）临床病理基础:梗死发生后4～6h脑组织发生缺血与水肿,继而脑组织出现坏死。1～2周后脑水肿逐渐减轻,坏死脑组织液化。梗死区出现吞噬细胞浸润,清除坏死组织,同时有胶质细胞增生和肉芽组织形成,8～10周后形成含液体的囊腔即软化灶。常见临床症状和体征包括偏瘫和偏身感觉障碍、偏盲、失语等。小脑或脑干梗死时常有共济失调、吞咽困难、呛咳等症状。脑梗死急性期脑脊液检查可以正常。

（2）CT表现:①脑组织内的低密度区:24h内不明显或仅显示模糊的低密度区。24h后可显示清楚的低密度区。②梗死区范围与闭塞血管供血区相一致,同时累及皮质和髓质。③脑梗死2～3周,CT扫描可出现模糊效应,即CT平扫呈等密度,分辨困难。这是因为脑水肿消失而吞噬细胞浸润,使组织密度增加导致。④脑梗死后期,坏死组织清除,可形成囊腔,CT显示密度更低。⑤脑梗死后可出现强化,表现为脑回状、条状、环状或结节状强化。梗死区强化是由于血脑屏障破坏、新生毛细血管和血液灌注过度所致。⑥占位效应:脑梗死后2～15天为脑水肿高峰期,占位效应最明显。⑦脑萎缩:较大范围的脑梗死后期,相邻的脑室、脑池或脑沟扩大。见图4-2-43。

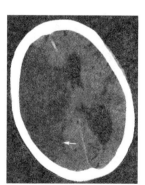

图4-2-43　右额顶枕叶大面积脑梗死
右侧额颞枕叶与供血动脉分布一致的低密度区,边缘清楚（箭头）,有占位效应

（3）诊断与鉴别诊断:脑实质在CT上呈低密度,与某一血管供应区相一致,同时累及皮、髓质,增强扫描呈脑回状强化,为缺血性脑梗死的典型表现。临床上需与以下疾病鉴别:①脑肿瘤占位表现常较脑梗死更显著,胶质瘤多呈不规则环形强化。转移瘤常呈均匀或环形强化。②脑脓肿常呈规则的环形强化。

2.腔隙性脑梗死　是脑穿支小动脉闭塞引起的深部脑组织较小面积的缺血性坏死。主要病因是高血压和脑动脉硬化,好发部位为基底核区和丘脑区。

(1)临床病理基础:病理改变为局部脑组织缺血、坏死,约 1 个月左右形成软化灶,直径 5～15mm。临床表现各异。总体认为症状轻而且局限,预后也好。

(2)CT 表现:①平扫类圆形低密度灶,边界清楚,直径在 10～15mm。单发或多发。②无明显占位表现。③4 周左右形成脑脊液样低密度软化灶。④增强扫描梗死 3 天到 1 个月可发生均一或不规则形斑片状强化,第 2～3 周最明显,形成软化灶后不再强化,并难以与其他原因所致的软化灶相鉴别。

(四)颅内出血

颅内出血(intracranial hemorrhage)主要包括高血压性脑出血、动脉瘤破裂出血、脑血管畸形出血和脑梗死或脑血管栓塞后再灌注所致的出血性脑梗死等。依不同的疾病,出血可发生于脑实质内、脑室内和蛛网膜下腔。年龄较大的儿童和青壮年以脑血管畸形出血多见,中年以上动脉瘤破裂出血多见,而老年人则以高血压性脑出血最常见。颅内出血多起病急,病情重,仅根据临床表现常难与缺血性脑血管病相鉴别。脑出血急诊患者宜行 CT 检查。

1.高血压性脑出血　主要病因是高血压和动脉硬化。其发病率在脑血管疾病中仅次于脑梗死,占第 2 位,但死亡率却占脑血管病的首位。

(1)临床病理基础:持续性高血压导致脑小动脉发生微型动脉瘤。一旦血压进一步升高则容易破裂出血。出血部位常见于壳核、外囊、丘脑、内囊、桥脑、大脑半球白质内等。急性期血肿内含新鲜血液或血块。吸收期血肿内红细胞破坏,血块液化,逐渐形成含有丰富毛细血管的肉芽组织。囊变期坏死组织被清除,血肿小可由胶质细胞及胶原纤维所填充,血肿大则遗留囊腔。临床上起病急骤,常有剧烈头痛、频繁呕吐,病情迅速恶化。当脑出血量较大时可破入脑室或蛛网膜下腔。见图 4-2-44。

(2)CT 表现:①颅内各部位均可发生出血,但以基底节区多见;②急性期(1 周内)血肿呈均匀高密度,肾形、圆形或类圆形;③吸收期(2 周～2 个月)血肿外形缩小,密度逐渐变低;④囊变期(大于 2 个月):血肿由胶质愈合或液化包裹;⑤出血可进入脑室或蛛网膜下腔,相应部位密度增高;⑥较大的血肿占位征象明显,脑室受压,中线结构移位,严重时形成脑疝;⑦脑积水:梗阻性脑积水或交通性脑积水。

2.蛛网膜下腔出血　是由于颅内血管破裂,血液进入蛛网膜下腔所致。临床表现特点为三联征:剧烈头痛、脑膜刺激征和血性脑脊液。

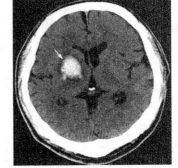

图 4-2-44　右侧基底节区脑出血高密度血肿,边缘环状水肿带(箭头),有占位效应

CT 表现:①直接征象表现为脑沟、脑池密度增高,出血量大时呈铸型。出血多聚集在病变血管附近的脑池内;②间接征象或伴随征象有:脑积水、脑水肿、脑梗死、脑内血肿、脑室内出血、脑疝等。

【病例分析】

病例 1.简要病史:男,10 岁。发热、咳嗽 10 余天。胸部可闻及湿啰音和少量干啰音。胸片所见:右肺上叶实变,内部密度均匀增高,光滑清晰的下缘为叶间裂。其余肺野未见异常阴影。右肺门无增大。纵隔无增宽,无移位。右膈面无抬高。心脏和大血管影未见异常征象。两侧膈面光整,肋膈角锐利。

影像诊断:右肺上叶大叶性肺炎。

病例分析:右肺上叶实变,但依据叶间裂和右膈面的形态位置,提示右肺上叶体积无缩小。加之右肺门区未见肿块影,可以除外肺不张和中央型肺癌导致的阻塞性肺炎。结合患者年龄和临床症状,考虑为大叶性肺炎。见图4-2-45。

病例2.简要病史:女,44岁。咳嗽咳痰半个月,午后时有低热。胸片所见:右上肺野见斑片状、斑点状高密度影及纤维条索影,边缘模糊。右肺上野第三后肋间中外带可见较大空洞影,内无液平,边缘模糊。纵隔不宽,无移位,双肺门不大,心影大小形态正常。双侧膈面光滑,肋膈角锐利。

影像诊断:右肺上叶浸润性肺结核。

病例分析:右肺上叶不同性质基本病变同时存在:可见渗出性病变、纤维性病变、增殖性病变和空洞等。这是继发性肺结核的病理特点,具有鉴别诊断意义。大叶性肺炎和小叶性肺炎一般无此特点。见图4-2-46。

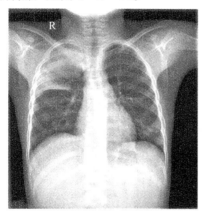
图4-2-45　病例1

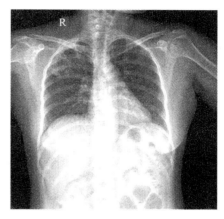
图4-2-46　病例2

病例3.简要病史:男,18岁。运动后突感胸痛、胸闷5h。无发热,无咳嗽咳痰等症状。胸片所见:双肺上野可见无肺纹理区,两侧第四后肋水平可见肺压缩边。其余肺野未见明显异常征象。纵隔不宽。肺门不大。心影大小形态正常。双侧膈面光滑,肋膈角锐利。

影像诊断:双侧气胸(少量)。

病例分析:肺野内可见无肺纹理区;胸廓内见肺组织压缩边。这是胸片诊断气胸的两个可靠征象,尤其是少量气胸。结合运动后突发病史,诊断双侧少量气胸。见图4-2-47。

病例4.简要病史:男,74岁。咳嗽咳痰2个月。偶有低热。近1个月来食欲差。胸片所见:左肺门增大增浓,无清晰边界。气管下段和左主支气管左壁可见明显的弧形压迹。左肺中野内中带呈大片阴影,下缘为清晰的叶间裂。心影未见异常。纵隔稍向左偏移,左膈面上移。右肺野清晰。右膈面光整。

影像诊断:左侧中央型肺癌、左肺上叶阻塞性肺不张和阻塞性肺炎。

病例分析:左肺门影增大增浓,气管和左肺上叶支气管受压,提示存在肺门肿块。左肺上叶大片阴影。需做如下分析:纵隔左移、左膈面抬高,提示左肺上叶肺不张。加之阴影边缘模糊,提示有渗出性病变。结合患者年龄和临床症状,考虑为左肺中央型肺癌伴阻塞性肺不张、阻塞性肺炎。见图4-2-48。

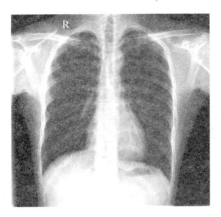

图 4-2-47 病例 3

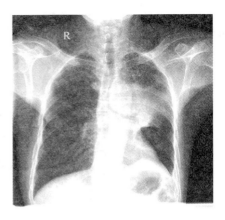

图 4-2-48 病例 4

【练习题及答案】

1.何谓青枝骨折,简述其 X 线征象。

2.简述骨折的愈合过程及其 X 线表现。

3.简述大叶性肺炎的 X 线平片表现。

4.继发性肺结核的主要 X 线征象有哪些?

答案:1.儿童青枝骨折常见于四肢长骨骨干,骨内钙盐沉积较少而柔韧性较大是其成因,也属于不完全骨折。X 线表现为骨皮质发生皱褶、凹陷或隆起而不见骨折线,似嫩枝折曲后的表现。

2.骨折后约 2～3 天形成桥接骨折断端的纤维骨痂,纤维性骨痂逐渐转变为软骨,软骨进而以软骨内化骨方式形成骨性骨痂。此外,骨内、外膜深层的成骨细胞增生,约在骨折 1 周后形成与骨干平行的骨样组织,进而以膜内骨化方式形成骨性骨痂。骨折 X 线愈合表现为:①骨折断端外侧与骨干平行的梭形高密度外骨痂;②骨折线模糊,为内骨痂、环形骨痂和腔内骨痂密度增高所致。

3.X 线平片中大叶性肺炎表现为:患侧大片状均匀的致密阴影,形态与肺叶的轮廓相符合,其内有时可见透亮的支气管影,病变的叶间裂一侧常可见平直的界限,而在其他部分的边缘模糊不清,病变多局限在肺叶的一部分或某一段,肺炎吸收消散表现为实变的高密度影逐渐降低,病变呈散在的、大小不一和分布不规则的斑片状影。

4.继发性肺结核胸部 X 线表现并无特异性,但常有如下特点:病变多发生在肺上叶尖后段、肺下叶背段,多肺段侵犯常见(少数病变也可局限)。X 线影像常呈多形态表现共存(同时呈现渗出、增殖、纤维和干酪性病变)。可伴有钙化,易合并空洞。常伴有同侧或对侧支气管播散灶,空洞或病灶侧可有引流支气管征。结核球直径多在 3cm 以内,周围可有卫星灶。可伴有胸腔积液、胸膜增厚与黏连。病变经治疗后吸收较慢。

参考文献

1.陈炽贤.实用放射学.第 2 版.北京:人民卫生出版社,1999.

2.白人驹.医学影像诊断学.第 2 版.北京:人民卫生出版社,2005.

3.张雪林.医学影像学.北京:高等教育出版社,2007.

4.王兴武.医学影像诊断学.第 2 版.北京:人民卫生出版社,2010.

(施玉森、涂　蓉)

第三节　实验室检查

一、血、尿、粪便常规检查

(一)血常规

血常规检查是临床上最常用最基础的化验检查之一。血常规检查项目包括红细胞、血红蛋白、白细胞和血小板数量等。目前各级医院广泛应用血液分析仪进行检测,目的是为全身性疾病的早期发现、贫血类型及程度判定、骨髓的造血功能的监测提供依据。血液分析仪提供的常用参数如下。见表 4 - 3 - 1。

表 4 - 3 - 1　血液分析仪常用参数及参考值

参数中文名	参数英文名	参考值	报告方式
白细胞计数	WBC	4.0~10.0	$\times 10^9$/L
红细胞计数	RBC	男:4.0~5.5　女:3.5~5.0	$\times 10^{12}$/L
血红蛋白	HGB	男:120~160　女:110~150	g/L
血细胞比容	Hct	男:0.40~0.5　女:0.39~0.48	L/L
平均红细胞体积	MCV	82.0~95.0	fL
平均血红蛋白含量	MCH	27.0~31.0	pg
平均血红蛋白浓度	MCHC	320~360	g/L
血小板	PLT	100~300	$\times 10^9$/L
血小板压积	PCT	0.16~0.4	L/L
平均血小板体积	MPV	7.6~13.2	fL
血小板体积分布宽度	PDW	15.0~19.5	%
淋巴细胞百分比	Lymph	20.0~40.0	%
淋巴细胞绝对值	Lymph	1.3~3.5	$\times 10^9$/L
嗜酸性粒细胞百分比	EO%	0.5~5.0	%
嗜碱性粒细胞百分比	BA%	0~1	%
中性粒细胞百分比	NE%	50.0~70.0	%
中性粒细胞绝对值	NE	2.0~7.0	$\times 10^9$/L
红细胞体积分布宽度	RDW	11.5~15	%

【结果判读】

1.红细胞及血红蛋白　红细胞(red blood cell,RBC)及血红蛋白(hemoglobin,HGB)对于贫血的诊断和鉴别诊断有重要意义,但血红蛋白对于贫血程度的判定优于红细胞。

(1)生理性变化:红细胞和血红蛋白受许多生理因素的影响,有规律性变化:一日之中上午7时最高,新生儿高于成年人、成年人高于老年人,男性高于女性(雄激素增多);居住于高原的居民高于平原地带的居民、运动或情绪激动时高于安静状态等,服用肾上腺素、糖皮质激素、毛果芸香碱等药物等也可升高;妊娠中晚期,红细胞和血红蛋白由于血液被稀释常降低。

(2)病理性升高:分为相对性增多和绝对性增多两类。①相对性增多:见于大量出汗、严重呕吐、腹泻、大面积烧伤、慢性肾上腺皮质功能减退、尿崩症、甲状腺功能亢进危象、糖尿病酮症酸中毒;②绝对性增多又分为继发性和原发性。继发性增多见于慢性心、肺部疾病(慢性阻塞性肺气肿、肺源性心脏病、先天性心脏病)、异常血红蛋白病、肾上腺皮质功能亢进等;原发性增多见于真性红细胞增多症(polycythermia vera,PV)。

(3)病理性减低:见于各种贫血。根据贫血产生的病因和发病机制不同,可将贫血分为红细胞生成减少、红细胞破坏增多、红细胞丢失过多。红细胞生成减少:①生成障碍如再生障碍性贫血、急性造血功能停滞等;②造血物质缺乏或利用障碍如缺铁性贫血、巨幼细胞贫血、铁粒幼红细胞贫血等。红细胞破坏增多见于溶血性贫血、脾功能亢进、血型不合输血后溶血病等。红细胞丢失过多见于急、慢性失血如肝破裂、脾破裂、宫外孕、胃溃疡等。

2.白细胞 白细胞(leukocyte)是人体血液中非常重要的一类血细胞。白细胞在人体中担负许多重要功能。外周血液白细胞起源于骨髓的造血干细胞(hematopoietic stem cell,HSC),在骨髓多种造血生长因子的调控下,最终分化、发育、成熟并释放到外周血液。白细胞包括中性粒细胞(neutrophil,N)、嗜酸性粒细胞(eosinophil,E)、嗜碱性粒细胞(basophil,B)、淋巴细胞(lymphocyte,L)和单核细胞(monocyte,M)。而中性粒细胞因胞核的分叶情况不同又分为中性分叶核粒细胞(neutrophilicsegmented granulocyte,Nsg)和中性杆状核粒细胞(neutrophilic stab granulocyte,Nst)。5种白细胞正常百分数和绝对值。见表4-3-2。

表 4 - 3 - 2　5 种白细胞正常百分数和绝对值

细 胞 类 型	百分数(%)	绝对值($\times 10^9$/L)
中性粒细胞(N)		
杆状核(st)	0～5	0.04～0.05
分叶核(sg)	50～70	2～7
嗜酸性粒细胞(E)	0.5～5	0.05～0.5
嗜碱性粒细胞(B)	0～1	0～0.1
淋巴细胞(L)	20～40	0.8～4
单核细胞(M)	3～8	0.12～0.8

(1)中性粒细胞:中性粒细胞增多常伴随白细胞总数的增多,分生理性增多和病理性增多。

生理性增多:在生理情况下,外周血白细胞及中性粒细胞一天内存在着变化,下午较早晨为高。妊娠后期及分娩时,剧烈运动或劳动后,饱餐或淋浴后,高温或严寒等均可使其暂时性升高。

病理性增多常见于:①急性感染:为临床最常见的原因。但在某些极重度感染时,白细胞总数不但不高,反而减低;②严重组织损伤:严重外伤,较大手术后,大面积烧伤,急性心肌梗死等,白细胞总数及中性粒细胞可增多;③急性溶血或大出血:严重的血管内溶血、急性大出血,白细胞数及中性粒细胞明显增多,特别是内出血时,白细胞可高达 $20 \times 10^9/L$;④急性中毒:急性化学药物中毒,如急性铅、汞中毒等;生物性中毒如昆虫毒、蛇毒、毒蕈中毒等;代谢性中毒,如糖尿病酮症酸中毒、尿毒症等,白细胞及中性粒细胞均可增多;⑤血液病及恶性肿瘤:白血病患者外周血中白细胞数量可呈不同程度的增多,并伴外周血中细胞质量改变。各类恶性肿瘤,如肝癌、胃癌等可引起白细胞及中性粒细胞增多。

(2)中性粒细胞减少:白细胞总数低于 $4 \times 10^9/L$,称白细胞减少(leukopenia)。当中性粒细胞绝对值低于 $1.5 \times 10^9/L$,称为粒细胞减少症;低于 $0.5 \times 10^9/L$ 时称为粒细胞缺乏症。中性粒细胞减少的原因有:①感染:特别是革兰阴性杆菌或病毒感染,白细胞常减低;②血液病:再生障碍性贫血、低增性白血病、恶性组织细胞病以及骨转移癌、脾功能亢进等,白细胞减少同时常伴血小板及红细胞减少;③理化损伤:X 线、γ 射线、放射性核素等,化学物质如铅、汞、苯等;④应用某些药物如氯霉素、磺胺类药、抗肿瘤药及抗甲状腺药物等均可引起白细胞及中性粒细胞减少;⑤自身免疫性疾病:如系统性红斑狼疮(systemic lupus erythematosus,SLE)等,产生自身抗体导致白细胞减少。

(3)嗜酸性粒细胞:嗜酸性粒细胞增多常见于:①过敏性疾病如支气管哮喘、药物过敏、荨麻疹、血管神经性水肿、食物过敏、血清病等;②寄生虫病如血吸虫病、钩虫病、蛔虫病等;③皮肤病如湿疹、天疱疮、剥脱性皮炎、银屑病;④血液病如嗜酸粒细胞白血病、慢性粒细胞白血病、嗜酸性粒细胞肉芽肿、肺癌、淋巴瘤、多发性骨髓瘤等;⑤某些传染病:如猩红热;⑥其他如风湿性疾病、肾上腺皮质功能减低症、脑腺垂体功能减低症、过敏性间质性肾炎等常伴有嗜酸性粒细胞增多。嗜酸性粒细胞减少常见于伤寒、副伤寒初期、手术、烧伤或长期应用肾上腺皮质激素。嗜碱性粒细胞减少无特殊临床意义。

(4)淋巴细胞:淋巴细胞受生理因素的影响,呈规律性变化。新生儿较低,4~6 天后淋巴细胞可达 50%,以后逐渐升高,4~6 岁时,淋巴细胞比例逐渐减低,粒细胞比例增加,逐渐达正常成人水平。淋巴细胞病理性增多:①感染性疾病,主要为病毒感染,也可见于百日咳杆菌、梅毒螺旋体、弓形虫、结核分枝杆菌、布鲁菌等的感染;②肿瘤性疾病:急性和慢性淋巴细胞白血病、淋巴瘤;③急性传染病的恢复期;④移植排斥反应;⑤血液病如再生障碍性贫血、粒细胞减少症和粒细胞缺乏症时淋巴细胞比例相对增高。淋巴细胞减少:主要见于放射线损伤、免疫缺陷性疾病、丙种球蛋白缺乏症及应用肾上腺皮质激素、抗淋巴细胞球蛋白、烷化剂等。

(5)单核细胞:单核细胞生理性增多常见于新生儿、婴幼儿及儿童单核细胞的增多,属生理性增多。病理性增多:①某些感染如感染性心内膜炎、疟疾、黑热病、活动性肺结核、感染的恢复期等;②血液病如单核细胞白血病、恶性组织细胞病、粒细胞缺乏症恢复期等也可见单核细胞增多。单核细胞减少无临床意义。

3.血小板 血小板(platelet,PLT)由骨髓中巨核细胞产生,是体内最小的血细胞。具有维护毛细血管壁完整性以及黏附、聚集、释放和血块收缩的功能。

(1)血小板减少:PLT 小于 $100 \times 10^9/L$ 为血小板减少,常见原因:①血小板的生成障碍见于再生障碍性贫血、急性白血病、巨幼细胞贫血、放射性损伤、骨髓纤维化晚期等;②血小板破坏或消耗增多见于特发性血小板减少性紫癜、SLE、恶性淋巴瘤、风疹、上呼吸道感染、新生儿血小板减少症、弥漫性血管内凝血(disseminated intravascular coagulation,DIC)、血栓性血小板减少性紫癜(thrombotic thrombocytopenic purpura,TTP);③血小板分布异常:如脾肿大(肝硬化、Banti综合征)、血液稀释(输入大量库存血或大量血浆)等。

(2)血小板增多:血小板数超过 $400×10^9/L$ 为血小板增多。常见原因有:①原发性增多见于骨髓增殖性疾病(真性红细胞增多症、原发性血小板增多症、骨髓纤维化早期及慢性粒细胞白血病等);②反应性增多:见于急性感染、急性溶血、某些癌症患者,这种增多是轻度的,多在 $500×10^9/L$ 以下。

(二)尿常规

尿液是血液经过肾小球滤过、肾小管和集合管重吸收和排泌所产生的终末代谢产物,尿液的组成和性状可反映机体的代谢状况,并受机体各系统功能状态的影响。

1. 一般性状检查

(1)尿量:是指24h内排出体外的总尿量,正常尿量为1~2L。尿量反映了肾脏的生成尿液的能力和肾脏稀释与浓缩的功能。

【尿量增多】

24h尿量超过2500ml,称为多尿。①生理性多尿见于水摄入过多、应用利尿剂和某些药物等;②内分泌疾病如糖尿病、尿崩症;③肾脏疾病如急性肾衰多尿期、慢性肾盂肾炎、慢性肾衰早期、慢性肾间质肾炎等。

【尿量减少】

成人尿量低于400ml/24h或17ml/h,为少尿;低于100ml/24h,为无尿。常见于:①肾前性少尿:心衰、休克、脱水及其他引起血容量减少而导致肾小球滤过不足出现少尿;②肾性少尿由各种肾脏实质性改变而导致的少尿;③肾后性少尿:因结石、尿路狭窄、尿路梗阻或排尿功能障碍所致。

(2)尿液外观:正常新鲜尿液清澈透明,呈淡黄色至深黄色。尿液颜色受食物、尿色素、药物等影响。病理性尿液外观可见下列情况:

【血尿】

若每升尿液中含血量超过1ml,尿液呈现淡红色,称为肉眼血尿。如尿液外观变化不明显,离心沉淀后,镜检时每高倍镜视野红细胞平均大于3个,称为镜下血尿。血尿多见于泌尿系统炎症、结石、结核、肿瘤、外伤等,也可见于血液系统疾病,如血小板减少性紫癜、血友病等。

【血红蛋白尿、肌红蛋白尿】

当血红蛋白和肌红蛋白出现于尿中,可使尿液呈浓茶色、酱油色或红葡萄酒色。血红蛋白尿主要见于血管内溶血,如溶血性贫血、阵发性睡眠性血红蛋白尿、血型不合的输血反应等。肌红蛋白尿常见于挤压综合征、缺血性肌坏死等。正常人剧烈运动后,也可偶见肌红蛋白尿如行军性血红蛋白尿。

【胆红素尿】

尿内含有大量的结合胆红素,振荡后出现黄色泡沫且不易消失,常见于阻塞性黄疸和肝细胞性黄疸。

【脓尿、菌尿】

当尿内含有大量的脓细胞、炎性渗出物或细菌时,呈白色混浊(脓尿)或云雾状(菌尿)。加热或加酸均不能使混浊消失。脓尿和菌尿见于泌尿系统感染如急、慢肾盂肾炎、膀胱炎等。

【乳糜尿、脂肪尿】

尿中混入淋巴液而呈乳白色称为乳糜尿,若同时混有血液,称为乳糜血尿(hematochyluria)。尿中出现脂肪小滴则称为脂肪尿。乳糜尿和乳糜血尿,见于丝虫病、肾结核及肾周围淋巴管梗阻。脂肪尿见于脂肪挤压损伤、骨折和肾病综合征等。

(3)气味:正常新鲜尿液具有芳香气味,久置后,尿素分解可出现氨臭味。若新鲜尿液即有氨味,见于慢性膀胱炎及尿潴留等。尿带蒜臭味常见于有机磷中毒者,糖尿病酮症酸中毒时尿呈烂苹果味,苯丙酮尿症者尿有鼠臭味。

2.化学检查　临床常用尿液分析参数。见表4-3-3。

表4-3-3　临床常用尿液分析参数的参考值及临床应用

项目及代码	参考值	临床应用
酸碱度(pH)	5～7	降低见于酸中毒、高热、痛风、糖尿病;增高见于碱中毒、肾小管性酸中毒、尿潴留、膀胱炎、应用利尿剂等
蛋白(PRO)	阴性(<0.1g/L)	肾小球性蛋白尿、肾小管性蛋白尿、混合性蛋白尿、溢出性蛋白尿、组织性蛋白尿、假性蛋白尿
葡萄糖(GLU)	阴性	增高见于糖尿病、库欣综合征、甲状腺功能亢进、嗜铬细胞瘤、慢性肾炎、肾病综合征、间质性肾炎等,摄入过多糖类也可引起增高
酮体(KET)	阴性(<2mmol/L)	阳性见于糖尿病酮症酸中毒、高热、严重呕吐、腹泻、长期饥饿、禁食
隐血(BLD)	阴性(<10个红细胞/μL)	血管内溶血、血型不合输血后、肾小球肾炎、膀胱炎等
胆红素(BIL)	阴性(<1mg/L)	增高见于肝细胞性黄疸、阻塞性黄疸、先天性高胆红素血症等
尿胆原(UBG)	阴性或弱阳性	增高见于溶血性黄疸、肝细胞性黄疸,减少见于阻塞性黄疸
亚硝酸盐(NIT)	阴性(<2mmol/L)	用于泌尿系统感染的快速筛检
白细胞(LEU)	阴性(<15个白细胞/μL)	见于尿路感染性疾病
比重(SG)	1.015～1.025	增高见于急性肾炎、糖尿病、肝脏疾病等;降低见于尿崩症、急性肾衰多尿期
维生素C(VC)	阴性(<10mg/L)	增高可造成隐血/血红蛋白、胆红素、葡萄糖、亚硝酸盐试带法假阴性

3.尿沉渣检查

(1)红细胞:分为非均一性红细胞和均一性红细胞。非均一性红细胞:常见于急性肾小球肾炎、急进性肾炎、慢性肾炎、狼疮性肾炎、肾炎等;均一性红细胞:见于肾结石、泌尿系统肿瘤、肾盂肾炎、多囊肾、急性膀胱炎、肾结核等。

(2)白细胞和脓细胞:见于泌尿系统感染如肾盂肾炎、膀胱炎、尿道炎或肾结核。女性生殖系统炎症时,常有阴道分泌物混入尿内,除有脓细胞团外,并伴有多量扁平上皮细胞。

(3)上皮细胞(epithelitlm):尿液中上皮细胞来自肾至尿道,包括肾小管上皮细胞(renal-tubular epithelium)亦称肾细胞、移行上皮细胞(transtitional epithelium)和复层扁平上皮细胞(stratified squamous epithelium)。①肾小管上皮细胞:来自远曲和近曲肾小管,在尿中出现,提示肾小管病变;②移行上皮细胞:主要来自肾盂、膀胱、输尿管,正常尿中无或偶见移行上皮细胞,在输尿管、膀胱、尿道有炎症时出现。大量出现应警惕移行上皮细胞癌;③复层扁平上皮细胞:亦称鳞状上皮细胞,呈大而扁平的多角形,胞核小,圆形或椭圆形,来自尿道前段。女性尿道有时混有来自阴道的复层扁平上皮细胞。尿中大量出现或片状脱落且伴有白细胞、脓细胞,见于尿道炎。

(4)管型:管型是蛋白质、细胞及其崩解碎片在肾小管和集合管内形成的圆柱形蛋白聚集物,是肾实质损伤的标志物。

【透明管型】

由 T-H 糖蛋白、清蛋白和氯化物构成的无色透明、内部结构均匀的圆柱状体。正常人不见或偶见。在运动、重体力劳动、麻醉、用利尿剂、发热时可出现一过性增多。在肾病综合征、慢性肾炎、恶性高血压和心力衰竭时可见增多。有时透明管型内含有少量红细胞、白细胞和上皮细胞,又称透明细胞管型。

【颗粒管型】

管型内颗粒总量超过管型面积的 1/3,可分为粗颗粒管型和细颗粒管型。①粗颗粒管型见于慢性肾炎、肾盂肾炎或某些(药物中毒等)原因引起的肾小管损伤;②细颗粒管型见于慢性肾炎或急性肾小球肾炎后期。

【细胞管型】

①肾小管上皮细胞管型(renal tubular epithelium cast),各种原因所致的肾小管损伤时出现;②红细胞管型(erythrocyte cast),常与肾小球性血尿同时存在,临床意义与血尿相似;③白细胞管型(leucocyte cast),常见于肾盂肾炎、间质性肾炎等;④混合管型(mixed cast),同时含有各种细胞和颗粒物质的管型,可见于各种肾小球疾病。

【蜡样管型】

由颗粒管型、细胞管型在肾小管内停留变性或上皮细胞淀粉样变性溶解后形成。提示有严重的肾小管变性坏死,预后不良。

【脂肪管型】

脂肪球沉积在管型内形成,常见于肾病综合征、慢性肾小球肾炎急性发作及其他肾小管损伤性疾病。

【宽幅管型】

由蛋白质及坏死脱落的上皮细胞碎片构成,宽大不规则,易折断。常见于慢性肾衰竭少尿期,提示预后不良。

【细菌管型】

管型内含有大量的细菌、真菌的,见于感染性疾病。

(三)粪便常规

粪便(feces)是食物在体内经消化的最终产物。粪便的组成和性状变化可以反映消化道的功能状态,可用于消化道疾病的协助诊断。

1.一般性状检查

(1)量:正常人每日排便 1~2 次,约为 100~300g,随食物种类、进食量及消化器官功能状态而异。

(2)颜色与性状:正常成人的粪便排出时为黄褐色圆柱形软便,婴儿粪便呈黄色或金黄色糊状便。病理情况可见如下改变:①鲜血便见于痔疮、肛裂、直肠息肉、直肠癌等;②柏油样便见于消化道出血及食用动物血、肝,服用活性炭、铋剂、铁剂等之后也可排出黑便;③白陶土样便:见于各种原因引起的胆管阻塞患者;④脓性及脓血便见于痢疾、局限性肠炎、溃疡性结肠炎、结肠或直肠癌;⑤米泔样便见于霍乱、副霍乱患者;⑥黏液便见于各类肠炎、细菌性痢疾、阿米巴痢疾等;⑦稀糊状或水样便见于各种感染性和非感染性腹泻;⑧细条样便见于直肠狭窄如直肠癌;⑨乳凝块常见于婴儿消化不良、婴儿腹泻。

（3）气味:正常粪便有臭味,肉食者味重,素食者味轻。患慢性肠炎、结肠或直肠癌溃烂、胰腺疾病有恶臭。阿米巴肠炎粪便呈烂苹果味。脂肪及糖类消化或吸收不良时粪便呈酸臭味。

2.显微镜检查

（1）白细胞:正常粪便中不见或偶见。肠道炎症时增多,其数量多少与炎症轻重及部位有关。细菌性痢疾,可见大量白细胞、脓细胞或小吞噬细胞;过敏性肠炎、肠道寄生虫病时可见较多嗜酸性粒细胞。

（2）红细胞:正常粪便中无红细胞,下消化道出血、溃疡性结肠炎、痢疾、结肠和直肠癌时,粪便中可见到红细胞。细菌性痢疾时红细胞少于白细胞,阿米巴痢疾时红细胞多于白细胞,多成堆出现并有残碎现象。

（3）吞噬细胞:为一种含有吞噬颗粒的组织细胞,见于细菌性痢疾和溃疡性结肠炎。

（4）肠黏膜上皮细胞:正常粪便中不见,结肠炎、假膜性肠炎时可见增多。

（5）肿瘤细胞:见于消化道肿瘤,尤其是下消化道肿瘤。

（6）淀粉颗粒和脂肪小滴:正常粪便中不见或偶见。增多见于腹泻病患者、慢性胰腺炎、胰腺功能不全等。

（7）寄生虫和寄生虫卵:正常人不见。肠道寄生虫病时,从粪便中能见到的相应病原体,主要包括阿米巴原虫、鞭毛虫、隐孢子虫和纤毛虫、吸虫、绦虫、蛔虫等成虫虫体或虫卵。

（8）结石:粪便中可见到胆石、胰石、胃石、肠石等,最重要且最常见的是胆石,常见于应用排石药物或碎石术后。

3.粪便隐血试验　粪便隐血试验(fecal occult blood test,FOBT)主要用于消化道出血鉴别诊断。消化性溃疡呈间歇阳性;消化道恶性肿瘤如胃癌、结肠癌,呈持续性阳性;急性胃黏膜病变、肠结核、克罗恩病、溃疡性结肠炎、钩虫病及流行性出血热等 FOBT 也可呈阳性。

【注意事项】

标本采集通常采用自然排出的粪便,应注意以下事项:

1.用干燥洁净盛器留取新鲜标本,不得混有尿液或其他物质;如作细菌学检查应将标本盛于加盖无菌容器内立即送检。

2.粪便标本有脓血时,应当挑取脓血及黏液部分涂片检查,外观无异常的粪便要多点取样检查。

3.对某些寄生虫及虫卵的初筛检测,应采取三送三检,因为许多肠道原虫和某些蠕虫卵都有周期性排出现象。

4.从粪便中检测阿米巴滋养体等寄生原虫,应在收集标本后 30min 内送检,并注意保温。

5.粪便隐血检测,患者应素食 3 天,并禁服铁剂及维生素 C,否则易出现假阳性。

6.无粪便又必须检测时,可经肛门指诊采集粪便。

二、肾脏功能检查

肾脏是生成尿液,维持体内水、电解质、蛋白质和酸碱等代谢平衡的重要器官。同时也兼有内分泌功能,如产生肾素、红细胞生成素、活性维生素 D 等,调节血压、钙磷代谢和红细胞生成。

(一)血清肌酐测定

肌酐主要是体内肌酸的代谢产物,少部分由食物经机体消化吸收而来。肌酐易由肾脏排出。在控制蛋白质的摄入量、活动相对恒定时,血清肌酐的含量可以反映肾脏的排泄功能。

【参考值】　男性 $53\sim106\mu mol/L$,女性 $44\sim97\mu mol/L$。

【结果判读】

1.血肌酐增高　早期或轻度肾小球滤过功能受损时由于肾脏的代偿作用,血肌酐正常。当肾小球滤过功能降至正常人 1/3 时,血肌酐才明显增高。因此,血肌酐不能反映早期肾功能受损,但对晚期肾病临床意义较大。当 $Cr>200\mu mol/L$,病情继续恶化,有发展为尿毒症的趋势;$>400\mu mol/L$ 则预后较差。肌酐常与尿素氮同时检测,如仅 BUN 升高,而 Cr 正常,则可能为肾外因素引起,如消化道出血或尿路梗阻。

2.血肌酐减少　主要见于进行性肌肉萎缩、贫血、白血病等。

(二)血尿素氮测定

血尿素氮(blood urea nitrogen,BUN)是蛋白质代谢的终末产物,其生成量易受饮食中蛋白质摄入量、组织蛋白质分解代谢及肝功能状况的影响。BUN 主要经肾小球滤过,正常情况下 30%～40%被肾小管重吸收,肾小管有少量排泌。当肾实质受损害时,GFR 降低,致使血BUN 浓度增加,因此,BUN 可反映肾小球的滤过功能。

【参考值】　成人 $3.2\sim7.1mmol/L$;婴儿、儿童 $1.8\sim6.5mmol/L$。

【结果判读】

1.器质性肾功能损害　①各种原发性肾小球肾炎、间质性肾炎、肾盂肾炎、肾肿瘤以及急、慢性肾功能衰竭;②肾功能轻度受损时,BUN 可无变化,当 GFR 下降至 50%以下,BUN 才能升高。因此,血 BUN 测定不能作为早期检测肾功能的指标。但在慢性肾衰竭,尤其尿毒症时,BUN 增高的程度与病情严重性相一致。

2.肾前性少尿　如严重脱水、心脏循环功能衰竭、大量腹水、肝肾综合征等导致的血容量不足、肾血流量减少灌注不足致少尿。此时 BUN 升高程度优于肌酐,BUN/Cr(mg/dL)>10:1,称为肾前性氮质血症。一般经扩容尿量多能增加,BUN 可自行下降。

3.蛋白质分解或摄入过多　如高蛋白饮食、急性传染病、高热、大面积烧伤、上消化道大出血、严重创伤、大手术后、甲状腺功能亢进等,BUN 升高,而血肌酐一般不升高。以上情况矫正后,血 BUN 可以下降。

4.血 BUN 作为肾衰竭透析判别指标　多以 KT/V 表示,K=透析器 BUN 清除率(L/min),T=透析时间(min),V=BUN 分布容积(L),$KT/V>1.0$ 表示透析充分。

(三)内生肌酐清除率测定

内生肌酐清除率(endogenous creatinine clearance rate,Ccr)是指肾单位时间内把多少毫升血液中的内在肌酐全部清除出去,内生肌酐清除率是判断肾小球滤过功能损害的敏感指标。

【参考值】　成人 $80\sim120ml/min$,老年人随年龄增长,有自然下降趋势。

【结果判读】

1. 判断肾小球损害的敏感指标　当肾小球滤过率(glomerular filtration rate,GFR)降低至正常值的 50%,Ccr 测定值可低至 50ml/min,但血肌酐、尿素氮测定仍可在正常范围,因此,Ccr 是较早反映 GFR 的敏感指标。

2. 评估肾功能损害程度　临床上根据 Ccr 将肾功能分为 4 期:Ccr 51~80ml/min 为肾衰竭代偿期(1 期);Ccr 50~20ml/min 为肾衰竭失代偿期(2 期);Ccr 19~10ml/min 为肾衰竭期(3 期);Ccr<10ml/min 为尿毒症期或终末期肾衰竭(4 期)。

3. 指导治疗　慢性肾衰竭 Ccr<30~40ml/min,应注意限制蛋白质摄入;Ccr<30ml/min,用氢氯噻嗪等利尿治疗无效,不宜应用;Ccr<10ml/min 应结合临床进行肾替代治疗,对呋塞米、利尿酸钠等袢利尿剂的反应也已极差。此外,肾衰竭时凡由肾代谢或经肾排出的药物也要根据 Ccr 降低的程度来调节用药剂量和决定用药的时间间隔。

(四)血尿酸检测

尿酸(uric acid,UA)为核蛋白和核酸中嘌呤的代谢产物。尿酸可自由透过肾小球,亦可经肾小管排泌,但原尿中的尿酸 90% 左右被肾小管重吸收回到血液中。因此血尿酸浓度受肾小球滤过功能和肾小管重吸收功能的影响。

【参考值】　男性 150~416μmol/L,女性 89~357μmol/L。

【结果判读】

1. 血尿酸浓度升高　①肾小球滤过功能损伤:尿酸含量变化比血肌酐和血尿素氮在反映早期肾小球滤过功能损伤上敏感;②体内尿酸生成异常增多:常见为痛风、血液病、恶性肿瘤、慢性铅中毒和长期禁食者等,此外亦见于长期使用利尿剂和抗结核药等。

2. 血尿酸浓度降低　见于范可尼综合征、肝豆状核变性、急性肝坏死等各种原因致肾小管重吸收尿酸功能损害,尿中大量丢失,以及肝功能严重损害尿酸生成减少。此外,慢性镉中毒、使用磺胺及大剂量糖皮质激素、黄嘌呤氧化酶和嘌呤核苷酸化酶先天性缺陷等,亦可致血尿酸降低。

三、肝功能检查

肝功能检查是通过各种生化试验方法检测与肝脏功能代谢有关的各项指标,以反映肝脏功能基本状况。肝脏是人体最大的代谢器官,一旦肝脏出了问题,我们的身体随之也会出现问题。肝功能检查项目通常包括:谷丙转氨酶、谷草转氨酶、总蛋白、白蛋白、球蛋白、白蛋白/球蛋白以及总胆红素的检查。

【参考值】　肝功能常用参数及参考值。见表 4-3-4。

表 4-3-4　肝功能常用参数及参考值

检 查 项 目	单 位	参 考 范 围
谷丙转氨酶(ALT)	U/L	0~40
谷草转氨酶(AST)	U/L	0~40
谷氨酰转移酶(γ-GT)	U/L	0~50

续表

检 查 项 目	单 位	参 考 范 围
总胆红素（TBIL）	μmol/L	3.4～17.1
直接胆红素（DBIL）	μmol/L	0～6.8
间接胆红素（IBIL）	μmol/L	1.7～10.2
血清总蛋白（TP）	g/L	60～80
白蛋白（ALB）	g/L	40～55
球蛋白（GLB）	g/L	20～30
白蛋白/球蛋白（A/G）		(1.5～2.5)∶1
碱性磷酸酶（AKP）	U/L	40～150

【结果判读】

1. 谷丙转氨酶　判断肝炎最有效果的指标，检查时如果谷丙转氨酶升高，多半情况是肝损伤引起的，不同的程度的升高代表不同程度的肝损伤，升高越多，损伤越严重，但是升高较低也可能是肝硬化，提醒肝病患者一定要引起重视。

2. 谷氨酰转移酶　酒精性肝炎、药物性肝炎、中毒性肝病、脂肪肝、肝肿瘤均可升高，急、慢性病毒性肝炎也可引起升高，需要接合其他指标判断。

3. 谷草转氨酶　判断肝炎仅次于谷丙转氨酶，但是升高也可能是其他疾病，需要接合其他指标与医生的诊断才能准确判断。

4. AST/ALT　AST/ALT 一定程度上反映肝损伤的严重程度。在临床中常见肝硬化患者 AST/ALT>1.0。在酒精性肝病中，约 80% 的病例 AST/ALT>2.0。急性肝损害，转氨酶（谷丙或谷草转氨酶）常超过 400U/L；慢性肝损害转氨酶一般低于 400U/L；小于 100U/L 的慢性肝炎患者需要格外注意。需要指出的是，转氨酶持续正常肝脏也可能隐匿有炎症。转氨酶高需要先判断疾病原因而后才能针对治疗。

5. 总胆红素、间接胆红素与直接胆红素　总胆红素是间接胆红素与直接胆红素的总和，在原发性胆汁型肝硬化、胆道梗阻时直接胆红素升高；肝炎与肝硬化患者的直接胆红素与间接胆红素都可以升高。

6. 总蛋白、白蛋白、球蛋白、白蛋白/球蛋白　①总蛋白升高，白蛋白/球蛋白降低：由于球蛋白升高所致，见于慢性炎症、多发性骨髓瘤、免疫性疾病、红斑狼疮等；②总蛋白降低，白蛋白/球蛋白降低：见于肾病，营养不良等，多是由于白蛋白偏低所致；③A/G<1 提示有肝实质损害、肾病综合征等；A/G 持续倒置表示预后不良；④若三者均升高，见于大量呕吐或烧伤导致体液丢失过多，血液浓缩。

7. 碱性磷酸酶　碱性磷酸酶用于阻塞性黄疸、原发性肝癌、继发性肝癌、胆汁淤积性肝炎等的检查，诊断肝炎具有一定的参考作用，但是灵敏度不够，需要综合其他结果才能准确判断。

(桑圣刚)

四、脑脊液常规及生化检查

脑脊液（cerebrospinal fluid，CSF）为无色透明的液体，存在于脑室、蛛网膜下腔及脊髓中央管内，对脑和脊髓具有保护、支持和营养作用。成人 CSF 总量平均为 130ml，其生成速度为

0.3～0.5ml/min,每天约生成 500ml。

（一）CSF 常规检查

1.颜色 正常脑脊液为无色透明液体。病理状态下,脑脊液颜色可能发生改变,但脑脊液颜色正常不能排除神经系统疾病。脑脊液颜色改变可有如下几种情况。见表 4-3-5。

表 4-3-5 脑脊液颜色改变所见疾病

颜 色 异 常	所 见 疾 病
红色	蛛网膜下腔出血、脑室出血
乳白色	化脓性脑膜炎
黄色	蛛网膜下腔出血、椎管阻塞（髓外肿瘤）、多神经炎、脑膜炎
微绿色	绿脓杆菌、肺炎链球菌、甲型链球菌所致的脑膜炎
褐色或黑色	脑膜黑色素瘤

2.透明度 正常脑脊液清晰透明。脑脊液透明度改变情况。见表 4-3-6。

表 4-3-6 脑脊液透明度改变所见疾病

透 明 度 异 常	所 见 疾 病
透明或微浊	病毒性脑膜炎、流行性乙型脑膜炎、中枢神经系统梅毒等
毛玻璃样混浊	结核性脑膜炎
乳白色混浊	化脓性脑膜炎

3.压力 侧卧位时脑脊液的正常压力一般为 80～180mmH$_2$O。＞200mmH$_2$O 提示颅内压增高,＜80mmH$_2$O 提示颅内压降低。见表 4-3-7。

表 4-3-7 脑脊液压力改变所见疾病

CSF 压力改变	所 见 疾 病
压力增高	颅内各种炎症性病变、非炎症性病变（脑肿瘤、脑出血、脑积水）、颅外因素（高血压、动脉硬化）以及其他情况（咳嗽、哭泣等）
压力下降	CSF 循环受阻、CSF 流失过多、CSF 分泌减少

4.细胞计数 正常 CSF 中无红细胞,仅有少量白细胞,以淋巴细胞为主。正常参考值为:成人为(0～8)×10^6/L,儿童(0～15)×10^6/L。见表 4-3-8。

表 4-3-8 脑脊液细胞增多所见疾病

	所 见 疾 病	细 胞 计 数	白 细 胞 分 类
中枢神经系统感染性疾病	化脓性脑膜炎	细胞数显著增加,白细胞总数(1000～20000)×10^6/L	以中性粒细胞为主
	结核性脑膜炎	细胞数中度增加,多不超过 500×10^6/L	中性粒细胞、淋巴细胞和浆细胞同时存在
	病毒性脑炎、脑膜炎	细胞数轻度增加,一般每微升数十个	以淋巴细胞为主
	新型隐球菌性脑膜炎	细胞数中度增加	以淋巴细胞为主

续表

所 见 疾 病	细 胞 计 数	白 细 胞 分 类
中枢神经系统肿瘤性疾病	细胞数可正常或稍高	以淋巴细胞为主；若为脑膜白血病,可见白血病细胞
脑寄生虫病	细胞数可升高	以嗜酸性粒细胞为主；CSF 离心镜检可找到血吸虫卵、阿米巴原虫、弓形虫等
脑室和蛛网膜下腔出血	红细胞明显增加,还可见到白细胞	以中性粒细胞为主,出血 2～3 天后可发现含有红细胞或含铁血黄素的吞噬细胞

(二)CSF 生化检查

1.蛋白质　正常脑脊液蛋白含量极微,主要为白蛋白。病理状态下,脑脊液中蛋白质含量增加,多为球蛋白。

正常参考值:腰椎穿刺 0.2～0.45g/L,小脑延髓池穿刺 0.1～0.25g/L,脑室穿刺0.05～0.15g/L。

【结果判读】

脑脊液蛋白含量增高常见于:①脑膜炎、蛛网膜下腔出血、脑出血、内分泌或代谢性疾病、药物中毒;②脑部肿瘤、椎管内梗阻;③Guillain-Barre 综合征、胶原血管疾病、慢性炎症性脱髓鞘性多发性神经病。

2.葡萄糖　脑脊液中葡萄糖含量约为血糖的 60%,它受血糖浓度、血脑屏障通透性及脑脊液中糖酵解速度的影响。理想的葡萄糖测定应在禁食 4h 后做腰穿检查。

正常参考值:2.5～4.5mmol/L(腰池)。

【结果判读】

(1)葡萄糖下降:常见于化脓性脑膜炎(葡萄糖显著减少或缺如)、结核性脑膜炎(葡萄糖减少不如化脓性脑膜炎显著)、累及脑膜的肿瘤、梅毒性脑膜炎、结节病、风湿性脑膜炎、症状性低血糖。

(2)葡萄糖增高:病毒性神经系统感染、脑出血、下丘脑损害、糖尿病。

3.氯化物　脑脊液中氯化物的含量较血浆高约 20%,它受血清氯的含量、血脑屏障通透性及脑脊液中蛋白质含量的影响。

正常参考值为:120～130mmol/L(腰池)。

【结果判读】

(1)氯化物下降:结核性脑膜炎、化脓性脑膜炎、其他可导致血氯下降的疾病(大量呕吐、腹泻、脱水)。

(2)氯化物增高:慢性肾功能不全、肾炎、尿毒症、呼吸性碱中毒。

4.酶学测定　正常脑脊液中含有天门冬氨酸氨基转移酶(AST)、肌酸激酶(CK)、乳酸脱氢酶(LDH)等,其含量低于血清。在炎症、肿瘤、脑血管障碍疾病时,因脑组织破坏,脑细胞内酶的溢出或血脑屏障通透性增加使血清酶向脑脊液中移行,或肿瘤细胞内酶释放等,CSF 中酶的活性可增高。

【练习题及答案】

1.简述脑脊液成分。

2.脑脊液蛋白含量增高的病因及所见疾病。

答案:略。

（张　填）

五、浆膜腔积液(胸腔积液、腹水)检查

人体的胸腔、腹腔、心包腔统称为浆膜腔,在生理状态下,腔内有少量液体。据估计,正常成人胸腔液<20ml,腹腔液<50ml,心包腔液10～50ml,在腔内主要起润滑作用,一般不易采集到。病理状态下,腔内有多量液体潴留,称为浆膜腔积液(serous membrane fluid)。区分积液的性质对疾病的诊断和治疗有重要意义。

(一)一般性状检查

1.颜色　漏出液多为淡黄色,渗出液的颜色随病因而变化,如血性积液可为淡红色、红色或暗红色,见于恶性肿瘤、急性结核性胸、腹膜炎、风湿性及出血性疾病、外伤或内脏损伤等;淡黄色脓性见于化脓菌感染;绿色可能系铜绿假单胞菌感染;乳白色系胸导管或淋巴管阻塞引起的真性乳糜液,如积液中乳糜微粒增加,或含有大量脂肪变性细胞,也呈乳糜样,称假性乳糜液。真、假乳糜液可用脂蛋白电泳、乙醚试验及镜检加以区别。

2.透明度　漏出液多为清晰透明,渗出液因含有大量细胞、细菌而呈不同程度混浊。

3.比重　漏出液比重多在1.018以下,渗出液因含有多量蛋白及细胞,比重多高于1.018。

4.凝固性　漏出液中纤维蛋白原含量少,一般不易凝固;渗出液因含有纤维蛋白原等凝血因子、细菌和组织裂解产物,往往自行凝固或有凝块出现。

(二)化学检查

1.黏蛋白定性试验　又称Rivalta试验,浆膜上皮细胞受炎症刺激分泌黏蛋白增加,黏蛋白是一种酸性糖蛋白,其等电点为pH3～5,因此可在稀醋酸溶液中析出,产生白色沉淀。漏出液黏蛋白含量很少,多为阴性反应,渗出液中因含有大量黏蛋白,多呈阳性反应。

2.蛋白定量试验　总蛋白是鉴别渗出液和漏出液最有用的试验。漏出液蛋白总量常小于25g/L,而渗出液的蛋白总量常在30g/L以上。蛋白质如为25～30g/L,则难以判明其性质。

3.葡萄糖测定　漏出液中葡萄糖含量与血糖相似,渗出液中葡萄糖常因细菌或细胞酶的分解而减少,如化脓性胸(腹)膜炎、化脓性心包炎,积液中葡萄糖含量明显减少,甚至无糖。30%～50%的结核性渗出液,10%～50%的癌性积液中葡萄糖含量可减少。类风湿性浆膜腔积液糖含量常<3.33mmol/L,红斑狼疮积液糖含量基本正常。

4.乳酸测定　浆膜腔积液中乳酸含量测定有助于渗出液与漏出液的鉴别诊断,当乳酸含量>10mmol/L以上时,高度提示为细菌感染,尤其在应用抗生素治疗后的胸水,一般细菌检查又为阴性时更有价值。风湿性、心功能不全及恶性肿瘤引起的积液中乳酸含量可见轻度增高。

5.乳酸脱氢酶　LDH测定有助于漏出液与渗出液的鉴别诊断,化脓性胸膜炎LDH活性显著升高,可达正常血清的30倍。癌性积液中度增高,结核性积液略高于正常。

(三)显微镜检查

1. 细胞计数及分类　漏出液白细胞数常<$100×10^6$/L,主要为淋巴细胞和间皮细胞。渗出液白细胞数常>$500×10^6$/L。且各种细胞增多的临床意义不同:①中性粒细胞为主:常见于化脓性积液及结核性积液的早期;②淋巴细胞为主:多见于慢性炎症如结核性、梅毒性、肿瘤性以及结缔组织病引起的积液;③嗜酸性粒细胞增多:常见于气胸、血胸、过敏性疾病或寄生虫病所致的积液;④其他细胞:在炎性积液时,出现大量中性粒细胞同时,常伴有组织细胞出现;浆膜刺激或受损时,间皮细胞增多;在狼疮性浆膜炎中,偶可查见狼疮细胞。陈旧性出血的积液中可见含铁血黄素细胞。

2. 脱落细胞检测　在浆膜腔积液中检出恶性肿瘤细胞是诊断原发性或继发性癌肿的重要依据。

3. 寄生虫检测　乳糜液离心沉淀后检查有无微丝蚴,在阿米巴病的积液中可以找到阿米巴滋养体。

(四)细菌学检查

若肯定或疑为渗出液,则应经无菌操作离心沉淀,取沉淀物涂片作革兰染色或抗酸染色镜检,查找病原菌,必要时可进行细菌培养。培养出细菌后作药物敏感试验以供临床用药参考。

六、空腹血糖测定

空腹血糖(fasting blood glucose,FBG)是诊断糖代谢紊乱的最常用和最重要的指标。FBG易受肝脏功能、内分泌激素、神经因素和抗凝剂等多种因素的影响,血糖检测是目前诊断糖尿病的主要依据,也是判断糖尿病病情和控制程度的主要指标。

【参考值】　3.9~6.1mmol/L。

【结果判读】

(一)空腹血糖增高

1. 生理性增高　见于餐后1~2h、高糖饮食、剧烈运动、情绪激动、胃倾倒综合征等。

2. 病理性增高　见于①内分泌疾病:如糖尿病、甲状腺功能亢进症、皮质醇增多症、巨人症、肢端肥大症、嗜铬细胞瘤和胰高血糖素瘤等;②应激性因素:如颅脑损伤、颅内压增高、中枢神经系统感染、心肌梗死、急性脑血管病、大面积烧伤等;③药物影响:如噻嗪类利尿剂、口服避孕药、泼尼松等;④肝脏和胰腺疾病:如严重的肝病、胰腺癌、坏死性胰腺炎等;⑤其他:如高热、腹泻、呕吐、脱水、麻醉和缺氧等。

(二)空腹血糖减低

1. 生理性减低　如饥饿、长期剧烈运动、妊娠期等。

2. 病理性减低　①胰岛素过多如胰岛素用量过大、胰岛B细胞增生或肿瘤、口服降糖药等;②抗胰岛素的激素分泌不足如肾上腺皮质激素、生长激素缺乏;③肝糖原贮存缺乏如急性肝坏死、急性肝炎、肝癌、肝淤血等;④急性乙醇中毒;⑤先天性糖原代谢酶缺乏如Ⅰ、Ⅲ型糖原累积病(glucose storage disease)等;⑥消耗性疾病,如严重营养不良、恶液质等;⑦非降糖药物影响:如磺胺药、水杨酸、吲哚美辛等;⑧特发性低血糖。

七、血清钾测定

人体内的钾主要来源于食物,食物中的钾90%以上短时间内在肠道被吸收,吸收入血液的钾在 4h 内即有 90％从肾排出体外。钾离子大部分(98％)存在于细胞内,少量存在于细胞外液,且浓度恒定。钾是维持细胞生理活动的主要阳离子,在保持机体的正常渗透压及酸碱平衡、参与糖及蛋白代谢、保证神经肌肉的正常功能等方面具有重要作用。

【参考值】　3.3～5.5mmol/L。

【结果判读】

1.病理性增高　见于慢性肾上腺皮质功能减退症、肾动脉狭窄性高血压、心力衰竭、休克、缺氧、尿毒症等所致尿少、尿闭等肾功能受损以及重度溶血反应、挤压综合征、大面积烧伤、补钾过多等。

2.病理性降低　见于肾上腺皮质功能亢进症、长期使用肾上腺皮质激素、醛固酮增多症;严重呕吐、腹泻,不能进食而又未能及时足量补充钾,长期使用利尿药等造成钾丢失过多时;静脉输入大量葡萄糖及胰岛素;家族性周期性麻痹发作期,碱中毒时等。

八、血清钠测定

正常成人体内含钠(Na)约 90g,是维持体内渗透压与酸碱平衡的重要物质之一。人体每日氯化钠(食盐)的需要量,婴儿为 1g,儿童约为 3g,成人约为 6g。血清钠检测是测定血清中钠的含量。

【参考值】　135～155mmol/L。

【结果判读】

1.病理性增高　脱水如呕吐、腹泻,多尿引起的水分不足,肾上腺皮质功能亢进如库欣综合征、原发性醛固酮增多症等可出现血清钠升高。

2.病理性降低　肾功能障碍,尿毒症,应用速尿等利尿剂,阿狄森病,21-羟化酶缺乏症,心功能不全,失代偿性肝硬化。

九、血清钙

钙是人体内含量最多的阳离子,99％以上存在于骨骼及牙齿,血液中的钙不及 1％。

【参考值】　2.25～2.75mmol/L。

【结果判读】

1.病理性增高　甲状旁腺功能亢进,骨肿瘤,应用维生素 D 过量。

2.病理性降低　手足搐搦症,甲状旁腺功能不全,维生素 D 缺乏症,骨质软化症,佝偻病,慢性腹泻,阻塞性黄疸,肾脏病,急性出血性胰腺炎。

十、血清氯化物测定

血清氯指血清中氯离子浓度。氯是人体细胞外液中主要的阴离子,在调节人体酸碱平衡、渗透压和水分布方面起重要作用。

【参考值】　98～110mmol/L。

【结果判读】

1.病理性增高　尿路梗阻、肾炎少尿、心力衰竭伴水肿等导致氯化物排出减少;摄入氯化物过多,特别是肾功能不良时,以及呼吸性碱中毒等。

2.病理性降低　肾功能障碍,尿毒症,应用速尿等利尿剂,阿狄森病,21-羟化酶缺乏症,心功能不全,失代偿性肝硬化,严重呕吐、腹泻以及胰液、胆汁等消化道液体大量丢失时;多尿症、糖尿病以及慢性肾上腺皮质功能减退症等。

十一、血清磷测定

磷(P)是构成人体细胞多种重要成分的原料,也是构成骨骼和牙齿的主要成分之一。血清磷通常指血清中的无机磷。

【参考值】　0.97～1.45mmol/L;儿童1.45～2.1mmol/L。

【结果判读】

1.病理性增高　肾功能不全,甲状旁腺功能低下,肿瘤骨转移,肢端肥大症,维生素D中毒,废用性骨萎缩。

2.病理性降低　甲状旁腺功能亢进,维生素D依赖性佝偻病,吸收不良综合征,肾小管功能不全,范可尼综合征。服用含铝抗酸药物、合成雌激素、避孕药及苯巴比妥等药物时,血磷也会减低。

十二、血清总胆固醇测定

总胆固醇(total cholesterol,TC)是脂质的组成成分之一。包括胆固醇酯(cholesterol esterase,CE)、游离胆固醇(free cholesterol,FC)。

【参考值】　<5.20mmol/L,>5.72mmol/L升高。

【结果判读】　TC检测的临床意义。见表4-3-9。

表4-3-9　TC检测的临床意义

状态	临床意义
增高	动脉粥样硬化所致的心、脑血管疾病
	各种高脂蛋白血症、阻塞性黄疸、甲状腺功能减退症、类脂性肾病、肾病综合征、糖尿病等
	长期吸烟、饮酒、精神紧张和血液浓缩等
	应用某些药物,如环孢素、糖皮质激素、阿司匹林、口服避孕药、β-肾上腺素能阻滞剂等
减低	甲状腺功能亢进症
	严重的肝脏疾病,如肝硬化和急性肝坏死
	贫血、营养不良和恶性肿瘤等
	应用某些药物,如雌激素、甲状腺激素、钙拮抗剂等

十三、血清甘油三酯测定

甘油三酯(triglyceride,TG)是甘油和3个脂肪酸所形成的酯,又称为中性脂肪(neutralfat)。TG是机体恒定的供能来源,主要存在于β-脂蛋白和乳糜颗粒中,直接参与CHO和CE的合成。TG也是动脉粥样硬化的危险因素之一。血清TG受生活习惯、饮食和年龄等的影响,在个体内及个体间的波动较大。

【参考值】　0.56～1.70mmol/L。

【结果判读】

1.增高　见于:①冠心病;②原发性高脂血症、动脉粥样硬化症、肥胖症、糖尿病、痛风、甲状旁腺功能减退症、肾病综合征、高脂饮食和阻塞性黄疸等。

2.减低　见于：①低 β-脂蛋白血症和无 β-脂蛋白血症；②严重的肝脏疾病、吸收不良、甲状腺功能亢进症、肾上腺皮质功能减退症等。

十四、血清脂蛋白测定

脂蛋白(lipoprotein)是血脂在血液中存在、转运及代谢的形式,脂蛋白检测不仅可以了解血脂的质与量,也能对其生物功能进行分析。

(一)高密度脂蛋白胆固醇测定

高密度脂蛋白(high density lipoprotein,HDL)是颗粒最小,密度最大的脂蛋白,主要由肝脏和小肠合成。HDL 的功能之一是运输内源性胆固醇至肝脏处理,具有抗动脉粥样硬化作用。

【参考值】正常人合适水平应＞1.04mmol/L,＜0.91mmol/L 为减低。

【结果判读】

1.高密度脂蛋白增高　HDL 增高对防止动脉粥样硬化、预防冠心病的发生有重要作用,HDL 含量变化与冠心病的发病呈负相关。HDL 增高还可见于绝经前女性、慢性肝炎、原发性胆汁性肝硬化等。

2.高密度脂蛋白减低　HDL 减低常见于动脉粥样硬化、糖尿病、急性感染、慢性肾衰竭、肾病综合征,以及应用雄激素、孕酮和 β-受体阻滞剂等药物。

(二)低密度脂蛋白胆固醇测定

低密度脂蛋白(low density lipoprotein,LDL)是血清中携带胆固醇的主要颗粒。LDL 有 A、B 两个亚型,LDL 向组织及细胞内运送胆固醇,直接促使动脉粥样硬化,是动脉粥样硬化的危险性因素之一。

【参考值】　＜3.12mmol/L 为合适水平;3.15～3.61mmol/L 为边缘升高;＞3.64mmol/L 为升高。

【结果判读】

1.低密度脂蛋白增高　①判断发生冠心病的危险性:LDL 是动脉粥样硬化的危险因子,LDL 水平升高与冠心病发病呈正相关,可用于判断发生冠心病的危险性;②其他:遗传性高脂蛋白血症、肾病综合征、阻塞性黄疸、甲状腺功能减退症、β-受体阻滞剂、肥胖症以及应用雄激素、糖皮质激素等 LDL 也增高。

2.低密度脂蛋白减低　LDL 减低常见于无 β-脂蛋白血症、吸收不良、肝硬化、甲状腺功能亢进症以及低脂饮食和运动等。

(三)脂蛋白(a)测定

脂蛋白(a),LP(a)的结构与 LDL 相似,可以携带大量的胆固醇结合于血管壁上,有促进动脉粥样硬化的作用。同时,LP(a)与纤溶酶原有同源性,可以与纤溶酶原竞争结合纤维蛋白位点,从而抑制纤维蛋白水解作用,促进血栓形成。因此,LP(a)是动脉粥样硬化和血栓形成的重要独立危险因子。检测 LP(a)对早期识别动脉粥样硬化的危险性,特别是在 LDL-C 浓度升高的情况下具有重要价值。

【参考值】　0～300mg/L。

【结果判读】　血清 LP(a)水平的个体差异性较大,LP(a)水平高低主要由遗传因素决定,基本不受性别、饮食和环境的影响。

LP(a)增高主要见于：①LP(a)是动脉粥样硬化的独立危险因子，与动脉粥样硬化、冠心病、冠状动脉搭桥术后或经皮腔内冠状动脉成形术(PTCA)后再狭窄有密切关系。LP(a)＞300mg/L者冠心病发病率较LP(a)＜300mg/L者高3倍；LP(a)＞497mg/L的脑血管意外危险性增加4.6倍。因此，可将LP(a)含量作为动脉粥样硬化的单项预报因子，或确定为是否存在冠心病的多项预报因子之一。②LP(a)增高还可见于糖尿病、炎症、肾脏疾病、手术或创伤后以及血液透析后等。

（桑圣刚）

十五、乙型肝炎病毒标志物测定

乙型肝炎病毒标志物很多，最常用的是乙肝表面抗原(HBsAg)、乙肝表面抗体(抗HBs)、乙肝e抗原(HBeAg)、乙肝e抗体(抗HBe)和乙肝核心抗体(抗HBc)、抗HBcIgM、HBV-DNA等，前五项常称乙肝两对半。这些标志物对于HBV感染的临床诊断，乙肝患者的治疗有着重要的意义。临床上乙肝两对半定性检验及DNA定量检验结果及其结果判读如下。见表4-3-10、表4-3-11。

表4-3-10　乙肝两对半结果对照表

HBsAg	HBeAg	抗HBc-IgM	抗HBc-IgG	抗HBe	抗HBs	结果判读
＋	＋	＋	－	－	－	急性乙肝
＋	＋	－	＋	－	－	慢性乙肝（传染性强）
－	－	－	＋	＋	＋	乙肝恢复期（传染性强）
－	－	－	－	－	＋	曾感染过HBV或接种过乙肝疫苗

表4-3-11　乙型肝炎DNA定量结果分析

拷贝次方(cps/ml)	结果判读
低于1.0e3cps/ml	①此视为乙肝阴性，体内不存在病毒复制；②体内乙肝病毒数目极少，患者的肝功能正常、没有肝炎症状或者体征，可以暂时不用治疗，但需要定期检查肝功能、HBV-DNA等，发现病变及时治疗
高于1.0e3cps/ml	体内有乙肝病毒，病毒复制活跃，有传染性。HBV-DNA定量检测值越大，体内病毒数目越多，病毒复制活跃
高于1.0e5cps/ml	抗病毒治疗前HBV-DNA值的高低与疗效有关，如ALT增高不明显，这时抗病毒效果较差

注：临床上HBV-DNA的检测结果也常作为医生制订治疗方案的依据。

【注意事项】

实验方法及实验操作过程均影响实验结果，在临床检验中应注意以下事项。

（一）酶免疫分析法

1.5天内测定的血清标本可放置于4℃，超过1周测定的需低温冰存。

2.试剂的准备按试剂盒说明书的要求准备实验中需用的试剂。实验中用的蒸馏水或去离子水，包括用于洗涤的，必须为新鲜的和高质量的。从冰箱中取出的试验用试剂应待温度与室温平衡后使用。试剂盒中本次试验不需要用的部分应及时放回冰箱保存。

3.加样,在实验中一般有 3 次加样步骤,即加标本,加酶结合物,加底物。加样时应将所加物加在反应板孔的底部,避免加在孔壁上部,并注意不可溅出,不可产生气泡。加标本一般用微量加样器,按规定的量加入板孔中。每次加标本应更换吸嘴,以免发生交叉污染。

4.洗液要临用前新鲜配制,放置时间过长易产生絮状物或混浊,造成堵孔或花板。

5.为给患者和临床提供准确的结果,为避免检测结果的假阳性或是假阴性而造成纠纷,实验中一定要注意严格按照操作规程核对被检人的信息。

(二)聚合酶链反应(PCR)技术

1.实验全程必须在生物安全柜里完成。

2.标本和标准品不能反复冻融,以免导致产物降解。

3.每一步加样必须更换枪头,实验中所用到的枪头、反应管等必须经过高压灭菌消毒。

4.加热过程应避免爆管造成污染。

【练习题及答案】

简述乙型肝炎病毒标志物测定临床意义。

答案:略。

（谭　蓉）

十六、血清铁与总铁结合力测定

(一)血清铁检测

血清铁就是指在血液中与转铁蛋白(transferrin,Tf)结合的铁,是和转铁蛋白结合形成的复合物。是缺铁性以及非缺铁性贫血的鉴别指标之一。

【参考值】　成年男性 $11.6\sim31.3\mu mol/L$;成年女性 $9.0\sim30.4\mu mol/L$。

【结果判读】

1.增高　见于血色素沉着症、肝坏死、溶血性贫血、再生障碍性贫血、巨幼红细胞贫血、铁粒幼细胞贫血、反复输血等。

2.降低　见于缺铁性贫血、慢性炎症或感染。

(二)血清总铁结合力检测

血清总铁结合力(total iron binding capacity,TIBC)是指血清中转铁蛋白全部与铁结合后铁的总量,是反映血清中 Tf 的水平的指标。

【参考值】　男性 $50\sim70\mu mol/L$,女性 $54\sim77\mu mol/L$。

1.增高　见于转铁蛋白合成增加,如缺铁性贫血、铁摄入不足或需要增加;肝细胞坏死等贮存铁蛋白从单核吞噬系统释放入血。

2.降低　见于转铁蛋白合成不足,如遗传性转铁蛋白缺乏症;贮存铁蛋白缺乏,如肝硬化、血色病;转铁蛋白丢失,如肾病综合征、尿毒症。

【注意事项】

1.所用容器必须要洁净,无铁剂污染。

2.不同厂家生产的碳酸镁吸附力可能有差异,用前要测定其吸附力,方法是以标准液代替血清进行测定,完全吸附为合格。

3.实验用水必须去离子处理。玻璃器材须用 10%(V/V)盐酸浸泡 24h,取出后再用去离子水冲洗干净方可使用,确保无铁污染。

4.可用肝素抗凝血,但要避免溶血,因血红蛋白铁影响测定结果。

5.三管同时煮沸,时间要准确。煮沸离心后若上清液混浊,可加氯仿1ml,振荡片刻,离心,再取上清液比色。

(桑圣刚)

十七、血、尿淀粉酶测定

血、尿淀粉酶(AMY)是一种需钙的金属酶,其适合pH在6.5～7.5之间,卤素和其他阴离子有激活作用。AMY分子量较小,易由肾脏排出,半衰期很短,约2h,所以病变时血清AMY增高持续时间很短。除肝素外,其他抗凝剂如枸橼酸、草酸盐等有抑制作用,不宜用去钙血浆进行测定AMY。临床上检测淀粉酶有利于急性胰腺炎等疾病的诊断和判断治疗效果。临床上血、尿淀粉酶检测结果参考区间如下。见表4-3-12。

表4-3-12 检测结果参考区间

方　法	标本类型	参考范围
碘-淀粉比色法	血清	80～180U/L
	尿液	100～1200U/L
对-硝基苯麦芽七糖法	血清	220U/L （37℃)
	尿液	200U/L （37℃)

【结果判读】

(一)尿淀粉酶

1.尿淀粉酶升高　急性胰腺炎发作期,患者血清及尿中的淀粉酶活性都明显增高。但尿淀粉酶活性上升稍晚于血清淀粉酶并维持时间稍长,常于发病12～24h才开始升高,但下降缓慢,能维持5～7d。尿淀粉酶升高还见于胰头癌、胰腺外伤、胆管阻塞、胃溃疡穿孔及流行性腮腺炎等疾病。

2.尿淀粉酶降低　常见于糖尿病、重症烧伤、重症肝炎、肝硬化等疾病。

(二)血清淀粉酶

1.血清淀粉酶升高　常见于胰腺疾病:急性胰腺炎,慢性胰腺炎急性发作,胰腺囊肿,胰腺癌,胃十二指肠等疾病。还见于噻嗪类、类固醇药物致药物性胰腺炎,胰液从消化道漏出、吸收,胰液逆流;唾液腺疾病,肿瘤产生淀粉酶,术后,休克,烧伤,慢性肾功能不全。

2.低淀粉酶血症　胰腺全切除、胰腺广泛切除、急性暴发性胰腺炎、重症糖尿病、严重肝病、唾液腺切除或照射后等。

【注意事项】

1.尿液标本时间对测定结果的影响。尿液标本易取,在胰腺炎后期,临床采用尿淀粉酶测定值作为疗效观察的指标,在实际试验中同一患者早晨(6点钟)第一次尿的AMY值比下午(4点钟)的尿AMY高。注意留取尿标本的时间,治疗期间最好选择晨尿进行测定。

血清淀粉酶在发病后1～2h即开始增高,8～12h标本最有价值。

2.检查的血样如是脂血或是溶血,必须告知临床重新抽取,如患者不易重抽血样,在报告单中务必注明标本状态。

3.标本送检后不宜停留时间过长,必须立即进行离心处理。

【练习题及答案】

1.临床检测血尿淀粉酶的参考值。

2.血清淀粉酶升高的意义。

答案:略。

(谭　蓉)

十八、痰液检查

痰液是气管、支气管和肺泡所产生的分泌物。正常情况下,此种分泌物甚少,可咯出少量无色或灰白色黏液痰或泡沫样痰。但是当呼吸道有病变时,呼吸道黏膜受到刺激时,分泌物增多,痰相应也增多。

(一)一般性状检查

1.量　正常人无痰或仅有少量黏液样痰。

痰量增多见于慢性支气管炎、支气管哮喘、支气管扩张、空洞型肺结核、肺水肿、肺脓肿等细菌性感染。

2.颜色及性状　正常痰液为少量白色或灰白色黏液痰。

(1)黄色脓性痰见于化脓性支气管炎、金黄色葡萄球菌性肺炎、支气管扩张、肺脓肿等。患铜绿假单胞菌感染者可有黄绿色脓痰。

(2)红色或棕红色痰可见于肺癌、肺结核、支气管扩张等疾病。

(3)铁锈色痰可见于大叶性肺炎、肺梗死等。

(4)粉红色浆液泡沫痰见于左心功能不全肺水肿患者。

(5)烂桃样痰见于肺吸虫病引起肺组织坏死分解时。

(6)棕褐色痰见于阿米巴性肺脓肿、慢性充血性心脏病肺淤血时。

(7)灰黑色痰见于大量吸入煤炭粉尘或长期吸烟者。

3.气味　正常人痰少且无气味。

(1)血腥气味见于各种原因所致的呼吸道出血。

(2)恶臭味见于肺脓肿、支气管扩张合并感染患者的痰液。

(3)特殊臭味见于晚期肺癌患者的痰液。

(4)粪臭味见于膈下脓肿与肺贯通时患者的痰液。

(二)显微镜检查

1.不染色涂片

(1)红细胞:正常痰液无红细胞。痰液中出现红细胞见于各种原因所致的气管、支气管或肺出血,脓性痰中也可见少量红细胞。

(2)白细胞:正常痰液可出现少量中性粒细胞。呼吸系统有细菌感染时痰中的白细胞显著增加常成堆存在,多为脓细胞。嗜酸性粒细胞增多见于支气管哮喘、过敏性支气管炎、肺吸虫病、热带嗜酸性粒细胞增多症等。

(3)上皮细胞:①急性喉炎和咽炎时可有大量鳞状上皮细胞混入痰液;②气管和支气管黏膜发炎或癌变时柱状上皮细胞脱落较多;③当肺组织遭到严重破坏时可出现肺泡上皮细胞;④肺泡巨噬细胞最常见于炭末沉着症患者痰中;⑤弹性纤维,见于肺脓肿、肺癌、肺结核等,尤其多见于肺结核;⑥夏科-莱登结晶见于支气管哮喘和肺吸虫病患者痰中;⑦脂肪滴和髓磷脂小体偶见于健康人清晨痰中。易见于慢性支气管炎患者痰中。

（4）寄生虫和虫卵：①阿米巴肺脓肿或与肺贯通的阿米巴性肝脓肿患者痰中，可查到溶组织阿米巴滋养体；②卡氏肺孢子虫见于肺孢子虫病患者痰中，但阳性率不高；③细粒棘球蚴和多房棘球蚴，当肺内寄生的棘球蚴囊壁破裂时，患者痰中可检出原头蚴和囊壁碎片；④卫氏并殖吸虫卵见于肺吸虫病患者痰中，尤其是有脓血性痰时，多能查到该虫卵；⑤放线菌；⑥柯什曼螺旋体见于支气管哮喘和喘息性支气管炎患者。

2.染色涂片　包括①脱落细胞检查：巴氏染色查肺癌细胞；②细菌检查：革兰染色可见许多致病菌；③分枝杆菌检查：抗酸染色。

（三）免疫学检查

分泌型 IgA（SIgA）：痰中的 SIgA 为呼吸道上皮组织所分泌，具有防御病原微生物侵袭的作用。

分泌型 IgA 检测有利于呼吸道防御功能的评价：SIgA 减少时，黏膜抵抗力下降，易患呼吸道感染；经有效治疗后，免疫功能改善，痰中 SIgA 可回升。对急性支气管炎、慢性气管炎急性发作、肺炎等有一定的辅助诊断意义。

（四）细胞学检查

用显微镜观察痰液中有细胞成分的变化情况，尤其有无恶性肿瘤细胞。正常情况下，痰液中可有少量中性粒细胞和上皮细胞，无红细胞及其他异常成分。

细胞学检查的临床意义主要用于呼吸系统恶性肿瘤的普查和诊断。若找到肿瘤细胞，说明是肺癌。痰液中找到的癌细胞大多数来自肺部原发性肿瘤，转移性肿瘤较少见。肺癌以鳞状上皮细胞癌（简称鳞癌）多见，可分为高分化鳞癌和低分化鳞癌。腺癌和未分化癌较少见。腺癌又可分为高分化腺癌、低分化腺癌和肺泡细胞癌。未分化癌又可分为小细胞未分化癌、大细胞未分化癌。转移性肿瘤也以鳞癌多见，腺癌和未分化癌较少，其原发肿瘤部位必须结合临床诊断。

（五）注意事项

1.一般检查应该取清晨第一口痰为宜，留痰时应该先漱口，然后用力咳出气管深处痰液，放入清洁的容器内送检，注意不要将唾液误为痰。

2.做细菌培养时，要用无菌容器留取后及时送检。

3.做漂浮或浓集结核杆菌检查时，需留 12～24h 痰液送检。

4.做 24h 痰量和分层检查时，要把痰吐在无色广口瓶内，需要时可加少许石炭酸防腐。

十九、血气分析

血气分析（blood gas analysis）是在血气分析仪上进行的一套血液的分析，仪器在血液测定时显示三个参数：pH 值、$PaCO_2$ 和 PaO_2。从 pH 和 $PaCO_2$，仪器可自动计算出实际 HCO_3^-（AB）、标准 HCO_3^-（SB）、CO_2 总量（TCO_2）、缓冲碱（BB）、剩余碱（BE）或碱不足（BD）。从 pH、PaO_2、Hb 可计算出血氧含量（oxypen content，$C-O_2$）、血氧饱和度（SaO_2），血氧解离曲线及血氧饱和度为 50％时的 PaO_2 值（P_{50}）。从 pH 值还可以计算出氢离子浓度（H^+）。血气分析的标本应以动脉血为宜。采血有特殊要求：血液以中性肝素液抗凝，血液应与空气完全隔绝，立即送验，切勿耽误。血气分析为常作急诊检验，为抢救危重病人的重要依据，必须认真小心。

（一）血液酸碱度

血液酸碱度（pH）即血液内氢离子浓度的负对数值。凡细胞内的生化改变均受到血液 pH

的影响。当血液 pH 低于 6.9 或高于 7.7 时,就会发生生命危险。通常取动脉血在不接触空气的条件下进行检测。

【参考值】 7.35～7.45。

【结果判读】 人血处于恒定的弱碱性状态,pH 值<7.35 表示酸血症,pH 值>7.45 表示碱血症,可由代谢性和呼吸性疾病引起,pH 正常并不能排除酸碱失衡。

(二)动脉血氧分压

动脉血氧分压(PaO_2)是表示溶解在血中的氧分子所产生的压力。因氧分压与细胞利用氧的情况有关。

【参考值】 初生儿 $8.0～12.0kPa$（$60～90mmHg$）；成人 $10.6～13.3kPa$（$80～100mmHg$）

【结果判读】

1. PaO_2 降低见于各种肺部疾病,如慢性支气管炎、肺气肿、肺心病等。

2. $PaO_2<7.98kPa$（$60mmHg$）为缺氧；$PaO_2<6.65kPa$（$50mmHg$）为呼吸衰竭,严重影响生理及代谢功能；$PaO_2<3.9kPa$（$30mmHg$）将危及生命。

(三)动脉血氧饱和度

动脉血氧饱和度(SaO_2)是氧含量(血中实际所含溶解氧与化合氧之和)/氧容量(空气与血充分接触使血氧饱和后其所能溶解与化合的氧之和)。

【参考值】 92%～99%。

【结果判读】 SaO_2 反映 Hb 结合氧的能力,主要取决于氧分压,故间接反映 PaO_2 的大小。SaO_2<90%表示呼吸衰竭,<80%表示严重缺氧。贫血时 SaO_2 正常并不表示不缺氧,应予以注意。

(四)动脉血半饱和氧分压

动脉血半饱和氧分压(P_{50})为血红蛋白 50%氧饱和度时氧分压,反映血红蛋白的氧亲和力,受 PO_2、PCO_2、红细胞内 2,3-二磷酸甘油酸(2,3-DPG)、体温等影响。

【参考值】 $3.3～3.7kPa$（$24.7～27.8mmHg$）。

【结果判读】 P_{50} 增加,氧与血红蛋白亲和力降低,血红蛋白易释放氧；P_{50} 降低,氧与血红蛋白亲和力增加,易结合氧,因此 P_{50} 降低时,尽管 SaO_2 较高,而组织实际仍缺氧。

(五)动脉血氧含量

动脉血氧含量($C-O_2$)指每升动脉全血中含氧的毫摩尔数或每分升动脉血含氧的毫升数。它是红细胞和血浆中含氧量的总和,包括 HbO_2 中结合的氧和物理溶解氧两部分。

【参考值】 15～22ml(vol)%

【结果判读】 $C-O_2$ 为 100ml 动脉血中含氧总量,主要反映与 Hb 结合的氧量,用来判断呼吸功能与缺氧程度。$C-O_2$ 降低表示缺氧,当<15ml(vol)%表示呼吸衰竭,贫血时 $C-O_2$ 降低,但 SaO_2 与 PaO_2 可正常。

(六)二氧化碳分压

二氧化碳分压(partial pressure of carbon dioxide,$PaCO_2$)是指溶解在血液中的二氧化碳分子产生的压力。血中物理溶解的二氧化碳约占血中二氧化碳总量的 5%,且多水化成碳酸,和碳酸的浓度保持动态平衡。二氧化碳分压的高低直接受呼吸作用的调节,其值的大小则影响血液的 pH 值,因此测定二氧化碳分压可反映呼吸功能对酸碱平衡的调节能力。

【参考值】 婴儿:$3.5～5.5kPa$（$27～41mmHg$）,成人:$4.65～5.98kPa$（$35～45mmHg$）。

【结果判读】

1. $PaCO_2$ 增高　常见于慢性支气管炎、肺气肿、肺心病等，肺通气量减少，常造成呼吸性酸中毒。>6.65kPa(50mmHg)为呼吸衰竭，9.31～10.64kPa(70～80mmHg)引起肺性脑病。

2. $PaCO_2$ 降低　常见于哮喘和代谢性酸中毒所致通气过度产生的呼吸性碱中毒。

(七)血浆实际碳酸氢盐和标准碳酸氢盐

实际碳酸氢盐(actual bicarbonate,AB)又称真实重碳酸盐，是指隔绝空气的血标本在实际条件下测得的碳酸氢盐含量。标准碳酸氢盐(standard bicarbonate,SB)指动脉血液标本在温度37℃和血红蛋白完全氧合(SaO_2 达100%)的条件下，用 $PaCO_2$ 为5.33kPa的气体平衡后所测得的血浆碳酸氢根($HCO3^-$)浓度。

【参考值】　AB：儿童21～25mmol/L；成人22～28mmol/L。SB：儿童20～24mmol/L；成人21～25mmol/L。

【结果判读】　AB 是实际血浆中 HCO_3^- 含量，SB 是温度37℃、$PaCO_2$ 5.32kPa(40mmHg)、SaO_2 100%条件下所测得的 HCO_3^- 含量，即排除了呼吸因素改变的影响，故 SB 能更准确地反映代谢性酸碱平衡状态。正常人 SB＝AB。患者 SB 正常，而 AB＞SB 有呼吸性酸中毒存在，AB＜SB 有呼吸性碱中毒存在。如患者 AB＝SB，同时又都低于参考值下限，为失代偿性代谢性酸中毒；如同时两者高于参考值上限，则为失代偿性代谢性碱中毒。

(八)二氧化碳总量

二氧化碳总量(total carbon dioxide,TCO_2)是指血浆中所有以各种形式存在的二氧化碳(CO_2)的总含量，其中大部分是结合形式的。

【参考值】　初生儿13～22mmol/L；儿童20～28mmol/L；成人22～32mmol/L。

【结果判读】

1. 增高　常见于呼吸性酸中毒、代谢性碱中毒。

2. 降低　常见于代谢性酸中毒、呼吸性碱中毒。

(九)二氧化碳结合力

二氧化碳结合力(carbon dioxide combining power,CO_2CP)是指在厌氧条件下取静脉血分离血浆再与正常人的肺泡气平衡后的血浆 CO_2 含量。

【参考值】　成人20～30mmol/L；儿童18～27mmol/L。

【临床意义】　CO_2CP 是温度25℃、$PaCO_2$ 5.32kPa、100ml 血浆中以 H^+ 形式存在的 CO_2 量。CO_2CP 降低，见于代谢性酸中毒或呼吸性碱中毒的代偿；CO_2CP 增高，见于代谢性碱中毒和呼吸性酸中毒的代偿。

(十)缓冲碱

缓冲碱(buffer base,BB)是血液中具有缓冲作用的碱之总和，包括 HCO_3^-、HPO_4^-、血红蛋白、血浆蛋白。BB 能反映机体对酸碱平衡紊乱时总的缓冲能力，它不受呼吸因素和二氧化碳改变的影响。

【参考值】　42～54mmol/L。

【临床意义】　BB 是指血液中能中和酸性物质(H^+)的负离子总量，主要为 HCO_3^-、蛋白质阴离子和 Hb。BB 增高常为代谢性碱中毒；BB 降低常为代谢性酸中毒。如 AB 正常而 BB 降低，则表示血浆蛋白降低或贫血、失血。

(十一)剩余碱

剩余碱(base excess,BE)是在温度38℃、二氧化碳分压在40mmHg、氧分压在100%的条件下,将血液标本滴定至 pH 7.4 时所消耗的酸或碱的量,表示全血或血浆中碱储备增加或减少的情况。

【参考值】　初生儿－10～－2mmol/L;婴儿－7～－1mmol/L;儿童－4～2mmol/L;成人－3～＋3mmol/L。

【结果判读】　加酸者表示血中有多余的碱,BE 为正值;相反,加碱者表明血中碱缺失,BE 为负值。

1.增多　代谢性酸中毒 BE 负值减少,代谢性碱中毒 BE 正值增大,呼吸性酸中毒代偿时 BE 正值略增加。

2.减少 BE 负值增大,提示血液中碱性物质不足,见于代谢性酸中毒或代偿后的慢性呼吸性碱中毒。

(十二)阴离子隙

阴离子隙(anion gap,AG),也称阴离子间隙(AG):指血浆中未测定的阴离子(UA)与未测定的阳离子(UC)浓度间的差值,即 AG＝UA－UC。

【参考值】　8～16mmol/L。

【结果判读】

AG 增高,见于代谢性酸中毒、糖尿病酮症酸中毒、尿毒症等。大量使用羧苄青霉素或其他阴离子药物,AG 也会增加,但无酸中毒。高血氯性代谢性酸中毒 AG 可正常。

AG 减低,见于代谢性碱中毒、低蛋白血症、多发性骨髓瘤、高镁血症、高钙血症和锂中毒等。

【注意事项】

1.采血人员的要求　要选择责任心强、工作认真、经验丰富,能掌握动脉血气标本采集方法的医务人员。

2.患者的生理状态　采血时患者应处于安静、呼吸稳定状态,如果患者大声喧哗、激动等均可导致换气过度使 $PaCO_2$ 下降;采血时间宜选在清晨空腹或饭后 2h 后,因为饭后迷走神经兴奋,胃黏膜碳酸酐酶作用加强,胃壁细胞向胃液中分泌 H^+,同时大量的 HCO_3^- 进入血液,此现象为"碱潮",如果此刻采血,则影响检测结果。患者的体温及血红蛋白浓度对结果也有一定影响,故采血前应预先测定患者的体温及血红蛋白的浓度。

3.采血部位　要选择浅表、易于触及、体表侧支循环较多的动脉,如桡动脉、肱动脉、股动脉等。采血时禁止使用加压绷带,否则将影响结果的准确性。

4.采血器材　由于一次性注射器筒与栓之间可通过空气且摩擦力较大,采血时血液不能自行进入针筒,因此应选用高压灭菌玻璃注射器或专用配套血气采血管。

5.采血过程　抗凝剂以肝素为好,待肝素充分浸润针筒内壁后,将空气和多余肝素排掉,采血量以 2～3ml 为宜。血液中肝素的稀释比例应<5,否则会造成 pH 和 $PaCO_2$ 偏低、PaO_2 偏高,其中的 $PaCO_2$ 下降最为明显。采血完成后应立即将针头刺入橡皮塞中封闭针头,否则,气体的进入可使 pH 值偏高、$PaCO_2$ 偏低、PaO_2 偏高。

6.血标本的储存　采血后应立即送检,在尽可能短的时间内进行测定,测定时要充分混匀,如需存放,应置于 4℃冰箱内,放置时间不超过 1h。

7.注意防止血标本与空气接触,应处于隔绝空气的状态。

【病例分析】

1.病历摘要:患者,男,65 岁,慢性支管炎 35 年,近半月来,反复咳嗽,咳白色浆液泡沫性痰,下肢浮肿 10 天入院。查:呼吸 24 次/分,唇甲发绀,杵状指,双肺满布哮鸣音及湿性啰音,呼气延长,叩诊过清音,双侧颈静脉充盈,肝颈静脉回流征(＋),双下肢凹陷性水肿。ECG 示:右室肥厚,心肌缺血。检查结果:pH7.29,$PaCO_2$ 10.23kPa,PaO_2 7.46kPa,BE10.9mmol/L,HCO_3^- 37.7mmol/L。

2.临床诊断:Ⅱ型呼吸衰竭并呼吸性酸中毒。

3.诊断依据:患者长期患有慢支导致阻塞性通气不足,外呼吸功能障碍,PaO_2 降低和氧合血红蛋白浓度降低,同时由于 CO_2 潴留,引起 $PaCO_2$ 升高。

【练习题及答案】

1.红细胞、白细胞病理性增高的临床意义是什么?

2.血清铁与总铁结合力测定的原理是什么?

3.血清铁与总铁结合力测定的临床意义?

4.痰液显微镜检查的内容及临床意义是什么?

5.血气分析中各检验指标的临床意义是什么?

答案:略

(桑圣刚)

第五章 医疗文书书写规范

各医疗机构对病历书写行为进行详细的规范,以提高病历质量,保障医疗质量和安全。其中,对医患双方易发生误解、争执的环节,提出了明确要求。

第一节 病历书写的基本要求

1.病历是指医务人员在医疗活动过程中形成的文字、符号、图表、影像、切片等资料的总和,包括门(急)诊病历和住院病历。

2.病历书写是指医务人员通过问诊、查体、辅助检查、诊断、治疗、护理等医疗活动获得有关资料,并进行归纳、分析、整理形成医疗活动记录的行为。

3.病历书写内容应当客观、真实、准确、及时、完整、规范,重点突出、层次分明,表述准确、语句简练、通顺,书写工整、清楚、不超过格线。修改应用双横线标示,不得采用刀刮、胶黏、涂黑、剪贴等方法抹去原来的字迹。

4.病历书写应当使用蓝黑墨水、碳素墨水,需复写的病历资料可以使用蓝或黑色油水的圆珠笔。计算机打印的病历应当符合病历保存的要求。

5.病历书写应当使用中文,通用的外文缩写和无正式中文译名的症状、体征、疾病名称等可以使用外文。

6.病历书写应规范使用医学术语,文字工整,字迹清晰,表述准确,语句通顺,标点正确。

7.病历书写过程中,出现错字时,应当用双线画在错字上,保留原记录清楚、可辨,并注明修改时间,修改人签名。不得采用刀刮、胶黏、涂黑、剪贴等方法掩盖或去除原来的字迹。上级医务人员有审查修改下级医务人员书写的病历的责任。

8.各种检查报告单应分门别类按日期顺序呈叠瓦状黏贴整齐。

9.病历应当按照规定的内容书写,并由相应医务人员签名。实习医务人员、试用期医务人员书写的病历,应当经过本医疗机构注册的医务人员审阅、修改并签名。进修医务人员由医疗机构根据其胜任本专业工作实际情况认定后书写病历。

10.门诊病历即时书写,急诊病历在接诊同时或处置完成后及时书写。

11.住院病历、入院记录应于次日上级医师查房前完成,最迟应于患者入院后24h内完成。

12.危急患者的病历应及时完成,因抢救危急患者未能及时书写病历的,应在抢救结束后6h内据实补充,并注明抢救完成时间和补记时间,详细记录患者初始生命状态和抢救过程及向患者及其亲属告知的重要事项等有关资料。

13.病历书写一律使用阿拉伯数字书写日期和时间,采用24h制记录。

14.对需取得患者书面同意方可进行的医疗活动,应当由患者本人签署知情同意书。患者不具备完全民事行为能力时,应当由其法定代理人签字;患者因病无法签字时,应当由其授权的人员签字;为抢救患者,在法定代理人或被授权人无法及时签字的情况下,可由医疗机构负责人或者授权的负责人签字。

15.因实施保护性医疗措施不宜向患者说明情况的,应当将有关情况告知患者近亲属,由患者近亲属签署知情同意书,并及时记录。患者无近亲属的或者患者近亲属无法签署同意书的,由患者的法定代理人或者关系人签署同意书。

第二节　门(急)诊病历书写内容及要求

(一)门(急)诊初诊、复诊病历书写要求

1.门(急)诊病历内容　包括门(急)诊病历首页、门(急)诊手册封面、病历记录、化验单(检验报告)、医学影像检查资料等。

2.门(急)诊病历首页、门(急)诊手册封面及内容　应当包括患者姓名、性别、出生年月日、民族、婚姻状况、职业、工作单位、住址、药物过敏史等项目。每次就诊均应填写就诊日期(年、月、日)和就诊科别。急危重症患者应注明就诊时间,具体到分钟(年、月、日、时、分),时刻按24h计。

3.门(急)诊病历记录分为初诊病历记录和复诊病历记录。

(1)初诊病历记录书写内容应当包括:就诊时间、科别、主诉、现病史、既往史、阳性体征、必要的阴性体征和辅助检查结果、诊断及治疗意见和医师签名等。

(2)复诊病历记录书写内容应当包括:就诊时间、科别、主诉、病史、必要的体格检查和辅助检查结果、诊断、治疗处理意见和医师签名等。

初步诊断、诊断医师签名写于右下方。如需上级医师审核签名,则签在署名医师左侧并画斜线相隔,如×××/××××。医师应签署全名,字迹应清楚易认,处理措施应写在左半侧。

4.门(急)诊病历记录应当由接诊医师在患者就诊时及时完成,患者在其他医院所作检查,应注明该医院名称及检查日期。儿科患者、意识障碍患者、创伤患者及精神病患者就诊须写明陪伴者姓名及与患者的关系,必要时写明陪伴者工作单位、住址和联系电话。

5.急诊留观记录是急诊患者因病情需要留院观察期间的记录,重点记录观察期间病情变化和诊疗措施,记录简明扼要,并注明患者去向。抢救危重患者时,应当书写抢救记录。门(急)诊抢救记录书写内容及要求按照住院病历抢救记录书写内容及要求执行。对于抢救无效的死亡病例,要记录抢救经过,参加抢救人员姓名、职称或职务,死亡日期及时间,死亡诊断等。

6.法定传染病,应注明疫情报告情况。

7.门诊患者住院须填写住院证,门诊病历、住院证可用圆珠笔书写,字迹应清晰易认。

(二)门(急)诊初诊、复诊病历书写内容

1.初诊病历书写内容

(1)主诉:患者就诊的主要症状及持续时间。

(2)现病史:全面记录患者此次就诊的主要病史。内容应包括:起病日期、主要症状及演变情况、伴随症状、发病以来在外院的诊治情况及疗效。

(3)既往史:记录与本病有关的各系统的疾患以及个人史、家族史。

(4)体格检查:一般情况,血压,与主诉有关的常规查体不能漏项。重点记录阳性体征及有助于鉴别诊断的阴性体征。

(5)记录所开的各种实验室检查及影像学检查项目。

(6)初步诊断:包括①临床诊断的书写,对已明确诊断的要写出中文诊断全称,已明确的临床病理分型也要写出具体内容;②不能明确诊断的应在写出症状诊断,在"待查"下面写出临床上首先考虑的可能性诊断。

(7)处理意见:包括①记录所采取的各种治疗措施;②处方应有药物名称、剂量、总剂量及用法;③进一步检查措施或建议;④休息方式及期限;⑤出具诊断证明书等其他医疗证明书时,要将其内容复写记录在病历里;⑥记录向患者交待的重要注意事项;⑦如病情需要请求及时会诊时,会诊的科室医师要将会诊后的检查情况及处理意见写在病历上。

(8)医师签名,要求医师签出能辨认的全名。

2.复诊病历书写内容

(1)上次诊治后的病情变化和治疗反应,不可用"病情同前"字样。

(2)现病史:重点记录经过治疗后的效果及病情变化情况。

(3)体格检查:着重记录原来阳性体征的变化和新的阳性发现。

(4)辅助检查:需补充的实验室或器械检查项目。

(5)诊断:对上次已确诊的患者,如诊断无变更,可以不再写诊断。对于3次不能确诊的患者,接诊医生应请上级医师会诊,上级医师应写明会诊意见、会诊日期及时间,并签名。

(6)处理意见要求同初诊。

(7)持通用门诊病历变更就诊医院、就诊科别或与前次不同病种的复诊患者,应视作初诊患者并按初诊病历要求书写病历。

(8)医师须签全名。

第三节 住院病历书写内容及要求

住院病历是关于患者疾病发生、发展、诊断、治疗情况的系统记录,是临床医师根据问诊、查体、辅助检查以及对病情的详细观察所获得的资料,经过归纳、分析、整理书写而成的医疗档案资料。广义的住院病历包括:住院病案首页、完整病例(即狭义的住院病历或表格式住院病历)和入院记录、病程记录、会诊记录、转科记录、手术记录、出院记录、死亡记录、手术同意书、麻醉同意书、输血治疗知情同意书、特殊检查(特殊治疗)同意书、病危(重)通知书、医嘱单、辅助检查报告单、体温单、医学影像检查资料、病理资料等。

一、住院病历

住院病历是最完整的病历模式,一般由实习生或住院医师书写,要求于患者入院后24h内完成。住院病历书写时应注意实事求是,避免主观臆测和先入为主。

(一)住院病历书写内容及格式

1.一般项目(general data) 包括姓名,性别,年龄,婚姻,民族,职业,出生地,现住址,工作单位,入院时间,记录时间,病史叙述者(注明与患者的关系),可靠程度。逐项填写,不可空缺。

　　填写要求：包括①年龄要写明"岁"，婴幼儿应写"月"或"天"，不得写"成"、"孩"、"老"等；②职业应写明具体工作类别，如车工、待业、教师、工会干部等，不能笼统地写为工人、干部；③地址农村要写到乡、村，城市要写到街道门牌号码；工厂写到车间、班组；机关写明科室；④入院时间、记录时间要具体到分钟；⑤病史叙述者成年患者由本人叙述；小儿或神志不清者要写明代诉人姓名及与患者的关系等。

　　2. 主诉(chief complaints)　是指患者入院就诊的主要原因。包括主要症状、体征及持续时间。根据主诉能产生第一诊断。主诉语言要简洁明了，一般以不超过20字为宜。主诉多于一项时，可按主次或发生时间的先后次序分别列出，并记录每个症状的持续时间。在某些特殊情况下，疾病已明确诊断，住院目的是为进行某项特殊治疗(手术、化疗)者可用病名，如白血病2月余入院定期化疗。一些无症状的(体征)的实验室检查异常也可直接描述，如发现血糖升高1个月。

　　3. 现病史(history of present illness)　是病史中的主体部分。围绕主诉，按症状出现的先后，详细记录从起病到就诊时疾病的发生、发展及其变化的经过和诊疗情况。其内容主要包括：

　　(1)起病情况：起病时间、缓急，可能的病因和诱因(必要时包括起病前的一些情况)。

　　(2)主要症状(或体征)：出现的时间、部位、性质、程度及加重或缓解的因素，主要症状的变化以及新近出现的症状。注意层次清晰，尽可能反映疾病的发展演变，其内容要与主诉保持一致。凡与现病史直接有关的病史，尽管年代久远也应包括在内。

　　(3)伴随症状：出现时间、特点及变化，各种伴随症状之间，特别是与主要症状之间的相互关系。

　　(4)对患有与本病有关的慢性病者或旧病复发者，应着重了解其初发时的情况和重大变化，以及最近复发的情况。

　　(5)诊疗经过：发病以来曾在何时、何处、做过何种诊疗(包括诊疗日期，检查结果，用药名称及其剂量、用法，手术方式，疗效等)。

　　(6)记载与鉴别诊断有关的阴性资料。

　　(7)一般情况：发病以来的精神、食欲、食量、睡眠、大小便、体力和体重的变化等。

　　(8)若患者存在两个以上不相关的未愈疾病时，可分段叙述或综合记录。凡意外事件或可能涉及法律责任的伤害事故，应详细客观记录，不得主观臆测。

　　4. 既往史(past history)　是指患者本次发病以前的健康及疾病情况，特别是与现病有密切关系的疾病，按时间先后记录。其内容主要包括：

　　(1)过去一般健康状况及疾病的系统回顾。

　　(2)有无患过传染病、地方病和其他疾病，发病日期及诊疗情况。对患者以前所患的疾病，诊断肯定者可用病名，但应加引号；对诊断不肯定者，简述其症状。

　　(3)有无预防接种、外伤、手术及输血史。

　　(4)药物、食物和其他接触物过敏史。

　　5. 系统回顾(review of systems)　按身体的各系统详细询问可能发生的疾病。它可以帮助医师在短时间内扼要地了解患者某个系统是否发生目前尚存在或已痊愈的疾病，以及这些疾病与本次疾病之间是否存在着因果关系。

　　(1)呼吸系统：有无咳嗽、咳痰、咯血、呼吸困难、胸痛、气喘、发热、盗汗与肺结核患者密切接触史等。

(2)循环系统:有无心悸、气促、咯血、发绀、水肿、胸骨后疼痛、晕厥、高血压、动脉硬化、心脏疾病、风湿热病史等。

(3)消化系统:有无食欲改变、腹胀、腹痛、反酸、嗳气、腹泻、便秘、呕血、黑便、黄疸史等。

(4)泌尿生殖系统:有无尿频、尿急、尿痛、排尿困难、腰痛、血尿、水肿,肾毒性药物应用史,铅、汞化学毒物接触或中毒史,下疳、淋病、梅毒等性传播疾病史。

(5)造血系统:有无头晕、乏力、皮肤或黏膜出血点、紫癜、血肿、反复鼻衄、牙龈出血、骨骼痛、化学药品、工业毒物、放射性物质接触史等。

(6)内分泌系统及代谢:有无畏寒、怕热、多汗、食欲异常、消瘦、口干、多饮、多尿,有无视力障碍、肌肉震颤,有无性格、体重、毛发和第二性征改变等。

(7)神经精神系统:有无头痛、眩晕、失眠、视力障碍、意识障碍、抽搐、瘫痪、感觉异常,有无性格改变、记忆力和智力减退等。

(8)肌肉骨骼系统:有无肢体麻木、痉挛、萎缩、瘫痪史,有无关节肿痛、运动障碍、外伤、骨折史等。

6.个人史(personal history)

(1)出生、成长及居留地:有无血吸虫病疫水接触史,是否到过疫源地或地方病流行区及其接触情况,受教育程度和业余爱好等。

(2)生活习惯及嗜好:起居习惯、卫生习惯、饮食规律,烟、酒嗜好及其摄入量,有无其他异嗜物、常用药物和麻醉毒品摄入史,有无重大精神创伤史。

(3)职业和工作条件:过去及目前职业,劳动保护情况及工作环境等。重点了解患者有无与工业毒物、粉尘、放射性物质接触史,并应注明接触时间和程度等。

(4)冶游史:有无婚外性行为,是否患过下疳、淋病、梅毒等。

(5)对儿童患者,除需了解出生前母亲怀孕及生产过程(顺产、难产)外,还要了解喂养史、生长发育史。

7.婚姻、月经及生育史

(1)婚姻史:记录结婚与否、结婚年龄、配偶健康情况,性生活情况。若配偶死亡,应写明死亡原因及时间。

(2)月经史:初潮年龄、月经周期、行经天数、末次月经日期、闭经日期或绝经年龄,月经量、颜色、有无痛经、白带情况(多少及性状)等。

记录格式如下:

$$初潮年龄\frac{行经期(d)}{月经周期(d)}末次月经时间(LMP)或绝经年龄$$

(3)生育史:女性妊娠胎次、分娩次数,有无流产、早产、死产、手术产、产褥热史,计划生育情况等。男性患者有无生殖系统疾病。生育情况按下列顺序写明:足月分娩数、早产数、流产或人流数、存活数。并记录计划生育措施。

8.家族史

(1)父母、兄弟、姐妹及子女的健康情况,是否患有与患者同样的疾病,死亡者应注明死因及时间。

(2)家族中有无结核、肝炎、性病等传染性疾病患者。

(3)有无家族性遗传性疾病,如血友病、糖尿病。对家族性遗传性疾病需问明两系三级亲属的健康和疾病情况。

体格检查

体温: ℃　　脉率: 次/分　　呼吸: 次/分　　血压: / mmHg

一般情况:

发育(正常、异常),营养(良好、中等、不良、肥胖),神志(清楚、嗜睡、昏睡、昏迷、淡漠、模糊、谵妄),体位(自主、被动、强迫),步态,面容与表情(安静、痛苦、忧虑、恐惧、急性或慢性病容、特殊面容),查体能否合作。

皮肤及黏膜:

颜色(正常、潮红、发绀、苍白、黄染、色素沉着),温度,湿度,弹性,有无水肿、皮疹、淤点、紫癜、淤斑、皮下结节或肿块、蜘蛛痣、肝掌、溃疡及瘢痕,毛发生长及分布情况,如有,应记述部位,范围(大小)及形态等。

淋巴结:

全身或局部浅表淋巴结有无肿大(部位、大小、数目、压痛、硬度、移动性或黏连情况,局部皮肤有无红肿、波动感、瘘管、瘢痕等)。

头部及其器官:

头颅:大小,形态,有无压痛、包块,头发(量、色泽、分布)。婴儿需记录前囟门大小、饱满或凹陷。

眼:视力(必要时检查),眉毛(脱落、稀疏),睫毛(倒睫),眼睑(水肿、运动、下垂),眼球(凸出、凹陷、运动、斜视、震颤),结膜(充血、出血、苍白、水肿、滤泡),巩膜(黄染),角膜(透明、云翳、白斑、瘢痕、软化、溃疡、反射、色素环),瞳孔(大小、形状、是否对称、对光反射、调节与辐辏反应)。

耳:听力,有无畸形、分泌物、乳突压痛。

鼻:有无畸形、鼻翼扇动、分泌物、出血、阻塞、副鼻窦区压痛,鼻中隔有无偏曲或穿孔。

口:口腔气味,唾液分泌,唇(畸形、颜色、疱疹、皲裂、溃疡、色素沉着),牙齿(龋齿、缺齿、义齿、残根、斑釉齿),牙龈(色泽、肿胀、溢脓、溃疡、出血、铅线),舌(形态、舌质、舌苔、溃疡、运动、震颤、偏斜),颊黏膜(发疹、溃疡、出血、色素沉着),扁桃体(大小,充血、分泌物、假膜),咽(色泽、分泌物、反射、悬雍垂是否居中、有无偏斜),喉(发音清晰、嘶哑、喘鸣、失音)。

颈部:

是否对称,有无强直、颈静脉怒张、肝颈静脉回流征、颈动脉异常搏动、肿块,气管位置,甲状腺(大小、硬度、压痛、结节、震颤、血管杂音、随吞咽上下活动度)。

胸部:

胸廓(对称、畸形、局部隆起或塌陷、压痛),呼吸(频率、节律、深度),胸壁有无静脉曲张、皮下气肿等,乳房(大小、乳头,有无红肿、压痛、肿块或分泌物)。

肺:

视诊:呼吸运动(两侧对比),呼吸类型,有无肋间隙增宽或变窄。

触诊:呼吸活动度,语颤(两侧对比),有无胸膜摩擦感、皮下捻发感。

叩诊:叩诊音(清音、浊音、实音、过清音或鼓音及其部位),肺下界、肺下界移动度。

听诊:呼吸音(性质、强弱、异常呼吸音及其部位),有无干、湿性啰音及胸膜摩擦音,语音传导(增强、减弱、消失,注意对称部位)等。

心:

视诊:心尖搏动(位置、范围、强度),心前区有无隆起。

触诊:心尖搏动(性质、位置、范围、强度),有无震颤(部位、时期)和心包摩擦感。

叩诊:心脏左、右浊音界(相对浊音界)用各肋间距正中线的距离(cm)表示,并注明左锁骨中线到前正中线的距离(cm)。

听诊:心率,心律,心音(强度、分裂、P_2 与 A_2 的比较、额外心音、奔马律),有无杂音(部位、性质、时期、强度、传导方向,以及与运动、体位和呼吸的关系,收缩期杂音强度用 6 级分法,如描述 3 级收缩期杂音,应写作"3/6 级收缩期杂音",舒张期杂音分为轻、中、重三度)和心包摩擦音。

血管检查:

桡动脉:脉搏频率,节律(规则或不规则、脉搏短绌),有无奇脉、交替脉,左、右桡动脉搏动强度的比较,动脉壁弹性、紧张度。

周围血管征:有无毛细血管搏动、枪击音、水冲脉和动脉异常搏动。

腹部:

腹围(有腹水或腹部包块时测量)。

视诊:外形(对称、平坦、膨隆、凹陷),呼吸运动,胃肠蠕动波,有无皮疹、条纹、色素、瘢痕、包块、脐、腹壁静脉曲张(血流方向),疝和局部隆起(器官或包块)的部位、大小、轮廓,腹部体毛。

触诊:

腹壁:腹壁紧张度,有无压痛、反跳痛、液波震颤、包块(部位、大小、形态、硬度、压痛、搏动、移动度、表面情况)。

肝脏:大小(右叶以右锁骨中线从肋缘至肝下缘、左叶以前正中线剑突下至肝下缘多少厘米表示),质地(Ⅰ度:软,Ⅱ度:韧,Ⅲ度:硬)、表面,边缘,有无结节、压痛和搏动。

胆囊:大小,形态,有无压痛、Murphy 征。

脾脏:大小,质地,表面,边缘,移动度,有无压痛、摩擦感。脾脏明显肿大时以三线测量法表示。

肾脏:大小,形状,硬度,移动度。

膀胱:膨胀,肾区及输尿管压痛点有无压痛。

叩诊:肝上界,肝浊音界(缩小、消失),有无肝区叩击痛、移动性浊音、高度鼓音,肾区叩击痛。

听诊:肠鸣音(正常、增强、减弱、消失或金属音),有无振水音、血管杂音。

肛门及直肠:有无肿块、痔、肛裂、脱肛、肛瘘、裂隙、创面。直肠指检(肛门括约肌紧张度、有无狭窄、肿块、触痛,前列腺大小、硬度,有无结节及压痛);特别注意有无触及肿块(大小、位置、硬度、移动度等)。指检退出时应注意指套便染的颜色。

外生殖器:根据病情需要做相应检查。

男性:阴毛分布,阴茎疤痕、尿道分泌物;包皮、阴囊、睾丸、附睾、精索,有无发育畸形、鞘膜积液。

女性:检查时必须有女医护人员在场,必要时请妇科医生检查。外生殖器(阴毛、大小阴唇、阴蒂、阴阜)、内生殖器(阴道、子宫、输卵管、卵巢)。

脊柱及四肢：

脊柱：有无畸形(侧凸、前凸、后凸)、压痛、叩击痛,活动度。

四肢：有无畸形、杵状指(趾)、静脉曲张、骨折,关节(红肿、疼痛、压痛、积液、脱臼、活动度受限、强直),水肿,肌肉萎缩,肢体瘫痪或肌张力改变等,记录肌力。

神经系统：

生理反射：浅反射(角膜反射、腹壁反射、提睾反射),深反射(肱二头肌、肱三头肌及膝腱、跟腱反射)。

病理反射：巴彬斯基(Babinski)征、奥本汉姆(Oppenheim)征、查多克(Chaddock)征、戈登(Gordon)征、霍夫曼(Hoffmann)征等。

脑膜刺激征：颈项强直、布鲁津斯基(Brudzinski)征、克匿格(Kernig)征。

必要时做运动、感觉及神经系统其他检查。

专科情况：

记录专科疾病的特殊情况,如外科、妇产科、眼科、耳鼻咽喉科、介入放射科、神经精神科情况等需写"外科情况"、"妇科检查"、"神经系统检查"等,记录与本专科有关的体征,前面体格检查中的相应项目不必重复书写,只写"见××科情况"。

实验室及器械检查

记录与诊断有关的实验室及器械检查结果及检查日期。包括患者入院后24h内应完成的检查结果,如血、尿、大便常规及其他有关实验室检查,X线、心电图、超声及影像学检查等。

如系入院前所做的检查,应注明检查地点及日期。

病例摘要：

将病史、体格检查、实验室检查及器械检查等主要资料摘要综合,重点突出阳性发现和具有重要意义的阴性结果,以提示诊断的根据。字数以不超过300字为宜。

初步诊断：

写在住院病历或入院记录末页的右半侧。按疾病的主次列出,与主诉有关或对生命有威胁的疾病排列在前,次要疾病排列在后,并发症列于有关主病之后,伴发病排列在最后。诊断除疾病全称外,还应尽可能包括病因、疾病解剖部位和功能的诊断。

入院诊断：

由主治医师在病人入院后48h内作出。入院诊断写在初步诊断的下方,并注明日期。如住院病历或入院记录由主治医师书写,则可直接写"入院诊断",而不写"初步诊断"。入院诊断与初步诊断相同时,上级医师只需在病历上签名,则初步诊断即被视为入院诊断,不许重复书写入院诊断。

修正诊断(包含入院时遗漏的补充诊断)：

写在住院病历或入院记录末页中线左侧,并注明日期,修正医师签名。凡以症状待诊的诊断以及初步诊断、入院诊断不完善或不符合,上级医师应作出"修正诊断"。而住院过程中增加新诊断或转入科对转出科原诊断的修正,不写修正诊断,直接在转入记录、出院记录、病案首页上书写,同时于病程记录中写明诊断依据。

记录、审阅者签名：

签名应写在初步诊断的右下方签全名。上级医师审阅、修改后签名应在署名医师的左侧,并以斜线相隔。

(二)表格式住院病历书写内容及格式

　　表格式住院病历主要对主诉和现病史以外的内容进行表格化书写。应报省卫生行政部门备案,经省辖市卫生行政部门审批后使用。采用表格式记录简便、省事,利于储存和管理。住院病历参考格式如下:

表格式住院病历

门诊号＿＿＿＿＿＿＿＿　　　　　　住院号＿＿＿＿＿＿＿＿＿

姓名:　　　性别:　　　年龄:　　　职业:　　　民族:　　　婚姻:

出生地:　　　工作单位:　　　现住址:　　　　　电话:

入院日期:　年　月　日　　记录日期:　　年　月　日　病史叙述者:　　可靠程度

病　史

主诉:

现病史:

既往史:平素健康状况:良好　一般　较差

曾患疾病和传染病史:

预防接种史:

过敏史:无　有　　　过敏原:　　临床表现:

外伤史:

手术史:

系统回顾(有打√无打○　阳性病史应在下面空间内填写发病时间及扼要诊疗经过)

呼吸系统　反复咽痛　咳嗽　咯痰　咯血　喘息　胸痛　呼吸困难

循环系统　心悸　活动后气促　下肢水肿　心前区痛　血压升高　晕厥

消化系统　食欲减退　反酸　嗳气　恶心　呕吐　腹胀　腹痛　便秘　腹泻　呕血
黑便　便血　黄疸

泌尿生殖系统　腰痛　尿频　尿急　尿痛　排尿困难　血尿　尿量异常　夜尿增多
颜面部水肿　阴部瘙痒　阴部糜烂

造血系统　乏力　头昏　眼花　牙龈出血　鼻出血　皮下出血　骨痛

代谢及内分泌系统　食欲亢进　食欲减退　怕热　多汗　畏寒　多饮　多尿　双手震颤
性格改变　显著肥胖　明显消瘦　毛发增多　毛发脱落　色素沉着　性功能改变　闭经

肌肉骨骼系统　关节痛　关节红肿　关节变形　肌肉痛　肌肉萎缩

神经系统　头痛　眩晕　晕厥　记忆力减退　视力障碍　失眠　意识障碍　颤动　抽搐
瘫痪　感觉异常

个人史:　出生地　　　从事何种工作　　　地方病地区居住情况　　　冶游史

嗜烟(无　有　)约＿＿＿＿年,平均＿＿＿支/日,戒烟(未　已)约＿＿＿＿年。

嗜酒(无　偶有　经常　)约＿＿＿年,平均＿＿＿克/日,戒烟(未　已)约＿＿＿年。

其他:

婚姻史:结婚年龄　　　配偶情况

月经史和生育史:

初潮＿＿＿岁,每次持续＿＿＿天,末次月经日期＿＿＿,绝经年龄＿＿＿岁,周期_____天,经量(少 一般 多),痛经(无　有),经期(规则 不规则)。妊娠_____次,顺产_____胎,流产_____胎,早产_____胎,死产_____胎,难产及病情:(有　无),子_____个,女_____个。

家族史:(注意与患者现病有关的遗传病及传染性疾病)

父:健在　患病　　　　　已故　死因:

母:健在　患病　　　　　已故　死因:

兄弟姐妹:　　　　　　子女及其他:

体格检查

生命体征　体温:　℃　脉率:　次/分　呼吸:　次/分　血压:　mmHg　体重:　kg

一般情况　发育:正常　不良　超常　　　营养:良好　中等　不良　恶病质

面容:无病容　急性　　　慢性病容:　　　其他特殊面容:

表情:自如　痛苦　忧虑　恐惧　淡漠　兴奋

体位:自主　被动　强迫

步态:正常　不正常

神志:清楚　嗜睡　模糊　昏睡　昏迷　淡漠　谵妄

配合检查情况:合作　不合作

皮肤黏膜　色泽:正常　潮红　发绀　苍白　黄染　色素沉着

皮疹:无　有　(类型及分布:　　　　　　　)

皮下出血:无　有　(类型及分布:　　　　　　)

毛发分布:正常　多毛　稀疏　脱落(部位:　　　)

温度与湿度:正常　冷　干　湿

弹性:正常　减退

水肿:无　有(部位及程度:　　　　　)

肝掌:无　有

蜘蛛痣:无　有(部位:　　数目:　　　)

其他情况:

淋巴结　全身表淋巴结:无肿大　肿大(部位及特征:　　　　　)

头部　头颅　大小:正常　大　小　畸形:无　有(尖颅　方颅　变形颅)

其他:压痛　包块　凹陷(部位　　　)

婴儿需记录前囟门大小、饱满或凹陷。

眼　眉毛:正常　稀疏(无　有)　　脱落(无　有)　　倒睫(无　有)

眼睑:正常　水肿　下垂　挛缩

结膜:正常　充血　水肿　充血

眼球:正常　凸出　凹陷　震颤　斜视　运动障碍(左　右　)

巩膜:无黄染　有黄染

角膜:正常　异常(左　右　表现:　　　　　)

瞳孔:等圆　等大　不等　左____mm,右____mm

对光反射　正常　迟钝(左　右　)　消失(左　右　)

近视力:视力表　阅读视力(左　右　)

其他情况：

耳　耳廓：正常　畸形　　耳前瘘管(左　右　)　　其他：

外耳道分泌物：无　有(左　右　性质　　　)

乳突压痛：无　有(左　右　)

听力粗试障碍：无　有(左　右　)

鼻　外形：正常　异常(　　　　　　)

其他异常：无　有(鼻翼翕动　分泌物)

鼻窦压痛：无　有(部位及程度　　　　　　　)

口腔　口唇：红润　发绀　苍白　出血点　疱疹　皲裂　溃疡　色素沉着

腮腺导管开口：正常　异常(肿胀　　分泌物　　　　)

舌：正常　异常(舌质　舌苔　伸舌震颤　向左、右偏斜　)

齿龈：正常　肿胀　溢脓　溃疡　出血　色素沉着　铅线

齿列：齐　缺齿　龋齿　义齿

扁桃体：无肿大　肿大(左Ⅰ Ⅱ Ⅲ度；右Ⅰ Ⅱ Ⅲ度；脓性分泌物　)

咽：无充血　充血　淋巴滤泡增生

声音：正常　嘶哑

颈部　抵抗感：无　有

气管：居中　偏移(向左　向右　)

颈静脉：正常　充盈　怒张

肝颈静脉回流征：阴性　阳性

颈动脉搏动：正常　增强(左　右　)　减弱(左　右　)

甲状腺：正常　肿大(左　度；右　度)　质软　质硬　压痛　结节　震颤

血管杂音

胸部　胸廓　正常　桶状胸　扁平胸　鸡胸　漏斗胸　　　隆起或凹陷(左　右　)

胸骨叩击痛

乳房　正常对称　异常：左　右　(男乳女化　包块　压痛　乳头分泌物)

肺　视诊：呼吸运动：正常　异常：左　右　(增强　减弱)

肋间隙：正常　增宽　变窄(部位：　　　　)

触诊：语颤：正常　异常：左　右　(增强　减弱　)

胸膜摩擦感：无　有　(部位：　　　　　)

皮下捻发感：无　有　(部位：　　　　　)

叩诊：叩诊音：正常清音　异常叩诊音　浊音　实音　过清音　鼓音

(部位：　　)

肺下界：肩胛线　右____肋间,左____肋间

锁骨中线：右____肋间,左____肋间

腋中线：右____肋间,左____肋间

移动度：右____cm,左____cm

听诊：呼吸：规整　不规整　(性质：　　　　　　　)

呼吸音：正常　异常(性质及其部位：　　　　　　)

啰音:无　有(性质及其部位:　　　　　　　　　　　)

语音传导:正常　异常:增强　减弱(部位:　　　　　)

胸膜摩擦音:无　有　(部位:　　　　)

心　视诊:心前区隆起:无　有

心尖搏动位置:正常　移位　(距左锁骨中线内　外_____cm)

心前区异常搏动:无　有　(部位:　　　　)

触诊:心尖搏动:正常　增强　抬举感　触不清

震颤:无　有　(部位及时期:　　　　)

心包摩擦感:无　有

叩诊:相对浊音界:正常　缩小　扩大(右　左　实测数据见下表)

心脏相对浊音界

右侧(cm)	肋间	左侧(cm)
	Ⅱ	
	Ⅲ	
	Ⅳ	
	Ⅴ	

注:左锁骨中线距前正中线　　　cm。

听诊:心率_____次/分　心律(齐　不齐　绝对不齐)

心音:S_1:正常　增强　减弱　分裂

S_2:正常　增强　减弱　分裂

S_3:无　有

S_4:无　有

A_2　P_2

额外心音:无　奔马律(舒张期　收缩期前　重叠　)开瓣音　其他:

杂音:　无　有(部位　性质　时期　　强度　传导　)

心包摩擦音:无　有

周围血管　无异常血管征　枪击音　杜氏双重音　水冲脉　毛细血管搏动

脉搏短绌　奇脉　交替脉

其他:

腹部　视诊:外形:正常　膨隆　蛙腹(腹围　cm)　舟状腹　尖腹

胃型:无　有　肠型:无　有　蠕动波:无　有

腹式呼吸:存在减弱　消失

脐:正常　凸出　分泌物

腹壁静脉:正常　显露　曲张(血流方向:　　　　)

腹纹:无　有(部位:　　　　)

手术瘢痕:无　有　(部位:　　　　)

疝:无　有　(部位:　　　　)

　　　　　　其他：

　　　　　触诊：腹壁：柔软　腹壁紧张（部位：　　　　　　）

　　　　　　　　　　　压痛　无　有（部位：　　　　　　）

　　　　　　　　　　　反跳痛　无　有（部位：　　　　　）

　　　　　　　　　　　液波震颤　无　有

　　　　　　　　　　　腹部包块　无　有（部位及大小：　　　　　　）

肝脏　未触及　可触及（大小：肋下＿＿＿＿cm；剑突下＿＿＿＿cm）

胆囊　未触及　可触及（大小：＿＿＿＿＿cm）　压痛　无　有

　　　　Murphy 征　阴性　阳性

脾脏　未触及　可触及（大小：　　　　　　　　　　）

肾脏　未触及　可触及（大小：　　　　　　　　　　）

输尿管压痛点压痛：无　有　（部位：　　　　　　　　）

　　　　　叩诊：肝上界位于右锁骨中线第＿＿＿＿＿＿肋间

　　　　　　　　　肝浊音界　正常　缩小　消失

　　　　　　　　　肝区叩击痛　无　有

　　　　　　　　　移动性浊音　阴性　阳性

　　　　　　　　　肾区叩击痛　无　有　（左　右）

　　　　　听诊：肠鸣音　正常　活跃　亢进　减弱　消失

　　　　　　　　　气过水声　无　有

　　　　　　　　　振水音　无　有

　　　　　　　　　血管杂音　无　有　（部位：　　　　　　）

肛门直肠　正常　异常

生殖器　正常　异常

脊柱及四肢　脊柱：正常　畸形　（侧凸　前凸　后凸　）　棘突压痛　无　有

　　　　　　　　　　叩击痛　无　有　　　活动度　正常　受限

　　　　　　　　四肢：　正常　异常　畸形

　　　　　　　　　　关节：正常　红肿　强直

　　　　　　　　　　肌肉：正常　萎缩

　　　　　　　　　　Laseque 征：阴性　阳性　（左　右）

　　　　　　　　　　下肢静脉曲张：无　有

　　　　　　　　　　杵状指：无　有　（部位及体征：　　　　　　）

神经系统　腹壁反射：　正常　减弱　消失

　　　　　　肱二头肌反射：左（正常　减弱　消失　亢进　）；右（正常　减弱

　　　　　　　　　　　消失　亢进　）

　　　　　　膝腱反射：左（正常　减弱　消失　亢进）；右（正常　减弱　消失　亢进）

　　　　　　跟腱反射：左（正常　减弱　消失　亢进）；右（正常　减弱　消失　亢进）

　　　　　　肌张力：　正常　增高　下降　（部位：　　　　　　）

　　　　　　肌力＿＿＿＿＿级　肢体瘫痪：无　有　（左　右　上　下　）

　　　　　　Babinski 征：阴性　阳性（左　右　）

　　　　Oppenheim 征：阴性　阳性（左　右　）
　　　　Chaddock 征：阴性　阳性（左　右　）
　　　　Gordon 征：阴性　阳性（左　右　）
　　　　Hoffmann 征：阴性　阳性（左　右　）
　　　　Brudzinski 征：阴性　阳性（左　右　）
　　　　Kernig 征：阴性　阳性（左　右　）

专科情况：

实验室及器械检查结果

重要的化验、X 线、心电图及其他有关检查。

病历摘要

　　入院诊断：1.
　　　　　　　2.
　　病史记录者：
　　病史审阅者：
　　记录日期：

二、住院期间常用医疗文件

（一）入院记录

入院记录是指患者入院后，由住院医师（经治医师或床位医师）通过问诊、查体、辅助检查等获得有关资料，归纳、分析后书写而成的记录，要求必须 24h 内完成，危重病人 6h 内完成。入院记录应简明扼要，突出重点，主诉、现病史应与住院病历相同，其他病史（包括既往史、个人史、婚育史、月经史、家族史）和体格检查可扼要记录，省略系统回顾、病历摘要等。

（二）再次住院记录

再次住院记录，是指患者因同一种疾病再次或多次住入同一医疗机构时书写的记录。要求及内容基本同入院记录，应在病历上注明为第几次住院，并要求记录以下内容。

1.因疾病复发再次入院，重点描述本次发病情况，但要求将既往病历摘要及上次出院后至本次发病前的病情、诊治经过详细记录在现病史中。

2.因新发疾病再次入院，按住院病历或入院记录要求书写，并将在既往史中记录过去住院诊断及治疗情况。

3.既往史、个人史、婚育史、家族史可以从简，但要注明"参阅前次病历（注明住院号）"。

（三）24h 内入、出院记录或 24h 内入院死亡记录

1.24h 内入出院记录者　　入院不足 24h 出院的，可以书写 24h 内入出院记录，内容包括：患者姓名、性别、年龄、婚姻、出生地、职业、工作单位、家庭住址、病史提供者（注明与患者关系）、入院时间、记录时间、主诉、入院情况（简要病史、体格检查、辅助检查情况）、入院诊断、诊疗经过、出院时间、出院情况、出院诊断、出院医嘱，医师签全名等。

2.24h 内入院死亡记录　　患者入院不足 24h 死亡的，可以书写 24h 内入院死亡记录，内容包括：患者姓名、性别、年龄、婚姻、出生地、职业、工作单位、家庭住址、病史提供者（注明与患者关系）、入院时间、记录时间、主诉、入院情况（简要病史、体格检查、辅助检查情况）、入院诊断、诊疗经过（抢救经过）、死亡原因、死亡诊断、医师签全名等。

(四)病程记录

病程记录是指继入院记录之后，对患者病情和诊疗过程所进行的连续性记录。主要内容包括患者的病情变化情况、重要辅助检查结果及其临床意义、上级医师查房意见、科室会诊意见、医师分析讨论意见、所采取的诊疗措施及疗效、医嘱更改理由、向患者及其近亲属告知的重要事项(医患沟通)等。病程记录书写要求真实、及时，要有分析判断、计划总结，要全面系统、有理有据、突出重点、前后连贯。病程记录质量可在一定程度上反映医疗水平高低。

书写病程记录应另起一页，首先标明记录日期，并在同一行居中位置标明"病程记录"，另起一行记录具体内容，记录结束后签全名不另起一行。病程记录原则上由经治医师书写为主，上级医师必须及时检查、修改、补充并签字，注明修改日期。病程记录一般一天内记录一次，但危重病例必须随病情变化及时记录，并注明时间；病情稳定患者至少3天记录一次病程记录；对病情稳定的慢性疾病或疾病恢复期患者至少5天记录一次病程记录；手术后或特殊治疗后患者应连续记录3天病程记录，以后再根据病情要求进行记录。

根据记录内容，病程记录可分为一般病程记录和特殊病程记录，具体如下。

1.一般病程记录　记录内容包括如下。

(1)一般状况：自觉症状、情绪、饮食、睡眠、大小便情况等，根据患者病情有针对性记录。

(2)病情变化：患者症状、体征变化，辅助检查结果，以及对病情变化的分析、判断和评价。

(3)诊疗操作：如胸腔穿刺、腹腔穿刺、骨髓穿刺、腰椎穿刺、内镜检查及诊疗(镜下止血、ERCP取石等)、心导管检查及治疗(支架置入、起搏器安置等)、各种造影检查等，应当在操作完成后即刻书写。内容包括操作名称、操作时间、操作步骤、结果及患者一般情况，记录过程是否顺利、有无不良反应，术后注意事项及是否向患者说明，操作医师签名。

(4)补充或修改诊断：记录补充或修改临床诊断及其诊断依据。

(5)治疗情况：医嘱变更情况及理由、辅助检查依据、用药依据及反应。

(6)家属及相关人员希望、意见，医师向患者和(或)家属及相关人员交代病情(医患沟通情况)。

(7)记录时间及医师签全名。

2.特殊病程记录　诊疗过程中有部分病程记录内容需要单独书写，不能与其他内容相混，称为特殊病程记录，包括如下。

(1)首次病程记录：是指患者入院后由经治医师或值班医师书写的第一次病程记录，应当在患者入院8h内完成，注明记录时间。首次病程记录的内容包括：摘要描述和分析病例特点、提出诊断及诊断依据、制订诊查计划及治疗措施。对于诊断不明确的病例应作出诊断讨论，列出初步诊断、鉴别诊断及依据，并对下一步诊治措施进行分析。

(2)上级医师查房记录：是指上级医师查房时对患者病情、诊断、鉴别诊断、当前治疗措施疗效的分析及下一步诊疗意见等的记录，是病程记录的重要内容，代表上级医师及本医院的医疗水平。我国卫生部规定三级查房记录(主任医师、主治医师、住院医师)为病程记录中必需项目，要求明确标记，由下级医师在查房后及时完成，并注意以下几点：①书写上级医师查房记录，在记录日期后应注明上级医师姓名及专业职称。②如实记录上级医师查房意见，包括对病史及体征的补充、诊断及诊断依据、鉴别诊断、下一步治疗计划等，应尽量避免"同意目前诊断、治疗"等无实质内容的记录。③主治医师首次查房记录应当于患者入院48h内完成；主治医师日常查房记录间隔时间视病情和诊疗情况确定；疑难、危重抢救病例必须及时有科主任或具有副主任医师以上专业技术职务任职资格医师查房的记录。查房记录内容包括：查房医师的姓名、专业技术职务、补充的病史和体征、诊断依据与鉴别诊断的分析及诊疗计划等。④上级医师查房记录必须有查房医师本人及时审阅、修改并签全名。

（3）疑难病例讨论记录：是指由科主任或具有副主任医师以上专业技术任职资格的医师主持、召集有关医务人员对确诊困难或疗效不确切病例讨论的记录。内容包括：讨论日期、主持人、参加人员姓名及专业技术职务、具体讨论意见及主持人小结意见等。

（4）会诊记录：指住院期间患者需要他科（院）医师协助诊断及治疗时，分别有申请医师和会诊医师书写的记录。书写会诊记录时应注意：①申请会诊记录由经治医师书写，包括简要病史、体征、重要辅助检查资料、拟疾病诊断、申请会诊理由及目的，主治医师以上专业技术任职资格医师审签，院外会诊申请需要科主任或主任医师审签；②会诊记录内容由会诊医师书写，包括会诊时间、对病史及体征的补充、病情分析、诊断意见、诊疗建议、会诊医师签名。常规会诊意见记录应当由会诊医师在会诊申请发出后 48h 内完成，急会诊时会诊医师应当在会诊申请发出后 10min 内到场，并在会诊结束后即刻完成会诊记录；③重要会诊记录应在病程记录页内记录，在所在横行列出"××科会诊记录"标题。会诊记录内容包括：会诊意见、会诊医师所在的科别或者医疗机构名称、会诊时间及会诊医师签名等。申请会诊医师应在病程记录中记录会诊意见执行情况；④多科室或多人员会诊记录由经治医师整理，在病程记录中如实记录，并注明参加会诊人员姓名、职称及单位，由主持人审核并签名。

（5）转科记录：指住院期间患者因病情需要转科时，经转入科室医师会诊并同意接收后，由转出科室和转入科室医师分别书写的记录。包括转出记录和转入记录：①转出记录由转出科室医师在患者转出科室前书写完成（紧急情况除外），内容包括：入院日期、患者姓名、性别、年龄、病史摘要、入院诊断、诊疗经过、目前情况、目前诊断、转科目的，以及提请接收科室需要注意事项等。转科记录紧接病程记录，不需另立专页，在横行适中位置注明"转出记录"，需上级医师审签；②转入记录由转入科室医师于患者转入后 24h 内完成，内容包括：入院日期，转入日期，患者姓名，性别，年龄，转入前情况，转入原因，转入后的问诊、体检及重要辅助检查结果，转入后诊断及转入诊疗计划等。转科记录需另立专页，在横行适中位置注明"转入记录"，上级医师审签。

（6）交（接）班记录：是指患者经治医师发生变更之际，交班医师和接班医师分别对患者病情及诊疗情况进行简要总结的记录。交（接）班记录的内容包括：入院日期、交班或接班日期、患者姓名、性别、年龄、主诉、入院情况、入院诊断、诊疗经过、目前情况、目前诊断、交班注意事项或接班诊疗计划、医师签名等。交班记录应当在交班前由交班医师书写完成；接班记录应当由接班医师于接班后 24h 内完成。

（7）阶段小结：是指患者住院时间较长，病情有重大转折或超过 1 个月以上，经治医师每月对患者病情及诊疗情况进行总结记录。阶段小结的内容包括：入院日期、小结日期，患者姓名、性别、年龄、主诉、入院情况、入院诊断、诊疗经过、目前情况、目前诊断、诊疗计划、医师签名等。交（接）班记录、转科记录可代替阶段小结。

（8）抢救记录：患者病情危重行抢救治疗措施，抢救过程需要记录，由参与抢救的医师在抢救结束后 6h 内据实补记完成。内容包括：病情变化情况、抢救时间及措施、参加抢救的医务人员姓名及专业技术职称等。记录抢救时间应当具体到分钟。

（9）术前讨论记录：是指因患者病情较重或手术难度较大，手术前在上级医师主持下，对拟实施手术方式和术中可能出现的问题及应对措施所作的讨论。包括①甲、乙类手术及特殊手术必须进行术前讨论并记录;②术前讨论由科主任或具有副主任医师以上专业技术职务任职资格的医师主持进行;③讨论记录内容包括术前准备情况、手术指征、手术方案、可能出现的意外及防范措施、参加讨论者的姓名及专业技术职务、具体讨论意见及主持人小结意见、讨论日期等;④术前讨论记录应由参与讨论医师及时、如实记录并签名,主持人审签。

(10)术前小结:是指在患者手术前,由经治医师对患者病情所作的总结记录。内容包括:患者一般资料(姓名、性别、年龄、婚姻、床位号、住院号等),术前病情,术前诊断及依据,手术指征,拟施手术名称、方式及日期,拟施麻醉方式,注意事项,并记录手术者术前查看患者相关情况等。如术前小结为专用打印表格形式,应按表格项目要求认真、如实填写。

(11)麻醉术前访视记录:是指在麻醉实施前,由麻醉医师对患者拟施麻醉进行风险评估的记录。麻醉术前访视可另立单页,也可在病程中记录。内容包括:患者一般资料(姓名、性别、年龄、婚姻、床位号、住院号等)、一般情况、简要病史、与麻醉相关的辅助检查结果、拟行手术方式、拟行麻醉方式、麻醉适应证及麻醉中需注意的问题、术前麻醉医嘱、麻醉医师签字并填写日期。

(12)麻醉记录:是指麻醉医师在麻醉实施中书写的麻醉经过及处理措施的记录。麻醉记录应当另页书写,内容包括患者一般情况、术前特殊情况、麻醉前用药、术前诊断、术中诊断、手术方式及日期、麻醉方式、麻醉诱导及各项操作开始及结束时间、麻醉期间用药名称、方式及剂量、麻醉期间特殊或突发情况及处理、手术起止时间、麻醉效果、麻醉医师签名等。

(13)手术记录:是指手术者书写的反映手术一般情况、手术经过、术中发现及处理等情况的特殊记录,应当在术后24h内(当日、当班)完成。特殊情况下可由第一助手书写,但应有手术者审核并签名。手术记录应当另页书写,内容包括:一般项目(患者姓名、性别、科别、病房、床位号、住院号)、手术日期、术前诊断、术中诊断、手术名称、手术者及助手姓名、麻醉医师、麻醉方法、手术经过、术中出现的情况及处理等。①手术时患者体位、消毒方法、消毒巾的铺盖、手术切口情况(部位、方向、长度)、解剖层次及止血方式;②手术探查情况及主要病变情况,包括病变部位、大小、与附近组织器官的关系等;肿瘤病变应记录有无转移、淋巴结肿大等情况;如术中发现病变情况与术前临床诊断不符合时,更应详细记录;③手术的理由、方式及步骤中应包括:离断、切除病变组织或脏器的名称及范围;修补、重建组织或器官的名称;吻合口的大小及缝合方法;缝线名称、粗细号数;引流材料的名称、数目及放置部位;引流物的性质、数量。必要时手术方式及步骤可绘图加以说明记录;④术中麻醉情况,效果是否满意;⑤术中患者耐受情况、出血量、输血量、用药、特殊处理及抢救情况;⑥标本送检化验培养、病理标本名称及病理标本肉眼所见情况;⑦术后器械、敷料清点情况记录。

(14)术后病程记录:术后病程记录应连续记3天,以后按病程记录规定要求并根据患者病情需要记录。术后首次病程记录是指在患者术后即时完成的病程记录,由手术者或第一助手于术后及时书写。内容包括:手术时间、术中诊断、麻醉方式、手术方式、手术简要经过、术后处理措施、术后应当特别注意观察的事项等。

(15)出(转)院记录:是指经治医师对患者此次住院期间诊疗情况的总结,应当在患者出(转)院后24h内完成,由主治医师审签。内容主要包括:患者一般项目(姓名、性别、职业、婚姻、民族、工作单位、家庭住址)、入院日期、出(转)院日期、入院情况、入院诊断、诊疗经过、出(转)院诊断、住院天数、出院情况、出院医嘱、门诊随访要求、医师签名等。出(转)院记录应另立专页,横行适中位置注明"出(转)院记录",一式两份,正页病案存档,附页交患者或家属。如为表格式出(转)院记录,按表格项目填写。

(16)死亡记录:是指经治医师对死亡患者住院期间诊疗和抢救经过的记录,应当在患者死亡后24h内完成。死亡记录应另立专页,横行适中位置注明"死亡记录",由经治医师书写,内容包括:①患者一般项目(姓名、性别、职业、婚姻、民族、工作单位、家庭住址)、入院日期、入院诊断、死亡日期及时间、住院天数;②入院情况,主要症状、体征、重要辅助检查结果情况;③诊疗经过,入院后诊治情况,重点记录死亡前病情演变、抢救经过,死亡原因,死亡时间(精确到分钟)、死亡诊断;④与患者近亲属或代理人商谈尸检情况,同意或不同意尸检均需明确表态,并在病历中明确记录,由患者近亲属或代理人签字;⑤科主任或具有副主任医师以上专业技术职务任职资格的医师审签。

(17)死亡病例讨论记录:是指在患者死亡1周内(特殊病例应及时讨论),由科主任或具有副主任医师以上专业技术职务任职资格的医师主持,对死亡病例进行讨论、分析的记录。死亡病例讨论记录不需另立专页,横行适中位置注明"死亡病例讨论记录",由经治医师书写。内容包括:①讨论日期及地点,主持人及参加人员姓名、专业技术职务,患者一般项目(姓名、性别、职业、婚姻、民族、工作单位、家庭住址),入院日期,死亡日期及时间,诊疗经过(重点记录病情演变、抢救经过)、死亡原因、死亡诊断(包括尸检和病理诊断);②参加者具体讨论意见,重点记录诊断意见、死亡原因分析、抢救措施意见及建议、经验教训及国内外本病诊治研究进展情况等;③主持人小结意见、记录者签名、主持人审签。

(五)知情同意书

根据《中华人民共和国执业医师法》、《医疗机构管理条例》、《医疗事故处理条例》和《医疗美容服务管理办法》,临床诊疗过程中,需行手术治疗、特殊检查、特殊治疗、试验性临床医疗和医疗美容的患者,医护人员应对其履行告知义务,并详实填写知情同意书。

1.经治医师或主要实施者必须亲自使用通俗易懂语言向患者本人或近亲属、法定代理人、关系人告知患者的目前病情,以及拟行医疗措施的目的、名称、可能出现的并发症及医疗风险等,并及时解答其相关咨询。

2.手术同意书应包括术前诊断、手术名称、术中或术后可能出现的并发症、手术风险等。

3.麻醉同意书包括术前诊断、拟行手术方式、拟行麻醉方式,患者基础疾病及可能对麻醉产生影响的特殊情况、麻醉中拟行的有创操作和监测、麻醉风险、可能发生的并发症及意外情况等。

4.特殊检查、特殊治疗知情同意书应包括检查、治疗的项目、目的、风险、可能出现的并发症等。

5.输血治疗知情同意书包括输血指征、拟输血成分、输血前有关检查结果、输血风险及可能产生的不良后果等。

6.医疗美容必须向就医本人及其近亲属告知治疗的适应证、禁忌证、医疗风险及注意事项。

7.知情同意书必须经患者本人或近家属、法定代理人、关系人签字认可,医师签全名。由患者近家属或法定代理人、关系人签字的,应提供授权人的授权委托书、身份证明及被委托人身份证明,并提供身份证明复印件。授权委托书及身份证明复印件同知情同意书一并存档。

8.知情同意书一式两份,医患双方各执一份。住院患者医疗机构将知情同意书存入病历保存,门诊患者的相关同意书交病案室存档。

9.新技术、试验性临床医疗等项目应严格按照国家有关规定办理相关手续,并如实告知患者及其近亲属。

(张　填、孙　龙)

下篇

技能操作

第六章　无菌术

第一节　无菌术的意义

　　医院的工作环境充满了微生物,医院的病原微生物易生长,而微生物可以导致感染,感染是最常见的疾病,感染是外科手术的一大威胁。因此,防止切口感染非常重要。无菌术和无菌观念是每位医务工作者必须具备的素质,而不仅仅是针对外科医师,致病微生物的污染是手术感染的主要原因。而无菌术是预防和减少这些感染的重要措施。抗生素不能代替无菌术。

第二节　无菌术的基本内容

　　无菌术是针对可能的感染来源和途径采取的有效预防方法,包括灭菌法、消毒法、无菌操作规则和管理制度等。
　　灭菌系指杀灭一切活的微生物。而消毒是指杀灭病原微生物和其他有害的微生物,并不要求彻底杀灭所有的微生物(如芽孢等)。无菌操作规则和管理制度则是在医疗实践中总结出来而人为确定的规范,目的是保证已经灭菌的物品、已作消毒准备的手术人员和已消毒的手术区域不再被污染,防止手术切口和手术野的感染。在外科手术和创口处理的过程中,必须严格遵循无菌原则。

一、灭菌法有高温灭菌、气体灭菌和电离辐射灭菌三种方法

　　1.高温灭菌法　利用高温使微生物的蛋白质及酶发生凝固或变性而死亡。这是应用最广泛而有效的灭菌方法,主要用于手术器械和物品的灭菌。
　　(1)高压蒸气灭菌法:用高温加高压灭菌,不仅可杀死一般的细菌,对细菌芽孢也有杀灭效果,是最可靠、应用最普遍的物理灭菌法。主要用于能耐高温的物品,如金属器械、玻璃、搪瓷、敷料、橡胶及一些药物的灭菌。高压蒸气灭菌器的类型和样式较多,如:①下排气式压力蒸气灭菌器是普遍应用的灭菌设备,压力升至 102.9kPa(1.05kg/cm²),温度达 121~126℃,维持20~30min,可达到灭菌目的。②脉动真空压力蒸气灭菌器已成为目前最先进的灭菌设备。灭菌条件要求:蒸气压力 205.8kPa(2.1kg/cm²),温度达 132℃以上并维持 10min,即可杀死包括具有顽强抵抗力的细菌芽孢在内的一切微生物。
　　高压蒸气灭菌的注意事项:①包裹不应过大、过紧,一般应小于 30cm×30cm×50cm;②高压锅内的包裹不要排得太密,以免妨碍蒸气透入,影响灭菌效果;③压力、温度和时间达到要求

时,指示带上和化学指示剂即应出现已灭菌的色泽或状态;④易燃、易爆物品,如碘仿、苯类等,禁用高压蒸气灭菌;⑤锐性器械,如刀、剪不宜用此法灭菌,以免变钝;⑥瓶装液体灭菌时,要用玻璃纸和纱布包扎瓶口;如有橡皮塞时,应插入针头排气;⑦应有专人负责,每次灭菌前,应检查安全阀的性能,以防压力过高发生爆炸,保证安全使用;⑧注明灭菌日期和物品保存时限,一般可保留 1~2 周。

(2)干热灭菌法:①烧灼灭菌法:在紧急需要时,可用于金属器械的灭菌。将器械置于盆中,倒入少量 95% 酒精,点燃 3~5min 即可灭菌。此法对器械有损害作用。②干烤灭菌法:用干热灭菌箱(多采用机械对流型烤箱)进行灭菌。灭菌条件为:160℃,维持 2h;170℃,维持 1h;180℃,维持 30min;高温下可达灭菌要求。适用于易被湿热损坏和在干燥条件下使用更方便的物品(如金属、玻璃、陶瓷及凡士林纱布条等)灭菌。

(3)煮沸灭菌法:适用于应急需要的情况下,金属器械、玻璃及橡胶类物品的灭菌。在水中煮沸至 100℃后,持续 15~20min。此方法可杀灭一般细菌。针对带芽孢的细菌需每日至少煮沸 1~2h,连续 3 天才符合要求。如在水中加入碳酸氢钠,使其成为 2% 的碱性溶液,沸点可提高到 105℃,灭菌时间可缩短至 10min,并可防止金属物品生锈。压力锅内蒸气压力可达 127.5kPa,锅内最高温度可达 124℃左右,10min 即可灭菌,是目前效果最好的煮沸灭菌方法。高原地区气压低,沸点低,故海拔高度每增高 300m,需延长煮沸灭菌时间 2min,应用压力锅煮沸灭菌可保证灭菌质量。

注意事项:①物品必须完全浸没在水中,才能达到灭菌目的;②橡胶和丝线类物品应在水中煮沸以后再放入,持续煮沸 15min 即可取出使用,以免煮沸过久影响质量;③玻璃类物品要用纱布包好,放入冷水中煮沸,以免骤热而破裂;如为玻璃注射器,应拔出其内芯,将针筒和内芯配对包好,再煮沸灭菌;④锐性器械不宜用煮沸灭菌,以免变钝;⑤灭菌时间从煮沸后计算,如中途加入其他物品,应重新计算时间;⑥煮沸灭菌器的盖应严密关闭,以保持沸水的温度。

2.气体灭菌法 包括环氧乙烷灭菌法、臭氧和负离子等气体消毒灭菌法。目前应用最多的为环氧乙烷灭菌法,不易损伤拟灭菌的物品,且穿透力较强,可杀灭各种微生物,适用范围广。有各型专用的环氧乙烷灭菌器。一般要求灭菌条件为:环氧乙烷浓度 800~1000mg/L,作用温度为 55~60℃,相对湿度 60%~80%,作用时间不少于 6h。

3.电离辐射灭菌法 属工业灭菌法。用电离辐射灭菌效果可靠。适用于所有的医疗器械、大规模应用的一次性物品,如塑料注射器、丝线等;也用于某些药物如抗生素、激素、类固醇、维生素等物品的灭菌消毒。

二、消毒法包括药液浸泡、气体熏蒸和紫外线照射三种方法

1.药液浸泡消毒法 适用于锐利器械、内镜、特殊材料制成的导管等不适于热力灭菌的器械消毒。以前常用的 1:1000 的苯扎溴铵(新洁尔灭)目前已不再使用。目前常用的化学消毒剂有下列几种:

(1)2% 戊二醛(醛力净)消毒液:戊二醛属灭菌剂,具有广谱、高效杀菌作用。它可使蛋白质变性,是目前首选的高效化学消毒剂。一般手术器械浸泡 30min 可达消毒作用;浸泡 6~10h 可达灭菌作用。适用于畏热不怕湿的物品消毒,如内镜、刀片、剪刀等。加入 0.5% 亚硝酸钠可防腐。药液需每周更换一次。

(2)75% 乙醇溶液:它能使细菌蛋白变性沉淀,常用于刀片、剪刀、缝针及显微器械的消毒,属中效消毒剂,需浸泡 10～30min。溶液应每周更换或过滤,并测定和调整其浓度。

(3)1∶1000 氯己定(洗必泰)溶液:属低效消毒剂,浸泡 30min 可达消毒作用。抗菌作用较新洁尔灭强。1∶3000 氯己定溶液还可用于污染腹腔的冲洗。

(4)0.5％过氧乙酸溶液:浸泡 30min。适用于输尿管导管、塑料类及有机玻璃的消毒。

(5)10％甲醛溶液:能干扰蛋白质代谢和 DNA 合成,浸泡时间为 20～30min。适用于输尿管导管等树脂类、塑料类以及有机玻璃制品的消毒。

药液浸泡消毒法的注意事项:①浸泡前应将器械或仪器擦洗洁净、去油脂;②物品要求浸没在药液中,张开器械的轴节;管状物品应使药液充满管腔;③选择适合的药液浸泡消毒;④消毒后物品,使用前需用灭菌生理盐水将药液冲洗干净,以免器械和物品遭受药液的损害;⑤一般 2 周更换一次消毒液。

2.气体熏蒸灭菌法　适用于室内空气及不能浸泡且不耐高热的器械和物品的消毒。如精密仪器、纤维内镜等。

(1)甲醛溶液熏蒸消毒法:因甲醛有强烈刺激作用,此种消毒方法已逐渐不再被使用。

(2)手术室应用较多的是福尔马林熏蒸法,所用熏箱一般是由有机玻璃制成,分成 2～3 层,每层通过孔洞相通。在最底格放一器皿,内盛高锰酸钾和 40％甲醛,需消毒的物品放在上面各层。福尔马林的用量按熏箱体积计算,一般用量为 40～80ml/m³,加入的高锰酸钾(g)与福尔马林的用量(ml)比为 1∶2。此法可消毒丝线、内镜线缆、手术电凝器等,熏蒸 1h 即可达到消毒目的。

3.紫外线消毒法　紫外线表面作用强,可杀灭悬浮在空气、水中和附于物体表面的细菌、支原体和病毒等。多用于室内空气和物品表面消毒。

三、灭菌的监测

由于灭菌效果受多种因素的影响,所以在处理时必须加以监测。目前常用的方法有:

1.仪表监测　即依靠灭菌设备上的有关仪表,如温度计、压力计等进行控制,并通过自动记录仪记录备查。

2.化学指示剂　利用化学物质特征性的颜色或其他反应指示作用因子的强度和时间。

3.生物指示剂　直接用细菌的存亡来证明是否达到灭菌的要求。

4.程序监测　根据灭菌处理的程序作回顾性或前瞻性监测。

手术室工作中使用较多的是化学监测法,近年来化学指示剂的发展较快,既可指示作用的强度又可指示作用的时间,已广泛用于高压蒸气、环氧乙烷和甲醛熏蒸灭菌。有贴于包外的化学指示胶带或胶签,用于表示该物品是否经过灭菌处理;也有放于包内中央的指示卡(管),用于表明包内物品是否达到灭菌要求。

四、无菌物品的保存

1.设无菌物品室专放无菌物品,所有物品均应注明消毒灭菌日期、名称以及执行者的姓名。

2.高压灭菌的物品有效期为 7 天,过期后需重新消毒才能使用。

3.煮沸消毒和化学消毒有效期为 12h,超过有效期限后,必须重新消毒。

4.已打开的消毒物品只限 24h 内存放手术间使用。

5. 无菌敷料室应每日擦拭框架和地面 1～2 次,每日紫外线灯照射 1～2 次。

6. 无菌敷料室应有专人负责,做到三定:定物、定位、定量。

7. 对特殊感染患者污染的敷料器械应作两次消毒后再放回无菌室。

手术室中的器械经消毒灭菌后还应注意防止再污染。运送灭菌后的手术包、敷料包等,不论从供应室领取或是手术室内周转,均应使用经消毒的推车或托盘,决不可与污染物品混放或混用。手术室内保存的灭菌器材,应双层包装,以防开包时不慎污染。小件器材应包装后进行灭菌处理,连同包装储存。存放无菌器材的房间,应干燥无尘,设通风或紫外线消毒装置,尽量减少人员的出入,并定期进行清洁和消毒处理。

五、手术使用后的器械等物品的清洁、处理和保管

一切器械和用品使用后,都必须经过去污染处理,重新消毒灭菌后方可使用。依据物品种类、污染的性质和程度不同而采用不同的处理方法:①一般无特殊污染的器械应经刷洗,清除其沟、槽、轴节等处的污垢,清水冲洗、擦干,再涂油防锈,备下次使用。有条件的单位,可采用超声清洗设备和机械清洗设备,并使用多酶洗液,彻底清除器械上的血液、细菌、病毒、蛋白质、脂肪等,再用软水洗、上油、烘干、打包、备用。②被血液、脓液、特殊致病菌或肝炎病毒污染的器械,应先用高中效消毒剂,如 0.5% 过氧乙酸消毒液(10～15min)或含有效氯 2000～5000mg/L 的消毒液(30min)等浸泡,然后进行常规清(刷)洗、干燥、高温高压灭菌两次。③一次性材料,如纱布、手套、一次性注射器等,使用后应按医用垃圾进行无害化处理,不宜再用。

第三节　无菌术的基本操作规范

一、手术室的管理

在外科领域内,保证患者不受感染是贯穿术前、术中和术后各阶段的主要任务。患者手术后的感染与医院环境中的细菌状态、手术室的无菌条件、所采用的无菌原则和外科技术等有密切关系。所以,手术室的管理是非常重要的一个环节。手术室为隔离区,要有严格的管理制度,人人都要无条件地遵守。

1. 手术室应布局合理,符合功能流程和洁污分开的要求,污染区、清洁区、无菌区的划分应明确、严格。

2. 要设有专门接送患者的通道。进入手术室的平板车要进行消毒处理。有条件的医院应使用对接车,进一步减少手术室的污染。

3. 手术废弃物要密闭运送,有专用的废弃物运送通道,以便减少再污染的机会。

4. 一个手术间内最好只摆放一个手术台,不宜一室内同时进行多台手术。

5. 同一日内,同一个手术台有多个手术时,应先作无菌手术,后作有感染的手术。两次手术之间应清洁手术室。HBsAg 阳性患者的手术要安排在非阳性者后面。

6. 每日手术结束后,应对墙面、物体表面(包括脚踏板)和地面彻底清洁刷(擦)洗,清除污液、敷料和杂物。

7. 紫外线手术室空气消毒的方法,通常要求环境温度在 20～22℃,湿度 60%,紫外线照射

强度:辐射的 253.7nm 紫外线强度不得低于 70W/cm,照射 30~60min,照射距离不超过 2m。

8.乳酸消毒法:100m³ 空间可用 80% 乳酸 12ml 倒入锅内,置于三脚架上,架下酒精灯加热,待蒸发完后将火熄灭,紧闭 30min 后打开门窗通风。

9.先进的层流洁净手术室装有空气过滤器,按其效能分为三个等级:100 级、1000 级和 10000 级层流净化装置,主要用于空气净化消毒。其中 100 级为最高效,要求空气中的细菌总数≤10cfu/m³,无致病菌生长。普通手术间要求空气中的细菌总数≤200cfu/m³。其地面和台面及物品表面消毒参照上述各项。

10.防止肝炎和艾滋病病毒感染,两种病毒均可通过血液传播给患者和医务人员。因此,在肝炎病毒、艾滋病病毒(HIV)、梅毒(RPR/TPHA)阳性患者手术时,应采用一次性敷料和手术衣,用后专门销毁;术中注意防止手被刺伤,手套破损即刻更换。

11.在 HBsAg 阳性,尤其是 HBeAg 阳性的患者手术后,手术器械应用 0.5% 过氧乙酸或含有效氯消毒液浸泡杀灭病毒一遍,清(洗)洁后送高压灭菌两次,方可再用。地面和手术台可用 0.5% 过氧乙酸或有效氯消毒液擦拭。

12.在铜绿假单胞杆菌感染、破伤风、气性坏疽手术后,手术室先用过氧乙酸(1g/m³)进行封闭式消毒 24~48h,开放后进行扫除。用 0.5% 过氧乙酸溶液或含有效氯消毒液擦洗室内物品后,开窗通风 1h。

13.每周彻底大扫除一次。手术室应定期进行空气消毒,通常采用过氧乙酸熏蒸消毒法:按每 1g/ms 过氧乙酸,加热,封闭熏蒸 2h。

14.手术室工作人员应严格讲究个人卫生和健康。手指甲应剪短,有呼吸道疾病、开放创口、眼鼻喉部感染者,均不宜进入手术室。

15.工作人员进入手术室制度:严格遵守无菌原则,穿手术室备好的衣、裤、鞋,戴口罩、帽子,保持清洁安静。禁止吸烟或大声喧哗。有呼吸道感染及化脓性病灶者原则上不进入手术室。加强工作计划性,减少出入手术室的次数。

16.手术室参观制度:参观人员应穿手术室准备的衣、裤、鞋,戴口罩、帽子。每间手术室参观人员不超过 3 人。参观时严格遵守无菌规则,站在指定的地点。参观者不得距手术台太近或站立过高,不得随意走动。参观感染手术后不得再到其他手术间参观。

17.消毒隔离制度:每次手术后彻底清扫洗刷,清除污染敷料和杂物,紫外线灯照射消毒,接台手术需照射 30min 后才可再次施行手术。所用物品、器械、敷料、无菌物品应每周消毒一次。打开的无菌物品及器械保留 24h 后应重新消毒灭菌。氧气管、各种导管、引流装置等用后浸泡在消毒液内消毒,并每天更换消毒液一次,定期作细菌培养。无菌手术间与有菌手术间相对固定,无条件固定者,应先施行无菌手术,后施行污染或感染手术。

二、手术中的无菌原则

在手术过程中,虽然器械和物品都已灭菌、消毒,手术人员也已洗手、消毒,穿戴无菌手术衣和手套,手术区已消毒和铺无菌布单,为手术提供了一个无菌操作环境。但是,还需要一定的无菌操作规则来保证已灭菌和消毒的物品或手术区域免受污染,手术进行中的无菌原则包括:

1.手术人员一经洗手消毒并穿无菌手术衣、戴无菌手套后,不准再接触未经消毒的物品;其背部、腰部以下及肩部以上应被视为有菌区,不能接触;手和前臂不可垂至腰部和手术台以下。

2.不可经手术人员背后传递手术器械和物品;手术使用的物品一旦落到手术台面以下,不可拾回再用。

3.如术中手套破损或接触无菌区以外部位,应立即更换无菌手套;手指被污染处,应用0.5%碘伏或75%酒精棉球涂擦污染处。如手臂碰到有菌部位,应更换无菌手术衣或加戴无菌袖套;布单湿透应加盖无菌巾。

4.同侧人员调换位置时,应先退一步、背对背的转身调换,以防污染。

5.切口边缘应以大纱布或手术巾遮盖保护,并用缝线固定,仅显露手术切口。尤其在有污染的手术、肿瘤切除术,更应保护切口。

6.空腔脏器切开前,要先用干纱布保护周围组织;用后的纱布要及时移出腹腔;胃或肠腔切开处应用消毒液浸湿的棉球擦拭,以防止和减少污染;接触污染部位的器械应隔离专用,不宜再用于无菌区。

7.手术开始前要清点器械和敷料等;手术结束时,要检查手术区域,核对器械和敷料等,核对无误后才能关闭切口,以免异物遗留体腔内,造成不良后果。

8.腹膜缝合后,应用生理盐水冲洗切口;皮肤切口缝合前,用消毒剂(如75%酒精或0.5%碘伏)涂擦消毒切口周围皮肤。

9.手术进行时不应开窗通风或用电扇,室内空调机风口也不应吹向手术台,以免扬起尘埃,污染手术室内空气。

10.手术人员及参观人员尽量减少在手术室内走动。

11.非洗手人员不可接触已消毒灭菌的物品。

12.洗手人员面对面,面向消毒的手术区域,只能接触已消毒的物品。

13.如怀疑消毒物品受到污染应重新消毒后再使用。

总之,增强无菌观念、遵守无菌原则、坚持无菌操作是每位医务工作者必须严格遵循的,尤其是外科医生更应严谨自律,自觉遵守。任何忽视、忽略、淡化无菌操作的行为都应杜绝。

【练习题及答案】

一、名词解释

1.污染手术　2.无菌术　3.抗菌术　4.机械除菌法

二、问答题

1.为了防止皮肤上的细菌进入手术创口内,手术区域一定要作特殊的准备,它包括哪五个具体步骤?

2.皮肤消毒的注意事项有哪些?

3.手术野的细菌来源于哪五个方面?

答案:

一、名词解释

1.污染手术:指手术过程某一阶段,手术区有被污染的可能(如大部分空腔脏器的手术)。

2.无菌术:将一切与手术区或创口接触的东西,预先消灭其附有的细菌,以防止接触感染的发生。

3.抗菌术:应用适宜的措施消灭创口、皮肤、空气、物品上的细菌。

4.机械除菌法:一般是指用肥皂和水刷洗,通过摩擦作用,除掉物品和皮肤上的污物和附着的细菌。

二、问答题

1.①备皮(皮肤清洁等);②消毒;③铺单;④切开前再消毒;⑤切开后铺无菌巾保护皮肤。

2.皮肤消毒的注意事项:

①每次纱布浸醮的消毒液不要过多,以免流散四周,损伤组织。

②进行皮肤消毒时,最重要的是助手应持长柄海绵钳夹住纱布,注意双手勿与病人皮肤或其他有菌物品接触;③从清洁区向相对不清洁区进行涂擦,两侧依次、对称进行,不留空白区,范围宜大不宜小;④婴幼儿、面部、会阴部、肛门区、口腔及黏膜部位不能用碘酒或酒精。

3.手术野细菌来源于:①皮肤上的细菌(包括手术人员和病人);②鼻咽部的细菌;③空气中的细菌;④器械、敷料等物品、药液;⑤有腔脏器手术及感染病灶手术。

(郑立平)

第七章　手术管理技能

第一节　手术知情同意管理制度

2011 年 11 月 21 日，根据《中华人民共和国执业医师法》第二十六条、《医疗机构管理条例》第三十三条、《医疗事故处理条例》第十一条以及卫生部和国家中医药管理局制订的《病历书写基本规范（试行）》第二十四条等规定，患者就医时享有知情权和同意权。为维护医院和患者的合法权益，在医疗活动中，要履行好告知及知情同意的义务。医方和患者在手术前必须共同签署手术知情同意书。新版的医疗知情同意书中，已经明确了每种病情的症状及手术中可能出现的风险、应对措施，让即使没有一点医疗知识背景的患者也能一目了然。

一、知情同意管理制度

1. 常规告知　医疗常规问题的告知，自患者入院起，科室根据入院流程及医疗行为中涉及的相关需求进行告知，如患者入院须知、患者入院时医患沟通记录单、患者知情同意授权委托书、患者住院期间医患沟通记录单、医保自费项目清单、病危通知单等。

2. 特殊告知　在医疗过程中，进行临床试验、药品试验、医疗器械试验、手术、麻醉、输血以及特殊检查、特殊治疗等，应当向家属交代清楚，履行告知义务，得到理解并签署书面的知情同意书。

（1）手术治疗知情同意书，必须由术者或主要助手填写或签字，大中型疑难手术由副主任医师级别以上人员签字。

（2）麻醉知情同意书，应有实施麻醉者与患者交代麻醉知情同意内容并签字。

（3）输血治疗知情同意书，患者需要输血时，由主管医师或值班医师交代输血知情内容并签字。

（4）有创性诊断、治疗操作的知情同意书，如胸穿、腰穿、腹穿和骨穿等，要由主管医师或值班医师交代知情同意内容。

（5）使用贵重药物和一次性耗材以及非医保目录的药物和器械之前，必须由主管医师向患者交代，由患者选择后双方签字。

（6）在急诊或急救等紧急情况下，以上相关同意书可由值班医师签字。

（7）进行临床试验、药品试验、医疗器械试验等，要按照国家相关法律法规的规定签署相应的知情同意书。

（8）在各项知情同意文件的签署中，必须由患者本人或其指定的代理人签字；如由其代理人签字，必须同时签署"患者知情同意授权委托书"，方能生效。

二、《手术知情同意书》签署

手术知情同意书应当由患者本人签署,但当患者因病无法签字而不具有法定免责的效力,不能成为医方推脱责任的依据。也就是说,因医方的过错造成患者损害的,即使签署了《手术知情同意书》,也不能免掉医方的法律责任。如果在《手术知情同意书》上列出了免除医方过失责任的条款,则该条款是无效的。

手术知情同意书样板

阑尾手术知情同意书

患者姓名	性别	年龄	住院号

疾病介绍和治疗建议

医生已告知我患有＿＿＿＿＿＿＿＿＿＿＿＿＿＿,需要在＿＿＿＿＿＿麻醉下进行＿＿＿＿＿＿＿＿＿＿＿＿＿

＿＿＿＿＿＿＿＿＿＿＿＿＿＿＿＿＿手术。

阑尾是附于盲肠后内侧壁的管状器官。其远端为盲端,故当阑尾腔被增生的淋巴滤泡或粪石阻塞时,易导致阑尾腔内细菌繁殖,继发感染,而形成急性阑尾炎。而阑尾动脉为终末动脉,当出现血运障碍时易导致阑尾坏死、穿孔。急性阑尾炎的典型临床表现包括转移性右下腹痛、恶心、呕吐、发热等,查体时表现为右下腹部的固定压痛及反跳痛。

早期手术治疗是急性阑尾炎的主要也是最有效的治疗手段。若不及时手术,阑尾的炎症发展会造成阑尾血运障碍而出现阑尾坏死、穿孔,进而出现腹腔脓肿、内外瘘、门静脉炎等并发症。故绝大多数阑尾炎一旦确诊,应早期行阑尾切除术。

手术方式主要是阑尾切除术,若在阑尾炎症还处于管腔阻塞或仅有充血水肿时就手术切除,此时手术操作较简易,术后并发症亦少。

手术潜在风险和对策

医生告知我阑尾手术可能发生的一些风险,有些不常见的风险可能没有在此列出,具体的手术术式根据不同病人的情况有所不同,医生告诉我可与我的医生讨论有关我手术的具体内容,如果我有特殊的问题可与我的医生讨论。

1.我理解任何手术麻醉都存在风险。

2.我理解任何所用药物都可能产生副作用,包括轻度的恶心、皮疹等症状到严重的过敏性休克,甚至危及生命。

3.我理解此手术可能发生的风险:

(1)麻醉并发症,严重者可能致休克,危及生命;

(2)术中大出血,导致失血性休克,严重者死亡;

(3)术中肠管损伤;

(4)术后腹腔内出血,可能需要行二次手术;

(5)术后腹腔感染、盆腔脓肿,出现发热、腹痛、腹泻;

(6)术后阑尾残端破裂致脓肿形成;

(7)术后门静脉炎、肝脓肿及脓毒症;

(8)术后粪瘘、腹壁窦道形成;

(9)阑尾残株炎,残端囊肿、残株癌;

(10)术后黏连性肠梗阻；

(11)术后胃肠道出血、应激性溃疡，严重者死亡；

(12)女性不孕症；

(13)急性、慢性阑尾炎误诊可能；

(14)创口积液、感染、裂开、延迟愈合或不愈合，瘘管及窦道形成，切口疝；

(15)如果卧床时间较长可能导致肺部感染、泌尿系统感染、褥疮、深静脉血栓及肺栓塞、脑栓塞等；

(16)其他目前无法预计的风险和并发症。

4.我理解如果我患有高血压、心脏病、糖尿病、肝肾功能不全、静脉血栓等疾病或者有吸烟史，以上这些风险可能会加大，或者在术中或术后出现相关的病情加重或心脑血管意外，甚至死亡。

5.我理解术后如果不遵医嘱，可能影响手术效果。

特殊风险或主要高危因素

我理解根据我个人的病情，我可能出现以下特殊并发症或风险：

_____

_____

_____

一旦发生上述风险和意外，医生会采取积极应对措施。

患者知情选择

1.我的医生已经告知我将要进行的手术方式、此次手术及术后可能发生的并发症和风险、可能存在的其他治疗方法并且解答了我关于此次手术的相关问题。

2.我同意在手术中医生可以根据我的病情对预定的手术方式做出调整。

3.我理解我的手术需要多位医生共同进行。

4.我并未得到手术百分之百成功的许诺。

5.我授权医师对手术切除的病变器官、组织或标本进行处置，包括病理学检查、细胞学检查和医疗废物处理等。

患者签名_____　　签名日期_____年_____月_____日

如果患者无法签署知情同意书，请其授权的亲属在此签名：

患者授权亲属签名_____与患者关系_____签名日期_____年_____月_____日

医生陈述

我已经告知患者将要进行的手术方式、此次手术及术后可能发生的并发症和风险、可能存在的其他治疗方法并且解答了患者关于此次手术的相关问题。

医生签名_____　　签名日期_____年_____月_____日

第二节　签署手术协议技能

手术前签字是一种常规制度，通常情况下，医护人员是在征得患者或家属同意后才进行手术的。患者的承诺和签字说明两个问题：一是说明医务人员尊重患者对自身治疗的自主权，是对患者人格权利的尊重;二是意味着患者及其家属对医护人员的信任,对手术治疗手段的认可,并愿意承担手术的一切后果和责任。术前告知的内容和方式是至关重要的。

1.注意谈话的文明礼貌和严肃性。与患者谈话要有针对性,首先谈话的态度和方式就要让患者和家属感受到医护人员的诚意和礼貌,感到医护人员工作态度是科学严谨的,既要让手术患者或家属接受医生的意见,又要把可能发生的问题说明白,实事求是地向他们讲清手术治疗的意义。对一些新开展的手术,医务人员要向患者讲清手术的原理、方法和可能出现的问题,必要时请患者或家属参加术前讨论会,从而减少他们的顾虑和不安。

2.术前谈话注意不要主观片面只挑好的说,或只是强调患者的责任,而应当是全面客观地讲清情况,让患者和家属心中有数,同时也为自己留有余地,千万不能因措词不当而引起误会,成为引发医患纠纷的隐患。

3.敢于承担责任和风险。敢于承担责任和风险不仅是对患者的尊重,也是对医生的职业道德要求,诚信守诺本身就是一种礼仪道德的体现。医务人员应当信守职业道德,具有宽广的胸怀,强烈的责任感、使命感,勇于承担属于自己的工作责任,不能把患者及其家属的签字作为推卸责任的凭据,不能认为有了签字就可以不承担风险、不承担手术的任何责任。

4.要用通俗易懂的语言,深入浅出、形象化的比喻告知患者,如白内障手术,可以从眼球解剖说起,用一个模型,简单地把眼球的构造、解剖位置形象地说出来,让患者有一个全面了解。然后根据每个患者的不同特点,进行重点讲解,使患者对自己所患疾病有一个比较客观的认识,减少对现有医疗条件、技术的最大期望值。告知语言应通俗、清晰、明了,避免过多的专业术语和医院常用的省略语。

5.在解释过程中,要掌握一个度,既要让患者了解这些可能发生的不良后果,又不要让患者产生过度的焦虑情绪。其次,在患者签字前,医护人员要亲自逐条解释,而不要将术前同意书交给患者自己看,因为有的条款患者不一定能够理解,从而导致错误的理解。

【案例】

2009 年 6 月 19 日,某医院未尽告知义务就动手术,败诉。某医院被法院判令赔偿患者的手术费、检查费、医药费、交通费、鉴定费等共计 4000 余元,并支付精神损害抚慰金 2000 元。原因是没让患者签署手术知情同意书,便给患者实施了门诊手术。

法院审理查明,原告李某因"左足蹈趾异物感 3 年余",于 2007 年 10 月 30 日到某院就诊。左足蹈趾彩超显示:皮下可见数个中强回声,大者直径 0.19cm,距皮 0.2cm,边界清,形态规则。医院初步诊断:左足蹈趾异物。医院在未与李某签署手术知情同意书的情况下,于次日在局麻下行异物取出术,术后不适。此后李某在多家医院复诊,彩超均未见残留异物。

法院审理认为,医院为李某治疗过程中,其医疗行为是否存在过错以及给李某造成相应损害,是本案的关键。综合双方提供证据和鉴定结论分析,医院对李某作出的"左足蹈趾异物"的初步诊断是正确的,在局麻下行左足蹈趾异物取出术有手术指征。术后彩超和 X 线检查结果均不支持患者左足蹈趾遗留有异物。术后检查结果及现场体检情况显示,患者现无明显的人身损害后果。但医院存在给李某实施手术前未签署手术知情同意书的过错。

（付　昆）

第八章　临床基本操作技能

第一节　手术人员的准备

一、术前的一般准备

(一)术前访视

术前一日巡回护士利用书面和口头形式为患者做好心理护理,交待有关注意事项如手术室环境、配合体位、禁食禁水时间、去除身上的饰物、手表、假牙、女患者不化妆、不涂指甲油等,解除患者顾虑,更好地配合麻醉和手术。同时,通过访视了解病人特殊要求,以便患者术中更好地配合医生完成手术。

(二)物品准备

1.器械准备　根据手术种类选择合适的器械,打成基础器械包加特殊器械包,经高压灭菌后备用。

2.敷料准备　将各种敷料按要求折叠,经高压灭菌后备用。

3.引流物品　最好用一次性已灭菌引流管如橡胶引流管、硅胶引流管、"T"型管、胸腔引流管、导尿管、空心引流管等

4.一次性物品　根据手术需要准备各种所需的一次性物品。

(三)仪器准备

1.吸引器　术前插好电源,调试吸引器负压备用,手术开始前吸入口连接手术台上吸引管,并检查负压大小。

2.高频电刀　利用高频电压切割组织达到止血作用。

(1)使用方法:①首先检查"输出调节"电流开关是否置于"0"或"关"位;②接通电源,开总开关,调节输出量大小;③黏贴好负极板在肌肉丰富的部位,如大腿、臀部、小腿等,体重 15kg 以上的儿童使用大人负极板;④使用完毕,先将输出调节到"0",再切断电源。

(2)注意事项:①最好选用具有安全装置的高频电刀,一旦负极板接触面不够或脱落,该仪器自动报警,并切断电流输出,保证患者安全;②一次性负极板避免反复使用;③安装起搏器的患者禁用。

3.超声刀

(1)多用剪装配步骤:①扭紧转换帽;②扭紧刀芯;③用压力扳手顺时针扭两下,听到"咔咔"两声即可;④上外套,注意外套尖端及后柄均朝上。

(2)测试:主机接通电源,手柄尾端连线插入主机,将装配好的多用剪分开,踩脚踏板,当测试通过后方可使用。

4.气压止血仪　气压止血仪有电动和手动两种,主要用于四肢手术。

（1）根据患者情况、年龄、手术选择长短、宽窄适合的止血带。

（2）必须在麻醉下使用，防止止血带压迫引起肢体疼痛。

（3）如使用部位离切口较近，止血带需灭菌后方可使用。

（4）检查压力表与空气止血带是否完好，有无漏气。

（5）压力：成人上肢不超过35kPa，下肢不超过75kPa。小儿上肢200mmHg(27kPa)，下肢400mmHg(54kPa)。（进口止血带根据厂家建议）

（6）AORN建议50岁以下的健康成人止血带使用时，上肢应少于60min，下肢应少于90min。

（7）如需连续使用，应间隔10～15min。

二、刷手法

外科刷手法分为3个步骤：机械刷洗、擦拭水迹、手的消毒。

（一）洗手前的准备

1.穿洗手衣裤、隔离鞋，最好脱去本人衣衫，如未脱者，衣领衣袖应卷入洗手衣内，不可外露。

2.戴口罩、帽子，头发、口鼻不外露。轻度上呼吸道感染者带双层口罩，严重者不可参加手术。

3.剪短指甲（水平观指腹不露指甲为度），去除饰物，双手及前臂无疖肿和破溃。

4.用肥皂和洗手液洗手，清除手上脏物及油垢。

（二）清洗方法

1.水湿润双手及手臂。

2.取适量洗手液，均匀涂抹双手到肘上10cm。

3.取适量洗手液，手指并拢顺皮肤纹理做弧形抹擦手臂，于肘上10cm处由上→下→上均匀搓擦。（顺序为肘上外侧面10cm至腕部外侧面→腕部内侧面→肘上内侧面10cm）。

4.按六步洗手法搓擦双手，每部位至少15次。

5.用流动水冲洗干净，双手及前臂保持高位。

（三）机械刷洗

1.刷手方法　①取消毒毛刷　②用毛刷取洗手液5～10ml，刷洗手及上臂。顺序为：指尖→指蹼→甲沟→指缝→腕→前臂→肘部→上臂。刷手时稍用力，速度稍快，范围包括双手、前臂、肘关节上10cm(上臂下1/2)处的皮肤，时间约3min。③刷手毕，用流动水冲去泡沫。冲洗时双手抬高，让水由手、臂至肘部方向淋下，手不要放在最低位，避免臂部的水流向手部，造成污染。

2.擦拭手臂　用消毒毛巾或一次性纸巾依次擦干手、臂、肘。擦拭时，先擦双手，然后将手巾折成三角形，搭在一侧手背上，对侧手持住毛巾的两个角，由手向肘顺势移动，擦去水迹，不得回擦；擦对侧时，将毛巾翻转，方法相同。

3.消毒手臂取消毒液5ml，搓揉双手至肘部，待药液自行挥发至干燥，达到消毒目的。由于机械刷手对皮肤有损伤，容易造成皮肤感染，国外大部分医院及国内部分医院已取消手刷刷手；用消毒液涂抹及浸泡双手前臂及肘上10cm即可。

（四）注意事项

1.刷洗后的手、臂、肘部不可触及他物，如误触他物，视为污染，必须重新刷洗。消毒后的双手应置于胸前，抬高肘部，远离身体，迅速进入手术间，避免受污染。

2.若采用肥皂刷手、酒精浸泡时，刷手的毛刷可不换，但每次冲洗时必须冲净刷子上原有的肥皂液。

3.采用酒精浸泡手臂时，手臂不可触碰桶口，浸泡毕可用桶内的毛巾擦去手上酒精，每周需测定桶内酒精浓度 1 次。若为新洁尔灭浸泡法,浸泡时必须用毛巾不停地擦拭手及臂上皮肤,每桶溶液限用 30 人次。目前有学者认为,浸泡方法费时长,浸泡桶及浸泡液在存放过程中已被污染,不主张采用此法。

4.刷子最好选用耐高温的毛刷,用后彻底清洗、晾干,然后采用高压或煮沸消毒。一般不主张采用化学消毒剂浸泡毛刷。主要原因:由于毛刷清洗不彻底、残留洗手液,可造成消毒剂与洗手液产生离子作用,减弱消毒液效果;晾晒不干,造成浸泡液被稀释;毛刷的微孔中吸附细菌,造成感染以及浸泡液本身被污染等。

(五)连台手术的洗手原则

当进行无菌手术后的连台手术,若脱去手术衣、手套后手未沾染血迹、未被污染,直接用洗手液涂抹 1 次(或重新刷手 1 遍,3min,然后浸泡消毒 5min);当进行感染手术后的连台手术,脱去手术衣、手套,更换口罩、帽子后,按前述"刷手法"重新刷手和消毒。

三、穿、脱无菌手术衣

(一)穿手术衣

常用的手术衣有两种样式:一种是对开式手术衣,另一种是折叠式手术衣。它们的穿法不同,无菌范围也不相同。

1.目的 保证手术流程的无菌,预防手术后患者术后感染。

2.准备工作

(1)更换专用洗手衣裤、工作鞋;本人衣裤不得外露;戴口罩、帽子,毛发、口鼻不外露;修剪指甲,去除饰物。

(2)在穿无菌手术衣之前手术人员必须洗手,并经消毒液擦拭和晾干。

(3)无菌手术衣包事先由巡回护士打开。

3.穿对开式手术衣法

(1)洗手后,取手术衣,将衣领提起轻轻抖开。

(2)将手术衣轻掷向上的同时,同时将双手和前臂伸入衣袖内,并向前平行伸展。

(3)巡回护士在其身后协助向后拉衣、系带,然后在手术衣的下摆稍用力拉平,轻推穿衣者的腰背部提示穿衣完毕。

(4)手术衣无菌区域为:颈以下、腰以上的胸前,双手,前臂,腋中线的侧胸,见图 8-1-1。

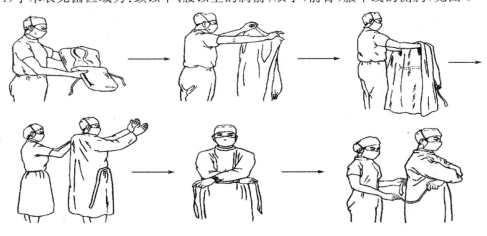

图 8-1-1 穿对开式手术衣法

4.穿全包式(遮盖式)手术衣法

(1)同"穿对开式手术衣法"的(1)。

(2)同"穿对开式手术衣法"的(2)。

(3)巡回护士在其身后系背部系带。

(4)戴无菌手套。

(5)将前襟的腰带递给已戴好手套的手术医生,或由巡回护士用无菌持物钳夹持腰带绕穿衣者一周后交穿衣者自行系于腰间。

(6)无菌区域为肩以下、腰以上的胸前,双手,前臂,左右腋中线内,后背为相对无菌区,见图8-1-2。

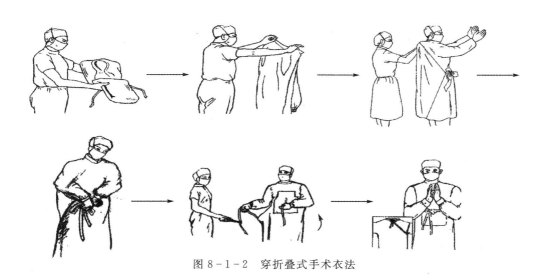

图8-1-2 穿折叠式手术衣法

5.注意事项

(1)穿手术衣必须在手术间进行,四周有足够的空间,穿衣者面向无菌区。

(2)穿衣时不要让手术衣触及地面或周围的人或物,若不慎接触,应立即更换。巡回护士向后拉衣领、衣袖时,双手均不可触及手术衣外面。

(3)穿全包式(遮盖式)手术衣时,穿衣人员必须戴好手套,方可接取腰带。

(4)穿好手术衣、戴好手套,在等待手术开始前,应将双手放在手术衣胸前的夹层或双手互握置于胸前。双手不可高举过肩、垂于腰下或双手交叉于腋下。

6.连台手术衣的更换方法 进行连台手术时,手术人员应洗净手套上的血迹,然后由巡回护士松解背部系带,先后脱去手术衣和手套。脱手术衣时注意保持双手不被污染,否则必须重新刷手消毒。

7.脱手术衣的方法

(1)他人帮助脱衣法:自己双手向前微曲肘,巡回护士面对脱衣者,握住衣领将手术衣向肘部、手的方向顺势翻转、扯脱。此时手套的腕部正好翻于手上。

(2)个人脱衣法:脱衣者左手抓住右肩手术衣外面,自上拉下,使衣袖由里外翻。同样方法拉下左肩,然后脱下手术衣,并使衣服外翻,保护手臂及洗手衣裤不被手术衣外面所污染,将手术衣扔于污物袋内。

四、戴、脱无菌干手套

（一）目的

执行某些无菌操作或接触某些无菌物品时，需戴无菌手套，以保证操作的无菌性。

（二）准备工作

1.修剪指甲，去除饰物，洗手、戴口罩。

2.无菌手套包。

（三）无接触式戴手套

1.取无菌手术衣。

2.双手平行向前同时伸进袖内，手不出袖口。

3.隔着衣袖取无菌手套放于另一只的袖口处，手套的手指向前上，注意与各手指相对。

4.放有手套的手隔着衣袖将手套的侧翻折边抓住。

5.另一只手隔着衣袖拿另一侧翻折边将手套翻于袖口上。

6.手迅速伸入手套内。

7.用已戴手套的手，同法戴另一侧。

（四）戴干手套法

1.先穿手术衣，后戴手套。

2.打开手套包布，显露无粉手套。

3.右手持住手套反折部（手套的内面），移向手套包布中央后取出，避免污染。

4.戴左手，右手持住手套反折面，对准手套五指，插入左手。

5.戴右手，左手指插入右手套的反折部内面（手套的外面）托住手套，插入右手。

6.将反折部分翻向上，盖住手术衣袖口。见图8－1－3。

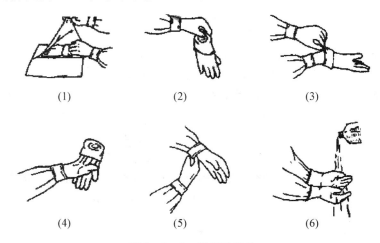

(1)　　　　　　(2)　　　　　　(3)

(4)　　　　　　(5)　　　　　　(6)

图8－1－3　戴干手套法

（五）协助术者戴手套法

1.器械护士双手手指（拇指除外）插入手套反折口内面的两侧，四指用力稍向外拉开，手套拇指朝外上，小指朝向下，呈外八字形，扩大手套入口，有利于术者穿戴。

2.术者左手对准手套,五指向下,护士向上提,同法戴右手。

3.术者自行将手套反折翻转压住手术衣袖口。

(六)连台手术的脱手套法

1.首先脱去手术衣,将戴手套的右手插入左手手套外面脱去手套。

2.然后左手拇指伸入右手鱼际肌之间,向下脱去右手套。

(七)注意事项

1.持手套时,手稍向前伸,不要紧贴手术衣。

2.戴手套时,未戴手套的手不可触及手套外面,**戴**第一只手套时应特别注意。

3.戴好手套后,应将翻边的手套口**翻**转过来压住袖口,不可将腕部裸露;翻转时,戴手套的手指不可触及皮肤。

4.若戴手套时使用了滑石粉,应在参加手术前用无菌盐水冲净手套上的滑石粉。

5.脱手套时不可用力强拉手套边缘或手指部分。

6.脱手套时勿使手套外面(污染面)接触到皮肤。

7.脱去手套后,双手需重新消毒好或刷洗消毒后方可参加下一台手术。

第二节　穿、脱隔离衣

一、目的

保护工作人员和患者;避免相互间交叉感染;避免无菌物品或无菌区域被污染。

二、适用范围

1.进入严格隔离病区时。

2.检查、护理需特殊隔离患者,工作服可能受分泌物、排泄物、血液、体液污染时。

3.进入易引起院内**传播**的感染性疾病患者病室和需要特别隔离的患者(如大面积**烧伤**、**器**官移植和早产儿等)的医护人员均需穿隔离衣。

三、准备工作

1.护士准备　着装整洁、洗手、戴口罩,取下手表,卷袖过肘。

2.用物准备　备齐操作中所需用物。

3.环境准备　宽敞,适于无菌操作。

四、方法

(一)穿隔离衣法

1.戴好口罩及帽子,取下手表,卷袖过肘(冬季卷过前臂中部即可)。

2.手持衣领取下隔离衣,清洁面朝自己;将衣领两端向外折齐,对齐肩缝,露出袖子内口。

3.右手衣领,左手伸入袖内;右手将衣领向上拉,使左手套入后露出。

4.换左手持衣领,右手伸入袖内;举双手将袖抖上,注意勿触及面部。

5.两手持衣领,由领子中央顺着边缘向后将领扣扣好,再扎好袖口(此时手已污染),松腰带活结。

6.将隔离衣一边约在腰下5cm处渐向前拉,直到见边缘,则捏住;同法捏住另一侧边缘,注意手勿触及衣内面。然后双手在背后将边缘对齐,向一侧折叠,一手按住折叠处,另一手将腰带拉至背后压住折叠处,将腰带在背后交叉,回到前面系好。见组图8-2-1。

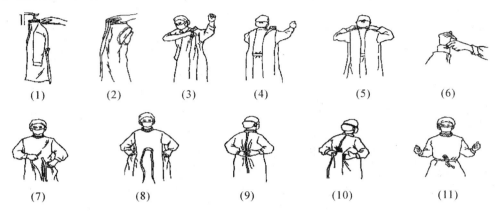

(1)　　　(2)　　　(3)　　　(4)　　　(5)　　　(6)

(7)　　　(8)　　　(9)　　　(10)　　　(11)

图8-2-1　穿隔离衣

(二)脱隔离衣法

1.解开腰带,在前面打一活结。

2.解开两袖口,在肘部将部分袖子套塞入袖内,便于消毒双手。

3.消毒清洗双手后,解开领扣,右手伸入左手腕部套袖内,拉下袖子过手;用遮盖着的左手握住右手隔离衣袖子的外面,将右侧袖子拉下,双手转换渐从袖管中退出。

4.用左手自衣内握住双肩肩缝撤右手,再用右手握住衣领外面反折,脱出左手。

5.左手握住领子,右手将隔离衣两边对齐(若挂在半污染区,隔离衣的清洁面向外,挂在污染区,则污染面朝外)挂在衣钩上。不再穿的隔离衣脱下清洁面向外,卷好投入污染袋。见图8-2-2。

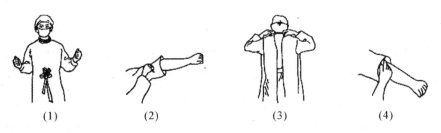

(1)　　　(2)　　　(3)　　　(4)

图8-2-2　脱隔离衣

6.清洁隔离衣只使用一次时,穿隔离衣方法与一般方法相同,无特殊要求。脱隔离衣时应使清洁面朝外,衣领及衣边卷至中央,弃衣后消毒双手。

(三)注意事项

1.穿隔离衣前应准备好工作中的一切必需用品。

2.隔离衣长短合适,需完全遮盖内面工作服,并完好无损。

3.穿隔离衣后,只限在规定区域内进行活动,不得进入清洁区及走廊。

4.系领口时,勿使衣袖触及面部、衣领及工作帽。

5.洗手时,不得溅湿衣服或污染水池。

6.隔离衣应每日更换,接触不同病种患者时应更换隔离衣。如有潮湿、破洞或被污染,立即更换。

7.挂隔离衣时,若在半污染区,不得露出污染面;若在污染区,不得露出清洁面。

（王海艳）

第三节　患者及其手术区域的无菌准备

一、目的

任何手术的进行均要通过皮肤或黏膜,而皮肤表面常有各种微生物存在,包括暂驻菌群和常驻菌群,尤其是当术前备皮不慎损伤皮肤时,更容易造成暂驻菌寄居繁殖,成为外科切口感染的危险因素之一。手术患者皮肤黏膜消毒的目的在于消灭手术切口处及其周围皮肤上的暂驻菌,最大限度地杀灭或减少常驻菌。因此,手术患者皮肤黏膜消毒便成为预防外科切口感染的一个重要环节。

二、手术区消毒范围的确定

手术区消毒范围原则上是以切口为中心向外至少 15cm 以上的区域,如有延长切口的可能,消毒范围还应根据实际的需要相应扩大到一定范围。以下为常见的各种手术的消毒范围。

1.颅脑手术消毒范围　头部及前额,见图 8-3-1。

2.口、颊面部手术消毒范围　面、唇及颈部。

3.耳部手术消毒范围　患侧头、面颊及颈部。

4.颈部手术

(1)颈前部手术消毒范围:上至下唇,下至乳头,两侧至斜方肌前缘。

(2)颈椎手术消毒范围:上至颅顶,下至两腋窝连线。如取髂骨,上至颅顶,下至大腿上1/3,两侧至腋中线。见图 8-3-2。

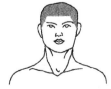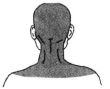
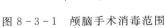
图 8-3-1　颅脑手术消毒范围

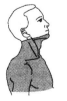
图 8-3-2　颈部手术消毒范围

5.锁骨部手术消毒范围　上至颈部上缘,下至上臂上 1/3 处和乳头上缘,两侧过腋中线。

6.胸部手术

(1)侧卧位消毒范围:前后过腋中线,上至锁骨及上臂上 1/3,下过肋缘。

(2)仰卧位消毒范围:前后过腋中线,上至锁骨及上臂,下过脐平行线。见图 8-3-3。

7.乳房手术消毒范围　　前至胸骨中线,后至腋后线,上过锁骨及上臂,下过脐平行线。

8.腹部手术

(1)上腹部手术消毒范围:上至乳头,下至耻骨联合,两侧至腋中线。

(2)下腹部手术消毒范围:上至剑突,下至大腿上 1/3,两侧至腋中线。见图 8-3-4。

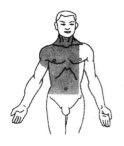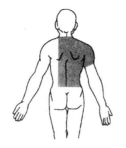
图 8-3-3　胸部手术消毒范围

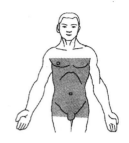
图 8-3-4　腹部手术消毒范围

9.腹股沟及阴囊部手术消毒范围　　上至脐平行线,下至大腿上 1/3,两侧至腋中线,见图
图 8-3-5。

10.胸椎手术消毒范围　　上至肩,下至髂嵴连线,两侧至腋中线。

11.腰椎手术消毒范围　　上至两腋窝连线,下过臀部,两侧至腋中线。

12.肾部手术消毒范围　　前后过腋中线,上至腋窝,下至腹股沟,见图 8-3-6。

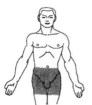
图 8-3-5　腹股沟及阴囊部手术消毒范围

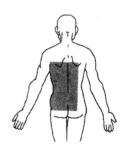
图 8-3-6　肾部手术消毒范围

13.四肢手术消毒范围　　周围消毒,上下各超过一个关节,见图 8-3-7。

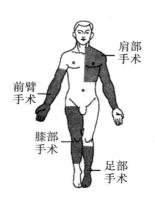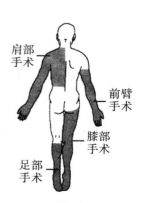

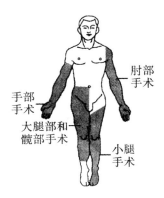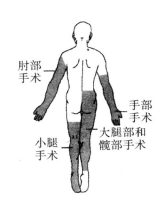

图 8-3-7 四肢手术消毒范围

14. 髋关节手术消毒范围 前后过正中线,上至剑突,下过膝关节,周围消毒。

15. 会阴及肛门部手术消毒范围 耻骨联合、肛门周围及臀、大腿上 1/3 内侧,见图 8-3-8。

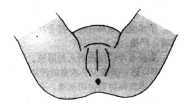

三、消毒方法

(一)皮肤消毒

图 8-3-8 会阴及肛门部手术消毒范围

目前国内普遍使用碘伏(或安尔碘)作为皮肤消毒剂。碘伏属中效消毒剂,不刺激皮肤亦不损伤黏膜,在有效浓度内极少引起皮肤过敏,可直接用于皮肤、黏膜和切口消毒。方法简单,用 0.5% 碘伏涂擦患者手术区域两遍即可。常用术野皮肤消毒剂种类,见表 8-3-1。

表 8-3-1 常用皮肤(黏膜)消毒剂

消 毒 剂	主 要 用 途	特 点
2%~3%碘酊	皮肤消毒	杀菌广谱、作用力强,能杀灭芽孢
0.05%~0.1%碘酊	黏膜、创口的擦拭或冲洗	杀病毒、真菌、细菌,刺激性强
0.2%~0.5%碘伏	皮肤消毒	杀菌力较碘酊弱,不能杀灭芽孢,无需脱碘
0.02%~0.05%碘伏	黏膜、创口的冲洗	杀菌力较弱,腐蚀性小
75%乙醇	颜面部、取皮区消毒,脱碘	杀灭细菌、病毒、真菌,对芽孢无效,对乙肝病毒等部分亲水病毒无效
0.1%~0.5%氯已定(洗必泰)	皮肤消毒	杀灭细菌,对结核杆菌、芽孢有抑制作用
0.05%~0.1%氯已定(洗必泰)	创面、颜面部、会阴、阴道、膀胱的冲洗	杀菌力弱

(二)消毒液的选择

根据手术部位、术式和患者年龄不同,所选的消毒剂的种类也有不同。

1. 婴幼儿皮肤柔嫩,一般用 75% 乙醇,0.3% 或 0.5% 碘伏消毒。

2. 普通外科、颅脑外科、骨科、心胸外科的术区皮肤消毒宜用 2%~3% 碘酊消毒,待干后,再用75％乙醇脱碘两遍；或者选用0.2％～0.5％（有效碘）碘伏消毒两遍，无需脱碘。

3.会阴部皮肤黏膜消毒用0.2％～0.5％碘伏消毒两遍。

4.五官科手术消毒，面部、口腔黏膜、鼻部黏膜用0.2％～0.5％碘伏消毒。

5.受损皮肤的消毒，烧伤和新鲜创伤的清创，先用无菌生理盐水反复冲洗，至创面清洁时拭干，再消毒。烧伤创面按其深度处理。创伤创口用过氧化氢和1:10碘伏消毒，外周皮肤按常规消毒。创伤较重者在缝合创口前还需重新消毒铺巾。

（三）消毒注意事项

1.充分暴露消毒区。

2.使用碘酊消毒，待干后方可脱碘，否则将影响消毒效果。

3.消毒顺序以切口为中心，由内向外、从上至下。若为感染创口或肛门区消毒，则应由外周向感染创口或会阴肛门处涂擦。已接触边缘的消毒纱球，不得返回中央涂擦。

4.手术区皮肤消毒的范围，要包括以切口为中心向外至少15cm以上的区域。

5.使用消毒液擦拭皮肤时，需稍用力涂擦。

6.面部及会阴部皮肤消毒，可用0.5％碘伏、1:1000氯己定或稀释的氯苄烷铵酊剂。

7.皮肤、黏膜消毒前应作好清洁处理，再用碘伏消毒；否则影响消毒效果。

8.消毒液不可过多，以免消毒时药液流向患者其他部位造成皮肤、黏膜损伤。

9.皮肤消毒时至少使用两把消毒钳，消毒钳使用后不可放回无菌器械台。

10.在消毒过程中，消毒者双手不可触碰手术区或其他物品。

11.消毒过程中床单被消毒液浸湿，应更换或加铺一层干的布单后再铺无菌巾，以免皮肤损伤。

12.注意脐、腋下、会阴等处皮肤皱褶处的消毒。

13.腹部手术中脐部的消毒可以在消毒前先滴入适量消毒液浸泡，然后与周围皮肤一起消毒，如果脐部过脏，可于消毒前先用蘸有消毒液的棉签清理脐部后再按一般方法顺序消毒。

不同手术部位的皮肤消毒范围可参见图8-3-1～图8-3-8。

四、铺巾

手术区消毒后，手术野铺盖无菌巾单的目的除显露手术切口所必需的最小皮肤区之外，遮盖手术患者其他部位使手术区域周围部分成为一个较大范围的无菌区域。以尽量减少术中的污染。

（一）铺无菌巾单的基本方法

手术区无菌巾单的铺放，顺序是先铺无菌巾，再铺盖无菌单。无菌巾单的铺盖方法因手术部位而异，但总的原则是要求将患者的全身遮盖，准确地显露出手术野。一般无菌手术切口周围至少要盖有四层无菌巾单。小手术用消毒巾、小孔巾即可。将手术区覆盖上附着聚酯的手术单，效果更好。

铺无菌巾由器械护士和手术医师共同完成。严格遵循铺巾原则，方法视手术切口而定，器械护士应穿戴手术衣和手套后，手术医师应严格消毒手臂后方可配合进行，器械护士应按顺序传递治疗巾。铺盖消毒巾的方法：用4块无菌巾，每块都对折1/3，反折面向下掩盖手术切口周围，每侧铺盖一块无菌巾，通常先铺相对不洁区（如会阴部、下腹部），其次铺操作者的对面，再者铺相对不洁区的对侧，最后铺靠近操作者面前的一块，并用巾钳夹住交角处，防止移动。

无菌巾铺盖后,不可随便移动,如位置不正确,只能由手术区向外而不能向内移动。然后再铺中单、大单。铺中单、大单应由器械护士和手术医师在穿戴手术衣和手套后共同完成。原则上是除手术野外,至少要有两层无菌布单遮盖。大单的头端要盖过麻醉架,两侧和足端部均应垂下超过手术台边 30cm。见图 8-3-9。

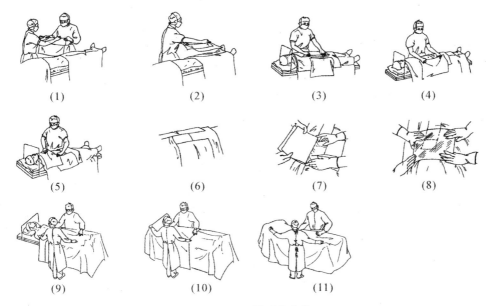

图 8-3-9　铺无菌巾单

特殊部位,如会阴、肛门及四肢手术,其铺单方法各有不同,需实践中学习掌握。下面列举部分常见手术的铺巾方法:

1. 开颅手术铺巾方法

(1)中单对折,加 1 块治疗巾,铺置于患者头枕部下方。

(2)切口周围铺 4 块治疗巾。

(3)用三角针 4 号线将治疗巾交叉点处固定于头皮上。

(4)对准手术切口铺大洞巾,覆盖托盘。

2. 耳、鼻、喉、眼部手术铺巾方法

(1)中单对折,加 1 块治疗巾横折 1/4,铺置于患者头枕部下方,治疗巾包裹头部,以巾钳固定。

(2)于患者头面部左、右交叉各铺治疗巾 1 块。

(3)额部(齐眉处)铺治疗巾 1 张,盖住头以上部分,露出手术切口,于治疗巾交叉点处用钳固定。

(4)对准手术切口铺大洞巾,覆盖托盘。

3. 颈部手术铺巾方法

(1)治疗巾 2 块卷成团状,填于颈部两侧。

(2)治疗巾 4 块铺于手术切口四周,4 把巾钳固定切口巾。

(3)对准手术切口铺大洞巾,覆盖托盘。

4.乳房手术铺巾方法

(1)对折中单纵铺于患侧胸外侧及肩下,并盖住手术台。

(2)从内向外各横铺1块中单在手术台上。

(3)用治疗巾将肘关节以下的手背包裹,用无菌绷带缠绕固定。

(4)于手术切口四周铺治疗巾4块,4把巾钳固定切口巾。

(5)对准手术切口铺大洞巾,覆盖托盘。

【提示】 双乳手术时需铺左右两个手术区,双侧肘关节以下,需用无菌绷带缠绕。

5.腹部手术铺巾方法

(1)消毒后器械护士传递第1块治疗巾,折边面向自己,铺盖切口会阴侧。

(2)第2块治疗巾铺盖切口对侧。

(3)第3块治疗巾切口头侧。

(4)第4块治疗巾铺盖切口近侧。

(5)对准手术切口铺大洞巾。

【提示】 肋缘下斜切口时先在术侧肋缘下铺1块对折中单。

6.上肢手术铺巾方法

(1)上肢抬高消毒后,自腋窝向下纵铺1块对折中单。

(2)从内向外各横铺1块中单。

(3)将一块治疗巾对折后环绕充气止血带,用巾钳固定。

(4)切口以下用治疗巾包裹后用无菌绷带缠绕。

(5)洞巾套于患肢根部。

7.下肢手术铺巾方法

(1)抬高消毒好的下肢,于会阴部塞1团状治疗巾,自臀部向下横铺2块大单盖住手术台及对侧下肢。

(2)将一块治疗巾对折后环绕充气止血带上方,用巾钳固定,再用双折中单纵向包裹切口以下肢体,用无菌绷带缠好。

(3)大腿至腹部以上横置1张大单。

(4)大洞巾套于患肢根部。

8.下肢牵引复位手术铺巾方法

(1)消毒后,中单对折铺于患侧腿下的牵引床钢架上,使其保持无菌。

(2)中单对折铺于患侧臀下。

(3)股骨颈骨折,铺4块治疗巾;股骨中下段骨折,用治疗巾1块围于大腿根部。

(4)中单对折包裹小腿,用无菌绷带缠好。

(5)中单展开斜铺于大腿根部,遮盖会阴部及切口上方近侧。

(6)中单展开横铺于下腹部(或切口上方近侧)。

(7)中单展开,穿过患侧腿下方,遮盖对侧下肢及患侧腿下方的牵引床钢架。

(8)用手术贴膜2～3张,黏贴暴露的术区皮肤。

(9)在切口上铺大洞巾,覆盖于患侧腿上。

9.俯卧位、侧卧位手术铺巾方法

(1)在左、右腋中线下各塞1块对折的中单。

（2）铺4块治疗巾。

（3）对准手术切口铺大洞巾。

10.食管上段癌根治手术（三切口）铺巾方法

（1）左、右颈下各塞1团状治疗巾。

（2）左、右肋缘下各铺1对折中单。

（3）治疗巾铺颈、胸、腹切口周围。

（4）中单1块包绕头端托盘后，再用2块中单交叉铺于头端托盘上。

（5）腹部切口与托盘间横铺1块中单，贴手术贴膜。

（6）大孔巾在切口处向下反折铺在脚端托盘上。

11.膀胱截石位手术铺巾方法

（1）中单对折置于病人臀下。

（2）治疗巾7块铺于手术切口周围（耻骨上与会阴两切口之间共用一块四折治疗巾），巾钳6把固定切口巾。

（3）大单对折置于患者双腿上。

（4）大孔巾沿托盘方向铺开。

（二）铺巾注意事项

1.根据手术的需要，灵活掌握，选择不同尺寸的铺巾。

2.铺无菌单时，距离切口2～3cm落下，悬垂至手术床缘30cm以下，保证切口周围至少有4层覆盖。

3.无菌巾一旦放下，不要移动，必须移动时，只能由内向外移，不得由外向内移。

4.铺单时，双手只能接触手术单的边角部，避免接触手术切口周围的无菌手术单部分。

5.铺中、大单时，要手握单角向内卷遮住手背，以防手碰到周围非无菌物品如麻醉架、输液管等而被污染。

（郑立平）

第四节 打结法、剪线、拆线

打结是外科手术操作中最基本的技术之一，在外科手术的过程中打结是十分重要的操作。止血、缝合过程中都需要正确的打结操作。正确的打结方法可保证结扎牢固可靠，保证手术安全和质量。熟练的打结技术可缩短手术时间，减少手术对患者的创伤程度，有利于患者的恢复。不正确的打结方法可造成额外的组织损伤，延长手术时间，术后线结脱落或松弛，造成术后出血或吻合口漏，影响手术效果，危及患者生命。现代外科许多新技术的应用减少了手术中打结技术的应用，如电刀、超声刀、吻合器、金属或生物材料的外科夹，但仍不能完全取代外科打结技术。外科打结技术是外科手术操作的重要基本功，需正确且熟练地掌握。

一、结的分类

临床上一般根据结的形态将结分为以下几类，见图8-4-1、图8-4-2。

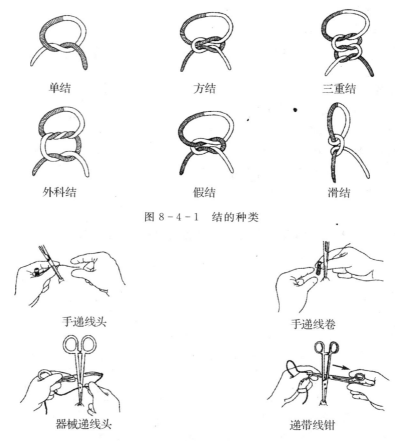

图 8 - 4 - 1 结的种类

图 8 - 4 - 2 线圈打结和钳带线打结

1. 单结（half hitch） 是外科结扣的基本组成部分，易松脱，解开，仅用于暂时阻断，如胆囊逆行切除暂时阻断胆囊管，而永久结扎时不能单独使用单结。

2. 方结（square knot） 因其结扎后较为牢固而成为外科手术中最常使用的结扣。它由两个相反方向的单结扣重叠而成，其特点是牢固可靠，不易滑脱。适用于较少的组织或较小的血管以及各种缝合的结扎。

3. 三重结或多重结（extra half hitch on reef knot） 在完成方结之后再重复一个或多个单结，且第三个结与第二个结的方向相反，使结扣更加牢固。适用于直径较重要的血管、张力较大的组织间缝合后的结扎。使用肠线或化学合成线等易于松脱的线打结时，通常需要作多重结。

4. 外科结（surgeon knot） 在作第一个结时结扎线穿绕两次以增加线间的接大血管和组织张力较大部位的结扎。但因麻烦及费时，平时一般少用。

5. 假结（false knot） 由两个方向完全相同的结构成，易滑脱和松解。手术中不宜使用。

6. 滑结（slip knot） 尽管其结扣的构成类似于方结，但是，由于操作者在打结拉线时双手用力不均，一紧一松甚或只拉紧一侧线头而用另外一侧线头打结，所以完成的结扣并非方结而是极易松脱的滑结，术中尤其要注意避免。

二、打结

手术中的止血和缝合都离不开结扎,而结扎是否牢固可靠又与打结有密切关系。打结法是外科手术中最常用和最基本的操作之一,打结的质量和速度对手术时间的长短、手术的安全以及患者的预后都会产生重要的影响。结扣打得不正确就有可能松动滑脱,导致出血或缝合的组织裂开不愈,给患者带来痛苦甚至危及生命。因此,熟练地掌握正确的外科打结法是外科医生所必备的条件。

打结的方法可分为单手打结法、双手打结法及器械打结法三种。

三、打结方法

1.单手打结法　方便简洁迅速,左右两手均可进行,见图8-4-3~图8-4-5。

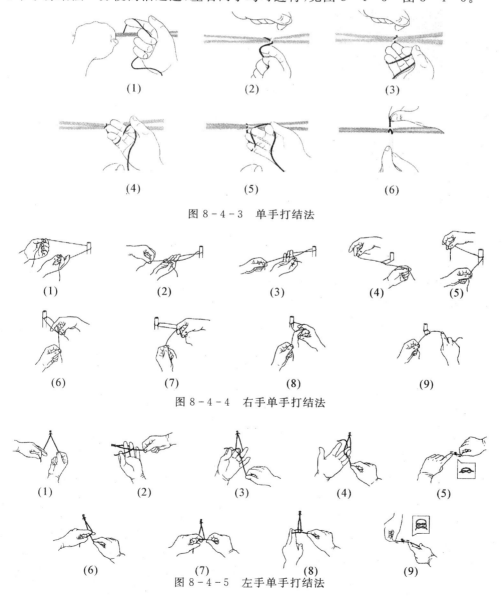

(1)　　(2)　　(3)

(4)　　(5)　　(6)

图8-4-3　单手打结法

(1)　(2)　(3)　(4)　(5)

(6)　(7)　(8)　(9)

图8-4-4　右手单手打结法

(1)　(2)　(3)　(4)　(5)

(6)　(7)　(8)　(9)

图8-4-5　左手单手打结法

2.双手打结法　较单手打结法更牢固可靠,不易滑脱。方法较单手打结法复杂、费时。用于对深部或张力较大的组织结扎更为可靠。

(1)双手打结法　见图8-4-6。

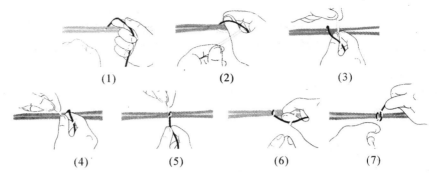

图8-4-6　双手打结法

(2)外科结打结法,见图8-4-7。

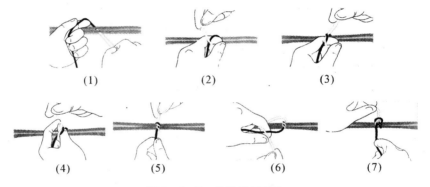

图8-4-7　外科结打结法

3.器械打结法　用血管钳或持针器打结,适用于深部、狭小手术野的结扎或缝线过短用手打结有困难时,见图8-4-8、图8-4-9。

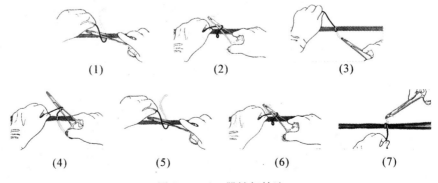

图8-4-8　器械打结法

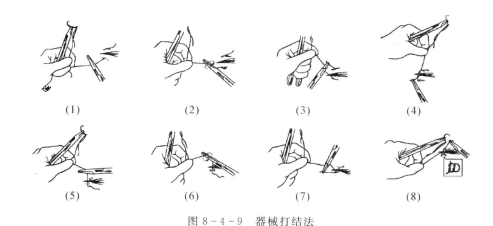

图 8 - 4 - 9 器械打结法

四、术中剪线

剪线就是在手术过程中将缝合或结扎打结后残余的缝线剪除,一般由助手操作完成。初学剪线者最好是在打结完成后,打结者将双线尾并拢提取稍偏向左侧,助手用左手托住微微张开的线剪,将剪刀近尖端顺着缝线线尾向下滑至线结的上缘,再将剪刀向上倾斜适当的角度,然后将缝线剪断。倾斜的角度越大,遗留的线头越长;角度越小,遗留的线头越短。一般来说,倾斜45°左右剪线,遗留的线头较为适中(2~3mm)。所要注意的是,在深部组织结扎、较大血管的结扎和肠线或尼龙线所作的结扎,线头应稍留长一些。如丝线留2~3mm,钢丝线留5~6mm,肠线或尼龙线留5~10mm为宜。线头过短的线结易于滑脱,而线头过长就会引发组织对线头的异物反应。剪线应在直视下进行。见图8-4-10、图8-4-11。

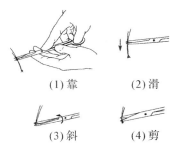

(1) 靠 (2) 滑

(3) 斜 (4) 剪

图 8 - 4 - 10 术中剪线

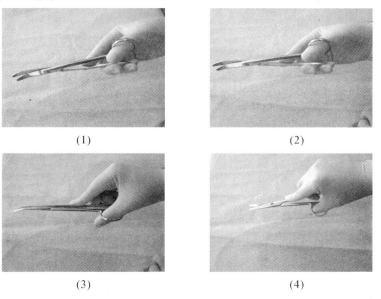

(1)

(2)

(3)

(4)

图 8 - 4 - 11 剪刀握法

五、拆线

（一）概念

拆线是指皮肤切口缝线的剪除。

（二）拆线的时间

一般情况下：①头、面、颈 4～5 天；②下腹部、会阴部 8～10 天；③胸部、上腹部、背部、臀部 8～10天；④四肢 10～12 天（近关节处可适当延长至 14 天）；⑤减张缝线 14 天。拆线的时间还应考虑患者的全身情况，包括年龄、营养状况等。

（三）拆线前准备

洗手。打开换药包，摆放好不同用途弯盘和换药碗的位置，根据创口情况准备换药用品及小镊子 2 把、拆线剪刀等。夹持敷料的持物钳要保持前低后高位置并不能接触有菌物品。床旁换药的患者先将非一次性无菌用品（纱布、棉球、消毒药品等）放入打开的换药包，然后用无菌布单遮盖，用换药车推到病房。向患者说明需要进行的操作及可能出现的不适，帮患者摆好体位以便显露切口。注意患者的保暖。

（四）拆线的步骤

1.换药车放于左手。打开换药车上遮盖的布单。用手揭去外层敷料并放于污物盘。操作时注意创口的保护。有毛发黏连，揭去敷料时应注意避免引起疼痛。

2.左手用一把干净的镊子夹取消毒棉球，右手镊子夹取棉球在切口部位消毒。夹取棉球时两镊子不能接触。消毒方法：正常愈合切口从里向外消毒，红肿或感染切口由外向内消毒。消毒 3 遍。消毒后的棉球放入污物盘。

3.用镊子将线头提起，将埋在皮内的线段拉出针眼之外少许，用剪刀把拉出皮内之线段剪断，用镊子向剪线侧拉出缝线。为防止切口裂开，可先间断拆线，确定没有问题后再全部拆除。

4.再用消毒棉球消毒一遍切口，然后用敷料遮盖切口，胶布固定。

5.将换药用品包好送回换药室。污物倒入污物袋，器械放入浸泡桶内，其他物品放于适当位置。洗手。在换药室换药的患者换药后将患者送回病房。

6.记录切口情况，提出处理意见。

六、注意事项

无论用何种方法打结，打结时必须注意下面几点：

1.无论用何种方法打结，相邻两个单结的方向必须相反，如果两个结的方向相同，否则易作成假结而松动。要打成一方结，两个结的方向必须相反。

2.拉线的方向应顺着线结方向，否则不易结牢，也容易断线。在实际操作过程中，打结的方向可因术野及操作部位的不同而有较小范围的改变。但改变的范围应小于 90°，如果大于 90°或接近 180°，就会造成断线或滑结。

3.在打结的过程中，两手的用力一定要均匀一致。否则，可能导致滑结或牵拉结扎组织造成组织撕裂，线结拉脱。

4.打结时，两手用力点和结扎点三点应在一条直线上，如果三点连线成一定的夹角，在用力拉紧时易使结扎线折断。在收紧线结时，两手用力要均匀，如果一手紧一手松，则易成滑结而滑脱。

5.深部打结时，因空间狭小而使两手难以同时靠近结扎处，此时可以在打结后以一手拉住线的一端,另一线端可用另外一只手的示指在近结扣处反向推移,均匀用力收紧结扣。遇张力较大的组织结扎时,往往在打第二结时第一结扣已松开,此时可在收紧第一结扣以后,助手用止血钳轻轻夹住第一结,待收紧第二结时,再移去止血钳。

6.根据打结处的深度和结扎组织选择一段适当长短和粗细的结扎线,打结前用盐水浸湿可增加线的韧性及摩擦力,既易拉紧又不易折断。打结时,必须顺着线的穿行方向用力拉紧,否则极易折断结扎线。

7.结扎的目的是封闭管腔或异常开口,阻止其内容物的继续移动。如出血点的结扎是为了封闭血管断端,阻止出血;疝囊高位结扎是为了封闭疝门,阻止疝内容物疝出;输精管结扎是为了阻止精液的移动。以出血点的结扎为例:夹住出血点后即可开始结扎,助手先把血管钳竖起以便术者将线绕过,随即放低血管钳使尖端稍翘起,待第一个结打好后,在助手松开移去血管钳的同时,将结继续扎紧,再打第二个结,形成方结,再剪线。

(郑立平)

第五节　缝合术

一、目的

缝合是将手术中切开或外伤后断裂的组织或器官用缝线进行对合的过程。缝合的目的是使切开或外伤后断裂的组织创缘相互对合,消灭死腔,促进创口早期愈合。缝合还可以起到止血、重建器官组织结构或整形的作用。缝合的方法和技术是否正确,关系到组织、器官能否愈合完善,手术并发症发生与否。

吻合和钉合也属于缝合的范畴,前者是指将空腔脏器或管道结构作对合性缝合,维持其连续性;后者则指不用缝线而是借助于特殊器械即钉合器来完成缝合或吻合的操作方法,同样可恢复器官组织结构的连续性。尽管钉合器的使用简化了手术操作,节省了手术时间,钉合后的创口对合整齐,组织反应轻微,但是人体复杂的解剖关系不允许每个手术部位都使用钉合器。钉合器发生故障时,钉合不全可能导致严重并发症,这就使得钉合器在临床上的应用范围受到一定的限制。目前临床手术过程中较常用的仍是手工缝合,可见手工缝合是外科必要的基本功之一。

二、方法

(一)缝合是通过持针器、缝针和缝线来完成的

不同的组织和器官有着不同的缝合要求。不同的持针器、缝针和缝线各有其特点。所以正确选择持针器、缝针和缝线是正确完成缝合的基础。

1.手术缝针　一般为弧形,有大小、粗细、长短之分,特殊情况下也有直形缝针。

(1)三角针:针尖部为三角形状,针尖锐利,对组织损伤大,用于缝合皮肤、肌腱、软骨组织。

(2)圆针:针尖部为圆形,对组织损伤小,用于皮肤以外的组织缝合。

(3)无创缝合针、指针、线联合一体的缝针,针与线之间有一连续、平滑的过渡,降低了对组织的损伤。

2.缝线　用于重新吻合切开的组织和缝、扎血管。常分为可吸收缝线和不可吸收缝线。

(1)可吸收缝线:是指在组织内经过 2~3 周后,失去张力并逐步分解可被组织吸收的缝

线。包括羊肠线和合成缝线,羊肠线由羊或牛的肠壁加工而成,组织反应大,已失去临床意义;合成缝线有单缕和多缕之分,有编织的、涂膜的、有色的或无色的,合成缝线具有耐用、抗张力强、组织反应小等优点。有 5-0 号至 2 号多种缝线供临床使用。

(2)不可吸收缝线:是指在组织内不能被分解的缝线。有丝线、钢丝等多种缝线。丝线由蚕茧抽出的丝经工艺处理,精密编织而成,有多种型号,广泛用于临床。钢丝抗张力强度非常高,组织耐受好,用于骨、肌腱等的缝合。聚丙烯、聚酰胺、聚酯缝线有单缕或编织的,有白色或染色的,它们表面光滑,抗张强度高,组织反应小,适用于血管外科、心脏外科、显微外科及皮肤的缝合等。

3.持针器　用于夹持缝合针,缝合各种组织。夹针部位为持针器的最尖端,针夹在距尾端 1/3～1/4 处。

持针器的抓握方式和持剪刀相同(见组图 8-5-1),但为缝合方便、有力、灵活,在进针时应用手掌握紧持针器的两个环(拇指和中指、无名指、小指也可不伸入环口中而分别紧握持针器的两个环)。示指前伸抵住持针器近端柄处。松开持针器和打结时则可像握剪刀及止血钳的方法即可。镊子握法见图 8-5-2。

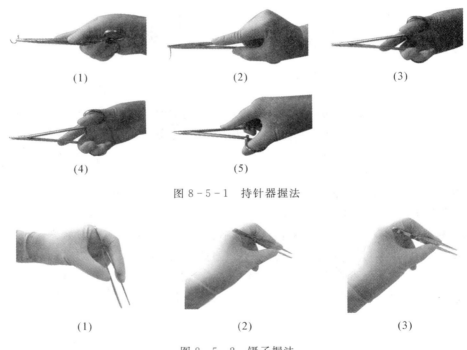

(1)　　　　　　　　　(2)　　　　　　　　　(3)

(4)　　　　　　　　　(5)

图 8-5-1　持针器握法

(1)　　　　　　　　　(2)　　　　　　　　　(3)

图 8-5-2　镊子握法

持针器有长有短,持针器头有粗有细。缝合深部组织用长持针器可方便操作,浅表组织用短的持针器缝合更灵活。粗头持针器用于缝合较厚较韧组织,比较有力。细头持针器用于缝合较软组织。

(二)缝合的方法和名称

缝合的方法和名称很多,但基本上分为单纯对合缝合、内翻缝合和外翻缝合三类,每一类又有间断缝合和连续缝合两种。

常见缝合方法简介:

1. 单纯对合缝合

（1）单纯间断缝合（simple interrupted suture）：是最常用、最基本的缝合方法，常用于皮肤、皮下组织、肌肉、腱膜和内脏器官等多种组织的缝合见图 8-5-3(1)、(2)。

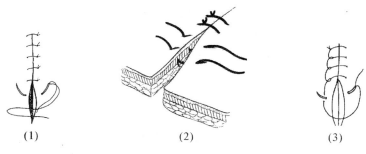

（1）　　　　　　　　　（2）　　　　　　　　　（3）

图 8-5-3　单纯对合缝合

（2）单纯连续缝合法（simple continuous suture）：可用于张力较小的胸膜或腹膜的关闭缝合连续缝合。见图 8-5-4。

（3）连续锁边缝合（lock stitch）：亦称毯边缝合，常用于胃肠道后壁全层缝合或整张游离植皮的边缘固定，现很少使用。见图 8-5-3(3)。

（4）"8"字缝合（figure of eight suture）：由两个相连的间断缝合组成，缝扎牢靠，不易滑脱。常用于肌腱、韧带的缝合或较大血管的止血缝扎。见图 8-5-5。

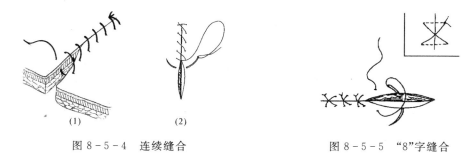

（1）　　　　　　　　　（2）

图 8-5-4　连续缝合　　　　　　　　　图 8-5-5　"8"字缝合

（5）皮内缝合（endothelial suture）：分为皮内间断缝合和皮内连续缝合（见图 8-5-6、图 8-5-7）。选用细小三角针和细丝线（0 号或 0/2 号）或细的可吸收缝线，缝针与切缘平行方向交替穿过切缘两侧的真皮层，最后抽紧。此法的优点是皮肤表面不留缝线、切口瘢痕小而整齐。此法多用于外露皮肤切口的缝合，如颜面部、颈部手术切口。

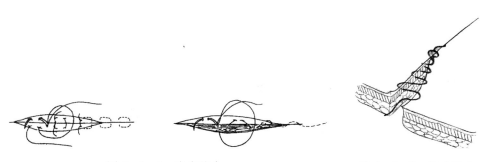

图 8-5-6　皮内缝合　　　　　　　　　图 8-5-7　皮内缝合

（6）减张缝合（retension suture）：可减少切口的张力，常用于较大张力切口的加固缝合（见图 8-5-8）。如张力较大的腹部切口依常规方法缝合，术后可能发生切口裂开，此时可在常规缝闭腹壁各层组织的同时，每间隔 2～3 针加缝一针减张缝合，针距 3cm 左右。其方法是采用粗丝线或不锈钢丝线，于切口一侧距切缘 2cm 处皮肤进针，达腹直肌后鞘与腹膜之间出针，再从切口对侧的腹直肌后鞘与腹膜之间进针，穿过除腹膜外的腹壁各层达切口对侧皮肤的对应点出针。为避免缝线割裂皮肤，在结扎前缝线需套上一段橡皮管或硅胶管以做衬垫，减少缝线对皮肤的压强。（见图 8-5-8）。

（7）贯穿缝扎（suture ligation）：此法多用于钳夹的组织较多，单纯结扎困难或线结滑脱导致严重并发症的组织的结扎，如脾蒂的缝合结扎等。缝合要点是术者将钳夹组织的血管钳平放，从血管钳深面的组织穿过缝针，依次绕进针点两侧的钳夹组织后收紧结扎。见图 8-5-9。

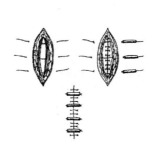

图 8-5-8　减张缝合

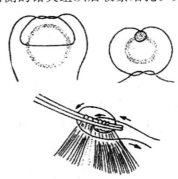

图 8-5-9　贯穿缝合

2.内翻缝合法　常用于胃肠道和膀胱的缝合或吻合。其优点是缝合后切缘两侧呈内翻状态，浆膜层紧密对合，有利于创口黏连愈合；愈合后创口表面光滑又减少了创口与其邻近组织器官的黏连；内翻缝合防止了因黏膜外翻所致的创口不愈或胃肠液、尿液外漏。但是，内翻过度有可能引起内腔狭窄。

（1）单纯间断全层内翻缝合（simple inter full layer inverting suture）：一侧黏膜进针和浆膜出针，对侧浆膜进针和黏膜出针，线结打在腔内同时形成内翻（见图 8-5-10）。常用于胃肠道的吻合。

（2）单纯连续全层内翻缝合（simple continuous full layer inverting suture）：可用于胃肠道的吻合，其进出针的方法同单纯间断内翻缝合，只是一根缝线完成吻合口前后壁的缝合。（见图 8-5-11）现已很少使用，因缝合不当可引起吻合口狭窄。

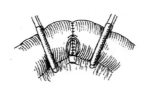
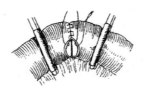

图 8-5-10　单纯间断全层内翻缝合

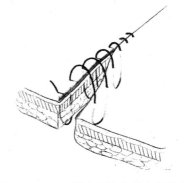

图 8-5-11　单纯连续全层内翻缝合

（3）连续全层平行褥式内翻缝合（continuous full layer parallel mattress inverting suture）：适用于胃肠道前壁全层的吻合。其方法是开始第一针作肠壁全层单纯对合缝合，即从一侧浆膜进针通过全层，对侧黏膜进针浆膜出针。打结之后，距线结 0.3～0.4cm 的一侧浆膜进针穿过肠壁全层，再从同侧肠壁黏膜进针，浆膜出针引出缝线；缝针达对侧肠壁，同法进针和出针，收紧缝线使切缘内翻，连续缝合整个前壁后打结。同侧进、出针点距切缘 0.2cm，进、出针点连线应与切缘平行。

（4）间断垂直褥式内翻缝合（discontinuous vertical mattress inverting suture）：为胃肠道手术最常用的浆肌层内翻缝合法，可在胃肠道全层吻合后加固吻合口、减少张力。其特点是缝线穿行方向与切缘垂直，缝线不穿透肠壁黏膜层。具体缝合方法是：距一侧切缘 0.4～0.5cm 处浆膜进针，缝针经浆肌层与黏膜层之间自同侧浆膜距切缘 0.2cm 处引出，跨吻合口于对侧距切缘 0.2cm 处浆膜进针，经浆肌层与黏膜层之间自距切缘 0.4～0.5cm 处浆膜引出，打结后，吻合口肠壁自然内翻包埋。见图 8-5-12。

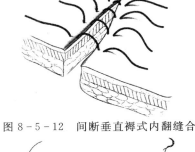

图 8-5-12　间断垂直褥式内翻缝合

（5）间断水平褥式内翻缝合（interrupted horizontal mattress inverting suture）：可用于胃肠道吻合口前壁浆肌层的吻合。进出针类似于"U"型作褥式缝合，缝针仅穿过浆肌层而不是全层，缝线穿行于浆肌层与黏膜层之间，缝一针打一个结。见图 8-5-13。

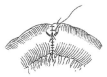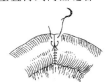

图 8-5-13　间断水平褥式内翻缝合

（6）连续水平褥式浆肌层内翻缝合（continuous horizontal mattress suture seromuscular layer inversion）：可用于胃肠道前后壁浆肌层的吻合，缝合方法类似于 U 型缝合，只是缝合的层次有所不同。这种方法缝针仅穿过浆肌层而不是全层，缝线穿行于浆肌层与黏膜层之间。见图 8-5-14、图 8-5-15。

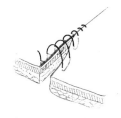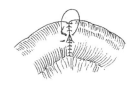

图 8-5-14　连续水平褥式浆肌层内翻缝合　　　　图 8-5-15　连续水平褥式浆肌层内翻缝合

（7）外荷包缝合（extenlalpurse-strillgmture）：是小范围的内翻缝合，以欲包埋处为圆心于浆肌层环形连续缝合一周，结扎后中心内翻包埋，表面光滑，利于愈合，减少黏连。常用于阑尾残端包埋、胃肠道小创口和穿刺针眼的缝闭、空腔脏器造瘘管的固定等。见图 8-5-16、图 8-5-17。

（8）半荷包缝合：适用于十二指肠残端上下角部或胃残端小弯侧角部的包埋加固，见图 8-5-18。

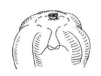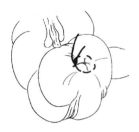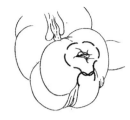

图 8-5-16　外荷包缝合　　　　　　　　　　　　图 8-5-17　外荷包缝合

（9）"U"字叠瓦褥式缝合：适用于实质脏器的断面如肝、胰腺断面或脾的缝合，从创缘一侧包膜进针，穿脏器实质达对侧包膜出针；再从出针同侧包膜进针穿脏器实质达对侧包膜出针，缝线两端在创缘的一侧打结。缝下一针时，进针点应在上一针结扎的范围以内，使相邻的两针重叠，通过结扎后组织之间的挤压创缘的管道结构，达到止血或防止液体漏出。如果实质脏器较厚，一针难以穿过，则可在实质脏器的创缘中间出针，再从出针处进针达对侧包膜，缝合结扎后两侧创缘呈内翻状态。见图 8-5-19。

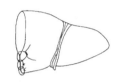

图 8-5-18　半荷包缝合　　　　　　图 8-5-19　"U"字叠瓦褥式缝合

3. 外翻缝合法　常用于血管的吻合和较松弛皮肤的吻合。血管吻合后吻合口两侧的血管边缘组织向外翻出，而血管内壁光滑，遗留线头少，避免血栓形成；也有人将此法应用于缝合腹膜或胸膜，可使腹、胸腔内衬更光滑，减少内脏与腹或胸壁的黏连；松弛的皮肤缝合后皮肤切缘外翻，真皮层和表皮层对合良好，利于皮肤创口的愈合。

（1）间断垂直褥式外翻缝合（interrupted vertical mattres suture）：可用于阴囊、腹股沟、腋窝、颈部等处较松弛皮肤的缝合。方法是距切缘 5mm 处进针，穿过表皮和真皮，经皮下组织跨切口至对侧于距切缘 5mm 的对称点穿出，接着再从出针侧距切缘 1～2mm 处进针. 对侧距切缘 1～2mm 处穿出皮肤，由 4 个进出针点连接的平面应与切口垂直，结扎使两侧皮缘外翻。见图 8-5-20。

（2）间断水平褥式外翻缝合：适用于血管破裂、孔的修补和血管吻合口有渗漏处的补针加固。与连续水平褥式外翻缝合所不同的是此法每缝合一针便打一个结。见图 8-5-21。

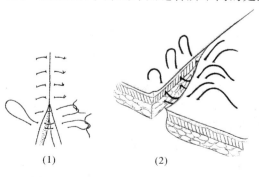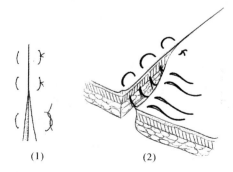

（1）　　　　（2）　　　　　　　　　　（1）　　　　（2）

图 8-5-20　间断垂直褥式外翻缝合　　　　　图 8-5-21　间断水平褥式外翻缝合

（3）连续水平褥式外翻缝合：适用于血管吻合或腹膜、胸膜的缝闭。血管吻合的具体方法是采用无损伤血管针线在吻合口的一端作对合缝合一针打结，接着距线结 2～3mm 于线结同侧血管外膜进针内膜出针，对侧内膜进针，外膜出针，收紧缝线使切缘外翻。如此连续缝合整个吻合口后打结。同侧进、出针点连线应与切缘平行。见图 8-5-22。

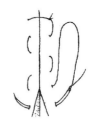

图 8-5-22 连续水平褥式外翻缝合

三、缝合的基本要领

不管是进行哪种缝合，术者都需要完成穿线（现已有缝针带线，无需穿线）、持针、进针、出针和打结等基本步骤。术者接过夹针的持针器后，左手持镊固定或提取需缝合组织，右手握持针器将线尾顺势递给打结的助手以便其捏住线尾，针尖对准进针点借助术者自身腕部和前臂的外旋力量于原位旋转持针器，顺着缝针的弧度将缝针随之刺入组织内。经组织的深面达对侧相应点穿出缝针的头端部分，用镊子固定于原位。然后，用持针器钳夹针体，顺针的弧度完全拔出缝针和带出缝线，第一助手打结，第二助手剪线。

四、注意事项

1.组织分层缝合、严密对合、勿留死腔，是保证创口愈合的前提，不同的组织对合将致创口不愈。如表皮对筋膜、空腔脏器的黏膜对浆膜、创口深面积液等都是招致创口延迟愈合甚或创口感染的主要原因。

2.根据不同的组织器官类型，选择适当的缝针、缝线和缝合方法。皮肤创口的缝合宜选用三角针，软组织的缝合一般选用圆针。粗丝线可耐受较大的张力和避免脆性组织的割裂；细丝线可减少组织反应；可吸收缝线在创口愈合后被机体组织吸收而不留异物；无损伤针线用于血管吻合可避免在血管内壁形成血肿。内翻缝合一般用于胃肠道和膀胱的缝合，既避免了黏膜外露所致的创口不愈或瘘的形成，又可使创口表面平滑，黏连较少。

3.针距边距应均匀一致，整齐美观，过密或过稀均不利于创口愈合。

4.缝合线的结扎松紧度取决于缝合的对象，如血管缝扎的打结应稍紧一些，而皮肤切口的缝合结扎应以切口两侧边缘靠拢对合为准，缝线结扎张力过大时，即结扎太紧易致切口疼痛或局部血液循环障碍，组织肿胀，缺血坏死，切口感染化脓，愈合后遗留明显的缝线瘢痕；结扎过松则不利于切缘间产生纤维性黏连，影响切口愈合，甚至遗留间隙或死腔而形成积液，导致创口感染或延迟愈合。

（郑立平）

第六节　切开、分离与止血术

【切开】

一、目的

切开是外科手术的第一步,使用各种手术刀在组织或器官上造成切口是显露手术野的重要步骤。也是外科手术最基本的操作之一。其目的是显露手术野,从而达到手术的治疗的目的。

二、方法

1. 皮肤及软组织切开　将选定的切口用1%龙甲紫画上标记,外涂2.5%碘酊。消毒皮肤、铺巾后,较大的切口由手术者与助手分别用手在切口两侧将皮肤固定,小切口由术者用拇指和示指在切口两侧固定,使切口部位皮肤平坦绷紧。较大的切口,由手术者与助手分别用左手压在切口两旁或切口上、下极将皮肤固定。皮肤切开时,手术者右手执刀,以刀腹部切开皮肤及皮下组织。切开时手术刀应与皮肤表面垂直,防止刀刃偏斜,造成切口两侧皮肤不对称斜切。刀切入皮肤后以刀腹继续切开,达到预计之皮肤切口终点时又将刀渐竖起呈垂直状态而终止,这样可避免切口两端呈斜坡形状。切开时要用刀均匀、连续,要掌握用刀力量。一次切开全层皮肤,使切口呈直线状,切口边缘平滑,避免多次切割或用力不均匀,导致切口边缘参差不齐影响愈合。切开时不可用力过猛,以免误伤深部重要组织。皮下组织可与皮肤同时切开。若皮下组织切开长度较皮肤切口为短,则可用剪刀剪开。切开皮肤和皮下组织后,随即用手术巾保护切口周围皮肤,以减少在手术操作时,器械和手同皮肤的接触机会,从而避免带入细菌。皮肤及皮下组织切开后,按解剖学层次依次切开。注意防止损伤主要神经、血管及深部组织器官,如切开腹膜时要防止损伤腹腔内脏器。见图8-6-1。

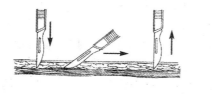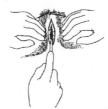

图8-6-1　皮肤及软组织切开

2. 电刀切开　如果用高频电刀作皮肤及软组织切开,要先用手术刀切开皮肤3mm深,擦去血液,再改用电刀切割,这样不会损伤皮缘。对直径<2mm的小血管可直接切割,不需要用电凝止血;>2mm的小血管,可先在预定要切割的两边组织电凝后再切断。用电刀切割时,输出强度均不能过大,以尽量减轻组织损伤。

3. 管腔切开　作胃、肠、胆管和输尿管等管腔切开时,因管腔内可能存在污染物或感染性液体,须用纱布保护准备切开脏器或组织部位的四周,在拟作切口的两侧各缝一牵引线并保持张力。逐层用手术刀或电刀切开,出血点用细丝线结扎或电凝止血。可边切开、边由助手用吸引器吸出腔内液体以免手术野污染。见图8-6-2。

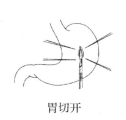
胃切开

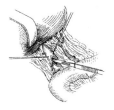
胆管切开

图 8-6-2　正确的管腔切开法

三、切开的基本要领

切口选择的基本原则。切口的选择是手术显露的重要步骤,理想的切口应符合下列要求:

1.切口应选择于病变部位附近,并有足够的长度。最好能直接到达手术区域,并于必要时可以延长,以便获得最佳的手术野显露。

2.切口应对组织损伤小,不损伤重要的或过多的解剖结构,如血管、神经等。

3.皮肤切开时应尽量与该部位的血管和神经路径相平行,组织损伤少,避免损伤重要的血管和神经。

4.力求愈合牢固,愈合后不易形成切口疝。

5.愈合后不影响该部位的生理功能,并尽量照顾美观,不遗留过多的瘢痕,手术切口的方向应与皮纹和手术部位运动方向一致,并尽可能选取较隐蔽的切口。①避开负重部位,如手的掌面、足底部和肩部等,以防负重时引起瘢痕疼痛。②颜面及颈部切口须考虑与皮纹是否一致,以减少愈合后的瘢痕。③避免纵形切口超过关节,遇关节手术可作横切口或"S"形切口,以免瘢痕挛缩而影响关节活动。

6.切开操作简单,经过的组织层次少,缝合切口所需时间短。

四、注意事项

1.切口大小应以方便手术操作为原则。切口过大造成不必要的组织损伤;切口过小会影响手术操作,延长手术时间,故在术前应作好手术切口的设计。

2.切开时用力要适当,手术刀刃须与皮肤垂直,以防斜切,以免缝合时不易完全对合。

3.切开力求一次完成,避免中途起刀再切,特别是在同一平面上多次切开,可造成切缘不整齐和过多损伤组织。电刀切割时,不可在一点上烧灼过久,以免灼伤皮缘。

4.应按解剖学层次逐层切开,并保持切口从外到内大小一致。

【分离】

一、目的

分离的目的是为了显露病变器官组织,从而达到切除的目的。

在外科手术操作的技巧中,可能最重要的是显露、识别和游离组织间隙。解剖也叫剥离、分离或游离。有效解剖组织结构对识别、检查和显露以及病变器官、病变部位的处理、切除是必需的,也可用于分离黏连,解除狭窄和梗阻。组织有时需要游离出来才能进行处理。解剖剥离是外科手术中一项重要技术,熟练与否,对组织器官的损害程度、出血多寡、手术时间长短等均有密切关系。分离是显露深部组织和切除病变组织的重要步骤。一般按照正常组织层次,沿解剖间隙进行,不仅容易操作,而且出血和损伤较少。局部有炎症或瘢痕时,分离比较困难,要特别细致地分离,注意勿伤及邻近器官。按手术需要进行分离,避免过多和不必要的分离,并力求不留残腔,以免渗血、渗液积存,甚至并发感染,影响组织愈合。常用分离方法有锐性分离和钝性分离两种,可视情况灵活使用。不论采用哪种方法,首先必须熟悉局部解剖关系。

二、方法

解剖是深部显露和将病变周围组织游离的重要操作步骤,是显露手术区域和切除病变组织、器官的重要手术操作。解剖应尽量沿着正常的组织间隙进行,这样不仅操作容易、出血少,而且不易于引起严重的副损伤。解剖的操作方法大致可分为锐性和钝性两种,手术过程中常常是两种解剖方法结合使用。无论采用哪一种方法和哪一种器械进行剥离,在操作时都应熟悉解剖结构,弄清病变周围毗邻关系,以防发生意外损伤。解剖操作要轻柔、细致、准确,切忌粗暴动作。

1.锐性分离　　锐性分离是用手术刀或剪刀在直视下作细致的切割与剪开。此法对组织损伤最小,适用于精细的解剖和分离致密组织。用刀分离时先将组织向两侧拉开使之紧张,再用刀沿组织间隙作垂直、短距离的切割。用剪分离时先将剪尖伸入组织间隙内,不宜过深,然后张开剪柄分离组织,看清楚后再予以剪开。分离较坚韧的组织或带较大血管的组织时,可先用两把血管钳逐步夹住要分离的组织,然后在两把血管钳间切断。

(1)手术刀分离:手术刀可以在组织损伤最小的情况下分离。当对局部解剖非常熟悉时或者在同源组织中可选用手术刀分离。麻醉剂尚未问世以前,外科手术时间限制非常苛刻,截肢时医生通常用刀作软组织的环绕式清扫。操作时,手术刀要有垂直于切口的一定的张力对抗刀刃的切割摩擦力,这样组织切开以后,其深面的结构便可显露。见图8-6-3。

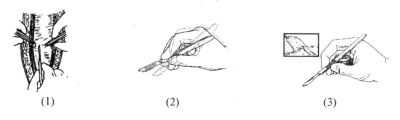

|　　(1)　　　　　　　　　　(2)　　　　　　　　　　(3)|

图8-6-3　用手术刀进行锐性分离

根据切口大小即手术需要,采用不同的持刀法。作较大组织的切开时可以采用握持式,切开小的组织可以采用持笔式执刀,后者更为常用。圆刃刀与尖刃刀的使用有所不同,如圆刃刀用刃腹部位,操作时宜用抓持法,应以术者的大关节活动为主(腕、肘、肩);而尖刃刀则应用执笔法,同时应以术者的小关节活动为主(主要为指关节)。腕关节有时起固定作用。

在病变的间隙中分离,需要使用手术刀。如乳癌手术中游离皮瓣,将刀刃与切割平面呈45°角进行,对清除深筋膜上的脂肪十分有效。特别是在处理包埋在紧密瘢痕组织中的病变组织时,手术刀是唯一可用的分离器械,例如游离临近穿透性溃疡的十二指肠后壁,精确分开紧密的瘢痕,越过病变直达十二指肠与胰腺的正常间隙。

锐性分离要求动作精细准确,刀刃宜利,执笔式持刀是利用手指的伸缩动作(而不是手腕或上肢的动作)进行切割。最好用小指靠在附近组织上,这样动作更精细准确,刀刃应与所需切开的组织或组织间隙垂直,每次只切开一段距离。有时在两层组织间进行平面的解剖,如翻起皮瓣,可横执刀柄,刀刃与组织平面成一钝角。

　　在手术操作过程中,根据不同情况和需要,灵活应用手术刀的各个部分。如刀刃是最主要最锋利的部位,在切开切断时用;刀尖在挑刀、刺穿、戳洞、锐性分离时用;刀柄作钝性剥离,如腹直肌钝性分离、肝组织的"钝性"切开,暂时牵开组织检查深度。切深部组织器官时,选用长柄小号尖刀或小圆刀。在切断胃肠器官时避免用刀,使用剪较安全。

　　(2)剪刀分离:剪刀有多功能手术器械之称。有经验的医师分离时用剪刀也可将损伤降到最小。剪刀的刃一定要贴紧,否则造成对组织的挤压而不是切割。使用剪刀有一个潜在的危险,操作时其深部刀刃不能在直视下,因此对剪开的组织要仔细检查它的厚度并有准确的预见性。应用剪刀的优点是它既可以用作锐性分离,也可以用作钝性分离(详见钝性分离节)。见图8-6-4。

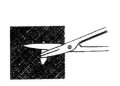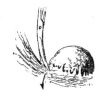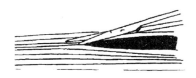

图 8-6-4　锐性分离

　　应用时一般是将解剖剪闭合伸入组织间隙(勿太深),然后张开分离,仔细观察有无重要组织后再剪断。最好不直接剪,而用推剪的方法,即将剪尖微张,轻轻向前推进。此法虽可将不需结扎的小血管剪断,但不致将被致密组织(如鞘)裹着的较大血管、神经剪断。如操作较细致,一般不致损伤重要组织,解剖也较迅速。

　　使用时要注意:剪组织要一次剪断,防止多次剪铰,造成挤压伤;剪刀要快,螺丝松紧要合适;专剪专用,不能用线剪剪组织。

　　(3)透热法(电刀)分离:一种稳定的透热震荡电流可以通过尖端活动电极切断组织。切割的同时,切割面具有部分电凝作用,从而对小血管止血。电刀特别适用于切割大的带有血供的软组织例如肌肉,它同时具有电凝和电切的综合作用。

　　肌肉、某些腱膜、线性结构如血管神经和肌腱周围的结缔组织可以通过分离而得到游离。纤维的方向顺着身体的最大张力方向,与纤维垂直方向上很少有纤维连接,纤维的方向就是进行分离的方向。可以用剪刀分离进入深部的纤维带,将剪刀几乎完全合拢,然后一侧剪刀刃插入分开的纤维组织裂隙中,沿着纤维方向将剪刀推进,即使有较坚韧的横向的纤维束,剪刀也会切断最终完成分离。这种操作方法在比较保守的深筋膜潜行减压治疗和预防小腿及前臂骨筋膜室综合征时非常实用。还有另一种完全不同的操作剪刀分离组织的方法。持剪刀与组织面垂直,将合拢的剪刀尖顺纤维方向插入组织裂隙,撑开剪刀尖,组织裂隙得到扩大,同时组织顺纤维方向分开。剪刀尖撑开的方向通常与组织纤维方向一致,但有时垂直于纤维方向撑开分离的效果更为有效。直血管钳可代替剪刀的这种分离作用。血管钳圆钝的钳夹臂部不容易误切组织。更为精细的操作是使用分离专用弹簧钳,合拢的钳尖插入组织裂隙中,轻轻撑开,撑开的力量可以由钳臂上的弹簧控制。

　　2.钝性分离　钝性分离是用血管钳、手术刀柄、剥离子或手指进行。此法对组织损伤大,但较为完全,适用于疏松结缔组织、器官间隙、正常肌肉、肿瘤包膜等部位的分离。钝性分离方法是将这些钝性器械伸入疏松的组织间隙,用适当的力量轻轻地逐步推开周围组织,但切忌粗暴,防止重要组织结构的损伤和撕裂;手指分离可在非直视情况下进行,借助于手指的"感觉"

来分离病变周围的组织。见图 8 - 6 - 5。

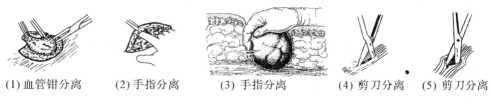

(1) 血管钳分离　(2) 手指分离　(3) 手指分离　(4) 剪刀分离　(5) 剪刀分离

图 8 - 6 - 5　钝性分离

需要说明的是,近年来许多医生习惯用电刀进行分离。电刀在工作状态时可用于锐性分离,在切割时,切割面具有部分电凝止血作用,特别适用于切割血供丰富的软组织,如肌肉、胃肠道壁。电刀在非工作状态时可用于钝性分离,必要时还可用电凝止血。上述功能合理交替使用,使手术也无渗血而且清晰可辨,缩短了手术时间。

分离还可以用术者的手指来完成,由于感觉灵敏而且转动灵活,在非直视下的深部剥离时具有明显的优势。适用的器械将促进手术野的显露和辨认组织间隙,但还没有一种器械胜过外科医生的手指,手指是钝性分离的最好工具。诸如在作 Kocher 操作翻开十二指肠降段时,外科医生的示指能灵巧地进入十二指肠外侧韧带后方;作结肠切除时,示指能深入肾结肠韧带后;作胃折叠术(防止食管反流)时,示指可置于胃膈韧带深面。通过半透明的结缔组织,可见深面的食指,因而能迅速辨认并离断这些组织。若用其他器械,不但费时,而且极易造成出血和损伤。在辨认肠曲与腹膜间的黏连时若将示指置于黏连深面,并轻轻牵引,将便于切割;若通过黏连看见手指,将有助于组织间隙的分离。剥离时,手的动作主要是前后方向或略施压力于一侧,使较疏松或黏连最少的部分自行分离,然后将手指伸入组织间隙,再逐步深入。在非直视的深部剥离,手指左右大幅度的剥离动作应少用及慎用,除非确认为稀疏的纤维性黏连,否则易导致组织及脏器的严重撕裂或大出血。某些不易钝性分离的组织,应在直视下用双钳夹住切断,再贯穿缝合,切忌强行分离,以免大出血或损伤重要组织。将手指插入组织裂隙中,然后撑开。可以用一个手指沿着要分离组织的长轴线分开。

若无足够的间隙插入手指,常可用闭拢的组织剪替代手指,插入黏连部位后进行边分离边切断。如在乳癌根治术中,常采用剪刀打开腋静脉的鞘膜。操作时首先将闭拢的组织剪插入腋静脉及其鞘膜之间,挑起鞘膜组织轻轻分离后退出剪刀,然后再将半分开的剪刀一叶插入,剪开少许鞘膜。如此反复,边分离边剪开鞘膜,直至完全打开腋静脉的鞘膜。在深部手术野,有时可使用钝头直角血管钳,替代组织剪进行类似操作,辨清和分离组织结构。例如在胆囊切除手术中分离胆囊动脉;直肠癌根治术中分离肠系膜下动脉,即常用直角血管钳分离血管。将骨膜从骨上剥离需要特殊器械,如骨膜剥离器、骨刀,甚至手术刀柄器械沿骨推进将骨膜剥离干净。

(1)撕裂:它很少应用,因为这是一种最难控制的分离方法。可以根据组织与连接线的强度适当应用。当用手指或血管钳分离连在一起的组织时,其最薄弱的部分就有可能被撕开。当采用这种方法时,一定随时注意不要偏离预定的方向。病变有可能导致原本坚韧的组织变得脆弱。这种方法的缺点是所用的撕开的力因为要分布到从作用点到撕开范围的组织上去,所以比局部用力大得多。受力的组织可能会突然断裂从而损伤重要脏器。因此,操作时要仔细控制用力,防止上述情况发生。

当组织拉伸时,力的作用点会逐渐移动,控制性对抗力的作用点可以作用在另一侧的附着结构上。通过改变作用力的方向可以控制牵伸力局限化。先在待分离组织的一侧边缘以一定角度施力。在力线的对侧组织受力最大,当组织开始出现分离时,改变施力方向,这样逐渐从待分离组织的周边向中心完成控制性分离。见图 8-6-6。

(2)剥离:剥离比撕裂分离更有优越性。将手指尖伸入待分离组织结合处,拉住已分离起的边缘,手指轻柔地进行分剥。这种手法将分离力局限化,可以作非常精细的操作。剥离时,先剥离组织的周围,组织的中央部分最后剥离。作剥离时,其基底要求适当对抗作用保持稳定,这就要求剥离的手指要尽可能地贴近剥离面(点)。当剥离前缘比较宽阔时,可以用几个手指并起来,顶端覆盖纱布拭子进行剥离。见图 8-6-7。

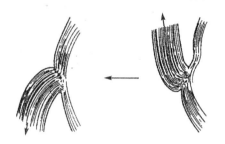
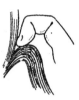
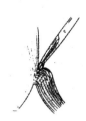

图 8-6-6　控制性剥离　　　　　　　　　　　图 8-6-7　剥离

以血管钳钳夹小纱布块拭子称为花生米纱球,同样的方法也可以作组织的剥离。用长血管钳夹持直径约 15cm 的小纱布团是一种从解剖结构上推剥脂肪和疏松组织的有用器械。例如,切开覆盖于胆囊管前的腹膜后,可用花生米纱球推开胆囊管及胆囊动脉周围的脂肪结缔组织;用于推剥甲状腺包膜;结肠癌术中显露出主要动脉后,用以游离血管和清除其周围的淋巴组织及结缔组织。但不能在分离间隙时用来撕裂组织。

用 10cm×10cm 的纱布折叠成小方块,夹于海绵钳上,可用于腰交感神经切除术中,推剥腹膜后的肾周脂肪;分离胃后壁与胰腺间的微薄黏连。因纱布块不可能作精细的分离,用于剥离时可能撕裂小静脉,故这种纱布块剥离的方法,必须限于血管稀少的间隙。

(3)揩拭:手指、钝头的分离钳、刀柄或纱布拭子可以用揩拭手法进行组织分离。这是剥离手法的一种改良。同样要求拭子尽可能贴近分离点。拭子与组织间的摩擦力控制了作用力,但如果用干的纱布拭子还可以产生较大的牵拉作用。揩拭手法适用于分离弥漫性松散结合的两部分组织,也可用以去除组织表面网状结构显露深部组织。膜状连接纤维轻柔擦拭即可清除,较坚韧的纤维需要谨慎地锐性分离。要注意揩拭组织会带来比较大的损伤,揩拭并不是要撕开连接的组织。由于疾病等原因造成的、非常脆弱的组织也可以用极为轻柔的揩拭手法。如果病变改变了正常的层次,建议从稍远离病变的健康组织开始逐渐向病变组织游离。见图 8-6-8。

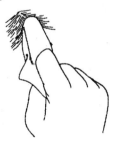

图 8-6-8　揩拭

(4)挤压法:如果两组织的连接部分比组织本身脆弱,那么当受到挤压力时,连接部会断裂。可以通过拇指和示指的捏挤加压,拇指和示指尖对捏挤压的同时即进行了剥离。再强调一下,挤压要循组织的周边不断改变力点。见图 8-6-9。

(5)手指断离:这是改良的挤压法,应用于较脆的器官。用手指捻碎同质组织,保留较坚韧的结构如导管和血管。特别应用于肝脏组织的分离。肝实质细胞破坏后,通过破坏区的保持完整的血管、胆管可以钳夹、分离或结扎。见图 8-6-10。

（6）超声组织破坏法：这种方法对实质性脏器的分离很有价值。声波能量可以调整，既可破坏组织全部，也可仅破坏实质细胞，保持导管和血管的完整并分别处理。

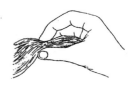

（7）冷冻破坏法：该方法可用于去除某些表面损伤组织。以液氮或二氧化碳液处理冷冻探头置于损伤组织上，组织形成冰球，随后冷冻组织坏死、脱痂，留下清洁的溃疡面。冷冻破坏法无痛。破坏的范围取决于冰冻探头的技术操作，需要经过特殊训练。

图 8-6-9　挤压法

三、分离的基本要领

1.熟悉解剖　术者必须熟悉局部解剖知识和组织的特异性组成。任何手术解剖都要讲究层次清晰，才能保证手术安全进行。外科医师要完成精确的解剖，在很大程度上要靠自己对手术刀、剪下的组织和结构，具有迅速辨认的能力。一位有经验的外科医师，十分熟悉神经、血管、输尿管或胆总管的结

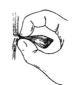

图 8-6-10　手指断离

构特点，即使结构尚未彻底显露，一瞥之下也能作出敏捷的判断；即使在此之前曾经分离过，也能准确知道每个组织结构之所在。这就需要具有深厚的解剖学基础。

熟练的解剖是外科技术高低的标志之一。如果能掌握熟练的技术，将可减少失血和把给组织结构带来的损伤和功能紊乱降到最低限度。解剖层面，即手术时剥离平面。一般说来，理想的解剖分离应按正常的组织间隙进行，既可以减少出血，又可防止过多损伤。这就要求术者必须熟悉局部组织解剖。通常情况下，皮下组织与浅筋膜之间、筋膜与肌肉之间、肌肉群与肌肉群之间、器官与周围组织之间，均有一层疏松的结缔组织间隙，沿此间隙分离，是最理想的解剖层面。在进行解剖剥离时，必须弄清左右前后及周围的关系，以防发生意外。在未辨清组织以前，不要轻易剪、割或钳夹，以免损伤重要组织或器官。

2.操作要细致准确　轻度牵引有利于解剖剥离，使某些疏松的黏连自然分离，显出解剖间隙。但牵扯过多或过猛易造成撕裂，对于因炎症等原因使正常解剖界限不清楚的困难病例，需细心与耐心。黏连较多时，可采用如下措施：①由远及近，由易至难。即由简单到复杂，由外围到核心。一般先从黏连较轻或较疏松的部位开始，或由比较正常的部位逐渐接近病变部位。将四周的解剖关系逐渐弄清楚以后，最后解决难点。切忌盲目剥离，以免造成组织或器官的严重损伤。②如两个器官黏连，界限不清，而其中之一为实质器官，则可沿实质器官边缘进行解剖分离。因有实质感，便于鉴别。一般不致将脏器穿破。例如肠与肝黏连，宜沿肝面（缘）剥离稳妥。如果两者均为空腔脏器，例如肠与肠之间的致密黏连，则可将附近疏松黏连分离后，用左手指伸入病变之间进行触诊，摸清可能的边界，略施牵力，借左手指的感觉引导，右手持器械在直视下进行分离解剖。这样不但利于解剖分离，而且一旦遇到意外出血，左手指即可将其捏住，进行处理，不致造成大出血。③某些有包膜的脏器由于炎症或黏连严重，在包膜外无法分离，或分离时出血过多，则可进行包膜下剥离，例如肾切除时，如果包膜外黏连致密，无法剥离，可行包膜下剥离。此外，尚可进行胸膜或腹膜外分离，例如肺切除时，当肺与壁层胸膜黏连紧密，可进行胸膜外分离；脾切除时，脾与后腹壁黏连紧密，可行腹膜外分离。

解剖分离时有两种方法可供选择：锐性分离法，用刀或剪直接将组织切开或剪开，对组织损伤较小，但必须在直视下进行，以防止重要器官、血管神经的损伤，常用于较致密的组织，如腱膜、腱鞘和瘢痕等的剥离；钝性分离法，多用于疏松结缔组织的解剖，如正常解剖间隙、较疏

松的黏连、良性肿瘤或囊肿包膜外间隙等,可用血管钳、手指或钳夹小纱布团(剥离子、花生米)沿组织间隙进行,有时也可用刀柄进行分离。解剖分离较大血管时,应注意方法正确,先将血管鞘被膜提起,剪刀剪开少许被膜,再用血管钳进行分离。见图 8 - 6 - 11～图 8 - 6 - 14。

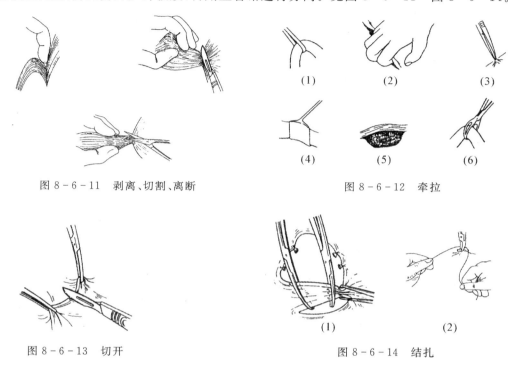

图 8 - 6 - 11　剥离、切割、离断　　　　　　　　　(1)　　　(2)　　　(3)
　　　　　　　　　　　　　　　　　　　　　　(4)　　　(5)　　　(6)
　　　　　　　　　　　　　　　　　　　　　图 8 - 6 - 12　牵拉

图 8 - 6 - 13　切开　　　　　　　(1)　　　　　　(2)
　　　　　　　　　　　　　图 8 - 6 - 14　结扎

四、注意事项

1.解剖组织时,应时刻注意防止重要组织器官的损伤,每进行一步操作,都要想一下被分离组织的下面及其周围有何重要组织和器官。

2.重要组织器官的解剖分离应在直视下进行。

3.解剖分离时应注意无创操作技术,正确使用手术器械,合理选择分离方法。

4.多数情况下两种解剖分离方法交替使用。

5.分离时先寻找容易分离的部位为突破口,由此再向周围扩大分离。

6.分离时应遵循由简到繁、由易到难、由近及远、由浅入深、由周围到中央的原则。

分离时如果遇到困难和险情,全组手术人员应积极配合,尽快排除险情,渡过难关,必要时终止手术,千万不可以患者的生命为代价换取手术的成功。明智的医生应该既有胆大心细的工作精神,也应具有急流勇退的谋略。

【止血】

一、目的

在手术中,能预防出血或少出血是最好的选择,然而在实际工作中。并不能尽善尽美地做到这一点,有时候甚至会碰上十分棘手的出血,因此,掌握良好的控制出血的技术对于一名外科医生而言也是十分重要的。

二、方法

术中出血影响术野显露和手术操作,过多的失血危及患者的生命安全和术后恢复。妥善止血是手术过程中重要的基本操作。手术医师应熟悉各种止血的方法。最常用的控制外科出血的技术主要有六种。见图 8-6-15~图 8-6-20。

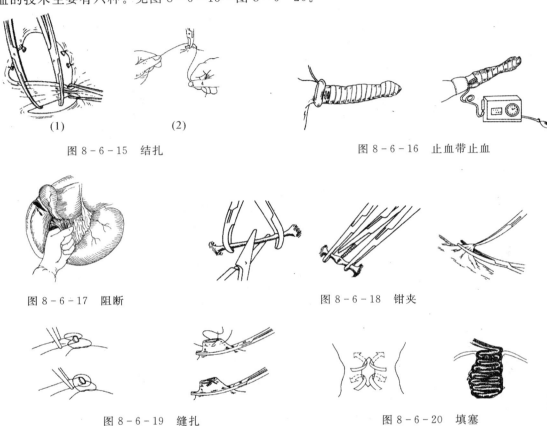

(1)	(2)

图 8-6-15　结扎　　　　　　　　　　　　图 8-6-16　止血带止血

图 8-6-17　阻断　　　　　　　　　　　　图 8-6-18　钳夹

图 8-6-19　缝扎　　　　　　　　　　　　图 8-6-20　填塞

1.压迫法　是一种临时性的止血方法,主要用于手术创面微小血管或毛细血管的渗血,尤其是适合于较广泛的创面渗血。一般采用纱布直接压迫于出血创面数分钟,即可控制出血,对面积较广泛的渗血,可用纱布垫浸于无菌温生理盐水(大约在 50℃左右)中,拧干后压迫于出血创面,可较快控制出血。加压需有足够的时间,一般需 2~5min,垂直移去纱布,必要时重复 2~3 次。注意千万不可用纱布擦拭,否则不但不能止血,反而会损伤组织加重出血。对较大的出血点,一时又无法显露出血血管时,可迅速用纱布或手指暂时压迫,然后在辨明出血的血管后,再采用其他方法止血,以免造成失血过多。如不能控制时则改用其他方法止血。常用热盐水纱布填塞。当术中有大量出血而且患者又处于危急状态,用其他止血方法不能止血时,可用热盐水纱布条或纱布垫填塞压迫止血,根据情况可在术后48h,最迟不超过 7 天,一次或分次将填塞纱布条或纱布垫缓缓取出,注意取出过早可再度出血;过晚又易并发感染。

2.钳夹结扎法　钳夹结扎法为最常用或最有效的止血方法。常用于经压迫无效或较大血管的出血。

结扎止血法有单纯结扎方法。单纯结扎法适用于结扎较小的出血点和结扎断端露出的中等血管。先用止血钳夹住出血点，或解剖显露出血管后，用血管钳夹住两端，在两把血管钳之间切断血管，然后用线分别结扎血管两侧断端。结扎前应将血管断端钳夹完全，防止部分血管未包含在结扎线圈内。在结扎时逐渐松开血管钳，至第一个结打紧后，完全松开移去血管钳。血管钳松开过早可使组织滑脱达不到止血效果，过晚则可能使线结不能收紧，影响止血效果。

（1）血管钳的使用：执血管钳时，以拇指及环指插入钳柄的环内，中指在环指插入的环外，将示指指尖放于钳顶轴部以固定血管钳。此种方法动作准确、灵活。如拇指及中指在环内，其转动血管钳的活动度大，钳尖活动的弧度亦大。执血管钳准备结扎时，应只提起柄的其中的一个环，避免意外地过早松开血管钳或引起对血管和其他周围组织撕毁损伤；同时应尽量少钳夹血管周围组织，以减少对组织的损伤；另外，钳夹时不必过紧，通常只扣上一二个齿即可。在钳的选择问题上，如是用于皮肤及皮下组织止血最好用较小型号的血管钳，也可用中号血管钳；如是用于深部组织（如盆腔、胸腔等）时，则须用大号血管钳。

（2）具体应用方法：对手术野的出血点用纱布压迫蘸吸后，看清楚血管所在的位置，在出血点的近心端用钳尖端钳起血管（不可太用力，否则容易拉断血管或损伤血管），另外再用一把钳在基底部钳夹顶尖部的血管钳下的血管基底部（以顶尖部钳为中心，远、近端均被钳住，然后再在第二把钳的下方结扎血管）。对一些较为明显的活动性血管出血，也可以直接用血管钳准确的钳夹，钳夹时不要夹住周围过多的组织，并要注意使钳尖朝下。在结扎时，把钳尖向上弯起，以便安放结扎线和结扎。具体的要求是：看清、夹准、扎牢、少夹周围组织。难以显露出血血管时，可用纱布暂时压迫后再用血管钳钳夹，尽可能一次夹住，不宜钳夹血管以外过多组织，更不能盲目乱夹。较稳妥的方法是在切断血管之前预先结扎血管，然后再切断。例如：在处理大、中血管时，可先游离一小段，再用两把血管钳夹住拟切断血管的两端，然后在两把血管钳之间切断，血管两断端分别结扎。在处理重要部位的血管时，也可以在游离血管后，用血管钳或直角钳绕血管后壁两次带线结扎拟切断血管的两端，再从两结扎线之间剪断血管。

3.缝合止血法　此方法主要用于较大的血管和用于动脉的出血或重要部位的止血，特别是一些重要的动脉，如需要保证止血效果可靠无误，使用本方法是一种最好的选择。如果不作出及时、准确的处理，动脉出血常常会造成严重的后果，但是，如果出血及时得到控制，通常也不会发生重大后果，在受到损伤的动脉，几乎全部都会在很短的时间内产生收缩，在一些较细小的动脉，常足以自行止血，然而这些只有在平素身体健康、血管功能良好的人才能这样。但是，在许多的手术中，面对的常常是有病的人，或血管有病的人，例如动脉硬化等等，所以，要取得良好的止血效果，常常得采用缝合止血的办法。另外，对一些不易用止血钳夹住的出血点，不能采用单纯结扎时，也需要缝合止血。缝合止血的具体方法是将缝线用缝针穿过血管端和组织，绕过一侧，再绕过另一侧打结。或在绕过一侧后，再穿过血管或组织，于另一侧打结。对较大的动脉出血也可采用无压榨血管钳钳夹血管后，在钳的远端双贯穿缝穿，双重线结扎封闭残端。为慎重起见，还可以在钳下再单纯结扎一次。

贯穿缝扎主要用于较大血管和较多组织的结扎，可避免结扎线脱落。有时血管切断后，断端缩入组织内，无法夹住，单纯结扎有困难，也使用贯穿缝扎。对于重要大血管的近心端一般应同时采用单纯结扎和贯穿缝扎止血保证结扎可靠。

4.填塞法　此方法止血的原理与压迫法有相同之处，只不过压迫不是由操作者用力完成，而是通过填塞物占据出血表面的空间而产生的压力完成。常用于两种情况：

　　(1)体内空腔的出血:当体内空腔的组织、器官血管出血时,在某些紧急的情况下,患者情况危急,而用其他止血方法有困难或因某些原因仍未能作进一步处理、来不及处理或暂时无法处理的情况下,可采用大量的消毒过的填塞物填塞于空腔中,通过此方法起到暂时的止血作用,待条件许可时再作进一步的处理。常用于胸、腹腔等空腔的出血。

　　(2)深部组织的出血:在一些深部组织(如肝脏、鼻腔、子宫腔等)损伤,用其他办法止血常会遇到困难,如肝脏损伤,特别是损伤严重、组织形态都已发生损毁、要缝合困难或即使缝合后也仍有出血,在这些类似的情况下,都可以采用填塞的方法。填塞时应把填塞物的尾部放于体外,以便以后取出。填塞物留置时间不宜过长,止血后逐渐取出,一般是1～2天。

　　5.热凝固止血　此方法是通过电凝或激光等对组织产生热而使蛋白凝固达到止血的目的,止血迅速,可缩短术中止血时间,且无异物(如线结)残留之弊端。常用于浅表的小出血点或深部不易结扎的渗血,可广泛用于小血管止血。

　　(1)电凝止血:主要是利用高频电流凝固小血管,电流强度能使血管收缩,电热作用可使血液凝固、使小块组织炭化。电凝点组织呈白色为度,电流过大易损伤周围组织,或灼成焦痂,反而不易止血。另外,电凝点不宜过多,更不可用于皮缘,以免切口愈合不良。具体用法:可先用止血钳准确地将出血点或血管口处钳夹,然后通电止血,钳夹的组织越少,止血的效果越好。也可用单极或双极电凝镊直接夹住出血点,然后通电止血。注意使用前需检查电灼器有无故障,检查室内有无开放的乙醚或其他易燃的化学物质;使用时应用吸引器吸去电灼部位的血液或用干纱布将手术野拭干;电灼器或导电的血管钳、镊子不可接触其他组织;随时刮除导电物前端的血痂。常用于浅表部位较广泛的小出血点,有时亦可用于深部止血。其优点是缩短手术时间和减少创口内线结。但患者有凝血功能障碍时止血效果差。有创口污染者用电凝易发生感染,故不宜采用此法。在大面积瘢痕切除时,如能熟练地掌握这一方法,往往可取得较好的效果。

　　(2)激光止血:激光的放射可产生一种连续的高强热流,这种高强热流可引起组织的气化。在确定组织已经吸收的情况下,中等程度的激光发射就可使热伴随着组织气化而引起组织结构的破坏和小血管的凝固而达到止血的目的。激光源一般可用二氧化碳、钕钇铝石榴石或者氩等。激光的应用基本是安全的,不安全的因素主要有两点:一是对操作者会产生潜在性的眼睛损伤,所以操作人员应戴防护镜;二是激光气化某些组织时可产生毒性产物,因此需要专一的真空抽吸系统进行处理。有一点必须强调的是,操作者一定要经过特殊训练后方可使用这一技术。

　　(3)超声刀止血:利用高频声波产生的机械振动在切割组织中产生大量空泡堵塞血管以达到切割组织并有效止血的作用。因其产热较低对组织损伤小而广受外科医师的欢迎。

　　6.局部药物的使用　此类止血方法主要用于填塞、压迫等方法无效时,特别适用于一些渗血的创面如肝脏、骨质等的渗血,起到局部止血作用。比较传统的药物有明胶海绵、淀粉海绵等。近年来,有不少类似的局部止血药问世,常用促凝物质如明胶海绵、纤维蛋白泡沫体、氧化纤维素、胶原丝等均为局部止血剂的基本成分,如纤维蛋白黏合剂、氧化纤维素、胶原丝及一些喷雾止血剂等等。这些药物的具体用法都是直接放在出血的部位,其作用原理是为促进血液凝固和提供凝血块支架。这些物质能逐渐分解吸收,损伤的血管还可能恢复通畅。但使用时这些促凝剂容易吸附渗血或被渗血推离创口。为此,要用干纱布压迫数分钟或缝合固定,使之贴附于创口组织而起止血作用。骨髓腔出血,可用骨蜡封闭出血处止血。在条件受到限制时,也可使用麻黄素或肾上腺素浸润湿纱条或棉片用于局部止血,其可促使血管收缩,减少组织切开后的出血。但此法可增加创口感染机会,有时也会影响心脏功能。3%双氧水注入渗血创面,再用干纱布压迫,因局部氧化生热产生泡沫,可有促使局部血液凝固的作用。

三、注意事项

1.要尽可能地预防出血。

2.要熟悉身体各部位的解剖及血管的分布特点。

3.发生出血时切记要沉着、冷静、眼明、手快。力求快速止血,并要准确,钳夹出血的血管时注意不要损伤周围组织,尤其是神经组织。

4.止血要可靠,以免发生再出血。

（郑立平）

第七节　创口换药

合理的换药方法、创口用药、引流条放置、适当的敷料、恰当的换药间隔时间是保证创口愈合的重要条件,否则不仅达不到治疗目的,反而延误创口愈合,甚至导致感染,因此正确的换药是提高外科治疗的关键。医护人员应根据创口创面的具体情况,选择不同的换药方法。

一、目的

1.观察创口或创面情况,并给予及时适当的处理。

2.清理创口,清除异物、分泌物和坏死组织,减少细菌繁殖因素,控制感染,促进创口愈合。

3.拆除创口缝线。

二、准备工作

1.换药室应提早做好室内各种清洁工作,换药前半小时室内不作打扫。

2.换药前必须初步了解创口部位、类型、大小、深度、创面情况,是否细菌或化脓创口,有无引流物,以便准备适当敷料和用具,避免造成浪费或临时忙乱。无菌创口换药到无菌室进行,感染创口在普通换药室内进行。

3.严格执行无菌操作。换药者应戴好口罩、帽子,操作前清洁洗手,对化脓创口换药后须重新洗手,再继续换药。

4.病员应选择适当体位,避免患者直接观察换药操作,必要时给平卧位,创口要充分暴露,换药时,应有足够的照明光线,注意保暖,避免受凉。会阴部及大面积创口宜用屏风隔开或单独在室内换药。

5.用物准备:换药碗两只,一只盛无菌敷料,一只盛酒精棉球、盐水棉球、引流物;镊子两把,一把作清洁创口周围皮肤用,另一把作为创口内换药用;按创口需要加用油纱布、纱布条、引流药、外用药和纱布等。

三、方法

1.外层绷带和敷料用手取下,紧贴创口的一层敷料用镊子揭去,揭除敷料的方向与创口纵行方向平行,以减少疼痛。接触无菌敷料的镊子与接触创口的镊子要分开。

2.左手持另一把无菌镊子将药碗内的酒精棉球传递给右手的一把镊子操作,用以创口周围皮肤擦洗。清洁创口先由创缘向外擦洗,勿使酒精流入创口引起疼痛和损伤组织。化脓创口,由外向创缘擦拭。

3.换药者左手持有齿镊向右手传递无菌物品,右手持无齿镊接触创口并清洁创口,使用时勿使两镊相碰。轻轻清洗创口,禁用干棉球擦洗创口,以防损伤肉芽组织。

4.去除过度生长的肉芽组织、腐败组织或异物等,观察创口的深度及有无引流不畅等情况,再用酒精棉球清除沾染皮肤上的分泌物,最后用消毒敷料覆盖创面。

【各类创口换药】

1.无菌创口换药　一期缝合的无菌创口,应保持创口敷料的清洁干燥和固定位置。如果敷料被污染、浸湿或移位,应即时更换敷料。如果怀疑创口可能感染,应及时揭去敷料,观察创口,更换敷料。薄、中层植皮的供皮区和植皮区,一般术后4～5天需更换敷料。具体操作如下:

(1)用手揭去外层敷料,用镊子揭去内层敷料,暴露创口。如敷料因渗出物与创口黏连较紧,不可硬性将其揭下,应先用生理盐水将敷料润湿,然后慢慢地将敷料揭下,这样可减少对创口的撕裂,减轻患者的痛苦。

(2)观察创口有无红肿、出血,有无分泌物及其性质,注意创面皮肤、黏膜、肉芽组织的颜色变化。

(3)用碘酒、酒精或活力碘棉球清洁、消毒创口,消毒顺序是从创缘向外周呈离心性消毒。

(4)创口上覆盖消毒的干纱布、酒精纱布或生理盐水纱布。

(5)外层覆盖消毒的干纱布或棉垫,用胶布条黏贴或绷带包扎。

2.感染创口换药　感染创口换药基本步骤类似于无菌创口换药,先揭去创口敷料,再用碘酒、酒精或活力碘消毒创口周围的皮肤、黏膜,创口周围有胶布或油脂等物黏连者可用松节油、乙醚或汽油拭去。然后,根据创口性质采取进一步措施:

(1)清洁创口:一般用较干的生理盐水棉球沾净创口内分泌物,并用镊子、探针或止血钳探查创口,用镊子、剪刀清除创口内脓苔、坏死组织、缝线头、异物。用棉球或纱布清除创口分泌物时,要做到仔细耐心、动作轻巧、清除彻底,勿将棉球或纱布遗留创口内。

(2)化脓性创口处理:①一般化脓性感染创口:可用0.2%呋喃西林、0.1～0.2%雷佛奴尔等纱条湿敷;②厌氧菌感染创口:可用2%双氧水或0.2%高锰酸钾溶液洗涤,也可用0.5%甲硝唑或替硝唑溶液冲洗;③绿脓杆菌感染创口:常用0.1%～0.5%多黏菌素、1%～2%苯氧乙醇、10%水合氯醛等湿敷。

(3)肉芽组织创口处理:①肉芽色鲜红,芽密细,碰之易出血并有痛感,无分泌物。此种肉芽组织为新鲜健康肉芽组织,是感染创口正常愈合的标志,可选用生理盐水纱布、呋喃西林纱布、雷佛奴尔纱布或凡士林纱布外敷。②肉芽色淡,表面光滑发亮,水肿,分泌物多。可选用高渗盐水或20%～30%硫酸镁纱布外敷。③肉芽组织生长过盛超出创缘平面,有碍新生上皮向创面中心生长,可用刮匙刮去肉芽或以硝酸银腐蚀肉芽,再敷以盐水纱条或油纱条。④陈旧性肉芽色暗,芽粗大质脆,表面常覆盖一层猪脂状分泌物,触之不易渗血,无生长趋势。此种肉芽组织可能是由于创口处理不当、局部血循环不良所致,应设法改善局部血循环如红外线灯烤,去除不健康的、陈旧的肉芽,创面可用0.1%雷佛奴尔纱布、呋喃西林纱布或碘仿纱布外敷。⑤已生长的肉芽发生消蚀现象,多由于某种细菌的感染所致,如绿脓杆菌,应选用合理的抗生素纱布外敷。⑥坏死肉芽色灰白或紫黑,有脓液混杂其上,臭味较大。应剪去坏死肉芽,用生理盐水或 0.1％雷佛奴尔纱布湿敷。

（4）慢性溃疡、褥疮：去除病因，防止局部受压，促进血循环，改善全身情况，局部可选用3％双氧水清洗、0.1％雷佛奴尔纱布、呋喃西林纱布湿敷等。

（5）高位肠瘘、胰瘘和分泌物较多的创口，周围皮肤常常被腐蚀、糜烂或发生皮炎，应涂擦10％氧化锌软膏防治。

（6）创面使用抗生素：应针对创口细菌的感染选用合理的抗生素，临床上最常用庆大霉素。若发现有真菌感染，需选用酮康唑等抗真菌药。

（7）中药制剂：许多中药具有抗感染、刺激肉芽组织生长、收敛创口等作用，如鱼石脂、黄金散、玉红膏等，合理选用，疗效较好。

【拆线】

1.一期愈合的创口　①基本操作同无菌创口换药，揭去敷料，创口消毒。②拆线：一手用镊子轻轻提取线头，另一手持线剪，靠近皮肤剪断裸露体外较短的线头，向同侧方向将皮内缝线轻轻拉出。③再以碘酒、酒精或活力碘消毒，创口覆盖干纱布或酒精纱布。④创口拆线时间：头面部 4～5 天，下腹、会阴部 6～7 天，胸、上腹部 7～9 天，四肢、臀部、脊柱 12～14 天，减张缝合线 14 天。老年、营养欠佳，估计创口愈合不良宜延期拆线。⑤间断拆线：创口较长，考虑创口愈合可能欠佳，可先间断拆除缝线，观察 1～2 天后再拆除剩余缝线。

2.感染创口　创口红肿、积脓，应拆除缝线，然后按感染创口进行换药处理。

四、注意事项

1.不论是清洁创口还是污染、感染创口，均应严格执行无菌操作规则，防止交叉感染。

2.多个病人或多个创口同时换药应有一定的顺序，先换无菌创口，再换感染轻的创口，最后换感染重的创口。

3.换药者当日有无菌手术，不应在手术前给感染创口换药。

4.如病情许可、条件允许，应在换药室进行换药。

5.凡接触创口的用具物品经洗净后，放在指定的位置，进行无菌处理。

6.创口换下的污染敷料应放入指定的污物桶中，进行统一处理，不可随便乱扔。

7.高度传染性创口，如破伤风、气性坏疽、绿脓杆菌感染，应遵守严格隔离术，换下的敷料应焚毁，用过的器械应用 2％来苏儿溶液浸泡 1h 后再清洁灭菌，换药者应洗手后再用 1‰新洁尔灭或 75％酒精浸泡消毒。

8.了解患者的心情，向患者讲解换药的目的和意义，消除患者的心理恐惧。

9.换药者操作应当稳、准、轻，禁忌动作过粗过大。

10.合理掌握换药的间隔时间，间隔时间过长不利创口愈合，间隔时间过短因反复刺激创口也会影响创口愈合，同时增加患者痛苦，并造成浪费。

（1）无菌一期创口换药一般在 24h、72h 常规观察局部肿胀渗出情况。开放伤术后争取24、48、72h 连续三天换药，特别注意容易出现血肿或引流情况及时排除险情比较关键。

（2）骨科创面较多见的感染创面就是皮肤坏死、褥疮创面，高渗盐水一般用在感染重、渗出较多的创面，可以快速减轻创面及肉芽组织水肿，减少渗出。

（3）再植手术或吻合血管的皮瓣手术最好能用与体温相近的呋喃西林溶液换药，手指创口换药纱布应避免环形包扎，局部最好用碎纱布填充。

(4)对于大面积创口,首先注意清创,对于已经坏死的组织包括坏死的肌腱及血管组织不要姑息,争取在几次换药中,界线一旦明显则果断切除,勉强留下,只会延缓肉芽生长,甚至造成感染。

(5)对于已清除大部分坏死组织的创口,要注意爱护肉芽的生长,肉芽组织本身有抗感染的能力,如果没有明显渗出,则不要用抗生素或其他药水换药,只用碘伏消毒创缘皮肤,用湿盐水纱布覆盖即可。

(6)油纱条不要放到创面上,应该在盐水纱布上,防止盐水过快的挥发。有感染的创面注意先做一个细菌培养＋药敏再换药,以免以后被动。

【创口分泌物的认识】

1.血液　来源于损伤的血管,一般为渗血。

2.血浆　从毛细血管和淋巴管渗出,为淡黄色清晰液体,对创口有一定的保护作用。

3.脓液　由脓细胞、细菌及其毒素和酶分解的坏死组织等组成。脓液的性质、颜色、气味、黏稠度依细菌种类而异。

(1)葡萄球菌:脓液呈黄色、黏稠、无臭,多见于软组织和骨的感染。

(2)链球菌:脓液呈淡黄色、稀薄、量多、腥臭,多见于软组织感染。

(3)大肠杆菌:脓液呈灰白色如面汤样,无臭,常为混合感染,多见于消化道、胆道和泌尿系感染。

(4)肺炎球菌:脓液呈黄色或浅黄带绿,稠厚呈乳酪样或黏液状,其中有大量的纤维蛋白凝块,引流困难,多见于呼吸系感染。肺炎杆菌:脓液呈灰白色,非常黏稠,多见于脓胸、阑尾脓肿及泌尿系感染。

(5)变形杆菌:脓液具有特殊臭味,见于肠道和泌尿系感染。

(6)绿脓杆菌:脓液呈淡绿色,具有微甜腐霉气味,常见于烧伤感染。

(7)结核杆菌:脓液呈淡黄色或淡茶色,内有干酪样物。

(8)厌氧菌:脓液有腐败性臭味或甜昧,组织坏死,有气体存在。

(9)淋球菌:脓液淡黄,稠厚如奶油。

(10)其他:放线菌的脓液中有硫磺样颗粒,阿米巴性肝脓肿的脓液呈棕褐色(巧克力色)。

4.空腔脏器漏出液

(1)胆瘘:排出液为胆汁,呈黄色,化验胆红素定性阳性。

(2)胰瘘:排出液为无色清晰液体,化验胰淀粉酶含量很高。

(3)胃肠瘘:排出液含食物残渣。

(4)尿瘘:排出液有尿臭,化验为尿液。

(5)甲状舌管瘘、腮裂瘘:排出液与分泌液相似。

【常用换药的药品】

1.酒精　作用机制是能使细菌蛋白脱水,发生沉淀,呈现收敛,从而杀菌。

(1)常用制剂为70%～75%溶液,以70%浓度作用最强,低于30%几乎无杀菌作用,而浓度过高因使菌体表面蛋白凝固,妨碍酒精向内渗透,从而影响其杀菌效果。

(2)因酒精兼有溶解皮肤表面油脂作用,在外科中常单独或与碘酊结合用于皮肤消毒。

(3)40%～50%酒精溶液涂擦皮肤可使皮肤血管扩张,增加血液循环,防止褥疮。

(4)20%～30%酒精溶液可用于高热病人擦浴退烧。

2.碘酒　因能与蛋白质的氨基结合,使其变性,从而具有强大的杀菌能力,包括真菌和变形虫,并能杀死芽孢,但对皮肤、黏膜有强烈的刺激作用。

一般皮肤消毒用 2%～2.5% 碘酊,术前用 3.5%～5% 碘酊,小儿用 1.5%～2% 碘酊,待其干后,穿透皮肤较深,灭菌作用较强,再用 70% 酒精脱碘。一方面酒精脱脂(溶解脂肪)能促进碘酒的渗透,加强皮内杀菌作用;另一方面酒精脱去皮肤碘酒,避免碘的刺激引起皮肤起泡、脱皮,以及碘过敏反应。

但应注意:①忌用于会阴、阴囊、口腔黏膜、破溃皮肤及新生儿皮肤,碘酒可造成此处皮肤损伤;②忌用高浓度碘酒,因其对组织具有腐蚀性;③忌与红汞同用,以免产生碘化汞而烧伤皮肤。

3.活力碘　是一种以表面活性剂为碘载体的剂型,呈棕色略带黏性的液体。本品与皮肤黏膜接触后,缓慢释放出碘而起消毒作用,对细菌、真菌、病毒均有较强的杀灭能力。可用于外科洗手、手术皮肤黏膜和创口消毒,亦可用于口腔、阴道黏膜感染及疱疹病毒感染。本品易溶于水,着色后易用水去除,本品无需脱碘,无刺激、无致敏、无腐蚀性。使用方法如下。

(1)手术部位皮肤、医务人员手臂消毒:用原液涂擦 2 遍。

(2)注射部位、会阴消毒:原液稀释 1 倍,涂擦 1～2 遍。

(3)创伤、烧伤、体腔消毒:原液稀释 10 倍,涂擦或冲洗。

(4)口腔和咽部消毒:原液稀释 20 倍,洗漱或涂擦。

(5)会阴部冲洗或坐浴:原液稀释 40 倍。

4.生理盐水　是一种最常用的药物,无刺激性。用于清洗创口、一般换药、敷盖新鲜的肉芽创面、手术时创口、内脏冲洗等。

5.高渗盐水　一般为 10% 浓度盐水,多用于肉芽水肿创面,能消退水肿,减少细菌生长繁殖环境,有利于新鲜肉芽组织形成及创面愈合,但可引起创口痛。

6.双氧水　为强氧化剂,与组织中过氧化氢酶相遇很快释放氧,从而产生抗菌、除臭、清洁、收敛、止血的作用,但作用时间短,杀菌力弱。主要用 3% 溶液清洁面部创面、溃疡、脓窦、耳内脓液;用 1% 溶液含漱治疗口腔炎、扁桃体炎等。因其产气过快,在体腔创面使用时应注意可能引起栓塞、感染扩散的危险。贮存过久易分解失效。

7.高锰酸钾　为强氧化剂,遇坏死组织等有机物则释放出新生态氧,起杀菌除臭作用,但作用表浅,时间短,低浓度有收敛作用。使用本品应根据病情合理选用浓度:①0.1%～0.5% 溶液冲洗感染创面、皮肤溃疡、痔疮;②1% 溶液消毒毒蛇咬伤的创口;③0.0125%～0.025% 溶液用于坐浴、冲洗阴道、含漱;③因本品能氧化某些有机毒物而起解毒作用,故可用 0.01%～0.02% 本品溶液洗胃,以解救食物中毒、吗啡、士的宁、巴比妥类中毒。

8.凡士林纱布　多用于脓腔引流,具有不易干结,可保持引流,促进肉芽生长的特点。

9.龙胆紫　为碱性染料,因与细菌蛋白质的羟基结合而灭菌,主要作用于革兰氏阳性细菌和霉菌,并能与损伤、坏死组织凝结成保护膜而起收敛作用。本品刺激性小,常用 1%～2% 溶液用于皮肤黏膜感染、小面积灼伤、口疮、溃疡、各种癣症及霉菌性阴道炎的治疗。

10.红汞　本品为有机汞制剂,通过解离出汞离子起杀菌作用,组织穿透力差,对芽孢无效,并因血清、脓液及其他有机物存在而疗效降低。因无刺激性,2% 红汞溶液主要用于皮肤、黏膜消毒及皮肤擦伤与小创口。使用时应注意:不可大面积使用以免汞被吸收而引起汞中毒,不可与碘酒同用。

11.新洁尔灭　为季铵盐阳离子表面活性剂,其特点是杀菌力强,穿透力强,刺激性小。常用 0.1%～0.5% 浓度,用于手部、皮肤、黏膜和器械的消毒及深部创口的冲洗。注意勿与肥皂、洗涤剂合用,以免降低其灭菌效力。

12.雷佛奴尔　主要抑制革兰氏阳性菌和少数革兰氏阴性菌,毒性低,刺激性小。其制剂有 $0.1\%\sim0.2\%$ 水溶液、1% 软膏、2.5% 粉剂,用于皮肤、黏膜感染的洗涤和湿敷。

13.呋喃西林　抗菌谱广,对革兰氏阳性和阴性菌均有较强的杀菌作用,且不易产生耐药性。常用 $0.01\%\sim0.02\%$ 水溶液湿敷或冲洗创口,冲洗膀胱。

14.优锁　又称漂白粉硼酸溶液,对气性坏疽特别有效,一般用于化脓腐烂创口,可溶解坏死组织,使其脱落。

15.硼酸　为 $2\%\sim4\%$ 弱酸溶液,有抑菌和抗真菌作用,刺激性小。可用于眼、咽喉、口腔、阴道、膀胱、创面、子宫等冲洗、清洁、消毒。本品毒性低,但吸收快,不宜用于大面积创伤、新生儿肉芽组织、乳母奶头,以免吸收中毒。

16.鱼石脂　一般配制成 10% 软膏外用,轻度抑菌,刺激温和,具有消炎、消肿、抑制分泌、防腐作用。

17.苯氧乙醇　有较强杀灭绿脓杆菌作用,常以 2% 溶液用于绿脓杆菌感染的创口。

18.氧化锌软膏　$10\%\sim15\%$ 氧化锌软膏,具有收敛、止痒、抗菌、防腐作用。用于肠瘘周围的皮肤保护、擦伤的皮肤保护,以及如湿疹、溃疡等各种皮肤病。

19.石炭酸　是一种原浆毒,能使菌体蛋白变形而起杀菌作用,1% 溶液就能杀死大多数病菌(包括 G^+、G^- 菌)。因其与蛋白结合疏松,不受蛋白质或有机物阻碍,能渗透至深部组织,对组织伤害作用也很大。临床上常用本品腐蚀不健康或过剩的肉芽组织,处理阑尾切除后残端。用于体表的水溶液,浓度不宜超过 2%,以免损伤组织。

【临床上常见创口的处理经验】

1.清洁创口用碘伏消毒,刺激小,效果好;对于清洁、新生肉芽创面,还可加用凡士林油纱覆盖以减轻换药时患者的痛苦,并减少组织液渗出、丢失。

2.血供丰富,感染机会小的创口可用生理盐水简单湿润一下,无菌辅料包扎即可。

3.对于有皮肤缺损的创口,缺损区用盐水反复冲洗,周围可用碘伏常规消毒,消毒后,用盐水纱布或凡士林纱布覆盖,盐水纱布有利于保持创面的新鲜、干燥,凡士林纱布有利于创面的肉芽生长。

4.感染或污染创口处理原则是引流排脓,必要时拆开缝线,扩大创口,彻底引流,创口内用双氧水和生理盐水反复冲洗,有坏死组织的应给予清创,也可以用抗生素纱布填塞创口内,创口的周围用碘酒两遍、酒精三遍脱碘消毒。感染创口换药要做到每天一换。另外,化脓切口换药时,一定要仔细擦掉切口处的脓苔,且不能因为患者的疼痛而不敢碰切口,脓苔除去后要有轻微的血丝渗出,这样才有助于切口早日愈合。

5.褥疮、化脓性骨髓炎等感染创口,用碘伏消毒创口周围,创口用双氧水、生理盐水冲洗,庆大霉素敷料覆盖。

6.骨髓炎有骨外露的创口换药要勤,因为渗出很多,所以敷料要多。在换药过程中,应随时清除坏死组织,髓腔内可以放置纱条。方法是先用盐水冲洗创面,再用 0.1% 碘伏冲洗,再用双氧水冲洗,最后用庆大霉素纱布湿敷,敷料覆盖。

7.开放性骨折行外固定的患者,换药遵循的是首先碘伏消毒(同时清理切除坏死组织),其次使用双氧水消毒,然后生理盐水冲洗,最后呋喃西林纱布填塞覆盖创面。等待其肉芽生长,行游离皮瓣覆盖。

8.切口的脂肪液化　脂肪丰富的切口易出现脂肪液化,此时广泛地敞开切口(脂肪液化的区域全部打开),做细菌培养＋药敏,加强换药。这样的切口换药时间长,为了缩短时间,在初期消毒后在局部皮下注射庆大霉素,向切口中放置葡萄糖粉,每天换药,待创口渗出减少后油纱刺激肉芽生长,新鲜后二期缝合或"蝴蝶"胶布拉合。

9.久溃不愈的创口,要采用中药换药。中医换药有其独到之处,但通常没有什么无菌观念。例如:对于难愈性窦道,通常早期用八二丹或九一丹＋红油膏,提腐去脓,后期用生肌散＋红油膏收口,效果很好,即使是绿脓杆菌或耐药金葡菌感染都能很好治愈。

10.对污染性油性创口,可用松节油洗去油渍。

11.陈旧性肉芽创面　此种创面肉芽组织再生能力差(颜色暗红,不新鲜,高低不平,有时呈陈旧性出血貌),周围组织不易愈合,以刮匙将表面肉芽组织刮除或剪除,使之出血,露出新鲜肉芽,外敷橡皮膏(此为中医去腐生肌之说,西医则将以双氧水冲洗达到去腐的目的)。如有脓液,应注意观察有无脓腔或窦道,注意患者体温变化。

12.绿脓杆菌感的创口　其特点是脓液为淡绿色,有一种特殊的甜腥臭味,如果创面结痂,痂下积脓,有坏死组织的,要清除痂皮、脓液和坏死组织。烧伤创面早期绿脓杆菌感染可削痂植皮,也可用 $1\% \sim 2\%$ 苯氧乙醇湿敷,或用 0.1% 庆大霉素、1% 磺胺嘧啶银、10% 甲磺米隆等溶液湿敷;创面较小可用 3% 醋酸、10% 水合氯醛等溶液湿敷。

【换药实践技能操作】

1.术前准备

(1)物品准备:①治疗碗(盘)两个,有齿、无齿镊各一把或血管钳两把,探针一个,手术剪一把;②$2\%$碘酊和70%酒精棉球或碘伏,生理盐水,棉球若干,引流物或根据创口所选择的药物、敷料;③胶布、剪刀、汽油或松节油棉签。必要时备酒精灯、火柴、穿刺针。根据创口需要酌情备用胸腹带或绷带。

(2)病人准备:告知病人换药的目的,可在病房,最好在专用的换药室进行换药,病人应采取最舒服且创口暴露最好的体位。应避免着凉,如创口较复杂或疼痛较重,可适当给予镇痛或镇静药物以解除病人的恐惧及不安。

2.操作步骤

换药前操作者应洗手,并戴好帽子和口罩。

(1)一般换药方法:①移去外层敷料,将污敷料内面向上,放在弯盘内;②用镊子或血管钳轻轻揭去内层敷料,如分泌物干结黏着,可用生理盐水润湿后揭下;③一只镊子或血管钳直接用于接触创口,另一镊子或血管钳专用于传递换药碗中物品;④$70\%$酒精棉球消毒创口周围皮肤,生理盐水棉球轻拭去创口内脓液或分泌物,拭净后根据不同创口选择用药或适当安放引流物;⑤用无菌敷料覆盖并固定,贴胶布方向应与肢体或躯干长轴垂直。

(2)缝合创口换药:①更换敷料:一般在缝合后第 3 日检查有无创面感染现象;②消毒后用无菌纱布盖好,对有缝线、脓液或缝线周围红肿者,应挑破脓头或拆除缝线,按感染创口处理,定时换药。

(3)其他创口换药:①浅、平、洁净创口:用无菌盐水棉球拭去创口渗液后,盖上凡士林纱布。②肉芽过度生长创口:正常的肉芽色鲜红、致密、洁净、表面平坦,如发现肉芽色泽淡红或灰暗,表面呈粗大颗粒状,水肿发亮高于创缘,可将其剪除,再将盐水棉球拭干,压迫止血。也可用 $10\% \sim 20\%$ 硝酸银液烧灼,再用等渗盐水擦拭,若肉芽轻度水肿,可用 $3\% \sim 5\%$ 高渗盐水湿敷。③脓液或分泌物较多的创口:此类创面宜用消毒溶液湿敷,以减少脓液或分泌物。湿敷药物视创面情况而定,可用 1:5000 呋喃西咻或漂白粉硼酸溶液等。每天换药 2～4 次,同时可根据创面培养的不同菌种,选用敏感的抗生素。对于有较深脓腔或窦道的创口,可用生理盐水或各种有杀菌去腐作用的渗液进行冲洗,创口内适当放引流物。④慢性顽固性溃疡:此类创面由于局部循环不良、营养障碍或切面早期处理不当或由于特异性感染等原因,使创面长期溃烂,久不愈合。处理此类创面时,首先找出原因,改善全身状况,局部用生肌散、青霉素等,可杀灭创面内细菌,促进肉芽生长。

【注意事项】

1.严格执行无菌操作技术　凡接触创口的物品,均须无菌,防止污染及交叉感染,各种无菌敷料从容器内取出后,不得放回,污染的敷料须放入弯盘或污物桶内,不得随便乱丢。

2.换药次序　先无菌创口,后感染创口,对特异性感染创口,如气性坏疽、破伤风等,应在最后换药或指定专人负责。

【练习题及答案】

1.病室换药的最佳时间是什么时候?

2.初期完全缝合的切口,分哪三类?

3.创口愈合分哪几级?

4.医师资格技能考试换药模拟题。

答案:

1.病室换药应在晨间护理或清洁工作完毕后半小时进行。

2.(1)清洁切口:指缝合的无菌切口,如甲状腺大部分切除术等。

(2)可能污染切口:指手术时可能被污染的缝合切口,如胃大部分切除术等。

(3)污染切口:指邻近感染区或组织直接暴露于感染物的切口,如阑尾穿孔的切除术。

3.(1)甲级愈合:是指愈合优良,没有不良反应的初期愈合。

(2)乙级愈合:是指愈合欠佳,愈合处有炎性反应,如红肿、硬结、血肿、积液等,但未化脓。

(3)丙级愈合:是指切口化脓,需要作切开引流。

4.(1)患者男性,两天前被埋在地里的利器划破右足底,曾来院扩创包扎,注射破伤风抗毒素。今来院复诊换药(需戴无菌手套,在医学模拟人上进行操作)。

①换药前的准备工作:戴口罩、帽子、洗手、与患者作换药前的沟通等,取、开换药包正确(防止污染包内物品)。

②戴无菌手套:打开手套包,取出手套,左手捏住手套反折处,右手对准手套 5 指插入戴好。已戴手套的右手,除拇指外 4 指插入另一手套反折处,左手顺势戴好手套。

③创口处理:正确清除坏死组织,使创口暴露,引流通畅。用 3% 双氧水冲洗,直至创口深处。1:5000 高锰酸钾液浸湿敷料盖住创口。

④覆盖消毒纱布及胶布黏贴方向正确,长度适中。

⑤提问:为什么一定要用双氧水消毒冲洗?答:因为疑有破伤风杆菌感染,破伤风杆菌是厌氧菌,用双氧水消毒可以杀灭破伤风杆菌。

(2)患者男性,急性阑尾炎术后,请你戴无菌手套、清洁创口换药(在医学模拟人进行操作)。

①换药前的准备工作:戴口罩、帽子、洗手、与患者作换药前的沟通等,取、开换药包正确。

②戴无菌手套:打开手套包,取出手套,左手捏住手套反折处,右手对准手套 5 指插入戴

好。已戴手套的右手,除拇指外4指插入另一手套反折处,左手顺势戴好手套。

③创口处理:先用手取下外层敷料(不用镊子),再用镊子取下内层敷料,与创口黏住的最内层敷料,应先用盐水浸湿后再揭去。

④覆盖消毒纱布及胶布黏贴方向正确,长度适中。

⑤整个换药过程操作流畅正确。

⑥提问:换药的次序。答:先无菌创口,后感染创口,对特异性感染创口,如气性坏疽、破伤风等,应在最后换药或指定专人负责。

(何冬雷)

第八节　引流术

将体内某部位异常积聚的液体经过手术引流至体外,以减少异常积液对机体的损害而达到治疗作用;或用以观察积液的变化,为进一步治疗提供依据。

一、引流目的

引流的液体可分为感染性和非感染性两大类。感染性液体通过引流后,可以达到减轻压力、缓解疼痛、减轻炎症、防止炎症扩散、有利于炎症消退的目的。非感染性液体包括血液、渗出液及组织分泌液等,通过引流后,可以达到减轻局部压力、减少液体对周围组织的损害、减少合并感染可能、有利于创口愈合等目的。

二、常见引流项目

1.被动引流　包括①吸附作用:在创口内放置纱布类引流物,创口液体借助于纱布毛细管的吸引作用,而被引流出体外;②导流作用:在创口内放置导管状引流物,创口液体凭借其与大气之间的压力差,通过导管腔被引流出体外;③虹吸作用:体内位置较高的腔内液体通过引流管流入位置较低的引流瓶中。条件是体腔中的压强与瓶中压强相等,内管口不能露出液面。

2.主动引流　将引流管连接于减压器,借助负压作用吸出创口内液体。

引流可分为开放式和闭合式两种类型。上述吸附作用和导流作用的引流为开放式引流,其缺点是容易有外源性污染。而闭合引流需缩小体表引流口,将引流管外端通向封闭的容器,如上述虹吸作用引流和主动引流。

3.引流物类型

(1)纱布引流条:有干纱布引流条、盐水纱布引流条、凡士林纱布引流条和浸有抗生素引流条。凡士林纱布引流条常用于脓肿切排后堵塞创口,其作用是压迫止血,防止因创口壁与敷料的黏连或肉芽长入敷料导致换药时疼痛。盐水纱布引流条和浸有抗生素引流条多用于较浅的感染创口。

(2)橡胶引流片:由橡胶手套、薄片橡胶裁剪而成。见图8-8-1。

(3)烟卷引流管:由纱布引流条和橡胶引流片组成,即在纱布引流

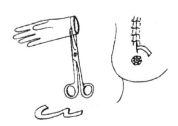

图8-8-1　胶片引流

条外层包裹一层橡胶片,形成类似香烟式的引流条。由于外周柔软、光滑不易压伤周围组织。使用

时须将内置端的外周橡胶剪数个小孔,以增加吸附面积,并先用无菌盐水将其浸湿后再置入创口内。

(4)橡胶引流管:根据制作材料不同分为乳胶管和硅胶管。橡胶引流管有粗细、软硬不同,应根据临床实际情况选择合适的橡胶引流管。橡胶引流管种类很多,除普通橡胶引流管外,还有用于不同组织器官的特制引流管,如导尿管、气囊导尿管、胆道 T 型管、胃肠引流管、脑室引流管、胸腔引流管等。见图 8-8-2~图 8-8-4。

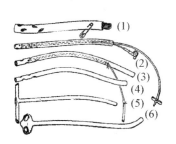

(1)烟卷引流管　　(2)套管引管　　(3)双套管流自制
(4)乳胶引流管　　(5)T形引流管　　(6)蕈状引流管理

图 8-8-2　各种引流管

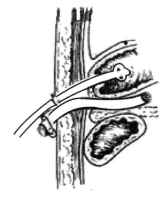

图 8-8-3　引流管及烟卷引流管引流图

三、放置引流物

1.感染性部位或创口引流　浅表较小的脓肿切排后,用凡士林纱布引流;深部较大的脓肿切排后,用软胶管引流;手指脓肿常行对口橡皮片引流;急性骨髓炎、化脓性关节炎行闭式冲洗引流管引流;胸腔脓肿行胸腔水封瓶闭式引流;腹腔脓肿、化脓性疾病多行橡胶管引流,由于烟卷引流条引流不充分,最好不用;深部组织引流大多需用闭合式主动引流,如引流不通畅,后期也可改用开放式被动引流。结核性脓肿一般不作引流。

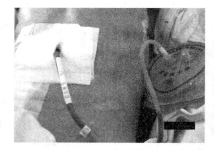

图 8-8-4　腹部术后置引流管图

2.非感染性部位或创口引流　临床上,非感染性液体引流比感染性液体引流使用更广泛,且多采用闭合式引流。常规颅脑、颈部、胸腔、腹腔、脊柱、四肢关节、泌尿系统等手术,由于术后创口渗血、渗液,压迫周围重要组织器官,可严重威胁患者的生命或产生严重并发症,同时创口积血积液,将增加创口感染率并影响组织的修复。创口内放置引流物,可明显减轻局部压力,有利于组织的修复。

3.污染性创口,创口内放置引流物,可降低感染发生率。

四、引流物的管理

引流物去留的时间,一般根据不同引流适应证及引流量决定。拔除过早,分泌物引流不充分,重新积聚;拔除过晚,感染机会增加,影响创口愈合,甚至产生其他并发症。

1.无菌手术创口和体腔渗血引流　一般创口和体腔内预防性引流物,如渗出液(血)已停止或引流量少于 30~50ml/d,可于手术后 24~48h 内一次拔除。拔除时应先予以旋转、松动,使引流管与周围组织黏连分离,然后向外拔除。如有障碍,切不可用力猛拔以免断裂,可等待次日拔除,对内部有固定的引流物更须注意。如有数根引流管,则可分次取出。

2.脓肿引流　脓腔缩小,引流量显著减少,小于 10ml/d,可采用更换细引流管或逐渐拔除,使创口由肉芽组织所填充,防止皮肤层过早愈合。有时可用 X 线造影检查或通过 B 超、CT 或 MRI 观察脓腔是否消失,再决定引流物能否拔除。

3.肝、胆、胰、十二指肠、泌尿道手术缝合处附近引流物,一般保留至术后 5～7 天,引流液停止后可拔除。

4.纱垫压迫止血,宜在病情稳定,放置 3 天起,分次逐渐外拔剪短并于术后 7～10 天全部拔除。

5.胃十二指肠减压管　其拔管指征:①吸引量减少,无明显腹胀;②肠蠕动恢复,肠鸣音正常;③肛门有排气或排便。

6.胆总管引流管　一般在术后 2～3 周拔除。拔除时应明确两点:①胆管内无感染;②胆总管远端畅通无阻。其拔管指征:①体温正常,黄疸消退,胆汁清亮,无絮状物及结石残渣,显微镜检无脓球;②胆汁引流量逐日减少,粪色正常;③引流管抬高,钳夹 3 天,无右上腹胀痛不适,无发热、黄疸;④胆道造影证明胆总管下端无阻塞,无结石存在;或 B 超检查 T 形管正常。

拔管后,创口以凡士林纱布覆盖换药,一周左右即可愈合。如手术仅限于胆总管探查或取石,术后 10 天左右便可拔除引流管;如胆道感染严重或肝胆管残留结石,引流时间应延长,并可经引流管胆道镜取石;对胆道狭窄或损伤成形修补术后之引流支撑管,须保留数周至数月之久。如需第二次手术,引流管不应拔除,以便手术时寻找胆总管。

7.泌尿道引流管

(1)膀胱造瘘管:根据病情决定去留时间,一般手术后 1～2 周拔除。拔管前要夹闭造瘘管 1～2 天,观察排尿畅通情况,如有排尿困难或有尿潴留现象应延迟拔管。需长期留置膀胱造瘘管者,可于术后每 2～3 周换管一次。换管要注意无菌操作。拔管后,创口用凡士林纱布封闭,约一周左右便可愈合。

(2)肾输尿管等吻合术所置放的支架引流管,一般于术后 2～3 周拔除,但事先应夹管观察 2～3 天。

(3)肾与肾盂造瘘管:①要保持引流通畅,如血尿明显、肾盂感染、尿液沉淀物较多等,可在无菌操作下用生理盐水或 1/2000～5000 呋喃西林溶液等抗菌剂冲洗肾盂。可服氯化铵以酸化尿液,防止结石形成。②导管去留时间依病情而定,一般于术后 2～4 周首次换管,此后每 2～3 周换管一次。③同时放置肾盂、输尿管支架引流管和肾造瘘管时,前者于术后 3～4 周拔除,后者仍需引流,如吻合口通畅,可于 5～7 天后拔除。拔管指征:①症状消退,尿液澄清;②肾盂测压在 15cmH$_2$O 范围以内,一般肾盂静止压为 5～7cmH$_2$O,如超过 20cm 则提示吻合口或远端有梗阻,不能拔管;③夹管 24～48h 后无腰痛、无管周漏尿及发热等情况,膀胱排尿量增多,开放导管后肾盂残余尿少;④经肾造瘘管作肾盂输尿管造影,显示肾盂、输尿管无梗阻;⑤临床上试验尿流是否通畅,最简便实用的方法是患者平卧,将造瘘管提至比身体平面高 20～30cm 水平,如造瘘管无尿流出即表示尿流通畅;否则,表示有梗阻存在,不宜拔管。

五、注意事项

1.根据疾病的性质、手术中情况,以决定选择何种引流方法以及何种引流物。

2.一般引流物内端应置于创口底部或接近需要引流的部位,胃肠手术应放在吻合口附近,否则易引流不充分而残留死腔。

3.闭合式引流,其引流物不从原切口出来,而从切口旁另戳的孔引出体表,以免污染整个切口并发感染。

4.引流物必须固定牢靠,以防引流物滑出切口或掉入体内。一般用缝线将引流物固定于皮肤上。

5.在缝合组织时注意勿将引流物缝于深部组织中,否则拔引流物时将难以顺利取出。

6.术后必须维持引流通畅,及时清除引流管内堵塞物。

7.术后应详细观察引流液的数量、颜色、气味,以判断疾病的转归。

【胸腔闭式引流术】

(一)适应证与禁忌证

1.适应证　①各种类型的气胸,经胸穿抽气,肺不能复张者;②血胸(中等量以上);③脓胸或支气管胸膜瘘;④乳糜胸;⑤开胸手术后。

2.禁忌证　①凝血功能障碍有出血倾向者;②肝性胸水,持续引流可导致大量蛋白质和电解质丢失。

(二)方法

1.患者取斜坡卧位,手术部位应依体征、X线胸片或超声检查确定,气胸引流位选在第2肋间锁骨中线,引流液体选在第7~8肋间腋中线附近并在胸壁标记,常规皮肤消毒,术者戴无菌手套,铺无菌巾,局麻。

2.首先用注射器作胸膜腔穿刺,以确定最低引流位置。作皮肤切口,用直钳分开各肌层(必要时切开),最后分开肋间肌进入胸膜腔(壁层胸膜应注入足量局部麻醉剂),置入较大橡胶管。引流管伸入胸腔长度一般不超过4~5cm,以缝线固定引流管于胸壁皮肤上,末端连接无菌水封瓶。见图8-8-5、图8-8-6。

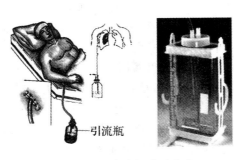

图8-8-5　胸腔闭式引流术1

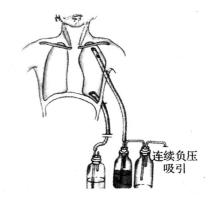

图8-8-6　胸腔闭式引流术2

(三)注意事项

1.由于肋间血管和神经行走于肋骨下缘,为避免其损伤,分离肋间组织或插套管针时,应紧贴肋骨上缘进行。

2.胸腔引流管插入的深度因患者年龄(大人或小孩)和胸壁的厚薄而有所不同。原则是既要使液体或气体得到通畅引流,又要避免胸管阻碍肺的扩张或损伤肺组织,故插入不宜过深。成年人管端在胸腔内深度以3cm左右较好;为防止胸管插入过深和容易脱出,儿童可用荸荠形管,使蕈形头嵌于胸腔内即可。

3.正常情况下,胸膜腔压力随呼吸而改变。一般呼气时压力为$-3\sim-5cmH_2O$,吸气时压力为$-8\sim-10cmH_2O$。为了防止空气被负压吸入胸腔,造成肺萎陷,所以应接水封瓶。插在液面下取管长度以$2\sim3cm$较好,因为过深时胸内空气不易逸出。

4.保持引流管通畅,不被受压、扭转,逐日记录引流量及其性质和变化。

5.每日帮助患者起坐及变换体位,使引流充分通畅。

6.如系急性脓胸,术中宜取分泌物作常规检验、细菌培养及药物敏感度试验;如为张力性气胸,可于病侧锁骨中线第2前肋间、腋前线或腋中线的第4或第5肋间处置管。

7.定期胸部X线摄片,了解肺膨胀和胸膜腔积液情况。

8.胸腔插管引流后,水封瓶内液柱无波动或波动微弱,可能的原因是:①引流管扭曲;②血块或脓块堵塞;③胸壁切口狭窄压迫引流管;④肺膨胀或膈肌上升将引流管口封闭;⑤包扎创口时折压引流管。

9.就患者的病情,所需手术及手术并发症与患者或患者家属沟通,并签协议书。

【胸腔引流管拔管术】

(一)拔管指征

视病情而定,一般于术后$2\sim4$天拔除。

1.肺膨胀良好(通过肺部听诊、X线检查确定)。

2.水封瓶玻璃管水柱无波动或24h内引流量少于$50\sim60ml$。

3.夹管24h,胸腔不再积气,即可拔管。

(二)拔管方法

先剪除固定引流管的缝线,嘱患者深吸气然后屏气,同时将管拔出,并立即以凡士林纱布及厚敷料覆盖创口,以胶布固定于胸壁,保持$12\sim24h$,以防空气吸入胸腔。

脓胸引流管闭式引流时,要经常注水测定脓腔大小,必要时,用碘油或12.5%碘化钠溶液注入脓腔造影,如脓腔缩小至<15ml,可取出引流管,创口换药,使其自行愈合。如为开放式引流,其处理与一般脓腔引流原则相同。

【主要并发症】

1.引流不畅或皮下气肿 多由于插管的深度不够或固定不牢致使引流管或其侧孔位于胸壁软组织中。引流管连接不牢,大量漏气也可造成皮下气肿。

2.出血多 由于引流的位置靠近肋骨下缘损伤肋间血管所致。

3.胸腔感染 长时间留置引流管、引流不充分或切口处污染均可引起。

4.复张性肺水肿 对于肺萎陷时间较长者,在排放气体或液体时,速度不能过快,交替关闭、开放引流管,可预防纵隔摆动及肺水肿的发生。

5.膈肌或肺损伤。

【套管针胸腔穿刺引流术】

穿刺闭式引流主要适用于张力性气胸或胸腔积液。见图8-8-7、图8-8-8。

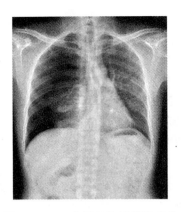

图 8-8-7　右侧气胸置管治疗前

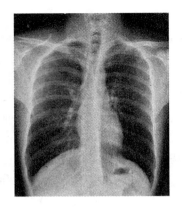

图 8-8-8　右侧气胸置管治疗后

（1）穿刺部位：同胸腔闭式引流术入口处。

（2）皮肤常规消毒，铺无菌手术巾，常规局部麻醉直至胸膜层。

（3）入针处皮肤先用尖刀做一个 0.5cm 的小切口，直至皮下；用套管针自皮肤切口徐徐刺入，直达胸腔；拔除针芯，迅速置入前端多孔的硅胶管，退出套管；硅胶管连接水封瓶；针孔处以中号丝线缝合一针，将引流管固定于胸壁上。若需记录抽气量时，需将引流管连接人工气胸器，可记录抽气量，并观测胸腔压力的改变。

（4）注意事项：①整个操作应该严格无菌程序，以防止继发感染，穿刺引流处应以无菌纱布覆盖；②严格执行引流管"双固定"的要求，用胶布将接水封瓶的胶管固定在床面上；③其他注意事项同胸腔闭式引流术；④就病情及所需手术与患者或患者家属沟通，并签协议书。

【练习题及答案】

1. 用血管钳分离肋间组织或插套管针时应注意什么？

2. 胸腔引流管插入的深度以多少为好？为什么？

3. 如患者同时有多量液胸和气胸，是否需要插两根胸管分别引流？

4. 胸腔插管后为什么要接水封瓶？插在液面下的玻管长度以多少为宜？

5. 某气胸患者作插管闭式引流术后，气体源源不断从水封瓶溢出，数量持久不减少，应想到哪些原因？

6. 某气胸患者原来没有皮下气肿，插管引流后出现大量皮下气肿，可能的原因是什么？应如何处理？

7. 胸腔插管引流后，水封瓶内液柱无波动或波动微弱，可能的原因是什么？

8. 置胸腔闭式引流管后的患者，如术后放置在简便的行军床上休息行不行？如不行，原因是什么？

9. 外科引流定义。

10. 胃十二指肠减压管拔管指征。

11. T 形管拔管指征。

答案：

1. 由于肋间血管和神经行走于肋骨下缘，为避免其损伤，分离肋间组织或插套管针时应紧贴肋骨上缘进行。

2. 胸腔引流管插入的深度因患者年龄（大人或小孩）和胸壁的厚薄而有所不同。原则是既要使液体或气体得到通畅引流，又要避免胸管阻碍肺的扩张或损伤肺组织，故插入不宜过深。

成年人管端在胸腔内深度以 3cm 左右较好；为防止胸管插入过深和容易脱出，儿童可用蕈形管，使蕈形头嵌于胸腔内即可。

3. 一般不需要。因为按液胸插管引流处理后，随着液体排出和肺脏复张，加上鼓励患者咳嗽和深呼吸，气体也能排出。有时为了利于液气同时排出，胸管插入可以深些，但应设法使胸管尽可能与胸壁平行。只有在很个别的情况下才考虑在前胸另插一排气管。

4. 正常情况下胸膜腔压力随呼吸而改变。一般呼气时压力为 $-3\sim-5cmH_2O$，吸气时压力为 $-8\sim-10cmH_2O$。为了防止空气被负压吸入胸腔，造成肺萎陷，所以应接水封瓶。插在液面下取管长度以 $2\sim3cm$ 较好，因为过深时胸内空气不易逸出。

5. ①如为胸外伤患者，可能有较大的肺裂伤或支气管断裂；②如是自发性气胸，可能有小支气管与胸膜腔相通；③如插管处的胸壁切口较大或皮肤缝合不严，吸气时空气可从管周进入胸腔，呼气时由管内排出。

6. 这种情况大多由于①引流管欠通畅；②插管部位皮肤缝合严密，但肋间软组织和插管之间有较大空隙，空气由管周逸入皮下。处理办法：弄通引流管；缝合肋间软组织以消除与插管之间的空隙，或置新插管。

7. 可能的原因有：①引流管扭曲；②血块或脓块堵塞；③胸壁切口狭窄压迫引流管；④肺膨胀或膈肌上升将引流管口封闭；⑤包扎创口时折压引流管。

8. 置胸腔闭式引流后的患者，不应放在矮小的行军床上休息，因为在一般情况下呼吸，胸膜腔内的压力波动在吸气时的 $-8\sim-10cmH_2O$，呼气时在 $-3\sim-5cmH_2O$，但在用力深吸气时，胸腔内压力可达 $-50cmH_2O$。此时引流瓶中的液体可倒吸入胸膜腔，这样一来不仅无益反而有害。

9. 引流是指将组织裂隙、体腔和有腔脏器的液体引离原处和排出体外。广义的引流还包括内引流，如胃肠减压、留置导尿和胃肠之间的短路吻合等。本节讨论的内容是指手术中放置引流物的引流方法。

10. (1)吸引量减少，无明显腹胀；(2)肠蠕动恢复，肠鸣音正常；(3)肛门有排气或排便。

11. 一般在术后 $2\sim3$ 周拔除。拔除时应明确两点：①胆管内无感染；②胆总管远端畅通无阻。其拔管指征：(1)体温正常，黄疸消退；(2)胆汁引流量逐日减少；(3)引流管抬高，钳夹 3 天，无右上腹胀痛不适，无发热、黄疸；(4)胆道造影、X 线检查证明胆总管下端无阻塞，无结石存在，或 B 超检查 T 形管正常。

（何冬雷）

第九节　动脉、静脉穿刺术

【动脉穿刺术】

一、目的

为了采集动脉血、抢救患者或治疗而对动脉进行穿刺或置管。

二、适应证和禁忌证

(一)适应证

1. 严重休克需抢救的患者,经静脉快速输血后未见改善,须经动脉增加冠状动脉灌注量及有效血容量。

2. 持续监测麻醉、围手术期及危重患者的动脉血压。

3. 施行特殊检查或治疗,如动脉血气分析、选择性血管造影和治疗、介入治疗、心导管置入等。

(二)禁忌证

局部组织感染、凝血功能异常、动脉近端梗阻、脉管炎、Allen 试验阴性等。

三、准备工作

1. 了解、熟悉病情,与患者或家属沟通,以取得患者及家属配合。备齐物品携至床旁,查对床号、姓名、治疗项目等,向患者或者家属讲明股动脉穿刺目的、方法。

2. 器械准备,包括清洁盘、消毒液、无菌手套、动脉穿刺针、局部麻醉药、动脉血压监护装置、肝素液和加压装置。

四、操作步骤

1. 股动脉穿刺

(1)准备洗手、戴口罩。

(2)协助患者仰卧位,下肢屈曲略外展外旋。检查注射器的包装、有效期等,再次查对。

(3)常规消毒穿刺点皮肤,术者消毒左手中指和示指,在腹股沟韧带下方内侧,左手示指和中指触及股动脉搏动最明显处并固定,右手持注射器垂直刺入动脉或者与动脉走向呈 40°角刺入。

(4)见回血后用右手固定注射器,左手抽动活塞,按需要采集标本或者接上输血输液器。

(4)抽血或输入完毕,立即拔针,局部加压按 5min 以上。

(5)帮助患者取舒适卧位,整理用物,消毒洗手。

2. 桡动脉穿刺置管

(1)患者平卧,上肢外展,掌侧朝上,腕背部垫一小枕,四指固定使腕部呈背曲抬高 30°～45°。

(2)术者戴好帽子、口罩,戴无菌手套。

(3)穿刺点的选择:穿刺前摸清桡动脉走行,宜选择桡动脉搏动强、走行直的部位穿刺。以左手示指和中指在腕关节桡侧动脉搏动明显处,选其远端约 0.5cm 处为穿刺点。

(4)常规消毒后,先用 1%～2% 利多卡因 0.5～1ml 在皮肤穿刺部位注射一个直径 1cm 左右的小丘疹,进针时针尖斜面向上,基本与皮肤平行,并避开浅表静脉。

(5)以 20 号或 22 号动脉穿刺针与皮肤呈 30°角,向桡动脉直接刺入。

(6)见针尾有血液流出,即可固定针芯并将套管向前推进,然后将针芯退出。

(7)如果针已穿透动脉后壁,可将针芯退出,以注射器与套管针相连接并边回吸边缓慢后退,直到回吸血流通畅后再向前推进。

(8)然后把外套连接到附有三方活塞的监护装置上,并固定。见图 8-9-1。

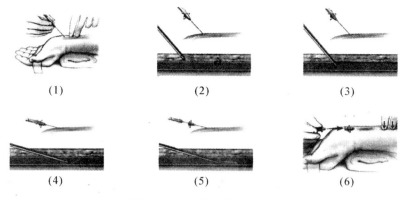

图 8 - 9 - 1 桡动脉穿刺术

五、注意事项

1. 必须做 Allen 试验。

2. 严格执行无菌操作技术及查对制度。

3. 采用持续加压肝素液冲洗,发现凝血块应吸出不可注入。

4. 拔针或拔导管后妥善压迫止血,防止局部血栓形成。

5. 主要的血管并发症包括出血、血肿、感染、假性动脉瘤、动静脉瘘、动脉夹层或夹层**动脉瘤**、动脉闭塞等。

6. 严格、规范、准确的股动脉穿刺,争取一次穿刺成功,避免反复、多次穿刺。

7. 穿刺前对血管认真、仔细检查与评价,对可疑血管病变应行超声检查明确病变性质与程度。

8. 动脉穿刺准确、规范,穿刺针进入动脉回血顺畅后再送入导丝。

9. 避免加压包扎过紧、时间过长。

【静脉穿刺术】

一、目的

深静脉穿刺在临床上广泛应用,常用于脱水、休克和血容量不足时加压输液、输血,**各类重症休克**、心力衰竭和低心排综合征、体外循环心内直视手术等。

二、适应证和禁忌证

(一)适应证

1. 需长期输液而外周静脉穿刺困难者。

2. 失血、脱水及血容量不足,需大量快速输液、输血或应用血管活性药物者。

3. 需行肠道外全静脉营养者。

4. 中心静脉压测定。

(二)禁忌证

1. 有上腔静脉综合征者,不能由颈内静脉、锁骨下静脉及上肢静脉置管。

2. 穿刺部位感染。

3.凝血功能障碍。

4.近期放置心脏起搏器电极。

三、准备工作

1.熟悉病情,与患者或家属沟通,争取患者配合。

2.所选部位情况,决定是否先行局部备皮。

3.器械准备包括清洁盘、消毒液、无菌手套、局部麻醉药、中心静脉穿刺包和输液通道。

四、方法

1.中心静脉的穿刺进路　　主要有锁骨下静脉、颈内静脉、股静脉等。颈内静脉穿刺置管的优点为:解剖位置相对固定,插管的成功率较高;距右房距离短且较直,易于将导管置入右房或上腔静脉;并发症少于锁骨下静脉穿刺路径。由于右颈内静脉垂直地进入上腔静脉、较左颈内静脉粗大、距颈内动脉又相对较远、右肺尖稍低于左肺尖、胸膜损伤的可能性小、胸导管位于左侧等原因,临床上往往采取右颈内静脉穿刺。(右颈部动静脉解剖见图 8-9-2)

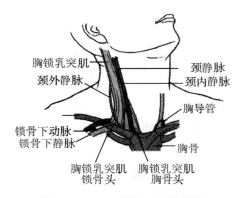

图 8-9-2　右颈部动静脉解剖

穿刺方法如下:

(1)患者取平卧位,头后仰,伸展颈部,减少空气栓塞。肥胖、肌肉发达或颈部较短的患者,可在其肩下放置一小枕头以伸展颈部。患者头转向穿刺静脉对侧(左侧)。

(2)确定穿刺部位,必要时做好标记。

(3)碘伏消毒后 2%利多卡因局部浸润麻醉。

(4)选择穿刺径路,常用的颈内静脉穿刺径路有前位径路、中央径路和后侧径路。前位径路:左手在甲状软骨水平、胸锁乳突肌前缘触摸颈动脉搏动,并在穿刺时固定皮肤。中央径路:确定胸锁乳突肌胸骨头和锁骨头及锁骨所形成的三角,触摸颈动脉搏动,并在三角顶端穿刺。后侧径路:胸锁乳突肌后缘、锁骨上 5cm 处(或颈外静脉与胸锁乳突肌交点的上方)进针。

(5)注射器接小号针头(20~22G)定位颈内静脉,在颈动脉搏动的外侧 0.5~1.0cm,与皮肤成 30°角,针尖指向乳头方向进针。

(6)穿刺成功后,将注射器接 18G 薄壁静脉穿刺针,沿与定位针相同的方向,在持续负压吸引下缓慢进针,深度一般为 4cm,如果进针时未吸到回血,可将穿刺针缓慢后退,调整方向后再缓慢进针。

（7）穿刺针置入 45cm 长的"J"形头导引钢丝，导丝应在无阻力的情况下置入。导丝置入后退出穿刺针。固定导丝位置并注意患者心律变化。

⑧11 号刀片在导丝进入皮肤处做一小切口。沿导丝置入扩张器，固定导丝退出扩张器，固定导丝沿导丝置入中心静脉导管。注意保持导丝的末端始终露出于鞘管。退出导丝，用注射器抽吸回血后，用肝素盐水冲洗导管。可用缝线将导管固定于皮肤。

2. 股静脉穿刺置管方法

（1）在腹股沟韧带中部下方 2～3cm 处，触摸股动脉搏动，确定股动脉走行。方法是左手示、中、无名指并拢，成一直线，置于股动脉上方。

（2）能摸到股动脉搏动时，手指感觉股动脉的走行，以股动脉内侧 0.5cm 与腹股沟皮折线交点为穿刺点，胖人穿刺点下移 1～2cm。

（3）右手持穿刺针，针尖朝脐侧，斜面向上（很重要），针体与皮肤成 30～45°角，胖人角度宜偏大。

（4）沿股动脉走行进针，一般进针深度 2～5cm，持续负压。

（5）见到回血后再作微调，宜再稍进或退一点。同时下压针柄角度 10～20°，以确保导丝顺利进入。左手固定穿刺针，右手持导丝推送架置入导丝。固定导丝，退出穿刺针。

（6）沿导丝置入血管鞘，扩张穿刺通道后退出。沿导丝置入中心静脉导管，退出导丝。用低浓度肝素液冲洗导管（先回抽血液，排尽空气），与接头连接。

（7）连接输液系统及导管，用专用固定器固定导管并将其与皮肤缝合固定，用无菌贴膜保护穿刺点。

3. 锁骨下静脉穿刺置管方法

（1）用头低肩高位或平卧位，头转向对侧，取锁骨中点内侧1～2cm处（或锁骨中点与锁骨内 1/3 之间）锁骨下缘为穿刺点，一般多选用右侧。（锁骨下静脉解剖见图 8 - 9 - 3）。

（2）常规消毒皮肤，铺消毒巾。

（3）局部浸润麻醉，在选定的穿刺点处进针，针尖指向头部方向，与胸骨纵轴约成 45°角，与皮肤成 10°～30°角。进针时针尖先抵向锁骨，然后回撤，再抬高针尾，紧贴锁骨下缘负压进针，深度一般为 4～5cm。

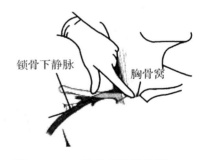

锁骨下静脉　　　胸骨窝

图 8 - 9 - 3　锁骨下静脉解剖

（4）见回血后固定穿刺针，取下注射器，经穿刺针送入导引钢丝，退出穿刺针，沿导引钢丝插入扩张管，扩张皮肤及皮下组织，退出扩张管，沿导引钢丝送入静脉留置导管，插入长度15cm 左右，退出导引钢丝，接上输液导管。

（5）缝针固定于皮肤，敷料固定。

五、注意事项

1. 必须严格无菌操作，以防感染。

2. 锁骨下静脉穿刺，如操作不当，可发生气胸、血肿、血胸、气栓、感染等并发症。

3. 如抽出鲜红色血液表示误入动脉，应立即拔出，压迫穿刺点 5min。

4. 尽量避免反复穿刺，一般穿刺 3 次不成功应停止。

5. 穿刺后妥善压迫止血，防止局部血肿、血栓形成。

6.为了防止血液在导管内凝聚,在输液完毕,用肝素盐水封管。

7.导管外敷料一般每日更换1次,局部皮肤消毒。

【练习题及答案】

1.如何确定股静脉穿刺的部位?

2.中心静脉穿刺进路有哪几种?

3.中心静脉穿刺的注意事项有哪些?

4.如何做 Allen 试验?

答案:

1.股静脉位于股三角区股鞘内。穿刺点位于紧靠股动脉内侧0.5cm处。

2.主要有锁骨下静脉、颈内、股静脉等。

3.略。

4.Allen 试验用于评价穿刺侧手掌是否存在双重血供及其程度。同时压迫同侧手掌的桡动脉和尺动脉30~60s,随后松开对尺动脉的压迫。松开后10s之内手掌颜色恢复正常,则该试验结果阳性,提示该侧手掌有良好的双重血供。

（张　娇）

第十节　耻骨上膀胱造瘘术、导尿术

【耻骨上膀胱造瘘术】

一、目的

1.为尿潴留患者放出尿液,以减轻痛苦。

2.神经源性膀胱的长期治疗。

3.治疗急性泌尿系炎症。

二、适应证与禁忌证

(一)适应证

1.留置尿管失败尿潴留患者。

2.阴茎和尿道损伤,如骨盆骨折引起的后尿道损伤。

3.急性泌尿系炎症,如急性前列腺炎等。

4.神经源性膀胱。

5.泌尿道手术后,如膀胱阴道瘘手术后等。

三、准备工作

1.操作者　着装规范、洗手、戴口罩;与患者核对、解释,取得患者合作;关好门窗,调节室温,防止患者着凉,必要时用屏风遮挡患者。

2.评估　患者身体状况,膀胱充盈度及会阴部皮肤、黏膜情况。

3.术前控制泌尿系感染,改善全身情况如出血、休克、水电解质平衡失调等。

4.前腹部、腹股沟及外阴部剃毛,用肥皂水及温水清洗,用安尔碘消毒。

5.麻醉 成人选用硬膜外麻醉,全身情况不良或腰椎疾病者可用局麻;儿童采用基础麻醉或局麻。

四、方法

1.体位 平卧位,可垫高臀部使腹内肠管移向头侧。

2.切口 作下腹部正中切口,长约3～6cm,将腹直肌与锥状肌向两旁分开,直达膀胱前间隙,见图8-10-1。

3.显露膀胱前壁 用纱布裹手指向上钝性分离腹膜前脂肪与腹膜反折,显露出有纵行血管的膀胱前壁,尽量不损伤前壁血管,见图8-10-2。

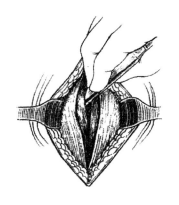 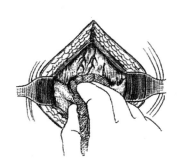

图8-10-1 显露膀胱 图8-10-2 向上分离腹膜反折

4.切开膀胱前壁 在膀胱前壁顶部用两把组织钳夹住,提起膀胱壁,在两钳之间用5ml注射器穿刺,抽吸出充盈膀胱的盐水后切开膀胱。作膀胱造瘘术时切开1～1.5cm,溢出的灌洗液用吸引器吸尽。见图8-10-3。

5.缝合膀胱前壁 将气囊导尿管或伞状导尿管置入膀胱切口内。分两层缝合膀胱壁。用2-0肠线全层间断缝合膀胱内口;用丝线间断缝合膀胱周围筋膜及浅肌层。导管经腹壁切口的上角引出,从导管注入生理盐水100～150ml,检查膀胱吻合口有无漏尿。见图8-10-4。

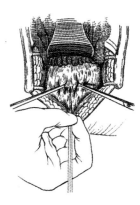 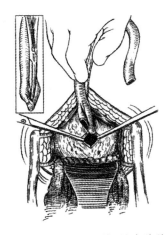

图8-10-3 切开膀胱前壁 图8-10-4 置入导尿管,缝合膀胱前壁

6.引流、缝合　用生理盐水冲洗创口,逐层缝合腹直肌前鞘、皮下组织和皮肤。导尿管需用缝线环绕结扎固定于皮肤。见图8-10-5。

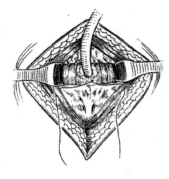

图 8-10-5　膀胱前间隙引流,缝合切口

五、注意事项

1.术中需正确辨认膀胱,切开膀胱时应用小注射器进行膀胱穿刺,抽出尿液可证实为膀胱。

2.术中需正确辨认腹膜反折,应避免分离时破坏,钝性分离腹膜前脂肪与腹膜反折。

3.膀胱壁上的动脉出血,必须当即结扎止血,以免血管回缩再出血。

4.为了预防膀胱造瘘管脱落,术中需固定好。

5.出现造瘘管堵塞时,可用生理盐水或 1/5000 呋喃西林溶液冲洗膀胱,术后每 2～4 周更换一次膀胱造瘘管,尿袋可 1～7 天更换一次。

6.就病情及手术与患者或患者家属沟通,并签协议书。

【导尿术】

一、目的

1.取尿标本,作细菌培养,测量膀胱容量、压力及检查残余尿量,鉴别尿闭及尿潴留,以助诊断。

2.为尿潴留患者放出尿液,以减轻痛苦。

3.盆腔内器官手术前,为患者导尿,以排空膀胱,避免手术中误伤。

4.昏迷、尿失禁或会阴部有损伤时,保留导尿管以保持局部干燥,清洁。某些泌尿系统疾病手术后,为促使膀胱功能的恢复及切口的愈合,常需做留置导尿术。

5.抢救休克或垂危病人,正确记录尿量、比重,以观察肾功能。

二、适应证

1.各种下尿路梗阻所致尿潴留。

2.危重病人抢救。

3.膀胱疾病诊断与治疗。

三、准备工作

1.操作者　着装规范、洗手、戴口罩;与患者核对、解释、取得合作;关好门窗,调节室温,防止患者着凉,必要时用屏风遮挡患者。

2.评估　患者身体状况,膀胱充盈度及会阴部皮肤、黏膜情况。

3.器械　一次性导尿包 1 个。基本配置:擦洗用物、一次性使用无菌导尿管、引流袋、润滑(硅油或石蜡)棉球、纱布叠片、橡胶检查手套或薄膜手套、限流夹、塑料镊子、洞巾、塑料试管、注水器、碘伏棉球、方盘/腰盘等。

四、方法

(一)女性导尿术操作步骤

1. 协助患者取仰卧位,脱对侧裤筒盖在近侧腿部,两腿屈曲分开露出外阴。将垫布置于患者臀下,打开一次性导尿包。

2. 清洁外阴 擦洗用物置于患者两腿之间,左手戴手套,右手持钳夹取棉球依次由外向内、自上而下消毒阴阜、大阴唇,用左手分开大阴唇,同样顺序消毒小阴唇和尿道外口,每个棉球只用一次,每个部位消毒两次,消毒结束后脱下手套,撤用物置于垃圾桶。

3. 消毒外阴 双手戴无菌手套、铺洞巾,使洞巾和无菌导尿包布内层形成一无菌区,检查尿管通畅后接尿袋并润滑尿管。左手分开并固定小阴唇,右手持钳夹取棉球自尿道外口开始由内向外、自上而下依次消毒尿道外口及双侧小阴唇,最后再次消毒尿道口。

4. 插导尿管 嘱患者张口呼吸,右手持第二把无菌镊子夹住导尿管端 3～5cm 处缓缓插入尿道,插入尿道 4～6cm,见尿液流出后,再插入 5～7cm,根据导尿管上注明的气囊容积向气囊注入等量的生理盐水,轻拉导尿管有阻力感,即证实导尿管已固定于膀胱内。

5. 询问患者感受,协助患者穿好裤子,取舒适卧位,整理用物。操作者洗手,做好记录。

(二)男性导尿术的操作步骤

1. 协助患者取仰卧位,脱对侧裤筒盖在近侧腿部。将垫布置于患者臀下,打开一次性导尿包。

2. 清洁外阴:擦洗用物置于患者两腿之间,左手戴手套,右手持钳夹取棉球依次消毒阴阜、阴茎、阴囊。然后左手用无菌纱布裹住阴茎将包皮向后推,暴露尿道口。自尿道口向外后旋转擦拭尿道口、阴茎头及冠状沟数次,每只棉球限用一次。如患者外阴分泌物较多,需协助患者清洗外阴。

3. 消毒外阴 双手戴无菌手套、铺洞巾,使洞巾和无菌导尿包布内层形成一无菌区,将尿道外口露出。检查导尿管通畅后接尿袋并润滑导尿管。操作者用无菌纱布裹住阴茎并提起,使之与腹壁成钝角,将包皮向后推,暴露尿道口,依次消毒尿道口、阴茎头及冠状沟。每个棉球只用一次。

4. 插导尿管 嘱患者张口呼吸,右手持第二把无菌镊子夹住导尿管端 3～5cm 处缓缓插入尿道,插入尿道 20～22cm,见尿液流出后,再插入 5～7cm,根据导尿管上注明的气囊容积向气囊注入等量的生理盐水,轻拉导尿管有阻力感,即证实导尿管已固定于膀胱内。

5. 询问患者感受,协助患者穿好裤子,取舒适卧位,整理用物。操作者洗手,做好记录。

五、注意事项

1. 严格执行无菌技术及消毒制度,防止医源性感染。操作过程中无菌物一经污染均不得再次使用。

2. 插入、拔出导尿管时,动作要轻、慢、稳,切勿用力过重,以免损伤尿道黏膜。

3. 第一次导尿量不可超过 1000ml,以防大量放尿,导致腹腔内压突然降低,大量血液滞留于腹腔血管内,造成血压下降,产生虚脱,亦可因膀胱突然减压,导致膀胱黏膜急剧充血,引起尿血。

4. 对小儿或疑有尿道狭窄者,尿管宜细,神经源性膀胱短期间歇导尿时常用 F12－14

尿管。

【病例分析】

1. 病例摘要：患者 1 年半前无明显诱因出现尿频、尿急、排尿费力、尿后滴沥，夜尿增多。近两日出现不能自行排尿，患者自发病以来，无血尿和尿潴留病史，大便正常，体重无明显减轻，既往无高血压、肝炎、糖尿病史。

查体：发育正常，营养良好，皮肤巩膜无黄染，浅表淋巴结不大，心肺无异常。腹平软，肝脾、双肾未及，右肾区压痛（＋）、叩痛（＋），右输尿管走行区平脐水平有深压痛。

辅助检查：BP130/80mmHg，神清，发育正常，营养中等，自主体位，查体合作。心率 85 次/分，律齐。腹软，无压痛，肝脾肋下未及，肠鸣音正常。膀胱区膨隆，叩诊浊音约脐下三横指。直肠指检：前列腺明显增大，表面光滑，边缘清楚，质中，无触痛，中央沟变浅，肛门括约肌肌力正常。B 超：提示膀胱残余尿量 800ml。

2. 初步诊断：急性尿潴留、前列腺增生（需要导尿处理）。

3. 诊断依据：

（1）病史：76 岁男性出现进行性排尿困难。

（2）症状：尿频、尿急、排尿费力、尿后滴沥，夜尿增多。

（3）膀胱区膨隆，叩诊浊音约脐下三横指；直肠指检：前列腺明显增大，表面光滑，边缘清楚，质中，无触痛，中央沟变浅。

（4）B 超：提示膀胱残余尿量 800ml。

参考文献

［1］金锡御，俞天麟. 泌尿外科手术学. 北京：人军医出版社，2004 年.

［2］梅骅，章永裳. 泌尿外科手术学. 北京：人民卫生出版社，1996 年.

（王声兴）

第十一节　胸膜腔穿刺术

胸膜腔穿刺术是指对有胸腔积液（或气胸）的患者，为了诊断和治疗疾病的需要而通过胸膜腔穿刺抽取积液或气体的一种医疗技术。

一、目的

检查胸腔积液的性质、抽液减压或通过穿刺胸膜腔内给药。

二、适应证与禁忌证

（一）适应证

1. 诊断性穿刺　对原因未明的胸腔积液，作胸水涂片、培养、细胞及生化学检查，从而确定胸腔积液的性质，以进一步明确疾病的诊断。

2. 治疗　①减轻胸腔大量积液、气胸引起的压迫症状；②抽取脓液治疗脓胸；③向胸腔内注射药物。

(二)禁忌证

1.有严重出、凝血倾向,血小板明显减少或用肝素、双香豆等抗凝治疗者。

2.大咯血、严重肺结核及肺气肿等。

3.不能合作的患者也相对禁忌。

三、准备工作

1.操作前应向患者说明穿刺目的,消除顾虑,签同意书。

2.询问有无药物过敏史。

3.穿刺前清洁穿刺部位,嘱患者排尿。

4.对精神紧张者,可于术前半小时给予地西泮 10mg 肌注。嘱咐患者在操作过程中,避免深呼吸和咳嗽,如有任何不适及时提出。

5.器械准备,包括无菌胸腔穿刺包、无菌手套、消毒用品、麻醉药品、胶布等。

6.术前检查,再次核对适应证,查看有无禁忌证。

四、方法

1.穿刺前先测量血压。

2.患者体位 正确模拟患者半坐卧位,前臂上举双手抱于枕部。

3.穿刺点选择正确 穿刺点选在左胸部叩诊实音最明显部位(应当先叩诊,若未做叩诊应扣分),一般选左腋中线第 6~7 肋间(或由超声波定点)。

4.操作步骤

(1)消毒、铺巾、局麻、无菌操作:①常规消毒皮肤范围,以穿刺点为中心消毒直径约 15cm,由内到外;②戴无菌手套:打开手套包,取出手套,左手捏住手套反折处,右手对准手套 5 指插入戴好;已戴好手套的右手,除拇指外 4 指插入另一手套反折处,左手顺势戴好手套;③覆盖消毒洞巾,抽取 2% 利多卡因 5ml 在穿刺点的下一肋骨上缘自皮肤到胸膜壁层进行局部浸润麻醉,并试穿。

(2)正确穿刺操作:①以左食指与中指固定穿刺部位的皮肤,右手用血管钳将穿刺针夹紧,将穿刺针在麻醉处刺入,进行抽液,首次抽液不超过 600ml,以后每次抽液不超过 1000ml;②助手用止血钳协助固定穿刺针,以防刺入过深损伤肺组织,注射器抽满后,用止血钳夹住,排出液体;③如用较粗的长穿刺针代替胸腔穿刺针时,应先将针座后连接的乳胶管用血管钳夹住,穿刺进入胸膜腔后再接上注射器,松开钳子,抽液;④抽液结束时,穿刺口消毒,局部用消毒纱布覆盖,按压后固定。

(3)术后处理及时正确:术后再次测量血压,严密观察,当可能发生胸部压迫、气胸或昏厥等症状须立即诊治。

五、注意事项

1.操作中应密切观察患者的反应,如有头晕、面色苍白、出汗、心悸、胸部压迫感或剧痛、昏厥等胸膜过敏反应;或出现连续性咳嗽、气短、咳泡沫痰等现象时,立即停止抽液,并皮下注射 0.1% 肾上腺素 0.3~0.5ml,或进行其他对症处理。

2.一次抽液不应过多、过快,穿刺抽液量以诊断为目的者,一般为 50~100ml;以减压为目的时,第一次不宜超过 600ml,以后每次不要超过 1000ml。如为脓胸,每次尽量抽尽。疑为化脓性感染时,助手用无菌试管留取标本,行涂片革兰染色镜检、细菌培养及药敏试验。检查瘤细胞,至少需 100ml,并应立即送检,以免细胞自溶。创伤性血胸穿刺时,宜同时放出积血,随时注意血压,并加快输血输液速度,以防抽液过程中突然发生呼吸循环功能紊乱或休克。

3.液、气胸胸腔穿刺后,应继续临床观察,可能数小时或一二天后,胸腔液、气体又增多,必要时可重复穿刺。

(陈小盼)

第十二节　腹膜腔穿刺术

腹膜腔穿刺术(abdominocentesis),是为了诊断和治疗对有腹腔积液患者进行腹腔穿刺抽取积液的操作过程。

一、目的

1.抽取腹腔积液进行各项检查,以明确腹腔积液性质。
2.抽放腹腔积液减压治疗,以缓解患者临床症状。
3.腹腔内给药,以提高临床疗效。

二、适应证及禁忌证

1.适应证　各种原因的腹腔积液;大量腹腔积液影响心、肺功能;腹腔内给药治疗;诊断性穿刺,以明确腹腔内有无积脓、积血;人工气腹,作为诊断和治疗手段。

2.禁忌证　有肝性脑病先兆者、包虫病性囊性包块者;巨大卵巢囊肿者、严重的凝血功能障碍有出血倾向者。

三、准备工作

1.患者准备

(1)向患者及家属解释说明操作的必要性及可能出现的情况,征得患者或其家属理解、配合,并签署穿刺操作同意书。

(2)详细了解患者的肝功能、血常规、出凝血时间等情况。

(3)确认患者有无麻醉药、消毒药品过敏史。

(4)术前测血压、脉搏、腹围,检查腹部体征。

(5)嘱患者排空膀胱(昏迷患者应导尿),以免穿刺时损伤膀胱。

2.器材准备

(1)口罩、帽子,消毒物品(棉签、安尔碘)。

(2)腹腔穿刺包、2%利多卡因注射液、无菌手套、消毒止血钳、无菌纱布、注射器、消毒试管。

(3)急救物品:输液、吸氧装置,以及肾上腺素、阿托品、可拉明、洛贝林、阿拉明等药物。

3.术者准备

(1)复习腹腔穿刺术操作过程、术中及术后可能出现的并发症及其处理。

(2)戴口罩、帽子,清洁洗手。

四、操作方法

1.患者体位　通常取半卧位或仰卧位,少量腹水可取侧卧位。

2.穿刺点选择　包括①脐与左髂前上棘连线的中、外 1/3 的交点处,临床最为常用;②脐与耻骨联合中点上 1.0cm,偏左或偏右 1.5cm;③侧卧位,脐水平线与腋前线或腋中线之延长线的交点;④对少量或包裹性积液,应在 B 超指导下定位穿刺。

3.消毒　由穿刺点开始自内向外,消毒范围以穿刺点为中心直径 15cm,消毒 3 次,每次消毒直径应略小于前一次消毒。

4.麻醉　戴无菌手套,铺消毒洞巾,以 2% 利多卡因自皮肤至腹膜壁层逐层作局部浸润麻醉。

5.穿刺　术者以左手示指与拇指固定穿刺部位皮肤,右手持穿刺针经麻醉路径逐步刺入腹腔,待感到针锋抵抗感突然消失(即落空感)时,表明穿刺针针锋已穿过腹膜壁层进入腹膜腔,可以抽取或引流腹水。

(1)诊断性穿刺时,可直接用 20ml 或 50ml 无菌注射器和 7 号针头进行穿刺,抽取腹水 20～100ml,观察颜色、性状并送检。

(2)治疗性放腹水时,取针尾有连接橡皮管的 8 号或 9 号腹穿针,助手以消毒止血钳固定针头并夹持橡皮管,以输液夹控制放液速度,将腹水引流至容器内计量,并留取标本送检。

6.放腹水的速度和量　放腹水不宜过多、过快,如腹水不断流出,应将预先绑在腹部的多头绷带逐渐收紧,以防腹压骤然降低,内脏血管扩张而发生血压下降甚至休克等现象。

7.标本收集　为避免穿刺时局部损伤影响检查结果,抽取的第 1 管腹水不宜送检腹水常规。一般情况下,腹水常规需要 4ml 以上;腹水生化需要 2ml 以上;腹水细菌培养应在无菌操作下将 5～10ml 腹水注入细菌培养瓶内送检;腹水病理细胞学检查需要 100ml 以上,沉渣送检。

8.术后处理　术毕拔出穿刺针,以无菌纱布覆盖,以手指压迫穿刺点数分钟后胶布固定。大量放液后,需用多头腹带包扎腹部,防止腹压骤降、内脏血管扩张引起血压下降或休克。如果用切口穿刺放液,完毕后应缝合切口,再次消毒局部后用纱布覆盖切口,并用胶布固定,测量腹围,束紧腹带。送患者安全返回病房,再次测量患者血压、脉搏、腹围,并交代患者注意事项。

五、注意事项

1.严格把握腹腔穿刺术适应证及禁忌证。

2.严格遵守无菌操作,以防止腹腔感染。

3.操作过程中密切注意患者情况,如出现头晕、心悸、胸闷、气促、恶心、面色苍白等症状,应立即停止操作,并做适当处理。

4.放液时不宜过多、过快,肝硬化病人一次放腹水不宜超过 3000ml,以免诱发电解质紊乱、肝性脑病。但在补充白蛋白基础上可以适当放宽放液量,一般放腹水 1000ml 补充白蛋白 6～8g。

5.若腹水流出不畅,可适当改变穿刺针方向或嘱患者变换体位。

6.作诊断性穿刺时,应立即送检腹水常规、生化、细菌培养和脱落细胞检查。

7.为防止术后腹水渗漏,穿刺时应避免皮肤、腹膜壁层针孔在同一直线上(当针尖进入皮下时稍向周围斜向刺入少许后再垂直刺入腹腔),术后嘱患者仰卧,使穿刺孔位于上方,必要时可腹带加压包扎。

8.术后应严密观察患者有无出血、继发感染等并发症发生。

(孙　龙)

第十三节　腰椎穿刺术

一、目的

1.诊断性穿刺　测定脑脊液压力,检查脑脊液的成分变化有助于诊断和鉴别诊断。

2.治疗性穿刺　注入药物,对于如结核性脑脊液和蛛网膜下腔出血等,可放出炎性脑脊液或血性脑脊液。

3.手术麻醉的需要　将局麻药注入蛛网膜下腔,作用于脊神经根而使相应部位产生麻醉作用,简称腰麻或脊麻。

二、适应证与禁忌证

(一)适应证

1.临床怀疑中枢系统感染者、蛛网膜下腔出血、脊髓病变者、颅内肿瘤等通过脑脊液检查有助于诊断。

2.开颅术后,测定颅内压及出血、感染。

3.神经影像学造影检查。

4.临床怀疑颅内压异常者,可测定颅内压和脑脊液动力学。

5.下腹部、腰部、盆部、下肢、肛门及会阴部位的手术。

(二)禁忌证

1.颅内压明显增高并有颅后窝占位病变或有脑疝表现者。

2.穿刺处有化脓感染或脊椎结核者。

3.脊柱疾病,如脊柱严重畸形、强直性脊柱炎或椎体手术植入固定物等。

4.血液系统疾病有出血倾向者、血小板明显减少者。

5.精神病患者不能合作者。

6.休克、衰竭或濒危状态的患者。

7.有中枢神经系统疾病者不可以进行腰麻神经阻滞。

三、准备工作

1.术前准备　熟悉病情,明确适应证。让患者及家属了解操作的目的、过程和注意事项,可能出现的并发症及其处理,签署知情同意书。

2.器械准备　腰椎穿刺包及测压管,消毒液,无菌手套,麻醉剂等。

3.体位准备　患者侧卧位,背向术者,背部与床面垂直,双手抱膝紧贴腹部,屈颈,头下垫一枕头,使腰椎与床面平行。使脊柱尽量后凸以增宽椎间隙,便于进针。特殊情况下亦可取坐位穿刺,患者取坐位,上身前屈,双臂交叉置于椅背上,使脊柱突出。

四、方法

1.体位　患者侧卧于硬板床,脊柱尽量靠近床边,背部和床面垂直,头颈向前胸屈曲,两手抱膝紧贴腹部,尽量使腰椎后凸,拉大椎间隙,以利进针。

2.穿刺点定位　双侧髂棘最高点连线与后正中线的交会处最为适宜,相当于第3～4腰椎棘突或第3～4腰椎棘突间隙。通常选择第3～4腰椎棘突间隙为穿刺点,用油性画线笔在皮肤上作标记。如果在第3～4腰椎棘突间隙穿刺失败,可改在上或下一椎间隙进行。见图8-13-1。

3.消毒　用碘伏在穿刺点部位,自内向外进行皮肤消毒,消毒范围直径约15cm。解开穿刺包,术者戴无菌手套,检查穿刺包内器械,注意穿刺针是否通畅,并铺消毒孔巾。

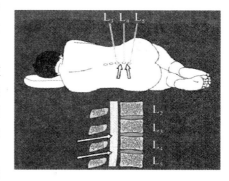

图8-13-1　腰椎穿刺

4.局部麻醉　持5ml注射器抽取利多卡因5ml,持针(针尖斜面向上)在穿刺点斜刺入皮内,注入利多卡因至形成橘皮样隆起的皮丘(5mm),然后用利多卡因自皮肤到椎间韧带作局部麻醉。在拔出针头前注意穿刺的深度。

5.腰椎穿刺　术者用左手拇指和示指绷紧并固定穿刺部位皮肤,避免穿刺点移位,右手持腰穿针垂直于脊背平面,针尖斜面朝向头部刺入皮下后,要从正面及侧面察看进针方向是否正确,这是穿刺成功的关键。针头稍斜向头部,缓慢刺入(成人4～6cm,儿童2～4cm)。针头穿过韧带时有一定的阻力感,当阻力突然降低时,提示针已穿过硬脊膜进入蛛网膜下腔。将针芯慢慢拔出,可见脑脊液流出。

6.测压　接上测压管测量颅内压力,要求患者全身放松,双下肢和颈部略伸展,平静呼吸,可见测压管内液面缓缓上升,升到一定平面后液平面随呼吸而波动,此读数为脑脊液压力。正常侧卧位脑脊液压力为70～180mmH$_2$O(40～50滴/min)。

7.奎肯试验(Queckenstedt test)　又称压颈试验,其意义是了解蛛网膜下腔有无阻塞。压颈试验前应先作压腹试验,由助手用拳压患者腹部持续20s,脑脊液压力即迅速上升,解除压迫后,压力如迅速下降至原水平,证明腰穿针完全在蛛网膜下腔内。

压颈试验方法:由助手先后分别压迫左右颈静脉,然后同时压迫双侧颈静脉,每次压迫10s。正常时压迫一侧颈静脉后,脑脊液压力迅速升高1倍左右,解除压迫后10～20s,迅速降至原来水平,表示蛛网膜下腔通畅。如在穿刺部位以上有椎管梗阻,压颈时压力不上升(完全性梗阻),或压力上升、下降缓慢(部分性梗阻),称为压颈试验阳性。如压迫一侧颈静脉脑脊液压力不上升,但压迫对侧上升正常,提示梗阻侧的横窦闭塞。压颈试验的原理是:正常脑和脊髓的蛛网膜下腔是相通的,压迫颈静脉→颅内静脉压增高→脑脊液回流受阻→颅内压迅速上升。凡颅内高压者,禁做此试验。

8.脑脊液送检　测压后用标本容器收集脑脊液 2～5ml 送检,包括化验及细菌培养等。若颅内压增高时放液需谨慎,仅收集测压管中脑脊液,或用针芯控制慢慢放出,最好不要超过 2ml。

9.穿刺结束　插入针芯拔针,局部按压 1～2min,消毒穿刺点,覆盖无菌纱布,用胶布固定。

10.术毕嘱患者去枕平卧 4～6h,以免引起术后头痛。

11.整理用物,医疗垃圾分类处置,标本及时送检,并作详细穿刺记录。

五、注意事项

1.严格无菌操作。

2.疑有颅内高压必须先做眼底检查,如有明显视乳头水肿或有脑疝先兆者,禁忌穿刺。如果必须穿刺协助诊断,可先用脱水剂降低颅内压。然后选用细穿刺针穿刺,刺入硬脊膜后针芯不要完全拔出,使脑脊液缓慢滴出,以免引起脑疝。

3.穿刺过程,注意观察患者意识、瞳孔、脉搏、呼吸的改变,若病情突变,应立即停止操作,并进行抢救。发现颅内高压或出现脑疝症状,应立即停止放液,快速静脉给予脱水剂或向椎管内注入生理盐水 10～20ml,如脑疝不能复位,迅速行脑室穿刺。

4.防止因放液过多、穿刺针过粗,脑脊液自穿刺孔处外漏或过早起床引起低压性头痛。低颅压者可于腰穿放出脑脊液后,注入等量生理盐水,防止加重。术后头痛治疗主要是补充液体如生理盐水 500～1500ml,或鼓励患者多饮水;多进咸食,少进甜食,以免利尿,卧床休息,一般 5～7 天缓解。

5.鞘内注射药物,需放出等量脑脊液,药物要以生理盐水稀释,注射应极缓慢。推入药物时勿一次完全注入,应注入、回抽,每次注入多于回抽,如此反复多次,才可完成。

6.损伤性出血多为穿刺不顺利所致,血性脑脊液数分钟后可自凝。非损伤性出血如蛛网膜下腔出血通常不自凝。

7.取脑脊液检查时,第 1 管作细菌学检查,第 2 管作生化检查,第 3 管作常规、细胞学检查,以免因损伤致细胞检查不准确。

8.腰椎穿刺失败原因:①穿刺方向不对;②穿刺针选择不对,成人用细针,儿童用粗针都容易穿刺失败;③患者过分紧张,椎间隙未拉开;④脊柱畸形,患者过度肥胖等。

六、并发症的防治

1.低颅压综合征。

2.脑疝形成。

3.原有脊髓、脊神经根症状的突然加重,多见于脊髓压迫症。此外,并发症中还可因穿刺不当发生颅内感染和马尾部的神经根损伤等,较少见。

【练习题及答案】

1.脑脊液正常压力是多少?

2.腰椎穿刺术点如何选择?

3.患者男性,15 岁,疑诊为乙型脑炎,现需作脑脊液检查,请你施行腰椎穿刺术。

答案:

1.正常侧卧位脑脊液压力为 70～180mmH$_2$O 或 40～50 滴/min。

2.以双侧髂嵴最高点连线与后正中线的交点为穿刺点,此处相当于第 3～4 椎间突间隙,有时也可在上一或下一腰椎棘突间隙进行。

3.(1)患者体位、姿势正确。患者侧卧于硬板床上,背部与床面垂直,头向前胸屈曲,两手抱膝紧贴腹部,使躯干呈弓形。或由助手一手挽住模拟人头部,另一手挽双下肢腘窝处并用力抱紧,使脊柱尽量后凸以增宽椎间隙,便于进针。

(2)穿刺点选择正确。以髂后上棘连线与后正中线的交会处为穿刺点在皮肤上作一标记,此处,相当于第3~4腰椎棘突间隙,有时也可在上一或下一腰椎间隙进行。

(3)常规消毒皮肤正确。常规消毒皮肤范围,以穿刺点为中心消毒直径约15cm。

(4)穿手术衣、戴无菌手套。穿手术衣:双手提起衣领两端,抖开全衣,两手臂同时伸入袖筒;双手提起腰带交叉向对侧后,让他人系结;戴无菌手套。

(5)麻醉、穿刺正确:①穿刺前先测量血压。②盖洞巾,用2%利多卡因自皮肤到椎间韧带作局部麻醉。③穿刺正确:术者用左手固定穿刺点皮肤,右手持穿刺针以垂直背部的方向缓慢刺入,针尖稍斜向头部(成年人进针深度约4~6cm,儿童约2~4cm。当针头穿过韧带与硬脑膜时,有阻力突然消失落空感。此时可将针芯慢慢抽出,防止脑脊液流出过快造成脑疝。)。④操作:测压与抽放液,放液前先接上测压管测量压力。撤去测压管,收集脑脊液2~5ml送检。如需作培养时,应用无菌操作法留标本。

(6)术后处理:完成采集脑脊液后将针芯插入,一起拔出穿刺针,覆盖消毒纱布,用胶布固定。再次测血压,去枕平仰卧4~6h。

(张　娇)

第十四节　骨髓穿刺术、骨髓组织活检及相关知识

骨髓穿刺术或骨髓组织活检术都是通过穿刺针采取骨髓液或骨髓组织并进行诊断的常用诊断技术,其检查内容包括细胞学、原虫和细菌学等几个方面。

【骨髓穿刺术】

一、目的

获取患者骨髓液并进行相关检查。

二、适应证与禁忌证

(一)适应证

1.采取骨髓液进行各种检查,协助诊治血液系统疾病和感染性疾病(传染病、寄生虫病、细菌感染等)。

2.证实骨髓中是否有异常细胞浸润如恶性肿瘤骨髓转移等。

3.采取骨髓液作骨髓移植。

4.特殊毒物检验及鉴定如酚、醌等。

(二)禁忌证(略)

三、准备工作

1. 了解、熟悉患者病情。

2. 与患者及家属谈话，交代检查目的、检查过程及可能发生的情况，并签字。

3. 器械准备：无菌骨髓穿刺包、75％酒精、2％碘酒或碘伏、2％利多卡因、治疗盘、无菌棉签、手套、洞巾、注射器、纱布以及胶布。

4. 操作者熟悉操作步骤，戴口罩、帽子。

四、方法

1. 穿刺部位选择　①髂前上棘：常取髂前上棘后上方 1～2cm 处作为穿刺点，此处骨面较平，容易固定，操作方便安全；②髂后上棘：位于骶椎两侧、臀部上方骨性突出部位；③胸骨柄：此处骨髓含量丰富，当上述部位穿刺失败时，可作胸骨柄穿刺，但此处骨质较薄，其后有心房及大血管，严防穿透发生危险，较少选用；④腰椎棘突：位于腰椎棘突突出处，极少选用。

2. 体位　胸骨及髂前上棘穿刺时取仰卧位，前者还需用枕头垫于背后，以使胸部稍突出。髂后上棘穿刺时应取侧卧位。腰椎棘突穿刺时取坐位或侧卧位。

3. 消毒　常规消毒皮肤，戴无菌手套，铺消毒洞巾，用 2％利多卡因作局部浸润麻醉直至骨膜。

4. 穿刺　将骨髓穿刺针固定器固定在适当长度上（髂骨穿刺约 1.5cm，肥胖者可适当放长，胸骨柄穿刺约 1.0cm），以左手拇、示指固定穿刺部位皮肤，右手持针于骨面垂直刺入（若为胸骨柄穿刺，穿刺针与骨面成 30～40°角斜行刺入），当穿刺针接触到骨质后则左右旋转，缓缓钻刺骨质，当感到阻力消失，且穿刺针已固定在骨内时，表示已进入骨髓腔。

5. 取材　用无菌的 20ml 注射器，将内栓退出 1cm，拔出针芯，接上注射器，用适当力度缓慢抽吸，可见少量红色骨髓液进入注射器内，骨髓液抽吸量以 0.1～0.2ml 为宜，取下注射器，将骨髓液推于玻片上，由助手迅速制作涂片 5～6 张，送检细胞形态学及细胞化学染色检查。

6. 如需作骨髓培养，再接上注射器，抽吸骨髓液 2～3ml 注入培养液内。

7. 如未能抽得骨髓液，可能是针腔被皮肤、皮下组织或骨片填塞，也可能是进针太深或太浅，针尖未在髓腔内，此时应重新插上针芯，稍加旋转或再钻入少许或再退出少许，拔出针芯，如见针芯上带有血迹，再行抽吸可望获得骨髓液。

8. 抽吸完毕，插入针芯，轻微转动拔出穿刺针，随将消毒纱布盖在针孔上，稍加按压，用胶布加压固定。

五、注意事项

1. 骨髓穿刺前应检查出血时间和凝血时间，有出血倾向者应特别注意，血友病患者禁止骨髓穿刺检查。

2. 穿刺针针头进入骨质后要避免过大摆动，以免折断穿刺针。胸骨穿刺时不可用力过猛、穿刺过深，以防穿透内侧骨板而发生意外。

3. 注射器与穿刺针必须干燥，以免发生溶血。

4. 穿刺过程中，如果感到骨质坚硬，难以进入骨髓腔时，不可强行进针，以免断针。应考虑为大理石骨病的可能，及时行骨骼 X 线检查，以明确诊断。

5. 抽吸骨髓液时，逐渐加大负压，作细胞形态学检查时，抽吸量不宜过多，否则使骨髓液稀释,但也不宜过少。

6.行骨髓液细菌培养时,需要在骨髓液涂片后,再抽取 1～2ml 骨髓液用于培养。

7.穿刺抽取骨髓液后立即涂片。

8.多次干抽时应进行骨髓活检。

【骨髓活组织检查术】

一、目的

获取患者骨髓活组织并进行相关检查。

二、适应证与禁忌证

采取骨髓活组织并进行各种检查,协助诊治骨髓增生异常综合征、原发性或继发性骨髓纤维化症、增生低下型白血病、骨髓转移癌、再生障碍性贫血、多发性骨髓瘤等。

三、准备工作

1.采取骨髓活组织进行各种检查。

2.证实骨髓中是否有异常细胞浸润如恶性肿瘤骨髓转移等。

四、方法

1.选择检查部位　骨髓活组织检查多选择髂前上棘或髂后上棘。

2.体位　采用髂前上棘检查时,患者取仰卧位;采用髂后上棘检查时,患者取侧卧位。

3.麻醉常规　消毒局部皮肤,操作者戴无菌手套,铺无菌洞巾,然后行皮肤、皮下和骨膜麻醉。

4.穿刺　将骨髓活组织检查穿刺针的针管套在手柄上。操作者左手拇指和示指将穿刺部位皮肤压紧固定,右手持穿刺针手柄以顺时针方向进针至骨质一定的深度后,拔出针芯,在针座后端连接上接柱(接柱可为 1.5cm 或 2.0cm),再插入针芯,继续按顺时针方向进针,其深度达 1.0cm 左右,再转动针管 360°,针管前端的沟槽即可将骨髓组织离断。

5.取材　按顺时针方向退出穿刺针,取出骨髓组织,立即置于 95％乙醇或 10％甲醛中固定,并及时送检。

6.加压固定　以 2％碘酊棉球涂布轻压穿刺部位后,再用干棉球压迫创口,敷以消毒纱布并固定。

五、注意事项

1.穿刺前应检查出血时间和凝血时间。有出血倾向者穿刺时应特别注意,血友病患者禁止骨髓活组织检查。

2.开始进针不要太深,否则不易取得骨髓组织。

3.由于骨髓活组织检查穿刺针的内径较大,抽取骨髓液的量不易控制。因此,一般不用于吸取骨髓液做涂片检查。

4.就病情操作及并发症与患者或其家属沟通并签协议书。

（陈小盼）

第十五节　活体组织检查术、淋巴结穿刺术及相关知识

【活体组织检查术】

从患者身上切取病变组织做病理检查,以协助临床医生确诊疾病的方法。常用外科手术切取、钳取或刮取抽吸等方法,获得患者的小块病变组织、体液、细胞,经过病理组织学方法或细胞学方法,制成薄切片,在光学或电子显微镜下观察,作出病理诊断,然后交给临床医师作为临床诊断、治疗和判断预后的重要依据。

活体组织检查术简称"活检"。此种方法准确可靠,可以及时提供诊断意见,供治疗时参考,是临床上常用的诊断方法。

活组织检查有多种方法:

1. 体表浅层活组织检查　小手术切取体表浅层的肿块或病变组织标本,如皮肤、浅表淋巴结、外露的肿瘤等。

2. 内窥镜活组织检查　在内窥镜内用活组织钳咬取标本,如用胃镜、乙状结肠镜、腹腔镜、支气管镜和膀胱镜等。

3. 穿刺或抽吸活组织检查　淋巴结、骨髓、肝脏、脾脏、肾脏等可用特殊的穿刺针穿刺,抽取组织标本。

4. 体腔穿刺液检查　在腹腔、胸腔等处穿刺抽取液体进行检查。

5. 手术切片检查　把手术切除的组织固定后染色、切片,做病理细胞检查。有条件的医院在手术中还可以冰冻切片,20～30min 就可以报告结果。根据报告结果,决定手术治疗方案。

6. 活体组织取材的具体方法见本书相应章节。本节介绍淋巴结穿刺术。

【淋巴结穿刺术】

淋巴结肿大是因内部细胞增生或肿瘤细胞浸润而体积增大,是临床常见的症状或体征。淋巴结肿大可发生于任何年龄段人群,可见于多种疾病,如感染、肿瘤、反应性增生、组织细胞增生及代谢异常等。淋巴结肿大常见于颈部、腋下及腹股沟。重视淋巴结肿大的原因,及时就诊、确诊,以免误、漏诊,是非常重要的。淋巴结穿刺活检是临床明确病理诊断的常用方法。见图 8 - 15 - 1。

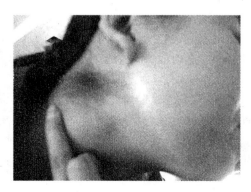

图 8 - 15 - 1　颈部淋巴结肿大

一、目的

获得肿大淋巴结的细胞或组织,明确肿大淋巴结的性质及病因。

二、适应证及禁忌证

(一)适应证

1.怀疑为恶性淋巴瘤或癌肿转移性病变。

2.不明原因的浅表淋巴结肿大。

2.肿大淋巴结抽脓及治疗。

(二)禁忌证

1.高度怀疑或已确诊的原发性恶性肿瘤。

2.靠近大动脉或神经的相对较小的淋巴结。

3.对于融合成块状的淋巴结结核和锁骨上较大的淋巴结,不宜在门诊进行手术,否则易损伤颈内静脉、副神经或肺尖。

三、准备工作

1.医患沟通 向患者说明淋巴结穿刺的必要性和可能发生的并发症及不适反应,取得理解与配合;签署知情同意书等医疗文件。

2.医生和护士的准备工作 核对患者姓名、床号、住院号等信息,查阅病历及相关检查资料。穿刺部位皮肤准备,如清洗及剃毛。

3.器械准备 无菌棉签、无菌手套、治疗巾、无菌纱布、胶布;消毒的穿刺针及 20～30ml 注射器、消毒剂、95%乙醇、局部麻醉药、干净玻片及标本处理器皿等。穿刺针分为粗针和细针两类。粗针有 Bard 弹枪穿刺针、Trucut 针等;细针如 7～8 号普通注射针及一次性负压穿刺针。

四、操作步骤

1.体位准备 '根据病变部位选择适当的体位,既能较好地暴露病变部位,又能最大限度地满足患者安全、保暖及舒适的要求,如颈部淋巴结活检需头偏向对侧,腋窝淋巴结活检需患侧上肢外展,手置于脑后。

2.穿刺部位的选择 选择肿大明显、可疑性较大的淋巴结作为穿刺目标。

3.消毒、铺巾 安尔碘消毒穿刺局部皮肤,以穿刺点为中心由内向外螺旋形消毒皮肤三次,消毒范围距穿刺点 15cm。

4.麻醉 细针穿刺无需局部麻醉;粗针穿刺则需在穿刺点用 1%或 2%普鲁卡因做局部浸润麻醉。

5.左手示指和拇指固定肿大淋巴结,右手持一次性注射器(10ml 或 20ml),自淋巴结顶部将针垂直刺入淋巴结中心,用左手固定注射器,右手将针栓抽成负压,如无内容物吸出,可改变针头在淋巴结内的方向,抽出内容物即可。此时左手用纱布按压针眼,在保持针管负压状态下将注射器连同针头迅速拔出,局部覆盖无菌纱布,胶布固定。见图 8-15-2。

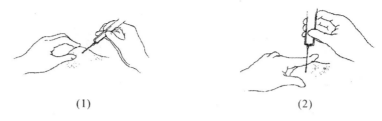

(1)　　　　　　　　　　　　　　　(2)

图 8 - 15 - 2　淋巴结穿刺

6.将注射器内的抽吸物推于玻片上,均匀涂片、染色,进行细菌和细胞学检查,如吸出液量少,则可将针头内液体推出,制成涂片。

7.如系淋巴结抽脓给药,要在淋巴结上方高位进针,如系淋巴结结核液化抽脓,则从上方高位的健康皮肤处进针。

五、注意事项

1.穿刺部位要求定位准确,否则取材不当,结果失实,导致诊断错误。应选择可疑性较大的淋巴结进行穿刺。治疗性穿刺应选择波动明显的淋巴结。尽量远离大血管。

2.穿刺阴性时可重复穿刺,也可选择其他肿大淋巴结穿刺。

3.穿刺针不可刺入太深,以免伤及深部组织,锁骨上淋巴结穿刺时,注意勿伤及肺尖。

4.淋巴结穿刺结果阳性有诊断价值,但阴性不能排除疾病诊断。因此当诊断不清时,必要时还需进一步做活体组织病理检查。

5.如系淋巴结抽脓给药,注药量不要太大,要少于吸出的脓液量。

【练习题及答案】

1.淋巴结常见的肿大部位有哪些?

2.淋巴结穿刺活检的适应证有哪些?

答案:略

参考文献

张福奎.外科基本操作处置技术.第 2 版.北京:人民卫生出版社,2007.

（王正文）

第十六节　血源性病原体职业接触的防护

一、相关术语和定义

1.血源性病原体(blood-borne pathogen)　是指存在于血液和某些体液中的能引起人体疾病的病原微生物,例如乙型肝炎病毒(HBV)、丙型肝炎病毒(HCV)和艾滋病病毒(HIV)等。

2.职业接触(occupational exposure)　是指劳动者在从事职业活动中,通过眼、口、鼻及其他黏膜、破损皮肤或非胃肠道接触含血源性病原体的血液或其他潜在传染性物质的状态。

3.普遍预防(universal precaution)　是控制血源性病原体传播的策略之一,其理念就是将所有来源于人体血液或体液的物质都视作已感染了 HBV、HCV、HIV 或其他血源性病原体而加以防护。

4.标准预防（standard precaution） 根据普遍预防原则，医疗卫生机构所采取的一整套预防控制血源性病原体职业接触的程序和措施。

5.接触后预防（post-exposure prophylaxis） 在接触可能感染血源性病原体的血液或其他体液之后，应立即采取的一整套预防控制措施，包括应急处理、对接触源的评价、对接触者的评价和接触后预防措施、咨询与随访等。

二、职业接触的危害识别

1.可能发生血源性病原体职业接触的主要工作场所 有医疗机构（重点是手术室、妇产科病房、产科、普通病房的外科操作、牙科、骨科和供应室等）、病原制备机构、血源性病原体临床实验室、血源性病原体研究实验室、医疗废弃物的收集、运输和处理的单位以及其他场所，如采供血机构、戒毒所、殡仪馆、羁押或劳教机构等。

2.可能接触血源性病原体的主要人群 是指那些因职业而经常接触血液或其他潜在传染性物质的人，包括：①医疗机构医护人员；②疾病预防控制机构工作人员，如公共安全工作人员、应急反应人员、医疗急救人员或志愿者等；③微生物实验室和科研机构工作人员；④其他人员，如羁押或劳教机构、戒毒所的工作人员和殡葬业工作人员等。

3.职业接触的途径 在从事职业活动时，通过眼、口、鼻及其他黏膜、破损皮肤或胃肠道外途径（针刺、人咬伤、擦伤和割伤等途径穿透皮肤或黏膜屏障）接触血液或其他潜在传染性物质。

三、风险控制

血源性病原体职业接触风险的控制首先是消除风险，其次是工程控制、管理措施和行为控制，再次是个人防护和接触后预防措施。

1.血源性病原体职业危害预防的最有效措施是尽量完全消除工作场所的危害，如尽量少用锐器或针具，取消所有不必要的注射，消除毛巾挂钩等不必要的锐器，以及采用无针系统进行静脉注射。

2.如无法消除风险，应当考虑用其他风险较小的方式取代现行操作规程，例如使用毒性较低的化学物质代替原有毒性较高的消毒剂，如用聚乙酸替换戊二醛等。

3.采取工程控制措施将工作场所的血源性病原体隔离或移开。

4.医疗机构职业卫生安全操作规程

（1）可能发生血源性病原体职业接触的工作场所，应禁止进食、饮水、吸烟、化妆和摘戴隐形眼镜等。

（3）禁止食品和饮料混置于储存血液或其他潜在污染物质的冰箱、冰柜、抽屉、柜子和桌椅面等。

（3）禁止弯曲被污染的针具，禁止双手回套针帽，禁止用手分离使用过的针具和针管，禁止重复使用一次性医疗用品。以下两种情况除外：①用人单位有理由说明没有其他方法，或这种行动是由于特殊医疗需要；②使用专用机械设备，或单手操作技术。

（4）在处理血液或其他潜在污染物质的过程中，应尽量避免喷、溅、洒落和飞扬或产生飞沫。

(5)禁止用口吮吸血液或其他潜在传染性物质。

(6)在收集、处理、操作、储藏和运输过程中,可能造成血液或其他潜在传染性物质污染的标本应放在防泄漏的容器中。运输过程中按照三层包装的标准要求进行包装。

(7)在维修或者运输可能被血液或其他潜在传染性物质污染的设备前应当检查,并进行必要的消毒,用人单位能够说明无法对设备进行消毒情况时除外。

(8)在被污染的设备上张贴生物警示标识和中文警示说明。

(9)在处理、维修或者运输被血源性病原体污染的设备前,用人单位应告知相关劳动者、维修人员和(或)制造商,以便采取适当的预防措施。

5.清理清洁　任何设备、环境或工作台面被血液或其他潜在传染物污染后应立即清洁和消毒。

(1)工作结束后,应使用适当的消毒剂消毒被污染的工作台面。当工作台面被血液、体液或其他潜在传染物明显污染后,或在上次清洁后工作台面又被污染,应立即消毒。

(2)当工作台面的保护性覆盖物被明显污染时,应及时更换。

(3)应定期检查、清洁消毒箱、桶、罐或类似的重复使用容器;若容器被明显污染,应及时清洁、消毒。

(4)禁止用手直接拿取被污染的破损玻璃物品,应使用刷子、垃圾铲和夹子等器械处理。

(5)禁止操作者直接把手伸入容器中存放和处理被污染的重复性使用的锐器。

6.安全注射　安全注射要求注射不伤及被注射的人,并且实施注射的人不受任何可以避免的风险的伤害,注射所产生的废物不对社会造成危害。

7.采取措施降低手术职业接触的风险　在外科和所有涉及外科操作的内科、接生和牙科,包括常规医疗操作,以及产科、妇科和应急救援中,均应采取措施降低手术职业接触的风险。

8.个人防护用品

(1)一般原则:存在可能发生职业接触风险的用人单位应免费为操作者提供适宜的个人防护用品,如手套、围裙、工作服、面具或者面罩、护目镜、口罩、人工呼吸专用套筒或者其他呼吸装置。

(2)选用条件:①当操作者的手可能接触血液、其他潜在污染物、黏膜或破损的皮肤或进行血管穿刺,处理或接触污染物或被污染的表面时,应戴手套;②当可能发生血液或其他潜在污染物喷溅、洒落污染眼、鼻和口时,应同时佩戴口罩和护目镜或面罩;③可能发生职业接触时,应穿着工作服、围裙、隔离衣、手术衣或其他适宜的防护服,穿戴何种防护服根据接触程度而定;④可能发生大量的血液或潜在污染物污染时(如尸检、矫形外科和产科),应穿戴手术帽、鞋套和(或)工作鞋。

四、职业接触后的应急处理、预防和随访

1.接触后的应急处理

(1)用肥皂液和流动水清洗被污染的皮肤,用生理盐水冲洗被污染的黏膜。

(2)如有创口,应当轻轻由近心端向远心端挤压,避免挤压创口局部,尽可能挤出损伤处的血液,再用肥皂水和流动水进行冲洗。

(3)受伤部位的创口冲洗后,应当用消毒液,如用70%酒精或者0.5%碘伏进行消毒,并包扎创口;被接触的黏膜,应当反复用生理盐水冲洗干净。

2.评价源患者

（1）根据现有信息评估被传染的风险,包括源患者的液体类型和职业接触类型(即经皮伤害、经黏膜或破损皮肤和叮咬)。

（2）对已知源患者进行乙肝病毒表面抗原、丙肝病毒抗体和艾滋病病毒检测。

（3）对于未知源患者,要评估接触者被乙型肝炎病毒、丙型肝炎病毒或艾滋病病毒感染的风险。

3.评价接触者　通过乙肝疫苗接种史和接种反应评估接触者乙肝病毒感染的免疫状况。

4.采取接触后预防措施

（1）乙型肝炎病毒:未接种疫苗者,应采取注射乙肝免疫球蛋白和接种乙肝疫苗的措施;以前接种过疫苗,已知有反应者,无需处理;以前接种过疫苗,已知没有反应者,应采取注射乙肝免疫球蛋白和接种乙肝疫苗的措施;抗体反应未知者进行抗原抗体检测,如检测结果不充分,应采取注射乙肝免疫球蛋白和接种乙肝疫苗的措施。

（2）丙型肝炎病毒:暂无推荐采用接触后预防措施。

（3）艾滋病病毒:尽快采取接触后预防措施,预防性用药应当在发生艾滋病病毒职业接触后4h内实施,最迟不得超过24h。但即使超过24h,也应实施预防性用药。对所有不知是否怀孕的育龄妇女进行妊娠检测。育龄妇女在预防性用药期间,应避免或终止妊娠。

预防性用药:如果存在用药指征,则应当在接触后尽快开始接触后预防;接触后72h内应当考虑对接触者进行重新评估,尤其是获得了新的接触情况或源患者资料时;在接触者可耐受的前提下,给予4周的接触后预防性用药;如果证实源患者未感染血源性病原体,则应当立即中断接触后预防性用药。

5.接触后的随访与咨询

（1）乙型肝炎病毒接触:对接种乙型肝炎疫苗的接触者开展跟踪检测:在最后一剂疫苗接种1~2个月之后进行病毒抗体追踪检测;如果3~4个月前注射过乙肝免疫球蛋白,则抗原抗体反应不能确定为接种疫苗后产生的免疫反应。

（2）丙型肝炎病毒接触:接触4~6个月之后进行丙型肝炎抗体和丙氨酸转氨酶基线检测和追踪检测;如想早期诊断丙型肝炎病毒感染,应在接触4~6周后检测丙型肝炎病毒RNA;通过补充检测,反复确认丙型肝炎病毒抗体酶免疫水平。

（3）艾滋病病毒接触:接触后6个月内开展艾滋病病毒追踪检测,包括在接触后的第4周、第8周、第12周及6个月时对艾滋病病毒抗体进行检测,对服用药物的毒性进行监测和处理,观察和记录艾滋病病毒感染的早期症状等;如果疾病伴随反复出现的急性症状,则开展艾滋病病毒抗体检测;接触者应采取预防措施防止随访期间的再次传染;在接触后72h内评估接触者的接触后预防水平,并进行至少2周的药品毒性监测。

【病例分析】

一外科医生在为一名乙肝患者做手术的过程中不慎被缝针刺伤。请问该医生需要做哪些应急处理、如何预防乙肝和随访?

预防:未接种疫苗者,应采取注射乙肝免疫球蛋白和接种乙肝疫苗的措施;以前接种过疫苗,已知有反应者,无需处理;以前接种过疫苗,已知没有反应者,应采取注射乙肝免疫球蛋白和接种乙肝疫苗的措施;抗体反应未知者进行抗原抗体检测,如检测结果不充分,应采取注射乙肝免疫球蛋白和接种乙肝疫苗的措施。

随访和咨询:对接种乙型肝炎疫苗的接触者开展跟踪检测:在最后一剂疫苗接种1~2个月之后进行病毒抗体追踪检测;如果3~4个月前注射过乙肝免疫球蛋白,则抗原抗体反应不能确定为接种疫苗后产生的免疫反应。

参考文献

卫生部政策法规司. GBZ/T213－2008《血源性病原体职业接触防护导则》. 北京：人民卫生出版社，2009.

（王正文）

第十七节　环甲膜穿刺术和环甲膜切开术

【环甲膜穿刺术】

环甲膜位于甲状软骨和环状软骨之间，前面无坚硬遮挡组织，后为气管，仅一层薄膜状组织，有利于穿刺。周围无重要的血管及神经，穿刺安全性高。环甲膜穿刺术是一种针对呼吸道梗阻、严重呼吸困难的患者采用的急救方法。该手术简便、快捷、有效，是现场急救的重要内容，可为气管切开术赢得时间。见图 8－17－1。

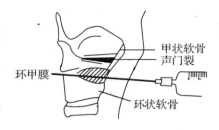

图 8－17－1　环甲膜穿刺位置

一、目的

建立一个新的呼吸通道，缓解患者呼吸困难（窒息）。

二、适应证与禁忌证

（一）适应证

1. 急性上呼吸道梗阻。

2. 白喉、喉头水肿等喉源性呼吸困难。

3. 头面部严重外伤（意识障碍者）。

4. 无法气管插管或病情紧急需快速开放气道。

（二）禁忌证

存在出血倾向的患者。

三、准备工作

1. 向患者简要解说施行环甲膜穿刺术，消除顾虑并配合操作。

2. 准备药品和器械：穿刺针头、注射器、局麻药等。

四、方法

1. 取患者平卧位或斜坡卧位，使头后仰。

2. 穿刺区域皮肤常规消毒。

3. 以示指和拇指固定环甲膜穿刺处两侧的皮肤，注射器垂直穿刺环甲膜，进入喉腔时有落空感，回抽注射器有空气。

4. 固定注射器于垂直位置，注入 1‰丁卡因溶液 1ml，然后迅速拔出注射器。

5.按照穿刺目的进行其他程序操作。

6.穿刺点以干棉球压迫止血。

7.若经针头导入支气管留置给药管,则在针头退出后,用纱布包裹并固定。

四、并发症

常见并发症有:①出血;②假道;③食管穿孔,形成食管气管瘘;④皮下、纵隔气肿。

五、注意事项

1.该手术是在患者情况十分危急时的一种急救措施,应争分夺秒,在尽可能短的时间内实施完成。

2.穿刺进针不能过深,防止损伤喉后壁黏膜。

3.作为一种应急措施,穿刺针留置时间不宜过长(一般不超过24h),应紧接着行气管切开术。

4.如遇血凝块或分泌物阻塞穿刺针头,可用注射器注入空气,或用少许生理盐水冲洗,以保证其通畅。

5.如果穿刺点皮肤出血,干棉球压迫的时间应适当延长。

6.术后如果患者咳出的分泌物带血,向患者解释并安慰不要紧张,一般1~2天内即可消失。

【环甲膜切开术】

一、目的

上呼吸道梗阻无法解除时紧急开放气道。

二、适应证与禁忌证

(一)适应证

1.呼吸困难伴有不稳定颈椎骨折或脱位的患者,常规气管切开术可能加重病情。

2.突发严重呼吸困难或窒息,短时间内无法完成气管切开术。

3.呼吸道完全梗阻,无法气管内插管。

(二)禁忌证

1.10岁以下儿童慎行。

2.喉部有急性病变的患者。

3.声门下有炎症或赘生物的患者。

4.气管插管时间过久的患者。

三、准备工作

选用适合患者的气管套管或代用品。

四、方法

于甲状软骨和环状软骨间作一长约2~4cm的横行皮肤切口,于接近环状软骨处切开环甲膜,以弯血管钳扩大切口,插入气管套管或橡胶管或塑料管,并妥善固定。

五、注意事项

1. 手术时应避免损伤环状软骨,以免术后引起气管塌陷、喉狭窄。

2. 环甲膜切开术后的插管时间,一般不超过 48h。应紧接着行气管切开术。

3. 保持套管通畅:应经常吸痰,每日定时清洗内管,煮沸消毒。

4. 保持下呼吸道通畅:室内保持适当温度和湿度,定时气管滴入少许生理盐水,用以稀释痰液,便于咳出。

5. 防止创口感染:每日至少换药一次。已发生感染者,可酌情给以抗生素。

6. 防止外管脱出。

（刘　钢）

第十八节　肺功能检查及临床应用

一、目的

通过肺功能检查了解患者肺和气道病变部位,查明呼吸困难原因,观察药物或疾病对气道影响程度,帮助重症患者恢复肺功能。

二、适应证与禁忌证

(一)适应证

不明原因呼吸困难;排除咳嗽可能的原因;鉴别不典型支气管哮喘;慢性阻塞性肺疾病;胸腹手术前常规检查;判断疾病对肺功能影响程度;掌握患者基础肺功能情况;气道阻塞的类型;职业病鉴定及体格检查。

(二)禁忌证

1. 绝对禁忌证　近 3 个月患者有心肌梗死、休克;近 4 周出现严重心功能不稳定、心绞痛患者;近 4 周大咯血的患者;癫痫大发作需要用药物治疗患者;高血压患者血压未能控制(收缩压>200mmHg,舒张压>100mmHg);主动脉瘤患者;严重甲亢患者。

2. 相对禁忌证　心率>120 次/分者;气胸、巨大肺大泡且不准备手术治疗患者;孕妇;鼓膜穿孔患者;近期呼吸道感染患者(<4 周)。

三、准备工作

(一)加强医务人员的个人保护

肺功能室的工作人员几乎每天都处于有大量传染性病原体环境中,因此要提高自身防范意识,检查时尽可能戴口罩、帽子、手套等以减少对患者检查时的飞沫接触。每检查完一个患者最好更换一次手套。如没有戴手套则应注意洗手或手消毒。

(二)加强工作环境卫生

肺功能室必须通风,最好打开窗户,增加自然风的流通。室内消毒及肺功能仪的清洁。

（三）对检查时可能出现的并发症处理给予充足的准备

1. 在检查用力通气功能时，患者可能会有咳嗽、喘息、手指麻木等症状，偶有晕厥、咯血、气胸、血压升高、心律异常、癫痫发作等。对出现症状的患者应停止检查，让患者取舒适体位，对症处理。

2. 支气管激发实验时，患者常出现咳嗽、胸闷、喘息及呼吸困难等症状。部分患者因吸入组织胺出现面色潮红、咳嗽不止。首先嘱患者暂时休息，或给予吸氧等相应处理。

3. 激发实验时对于出现哮喘急性发作的患者，立即停止相应检查，吸氧，并经口通过储雾器吸入短效 β_2 受体兴奋剂。如症状不能缓解，则给予沙丁胺醇 1mg＋布地奈德 1mg＋NS 4ml 雾化吸入，同时联系急诊科，由肺功能室工作人员将患者送到急诊科进一步处理。

4. 做支气管舒张实验的患者，可能会出现一过性心动过速，主要是 β 受体兴奋剂引起，患者一般经休息后心悸等症状能自行缓解，如患者症状不能缓解，可给予选择性 β_1 阻滞剂，小剂量服用。

5. 喉头水肿主要是因患者对激发药物过敏所致，多见于儿童。主要症状有胸闷、气短吸气性呼吸困难，出现典型的"三凹征"。应立即停止相应检查，让患者处于一个舒适体位吸氧、静脉给予糖皮质激素，如 NS 40ml＋甲基强的松龙 40mg 静注。雾化吸入支气管扩张剂，联系耳鼻喉科医师准备做气管切开。

四、方法

（一）仪器标化

每次检查前肺功能应通过容量定标器标化，以确证该仪器能正常工作。另外，测定的容器要做室温、室压、湿度等参数校正。

（二）测试前告知

技术人员应首先告知受试者要放松，不要紧张、中等速度均匀呼吸及吸到最大时突然快速呼出所有气体等动作要领。

（三）检查步骤

1. 受试者取直坐位，双脚着地，略叉开，双眼平视前方，头避免后仰或过低，不能依靠椅背。

2. 按技术人员指令练习肺功能检查时必要的呼吸动作。

3. 让患者口接咬口器，用唇包紧，夹上鼻夹，用口呼吸，注意该过程中不要从嘴角漏气。

4. 完全自然呼吸，用力吸到最要大限度，然后用最大力、最快速度、最大限度呼出尽可能多的气体，中间不要中断，直至呼气完全，期间应避免咳嗽或双吸气。

5. 在完成第 4 步骤后，再次重复第 4 步骤动作 2 次。

6. 完成上述检查后，患者可休息片刻，根据检查结果，重复必要步骤。

（四）肺功能的检查及其临床意义

1. 肺通气功能测定　各指标见图 8-18-1 所示。

2. 检查指标定义及临床意义

（1）肺活量（vitalcapacity，VC）：用力吸气后再用力呼出的最大气体的量。实测值/预测值＜80％为异常，主要见于各种引起限制性通气障碍的疾病。气道阻塞对 VC 也有轻度影响，如重度 COPD 时 VC 可有轻度降低。

（2）功能残气量（function residual capacity，FRC）：平静呼气后两肺剩余气体的量。FRC＝ERV＋RV。

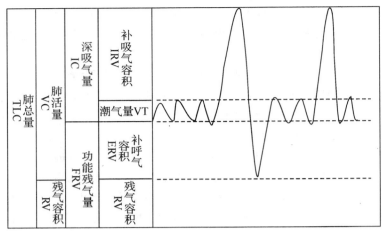

图 8-18-1 临床肺功能检查相应指标

（3）残气量（residual volume，RV）：用最大力量呼气后两肺剩余气体的量。

（4）肺总量（total lung capacity，TLC）：深吸气后两肺的气体总量。TLC＝VC＋RV＝IC＋FRV＝IRV＋VT＋ERV＋RV

临床意义：①FRC，RV，TLC 减少，见于限制性通气功能障碍；②增多，见于肺内充气过度。阻塞型肺气肿时，肺泡弹性减低，呼气时肺泡对支气管的环状牵引力减弱，支气管易于陷闭，只是肺泡内气体潴留，RV 增大。

（5）每分钟静息通气量（minute ventilation，VE）：单位时间内吸入或呼出的气量称为通气量。每分钟静息通气量（VE）＝VT×RR（呼吸频率）。

（6）最大自主通气量（maximal voluntary ventilation，MVV）：是以最快呼吸频率和尽可能深的呼吸幅度，最大自主所能取得的每分钟通气量。

临床意义：①阻塞性和限制性通气功能障碍均可使 MVV 降低；②通气储备功能的考核；③常用于胸科术前患者肺功能状况的评价与职业病劳动能力的鉴定。通气储备量％＝（MVV－VE）/MVV×100％。正常应＞95％；＜86％提示通气功能储备不佳；＜70％提示通气功能不可逆损伤。

（7）肺泡通气量（alveolar ventilation，VA）：是指安静状态下每分钟进入呼吸性细支气管及肺泡参与气体交换的有效通气量。VA 与肺泡二氧化碳分压密切相关，临床上以肺泡二氧化碳分压或动脉血二氧化碳分压作为衡量 VA 的指标。

（8）用力肺活量（forced vital volume，FVC）：深吸气至 TLC 位后，以最大的力量、最快的速度所能呼出的气体量。1s 用力呼气容积（$FEV_{1.0}$）是指最大吸气后，用力呼气第 1s 内呼出的气体量。$FEV_{1.0}$/FVC％是指 1s 用力呼气容积占用力肺活量的比值，是判断气流受限的指标，参考值为＞80％。最大呼气流量－容积曲线，见图 8-18-2。

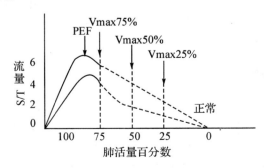

图 8-18-2 呼气流量环

（9）用力呼气高峰流速（peak expiratory flow，PEF）：是指用力呼气的最高流量。反映大气道通畅及呼吸肌力量的一项指标。

（10）最大呼气中段流速（maximal mid-expiratorybflow，MMEF）：也称用力呼气中期流量（$FEF_{25\%\sim75\%}$），是指用力呼气 $25\%\sim75\%$ 肺活量时的平均流量，流量下降反映小气道的气流阻塞。临床意义：用力肺活量（$FVC_{50\%}$）呼气流速、$FVC_{25\%}$ 呼气流速分别是检测小气道阻塞的指标。

影响肺通气的因素：①呼吸中枢及支配神经通路异常；②呼吸功能异常；③气道是否通畅；④胸廓顺应性；⑤肺顺应性。

3.气道阻塞的可逆性测定　即吸入支气管扩张剂后气道阻塞的可变性，又称 1s 改善率。

$$1s\ 改善率=\frac{用药后\ FEV1.0-用药前\ FEV1.0}{用药前\ FEV1.0}\times100\%$$

改善率＞12％可判为阳性，其绝对值＞200ml。

注意事项：做舒张实验之前 4h 内体用 β_2 受体激动药物吸入；12h 内停用普通剂型茶碱或 β_2 受体激动药物口服；24h 内停用长效或缓释剂型的舒张药物。

4.支气管激发试验　吸入不同浓度组胺或乙酰甲胆碱等药物使支气平滑肌收缩，用以判断气道的反应性。常用 FEV_1 变化作为指标。$\Delta FEV_1=FEV_{1基础值}-FEV_{1测定值}/FEV_{1基础值}\times100\%$，$\Delta FEV_1>20\%$ 为阳性。临床上主要用于诊断非典型和隐性支气管哮喘。

5.弥散功能测定　弥散功能是指气体分子通过生物膜（呼吸膜）进行交换的能力。气体弥散能力与该气体的溶解度成正比，与分子量成反比。尽管 CO_2 的分子量比 O_2 大，但其溶解度为 O_2 的 20 倍，所以其弥散能力明显高于 O_2。当弥散功能障碍时主要影响血中 PO_2 值，对 PCO_2 影响较小。弥散障碍主要造成机体缺氧。临床上常用 CO 肺弥散量/肺泡通气量（DL_{co}/VA）反应弥散功能。临床意义：正常情况下，DL_{co}/VA＞95％。当 $60\%<DL_{co}/VA<79\%$ 时，考虑弥散功能轻度障碍；当 $40\%<DL_{co}/VA<59\%$ 时，考虑弥散功能中度障碍；当 $40\%<DL_{co}/VA$ 时，弥散功能重度障碍。

五、注意事项

除了注意患者做相应检查时，可能出现的并发症外，还应注意患者是否适合肺功能检查。

【练习题及答案】

1.肺功能检测中不能直接测定的指标有哪些？

2.反映小气道阻塞的指标有哪些？

答案：略。

参考文献

[1]刘又宁.呼吸内科学高级教程.北京：人民卫生出版社，2010.

[2]郑劲平，高怡.肺功能检查使用指南.广州：人民卫生出版社，2009.

（刘笑然）

第十九节　水电解质及酸碱失调的处理

一、水和钠的代谢紊乱

失水和失钠常同时存在,根据失水和失钠的比例不同,可将水、钠代谢紊乱分为下列几种类型:

(一)等渗性缺水

1.概念　等渗性缺水又称急性缺水或混合性缺水。此时水和钠按比例地丧失,因此血清钠仍在正常范围,血浆渗透压也可保持正常。

2.病因　常见的病因有:消化液的急性丧失,如肠外瘘、大量呕吐等;体液丧失在感染区或软组织内,如腹腔内或腹膜后感染、肠梗阻、烧伤等。

3.临床表现　患者恶心、厌食、乏力、少尿等,但不口渴。舌干燥,眼窝凹陷,皮肤干燥、松弛。若在短期内体液丧失量达到体重的 5%,即丧失细胞外液的 25%,患者则会出现脉搏细速、肢端湿冷、血压不稳定或下降等血容量不足的症状。当体液继续丧失达体重的 6%～7% 时(相当于丧失细胞外液的 30%～50%),则有更严重的休克表现。

4.诊断　依据病史和临床表现常可得出诊断。实验室检查可发现有血液浓缩现象,包括红细胞计数、血红蛋白量和血细胞比容均明显增高。

5.治疗

(1)及时消除病因,减少体液丧失。

(2)静脉滴注平衡盐溶液或等渗盐水,尽快补充血容量。对已有脉搏细速和血压下降等症状者,表示细胞外液的丧失量已达体重的 5%,需从静脉快速滴注上述溶液约 3000ml(按体重 60kg 计算),以恢复其血容量。同时再补每天的生理需要量 2000ml。目前常用的平衡盐溶液有乳酸钠和复方氯化钠溶液(1.86% 乳酸钠溶液和复方氯化钠溶液之比为 1:2)与碳酸氢钠和等渗盐水溶液(1.25% 碳酸氢钠溶液和等渗盐水之比为 1:2)两种。

(二)低渗性缺水

1.概念　低渗性缺水又称慢性缺水或继发性缺水。此时水和钠同时缺失,但失钠多于缺水,故血清钠低于正常范围,血浆呈低渗状态。

2.病因　主要病因有:胃肠道消化液持续性丢失、大创面的慢性渗液;应用排钠利尿剂如依他尼酸(利尿酸)等;等渗性缺水治疗时补充水分过多。

3.临床表现　低渗性缺水的临床表现随缺钠程度而不同。轻度缺钠者:血清钠浓度在 135mmol/L 以下,患者感觉疲乏、头晕、手足麻木,尿中 Na^+ 减少。中度缺钠者:血清钠浓度在 130mmol/L 以下,患者除有上述症状外,尚有恶心、呕吐、脉搏细速,血压不稳定或下降,脉压变小,浅静脉萎陷,视力模糊,站立性晕倒。尿量少,尿中几乎不含钠和氯。重度缺钠者:血清钠浓度在 120mmol/L 以下,患者神志不清,肌痉挛性抽痛,腱反射减弱或消失;出现木僵,甚至昏迷。常发生休克。

4.诊断　根据病史和临床表现,可初步诊断为低渗性缺水。可进一步作下述检查:①尿液检查:尿比重常在 1.010 以下,尿 Na^+、CL^- 常明显减少。②血清钠测定:血清钠浓度低于 135mmol/L,表明有低钠血症。血清钠浓度越低,病情越重。③红细胞计数、血红蛋白量、血细胞比容及血尿素氮值均有增高。

5.治疗

(1)积极处理病因。

(2)静脉输注含盐溶液或高渗盐水,以纠正细胞外液的低渗状态和补充血容量。静脉输液原则是:输注速度应先快后慢,总输入量应分次完成。每 8～12h 根据临床表现及检测资料,包括血 Na^+、Cl^- 浓度、动脉血血气分析和中心静脉压等,随时调整输液计划。

低渗性缺水的补钠量可按下列公式计算:

需补充的钠量(mmol)＝[血清钠的正常值－血清钠测得值(mmol/L)]×体重(kg)×0.6(女性为 0.5)

举例如下:女性患者,体重 60kg,血清钠浓度为 130mmol/L。

$$补钠量＝(142-130)×60×0.5＝360mmol$$

以 17mmol Na^+ 相当于 1g 钠盐计算,补氯化钠量约为 21g。当天先补 1/2 量,即 10.5g,加每天正常需要量 4.5g,共计 15g。以输注 5％葡萄糖盐水 1500ml 即可基本完成。此外还应补给日需液体量 2000ml。其余的一半钠,可在第二天补给。上述计算公式仅作为补钠安全剂量的估计。

重度缺钠出现休克者,应先补足血容量,以改善微循环和组织器官的灌注。晶体液(复方乳酸氯化钠溶液、等渗盐水)和胶体溶液(羟乙基淀粉、右旋糖酐和血浆)都可应用。

(三)高渗性缺水

1.概念 又称原发性缺水。虽有水和钠的同时丢失,但因缺水更多,故血清钠高于正常范围,血浆渗透压升高。细胞内、外液量都有减少。

2.病因 摄入水分不够;水分丧失过多。

3.临床表现 高渗性缺水分为三度。①轻度缺水:缺水量为体重的 2％～4％,患者口渴。②中度缺水:缺水量为体重的 4％～6％,患者极度口渴,并有乏力、尿少和尿比重增高;唇舌干燥,皮肤失去弹性,眼窝下陷,常有烦躁不安。③重度缺水:缺水量超过体重的 6％,患者除上述症状外,出现躁狂、幻觉、谵妄、甚至昏迷。

4.诊断 病史和临床表现有助于高渗性缺水的诊断。实验室检查异常,包括:尿比重高;红细胞计数、血红蛋白量、血细胞比容轻度升高;血清钠浓度升高,在 150mmol/L 以上。

5.治疗

(1)去除病因。

(2)无法口服的患者,可静脉滴注 5％葡萄糖溶液或低渗的 0.45％氯化钠溶液,补充已丧失的液体。所补液体量可先根据临床表现,估计丧失水量占体重的百分比。然后按每丧失体重的 1％补液 400～500ml 计算。治疗一天后应监测全身情况及血清钠浓度,必要时可酌情调整次日的补给量。此外,补液量中还应包括每天正常需要量 2000ml。

注意:高渗性缺水者实际上也有缺钠,只是因为缺水更多,才使血清钠浓度升高。所以还需同时补适当的钠。为避免输入过量而致血容量的过分扩张及水中毒,计算所需的补水量,一般可分在两天内补给。

(四)水中毒

1.概念 又称稀释性低血钠。水中毒较少发生,系指机体的摄入总量超过了排出水量,以致水分在体内潴留,引起血浆渗透压下降和循环血量增多。

2.病因 各种原因所致的抗利尿激素分泌过多;肾功能不全,排尿能力下降;机体摄入水分过多或接受过多的静脉输液。

3.临床表现　　急性水中毒时水过多所致的脑细胞肿胀可造成颅内压增高,引起一系列神经、精神症状,如头痛、嗜睡、躁动、精神紊乱、定向能力失常、谵妄,甚至昏迷。若发生脑疝则出现相应的神经定位体征,慢性水中毒的症状往往被原发疾病的症状所掩盖。可有软弱无力、恶心、呕吐、嗜睡等。体重明显增加,皮肤苍白而湿润。

实验室检查可发现:红细胞计数、血红蛋白量、血细胞比容和血浆蛋白量均降低;血浆渗透压降低,以及红细胞平均容积增加和红细胞平均血红蛋白浓度降低。提示细胞内、外液量均增加。

4.诊断　　根据病史、临床表现与实验室检查可诊断。

5.治疗　　水中毒患者应立即停止水分摄入。程度较轻者,在机体排出多余的水分后,水中毒即可解除。程度严重者,除禁水外,还需用利尿剂以促进水分的排出。一般可用渗透性利尿剂,如20%甘露醇或25%山梨醇200ml静脉内快速滴注(20min内滴完),可减轻脑细胞水肿和增加水分排出;也可静脉注射袢利尿剂,如呋塞米(速尿)和依他尼酸。

二、体内钾的异常

(一)低钾血症

1.概念　　血清钾浓度低于3.5mmol/L。

2.病因　　长期进食不足;钾从肾排出过多;补充不足;呕吐、持续胃肠减压、肠瘘等,钾从肾外途径丧失;钾向细胞内转移。

3.临床表现　　最早的临床表现是肌无力,先是四肢软弱无力,以后可延及躯干和呼吸肌,一旦呼吸肌受累,可致呼吸困难,甚至呼吸肌麻痹而呼吸停止,这是严重低钾血症患者死亡的主要原因。还可有软瘫、腱反射减退或消失。患者也可有厌食、恶心、呕吐和腹胀、肠蠕动消失等肠麻痹表现。心脏受累主要表现为传导阻滞和节律异常。典型的心电图改变为早期出现T波降低、变平或倒置,随后出现ST段降低、QT间期延长和U波。

4.诊断　　根据病史、临床表现和实验室检查即可诊断。心电图检查可作为辅助性诊断手段。

5.治疗

(1)积极处理导致低钾血症的病因。

(2)通常采取分次补钾,边治疗边观察的方法。外科的低钾血症者常无法口服钾剂,都需经静脉补给。但一定要每天尿量在500ml以上才能静脉补钾(即见尿补钾)。补钾量可参考血清钾浓度降低程度,每天补钾40~80mmol不等。以每克氯化钾相等于13.4mmol钾计算,约每天补氯化钾3~6g。静脉补充钾有浓度及速度的限制,每升输液中含钾量不宜超过40mmol(相当于氯化钾3g),溶液应缓慢滴注,输入钾量应控制在20mmol/h以下。约50~60滴/min,一般不要超过80滴/min。如果含钾溶液输入过快,血清钾浓度可能短期内增高太多,将有致命的危险。由于补钾量是分次给予,因此要完全纠正体内的缺钾,常需连续3~5天的治疗。

(二)高钾血症

1.概念　　血清钾浓度超过5.5mmol/L。

2.病因　　进入体内(或血液内)的钾量太多;肾排钾功能减退;细胞内钾的移出,如溶血、组织损伤(如挤压综合征);以及酸中毒等。

3.临床表现　　高钾血症的临床表现无特异性。可有神志模糊、感觉异常和肢体软弱无力等。严重高钾血症者有微循环障碍的临床表现,如皮肤苍白、发冷、青紫、低血压等。常有心动过缓或心律不齐。最危险的是高血钾可致心搏骤停,这是严重高钾血症患者死亡的主要原因。

特别是血清钾浓度超过 7mmol/L,都会有心电图的异常变化。典型的心电图改变为早期 T 波高而尖,P 波波幅下降,随后出现 QRS 增宽。

4.诊断　根据病史、临床表现应考虑高钾血症,应立即作血清钾测定,血清钾超过 5.5mmol/L 即可确诊。心电图有辅助诊断价值。

5.治疗　由于高钾血症有导致患者心搏突然停止的危险,因此高钾血症一经诊断,应积极予以治疗。

(1)停用一切含钾的药物或溶液。

(2)降低血清钾浓度,可采取下列几项措施:

1)促使 K^+ 进入细胞内:①输注碳酸氢钠溶液:先静脉注射 5% 碳酸氢钠溶液 60~100ml,再继续静脉滴注碳酸氢钠溶液 100~200ml。这种高渗性碱性液输入后可使血容量增加,不仅可使血清 K^+ 得到稀释,降低血清钾浓度,又能使 K^+ 移入细胞内或由尿排出。同时,还有助于酸中毒的治疗。注入的 Na^+ 可使肾远曲小管的 Na^+、K^+ 交换增加,使 K^+ 从尿中排出。②输注葡萄糖溶液及胰岛素:用 25% 葡萄糖溶液 100~200ml,每 5g 糖加入正规胰岛素 1U,静脉滴注,可使 K^+ 转入细胞内,从而暂时降低血清钾浓度。必要时,可以每 3~4h 重复用药。③对于肾功能不全,不能输液过多者,可用 10% 葡萄糖酸钙 100ml、11.2% 乳酸钠溶液 50ml、25% 葡萄糖溶液 400ml,加入胰岛素 20U,24h 缓慢静脉滴入。

2)阳离子交换树脂的应用:可口服,每次 15g,每日 4 次。可从消化道带走钾离子排出。为防止便秘、粪块堵塞,可同时口服山梨醇或甘露醇以导泻。

3)透析疗法:用上述治疗仍无法降低血清钾浓度时,可进行腹膜透析或血液透析。

(3)对抗心律失常,防止心脏骤停。静滴生理盐水,补充 Na^+,可提高心肌的传导性。钙与钾有对抗作用,补充 Ca^{2+} 可提高心肌的兴奋性和收缩性。故可静脉注射 10% 葡萄糖酸钙溶液 20ml,此法可重复使用。也可将 10% 葡萄糖酸钙溶液 30~40ml 加入静脉补液内滴注。

三、酸碱平衡的失调

(一)代谢性酸中毒

1.概念　由于酸性物质的积聚或产生过多,或 HCO_3^- 丢失过多引起代谢性酸中毒。

2.病因　碱性物质丢失过多;酸性物质过多;抽搐、心搏骤停等也能同样引起体内**有机酸**的过多形成;应用氯化铵、盐酸精氨酸过多,以致血中 Cl^- 增多,HCO_3^- 减少,也可引起**酸中毒**;肾功能不全。

3.机体代偿　机体则很快会出现呼吸代偿反应。

4.临床表现　轻度代谢性酸中毒可无明显症状。重症患者可有疲乏、眩晕、嗜睡,可有感觉迟钝、烦躁。最明显的表现是呼吸变得又深又快,呼吸频率有时可高达每分钟 40~50 次。呼出气带有酮味。患者面颊潮红,心率加快,血压常偏低。可出现腱反射减弱或消失、神志不清或昏迷。患者常可伴有缺水的症状。代谢性酸中毒可降低心肌收缩力和周围血管对儿茶酚胺的敏感性,患者容易发生心律不齐和休克。一旦产生则很难纠治。

5.诊断　根据患者有严重腹泻、肠瘘或缺氧、休克等的病史,又有深而快的呼吸,即应**怀疑**有代谢性酸中毒。作血气分析可以明确诊断,并可了解代偿情况和酸中毒的严重程度。

6.治疗

(1)病因治疗应放在代谢性酸中毒治疗的首位。对较轻的代谢性酸中毒(血浆 HCO_3^- 为

$16\sim18$mmol/L），只要去掉病因常可自行纠正，不必应用碱性药物。

（2）对血浆 HCO_3^- 低于 10mmol/L 的重症代谢性酸中毒患者，应立即输液和用碱剂进行治疗。临床上根据酸中毒严重程度，补给 5%$NaHCO_3$ 溶液的首次剂量可 $100\sim250$ml 不等。边治疗边观察，逐步纠正酸中毒，是治疗的原则。要注意在酸中毒被纠正之后，离子化的 Ca^{2+} 减少，便会发生手足抽搐。应及时静脉注射葡萄糖酸钙以控制症状。过快地纠正酸中毒还能引起大量 K^+ 转移至细胞内，引起低钾血症，也要注意防治。

（二）代谢性碱中毒

1.概念　体内 H^+ 丢失或 HCO_3^- 增多所引起的碱中毒。

2.病因　胃液丧失过多；大量输入库存血；低钾血症；利尿剂的作用。

3.机体代偿　由于血浆 H^+ 浓度下降的影响，呼吸中枢受抑制，呼吸变浅变慢，CO_2 排出减少，$PaCO_2$ 升高，体内 H_2CO_3 增多，因而使 HCO_3^-/H_2CO_3 的比值向 20：1 靠近。

4.临床表现　代谢性碱中毒时可有呼吸变浅变慢，或精神神经方面的异常，如精神错乱或谵妄等，可以有低钾血症和缺水的临床表现。碱中毒时，氧合血红蛋白解离曲线左移，使氧不易从氧合血红蛋白中释出，导致组织细胞缺氧。碱中毒时，由于血浆 Ca^{2+} 浓度下降，神经肌肉兴奋性增高，可出现手足抽搐。

5.诊断　根据病史、临床表现和实验室检查血气分析作出诊断。

6.治疗　积极治疗原发疾病。对丧失胃液所致的代谢性碱中毒，可输注等渗盐水或葡萄糖盐水，既恢复了细胞外液量，又补充 Cl^-。经过这种治疗即可将轻症低氯性碱中毒纠正。必要时可补充盐酸精氨酸，既可补充 Cl^-，又可中和过多的 HCO_3^-。另外，碱中毒几乎都同时存在低钾血症，故须同时补给氯化钾。

（三）呼吸性酸中毒

1.概念　呼吸性酸中毒是指肺泡通气障碍及换气功能减弱，不能充分排出体内生成的 CO_2 或者吸入 CO_2 过多以致 $PaCO_2$ 增高，引起的酸中毒。

2.病因　全身麻醉过深、镇静剂过量、中枢神经系统损伤、气胸、急性肺水肿和呼吸机使用不当等。另外，肺组织广泛纤维化、重度肺气肿等慢性阻塞性肺部疾患，有换气功能障碍或肺泡通气与血流比例失调，都可引起 CO_2 在体内潴留。

3.机体代偿　主要通过肾代偿，肾小管上皮细胞中的 H^+ 排出增加，$NaHCO_3$ 的再吸收增加。使 HCO_3^-/H_2CO_3 的比值向 20：1 靠近，这种代偿过程很慢。

4.临床表现　患者可有胸闷、呼吸困难、躁动不安等，因换气不足致缺氧，可有头痛、发绀。随酸中毒加重，可有血压下降、谵妄、昏迷等。脑缺氧可致脑水肿、脑疝，甚至呼吸骤停。

5.诊断　患者有呼吸功能受影响的病史，又出现上述症状，即应考虑有呼吸性酸中毒，进行血气分析测定可进一步确诊。

6.治疗　机体对呼吸性酸中毒的代偿能力较差，而且常合并存在缺氧，对机体的危害性极大，除需尽快治疗原发病因之外，还须采取积极措施改善患者的通气功能。必要时作气管插管或气管切开术并使用呼吸机，能有效地改善机体的通气及换气功能。

（四）呼吸性碱中毒

1.概念　由于肺泡通气过度，体内生成的 CO_2 排出过多，以致 $PaCO_2$ 降低而导致的碱中毒。

2.病因　引起通气过度的原因很多，例如癔病、忧虑、疼痛、发热、创伤、中枢神经系统疾病、低氧血症、肝衰竭，以及呼吸机辅助通气过度等。

3.机体代偿　主要靠肾的代偿作用。

4.临床表现　多数患者有呼吸急促之表现。引起呼吸性碱中毒之后,患者可有眩晕,手、足和口周麻木和针刺感,肌震颤及手足搐搦。患者常有心率加快。

5.诊断　结合病史和临床表现,可作出诊断,血气测定可进一步确诊。

6.治疗　原发疾病应予积极治疗。用纸袋罩住口鼻,让患者自己呼出的 CO_2 又吸进一部分,以提高 $PaCO_2$。有条件的话可采用吸入含 $5\%CO_2$ 的氧气。如系呼吸机使用不当所造成的通气过度,应调整呼吸频率及潮气量。

【病例分析】

患者,女性,52 岁,体重 50kg。因腹痛,呕吐,停止排气排便 2 天就诊。尿量 600ml/d。查体:血压 100/70mmHg,皮肤干燥,眼窝凹陷,腹胀,肠鸣音亢进。血白细胞 12×10^9/L,血清钾 3.7mmol/L,血清钠 128mmol/L,血清氯 101mmol/L。

问题:患者存在哪种体液代谢失调? 诊断的主要依据是什么? 纠正的正确方法是什么?

分析:该患者存在低渗性脱水(中度)。依据是:呕吐病史,皮肤干燥,眼窝凹陷,血 Na^+ 低于 130mmol/L。纠正方法:患者缺钠量为(142－128)×50×0.5＝350(mmol),约氯化钠 20.5g,第一天补 1/2 即 10.25g,加生理需要量 4.5g,约需补 1500ml 5% 葡萄糖氯化钠溶液,其余还需补 2000ml 生理需要量,第二天补液同第一天。如果有继续损失量应于补充。

参考文献

[1]杨镇.外科实习医师手册.第 4 版.北京:人民卫生出版社,2008.

[2]陈孝平.外科学.第 2 版.北京:人民卫生出版社,2010.

(王正文)

第二十节　外科营养支持技术

外科营养支持包括肠外营养(parenteral nutrition,PN)与肠内营养(enteral nutrition,EN)。临床营养治疗理论的深入研究,临床上已日益显示出其减少并发症和病死率、提高手术成功率和改善生活质量,延长晚期病者存活期的独特疗效。

一、营养状态的评定

外科营养支持实施之前,应对患者的营养状况作一次全面的评定;在营养治疗期间,也需反复地对患者的营养状况作出评价(见表 8-20-1)。

表 8-20-1　营养指标的正常值和营养不良的分级

检查项目	正常值	营养不良分级		
		轻度	中度	重度
体重 IBW%	90%～120%	>80%～90%	60%～80%	<60%
体重与平时或病前体重比	>80%～90%	60%～80%	<60%	
三头肌皮褶厚度	男>10mm 女>13mm	40%～50%	30%～39%	<30%

续表

检查项目	正常值	营养不良分级		
		轻度	中度	重度
上臂中点肌周长	男>20.2cm 女>18.6cm	>80%	60%～80%	<60%
肌酐指数	>1	>80%	60%～80%	<60%
血清白蛋白	>35g/L	28～35g/L	21～27g/L	<20g/L
血清转铁蛋白	2.0～2.5g/L	1.8～2.0g/L	1.6～1.8g/L	<1.6g/L
淋巴细胞总数	>1500/mm^3	1200～1500/mm^3	800～1200/mm^3	<800/mm^3
免疫皮肤试验	＋	＋	－	－
氮平衡测定	＋1～－1g	－5～－10g	－10～－15g	<－15g

注:IBM%(理想体重百分比):IBW%=(实测体重/理想体重)×100;理想体重(kg)=[身高(cm)－100]×0.9;身高在165cm以下的男性,其理想体重则为:理想体重(kg)=[身高(cm)－105]×0.9;IBW%正常值为90%～120%。

二、外科营养支持技术

(一)肠外营养

1.肠外营养的概念、原则　肠外营养指通过消化道以外的途径(主要是静脉)为患者提供充分的能量及全面营养物质。肠外营养支持的原则包括:支持的营养物质由碳水化合物、脂肪和氨基酸混合组成;减少葡萄糖负荷,40%的非蛋白能量由脂肪乳剂供给;提供的非蛋白能量一般小于146J/kg(35kcal/kg);非蛋白能量:氮比值不超过418J:1g(100cal：1g)。

2.肠外营养的适应证　凡是营养不良或有营养不良可能,并且无胃肠道功能的患者都是肠外营养治疗的适应证。

(1)不能进食或不允许进食的疾病:术后至少有4～5天不能经口服或经鼻胃管进食、肠瘘(尤其是高位、高排量肠瘘)、急性坏死性胰腺炎、麻痹性肠梗阻等。

(3)胃肠吸收功能极差,以致生命难以维持的疾病:短肠综合征、广泛性肠道炎性疾病(Crohn病、出血性肠炎、溃疡性结肠炎等)。

(3)高代谢所致的营养不足和免疫功能低下的疾病:多发性内脏损伤、脓毒血症、弥漫性腹膜炎、全身复杂性大手术。

(4)恶性肿瘤放、化疗期间的严重胃肠道反应,晚期恶性肿瘤的严重消耗状态。

(5)早产婴儿伴先天性肠道闭锁或类似畸形疾病:先天性无肛、小肠旋转不良、婴儿肠道过敏症等。

3.肠外营养制剂　肠外营养制剂也称静脉营养制剂,包括葡萄糖、脂肪乳剂、氨基酸、电解质、维生素、微量元素等。

4.肠外营养输注方法

(1)全营养混合液的配制:将所有营养素按先后配制顺序灌入用高分子材料制成的3L"全合一(All in One,AIO)"营养袋中,从而组成全营养混合液(total nutrition aladmixture,TNA)。

(2)肠外营养液的输注方法:肠外营养的输注途径可经中心静脉输注或经周围静脉输注。输注方法有持续输注法与循环输注法两种。①持续输注法:将一天的营养液在24h内均匀输入,由于各种营养物质同时等量输入,对机体氮源、能源及其他营养物质的供应处于持续均匀状态,胰岛素的分泌较为稳定,血糖值也不会因输入糖时多时少有较大波动,尤其对较长时间胃肠道不能利用,机体需要量增加,有较多额外丢失的患者,经中心静脉持续输注,可以保证机体对热量及代谢基质的需要,同时还能减少患者遭受反复穿刺的痛苦。②循环输注法:将一天的营养液在12～18h内输注,其余时间可恢复活动,从而改善患者的生活质量,此种方法为临床广泛应用。

在进行循环输注前,要计算热量、蛋白质和液体需要量及输注时间,输注速度应逐渐增加或减少,以防高血糖发生。如高血糖持续存在,则应延长输注时间,小剂量胰岛素可加入营养液中以控制快速输注所致的高血糖,如以上处理无效,则仍应使用持续输注法。

5.肠外营养并发症

(1)与导管有关的并发症,包括:①空气栓塞;②导管栓子形成;③导管头端异位;④胸膜、大血管、心脏穿破:气胸、血胸、血气胸、心包填塞、水胸、纵隔积液;⑤静脉炎、血栓形成、栓塞;⑥穿刺部位的血管、淋巴管(胸导管)、神经损伤,皮下气肿等;⑦感染,主要为全身感染,亦即导管败血症。诊断时应注意三要素:在肠外营养治疗期间出现无其他原因可寻的发热、寒战;拔除导管后症状消失或缓解;导管尖端标本细菌培养与周围静脉血培养结果相一致。

防治原则:①置管操作必须严格执行操作规程和技术要求,熟悉局部组织解剖结构。病区深静脉置管应由专人负责。实施操作时应在有成熟经验者的指导下进行。②导管留置期间必须严密观察导管的位置是否保持在原始固定位置,输注的通畅与否。严防导管滑脱等意外。严格执行导管穿入皮肤处的灭菌消毒护理常规。一旦发生并发症,应迅即处理。③从严掌握经深静脉输注的适应证,一旦临床患者情况允许,尽快改由周围静脉途径。

(2)感染性并发症及其防治:肠外营养治疗期间出现发热、脓毒血症除与深静脉导管有关外,其他原因尚有:①营养制剂的热原与过敏性反应;②营养液配制过程中的污染;③输液管道的污染,静脉穿刺处皮肤裂隙的感染;④肠道细菌易位;⑤肠外营养治疗以外的原因,如患者原有菌血症,或并存有切口感染、肺炎、尿路感染、静脉炎、腹腔内感染等。

防治原则:①营养液应在严格的无菌净化条件下配制。全合一营养液袋的防病原体污染的意义:一是在滴输过程中无空气进入;二是在混合营养液中病原菌的生长较单纯脂肪乳剂中为少,葡萄球菌不能生长,白色念珠菌及大肠杆菌的生长也受抑制。②严格执行静脉输注的无菌操作常规。③积极治疗体内其他感染灶,应用有效的抗菌药物。④若考虑有肠道细菌易位所致感染的可能,应联合应用含谷氨酰胺制剂,以维持肠道屏障的结构与功能。

(3)代谢性并发症:包括①糖代谢:高渗性非酮性昏迷,低血糖症等;②氨基酸代谢:血清氨基酸不平衡,高氨血症等;③必需脂肪酸缺乏症;④电解质紊乱及酸碱失衡:代谢性酸中毒,低钾血症,高钾血症,低磷、低钙、低镁血症等;⑤微量元素如锌、铜、铬、硒等缺乏;⑥维生素:维生素A、D缺乏或过多症,生物素、维生素E、叶酸、肉毒碱缺乏症等;⑦肝胆功能异常、淤胆。

防治原则:①选用合理的营养液配方。为防止高渗性非酮性昏迷,应避免单独快速输入高渗葡萄糖液,或按8～12g葡萄糖加1U胰岛素。输注速度必须保持恒定。②严格按常规要求监测血清电解质、酸碱平衡、血糖、尿糖、肝肾功能等。③出现肝功能异常及黄疸时应考虑中止肠外营养治疗。

6.肠外营养的监测　临床肠外营养治疗期间,必须密切观察生命体征及有选择地进行某些指标的监测,以期及时发现并发症。

监测指标:包括体温、24h出入量、微生物培养、血气分析、血常规、胆囊B超、血糖、尿糖、血清电解质、肝功能测定、血肌酐、尿素氮、血清渗透压、血脂分析;血清微量元素、维生素、血清氨基酸、必需脂肪酸、血氨等在必要时测定。

(二)肠内营养

1.**肠内营养支持的适应证**　目前认为,自然营养摄入不足,应首选肠内营养。只有在肠内营养治疗失败或患者有肠衰竭、肠道炎性疾病需完全肠道休息时才选用肠外营养。肠内营养的适应证主要包括:上消化道瘘、低位肠瘘、短肠综合征、炎性肠道疾病、胰腺疾病、结肠手术准备、围手术期营养补充、肿瘤化(放)疗的辅助治疗。实施肠内营养的必要条件是最少必须有100cm空肠或150cm回肠具备完整的消化吸收功能。

2.**肠内营养制剂**　蛋白质、碳水化合物、脂肪、水、维生素及微量元素、纤维素(促进肠蠕动,改善肠道功能)。

3.**肠内营养实施方法**

(1)肠内营养治疗的输入途径:①经胃肠道途径:口服;咽造口、胃造口;鼻胃插管。因胃容量大,对渗透压亦不甚敏感,故营养素可较粗放,输注亦较简便。适用于要素饮食、匀浆饮食、混合奶等的灌喂。缺点是较易引起反流及呕吐;对昏迷患者特别要警惕误吸的并发症。②单纯经肠道途径:鼻肠管;空肠造口。临床肠内营养最普遍使用的是此途径。其优点是避免了呕吐及误吸,可同时作胃十二指肠减压,适于长期治疗的需要,允许同时经口进食,另外患者心理负担亦较小。

(2)肠内营养输入方式:①间歇分次投给:200ml/次,6～8次/d;②间歇重力滴注:250～500ml/次,4～6次/d,30ml/min;③连续输注:100～125ml/h,12～24h连续输入。

注意事项:①容量、浓度逐日增加,使有3～4天的肠道适应期;②肠内营养液应按无菌规则配制,当日配制,即时冷藏,当日用完;③可按医嘱收集胃、胆、胰引流液过滤后回输。

(3)肠内营养治疗的护理:①监测生命体征、准确记录输入及排出量;②按医嘱及时采集血、尿检测标本;③加强喂养管的日常护理。

(4)治疗反应及并发症的观察:主要为胃肠道反应,如恶心、呕吐、腹胀、腹痛、腹泻等;代谢紊乱,如水电解质失衡、高血糖症等。

4.**肠内营养并发症**

(1)喂养管并发症:导管放置不当,误入气管;深度不符合要求;硬质导管造成消化道穿孔等。

防治原则:严守操作规程,选用质地柔软、稳定性好的喂养管可防止此类并发症。

(2)呕吐与误吸:因呕吐导致的误吸常见于虚弱、昏迷患者。

防治原则:一是对此类患者不用或慎用经胃肠途径的灌注;二是密切注意喂养管的位置及灌注速率,采取床头抬高30°;避免夜间灌注;经常检查胃充盈程度及胃内残留量,当胃内残留量达100～150ml时,应减慢或停止灌注。

(3)腹泻:腹泻的原因有:①肠腔内渗透压负荷高;②小肠对脂肪不耐受;③食物通过肠腔太快,胆盐不能重吸收;④合并有细菌性或霉菌性肠炎;⑤葡萄糖被结肠内细菌转化为乳酸;⑥营养液温度太低;⑦严重低蛋白血症。

防治原则:针对原因进行处理,重要的是控制好肠内营养液灌注的浓度、速度、温度。

(4)代谢并发症:完全的肠内营养治疗亦如肠外营养一样可引起诸如水电解质失平衡(脱水、高钠、高氯、氮质血症)、血糖紊乱等代谢并发症。防治上必须做到像监测肠外营养一样监测肠内营养治疗。要注意无溶质水的补充。

【病例分析】

患者,62岁,男性。身高172cm,体重64kg。过去两月内出现上腹痛,并有上腹饱胀和恶心。近 1 个月来每天都呕吐,两周来因胃饱胀难受不能进食,呕吐后缓解。这期间有解两次黑色糊状便。近 3 个月体重减轻 14kg。实验室检查:Hb:84g/L,总淋巴细胞计数:$1.1 \times 1000/mm^3$;总蛋白 55g/L,白蛋白 28g/L,甘油三酯 78mg/L,胆固醇 140mg/L。胃镜:禁食 12h 后仍见胃内食物残留,胃大弯距幽门 2cm 处有一巨大溃疡型肿物。内镜活检证实是 Lauren 弥漫型腺癌。钡剂造影显示胃排出道完全梗阻。患者拟行全胃切除术。

请分析:哪些结果提示患者明显营养不良?该患者术前营养支持方案(总热量、糖、脂肪乳和氨基酸的供能比及需要量)和途径。

答案:患者体重与病前体重比为 $64/(64+14)=0.82$,总淋巴细胞数 $1.1 \times 1000/mm^3$,白蛋白 28g/L,均提示患者有明显营养不良。每日需总热量:$64kg \times 30kcal/kg = 1920kcal$,脂肪乳提供 40% 能量,脂肪需要量为 $1920 \times 40\% \div 9 = 85(g)$;其余能量由糖供给,需葡萄糖量为 $1920 \times 60\% \div 4 = 288(g)$;需氨基酸为 $1920 \div 100 \times 6.25 = 120(g)$。因患者幽门已经完全梗阻,因此需经静脉(肠外)途径输入。

参考文献
[1]杨镇.外科实习医师手册.第 4 版.北京:人民卫生出版社,2008.
[2]陈孝平.外科学.第 21 版.北京:人民卫生出版社,2011.

（王正文）

第二十一节　静脉切开技术及相关知识

一、适应证与禁忌证

(一)适应证
1. 大出血、休克等危重患者,因外周静脉穿刺困难或中心静脉穿刺置管失败。
2. 长时间需维持静脉输液,表浅静脉及深静脉穿刺有困难或已阻塞的患者。
3. 特殊检查和治疗,如中心静脉压的测定等。

(二)禁忌证
局部皮肤感染、周围静脉炎、静脉血栓或出血倾向的患者。

二、准备工作

1. 与患者及家属沟通并签订手术协议书。
2. 操作台、无菌静脉切开包 1 套、输液管道及无菌液体。

三、方法(以踝部大隐静脉切开为例)

1. 切开部位的选择　首选大隐静脉,也可选择前臂静脉。一般输血、输液可选择内踝上方的大隐静脉,测定中心静脉压可选择肘部贵要静脉、正中静脉及腹股沟的大隐静脉。
2. 患者仰卧,术侧下肢外旋,以内踝上方 3~5cm 处的大隐静脉为中心,常规皮肤消毒、铺巾,1% 普鲁卡因或利多卡因局部麻醉。见图 8-21-1。

3.横形切开皮肤 1.5～2cm,分离皮下组织,暴露游离大隐静脉。见图 8-21-2。

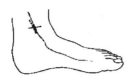

图 8-21-1　踝部大隐静脉切开部位

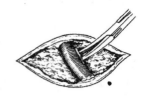

图 8-21-2　分离与暴露大隐静脉

4.用小弯血管钳在静脉下方置两根丝线,一根在静脉的远端结扎,另一根置于静脉近端暂不结扎。

5.提起静脉远端的结扎线,用小尖剪刀往向心方向在静脉壁上剪一斜口,插入塑料输液管 3～7cm 于静脉腔内,检查输液通畅无漏液后,结扎静脉近端丝线。见图 8-21-3。

6.剪断两端的结扎线头,缝合切口皮肤,留一皮肤缝线结扎固定塑料输液管,覆盖无菌纱布并用胶布固定、绷带包扎。儿童及意识障碍的患者可用夹板固定下肢,防止输液管滑脱。见图 8-21-4。

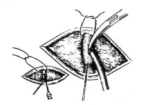

图 8-21-3　大隐静脉置管

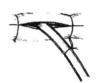

图 8-21-4　固定输液管理

四、注意事项

1.切口不可太深,以免伤及血管。

2.静脉置管不宜超过 2～3d,否则易发生静脉炎或脉管栓塞。

3.静脉炎处理:①立即施行拔管,输液管送血培养;②抬高患肢、局部热敷;③使用抗生素等处理措施。

（刘　钢、孙早喜）

第二十二节　拔甲术及相关知识

一、目的

掌握拔甲术的操作;了解拔甲术的适应证及禁忌证。

二、适应证与禁忌证

（一）适应证

1.外伤性指（趾）甲下积血或指（趾）甲与甲床分离。

2. 甲沟炎、脓性指头炎等疾病引起弥漫性甲下积脓药物治疗无效。

3. 嵌甲合并感染者。

4. 顽固性甲癣、甲周疣、甲下血管瘤等疾病的辅助治疗。

(二)禁忌证

1. 瘢痕体质者,术后瘢痕更大,影响愈合。

2. 患有血友病或凝血功能异常有出血倾向者。

3. 半年内曾接受放射治疗或局部有慢性放射性皮炎患者。

4. 有精神症状或要求过高者。

三、准备工作

(一)术前准备

1. 合理选用抗生素。

2. 对严重手部感染及全身情况衰弱者,应注意先予以改善全身情况,提高身体免疫力。

(二)麻醉选择

采用指(趾)根神经阻滞麻醉。从指(趾)根背(伸)侧进针,向指(趾)两侧注入 2% 利多卡因溶液或普鲁卡因。然后,从指(趾)根曲侧进针,同样两侧注射,形成环形封闭。注意麻醉剂内不能加肾上腺素,以避免小动脉痉挛,造成血运障碍及指(趾)根缺血坏死。

四、方法

以左手拇指和示指捏紧病指末节两侧,固定并控制出血。在甲根两侧各作一纵行切口,以尖刀顺甲根分离甲上皮;再从指端沿甲床面分离甲与甲床。当指甲完全游离后,止血钳夹持指甲的一侧翻卷,使指甲脱离甲床。检查并确定无甲角残留后,以凡士林纱布覆盖包扎。见图 8-22-1。

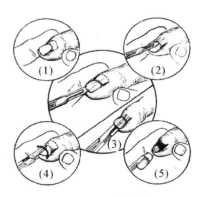

图 8-22-1　拔甲术

五、注意事项

1. 尖刀分离甲上皮时,注意不要损伤甲上皮,避免日后指甲永久畸形。

2. 分离甲床面时,应紧贴指甲,注意不要损坏甲床组织。

3. 拔除指甲后,如甲床不平整,宜将其轻轻刮平,以免新生的指甲高低不平。甲癣患者因指甲较脆,难以翻转,可在甲下分离后直接拔出。

六、术后处理

手部感染切开引流后,应注意仔细换药。先用 1:5000 高锰酸钾溶液浸泡创口,嘱患者轻轻活动患手或患指,并用无菌棉花清洗创口,将脓腔中残留脓汁排出。用干纱布把患手皮肤擦干,酒精消毒,凡士林纱条或胶皮片引流后包扎。术后 3～5 日即可拔除引流条。待红肿消退、疼痛减轻后,即开始作手指功能锻炼,避免肌腱黏连、瘢痕挛缩而造成功能障碍。

(唐建建、刘　钢)

第二十三节　外科感染的处理、脓肿切开引流术及相关知识

一、概述及分类

外科感染(surgical infection)是指需要外科治疗的感染,包括创伤、烧伤、手术、器械检查等并发的感染。外科感染有以下特点:常为多种细菌的混合感染;局部症状明显;多为器质性病变,常有组织化脓坏死,而需外科处理。

(一)按病菌种类和病变性质归类

1.非特异性感染(nonspecific infection)　亦称化脓性感染或一般性感染,占外科感染的大多数。

2.特异性感染(specific infection)　特异性感染在致病菌、病程演变及治疗处置等方面与一般感染不同。结核、破伤风、气性坏疽、炭疽、念珠菌病等属特异性感染,引起感染的致病菌如结核杆菌、破伤风梭菌、产气荚膜梭菌、炭疽杆菌、白色念珠菌等的致病作用不同于一般性感染的病菌,可以引起较为独特的病变。

(二)按病程区分

外科感染可分为急性、亚急性与慢性感染三种。

1.病变以急性炎症为主,病程在3周以内的外科感染为急性感染,大多数非特异性感染属于此类。

2.病程超过2个月或更久的感染为慢性感染,部分急性感染迁延日久可转为慢性感染。病程介于急性与慢性感染之间的称亚急性感染。

3.亚急性感染除由急性感染迁延形成外,形成原因常与致病菌的毒力虽弱、但有相当的耐药性,或是与宿主抵抗力较弱等有关,如变形杆菌的泌尿系感染、白色念珠菌病等。

(三)按发生条件归类

感染也可按照发生条件归类,如条件性(机会性)感染(opportunistic infection)、二重感染(菌群交替症)(super infection)和医院内感染(nosocomial infection)等。

二、临床表现

1.局部症状　急性炎症有红、肿、热、痛和功能障碍的典型表现。

2.器官-系统功能障碍　感染侵及某一器官时,该器官或系统可出现功能异常。

3.全身状态　感染　轻微可无全身症状,感染重时常有发热、呼吸心跳加快、头疼乏力、全身不适、食欲减退等表现。严重脓毒症时可有尿少、神志不清、乳酸血症等器官灌注不足的表现,甚至出现休克和多器官功能障碍。

4.特殊表现　某些感染可有特殊的临床表现,如破伤风有肌强直性痉挛;气性坏疽和其他产气菌蜂窝织炎可出现皮下捻发音(气泡);皮肤炭疽有发痒性黑色脓疱等。

三、诊断

首先应认真询问病史和作体格检查,依据临床表现和检查结果得出初步诊断,然后选择必要

的辅助检查手段进一步确诊。根据典型的局部症状和体征,位置表浅的化脓性感染诊断并不困难。波动感是诊断脓肿的主要依据,但应注意与血肿、动脉瘤或动静脉瘘区别。深部脓肿波动感可不明显,但表面组织常有水肿,局部有压痛,可有发热与白细胞计数增加,穿刺有助诊断。

四、治疗

治疗原则是消除感染病因和毒性物质,制止病菌生长,增强人体抗感染能力以及促使组织修复。应从局部处理与全身性治疗两方面着手,对于轻度感染,有时仅需局部治疗即可治愈。

(一)局部处理

1.保护感染部位避免受压,适当限制活动或加以固定,以免感染范围扩展。

2.理疗与外用药物 炎症早期可以局部热敷或是采用超短波或红外线辐射等物理疗法,可改善血液循环、促进炎症消退或局限成脓。浅部的急性病变,组织肿胀明显者用50%硫酸镁液湿热敷,未成脓阶段还可用鱼石脂软膏、金黄膏等敷贴;感染创口创面则需换药处理。

3.手术治疗 脓肿形成后应及时切开引流使脓液排出。深部脓肿可以在超声、CT引导下穿刺引流。脏器组织的炎症病变,应视所在的器官以及病变程度,参考全身情况,先用非手术疗法并密切观察病情变化,必要时手术处理。手术方式为切除或切开病变组织、排脓及留置引流物。

(二)抗感染药物的应用

较轻或局限的感染可不用或口服抗菌药物,范围较大或有扩展趋势的感染,需全身用药。应根据细菌培养与药敏试验选用有效药物,在培养与药敏尚无明确结果时,可以根据感染部位、临床表现、脓液性状等估计病原菌种类,选用适当抗菌药物。

(三)全身支持治疗

外科感染对患者全身有不同程度的影响。对于有重要脏器感染、脓毒症、手术后或创伤合并感染以及原先有较重的其他病症者,改善患者的全身状态、增强机体抵抗力尤显重要。

五、脓肿及脓肿切开引流术

脓肿是急性炎症过程中在组织、器官或体腔内出现的局限性脓液积聚,四周有完整的腔壁。常见致病菌为毒力强且有凝固血浆能力的金黄色葡萄球菌。

1.病因及病理 脓肿可原发于急性化脓性感染的后期,或由远处原发感染经血管、淋巴管转移而来。炎症组织因受细菌产生的毒素或酶的作用,发生坏死、溶解,形成脓腔。腔内的渗出物、坏死组织、脓细胞和细菌等共同组成脓液,脓液中还有较多的纤维蛋白,能形成网状支架。使病变限制于局部。脓腔周围有明显的充血、水肿和白细胞浸润,以后周围肉芽组织增生,形成脓腔壁。

2.临床表现 浅表脓肿高于体表。有红、肿、热、痛和波动感。

3.诊断 脓肿的诊断一般不难。可行穿刺抽脓或做超声波检查来确定诊断。但有时应与有继发感染的动脉瘤相鉴别。继发感染的动脉瘤呈膨胀性搏动,有时可闻及血管收缩期杂音,如阻断近侧动脉,肿块可缩小,搏动和杂音均消失。如仍不能确诊,应施行诊断性穿刺,抽出血液可确定动脉瘤的诊断。

4.治疗原则 当脓肿尚未局限时。应给局部热敷、理疗或外敷中成药金黄膏等。脓肿伴有明显的全身症状时,可应用抗菌药物。一旦脓肿形成,应立即施行切开引流术。

【表浅脓肿切开引流术】

一、目的

引流脓液、清除坏死组织、促进脓肿愈合。

二、适应证与禁忌证

(一)适应证

表浅脓肿形成,检查有波动者,应切开引流。

(二)禁忌证

脓肿尚未形成(成熟)者。

三、准备工作

1.医患沟通　向患者说明脓肿切开引流术的必要性、可能发生的并发症及副反应,消除患者的紧张、恐惧等心理,取得理解与配合。完成知情同意书等医疗文件签署。

2.医生和护士的准备工作　核对患者姓名、床号、住院号等信息,查阅病历及相关检查资料。切开部位备皮。

3.器械准备　无菌棉球、缝合线、无菌手套、治疗巾、无菌纱布、胶布、巾钳、卵圆钳、手术刀、止血钳、手术镊、组织剪、圆针、三角针、橡胶片、消毒剂、局部麻醉药、3%过氧化氢溶液、生理盐水、凡士林纱布。

4.术前合理应用抗菌药物。

5.多发性脓肿,全身情况较差者,应注意改善全身状况。

四、操作步骤

1.体位准备　根据病变部位选择适当的体位,既能较好地暴露病变部位,又能最大限度地满足患者安全、保暖及舒适的要求。

2.切口　选择脓肿表面最薄弱处,按切口选择的一般原则确定。

3.麻醉　手术采用局麻,小儿可用氯胺酮分离麻醉或辅加硫喷妥钠肌肉注射作为基础麻醉。

4.用尖刃刀先将脓肿切开一小口,再把刀翻转,使刀刃朝上,由里向外挑开脓肿壁,排出脓液。随后用手指或止血钳伸入脓腔,探查脓腔大小,并分开脓腔间隔。根据脓肿大小,在止血钳引导下,向两端延长切口,达到脓腔壁边缘,把脓肿完全切开。如脓肿较大,或因局部解剖关系,不宜作大切口者。可用3%过氧化氢溶液及大量生理盐水冲洗脓腔。可以作对口引流,使引流通畅。最后,用止血钳把凡士林纱布条一直送到脓腔底部,另一端留在脓腔外,垫放干纱布包扎。见图8-23-1。

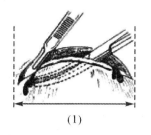
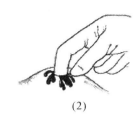

(1)　　　　　　　　　　　　(2)

图 8-23-1　表浅脓肿切开术

五、注意事项

1.切口的注意事项　①在波动最明显处作切口；②切口应有足够长度，并在低位，以利引流；③切口方向一般要与皮纹平行，不作经关节区的纵行切口，以免瘢痕挛缩，影响关节功能；④切开深部脓肿前，先作穿刺抽脓，确定脓肿的部位和深度；⑤切口不要穿过对侧脓腔壁而达正常组织，以免感染扩散。

2.脓液排出后，用手指探查脓腔，并将脓腔内纤维间隔分叶。

3.表浅脓肿切开后常有渗血，若无活动性出血，一般用凡士林纱布条填塞脓腔压迫即可止血，不要用止血钳钳夹，以免损伤组织。

4.放置引流时，应把凡士林纱布的一端一直放到脓腔底，不要放在脓腔口阻塞脓腔，影响引流。引流条的外端应予摊开，使切口两边缘全部隔开，不要只注意隔开切口的中央部分，以免切口两端过早愈合，使引流口缩小，影响引流。记录放入脓腔内的凡士林纱布或引流条的数目，以避免换药时将它们遗留在脓腔内。

5.术后第 2 日起更换敷料，拔除引流条，检查引流情况，并重新放置引流条后包扎。

【深部脓肿切开引流术】

一、目的

引流脓液，清除坏死组织，促进愈合。

二、适应证和禁忌证

(一)适应证
凡深部脓肿形成，穿刺抽出脓液者，均应切开引流。

(二)禁忌证
1.急性化脓性蜂窝织炎，未形成脓肿者。
2.合并全身脓毒血症处于休克期者。
3.血液系统疾病或凝血机制严重不全者。
4.唇、面部疖痈虽有脓栓形成亦不宜广泛切开引流。

三、准备工作

同浅表脓肿切开引流术。

四、操作方法

以股内侧深脓肿为例，介绍手术步骤。

1.**体位准备** 根据病变部位选择适当的体位，既能较好地暴露病变部位，又能最大限度地满足患者安全、保暖及舒适的要求。

2.**切口选择** 根据脓肿部位选择切口。

3.**麻醉** 麻醉应选择以下方法：①局部浸润麻醉；②臂丛神经阻滞麻醉（上肢）或腰麻（下肢）；③全麻硫喷妥钠静脉麻醉或氟烷、氨氟醚、乙醚等吸入麻醉；④小儿可采用氯胺酮肌肉注射麻醉。辅加局麻或神经阻滞麻醉。

4.**手术步骤**

(1)切口皮肤用安尔碘消毒。铺无菌巾。局部穿刺抽得脓液后留取脓液送细菌培养及药敏实验。切口方向应根据脓肿部位，与股动、静脉和股神经或其他主要血管、神经走行方向平行，以免损伤。

(2)分开肌层，注意避开大隐静脉、股静脉和股动脉或其他主要血管、神经，顺时针分离，找到肌层深部脓肿的部位，将脓肿壁作一纵行小切口，用止血钳分开脓腔切口。排出腔液，再用手指伸入脓腔，分开纤维间隔，再扩大脓肿壁切口，使引流通畅。

(3)3％过氧化氢溶液及大量生理盐水冲洗脓腔。

(4)置引流条按脓肿大小与深度放置凡士林纱布条引流或香烟引流。若有活动性出血可用止血钳钳夹后结扎；一般小渗血用凡士林纱布填塞，加压包扎后即可止血。

五、注意事项

1.深部脓肿切口的方向应与动、静脉和神经的走行方向平行，以避免损伤。

2.切开深部脓肿前，应注意邻近重要组织的解剖关系，尤其对神经和血管。切勿损伤。如股内侧深部脓肿，应注意股动、静脉和股神经；腘窝脓肿，要注意腘动、静脉和胫神经，腋窝部脓肿，要注意腋动、静脉和臂丛神经。

3.术后处理：术后第2日换药，改用生理盐水纱条引流，以后每天换药，待有新鲜肉芽生长时，逐步减少引流条的量。

【练习题及答案】

1.脓肿切开引流术前准备有哪些？

2.脓肿切开引流术的注意事项有哪些？

答案：略。

参考文献

[1]张福奎.外科基本操作处置技术.第2版.北京:人民卫生出版社,2007.

[2]赵毅.普外科小手术图解.北京:化学工业出版社,2010.

（王正文）

第二十四节　体表肿瘤与肿块的处理

体表肿瘤是指来源于皮肤、皮肤附件、皮下组织等浅表软组织的肿瘤。在临床上尚需与非真性肿瘤的肿瘤样肿块鉴别。为了明确体表肿块的性质,可采取针吸、切取等手段取部分组织送病理活检。对体表的良性肿瘤可直接行切除术。

【体表肿块穿刺活检术】

一、目的

通过穿刺活检取材行病理检查,明确体表肿块的性质。

二、适应证和禁忌证

(一)适应证
体表可扪及的任何异常肿块,都可穿刺活检,例如乳腺肿块、淋巴结等均可穿刺。

(二)禁忌证
1.凝血机制障碍。
2.非炎性肿块局部有感染。
3.穿刺有可能损伤重要结构。

三、准备工作

1.医患沟通　向患者交代肿块活检的必要性和可能发生的不适反应,消除患者的恐惧心理,取得理解与配合;完成知情同意书等医疗文件的签署。

2.医生和护士的准备工作　核对患者姓名、床号、住院号等信息,查阅病历及相关检查资料。穿刺部位皮肤准备,如清洗及剃毛。

3.器械准备　无菌棉签、无菌手套、治疗巾、无菌纱布、胶布;消毒的穿刺针及 20～30ml 注射器、消毒剂、95％乙醇、局部麻醉药、玻片及标本处理器皿等。穿刺针分为粗针和细针两类。粗针有 Vim-Silverman 针、Trucut 针、Jamshidi 针;细针有 22～23 号 Chiba 针、20～23 号腰穿针、7～8 号普通注射针。

四、操作方法

1.体位准备　根据病变部位选择适当的体位,既能较好地暴露病变部位,又能最大限度地满足患者安全、保暖及舒适的要求。

2.穿刺部位的选择　选择肿块距离皮肤表面最近处为穿刺点,注意避免血管、神经和脏器;同时,穿刺路径尽量设计在后期手术中将予以切除的部位。

3.消毒、铺巾　安尔碘消毒穿刺局部皮肤,以穿刺点为中心由内向外螺旋形消毒皮肤三次,消毒范围距穿刺点 15cm。

4.麻醉　细针穿刺无需局部麻醉;粗针穿刺则穿刺点用 1％或 2％普鲁卡因做局部浸润麻醉。

5. 穿刺(粗针)

(1)戴无菌手套,检查穿刺针。术者左手拇指和示指固定肿块。

(2)穿刺针刺入达肿块表面,将切割针芯刺入肿块 1.5～2cm,然后推进套管针使之达到或超过切割针尖端,两针一起反复旋转后拔出。

(3)除去套管针,将切割针前端叶片间或取物槽内的肿块组织取出,用 10％福尔马林液固定,送组织学检查。

(4)术后穿刺部位盖无菌纱市,用胶布固定。

附:细针穿刺法

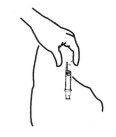

图 8-24-1　肿块细针穿刺术

(1)检查穿刺针。术者左手拇指与示指固定肿块,将穿刺针刺入达肿块表面。

(2)连接 20～30ml 注射器,用力持续抽吸形成负压后刺入肿块,并快速进退(约 1cm 范围)数次,直至见到有吸出物为止。见图 8-24-1。

(3)负压下拔针,将穿刺物推注于玻片上,不待干燥,立即用 95％乙醇固定 5～10min,送细胞病理学检查。囊性病变则将抽出液置试管离心后,取沉渣检查。

(4)再次消毒穿刺点,穿刺部位覆盖无菌纱布,用胶布固定。

五、注意事项

术后注意保持敷料干洁,避免过度活动致敷料移位,3 天后可自行移除敷料。如出现发热、穿刺部位疼痛等不适,应及时就医。及时追踪活检报告,根据报告决定后续治疗方案。

【体表肿块切除术】

一、目的

肿物切除病理活检,明确诊断。切除体表的良性或恶性肿瘤,治愈疾病,或满足美容的要求。

二、适应证和禁忌证

(一)适应证

纤维瘤、脂肪瘤、表皮囊肿、皮脂腺囊肿、皮样囊肿。

(二)禁忌证

1. 凝血机制障碍。

2. 非炎性肿块局部有感染。

三、准备工作

1. 医患沟通　向患者交代体表肿块切除的必要性和可能发生的并发症及不适反应,消除患者的紧张、恐惧等心理,取得理解与配合。完成知情同意书等医疗文件签署。

2. 医生和护士的准备工作　核对患者姓名、床号、住院号等信息,查阅病历及相关检查资料。手术部位皮肤准备。

3. 器械准备　无菌棉球、缝合线、无菌手套、治疗巾、无菌纱布、胶布、巾钳、卵圆钳、手术刀、止血钳、手术镊、组织剪、圆针、三角针、橡胶片、消毒剂、局部麻醉药。

四、操作方法

1. 体位准备　根据病变部位选择适当的体位,既能较好地暴露病变部位,又能最大限度地满足患者安全、保暖及舒适的要求。

2. 切口选择　梭形切口:如果是与皮肤黏连紧密的囊性肿块,未来避免切破囊壁,可选择包绕肿块的梭形皮肤切口,将皮肤与肿块一起切除,梭形长轴应与皮纹方向一致。正中切口:对于大多数肿块,可选择直线形皮肤正中切口,切口方向与皮纹方向一致。

3. 消毒、铺巾　安尔碘消毒局部皮肤,以肿块为中心由内向外螺旋形消毒皮肤三次,消毒范围距切口至少 15cm。

4. 麻醉　如果切口为梭形,则在肿块四周作菱形阻滞麻醉。如果切口为肿块表面直线形切口,除了在肿块四周作菱形阻滞麻醉外,还需沿切口作皮内阻滞麻醉。

5. 肿块切除

(1)与皮肤黏连紧密的囊性肿块:①沿设计好的梭形切口切开皮肤;②用组织钳将肿块表面的皮肤提起,然后用止血钳沿囊壁钝性分离,黏连致密则可能需锐性分离,注意保持囊壁完整;③两侧分离完后,基底部组织可用组织剪沿囊壁边撑边剪,完整切除肿块。如果在分离的过程中囊壁破裂,可先用干纱布清除囊内容物,再用干纱布条填入囊腔让囊壁紧绷,利于囊壁完整切除。

(2)大多数体表肿块:①在肿块表面作"一"字形正中切口;②用组织钳钳夹一侧皮下组织向对侧牵拉,用手指或止血钳沿肿块包膜钝性分离,用同样的方法分离另一侧;③两侧完全分离后,基底部组织可用组织剪沿包膜边撑边剪,完整切除肿块。

(3)性质不明、难以完整切除的肿块:选择典型病变部位切取直径约 0.5cm 的组织块送病理活检。

(4)切口缝合:间断缝合皮肤切口,张力较大时应做皮下缝合。缝合皮肤时可带少量基底组织,或先行皮下缝合以免死腔形成。如肿块切除后所遗留腔隙较大,应放置胶片引流,并加压包扎。

(5)将切除组织放入 10％甲醛溶液中,送病理检查。

(6)消毒切口,盖无菌纱布,用胶布固定。

五、注意事项

术后注意保持敷料干洁,若放置引流物,则需防止其脱落或移位。按时换药、拆线。如出现发热、创口局部疼痛等不适,应及时就医。及时追踪病理报告,根据报告决定后续治疗方案。

【练习题及答案】

1. 体表肿块穿刺有哪些并发症?

2. 穿刺取样细胞学检查有哪些优点?

3. 体表肿块穿刺取样活检假阴性的原因有哪些?

4. 疑为恶性肿瘤穿刺活检时应注意哪些事项?

5. 疑为结核性肿块穿刺应注意哪些事项?

6. 粗针和细针穿刺各有何特点?

答案:

1. 有以下并发症:

(1)粗针穿刺可引起出血、血肿形成和感染。

(2)淋巴结结核或恶性肿瘤穿刺后可能遗留不易愈合的窦道。

(3)粗暴穿刺可能损伤邻近的组织和器官,如胸膜、气管、食管、血管和神经等。

2.有以下优点:

(1)操作简便,诊断迅速,正确率一般为80%～95%。

(2)活细胞易于观察,可见到冷冻切片所看不到的轻度恶性迹象。

(3)恶性肿瘤组织结构松散,黏合性差,易吸出较多的细胞成分。

3.假阴性的原因有:

(1)肿块直径小于1cm,穿刺不易准确或未获得足够的穿刺物。

(2)未穿刺到病变最明显的组织。

(3)肿瘤中心变性、坏死,无法诊断。

(4)某些组织或细胞难以鉴别。

4.应注意以下事项:

(1)不能切除的恶性肿瘤应在放疗或化疗前穿刺,以明确病理诊断。

(2)可切除的恶性肿瘤,宜在术前7天以内穿刺,以免引起种植转移。

(3)穿刺通道应在手术中与病灶一同切除。

(4)穿刺应避开恶性肿瘤已破溃或即将破溃的部位。

5.应注意以下事项:

(1)应采用潜行性穿刺法。

(2)穿刺物为脓液或干酪样物,则可注入雷米封或链霉素。

(3)避免其他细菌感染,术后立即抗结核治疗。

6.各有以下特点:

(1)粗针所得标本多,一次成功率高。

(2)细针穿刺造成的损伤和痛苦小,可在肿块内不同方向,或在肿块的不同部位反复穿刺。

参考文献

张福奎.外科基本操作处置技术.第2版.北京:人民卫生出版社,2007.

（王正文）

第二十五节　乳腺肿物切除术与活检术

乳腺肿物包括乳腺囊性增生病形成的肿块及乳腺肿瘤。明确为良性的乳腺肿块可行乳腺肿物切除术,否则宜先行活检术明确诊断后再决定下一步处理措施。

【乳腺纤维瘤切除术】

一、目的

切除肿瘤,明确病变性质,消除患者的心理负担。

二、适应证与禁忌证

(一)适应证

乳腺纤维腺瘤唯一有效的治疗方法是手术切除,故一旦发现,应予以手术切除。妊娠可使纤维腺瘤增大,因此在妊娠前或妊娠后发现的纤维腺瘤一般都应手术切除。

(二)禁忌证

已诊断为乳腺癌的患者。

三、准备工作

1.医患沟通　　向患者说明乳腺纤维瘤切除的必要性、可能发生的并发症及不良反应,消除患者的紧张、恐惧等心理,取得理解与配合。完成知情同意书等医疗文件签署。

2.医生和护士的准备工作　　核对患者姓名、床号、住院号等信息,查阅病历及相关检查资料。穿刺部位皮肤准备。

3.器械准备　　无菌棉球、缝合线、无菌手套、无菌孔巾或无菌巾、无菌纱布、胶布、巾钳、卵圆钳、手术刀、止血钳、手术镊、组织剪、圆针、三角针、橡胶片、消毒剂、局部麻醉药等。

四、操作步骤

1.体位准备　　根据病变部位选择适当的体位。患侧背部以软枕垫高便于操作。

2.切口选择　　沿乳晕边缘作弧形切口或作以乳头为中心的放射状切口。切口应较肿块略长。见图 8-25-1。

3.消毒、铺巾　　安尔碘消毒局部皮肤,以肿块为中心由内向外螺旋形消毒皮肤三次,消毒范围距切口至少 15cm。

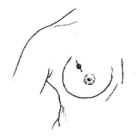　　　　　　　　　　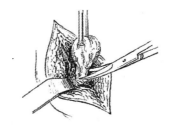

图 8-25-1　切口选择　　　　　　　　图 8-25-2　楔形切除

4.麻醉　　沿切口作皮内阻滞,并肿块四周作菱形阻滞麻醉外。

5.切开皮肤和皮下脂肪后,用食指扪摸到肿块,小拉钩拉开创口,用组织钳钳夹固定肿块块或在肿块上缝一针做牵引线,逐步切开肿块表面乳腺组织后即可见边界清晰的白色质韧肿瘤,并在其周围作锐性解剖,边分离边止血,连同肿块包膜及周围少量正常乳腺组织做楔形切除。见图 8-25-2。

6.仔细止血,用丝线间断缝合腺体组织,闭合间隙,不留死腔,并缝合皮肤。根据情况一般可置放皮片引流或不放引流。如创口大,渗血多,可在切口内放置引流。

五、注意事项

1.肿块滑动度大,要在患者体位安置好后,准确定位与标记。

2.紧贴肿块逐层分离,减少出血。

【乳房肿块切除活检术】

一、目的

对诊断不明的乳腺肿块切除行病理检查,明确诊断。

二、适应证与禁忌证

(一)适应证

1.临床上不能排除恶变的乳房肿块。若临床上已高度怀疑为乳腺癌时宜切除整个肿块及周围组织作冰冻切片检查。

2.患者有恐癌情绪坚决要求病理检查以排除乳腺癌。

(二)禁忌证

明确诊断为乳腺癌的肿块。

三、准备工作

同乳腺纤维瘤切除术。

四、操作方法

1.体位准备　　仰卧,患侧背部以软枕垫高便于操作。

2.切口选择　　近乳晕的中央型肿块可沿乳晕边缘作弧形切口,此外均在肿块部位作乳房的放射状切口。切口应较肿块略长。

3.消毒、铺巾　　安尔碘消毒局部皮肤,以肿块为中心由内向外螺旋形消毒皮肤三次,消毒范围距切口至少15cm。

4.切开皮肤和皮下脂肪后,小拉钩拉开创口,用食指扪摸到肿块,在肿块上缝一针4号线做牵引线,将肿块及其周围组织整块切除。切忌从肿块上切取部分组织活检。

5.仔细止血,用1号线"8"字形缝合或间断缝合关闭死腔,并缝合皮肤。若残腔较大或渗血较多,缝合前,残腔内放置胶片引流。

五、注意事项

1.术前应在皮肤上给肿块位置作标记,并在肿块周围做浸润麻醉,以免切开后找不到肿块。若肿块很小,则在局麻前,用注射针头固定肿块,再做局麻。

2.术中由助手固定肿块,避免术中固定不稳定造成的过多挤压和损伤正常组织。

3.怀疑乳腺癌应行冰冻病理检查,证实为乳腺癌者应尽快行乳癌根治术。

参考文献

[1]张福奎.外科基本操作处置技术(第2版).北京:人民卫生出版社,2007.

[2]许怀谨.实用小手术学(第2版).北京:人民卫生出版社,2011.

(王正文)

第二十六节　显微外科基本技术

一、概述

显微外科是利用光学放大设备和显微外科器械进行精细手术。作为一门专项的外科技术,现已经广泛应用到外科学的各个专业。外科医生从事显微外科前,一定在显微外科基本技术方面接受严格的训练。

二、显微外科的基本技术

1.显微切开及分离　一般使用 11 号或 15 号刀片,使切开组织损伤小并准确。显微分离以锐性分离为主。

2.组织提持　以尖头、无齿的显微镊提持组织。外科吻合时仅提持血管外膜。

3.牵引显露　使用外科小拉钩。血管神经使用薄的橡皮片牵引。血管吻合使用小型自动牵开器。

4.止血　应用双极电凝。吻合血管的侧支以结扎为主。

5.清创　尽可能的清除坏死组织,提供有良好血供的血管床和神经床。无损伤的清洗有助于减少感染。

三、显微技术训练要点

1.显微镜安置稳妥,使手术野物像清晰,有立体感。

2.手的动作轻柔、稳健,通过拇指、示指和手腕的协调,操作动作幅度小。对显微镜下组织定位准确,从视野外能够很快地到达视野内的手术区域迅速定位。

3.镜下操作在同一个平面进行。在手术中能够适应多种放大倍数和景深。

4.练习镜下切开、分离、缝合、打结等基本操作。眼不离开目镜,双手可更换器械。

5.术者和助手之间配合娴熟。两者均完成显微技术培训,熟悉手术过程。

四、显微血管吻合技术

吻合血管方法有 5 种,即缝合法、套管法、黏合法、机械法及电凝法,以缝合法为首选。血管吻合术的形式有 4 种:端端缝合法、端侧缝合法、侧侧缝合法及套叠缝合法,以端端缝合法最为常用。

(一)端端缝合法

端端缝合符合正常血流方向。能保持血液的最大流速及流量。为避免血管缝合时发生扭曲或吻合口对合不良,常采用二定点或三定点端端缝合。前者较易掌握,也最常用;后者适用于管壁薄、内径小、前后壁呈黏合状态的血管缝合,如内脏静脉的缝合等。

在进行端端缝合时,必须对断面和外膜进行修整。对断口附近的外膜及其周围的疏松结缔组织,要适当修剪,以免缝合和打结时把它们带入血管腔内导致血栓形成。简单的方法是,用镊子将它顺血管方向从断口拉出,然后剪断,由其自然回缩。这样使断端 1～2mm 范围内的血管壁显得平滑,否则术后难免有血栓形成。

1.二定点端端缝合法　临床上多采用两定点缝合,先在血管的 0°和 180°各缝一针,然后在两针之间平均地缝合数针;完成前壁后,以同样方法缝合后壁。二定点缝合法具有显露清楚,缝合方便和针距、边距容易掌握等优点。

2.三定点端端缝合法　在吻合口缘的 120°及 240°各缝 1 针,使吻合口对合后打结。留一根 1～2cm 长的尾线作牵引。牵拉 3 个不同方向的牵引线,以使加针缝合时,不致缝到对侧壁上,然后再在第 1、2 针之间、第 2、3 针之间及第 3、1 针之间,根据管径大小,再加缝 1～2 针。

3.翻转端端缝合法　在手术视野小,血管不易翻转暴露血管后壁时,可采用此法。将两吻合的血管端均侧翻 90°,先在后壁中点缝合第 1 针,在第 1 针上、下方,分别缝合第 2、3 针及 4、5 针。血管后壁缝合完成后,再缝合前壁。方法同上。

4.盘端缝合法　这是一种增加血管吻合口直径的方法。当移植组织发自主干血管上的营养血管细小但又不能切取利用主干血管时,可在主干血管壁上切取一块盘状血管壁以增加血管口径,提高血管吻合成功率。主干血管壁缺损处,用 6-0 至 7-0 的尼龙线缝合。将带有盘状血管端的组织移植到受区,与受区血管端进行盘端缝合。

5.Y 型端端缝合法　这也是一种增加血管吻合口直径的方法。对两条并行的细小血管与另一口径较粗的血管吻合时,为提高吻合成功率,可采用本法。Y 型端端缝合操作方法为:修整血管外膜,使两根血管口端修剪一样齐,在相邻的血管侧壁制成裂口,其长度约为血管直径的 1.5 倍。将两血管的侧壁裂口作侧侧缝合。先缝血管裂口的基底部,然后缝合后壁,最后缝合前壁。先两个小血管的端口合并成一个大的端口,再与另一血管端行端端缝合。吻合完成后,3 条血管呈 Y 型。

6.等弧度端端缝合法　临床上端端缝合的两条血管常遇有血管直径相差较大的情况。如果两条血管的直径相比在 1：1.5 的范围内,可采用等弧度端端缝合。血管直径较大的吻合缘,针距宽一些。血管直径较小的吻合缘,针距窄一些。但两者针距弧度相等。

7.针口端端缝合法　如果端端缝合的两条血管口径比例大于 1：1.5 时,可采用本方法。先将较细的血管吻合缘剪成斜面,以增加吻合周径,再与口径较大的血管缝合。较细血管吻合端斜面以 30°为宜。如果斜面大于 45°则粗细血管的纵轴不一致,不利于血流。

8.侧裂口端端缝合法　此法类似于斜口端端缝合法。如果两条吻合的血管直径比例大于在 1.5 倍时,先将较细的血管端侧缘剪成裂口,裂口修剪成半圆形或半椭圆形,以增加吻合口周径,使之与口径较大的血管作对端缝合。

9.叉口端端缝合法　带有分支的血管与另一血管吻合时,为了增加血管吻合口的周径,并避免牺牲吻合血管的长度,可利用分叉基底部膨大部分,制成喇叭口形,与另一血管作吻合。

10.针坡缩口端端缝合法　当两吻合血管直径相差很大,如超过 1：3 或 1：4 时,采用此法作端端缝合。可将大的血管端吻合口剪成斜面,斜面角度 45°～60°,斜面部分予以缝合缩小,余口径与另一需吻合血管口径相适应。斜面缝合宜用间断褥式缝合或连续缝合,务必使血管壁外翻,防止术后血栓形成。本术式只在特殊情况下使用,以静脉血管为宜。

(二)端侧缝合法

端侧缝合术主要用于两条血管断端的口径相差太大,或其中一条十分重要而不能进行端端缝合。

(三)套叠缝合法

套叠缝合法是将一端血管的吻合口伸入到另一端血管的管腔内,完成血管缝合。采用此法时,两端血管应有足够的长度,且必须注意血流方向。如为动脉,应将近心端套入远心端。静脉则相反,应将远心端套入近心端、套入血管的长度是血管直径的长度或略大于直径。套入之前,先将套入血管端的外膜修剪干净,避免外膜带入管腔形成血栓。缝合方法是在上流血管端外膜剥离处边缘缝合第一针,自外向内深达外膜于部分中层,不穿过血管内膜,向外穿出。再在下流血管端边缘由内向外穿过全层管壁出针缝线打结。距第 1 针 120°处同上法缝第 2 针。在两针间即 120°处缝第 3 针,暂不打结。用微血管镊夹住下流血管断口边缘,使贴紧上流血管开口,用另一微血管镊将上流血管段轻柔塞入下流血管腔内,拉紧结扎第 3 针。缝合完毕,放开血管夹,套入血管顺血流而展平。

剪开套叠法:此法操作方便,且可在血管口径略小的情况下采用。将下流血管端剪开 1 裂口,然后将上流血管端套入。下流血管端剪的裂口长度相当于套入血管的长度,第 1 针于裂口顶角处全层缝合,其他缝针操作同上。

(刘　钢、唐建建)

第二十七节　骨科基本操作技术

一、石膏固定技术

骨关节创伤和骨科慢性疾病手术后,为了保持骨折复位或矫形术后的位置,为手术后功能恢复提供良好的条件,必须给予合适的外固定。外固定的种类很多,各有优缺点和适应范围。本章重点介绍石膏绷带固定、小夹板固定及牵引技术等。

(一)石膏绷带的制作

石膏绷带是常用的外固定材料之一。熟石膏粉是生石膏煅制、研磨制成的。绷带是用大网眼纱布经淀粉液浆制而成;石膏绷带是用制石膏卷的木槽或木板,将石膏粉撒在绷带上用木板刮匀,卷成石膏绷带卷。石膏绷带卷松紧应适当,过紧水不易浸透,过松石膏粉易失散,均影响石膏绷带的质量。一般石膏绷带的规格为 10cm×500cm 和 15cm×500cm。制成的石膏绷带卷放入密封箱内备用,要求干燥存放,否则会因潮湿而失效。

黏胶石膏绷带是将胶质黏合剂与石膏粉完全混合后牢固地黏附在支撑纱布上而制成。除了石膏完善地黏附在支撑织物上而节省材料外,绷带的处理也更为清洁和舒适,其性能远比石膏绷带优越。

(二)石膏绷带的应用、类型和固定关节的功能位置

1.石膏绷带应用方法　分有衬垫石膏和无衬垫石膏两种。前者包扎石膏绷带部位的体表套以纱套或包缠棉纸(或棉卷)2～3 层,关节或骨端隆凸处需重点加棉垫,以防压迫,多用于骨关节术后及骨折手法复位后,估计伤肢可能发生严重肿胀者的外固定治疗。无衬垫石膏除包扎石膏的近侧端,及关节部位套以纱布或包 2 层棉纸外,其余均为石膏条带及石膏绷带直接包缠与皮肤接触。此种管型较轻便,固定确实可靠,多用于骨折早期手法复位后,估计伤肢不至于发生严重肿胀者。

2.常用石膏绷带的类型

(1)石膏托:将石膏绷带卷浸入冷水桶中,自然完全浸透,直至没有气泡。取出轻挤两端,在玻璃板上或搪瓷板上按需要长度折叠成石膏条带,即石膏托。一般前臂石膏托需用 10cm 宽的石膏绷带 10 层左右;上肢石膏托可根据具体情况增加 1～2 层;小腿石膏托需用 15cm 宽的石膏绷带 12 层左右。石膏托的宽度一般以能包围肢体周径的 2/3 左右为宜。将做好的石膏托置于伤肢的背侧或后侧,并用手抹贴于肢体上,用湿绷带卷包缠两层固定,再继续用于绷

带卷包缠固定。制作石膏托时,用手掌抹平石膏,不要用手指抓握,避免皱褶压迫肢体。

（2）石膏夹板:按照做石膏托的方法制作石膏条带,将两条石膏条带分别置贴于被固定肢体的伸侧及屈侧,用手抹贴于肢体,先用湿绷带包缠2层固定,再用干绷带继续包缠而成。此种石膏夹板固定多用于已有肿胀或可能发生肿胀的肢体,以防肿胀影响肢体血运。

（3）石膏管型:指用石膏绷带和条带相结合包缠固定肢体的方法,适用于上肢及下肢。前提是肢体肿胀要完全消退,否则,会因石膏压迫影响肢体血运,或肢体消肿后石膏过大而导致固定失败。常用的有前臂石膏管型、上肢石膏管型、小腿石膏管型及下肢石膏管型等。为防止肿胀导致肢体血循环障碍,石膏管型塑形后,于肢体屈侧纵行剖开,并用棉花絮填塞于剖开的石膏缝隙内。再用绷带包缠2层。如肢体创口未愈合,可在石膏上开窗换药。见图8-27-1、图8-27-2。

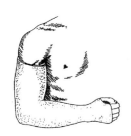

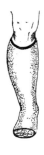

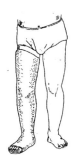

　　图8-27-1　上肢石膏管型固定　　　　　图8-27-2　小腿及下肢石膏管型固定

（4）躯干石膏:指采用石膏条带与石膏绷带相结合包缠固定躯干的方法。一般以石膏条带包扎为主,用手抹贴,使各石膏条带及绷带之间贴附紧密,无空隙存留,形成一个石膏整体。常用的躯干石膏有头胸石膏、颈胸石膏、石膏围领、肩"人"字石膏、石膏背心、石膏围腰及髋"人"字石膏等。以上石膏常用于脊柱骨折脱位、脊柱结核或髋部骨折和脱位等疾病。见图8-27-3～图8-27-5。

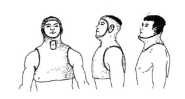

　　　　　　　　　　　　　　　　　图8-27-3　石膏围领及头、胸石膏固定

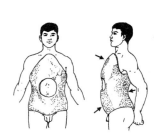

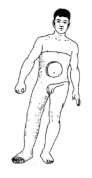

　　图8-27-4　石膏背心固定　　　　　图8-27-5　髋"人"字石膏固定

（5）特殊类型石膏:此类石膏是根据伤情或病情的需要,制成各种类型的石膏以达到外固定的目的。例如,石膏绷带与铁丝夹板相结合制成的外展架,常用代替肩"人"字石膏;架桥式管型石膏,适用于肢体环形创面更换敷料的固定;蛙式石膏用于治疗先天性髋关节脱位;治疗无移位的肱骨或胫腓骨骨折可用"U"形石膏夹板;还有各种进行功能锻炼用的石膏固定等。

（三）石膏固定技术操作步骤

1.术前准备

（1）材料设备的准备：石膏绷带卷浸泡冷水中 10～15min 后即开始发生硬结（硬结所需的时间与水温、室温及湿度有关）。因此，术前应做好材料设备的准备工作，不可临时乱找，延误时间，影响制作石膏固定的效果。

①做石膏条带用的长桌玻璃应干净，需用多少石膏绷带要预先估计好，拣出放在托盘内，以便及时做石膏条带，供包制石膏用。用盆或桶盛冷水，以免石膏绷带卷凝结过快，不便操作，影响石膏塑形质量。

②其他石膏用具，如石膏剪、石膏刀、剪刀、线织纱套、棉卷、绷带、纱布块及有色铅笔等准备齐全。

（2）局部准备：清洗皮肤，拭干。有创口者应更换敷料，套上纱套，摆好肢体功能位或特殊位置，并由专人维持或置于石膏牵引架上。

（3）人员的分工：包扎石膏是一个集体操作过程，要有明确的分工，还要密切配合。大型石膏固定包扎要 1 人负责体位，1 人浸泡石膏绷带卷并制作石膏条带，1～2 人包缠及抹制石膏。包扎石膏人数的多少根据石膏固定部位、大小等情况而定。

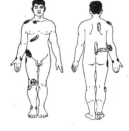

图 8-27-6　石膏绷带固定前，应在骨骼隆起部位先垫棉纸或棉垫

2.石膏固定的方法步骤　石膏固定应在固定部位套以纱套或包缠 2 层棉纸，在骨骼隆起部位垫以较厚的棉垫或棉纸，以防皮肤受压坏死形成压疮。见图 8-27-6。

将石膏绷带卷按包扎石膏使用的顺序，轻轻横放浸泡于水中，以防石膏粉散失，等气泡排空、石膏绷带泡透，两手握住石膏绷带卷的两端取出，用两手向石膏绷带卷中央轻轻对挤，除去多余水分即可使用，不可过干。可将石膏绷带直接使用，亦可做成石膏条带使用。将水加温或水中加少量食盐，均能加快石膏凝固的时间，但采用大型石膏固定时均不宜使石膏凝固太快，以免影响石膏塑形。

躯干石膏及特殊石膏固定，多采用石膏绷带与石膏条带包扎相结合的方法。一可加快包扎石膏的速度，有利于石膏塑形，能较好地达到固定的目的；二可节省石膏绷带。用此法包扎的石膏有厚有薄，即不负重的次要部位较薄，负重的重要部位较厚，使包制的石膏轻又有较好的固定作用。

（1）先将石膏绷带卷浸透，于固定部位由上向下或由下向上顺序环形包缠 2 层以固定纱套或棉垫。此层石膏贴近皮肤，务使平整，无皱褶。然后根据包扎石膏部位的需要，用石膏条带包扎或加强，再继续用石膏绷带环绕铺平包缠。必要时可在石膏绷带的边缘略作小折叠，以保持石膏绷带的均匀平整。包缠石膏绷带每卷可重叠 1/2 或 1/3。包扎石膏管型的过程中，不论包缠石膏绷带还是包扎石膏条带，用力要均匀，勿过紧过松，边包缠边用手抹平，使石膏条带及石膏绷带之间的空气及多余的水分挤出，成为无空隙的石膏管型，达到牢固的固定作用。见图 8-27-7。

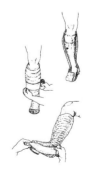

图 8-27-7　小腿石膏管型包扎方法

（2）石膏条带的制作：将所需用的石膏绷带卷浸透，挤去多余水分，在玻璃板上迅速摊开，根据包扎石膏肢体部位的长度，来回折叠 10～12 层，抹平即可使用。

（3）管型石膏固定的注意事项：须防止肢体肿胀，肿胀时，可将石膏管型纵行全层剖开。下肢及小腿石膏管型要注意足的纵弓及横弓的塑形，以防发生医源性平底足；上肢及前臂石膏固定范围，远端至掌横纹以近 0.5～1.0cm，以利掌指关节完全屈曲。手背侧石膏固定可与指蹼齐，以防肿胀。对需要矫正成角畸形者，于肢体成角畸形的凹侧面，横行锯开 2/3，将肢体及石膏管型向对侧挤压可矫正成角畸形。石膏管型锯断处张开形成的裂隙，可用大小适宜的小木块填塞，其余空隙处以棉花絮填塞，外面再包缠石膏绷带固定。若石膏管型固定后需继续更换敷料或拆线的部位，可于石膏管型尚未干固之前开窗，以便换药或拆线。见图 8 - 27 - 8、图 8 - 27 - 9。

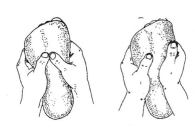
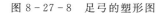

图 8 - 27 - 8　足弓的塑形图

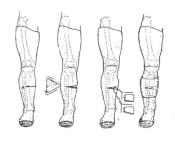

图 8 - 27 - 9　纠正成角畸形的方法

　　（4）躯干及特殊部位石膏固定的注意事项：石膏管型凝固定型之后，应随即进行修整，使之有利于患者的呼吸、饮食及未固定部位的活动。例如：头胸、颈胸石膏管形除面部及肩腋部要常规修整外，颈部正面咽喉活动处，还要开窗以利患者呼吸及发生意外的急救。

　　3.石膏固定的范围及时间　成人各部位骨折石膏固定范围和固定时间见表 8 - 27 - 1 所示。

表 8 - 27 - 1　石膏固定范围和固定时间

骨折部位	手指	手掌	腕关节	前臂	肘关节	上臂	肩关节	胸部	腰部	骨盆	髋关节	大腿	膝关节	小腿	踝关节	足部	足趾	固定时间（周）
手指	△	—	—	—														4～5
手掌	—	△	—	—														4～6
腕关节	—	—	△	—	···	···												
前臂		—	—	△	—	—												8～12
肘关节			—	—	△	—	···	···										
上臂			—	—	—	△	—	···										8～12
肩关节				···	—	—	△											
胸椎							—	△										10～12
腰椎								—	△									10～12
骨盆									—	△								6～8
髋关节										—	△							
大腿											—	△	—					10～12

续表

骨折部位	手指	手掌	腕关节	前臂	肘关节	上臂	肩部	胸部	腰部	骨盆	髋关节	大腿	膝关节	小腿	踝关节	足部	足趾	固定时间（周）
膝关节										…	…	—	△	—	—	—	—	
小腿												—	—	△	—	—	—	10～12
踝关节														—	△	—	—	6～8
足部															—	△	—	6～8
足趾																—	△	6～8

注："△"表示骨折部位；"—"代表固定范围；"…"表示必要时增加固定的部位。

4.石膏固定后的注意事项

(1)要维持石膏固定的位置直至石膏完全凝固：为了加速石膏干固，可适当提高室温，或用灯泡烤箱、红外线照射烘干。因石膏传热，温度不宜过热，以免烫伤。

(2)搬动运送伤员时，注意避免折断石膏，如有折断应及时修补。

(3)患者回病房后，应抬高患肢，防止肿胀，石膏干后即开始未固定关节的功能锻炼。要防止被液体浸湿而使固定失败。

(4)要将指(趾)端暴露，以利观察。要密切观察肢体远端血循环、感觉和运动情况，如有剧痛、麻木或血循环障碍等不适情况，应及时将石膏纵行全层剖开松解，继续观察伤肢远端血循环情况，若伤肢远端血循环仍有障碍，应立即拆除石膏，完全松解，紧急处理伤肢血运障碍。

(5)肢体肿胀消退后，如石膏固定过松，失去固定作用时，应及时更换石膏。

(6)天气冷时，要注意石膏固定部位保暖(但不需加温)，以防因受冷伤肢远端肿胀。

5.石膏固定的并发症

(1)坏疽及缺血性挛缩：石膏固定过紧，影响动脉供血和静脉回流，使肢体严重缺血，肌肉坏死和挛缩，组织渗出，骨筋膜室压力增高，形成骨筋膜室综合征，甚至肢体坏疽。因神经受压和缺血可造成神经损伤，使肢体严重残废。严重者可因坏死组织堵塞肾小管导致肾衰而危及生命。因而，石膏固定松紧应适当，术后应严密观察，及时处理。

(2)压疮：多因包缠石膏压力不均匀，使石膏凹凸不平或关节处塑形不好所致或骨突部位受压引起，也可因石膏尚未凝固定型，就将石膏型放于硬板上，造成变形压迫而形成压疮。一般患者有持续性局部疼痛不适，以后石膏局部有臭味及分泌物，即说明有压疮存在，应及时采取开窗检查、换药等处理。

(3)化脓性皮炎：因固定部位皮肤不洁，有擦伤及软组织严重挫伤有水疱形成，破溃后可形成化脓性皮炎，应及时开窗处理，以免影响治疗。

(4)坠积性肺炎：多为大型躯干石膏固定或老年患者合并上呼吸道感染而未能定时翻身活动，导致坠积性肺炎。术后加强未固定部位的功能锻炼和定时翻身是可以预防的。治疗除常规抗感染外，应进行体位引流，即头低脚高位、侧卧及俯卧位，使痰液易于咳出。最好是鼓励患者咳嗽，拍背或雾化帮助痰液排除。

(5)废用性骨质疏松和肾结石：大型石膏固定后，固定范围广，加之未进行未固定关节功能锻炼，易发生废用性骨质疏松，骨骼发生废用性脱钙，大量钙进入血流，从肾脏排出，因此易导致肾结石。特别是长期卧床包扎石膏的患者,更易发生肾结石。对此患者应多饮水和翻身,加强未固定部位的功能锻炼,以防骨质疏松。

6.石膏拆除方法　拆石膏可用石膏剪及石膏锯手工拆除,亦可用电动石膏锯拆除。沿石膏型纵行剖开,应防止损伤皮肤,特别在关节周围更要仔细。拆除石膏后洗净皮肤,随即用弹性绷带包扎固定部位,以防肢体废用性水肿发生。

二、小夹板固定技术

小夹板局部固定是利用与肢体外形相适应的特制夹板固定治疗骨折。多数夹板固定治疗骨折不包括骨折邻近关节,仅少数邻近关节部位的骨折使用超关节固定。小夹板可用柳木、椴木或杉木,根据伤肢的部位、长度及体形制作。小夹板固定治疗骨折的原理是通过配用各种类型纸压垫,形成两点或三点着力挤压点,外用4条布带松紧适当地缚扎,防止骨折的移位。

(一)小夹板固定的适用范围

小夹板固定治疗常用于肱骨、尺桡骨、胫腓骨、桡骨远端以及踝关节等部位的骨折。对一些关节骨折、关节附近骨折及股骨骨折等多不适宜小夹板固定治疗。见图8-27-10。

(二)小夹板固定的注意事项

1.伤肢体位应放正确,外套纱套或包1~2层棉纸,以免压坏皮肤。

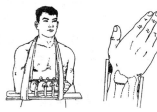
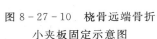

图8-27-10　桡骨远端骨折
小夹板固定示意图

2.选择纸垫的大小要合适,放置加压点要准确,并用胶布固定,以防移动。

3.选用小夹板的型号要合适,且要按规定顺序放置前、后、内、外侧的夹板,由助手扶托稳固,以便用布带包扎固定。

4.捆扎布带的长短要适宜,先扎骨折端部位的一条(即中段),然后向两端等距离捆扎,松紧度以布带能横向上下移动各1cm为准。

5.布带捆扎完毕后,应检查伤肢末端的血循环及感觉情况。如一般情况良好,再行X线检查骨折端对位情况。

6.在伤肢固定后1~3d内要特别注意观察伤肢末梢血循环及感觉情况,并随时酌情调整捆扎布带的松紧度;然后每周用X线检查及调整布带松紧度1~2次,直到骨折愈合。

7.在小夹板固定治疗期间,每天都要鼓励和指导患者定时定量地进行伤肢功能锻炼。

(三)小夹板固定的禁忌证

1.不能按时观察的患者,容易形成骨筋膜室综合征。

2.开放性骨折,挤压创口,加重感染。

3.皮肤广泛擦伤,使挫伤加重,皮肤破溃引起感染。

4.伤肢严重肿胀,末端已有血循环障碍现象者,导致肢体坏死。

5.骨折严重移位,整复对位不佳者。

6.骨折肢体已有神经损伤症状,局部加垫可加重神经损伤者。

7.伤肢肥胖皮下脂肪多,因固定不牢易发生延迟连接或不连接者。

三、牵引技术

牵引技术是利用持续的适当牵引力和对抗牵引力的作用,使骨折、脱位整复和维持复位,并减少神经血管继发损伤;以及用于炎症肢体的制动和抬高、挛缩畸形肢体的矫正治疗等。临床常用的牵引技术有手法牵引、皮肤牵引、骨骼牵引和特殊牵引等。

(一)手法牵引

手法牵引多适用于骨折移位及关节脱位的整复,时间短,力量可按需要加大。其方法先将伤肢置放于适合手法复位的位置,伤肢的近侧端用布带或助手用手作为对抗牵引,伤肢远侧端由助手用手或布带不间断地平稳牵引,以便术者进行手法整复骨折移位或关节脱位,至手法整复成功和外固定后,才能停止手法牵引。为了节省体力便于手法复位及 X 线透视,操作中将手法牵引改为利用器械牵引,如上肢或下肢螺旋牵引架、万能石膏床等。

(二)皮肤牵引

皮肤牵引的牵引力较小,适用于小儿股骨骨折的牵引治疗,肱骨不稳定性骨折的牵引或肱骨骨折在外展架上的牵引治疗,及成人下肢骨骼牵引的辅助牵引等。但皮肤有损伤或有炎症时,或对胶布过敏者,禁用皮肤牵引。皮肤牵引的设备较简单,仅用胶布、扩张板、重锤、绷带、棉纸、牵引绳、滑轮、牵引支架及床脚垫高用的木垫等。

皮肤牵引是借助胶布贴于伤肢皮肤上,或用泡沫塑料布包压于伤肢皮肤上,利用肌肉在骨骼上的附着点,牵引力传递到骨骼上,胶布远侧端扩张板,于扩张板中心钻孔穿绳打结,再通过牵引架的滑轮装置,加上悬吊适当的重量进行持续皮肤牵引。

皮肤牵引应注意以下事项:

1.适用于小儿及年老体弱者,皮肤必须完好。

2.牵引重量一般不得超过 5kg,否则牵引力过大,易伤皮肤或起水疱,影响继续牵引。

3.一般牵引时间为 2～3 周,时间过长,因皮肤上皮脱落影响胶布黏着,如需继续牵引,应更换新胶布维持牵引。

4.牵引期间应定时检查伤肢长度及牵引的胶布黏贴情况,及时调整重量和体位,防止过度牵引。一般于 3～5d 内肢体肿胀消退时,即能纠正骨折重叠和畸形,牵引 2～4 周,骨折端有纤维性连接,不再发生移位时可换石膏固定,以免卧床时间太久,不利于功能锻炼。

5.应注意黏贴胶布的部位及长度要适当,胶布要平整无皱,不能贴于踝上。包缠绷带不能压迫腓骨头颈部,不能扭转,以免压迫引起腓总神经麻痹。

(三)骨骼牵引

骨骼牵引的力量较大,持续牵引的时间较长,且能有效地调节,因而有较好的牵引效果。常用的四肢骨骼持续牵引是在骨骼上穿过克氏针或斯氏钉,连续牵引弓和绳子、滑车、牵引支架等系统牵引装置。在牵引的同时还可在局部加用小夹板固定矫正骨折端的侧方移位,调整牵引肢体的体位可纠正骨折的旋转移位,同时在持续骨牵引情况下,也可纠正骨折成角畸形。

适应证:

(1)成人长骨不稳定性骨折(如斜行、螺旋形及粉碎性骨折),因肌肉强大容易移位的骨折(如股骨、胫骨、骨盆、颈椎)。

(2)骨折部的皮肤损伤、擦伤、烧伤,部分软组织缺损或有创口时。

(3)开放性骨折感染或战伤骨折。

(4)伤员合并胸、腹或骨盆部损伤者,需密切观察而肢体不宜做其他固定者。

(5)肢体合并血循环障碍(如小儿肱骨髁上骨折)暂不宜其他固定者。

注意事项:

(1)经常检查牵引针(或钉)处有无不适,如皮肤绷得过紧,可适当切开少许减张;穿针处如有感染,应设法使之引流通畅,保持皮肤干燥;感染严重时应拔出钢针改换位置牵引。

(2)牵引期间必须每天测量伤肢的长度及观察伤肢血循环情况,注意牵引重量切勿过重,防止牵引过度,造成骨折分离移位而不愈合。肢体肿胀消退后,应酌情减轻牵引重量。牵引过轻则会导致骨折短缩移位,畸形愈合,最终造成肢体功能障碍。

(3)牵引开始数日,应透视矫正骨折端对位情况,及时调整体位或加小夹板或纸垫矫正。

(4)牵引时间一般不得超过8周,如需继续牵引治疗,则应更换牵引针(或钉)的部位,或改用皮肤牵引,因为骨针存留过久会引起感染,甚至导致骨髓炎。

(5)牵引过程中应鼓励伤员进行功能锻炼,防止伤肢及未牵引肢体肌肉萎缩,关节僵硬;同时对防止深静脉血栓的形成也有一定的帮助。

1.尺骨鹰嘴牵引 此牵引技术适用于肱骨颈、干、肱骨髁上与髁间粉碎性骨折移位和局部肿胀严重,不能立即复位固定者,以及陈旧性肩关节脱位将进行手法复位者。

【操作步骤】 在肱骨干内缘的延长线(即沿尺骨鹰嘴顶点下3cm),画一条与尺骨背侧缘的垂直线;在尺骨背侧缘的两侧各2cm处,画一条与尺骨背侧缘平行的直线,相交两点即为牵引针的进口与出口点。用手牵引将患者上肢提起、消毒、麻醉后,将固定在手摇钻上的克氏针从内侧标记点刺入到尺骨,手摇钻将克氏针穿过尺骨鹰嘴向外标记点刺出。使牵引针两端外露部分等长,安装牵引弓。把牵引针两端超出部分弯向牵引弓,并用胶布固定,以免松动、滑

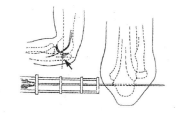

图8-27-11 尺骨鹰嘴穿针示意图

脱或引起不应有的损伤,然后拧紧牵引弓的螺旋,将牵引针拉紧,系上牵引绳,沿上臂纵轴线方向进行牵引,同时将伤肢前臂用帆布吊带吊起,保持肘关节屈曲90°,一般牵引重量为2～4kg。此牵引要求从内侧进针,主要是避免损伤尺神经,并注意不能钻入关节腔,造成不良后果或影响牵引治疗。见图8-27-11。

2.桡尺骨远端牵引 此牵引技术适用于开放性桡尺骨骨折及陈旧性肘关节后脱位;多用于鹰嘴牵引和尺桡骨远端牵引固定治疗开放性尺桡骨骨折。

【操作步骤】 将伤肢前臂置于旋前旋后中间位,并由助手固定,消毒皮肤,局部麻醉,于桡骨茎突上1.5～2cm部位的桡侧无肌腱处,将克氏针经皮肤刺入至骨,安装手摇钻,使克氏针与桡骨纵轴垂直钻过桡尺骨的远端及尺侧皮肤,并使外露部分等长,装上牵引弓即可进行牵引,或与尺骨鹰嘴牵引针共装在骨外固定架上,进行开放性桡尺骨骨折固定治疗。

3.股骨髁上牵引 此牵引技术适用于有移位的股骨骨折、有移位的骨盆环骨折、髋关节中心脱位和陈旧性髋关节后脱位等,也可用于胫骨结节牵引过久,牵引钉松动或钉孔感染,必须换钉继续牵引时。

【操作步骤】 将损伤的下肢放在布朗牵引支架上,自髌骨上缘近侧1cm内,画一条与股骨垂直的横线(老年人骨质较松,打钉要距髌骨上缘高一些,青壮年人骨质坚硬,打钉要距髌骨上缘近一些)。再沿腓骨小头前缘与股骨内髁隆起最高点,各作一条与髌骨上缘横线相交的垂

直线,相交的两点作为标志,即斯氏针的进出点。消毒、局部麻醉后,从大腿内侧标记点刺入斯氏针直至股骨,一手持针保持水平位,并与股骨垂直,锤击针尾,使斯氏针穿出外侧皮肤标记点,使两侧牵引针外露部分等长,用巾钳将进针处凹陷的皮肤拉平,安装牵引弓,在牵引架上进行牵引。小腿和足部用胶布辅助牵引,以防肢体旋转和足下垂。将床脚抬高 20～25cm,以作对抗牵引。牵引所用的总重量应根据伤员体重和损伤情况决定,如骨盆骨折、股骨骨折和髋关节脱位的牵引总重量,成人一般按体重的 1/7 或 1/8 计算,年老体弱者、肌肉损伤过多或有病理性骨折者,可用体重的 1/9 重量。作此牵引操作时要求从内向外进针,主要是避免损伤股动脉。小腿辅助牵引的重量为 1.5～2.5kg,足部皮肤牵引重量为 0.25～0.5kg。

4.胫骨结节牵引　此牵引技术与股骨髁上牵引技术均适用有移位股骨及骨盆环骨折、髋关节中心脱位及陈旧性髋关节脱位等,胫骨结节牵引较股骨髁上牵引常用,如此牵引过程中有其他问题时,才考虑更换股骨髁上牵引继续治疗。

【操作步骤】　将伤肢放在布朗牵引支架上,助手用手牵引踝部固定伤肢,以减少伤员痛苦和防止继发性损伤。自胫骨结节向下 1cm内。画一条与胫骨结节纵轴垂直的横线,在纵轴两侧各 3cm 左右处,画两条与纵轴平行的纵线与横线相交的两点,即为斯氏针进出点(老年人骨质疏松,标记点要向下移一点,以免打针时引起撕脱性骨折;青壮年人骨质坚硬,标记点要向上移一点,以免打针时引起劈裂骨折;儿童应改用克氏针牵引)。此牵引技术的方法和牵引总重量,均与股骨髁上牵引技术相同。值得注意的是,进针应从外侧标记点向

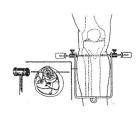

图 8 - 27 - 12　胫骨结节
穿针牵引示意图

内侧,防止损伤腓总神经,术后两周内每天要测量伤肢的长度,以便随时根据检查结果及时调整牵引重量,并检查伤肢远端的运动、感觉及血运情况。见图 8 - 27 - 12。

5.胫腓骨远端牵引　此牵引技术适用于开放性胫腓骨骨折或膝部骨折不宜用胫骨结节牵引者,或用于骨外固定,进行开放性胫腓骨骨折的治疗。

【操作步骤】　将伤肢置放于布朗架上,助手牵引脚及跟部维持固定。消毒皮肤,局部麻醉,于内踝尖端向上 3cm 左右,内侧无肌腱处,将克氏针(或斯氏针)尖端经皮肤刺入到胫骨,安装手摇钻,与胫骨纵轴垂直穿过踝上经腓骨到皮外,并使外露部分等长,装牵引弓进行牵引。一般成人的牵引重量为 4～6kg。

6.跟骨牵引　此技术适用于胫腓骨不稳定性骨折、某些跟骨骨折及髋关节和膝关节轻度挛缩畸形的早期治疗。

【操作步骤】　将踝关节保持伸屈中间位。自内踝下端到足跟后下缘连线的中点,即为进针标记点。消毒皮肤,局部麻醉后,用斯氏针,从内侧标记点刺入到跟骨,牵引针两端外露部分等长。用布巾钳拉平打针处凹陷的皮肤,安装牵引弓,在布朗架上进行牵引。如胫腓骨骨折有严重移位,需在复位后加小腿石膏固定,再进行牵引。一般成人的牵引重量为 4～6kg。术后要经常观察脚趾活动、感觉及血运情况。见图 8 - 27 - 13。

7.跖骨 1～4 近侧端牵引　此牵引技术多与跟骨牵

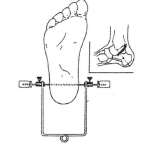

图 8 - 27 - 13　跟骨牵引穿针示意图

引针共装骨外固定架,进行牵引或固定治疗楔状骨及舟状骨的压缩性骨折。

8.颅骨牵引　此牵引技术适用于颈椎骨折和脱位,特别是骨折脱位伴有脊髓损伤者。牵引重量要根据颈椎骨折和脱位情况决定,一般为 6～8kg。如伴小关节交锁者,重量可加到 12.5～15kg,同时将头稍呈屈曲位,以利复位。抬高床头,加强对抗牵引。如证明颈椎骨折、脱位已复位,应立即在颈部和两肩之下垫薄枕头,使头颈稍呈伸展位,同时立即减轻牵引重量,改为维持性牵引。

9.其他　如头环牵引、头环与钢架背心牵引、头环与骨盆钢环牵引等。

(四)特殊牵引

1.头颅带牵引　适用于轻度颈椎骨折或脱位、颈椎间盘突出症及根性颈椎病等。有两种牵引方法。①卧床持续牵引,牵引重量一般为 2.5～3kg,其目的是利用牵引维持固定头颈休息,使颈椎间隙松弛或骨质增生造成的水肿尽快吸收,使其症状缓解;②坐位牵引,每日 1 次,每次 20～30min,间断牵引,重量自 6kg 开始,逐渐增加,根据每个患者的具体情况,可增加到 15kg 左右。如颈椎有松动不稳者,不宜进行重量较大的牵引,以免加重症状。

2.骨盆带牵引　适用于腰椎间盘突出症及腰神经根刺激症状者。有两种骨盆牵引方法。①用骨盆牵引带包托于骨盆,两侧各一个牵引带,所系重量相等,两侧总重量 9～10kg,床脚抬高 20～25cm,使人体重量作为对抗,进行持续牵引,并加强腰背肌功能锻炼,使腰腿痛的症状逐渐消退;②利用机械大重量间断牵引,即用固定带将两侧腋部向上固定,作对抗牵引,另用骨盆牵引带包托进行牵引,每天牵引 1 次,每次牵引 20～30min,牵引重量先从体重的 1/3 重量开始,逐渐加重牵引重量,可使腰腿痛症状逐渐消退。但腰椎如有明显松动不稳者,不宜较大重量牵引,以免加重症状。

3.骨盆悬带牵引　适用于骨盆骨折有明显分离移位,或骨盆环骨折有向上移位和分离移位,经下肢牵引复位,而仍有分离移位者。使用骨盆悬带通过滑轮及牵引支架进行牵引,同时进行两下肢的皮肤或骨牵引,可使骨盆骨折分离移位整复,待 4～6 周后解除牵引,进行石膏裤固定。

4.胸腰部悬带牵引　技术适用于胸腰椎椎体压缩性骨折的整复。采用金属悬吊牵引弓、帆布带和两个铁环制成的胸腰部悬带,患者仰卧在能升降的手术床上,两小腿固定于手术床上,头下垫枕。悬起胸腰部悬带,降下手术床,使患者呈超伸屈,即可使胸腰椎椎体压缩骨折整复,并包缠石膏背心固定,即可解除胸腰部悬带牵引。另一种胸腰部悬带持续牵引技术,适用于老年或脏器患有严重病变患者。是用长 50cm、宽 20cm 的帆布带,两端用长 25cm、直径 3cm 的木棒套穿固定,于悬带两端加滑轮及绳子,即可进行患者仰卧位胸腰部悬吊牵引,逐渐适当增加重量,使患者脊柱超伸展,达到胸腰部脊椎压缩性骨折逐渐复位。同时加强腰背肌功能练习,维持胸腰段脊椎压缩性骨折的复位。

(刘　钢)

第二十八节　妇产科操作技术

一、基础体温测量技术

基础体温(basal body temperature,BBT),是指机体在静息状态下所测量的体温。育龄期妇女在排卵后,因为孕酮对下丘脑体温调节中枢有兴奋作用,可使基础体温升高 0.4～0.6℃,故临床上在月经周期中连续测定 BBT,来了解体内是否出现孕酮作用,是否有排卵。

(一)测定方法

在月经来潮第一天开始,连续睡眠足 6h 的清晨醒后,未进行任何活动如说话、起床,立即将体温表放在舌下试表 5min 并记录下来,一直测定到下次月经来潮。将每天测得的温度记录下来,最后画成曲线。

(二)结果判读

1. 正常双相基础体温　由于卵泡期缺乏孕酮,导致卵泡期的基础体温较低,排卵后,进入黄体期,黄体分泌孕酮,使 BBT 升高。在正常的月经周期中,BBT 有低相和高相的表现,称为双相型曲线。正常的育龄期妇女在月经第 14 天左右排卵,排卵后体温上升 0.4~0.6℃,持续 12 天左右。见图 8-28-1。

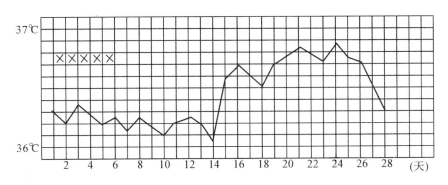

图 8-28-1　正常双相型基础体温

2. 单相型基础体温　如果无排卵,基础体温在黄体期时没有上升,这样的基础体温呈单相型曲线,提示无排卵。见图 8-28-2。

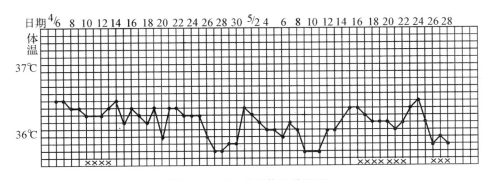

图 8-28-2　基础体温单相型

3. 异常的双相型体温　①黄体功能不全:虽然基础体温表现为双相型曲线,但是黄体期的体温升高推迟 2 日以上,而同时高温相持续时间小于 11 日,子宫内膜活检显示分泌反应至少落后 2 日;②黄体萎缩不全:基础体温也表现为双相型曲线,但排卵后曲线的下降较缓慢,在月经第 5~6 日行子宫内膜活检仍能见子宫内膜呈分泌反应。见图 8-28-3、图 8-28-4。

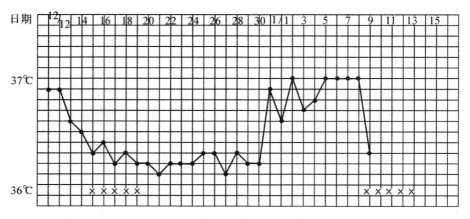

图 8-28-3　基础体温双相型(黄体期短)

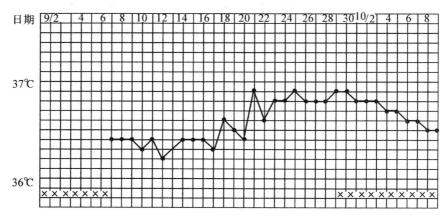

图 8-28-4　基础体温双相型(黄体萎缩不全)

(三)注意事项

1.连续睡眠足 6h 的清晨醒后,未进行任何活动,立即测量体温。

2.如有性生活、用药等情况时,应同时记录下来,以便于参考。

基础体温是一种简易而又便于长期随访的测定卵巢排卵功能方法之一。但是,由于 BBT 易受服药、思维活动、疾病、睡眠情况等因素的干扰,基础体温测定的误差较大,而且测量的时间较长,一般须连续测量 3 个周期以上,故不适合单独用以诊断黄体功能不全。

(胡春霞、金　松)

二、诊断性刮宫

诊断性刮宫术,简称诊刮术,是诊断宫腔疾病最常使用的方法。其目的是刮取子宫内组织或内膜做病理检查。以确定某些疾病的病理诊断。同时怀疑有宫颈管病变时,需对宫颈管及宫腔分别进行诊断性刮宫,简称分段诊刮术。

【一般诊断性刮宫】

(一)适应证

1.子宫异常出血或阴道排液　如怀疑子宫内膜癌、宫颈管癌、子宫内膜息肉、流产、子宫内膜炎等。

2.不孕症　需行诊断性刮宫了解有无排卵,同时能发现子宫内膜病变。

3.宫腔内有组织残留或功能失调性子宫出血长期、多量出血时,刮宫有助于诊断,并有止血的作用。

(二)禁忌证

有滴虫、假丝酵母菌感染、细菌或淋菌感染、急性阴道炎、急性宫颈炎、急性或亚急性盆腔炎性疾病者不实施诊断性刮宫。

(三)方法

1.排尿后取膀胱截石位,行双合诊查明子宫大小、位置及方向。

2.常规消毒外阴、铺巾,用阴道窥器扩张阴道,充分暴露宫颈并消毒。

3.以宫颈钳钳夹宫颈前唇或后唇,以子宫探针探宫颈和宫腔,同时测量其深度。

4.使用专用活检钳,以取到适量子宫内膜组织为宜。若无专用活检钳可用小刮匙代替,将刮匙送达宫底部,自上而下沿宫壁刮取(避免来回刮),夹出组织,置于无菌纱布上,重复操作。用子宫探针按刮宫后的子宫位置,探宫腔长度。

5.术毕,取下宫颈钳,收集全部组织固定于10%甲醛溶液中送检。见图 8-28-5。

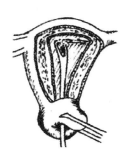

图 8-28-5　刮宫术

【分段诊断性刮宫】

为了区分子宫内膜癌及宫颈管癌,应做分段诊刮。与一般刮宫术不同的是,分段诊刮先不探宫腔深度,以免将宫颈管组织带入宫腔混淆诊断。

(一)适应证

分段诊刮多在子宫异常出血时进行,适用于绝经后子宫出血、疑有子宫内膜癌或宫颈管癌的患者。

(二)禁忌证

同诊断性刮宫。

(三)分段诊刮的方法

1.排尿后取膀胱截石位,行双合诊查明子宫大小、位置及方向。

2.常规消毒外阴、铺巾,用阴道窥器扩张阴道,充分暴露宫颈并消毒。

3.用宫颈钳钳夹宫颈前唇或后唇,用小刮匙自宫颈内口至外口按顺时针或逆时针顺序刮宫颈管一周,将所刮取组织置纱布上,然后探宫腔,刮匙进入宫腔刮取子宫内膜。

4.刮出宫颈管黏膜及宫腔内组织分别分开装瓶及固定,送病理检查。若刮出物肉眼观察高度怀疑为癌组织时,不应继续刮宫,以防出血及癌扩散。

5.若肉眼观察未见明显癌组织时,应全面刮宫,以防漏诊。

(四)注意事项

1.不孕症、功能失调性子宫出血患者进行分段诊刮时,应选在月经前或月经来潮 6h 内,以判断有无排卵或黄体功能是否良好。

2.有出血倾向患者,在术前应开通静脉通道、输液、配血并做好开腹准备。哺乳期、绝经后及子宫患有恶性肿瘤者均应查清子宫位置并仔细操作,以防子宫穿孔。长期有阴道流血者宫腔内常有感染,刮宫能促使感染扩散,术前术后应给予抗生素。术中严格无菌操作。

3.怀疑有子宫内膜结核者,刮宫时要特别注意刮子宫宫角部,因宫角部的阳性率较高。若刮出物肉眼观察高度怀疑为癌组织时,不应继续刮宫,以防出血、癌扩散及子宫穿孔。

4.反复刮宫,不但伤及子宫内膜基底层,甚至刮出肌纤维组织,造成子宫内膜炎或宫腔黏连,导致闭经。

5.患者术后 2 周内禁性生活及盆浴,以防感染。

(陈曼玲、金　松)

三、放环、取环技术

【宫内节育器放置术】

(一)适应证

凡育龄妇女要求放置避孕器而无禁忌证均可放置。

(二)禁忌证

有以下情况者不能放置宫内节育器(intrauterine device,IUD):①对铜过敏;②妊娠、可疑妊娠、怀疑有妊娠组织物残留或引产、分娩后子宫收缩不良,有感染的可能;③生殖道炎症;④生殖器官肿瘤或畸形子宫;⑤子宫脱垂或宫颈口过松或重度宫颈裂伤;⑥严重的全身性疾病;⑦子宫腔<5.5cm 或>9.0cm;⑧近来阴道有不规则流血。

(三)放置时间

1.月经干净后 3～7 日无性生活。

2.人工流产后可立即放置,但是术后宫腔深度<10cm 为宜。

3.产后满 3 个月、剖宫产后 6 个月放置为宜;哺乳期放置 IUD 前应先排除早孕。

4.自然流产后,来过一次正常月经后放置;药物流产患者在来过 2 次正常月经后放置。

5.含孕激素的宫腔节育器在月经第 3 日放置。

(四)放置方法

1.患者术前排空膀胱,取膀胱截石位,双合诊检查子宫大小、位置,以估计放置的难易。

2.常规消毒铺巾,阴道窥器暴露宫颈后,消毒宫颈与宫颈管。

3.以宫颈钳夹持宫颈前唇,用子宫探针顺子宫屈曲方向探测宫腔深度。

4.用放置器将节育器按子宫的屈曲方向推送入宫腔,IUD 上端必须抵达宫底,带有尾丝者在距宫口 2cm 处剪断。

5.观察子宫无出血即可取出宫颈钳,消毒宫颈,取出阴道窥器。见图 8-28-6。

(五)术后注意事项及随访

1.术后休息 3 日,1 周内不做重体力劳动,以防避孕器脱出;2 周内禁止性生活及盆浴。

2.术后 1、3、6 月随访各一次,以后每年随访 1 次。随访的目的在于了解 IUD 在宫腔内的情况及位置,了解月经、白带及有无腰酸腹痛等症状。

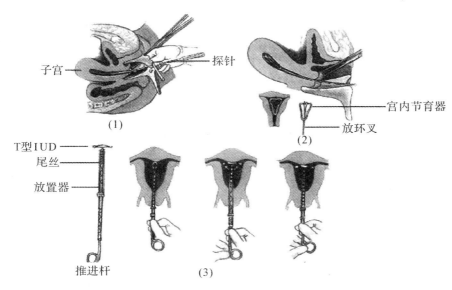

图 8 - 28 - 6 放环术

【宫内节育器取出术】

(一)适应证

1.出现副反应治疗无效或者出现并发症者。

2.带器妊娠。

3.符合计划生育要求的再生育者或丧偶或离异等不需避孕者。

4.放置期限已满需更换节育器的患者。

5.绝经 1 年内。

(二)禁忌证

以下情况不能取宫内节育器：①生殖道炎症；②全身情况不良；③疾病的急性期。

(三)取器时间

常规在月经干净后 3～7 日取出宫内节育器为宜，但是如出现并发症或其他原因如阴道异常出血时，也可以随时取出。

(四)取器方法

1.术前要先行相关检查，如 B 超、X 线检查等明确节育器是否存在及其在宫腔的位置。

2.患者排空膀胱，取膀胱截石位。

3.常规消毒、铺巾。

4.如宫内节育器有尾丝者用血管钳夹住节育器的尾丝缓缓将其取出；如宫内节育器无尾丝者，先用子宫探针查清宫内节育器的位置，将取环钩钩住避孕环的下端将节育器取出。取器困难者可在 B 超监测下操作，必要时行宫腔镜检术，在宫腔镜直视下取出。

(五)术后注意事项

1.术后休息，2 周内禁止性生活及盆浴。

2.取出宫内节育器仍需避孕者，应采取其他避孕措施。见图 8 - 28 - 7。

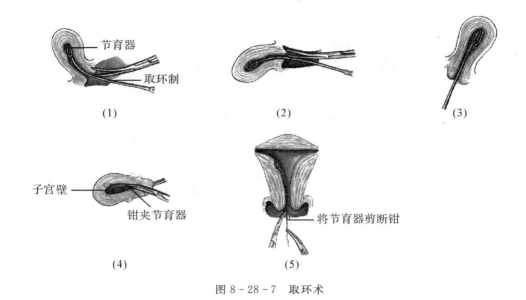

图 8-28-7 取环术

（胡春霞、金　松）

四、后穹窿穿刺术

阴道后穹窿穿刺术是指经阴道后穹窿向腹腔最低部位即直肠子宫陷凹做穿刺，对抽出物进行观察、病理检查，以协助诊断或进行治疗，是常用的临床辅助诊断方法。

（一）适应证

1. 疑有宫外孕、卵巢黄体破裂等腹腔内出血的患者。

2. 盆腔内有积液、积脓时，可作穿刺抽液检查以了解积液性质并局部注射药物。

3. 在 B 型超声引导下取卵，用于辅助生育技术以及对异位妊娠部位的注药治疗。

4. 有腹水时，须明确腹水的性质。

（二）禁忌证

1. 临床高度怀疑盆腔恶性肿瘤者。

2. 可疑盆腔严重黏连，子宫后方与肠管有黏连者。

3. 对于采取保守治疗的异位妊娠者应禁止后穹窿穿刺，有感染的可能。

（三）方法

1. 患者排空膀胱或导尿后，取膀胱截石位，常规消毒、铺巾。

2. 行双合诊检查了解子宫、附件情况，同时须注意阴道后穹窿是否膨隆。

3. 用窥器扩张阴道，充分暴露宫颈及阴道后穹窿，消毒宫颈及阴道后穹窿。

4. 宫颈钳钳夹宫颈后唇，向前牵引，暴露阴道后穹窿，再次消毒阴道后穹窿。

5. 将 22 号长针头连接在 10ml 注射器上，同时检查针头是否通畅，将针头在宫颈后唇与阴道后壁交界处稍下方、后穹窿中央平行刺入，进针约 2～3cm，有落空感后立即抽吸，至少应抽出 2ml。如抽不出液体，可边退针边继续抽吸。如仍抽不出液体时，需考虑穿刺的方向及部位是否正确。

6.抽吸完毕后,拔出针头,如穿刺点有活动性出血或渗血,可用棉球或无菌干纱布填塞,压迫,血止后取出阴道窥器。见图 8-28-8。

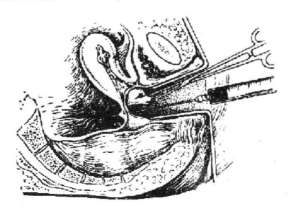

图 8-28-8　后穹窿穿刺术

(四)穿刺液性质和结果判断

1.血液　①新鲜血液:放置后,新鲜血液会出现立即凝固的现象,原因是刺伤血管,血液为血管内血,应重新穿刺,改变穿刺方向。②小血块或不凝固陈旧性血液:见于陈旧性宫外孕。③陈旧性暗红色血液:特点是血液不凝固。多见于卵巢黄体破裂、异位妊娠等。④巧克力色黏稠液体:液体像巧克力,为卵巢子宫内膜异位囊肿破裂后流出的液体。

2.腹水　有血性腹水、浆液性腹水等。应将腹水送常规化验,如腹水肉眼观为血性腹水,恶性肿瘤的可能性较大,应行癌细胞检查。

3.脓液　颜色呈黄色、黄绿色,有异味,质稀薄或浓稠。提示盆腔存在脓肿破裂或化脓性病变。抽取脓液后应行相应的实验室检查。

(五)注意事项

1.注意进针应与宫颈管平行,以免针头刺入宫体或进入直肠。

2.如穿刺后的液体出现凝固,应重新穿刺,改变穿刺方向、深度。

3.应先行 B 型超声检查,协助判断直肠子宫陷窝有无液体。

4.当穿刺未抽出血液,不能完全除外腹腔内出血,可能是内出血少、血肿位置高或与盆腔组织黏连。

5.抽出液体均行相关实验室检查。

（王　丽、金　松）

五、妊娠、分娩、产程处理技术

(一)分娩先兆

1.假临产　分娩发动前,子宫出现持续时间短、间歇时间长、不恒定且不规律的收缩,称为假临产。宫缩主要集中在下腹部,持续时间少于 30s,不恒定,间歇时间长而且不规律,强度弱,同时宫颈管不缩短,宫口不扩张。在夜间出现,于清晨消失。给予强镇静药物能抑制这种假宫缩。

2.胎儿下降感　胎儿的胎先露下降进入骨盆入口,子宫底的位置下降,孕妇感觉上腹部轻松,进食量增多,呼吸轻快。

3.见红　在分娩发动前 24～48h 内出现,是分娩即将开始的可靠的征象。如阴道流血量较多,超过平时的月经量,则不视为见红,应怀疑如前置胎盘、胎盘早剥等妊娠晚期出血的可能。

（二）临产

临产开始的标志为有规律且渐强的宫缩,宫缩持续时间为 30s 或以上,间歇时间为 5～6min,同时伴随着进行性的宫颈管消失、宫口扩张以及胎先露部的下降。

（三）产程分期

从开始出现规律子宫宫缩直到胎儿及胎盘娩出为止的时间称为总产程,即分娩全过程。

1.第一产程（宫颈扩张期）　指出现规律宫缩开始至宫口开全（10cm）为止。初产妇大约需要 11～12h,经产妇大约需要 6～8h。

2.第二产程（胎儿娩出期）　从宫口完全扩张到胎儿娩出,初产妇需 1～2h,经产妇需数分钟～1h。

3.第三产程（胎盘娩出期）　从胎儿娩出到胎盘剥离和娩出。大约需要 5～15min,应少于 30min。

（四）产程的处理

1.第一产程　出现规律宫缩开始至宫口开全（10cm）为止。

（1）一般的处理:①精神安慰:耐心讲解分娩是生理过程,消除产妇的焦虑和恐惧的心理。在有宫缩时指导呼吸,或轻揉产妇下腹部。②测量血压:在第一产程中,每隔 4～6h 测量血压一次。若在测量血压过程中发现血压升高,应增加血压测量次数,同时给予相应处理。③饮食与活动:鼓励产妇少量、多次进食,进食高热量而且易消化的食物,同时摄入足够水分,以维持产妇体力。如果宫缩不强而且未破膜时,产妇在待产室内可自由走动,帮助加速产程进展。④排尿与排便:鼓励产妇经常排尿,避免产妇的膀胱充盈从而影响宫缩以及胎头的下降。排尿困难者,可导尿。经产妇＜2cm、初产妇宫口扩张＜4cm 时,可行温肥皂水灌肠,不仅能清除粪便避免分娩时的污染,又能反射性地刺激子宫收缩加速产程的进展。但在阴道流血、胎膜早破、胎位异常、宫缩过强、剖宫产史以及患严重心脏病的产妇不宜灌肠。

（2）产程的处理:①连续定时观察宫缩持续的时间、间歇的时间及宫缩的强度,并且采用产程图记录相关的数据。观察宫缩的方法是助产人员用手掌置于产妇腹壁上,宫缩时子宫体部变硬隆起,间歇期子宫体部变软松弛。也可以使用胎儿监护仪描记宫缩的曲线,同时观察宫缩强度、频率、持续时间及间歇时间,是比较全面的反映宫缩的客观指标。监护仪有两种类型:第一种类型是外监护:适用于第一产程。方法是将宫缩压力探头固定于产妇的腹壁子宫体部近子宫底部,描记 40min。第二种类型是内监护:适用于宫口扩张大于 1cm、胎膜已破者。方法是在胎儿头皮上固定内电极,测定无宫缩时宫腔内的静止压力及宫缩时宫腔内压力的变化。所得的结果较准确,但有宫腔内感染的可能性。②可通过听诊器和胎儿监护仪监测胎心。听诊器有木制胎心听诊器、普通听诊器和电子胎心听诊器三种类型。应在宫缩间歇时听取胎心,在潜伏期时每次听诊胎心应间隔 1～2h;在活跃期,每次听诊胎心音应间隔 15～30min,每次听诊的时间为 1min。观察产妇宫缩、胎儿心率变异及胎动三者间的关系,每隔 15min 应对胎心监护曲线进行评估,宫缩较频时应每隔 5min 评估胎心监护曲线一次。③记录宫口扩张及胎头下降的曲线,绘制成产程图。宫口扩张曲线:宫口扩张曲线将第一产程分为潜伏期和活跃期两类。潜伏期是指从临产后规律宫缩开始直至子宫口扩张 3cm。此期宫颈平均 2～3h 扩张

1cm,大约需 8h,最大时限为 16h。活跃期是指从宫口开 3cm 至宫口开 10cm,此期需 4h,最大时限 8h。活跃期又分为 3 个时期:加速期(宫口扩张 3～4cm)约需 30min～1h;最大加速期(宫口扩张 4～9cm)约需 2h;减速期(宫口扩张 9～10cm)约需 30min。胎头下降曲线:当胎头的颅骨最低点与坐骨棘平面相水平时,以"0"表示;在坐骨棘平面上 1cm,用"－1"表示;在坐骨棘平面下 1cm,以"＋1"表示。④胎膜破裂:胎膜多在宫口开全的时候破膜,破膜后前羊水流出。一旦发现破膜,应立即听胎心音,并观察羊水的性状、流出的量及颜色,同时记录破膜的时间。⑤肛门检查:在产妇的右侧,产妇仰卧,两腿屈曲分开,检查前用消毒纸覆盖产妇的阴道口以避免粪便的污染。右手示指戴指套,涂润滑剂后,轻轻伸入直肠内,除了拇指伸直外,其余的各指均屈曲。食指向后触及尾骨尖端,了解尾骨的活动度,再向两侧触摸坐骨棘,检查坐骨棘是否突出,同时确定胎头的高低,随即用食指指端掌侧探查子宫颈口,摸清宫颈四周边缘,估计宫口扩张的厘米数和宫颈管的消退情况。当子宫颈口近全开时,仅仅只能摸到宫颈的一个窄边。宫颈口开全时摸不到宫口边缘。未破膜时,在胎头前方可触及一个有弹性的羊膜囊;已破膜者,则可以直接触及到胎头,若胎头无水肿,还能摸清囟门及颅缝位置,有助于胎位的确定。⑥阴道检查:应严密消毒后进行,若严格消毒时,阴道检查可以取代肛查。阴道检查可以直接触清胎先露部及估计宫口扩张程度,若胎先露是头,还可以了解胎儿的矢状缝及囟门,确定胎方位。适用于肛查不清、胎头下降不明、疑有脐带脱垂或脐带先露、头盆不称经阴道试产 4h 后产程进展缓慢者。

2.第二产程　从宫口完全扩张到胎儿娩出。

(1)监视胎心:每 5～10min 听一次,有条件可应用胎儿监护仪观察胎心率及胎心基线的变化。若发现胎心有变化,应立即检查,采取相应的处理,尽快结束分娩。

(2)指导产妇屏气:当宫口开全后,指导产妇于宫缩期间运用腹压。方法为:双足蹬在产床,两手握住产床上面的把手,宫缩时先深吸气并且屏住,然后如解大便一样向下用力以增加腹压。在子宫宫缩间歇的时候,放松全身肌肉。宫缩出现时再使用腹压,如此反复,能加速产程的进展。

(3)接产的准备:宫缩规律有力,初产妇宫口开至 10cm 或经产妇宫口开 4cm 时,应将产妇送至分娩室做好接产准备。让产妇仰卧于产床上面,两腿屈曲并分开,露出外阴部,臀下放置干净的便盆或塑料布,用消毒纱布球蘸肥皂水擦洗外阴部,擦洗的顺序先是大阴唇、小阴唇、阴阜、大腿内上 1/3、会阴,最后是肛门周围,擦洗结束后用消毒纱球盖住阴道口,并用温开水冲洗干净。最后用 0.1%苯扎溴铵液(新洁尔灭)冲洗或聚维酮碘来进行消毒,取下纱球和便盆或塑料布,于臀下铺消毒巾。助产人员洗手、穿手术衣后准备接产。

(4)接产:①接产要领:掌握好保护会阴的时机并协助胎头的俯屈,以最小径线(枕下前囟线)缓慢通过阴道口,产妇屏气必须与助产人员配合。同样在胎肩娩出的时候也要保护好会阴。②会阴撕裂诱因:胎儿过大、胎儿娩出过快、会阴过紧、会阴水肿、耻骨弓过低等均可能造成会阴的撕裂。应在接产前正确的评估。③接产步骤:站在产妇右侧,当胎头拨露使会阴紧张时开始保护会阴。保护会阴的具体方法是:在会阴部铺盖一块消毒巾,助产人员的右肘支在产床上面,助产人员的右手拇指与其余四指分开,并利用手掌大鱼际肌顶住产妇的会阴部。每当有宫缩时,手掌应向上内方托,同时左手应下压胎头枕部,协助胎头俯屈,以使胎头缓慢下降。宫缩间歇,保护会阴的手稍微放松,以免压迫过紧或过久引起会阴水肿。当胎头的枕部在耻骨弓下露出,左手应协助胎头仰伸。若此时宫缩强,应嘱产妇张口哈气以达到解除腹压的作用,在宫缩间歇时,让产妇向下屏气,缓慢娩出胎头,避免产力过强而造成会阴撕裂。胎头娩出时,若发现脐带绕颈一周且比较松时,可将脐带从胎头退下或顺胎肩推开。若脐带绕颈过紧或绕颈数周时,可用两把血管钳夹住脐带并从中间剪断,注意小心操作,不要伤及胎儿的颈部。胎头娩出后,仍应继续保护会阴。注意不要急于娩出胎肩,而应先自胎儿的鼻根向下颏挤压,挤出口鼻内的羊水和黏液,接着协助胎头复位以及胎头的外旋转,使胎儿双肩径与产妇的骨盆出口前后径相一致。助产人士向下轻压胎儿的颈部,协助胎儿的前肩从耻骨弓下娩出。然后向上托胎颈使胎儿后肩从会阴前缘缓缓娩出。双肩娩出后,保护会阴的右手方才能放松。然后双手协助胎儿的胎体及下肢相继以侧位娩出,同时要记录胎儿娩出的时间。④会阴切开指征:胎儿较大,会阴过紧,估计会阴撕裂不可避免者或因母儿因素急需结束分娩。

（5）会阴切开术:①会阴左侧后－侧切开术:一般选择会阴左侧做切开,当阴部神经阻滞以及局部浸润麻醉起效后,于宫缩时,助产人士以左手示、中两指伸入阴道与胎头之间,撑起左侧欲剪的阴道壁,自会阴后联合中线向左侧 45°（若会阴高度膨隆时取向左侧 60°～70°）一次性剪开会阴。切开后可用纱布压迫止血,待胎盘娩出后缝合。②会阴正中切开术:局部麻醉后,助产人员在产妇宫缩时沿阴唇后联合正中垂直向下剪开 2cm。正中切开术的优点在于剪开的组织少、出血少、术后会阴肿胀及疼痛较轻微,并且愈合快;而缺点在于切口可自然垂直延长,导致肛门括约肌撕裂的危险。所以当胎儿大,或者接产技术不熟练时不宜采用。

3.第三产程　从胎儿娩出到胎盘剥离和娩出。

（1）新生儿处理:①清理呼吸道的分泌物:脐带剪断后继续用新生儿吸痰管或导管清除新生儿呼吸道的黏液和羊水,避免发生新生儿吸入性肺炎。当确认呼吸道的黏液和羊水已吸净,而新生儿仍未啼哭时,可用手轻拍足底使其啼哭。当大声啼哭后便可处理脐带。②处理脐带:用 75％酒精消毒脐带根部及其周围,在距离脐根部 0.5cm 处用无菌的粗线行第一道结扎,再在结扎线外 0.5cm 处行第二道结扎。并于第二道结扎线外 0.5cm 处剪断脐带,同时挤干净脐带断端的残余血液,用 20％高锰酸钾液消毒断面。待断面干后,以无菌纱布覆盖脐带断面,再用脐带布将断面包扎好。应该注意的是,需扎紧脐带以避免出血,同时又要避免过度用力造成脐带的断裂;消毒液不能接触新生儿皮肤,以免导致皮肤的灼伤;处理脐带时,应注意新生儿保暖。目前多用脐带夹、气门芯、血管钳等方法取代上述的双重结扎脐带法,这些新方法的优点在于胎儿脐带脱落早、感染发生率低。③新生儿阿普加评分（Apgar score）:用来判断新生儿有无窒息及窒息的严重程度。该方法是以新生儿出生后 1min 内的心率、呼吸、肌张力、喉反射及皮肤颜色 5 项为诊断依据,每项的分数为 0～2 分,满分是 10 分。正常新生儿分数为 8～10 分。轻度窒息（又称青紫窒息）分数为 4～7 分,此时需要清理新生儿的呼吸道、吸氧、人工呼吸以及用药等相应措施后才能恢复。重度窒息（又称苍白窒息）分数为 0～3 分,此时期新生儿严重缺氧,需抢救,行气管内插管并给氧。对严重缺氧的新生儿,应在其出生后 5min、10min 时分别评分,直到连续两次的评分分数均≥8 分。1min 的评分目的是评估新生儿出生当时的情况,反映其在宫内的情况;5min、10min 及以后的评分是反映新生儿复苏的效果,与预后密切相关。新生儿 Apgar 评分的基础是呼吸,最灵敏的指标是皮肤颜色,最终消失的指标是心率。临床上,新生儿病情恶化的顺序分别为皮肤颜色→呼吸→肌张力→反射→心率。而新生儿复苏有效的顺序分别为心率→反射→皮肤颜色→呼吸→肌张力。如果新生儿的肌张力恢复越快,预示着新生儿的预后越好。④新生儿的处理:擦干净新生儿足底的胎脂和明显的血迹。将新生儿足印及产妇拇指印分别印于新生儿病历上,对新生儿进行相应的详细的体格检查后,要标明新生儿的性别、出生体重、出生的时间、母亲的姓名、床号、包被和手腕带。完成上述操作后,将新生儿抱给母亲,吸吮母亲乳头。

(2)胎盘娩出:正确处理胎盘的娩出,可以很大程度地减少产后出血的发生率。助产人士不应该在胎盘尚未完全剥离的时候就按揉下压宫底或用力牵拉脐带,这样可以导致胎盘部分的剥离而出血或者拉断脐带造成子宫内翻。当确认胎盘已经完全剥离,左手握住宫底于宫缩时(左手拇指置于子宫的前壁,其余的4指置于子宫的后壁)按压子宫底,同时右手轻拉脐带,娩出胎盘。当胎盘娩出至阴道口时,助产人士用双手托住胎盘,并向同一个方向旋转并缓慢向外牵拉胎盘,使胎盘胎膜完整地剥离并排出。若娩出胎盘后,发现胎膜部分断裂,可以用血管钳夹住断裂上端的胎膜继续向原方向牵引旋转,直至胎膜全部排出。胎盘、胎膜娩出后,按摩子宫促进其收缩以减少出血,注意观察同时测量阴道出血量。

(3)检查胎盘、胎膜是否完整:铺平胎盘,先检查胎盘的母体面,有无胎盘小叶的缺损。可用 Küstner 牛乳测试法,从胎盘的脐静脉处注入牛乳,如见到牛乳从胎盘的母体面漏出,则漏出的部位便为胎盘缺损的部位。若无缺损,提起胎盘,检查胎膜是否完整,有无副胎盘,胎盘的胎儿面边缘有无血管的断裂。若有副胎盘或大部分胎膜残留时,须在无菌操作下伸手入宫腔内,取出残留的组织。若手取胎盘较困难,可用刮匙清宫。若仅有少许的胎膜残留,可仅给予子宫收缩剂使其排出。

(4)检查软产道:在胎盘娩出后,须立即仔细检查会阴、小阴唇、尿道口、阴道、穹窿及宫颈有无裂伤。若有裂伤,立即给予缝合。

(5)预防产后出血:正常分娩出血量应不超过 300ml。如有导致产后出血高危因素(如宫缩乏力、分娩次数较多、曾有产后出血史、羊水过多、巨大儿、双胎妊娠等)的产妇,可在胎儿前肩娩出时静注缩宫素 10～20U,也可在胎儿娩出后立即将缩宫素 10U 加于生理盐水 20ml 快速注入脐静脉,促使胎盘迅速剥离减少产后出血的发生。若阴道出血多但是胎盘未完全剥离时,应行手取胎盘术。若第三产程长,并超过 30min 胎盘仍未排出,同时阴道出血量不多时,应排尿后,轻轻按摩子宫,静注子宫收缩剂,经上述处理后,胎盘仍不能排出时,应行手取胎盘术。若在胎盘娩出后阴道出血量较多时,将缩宫素 20U 加于 5% 葡萄糖液 500ml 内静脉滴注,同时在臀肌或直接在宫体肌壁注射麦角新碱 0.2～0.4mg。

(陈　蔚、金　松)

六、围产期保健与处理技术

产前检查(antenatal care)是孕期孕妇监护的主要方法和主要的途径。

首次产前检查:应进行登记,详细询问病史,进行全面的全身检查、产科检查以及必要的辅助检查。

产前检查的时间:首次产前检查应从确诊早孕的时候开始进行。主要估计孕期及胎龄,确定孕妇和胎儿的健康情况以及制订产前检查的计划。首次产前检查应行双合诊并测量血压,行心肺功能的检查,尿蛋白和尿糖的检测。首次产前检查未发现异常者,应于妊娠 11～14 周开始第一次产检,20～36 周每 4 周产前检查一次,36 周以后每周产前检查一次。高危孕妇应增加产前检查的次数。

(一)健康教育及指导

1.流产的认识和预防:告诉孕妇早期妊娠时可能出现的异常情况,如出现腹痛、阴道流血等不适时入院复查。

2.孕后继续补充叶酸 0.4～0.8mg/d,直至孕 3 个月。

3.指导孕期的生活方式和营养。

4.慎用药物,特别是避免使用可能影响胎儿发育的药物。

5.避免接触如放射线、苯、铅、农药、砷、汞等有害有毒的物质,避免与宠物接触。

6.改变不良的生活方式及生活习惯。

7.在高危因素暴露时,孕期可接种流感疫苗或破伤风疫苗。

8.保持心理健康,预防孕期及产后抑郁的发生。

(二)常规保健

1.建册　在医院建立孕期保健手册。

2.确定孕周　询问月经情况,根据末次月经时间推算预产期,确定孕周,以末次月经第一天来计算预产期:月份＋9 或－3,日期＋7 即为预产期。末次月经不详或月经不规律者,可根据早孕反应的出现时间、孕妇初感胎动的时间、B 超测量胎囊大小、子宫底高度等估算。

3.评估孕期高危因素　如有无不良孕产史如早产、流产、死产、死胎等,有无胎儿的畸形或幼儿智力低下,本次妊娠有无阴道出血及腹痛,有无妊娠合并症,如慢性高血压、糖尿病、心脏病、系统性红斑狼疮、肝肾疾病、血液病等,本人及配偶的遗传病史和家族史。及时请相关学科会诊,不宜妊娠者应及时终止妊娠。

4.身体检查　包括测量基础血压、计算 BMI,常规妇科检查,胎心率测定。

(三)必查项目

对于没有并发症的孕妇,孕前 6 个月已查并且结果正常的项目,可以不重复检查。①血常规、血型(ABO 和 Rh);②尿常规;③肝功能、肾功能;④空腹血糖;⑤HBsAg、梅毒螺旋体、HIV 筛查;⑥心电图检查。

(四)备查项目

孕妇的备查项目有:①HCV 筛查。②对 Rh 阴性抗 D 滴度检查。③口服葡萄糖耐量试验。④地中海贫血筛查、甲状腺功能检测。⑤血清铁蛋白(血红蛋白<105g/L 者)。⑥结核菌素(PPD)试验(有感染结核危险的高危孕妇)。⑦宫颈细胞学检查、宫颈分泌物检测淋球菌和沙眼衣原体、细菌性阴道病(BV)的检测(有早产史者)。⑧胎儿染色体非整倍体异常的早孕期母体血清学筛查[妊娠相关血浆蛋白 A(PAPP-A)和游离 β-hCG,妊娠 10～13 周]。注意需空腹抽血检查;超声检查确定孕周;确定抽血当天的体重。对高危孕妇,可考虑绒毛活检或联合孕中期血清学筛查结果再决定羊膜腔穿刺检查。⑨产科超声检查。早孕行超声检查的目的:确定妊娠的部位、孕周、胎儿数目、双胎绒毛膜的性质、子宫附件等情况。在妊娠 11～13 周超声检查胎儿颈后透明层厚度(NT);核定孕周。NT 测量按照英国胎儿医学基金会标准进行。⑩绒毛活检(妊娠 10～12 周,主要针对高危孕妇)。

(五)妊娠 14～19^{+6} 周产前检查

1.健康教育及指导　①妊娠期的生理知识;流产的认识与预防;指导营养及生活方式;②中孕期胎儿染色体非整倍体异常筛查的意义;③血红蛋白<105g/L,血清铁蛋白<12μg/L,补充元素铁 60～100mg/d,开始补充钙剂 600mg/d。

2.常规保健　对每个孕妇都应该详细询问病史,进行常规体格检查。

(1)分析所做的产前检查的结果。

（2）询问饮食、睡眠、阴道出血、运动等情况。

（3）身体检查：包括血压，评估孕妇体重增长是否合理；血压≤18.7/12kPa（140/90mmHg），但比基础血压增加≥4/2kPa（30/15mmHg）属病理状态，应警惕有无妊娠高血压综合征发生的危险。如果孕妇仅膝关节以下或仅仅是踝部水肿，经休息后消退，血压及肾功能正常，属生理性的水肿。

（4）腹部检查：包括测量宫底高度和腹围，评估胎儿增长是否合理；胎心率的测定。在妊娠期，孕妇的体重大约增加10～12.5kg。体重增加每周应少于0.5kg。如体重增加过快，可见于巨大胎儿、羊水量多及孕妇体胖等。如体重增加缓慢，应考虑母体营养不良胎儿宫内发育迟缓。①腹部四步触诊法：孕妇排尿后仰卧，双大腿屈曲稍分开，检查者注意手要温暖。指甲剪短，动作轻柔，时间不宜太久，检查过程中注意患者有无不适症状。视诊：观察腹部大小、外形、有无手术瘢痕及水肿。触诊：检查子宫大小、胎先露、胎产式、胎先露以及胎方位是否固定。在行前3步检查时，检查者面向孕妇；第4步检查时，检查者应面向孕妇足端。第一步：了解宫底高度及宫底部为胎儿哪一部分；第二步：了解胎背及胎肢位于母体腹壁哪一侧；第三步：了解胎先露是胎头或胎臀，并判断是否固定；第四步：进一步核对第三步，并确定先露部入盆的程度。②听诊：胎心音听诊部位是在孕妇腹壁上胎背部位听诊，音响似钟表"滴答"声。胎心音正常为120～160次/分，臀先露时，胎心音在脐上两侧听取；横位时，于脐周围听取；头先露时，胎心音在脐下两侧听取；③测量腹围、宫高：宫高是指子宫底最高点至耻骨联合上缘中点的距离，表示子宫的长径；过脐水平的腹围代表子宫横径及前后径。这三个径线综合起来，能准确地反映子宫的大小，是产科检查中可靠又简便的方法，以此估计孕周及胎儿宫内发育的大概情况。结合体重，可及早发现羊水过多、胎儿宫内发育迟缓或巨大胎儿等异常情况，大概了解胎儿生长发育情况。

（5）骨盆测量：骨盆是胎儿娩出的必经通道，其大小、形态和径线的长短直接关系到分娩能否顺利进行。临床测量骨盆的方法包括骨盆内测量和骨盆外测量。产时结合临床产程进展情况，综合判断胎儿是否能顺利经阴道娩出。①骨盆外测量：首次产前检查的孕妇要常规进行骨盆外测量。检查者应关闭门窗，屏风遮挡，手要温暖，准备骨盆测量器；孕妇排尿后，仰卧于检查床上。髂棘间径（interspinal diameter，IS）：孕妇取伸腿仰卧位，测量两髂前上棘外缘之间的距离，正常值23～26cm。髂嵴间径（intercristal diameter，IC）：体位同上，测量两髂嵴外缘最宽的距离，正常值25～28cm。骶耻外径（external conjugate，EC）：取左侧卧位，伸直右腿，屈曲左腿，测量耻骨联合上缘中点至第5腰椎棘突下的距离，正常值18～20cm，第5腰椎棘突下相当于髂棘后连线中点下1～1.5cm处，或相当于米氏菱形窝（Michaelis rhomboid）的上角。出口横径（transverse outlet，TO）：或称坐骨结节间径。取仰卧位，两腿屈曲，双手抱膝，测量两坐骨结节内缘间的距离，正常值8.5～9.5cm。通常可容一个成人的手掌。耻骨弓角度（angle of subpubic arch）：两拇指尖斜着对拢，置于耻骨联合下缘，左右两拇指平放在耻骨降支上面，测量两拇指的角度，正常值为90°，小于80°为异常。耻骨联合高度是自耻骨上缘到耻骨下缘的高度，通常为2.5cm左右。出口后矢状径：出口横径小于8.5cm时，应测量出口后矢状径，为坐骨结节间径中点至骶骨尖端的长度，正常值为8～9cm。两者相加大于15cm表示后三角较宽大，足月胎头经过变形可以顺利娩出。如两者之和小于15cm，应考虑为出口平面狭窄。②骨盆内测量：适用于骨盆外测量有狭窄或怀疑有狭窄者，一般于妊娠24～36周进行。检查时，取膀胱截石位，严格消毒外阴，检查者戴无菌手套，涂以润滑油，示指、中指放入阴道。对角径(diagonal conjugate,DC),或称骶耻内径:为耻骨联合下缘至骶岬上缘中点的距离,正常值为 12.5~13cm,此值减去 1.5~2cm,即为骨盆入口前后径的长度,又称真结合径(conjugate vera)。 方法:检查者伸入阴道的中指尖触骶岬上缘中点,示指上缘紧贴耻骨联合下缘,以另一手示指 正确标记此接触点,抽出阴道内的手指,测量中指尖至此接触点间的距离,即为对角径。对角 径反映骨盆入口的前后径大小,对胎头不能顺利入盆的孕妇要认真评估对角径是否存在异常。 坐骨棘间径(biischial diameter,BD):测量两坐骨棘间的距离,正常值约为 10cm。测量方法是 一手示指、中指放入阴道内,分别触及两侧坐骨棘,估计其间距离。坐骨棘是最短的一条骨盆 横径,胎儿是否能够顺利通过此径线,对分娩的顺利进行有重要意义。

3.备查项目　①胎儿染色体非整倍体异常的中孕期母体血清学筛查(妊娠 15~20 周,最 佳检测孕周为 16~18 周)。注意事项:同孕早期血清学筛查。②羊膜腔穿刺检查胎儿染色体 核型(妊娠 16~21 周;针对孕妇年龄 35 岁及以上或高危人群)。

(六)妊娠 20~24 周产前检查

1.健康教育及指导　①早产的认识与预防:指导孕妇认知正常孕期子宫的不规则收缩 (braxton hicks 收缩),告之其生理特征与意义,与早产的不同点;②营养和生活方式的指导; ③胎儿系统超声筛查的意义。

2.常规保健　①询问胎动、阴道出血、饮食、运动情况;②身体检查,同妊娠 $14 \sim 19^{+6}$ 周产 前检查。

3.必查项目　①胎儿系统超声筛查(妊娠 18~24 周),筛查胎儿的严重畸形;②血常规、尿 常规对于孕期检查正常的孕妇,不需要每次产前检查时进行尿蛋白和血常规检查,但妊娠期高 血压疾病和妊娠期贫血的孕妇可反复进行尿蛋白和血常规检查。

4.备查项目　宫颈评估(超声测量宫颈长度,适用于有早产危险的高危人群)。

(七)妊娠 24~28 周产前检查

1.健康教育及指导　①早产的认识与预防;②妊娠期糖尿病(GDM)筛查的意义。

2.常规保健　①询问胎动、阴道出血、宫缩、饮食、运动情况;②身体检查,同妊娠 $14 \sim$ 19^{+6} 周产前检查。

3.必查项目　①GDM 筛查:每次检查都建议查尿糖。尿糖阳性者应行糖激惹试验(服 50g 葡萄糖后 1h 验血糖),筛查妊娠期糖尿病。糖筛查异常者、羊水过多、高龄、有不良孕产史 者应做糖耐量试验。50g 葡萄糖筛查(GCT),如血糖≥7.2mmol/L,≤11.1mmol/L,则行 75g 葡萄糖耐量试验;若≥11.1mmol/L,则测定空腹血糖。国际最近推荐的方法是:可不必先行 50gGCT,有条件者可直接行 75gOGTT,其正常上限为空腹血糖 5.1mmol/L,1h 血糖 10.0mmol/L,2h 血糖 8.5mmol/L。或者通过检测空腹血糖作为糖尿病筛查标准;②菌尿常 规:取中段尿行细菌培养。协助产妇正确留取尿标本,注意清洁会阴部,防止白带等污染造成 假阳性。

4.备查项目　①抗 D 滴度检查(Rh 阴性者);②宫颈阴道分泌物检测胎儿纤维连接蛋白 (fFN)水平(用于有早产高危者)。

(八)妊娠 33~36 周产前检查

1.健康教育及指导　①分娩前生活方式的指导;②分娩相关知识(临产的症状、分娩方式 指导、分娩镇痛);③新生儿疾病筛查的相关知识;⑤抑郁症的预防。

2.常规保健　①询问胎动、阴道出血、宫缩、皮肤瘙痒、饮食、运动、分娩前准备情况。②身体检查,同妊娠 30～32 周产前检查。③乳房检查:评估乳房发育情况,乳头有无内陷。如有凹陷应指导手法纠正,可作乳头十字操,最好在孕前或孕 36 周后进行较安全。注意刺激乳头强度与时间不可太久,如感下腹疼痛应停止。

3.必查项目　尿常规。

4.备查项目　①妊娠 35～37 周 B 族链球菌(GBS)筛查:具有高危因素的孕妇(如合并糖尿病、前次妊娠出生的新生儿 GBS 感染等),取肛周与阴道下 1/3 的分泌物培养;②妊娠 32～34 周肝功能、血清胆汁酸检测(ICP 高发病率地区的孕妇);③妊娠 34 周开始电子胎心监护(无负荷试验,NST)检查(高危孕妇);④心电图复查(高危孕妇)。

(九)妊娠 37～38 周产前检查

1.健康教育及指导　①分娩相关知识(临产的症状、分娩方式指导、分娩镇痛);②新生儿免疫接种指导;③产褥期指导;④胎儿宫内情况的监护;⑤妊娠≥28 周,住院进一步评估母儿情况,由医师根据情况决定是否行引产。

2.常规保健　①询问胎动、宫缩、见红等;②身体检查,同妊娠 30～32 周产前检查;行宫颈检查及 Bishop 评分。

3.必查项目　①超声检查:评估胎儿大小、羊水量、胎盘成熟度、胎位和脐动脉收缩期峰值和舒张末期流速之比(S/D 值)等;②NST 检查:每周一次。

(十)高危妊娠分诊

有以下情况应分诊到高危妊娠门诊随访和检查。

1.内科合并症　这些疾病影响孕妇本身健康和胎儿发育,如心脏病、糖尿病、甲状腺功能亢进、原发性高血压、慢性肾炎、血液病、肝病等。

2.不良孕产史　如早产、死胎、死产、难产、产伤史、新生儿死亡、新生儿溶血性黄疸、新生儿有先天性或遗传性疾病或需入住新生儿监护室处理等。

3.妊娠并发症　如妊高征、前置胎盘、胎儿宫内生长受限、过期妊娠、母儿血型不合、羊水过多或羊水过少、多胎妊娠等。

4.估计可能难产者　身高<150cm,体重<45kg 或>80kg,胸廓/脊柱畸形,胎位异常,疤痕子宫。

5.应进行产前诊断的对象　高龄产妇(到预产期时年龄≥35 岁),曾有死胎、死产、畸形儿及有遗传性疾病的孕妇。

(十一)高危妊娠的筛查、建档、追踪、转归、归档

二、三级医疗保健机构妇产科均应设立高危门诊和高危病房,以便对高危妊娠孕妇进行监护和必要的处理。高危妊娠的检查处理由医师负责。助产人员配合进行相应的检查护理操作和信息沟通等工作。

1.尽早确定基础血压、体重。

2.评估孕妇有无不良孕产史、家族成员有无遗传病史等,以了解孕妇有无高危因素。

3.根据高危妊娠评分标准,于孕早期进行初筛,并分别于孕 20 周、28 周、32 周、36 周及临产前进行复筛,对筛查出的每一例高危孕妇要专册登记,并在门诊保健手册上作出标记,以加强管理。

（胡春霞、金　松）

七、新生儿处理及抢救技术

(一)正常新生儿的处理

足月新生儿:指孕龄达到 37 周至不足 42 周,出生体重≥2500g 的新生儿。新生儿期是指从胎儿出生断脐后到满 28 天,是胎儿适应子宫外生活的过渡时期,也是新生儿护理的重要时期。

1.生理特点及表现　新生儿的各系统有与成人不同的特点。

(1)呼吸系统:胎儿在母体子宫内没有自主呼吸,出生断脐后,血液内二氧化碳增加,温度感受器及本体感受器同样也受到刺激,反射性地刺激呼吸中枢,使新生儿在出生后短时间内发生呼吸运动;新生儿肋间肌力量较弱,呼吸以腹式呼吸为主;因新生儿需氧量多,代谢快,使呼吸浅而快,40~60 次/分,2 天后降至 20~40 次/分;正常新生儿可有呼吸节律不齐。

(2)循环系统:新生儿出生后,胎儿肺循环开始,血流动力学和血液循环发生巨大变化,动脉导管及卵圆孔发生功能性关闭,在出生最初几天的新生儿心前区可听到心脏杂音,这与新生儿动脉导管尚未完全关闭有关;由于耗氧量较大,新生儿心率约 120~160 次/分,且心率易受吸乳、啼哭等多种因素影响;新生儿血流集中分布于内脏及躯干,故可触及肝脾,四肢易发冷、发绀;新生儿红细胞计数及白细胞计数较高,随后渐降至婴儿值。

(3)消化系统:新生儿胃容量小,肠容量大,但其蠕动较快,吞咽功能完善,但胃贲门括约肌不发达,哺乳后易溢乳;新生儿消化道分泌足够的消化酶,所以,新生儿能较好的消化蛋白质,而对淀粉的消化能力较差。新生儿出生后第 1 天排出的胎便称胎粪,呈黑绿色的黏稠状。

(4)泌尿系统:新生儿肾单位量与成人相等,但调节能力、滤过能力及浓缩功能均低,易导致水、电解质的紊乱;输尿管管壁弹力纤维和肌肉发育不全,易受压或扭转,造成尿滞留,从而导致泌尿系统的感染。

(5)神经系统:新生儿大脑及锥体束未发育成熟,导致动作慢、不协调,肌张力高,因此哭闹时可有肌强直;大脑皮层的兴奋性较低,神经活动弱,睡眠时间长;出生后立即有先天性反射活动如吸吮、吞咽、拥抱等;新生儿较灵敏的有味觉、触觉、温度觉,较迟钝的是痛觉、听觉、嗅觉;眼肌的活动不协调。

(6)皮肤黏膜:口腔黏膜柔嫩,血管丰富。两面颊部的颊脂体,可帮助吸吮。

(7)免疫系统:在胎儿期通过胎盘获得 IgG,使在出生后 6 个月内具有免疫力;新生儿易患呼吸道、消化道感染性疾病;自身产生的 IgM 较少,对真菌及革兰氏阴性细菌的杀灭能力弱,易患败血症。

(8)体温:体温调节中枢发育欠完善,基础代谢率低,皮下脂肪较少,体温易受环境温度的影响;新生儿产热组织主要是棕色脂肪,其次是白色脂肪;另外新生儿皮肤的水分蒸发加快,散热也加快。

(9)生理性的体重下降:生后 2~4 天,由于摄入少,排出的水分较多,可出现体重下降。体重下降范围约为出生时的 6%~9%,一般不超过 10%,4 天后体重开始出现回升,7~10 天恢复到初生时水平。

(10)生理性黄疸:出生后,红细胞破坏增加,大量间接胆红素形成,葡萄糖醛酰转换酶活力不足,不能将间接胆红素转变成直接胆红素从胆道排走,故可导致高胆红素血症,导致皮肤、黏膜及眼睛巩膜发黄。可自然消退,发生于生后 2~3 天,持续 4~10 天。

(11)乳腺肿大及假月经:受雌孕激素的影响,新生儿生后 3~4 天可出现乳腺肿胀,2~3 周后消失。而女婴在出生后 1 周内,可有白带及少量血性分泌物从阴道流出,持续 1~2 天。

2.评估 对于出生后的新生儿,我们都应给予相应的评估。

(1)出生后评估:①新生儿 Apgar 评分:用于判断有无窒息及窒息的程度。以生后 1min 的心率、呼吸、肌张力、喉反射及皮肤颜色 5 项体征为依据,每项为 0~2 分。满分为 10 分。7 分以上属正常,4~7 分为缺氧较严重,4 分以下严重缺氧,应在出生后 5min 时再次评分。在 Apgar 评分指标中最重要的是心率和呼吸,皮肤色泽次之。②一般评估:测体重、身长及头径,判断是否与孕周数相符;有无颅内出血及产瘤;四肢活动情况;有无畸形等。见表 8-28-1。

表 8-28-1 新生儿 Apgar 评分

体征	0 分	1 分	2 分
心率/min	0	<100	≥100
呼吸/min	0	浅、慢、不规则	正常
肌张力	松弛	四肢稍屈曲	四肢屈曲良好
喉反射	无	有动作	有咳嗽、恶心
皮肤色彩	苍白	躯干红、四肢青紫	全身粉红

(2)入母婴同室时评估 ①询问双亲的健康情况、嗜好、特殊病史、母亲既往的妊娠史和结局、本次妊娠经过、妊娠期胎儿生长发育及其他监测结果、分娩经过、产程中胎儿情况、出生体重、性别、Apgar 评分等。检查病历上母亲手印、新生儿脚印是否清晰,并与新生儿身上的手圈核对;②身体评估一般在出生后 24h 内进行。

评估时注意保暖,可让母亲在场以便指导,评估应包括:

一般检查:注意反应、发育、神态和姿势,观察皮肤有无青紫、黄疸、瘀点、瘀斑或感染灶。

心率:通过触摸颞动脉或听诊心脏获得。正常的心率为 120~140 次/分,啼哭时可快至 160 次/分,深睡时心率可慢至 100 次/分,而心率持续性≥160 次/分或≤120 次/分为心动过速或心动过缓。心动过速常见于呼吸窘迫综合征,而心动过缓则应怀疑是否先天性心脏传导阻滞。

呼吸:在新生儿安静时测 1min。正常时新生儿的呼吸为 40~60 次/分。但是母亲在分娩时使用麻醉剂、镇静剂或新生儿产伤可减慢新生儿呼吸;早产儿及迅速地改变室内温度可过快呼吸;持续性呼吸过快见于膈疝、呼吸窘迫综合征等。

体温:测新生儿腋下体温。正常为 36~37.2℃,体温超过 37.5℃见于室温高、脱水或保暖过度等情况,体温低于 36℃见于室温较低、感染或早产儿等情况。

体重:在沐浴后测裸体体重。正常新生儿出生体重为 2500g 至不足 4000g。

身高:为新生儿从头顶最高点至脚跟的距离。正常约 45~55cm,新生儿的身高与遗传等多种因素有关。

头面部和颈部:观察头颅的形状和大小,有无皮肤破损和水肿;检查囟门的大小和紧张度,颅缝宽度和骨缝的重叠程度,有无颅骨骨折和缺损;口腔外观有无唇腭裂。

胸部:检查胸廓有无畸形;呼吸时有无胸骨上下软组织和肋下缘下陷;双侧肺部的呼吸音是否清晰,有无啰音及啰音的性质和部位;通过听诊了解心脏心率及节律,各心脏瓣膜听诊区有无杂音,杂音的性质及其传导的方向。

腹部:观察腹部外形有无异常;脐带残端有无红肿、出血或异常分泌物;触诊肝脾大小;肠鸣音的听诊。

脊柱和四肢:检查脊柱、四肢的发育、活动有无异常、有无骨折等。

肛门和外生殖器:观察新生儿的肛门外观有无闭锁、排便的位置有无异常、男婴的睾丸是否已降至阴囊等。

大小便:正常新生儿出生后不久即排小便。出生 24h 内应排胎粪,如 24h 后无大便应检查消化系统的发育是否异常如有无肛门闭锁等,一般可用肛表插入肛门内 3~5cm 探查。

肌张力及活动情况:正常新生儿反应灵敏、哭声响亮、肌张力正常,嗜睡时应给予刺激,引起啼哭后观察;如哭声异常提示大脑损伤或有其他异常。

反射:评估各种反射是否存在,以了解新生儿神经系统的发育情况。有些反射是持久存在的如吸吮、觅食等,而有些反射如握持、拥抱等会逐渐减退,一般于出生后 3~4 个月消失。

(二)处理措施

1.提供良好的环境　这是最基本的要求。

(1)一般环境:母婴同室的房间宜向阳,光线充足、空气流通、室温保持在 20~24℃,相对湿度在 55%~65%;床单元(一张母亲床加一张婴儿床)所占面积不应少于 6m²。

(2)安全措施:①新生儿出生后,在其病历上印上其右脚印及其母亲右拇指手印。②新生儿手腕上系有手圈,手圈上正确书写母亲姓名、新生儿性别、住院号。每项有关新生儿的操作前后都应认真核对。③新生儿床应铺有床垫,配有床围。④新生儿床上不放危险物品如锐角玩具、过烫的热水袋等。

(3)预防感染措施:①每一房间应配有洗手设备或放置消毒溶液以使医护人员或探访者在接触新生儿前洗手或消毒双手;②新生儿患有传染性疾病如脓疱疮、脐部感染等,应采取相应的消毒隔离措施;③医护人员必须身体健康,每年需体格检查,每季度做鼻咽拭子培养,如带菌者应调离接触新生儿的岗位,经治疗,3 次培养阴性后才可恢复原工作。如患有呼吸道、皮肤黏膜、胃肠道传染性疾病者在接触新生儿前应采取相应的措施如戴口罩、手套等。

2.帮助新生儿适应母体外环境　①维持呼吸道的通畅:新生儿娩出后立即清理呼吸道。入母婴同室后继续观察呼吸道通畅情况,及时去除口腔或鼻腔内的羊水或黏液,保持新生儿侧卧的体位,避免窒息。②维持正常的体温:产房的室温要适中,新生儿娩出后及时擦干表面的水分,并作好保暖。母婴同室的房间温度要保持恒定,避免骤冷骤热,在冬季,对刚入室的新生儿要加强局部环境温度,如在新生儿床上加用热水袋等。定时测量新生儿体温,体温过低者加强保暖,过高者采取降温措施如更换过厚的盖被、松解衣服、降低室温、多饮水等。

3.帮助家属做好新生儿日常生活护理　由于新生儿缺乏自我护理能力、父母又可能缺乏护理新生儿的知识和经验、产后产妇还需要生理上的康复等,护士承担了新生儿日常护理工作,也承担了指导父母的责任,以备父母出院后进行家庭自我护理。

(1)喂养:新生儿的喂养方法有:母乳喂养、人工喂养和混合喂养。

母乳喂养:是一种优先推荐的喂养方法。应协助新生儿早吸吮,一般于产后半小时就开始哺乳。此时母亲乳房内的乳量虽然少,但通过新生儿的吸吮可刺激乳房泌乳。产后 1 星期内,哺乳的次数需频繁,每 1~3h 哺乳 1 次,最初哺乳时间只需 3~5min,以后逐渐延长至 15~20min,原则是按需哺乳。哺乳后,应将新生儿抱起轻拍背部 1~2min,排出胃内空气,以防吐奶。母乳的优点：①母乳所含脂肪、蛋白质、无机盐、乳糖等主要成分的比例，是最适合婴儿的需要，有利于消化和吸收。人乳的脂肪含量与牛乳相似，但人乳中的不饱和脂肪酸含量多于牛乳，而且人乳颗粒小、易消化，有益于婴儿神经系统发育。②母乳有免疫作用。母乳中含有大量免疫活性细胞，有多种免疫球蛋白如乳铁蛋白、IgA、溶菌酶等，有吞噬、抑制细菌和病毒的作用，避免微生物的侵袭，预防呼吸道和肠道的疾病。③母乳直接从乳腺分泌，温度适宜，不污染，方便，经济。④婴儿吸吮乳头，刺激母亲的垂体泌乳素分泌而促进泌乳和子宫收缩，可避孕和预防产后出血。⑤通过喂哺，可增进婴儿与母亲的关系。

人工喂养：不宜母乳喂养者选用人工喂养。①人工喂养的奶品有三种，第一种是牛奶，牛奶是主要的人工喂养奶品，主要成分为蛋白质、脂肪、糖等，其含量接近人乳，但和人乳相比，酪蛋白含量高 3 倍，易消化不良，同时牛奶中矿物质和维生素的比例与人乳不同，不利于婴儿吸收。第二是羊奶，其营养价值与牛奶相近，但叶酸和铁的含量较少。第三是豆浆：营养价值较牛奶和羊奶差。②应定时喂哺，夜间可适当延长喂哺的时间。如新生儿吸吮能力低、胃纳不佳或容易呕吐可行少量多次喂哺，室温高则应在两次喂哺之间加喂水。③食用牛奶前应将牛奶煮沸，一般煮沸 1～3min，使蛋白质、脂肪颗粒变小有利于婴儿吸收。④喂哺前应测奶温，不能过烫过冷。⑤喂完后应将婴儿竖起，同时轻拍其背部，以防溢奶。⑥遇新生儿腹泻或其他不适时，应适当稀释奶浓度并减量。⑦婴儿的食具应定时煮沸消毒，妥善保存，避免污染。

（2）沐浴：沐浴可以清洁皮肤、评估身体状况、增加舒适、促进亲子间互动。沐浴方法包括淋浴、盆浴和床上沐浴，在医院内以淋浴为主，在家里以盆浴为主。沐浴注意点：①室温 26～28℃，水温 38～42℃，一般用手腕测试水温试至较暖即可；②沐浴前不要喂奶；③新生儿出生后体温未稳定前不宜沐浴；④在医院内沐浴要防止交叉感染，沐浴床上每个婴儿用一张塑料纸，全体婴儿沐浴完成后，用消毒液浸泡沐浴池、沐浴垫；⑤沐浴过程中不能离开婴儿并始终用手接触和保护婴儿；⑥动作轻而敏捷，防止婴儿受凉及损伤。

（3）脐部护理：断脐后要密切观察脐部出血情况，保持脐部清洁干燥，每次沐浴后用 75％酒精消毒脐带残端及脐轮周围，然后用无菌纱布覆盖包扎。保持包扎敷料的干燥清洁。如脐部有分泌物则用酒精消毒后涂 1％甲紫使其干燥，脐部感染用抗生素。脐带脱落处如有红色肉芽组织增生，可用 2.5％硝酸银溶液灼烧，并用生理盐水棉签擦洗局部。注意勿灼烧正常组织以免引起烧灼伤。尿布使用时注意勿让其超越脐部，以免尿粪污染脐部。

（4）皮肤护理：新生儿娩出后应尽快抹净皮肤表面血迹，产后 6h 内去除胎脂，剪去过长的指（趾）甲，用纱布包裹局部皮肤如脚跟处，预防摩擦破损。

（5）臀部护理：目的是避免发生红臀、溃疡或皮疹等。定时更换尿布，大便后用温水清洗臀部，揩干后涂上软膏。尿布使用松紧合适，不宜用橡皮布或塑料纸作为婴儿床垫。一旦发生红臀，可用红外线照射，每次 10～20min，每天 2～3 次，如皮肤糜烂，可用消毒植物油或鱼肝油纱布敷于患处。

（6）免疫接种：①乙肝疫苗：正常新生儿在出生后 24h、1 个月及 6 个月各注射基因工程乙肝疫苗 10μg；②卡介苗：将 0.1ml 卡介苗作左臂三角肌下端偏外侧皮内注射，一般于出生后12～24h 接种，早产儿和低体重儿、体温在 37.5℃ 以上、严重呕吐、腹泻、湿疹、脓疱疹、产伤或其他疾病者等禁用。

（三）新生儿窒息的抢救技术

1.适应证　出生后 1min Apgar 评分≤7 分。

2.操作前准备　估计胎儿出生后可能发生窒息者,应做好准备工作,包括人员、吸引急救药品、设备、吸氧和器械等。

3.操作过程　医护人员应按 ABCDE 程序复苏,贯穿始终的是保暖。

(1)清理呼吸道:①娩出胎头后,不急于娩肩,需挤净口鼻黏液及羊水。断脐后擦干羊水,注意保暖;②羊水清,在自主呼吸前,新生儿取仰卧位,头略后仰,低于躯干,颈部伸直,一定要先口后鼻快速吸痰;③羊水稠,出生后数秒之内,用双手环压胸廓,阻止新生儿呼吸,并快速清理呼吸道,必要时行气管插管,吸净黏液、羊水、胎粪。

(2)建立呼吸:①在彻底清理呼吸道的基础上,可轻弹或轻拍足底,也可按摩背部,必要时人工呼吸(artificial respiration)。方法是:将一块无菌纱布,覆盖患儿口鼻部;抢救者一手托起新生儿颈部,后仰其头部,一手轻压腹部;对准新生儿口部轻轻吹气,当胸部微微隆起时,停止吹气,轻压腹部,排出气体。每分钟 20～30 次,至患儿建立自主呼吸为止。②给氧至皮肤转红。方法是:轻度窒息,鼻导管或面罩给氧,氧气流量持续 5L/min;重度窒息,用面罩复苏器加压给氧,每分钟 30 次,氧压力不能过大,开始为 1.96～2.94kPa,逐渐减至 1.47～1.96kPa,待建立自主呼吸后,即拔出气管插管,改为鼻导管或面罩给氧。

(3)维持正常循环:给氧后心率<80 次/分,体外心脏按压。方法是:仰卧,用示指、中指按压胸骨中下段,100 次/分,足月儿的按压深度为胸廓下陷 1～2cm,早产儿为胸廓下陷 1～1.5cm,放松时间与按压时间相同,是否是有效按压,可通过触到颈动脉搏动和股动脉搏动来判断。

(4)药物治疗:①肾上腺素;②5％碳酸氢钠,加等量葡萄糖脐静脉 5min 内缓慢推注;③可给予纳洛酮肌注治疗呼吸抑制。

(5)评价与监护:复苏过程中随时评价新生儿的皮肤颜色、呼吸、心率、喉反射、肌张力等 5 项,为确定抢救方法及评估抢救提供依据。

4.操作后护理　①继续保暖;②保持呼吸道通畅,平卧位头偏一侧或侧卧位,吸出呼吸道分泌物,清除呕吐物,延期哺乳,以防呕吐;③继续间断、低浓度吸氧,氧的浓度为 30％～40％,当新生儿呼吸平稳、皮肤红润时可停止给氧;④病情观察:注意患儿面色、呼吸、心率、体温及出入量等,发现异常,及时报告医生;⑤保持安静,暂不沐浴,多种护理和治疗操作轻柔;⑥预防感染和颅内出血。

(陈　蔚、金　松)

八、输卵管通液术

(一)适应证

1.男方精液正常,原发或继发不孕症,疑有输卵管阻塞者。

2.对轻度输卵管黏膜黏连有疏通的作用。

3.检查和评价输卵管吻合术、输卵管成形术或输卵管绝育术后的效果。

(二)禁忌证

1急性生殖器炎症、慢性生殖器炎症急性或亚急性发作者。

2.不规则阴道流血或正处于月经期者。

3.妊娠或者可疑妊娠者。

4.患有严重的全身性疾病,如心脏功能、肺功能异常等,不能耐受手术者。

5.发热,体温测量高于 37.5℃者。

(三)术前准备

1.月经干净后 3～7 日,术前 3 日禁止性生活;

2.排空膀胱;

3.在通液术前半小时肌注阿托品解痉。

(四)方法

1.患者排空膀胱后,取膀胱截石位,行双合诊检查了解子宫位置、大小及方向,常规消毒、铺菌。

2.阴道置入阴道窥器,充分暴露宫颈,消毒宫颈及阴道各穹窿,以宫颈钳钳夹宫颈的前唇。将宫颈导管沿宫腔方向插入,紧密贴于宫颈外口。

3.通过 Y 形管将宫颈导管分别与压力表、注射器相连接,压力表的水平应高于 Y 形管,避免液体进入压力表。

4.将注射器与宫颈导管相连,并使宫颈导管内充满生理盐水或抗生素溶液(地塞米松5mg、注射用水 20ml、庆大霉素 8 万 U、透明质酸酶 1500U、0.5% 利多卡因 2ml)。缓慢向宫颈导管内推注上述液体,压力小于 160mmHg。在推注液体的过程中应注意阻力、有无回流、下腹部是否疼痛等。

5.通液完成后,取出导管和扩阴器。

(五)结果评定

1.输卵管通畅　顺利无阻力向宫腔内推注 20ml 生理盐水,而压力小于 60～80mmHg,或开始阻力较小,随后阻力消失,并且无液体回流,患者也无腹痛等不适感,提示输卵管通畅。

2.输卵管阻塞　注入 5ml 液体后即感有阻力,而压力表上见压力数值继续上升,患者感下腹胀痛等不适,停止推注液体后,液体又流回注射器,表示输卵管阻塞。

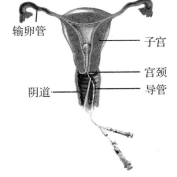

3.输卵管通而不畅　向宫腔内推注液体时感到有阻力,经过加压后又能推进液体,说明输卵管有轻度黏连,但已被分离,患者仅感轻微腹痛。

(六)注意事项

1.所用液体的温度最好接近人体的体温,避免液体过冷造成输卵管痉挛。

2.向宫腔内注入液体时,必须防止液体外漏,确保宫颈导管紧贴宫颈外口。

图 8-28-9　输卵管通液术

3.术后禁止盆浴及性生活 2 周,适当给予抗生素预防感染。见图 8-28-9。

(胡春霞、金　松)

九、避孕技术

避孕(contraception)在计划生育中占有重要的地位,主要通过抑制卵子和精子的生成、阻止卵子和精子的结合、扰乱子宫腔内的环境,使其不利于精子的获能、精子的生存、不利于受精卵的着床和发育,使育龄期妇女暂时不受孕。最理想的避孕方法,需要对性生理及性生活无明显不良的影响,安全、有效、实用、经济为原则。目前常用的避孕方法,对于女性有宫内节育器、外用避孕及药物避孕等;而在我国男性避孕主要使用阴茎套。

【宫内节育器】

宫内节育器(IUD)是我国育龄妇女的主要避孕措施,约 70% 的育龄妇女选用这种避孕方法,宫内节育器是一种安全、有效、实用、经济的避孕方法。

(一)种类

按照节育器的制成材料和性能可分为惰性宫内节育器和活性宫内节育器两类。

1.惰性宫内节育器　属于第一代的 IUD,由惰性材料如金属、硅胶、塑料等制成。由于其带器妊娠率及脱落率较高,故早在 1993 年就已停止生产及使用。

2.活性宫内节育器　属于第二代 IUD,因其含有活性物质如铜离子、激素、药物等,所以能显著提高避孕的效果,减少宫内节育器带来的副反应。分为含药 IUD 和含铜 IUD。

(二)宫内节育器的放置与取出

相关技术及知识见第二十八节放环、取环技术。

【激素避孕】

激素避孕(hormonal contraception)是指通过使用甾体激素,抑制排卵和改变宫颈黏液性状以达到避孕的目的,是一种高效的避孕方法,甾体避孕药的激素成分主要是孕激素和雌激素。

(一)适应证

凡是身体健康、愿意避孕的育龄妇女无禁忌证者。

(二)禁忌证

1.急、慢性肝炎或肾炎。

2.严重的血栓性疾病、心血管疾病不宜应用,因雌激素的促凝功能可增高心肌梗死及静脉栓塞的发生率。

3.内分泌疾病:如甲状腺疾病、糖尿病等。

4.因为雌激素可抑制乳汁的分泌,故哺乳期不宜使用口服避孕药。

5.年龄>35 岁、吸烟。

6.癌前病变、恶性肿瘤。

7.精神病长期服药。

8.反复发作的严重偏头痛。

(三)甾体激素避孕药的副反应及处理

1.类早孕反应　由于雌激素刺激胃黏膜的原因,导致在服药初期有 10% 的妇女出现食欲缺乏、恶心、呕吐等反应,一般无需特殊处理,2～3 个月副反应会自然消失。若症状比较严重,则应考虑更换制剂或停药,并改为其他的避孕方式。

2.阴道不规则流血　服药期间发生的不规则的阴道少量流血,称突破性出血。多发生在漏服药以后,但是少数患者虽未漏服避孕药也会发生。若少量点滴出血,可不用处理,因随着服药时间的延长,出血量会减少至停止。如果血量多者,可加服雌激素,直至停药。若流血多,流血量与月经量相当或接近月经期,则停止服用避孕药,同时把这次阴道流血作为一次月经来潮。于月经来潮第 5 日起开始服用下一个周期的避孕药,或者更换别的避孕药。

3.闭经　常发生于月经不规则的妇女。

4.体重变化　雌激素和雄激素活性均可使体重加重。雌激素的生理作用之一是使体内水钠潴留从而引起体重增加;雄激素活性可致个别妇女食欲亢进,合成代谢增加,体重增加,解决方法是更换含第三代孕激素的口服避孕药。

5.皮肤问题 少数妇女服药后可出现面部淡褐色色素沉着,停药后多能恢复。

6.其他 出现复视、头痛、乳房胀痛等,对这些症状可对症处理,必要时停药并且作进一步检查明确诊断。

(四)长期使用避孕药对人体的影响

1.对机体代谢的影响 对机体的影响与避孕药中所含的雌、孕激素成分及剂量有关。可影响部分妇女的胰岛功能,出现糖耐量异常,但无糖尿病"三多一少"的症状,停药后可恢复正常。对脂代谢的影响,认为雌激素可降低低密度脂蛋白(LDL),升高高密度脂蛋白(HDL),而孕激素可降低甘油三酯,降低高密度脂蛋白。高密度脂蛋白增高可防止动脉硬化,对心脏、血管有保护作用。因此对心血管疾病存在高危因素的妇女不宜长期用避孕药。避孕药对蛋白质代谢影响小,蛋白质代谢在停药后可恢复正常。

2.对凝血功能的影响 雌激素可增高凝血因子,大剂量使用雌激素可导致血栓性疾病的发生,国内目前使用的避孕药是低剂量甾体激素避孕药(雌激素低于 $50\mu g$)并不增加血栓性疾病的发生率。

3.对心血管系统的影响 可增加心肌梗死、卒中的发病率。目前对年龄<35 岁、无高血压史、无吸烟史的妇女,使用低剂量避孕药可明显降低心血管疾病的发生风险。

4.对子代的影响 停用复方短效口服避孕药后,立即妊娠不会增加胎儿畸形的风险。而长效避孕药与短效避孕药有很大不同,停药 6 个月后妊娠较安全。

5.对肿瘤发病率的影响 对子宫内膜有保护作用,明显降低子宫内膜癌的发病率。同时也降低卵巢癌的发病率。而近年来对于甾体避孕药与宫颈癌、乳腺癌之间的关系仍有争论,有待进一步的研究。

【其他避孕】

其他避孕包括紧急避孕、外用避孕与自然避孕法等。

1.紧急避孕 指无保护性生活,或避孕失败后几小时或 3~5 日内,为防止非意愿性妊娠而采用的补救避孕方法。仅对一次无保护性生活有效,避孕有效率低于常规的避孕方法,紧急避孕药因副作用大、激素剂量大,不能替代常规避孕方法。紧急避孕包括口服紧急避孕药和放置宫内节育器。

(1)适应证:①避孕失败,如阴茎套滑脱、破裂;错误的安全期计算;宫内节育器脱落;短效避孕药的漏服等;②遭到性侵犯;③未使用任何避孕方法。

(2)方法:①紧急避孕药的种类及用法:主要有 3 大类:单孕激素制剂、抗孕激素制剂及雌孕激素的复方制剂。第一类是单孕激素制剂,又称左炔诺孕酮片,在无保护性生活72h 内口服 1 片,12h 后再口服 1 片;第二类是抗孕激素制剂,即米非司酮(mifepristone),在无保护性生活 12h 之内口服米非司酮 1 片(10mg 或 25mg),有效率达可高达 85%以上;第三类是雌、孕激素复方制剂,即复方左炔诺孕酮片,在无保护性生活后 72h 内口服 4 片,12h 后再口服 4 片。②宫内节育器:带铜宫内节育器适合希望达到长期避孕的目的,同时符合放置节育器的条件无禁忌证的妇女。方法是在无保护性生活后 5 日内放入,有效率为 95%以上。

(3)副反应:恶心、呕吐、不规则阴道流血一般可不进行处理。若月经延迟,需除外妊娠。

2.外用避孕

(1)阴茎套(condom):男性避孕工具,阻止精子进入阴道、子宫而达到避孕的目的。阴茎套有 4 种规格,分为 29、31、33、35mm。使用时需选择合适的型号,阴茎套不宜过大或过小。不能反复使用。正确使用可使避孕率高达 95%,还能阻止性传播疾病的发生。

(2)阴道套(vaginal pouch)：女性避孕套，和阴茎套一样既能避孕，又能防止性传播疾病的传播。但是我国目前暂无阴道套的供应。

(3)外用杀精剂：通过阴道给药，是性交前置入女性阴道内用以灭活精子的化学避孕制剂，以壬苯醇醚与基质制成，壬苯醇醚有杀精作用，基质使杀精剂覆盖宫口，两者结合具有协同作用。临床上目前常用的有避孕片剂、栓剂、凝胶剂、胶冻剂等。应用时应注意：①每次性交前均使用；②绝经过渡期的妇女阴道分泌物较少，药物不易溶解。但因为使用失误所致的失败率高达20%以上，故不作为避孕首选。

(4)安全期避孕：是不使用任何工具、药物或手术的方法，而是通过自然的生理规律进行避孕，又称自然避孕。根据女性的月经周期推测排卵的日期，在易受孕期禁欲而达到避孕目的。包括基础体温法、日历表法、宫颈黏液观察法三种方法。日历表法适用于周期规律的妇女，下次月经前14天左右为排卵期，在排卵期前后4~5日为易孕期，除了易孕期其余时间均为安全期。而基础体温法和宫颈黏液观察法较复杂，需要经过培训才能掌握。安全期避孕法不可靠，不宜推广。

（陈曼玲、金　松）

十、阴道镜检查

阴道镜检查(colposcopy)是用阴道镜将阴道、宫颈阴道部上皮放大10~40倍观察，以观察肉眼看不到的上皮和血管的微小病变，从而在可疑病变区进行定位活检，以提高宫颈疾病的检出率。分为光学阴道镜和电子阴道镜两种。

(一)适应证

1.宫颈刮片细胞学检查巴氏Ⅲ级或以上。

2.高危型HPV DNA阳性者。

3.TBS提示AGS阳性以上。

4.接触性出血，肉眼观察宫颈无明显病变者；或肉眼观察到可疑癌变，取可疑病灶进行病理活检。

5.可疑下生殖道的尖锐湿疣如宫颈尖锐湿疣、阴道腺病、阴道恶性肿瘤。

6.对于外阴病变、阴道及宫颈治疗后的复查和评估。

(二)禁忌证

无绝对禁忌证，相对禁忌证为：

1.下生殖道有急性、亚急性感染。

2.生殖道有创口或挫伤后。

3.月经期、有活动性出血。

(三)检查方法

1.阴道镜检查前应排除阴道炎、急性宫颈炎。检查前24h内应禁止性生活、阴道冲洗或检查。

2.排空膀胱，取膀胱截石位，窥器充分暴露宫颈阴道部，擦净宫颈分泌物。

3.先用低倍镜观察宫颈外形、颜色、有无异性血管、白斑。

4.宫颈表面涂以3%醋酸，在30s内宫颈黏液可凝固而易于去除，宫颈表面上皮肿胀，更能清楚地观察宫颈病变表面形态。不典型增生或癌时，宫颈上皮细胞含较多蛋白质，与醋酸结合后蛋白质凝固,上皮变白。若检查时间超过 3～5min 或更久,应重复在宫颈上涂醋酸。如有必要,可放大 20 倍,用绿色滤光镜片观察宫颈。

5.碘试验 宫颈表面涂复方碘液(碘化钾 0.6g、碘 30g,两者混合后加蒸馏水至 100ml),柱状上皮、未成熟化生上皮、不典型增生的宫颈上皮不含糖原,与碘结合后不着色,称为碘试验阴性。糖原与碘结合后呈现深棕色改变,称为碘试验阳性;观察不着色区域,在异常部位或可疑部位取组织送病理检查。

(四)结果判断

1.正常宫颈 正常宫颈鳞状上皮光滑呈粉红色。涂醋酸后不变色,同时碘试验表现为阳性。

2.宫颈阴道部柱状上皮 宫颈管内柱状上皮下移,取代鳞状上皮,这一区域成为转化区外移。可见表面色红、呈绒毛状。涂醋酸后呈现葡萄状结构,碘试验呈阴性。

3.转化区 转化区为生理鳞-柱状交接部和原始鳞-柱状交接部两者间的区域。在此区域毛细血管丰富,血管形态规则。涂醋酸后化生上皮与柱状上皮之间有明显的界线。涂碘后,碘的着色深浅不一。这一区域组织的病理学检查为鳞状上皮化生。

4.异常阴道镜图像 几乎均出现在转化区内,碘试验均为阴性。

(1)白色上皮:涂醋酸后上皮表现为局灶性的白色,边界较清楚,无血管。这一区域组织的病理学检查可能为不典型增生、化生上皮。

(2)镶嵌:涂醋酸后,将增生的白色上皮分割成形态不规则、边界清楚的小块状。若表面不规则突出,则提示细胞增生过速,应注意癌变。这一区域的组织病理学检查为不典型增生。

(3)白斑:肉眼或镜下可见表面粗糙、高出宫颈表面的白色斑块,无血管。有时可为人乳头瘤病毒 HPV 感染。在白斑周围可能有病变,应取活组织检查。

(4)异型血管:指血管呈螺旋形、逗点形、线球形、树叶形等改变。此区域的组织病理学检查可出现不典型增生或原位癌。

(5)点状血管:血管异常增生的早期变化。涂醋酸后组织发白,表面光滑,边界较清楚,且有极细点状毛细血管。这一区域的组织病理学检查可能有不典型增生。

5.早期宫颈浸润癌 涂 3% 醋酸后,宫颈醋白上皮增厚,表面结构不清,醋白上皮表面稍高或凹陷。局部血管异常增生,走向紊乱,形态特殊,呈异型血管改变,表面呈玻璃样水肿,常合并有异形上皮。碘试验阴性。

【病例分析】

1.50 岁妇女,接触性出血 1 个月,月经规律。妇检:宫颈重度糜烂,宫体后倾,大小正常,活动好,双附件未扪及异常包块。宫颈细胞学涂片高度可疑,阴道镜下活检报告为癌细胞突破基底膜 5mm 以内,有淋巴管侵犯及病灶融合,患者诊断应该是什么?

2.15 岁女中学生,月经周期 7～10/20～45 天,量多。上次月经持续 10 多天未净,量多,基础体温呈单相型。该患者最可能的诊断是什么?

3.李某,女,28 岁,停经 10 周,阴道少量出血 1 周,大量出血伴下腹胀痛半天,昨日起畏寒、发热。查体:BP11.4/8kPa,P110 次/分,T38.5℃,神清,面色苍白。妇检:外阴:有活动性流血。子宫:孕 50 天大小,压痛明显。宫口:检查可容 1 指,有组织堵塞。双侧附件未扪及异常包块。化验:HB 88g/L,WBC $18×10^9$/L,N 0.85。问:该患者的诊断?诊断依据?如何处理?

4.女性患者,32岁,平时月经准,G3P1,LMP3月1日,停经42天,尿妊娠试验阳性,要求人流。术前检查:外阴阴道正常,清洁度Ⅰ度,滴虫(一),宫颈轻度着色,子宫稍软,饱满,前位,双附件未扪及异常包块。术时探宫腔9cm,吸出物未见胎囊。追问病史,平时坚持工具避孕,于3月22日避孕套破,精神紧张,担心怀孕,请分析此病例诊断有几种可能性,根据是什么?

5.26岁妇女,G3P0,现孕35周,因突然阴道出血来产科急诊。平时月经规律5/28天。2年来人工流产2次,此次妊娠9周时出现少量阴道出血,保胎治疗一周后好转。孕20周时感有胎动,产前检查血压正常,肝肾功能正常,尿常规正常。1h前无诱因阴道出血,如月经量,无腹痛及坠胀感。检查一般情况好,血压14/9kPa(105/67.5mmHg),P88次/分。头浮,腹软,无宫缩,胎心140次/分,Hb85g/L,尿蛋白(±)。请写出诊断与鉴别诊断,需进一步做哪些检查?

6.35岁妇女,因阴道出血1个月,下腹痛7h,于2002年3月8日下午急诊入院。平时月经3～6d/30d,量中,无痛经,LMP1998-1-15。无诱因突然右下腹痛,伴恶心、呕吐,有肛门下坠感。25岁结婚,G1P1,带环避孕5年。体检:心肺未闻及异常杂音,P100次/分,BP14/10kPa(110/70mmHg),T37.2℃;下腹压痛和反跳痛阳性。妇检:外阴未见异常;阴道畅,少量暗红血迹;宫颈光,无着色,举痛阳性,子宫中位,正常大小,质中,活动,压痛(+);右附件处可及3cm×2cm×2cm包块,压痛明显;左附件未扪及异常包块。化验:Hb80g/L,WBC19.1×10⁹/L,分叶0.95,淋巴0.05,尿常规正常。请简述初步诊断及诊断依据,鉴别诊断,处理原则。

7.××,患者已婚,40岁,外阴瘙痒,白带增多就诊。检查:阴道黏膜有散在性小红点,分泌物为稀薄灰黄色泡沫状,有腐臭味,宫颈中度乳突状糜烂,接触出血。诊断是什么?用何种药物治疗?为什么?与什么疾病鉴别?

8.49岁女性,阴道不规则出血8个月,血红蛋白80g/L住院。两个月前诊断性刮宫,为分泌早期子宫内膜,诊刮后依然不规则流血。妇检:子宫正常大小,稍软,双附件未见异常,超声检查子宫7.0cm×4.0cm×3.0cm,内膜厚0.8cm,双侧卵巢正常。入院后经性激素药物性刮宫后血止。今后治疗措施首选是?

9.女,38岁,停经52天,行人工流产术后3天,晨起床活动突感右下腹痛,伴右腰部酸痛,恶心、呕吐,侧卧时疼痛稍有减轻。查体:T37.2℃,P100次/分,BP13/9kPa,痛苦呻吟,全腹软,右下腹压痛明显。妇检:子宫正常大小,右角压痛,子宫右侧后方可及张力高囊性肿物,大小约8cm,活动受限。血常规:WBC10×10⁹/L,中性0.8。该患者诊断及诊断依据?还需何种辅助检查?

10.36岁,初产妇,孕37周,头胀头痛,下肢浮肿3天,突发性剧烈腹痛3h入院。体检:贫血貌,血压20/13kPa(150/98mmHg),脉搏110次/分,宫高37cm,腹围102cm,子宫不放松,压痛可疑,胎位不清,胎心音听不清。肛查时发现阴道少量流血,宫颈管未消失,宫口未开。尿蛋白(++)。该患者最可能的诊断及诊断依据?

【练习题及答案】

1.试述新生儿Apgar评分的意义。

2.试述母乳喂养的优点。

3.新生儿窒息抢救的操作程序如何?

3.何谓第一、第二、第三产程?

4.试述子宫收缩的特点。

5.胎盘剥离有哪些征象?

答案:略。

(金 松)

第二十九节 儿科操作技术

儿科常见操作技术多数和成人操作技术重叠,但由于儿童自身解剖特点、发育状况和成人不同,因而操作方法、术前准备、注意事项等亦有所不同,该章节对儿科操作技术中和成人相同的方面简要概述,不再赘述,仅介绍具有儿科特点的常见操作技术。

一、小儿鼻胃插管术

(一)目的

1.鼻饲喂养 应用于吸吮、吞咽能力差或吸吮吞咽不协调的患儿,特别是早产儿;昏迷、营养不良患儿。

2.诊断治疗 抽取胃液用于实验室检查;抽取有害胃内容物(如胎粪等);洗胃;胃肠减压等。

(二)操作目标

掌握小儿鼻胃插管方法及插入长度计算。

(三)操作准备

1.医务人员准备 衣帽整齐,规范洗手,戴口罩。

2.患儿准备 向家属讲明操作必要性,取得家属同意。对于清醒或不配合患儿必要时可适当镇静。

3.用物准备 治疗车,清洁治疗盘内置无菌鼻饲包,无菌棉签,无菌石蜡油棉球,胶布,听诊器,手电筒,碗盘,20ml注射器。持续鼻胃管滴注喂养时需备用输液瓶、输入泵。将用物按使用顺序放在治疗车上。

4.环境准备 保持室内清洁,减少人员走动。

(四)操作步骤

1.将用物推至床旁,核对床号、姓名,评估患儿。

2.患儿仰卧,头稍后仰,颌下铺治疗巾,测量插入长度,在胃管上做标记并润滑胃管前端。插入长度的测量方法:婴儿测量鼻尖至剑突与脐中点的距离,其他年龄测量耳垂→鼻尖→剑突下缘长度。

3.一手持纱布托住胃管,另一手持镊子夹住胃管前端,沿一侧鼻孔缓缓插入,通过咽喉部时,将患儿头部轻轻托起,使下颌靠近胸骨柄,插入预计深度。

4.将注射器连接上胃管,先观察有无胃液抽出,并将0.5~1ml空气注入胃中,在上腹部听诊有无水泡滚动声音,或将导管末端置于盛有水的治疗碗中,观察有无气泡溢出,核实胃管插入胃后用胶布固定于鼻翼两侧,即可进行其他诊疗操作。

(五)注意事项

1.插管结束后如不行胃肠减压则需封闭导管末端。

2.鼻胃管每 24～48h 更换 1 次,输液瓶及连接管道每 8～12h 更换 1 次。

3.拔管时应捏紧管腔,严防奶汁、胃液等液体滴入气管。

4.若患儿出现恶心、呕吐时,应暂停插入,并检查胃管是否盘曲在口腔内;插入时遇阻力或患儿出现呛咳、呼吸困难、发绀应拔出导管,休息后重新插入。

(六)并发症

插管时要严防将鼻胃管误入气管内,否则可引起患儿窒息缺氧或发生吸入性肺炎。

【练习题及答案】

小儿鼻胃管插入长度如何计算?

答案:略。

二、小儿骨髓穿刺法

(一)目的

1.抽取骨髓液快速涂片,行骨髓细胞学检查,明确疾病诊断,观察治疗效果。

2.留取骨髓做造血干细胞培养、细菌培养。

3.留取骨髓做染色体核型分析、细胞免疫分型。

4.留取骨髓供干细胞移植使用。

(二)操作目标

熟悉小儿骨髓穿刺常见部位,掌握其中一种穿刺方法。

(三)操作准备

1.医务人员准备 衣帽整齐,规范洗手,戴口罩。

2.患儿准备 向家属讲明操作必要性,取得家属同意。对于清醒或不配合患儿必要时可适当镇静。

3.用物准备 治疗车,上层放治疗盘、穿刺包;下层放中单或棉垫、消毒小桶和用过的物品。骨髓穿刺包,内有小儿骨髓穿刺针(9 号)、5ml 注射器 2 个、洞巾、纱布,无菌手套 2 副;治疗盘,内有 2%利多卡因、安尔碘、灭菌棉签、胶布、玻片和试管。

4.环境准备 治疗室内空气消毒,保持相对无菌,减少人员走动。

(四)操作步骤

穿刺前要核对床号、姓名,测血压、心率。

1.髂后上嵴穿刺(适用于 2 岁以上小儿)

(1)体位和部位:患儿取侧卧屈膝位,骶椎两侧突出部位即是髂后上嵴。

(2)步骤

①暴露穿刺部位,局部皮肤常规消毒,打开无菌包,戴手套,铺洞巾,用 2%利多卡因行穿刺部位皮内、皮下及骨膜局部浸润麻醉。

②麻醉生效后,将骨髓穿刺针固定器固定在距针尖 1.5～2cm 处,左手拇指和示指固定穿刺点周围皮肤,右手持穿刺针于穿刺点皮肤垂直刺入,到达骨膜后可适度缓慢用力旋转进入,阻力感消失且骨穿刺针固定,表示已达到骨髓腔。

③拔出针芯,接上 5ml 注射器抽吸,既有红色骨髓液溢出,取 0.2～0.3ml 由助手快速涂片,片中可见脂肪小滴,即可证实为骨髓液;若抽不出,放回针芯缓慢前进或后退 2～3mm 后再行抽吸。

④如需留取骨髓培养、免疫分型等则抽取相应骨髓标本送检后,放回穿刺针芯,拔出穿刺针,再次消毒,覆盖无菌纱布按压5～10min,胶布固定。

2.髂前上嵴穿刺(适用于2岁以上小儿)

(1)体位和部位:患儿取仰卧位,选髂前上嵴后1～2cm的最宽处作为穿刺点。

(2)步骤:同髂后上嵴穿刺。

3.胫骨穿刺(适用于新生儿和婴儿)

(1)体位与部位:患儿取仰卧位,穿刺侧小腿稍外展,腘窝处稍垫高,穿刺点选胫骨粗隆下1cm之间靠内侧。

(2)步骤:同髂后上嵴穿刺,注意固定膝关节和踝关节使胫骨固定,但进针时应先垂直进针,到达骨膜后针头向下使穿刺针与骨干长径成60°角进针。

4.胸骨穿刺(适合不同年龄小儿)

(1)体位与部位:患儿取仰卧位,取胸骨正中线胸骨上切迹下方0.5～1cm处为穿刺点。

(2)步骤:操作者于患儿右侧,充分暴露胸骨,消毒、麻醉、固定穿刺部位皮肤后,右手持穿刺针与骨面成45°角,斜行刺入,进针深度约0.5～1cm时,阻力感消失,余同髂后上嵴步骤。

5.简易穿刺法 目前临床上对于年龄偏小患儿,因其骨质松软,常用简易穿刺法。穿刺部位、体位、皮肤消毒、步骤均同上述,可采用头皮针或5ml注射器,不需要麻醉,直接进针至落空感后抽吸。留取骨髓完毕后以消毒纱布压迫迅速拔针,用胶布固定。

(五)注意事项

1.穿刺前了解患儿血小板及凝血功能,若血小板过低、凝血功能严重异常,延迟检查。

2.穿刺部位皮肤一定要绷紧、骨组织要固定,以免穿刺针滑出骨外造成损伤。

3.胫骨穿刺按外展的小腿时用力不能过猛,以免膝关节、髋关节损伤,进针力度不能过大,以免导致胫骨骨折。

4.胸骨穿刺时,定位要准确,力度要适当,以免用力过度进入肺脏、心脏及其附近大血管。

5.涂片细胞学取骨髓量0.2～0.5ml为宜,过多使骨髓液稀释影响结果判断;抽吸和涂片均应快速完成,过慢易引起骨髓液凝固。

(六)并发症

原有血小板异常、凝血功能异常、出血倾向患儿,可发生穿刺部位出血不止、血肿形成等。胸骨穿刺时严防穿透胸骨,损伤纵隔血管,引起大出血。

【练习题及答案】

小儿骨髓穿刺需注意哪些问题?

答案:略。

三、小儿腰椎穿刺

(一)目的

1.疾病诊断及观察药物疗效 检查脑脊液的压力、性质、鉴别各种类型的中枢神经系统感染性疾病。

2.治疗 椎管内注射药物,治疗中枢神经系统感染及中枢神经系统白血病等。

(二)操作目标

掌握小儿腰椎穿刺的步骤,了解椎管内注射操作要点。

(三)操作准备

1.医务人员准备　衣帽整齐,规范洗手,戴口罩。

2.患儿准备　向家属讲明操作必要性,取得家属同意。对于清醒或不配合患儿必要时可适当镇静。

3.用物准备　治疗盘,安尔碘,棉签,2%利多卡因,腰穿包(包括镊子、带针芯腰穿针、棉球、纱布、无菌试管数个、5ml注射器)等。

4.环境准备　治疗室紫外线消毒,保持相对无菌,减少人员走动。

(四)操作步骤

1.摆正体位　患儿取侧卧位,抱头屈膝。助手协助患儿腿及头背取得最大限度的脊椎弯曲,背部呈弓形。充分暴露穿刺部位的椎间隙。

2.选定部位　操作者位于患儿右侧,左手在头侧,用示指、中指定位两侧髂嵴,连线中点为第3、4腰椎棘突部位,此处穿刺即可达第3、4腰椎椎间隙。小婴儿脊髓相对较长,穿刺部位可选择第4、5腰椎间隙。

3.消毒麻醉　穿刺部位消毒完成后,打开无菌包,戴手套,铺洞巾,左手拇指固定第3腰椎棘突,沿棘突下方椎间隙,用2%利多卡因局麻,边进针边回抽无回血,边推药物至韧带,拔针后用消毒纱布压迫片刻。

4.右手持穿刺针,左手拇指固定第3腰椎棘突,沿其下方进针。进入腰椎棘突间隙后,针头稍向患儿头侧倾斜,当有阻力后,继续进针有落空感时停止进针,拔出穿刺针芯,即可见脑脊液溢出,连接测压管测量压力,后用无菌试管接1～2ml脑脊液,分别送常规、生化或培养。如操作过程中脑脊液流出不畅,可以转动针尾,或由助手压迫颈静脉,也可调整穿刺针深浅。

5.如需鞘内注射药物,则需放出等量注射药物的脑脊液,连接药物注射器,无缓慢回抽脑脊液流出顺利,再缓慢推注药物,边推边回抽,一方面可以稀释药液,另一方面可以确定药液注入椎管内。

6.留取脑脊液或推注药物后重新插上针芯,无菌纱布压紧穿刺处,再次消毒,敷料覆盖,胶布固定,让患儿去枕平卧4～6h。

(五)注意事项

1.由于患儿年龄和体格的不同,到达椎管的深度也不同,对偏瘦小患儿穿刺时应动作小心,进针可先浅些,再缓慢前进,不要一次扎在椎管后壁上引起损伤或出血。

2.当患儿有颅内压明显增高,视乳头水肿,如病情需要,先应用脱水剂,降低颅内压后再行穿刺,并且放脑脊液时应用部分针芯堵在针口上,以减慢滴速,预防脑疝形成。

3.新生儿或小婴儿,可用头皮针或普通注射器针头进行穿刺,操作方便,成功率较高。

4.穿刺应在硬板床上进行。

5.穿刺部位皮肤有化脓感染、破损者,禁止穿刺,以免加重或继发感染。

6.进行鞘内注射时,药物如为刺激性或毒性,一定要确保注射到脊髓腔内,以免引起局部组织坏死。

7.穿刺时如发现患儿突然出现呼吸困难、面色发绀,应停止操作,并进行抢救。

(六)并发症

严格按操作流程进行,一般无并发症。年长儿或行椎管内注射治疗时可有短暂颈腰部疼痛,如血小板过低或凝血功能异常的可引起局部出血不止,需按压较长时间。

【练习题及答案】

1.小儿腰穿如何定位？ 2.鞘内注射应用于哪些情况？

答案:略。

四、小儿胸腔穿刺术

(一)目的

1.诊断 抽取胸腔液标本,可行常规、生化、培养、涂片找菌、酶学、病理细胞学等检查,以便进行病因诊断。

2.治疗 大量胸腔积液或积气,抽液、抽气缓解压迫症状;脓胸或脓气胸行抽液灌洗或注射药物治疗。

(二)操作目标

掌握小儿胸腔穿刺的步骤,了解胸腔闭式引流的适应证。

(三)操作准备

1.医务人员准备 衣帽整齐,规范洗手,戴口罩。

2.患儿准备 向家属讲明操作必要性,取得家属同意。对于清醒或不配合患儿必要时可适当镇静。

3.用物准备 治疗盘,安尔碘,棉签,2%利多卡因,灭菌胸穿包(内有血管钳、2ml 和 50ml 注射器各 1 支、接橡皮管的胸穿针、洞巾、试管、纱布及棉球),量杯、小桶,带靠背椅子,抢救药品等。

4.环境准备 治疗室紫外线消毒,保持相对无菌,减少人员走动。

(四)操作步骤

1.体位 年长儿:面对椅背,骑坐在椅子上,双手臂伏在椅背上缘,头置于手臂上。婴幼儿:家属或助手坐在椅子上,将患儿面向自己抱坐在腿上,使患儿身体稍前倾,暴露背部。一手将患侧手臂固定在头顶,另一手固定患儿腰臀部,使之身体不动。

2.选择穿刺部位 积液时根据胸片、B超显像检查结果,结合叩诊来确定。一般是在叩诊实音区的最低处,即肩胛线的第 7、8 肋间,腋后线的第 7、9 肋间;积气时一般在锁骨中线外侧平第 2 肋间;局灶性积液或包裹性积液可在 X 线透视或 B 超显像下定出穿刺点,用甲紫作标记。

3.步骤

(1)麻醉:操作者位于患儿患侧。用 2%利多卡因局部皮下、肋间麻醉,依次边进针边注射,每次进针均应回抽无回血方可注药,到达胸膜。可试抽看有无液体或气体,后拔出空针,无菌纱布按压局部。

(2)先将连接穿刺针的橡皮管上面的夹子夹住,左手拇指固定好穿刺部位皮肤,右手持穿刺针在穿刺点处(下一肋骨的上缘)垂直缓慢进针约 2～3cm,如突感阻力感消失,提示针尖已到达胸腔。后将 50ml 注射器与橡皮管末端接好,由助手将夹子松开,固定穿刺针,操作者缓缓用力抽吸,即可有液体或气体溢出。当抽满注射器时,助手再夹紧橡皮管,取下注射器,排掉液、气体。如此重复进行。抽液量或气量根据病情及需要而定,记录抽出液体或气体数量。

(3)脓液黏稠或有脓块堵塞针头时,手术结束前将药物稀释后注入胸腔。

(4)患儿若伴有张力性气胸、液气胸、脓气胸时,则需进行胸腔闭式引流。

（5）操作完成后用无菌纱布按压穿刺部位，快速拔针，再次消毒，无菌纱布覆盖，胶布固定，按压片刻，患儿无出血等不适后，送回病房休息。

（五）注意事项

1. 抽液、气一次不能过多、过快，诊断性穿刺年长儿 50～200ml，治疗性穿刺一般不超过 500～600ml，婴儿酌减。

2. 抽液、气过程中固定好患儿和穿刺针，避免患儿咳嗽或移动。进针不能过深，以免刺伤肺组织。

3. 穿刺过程中要严密观察患儿病情变化，如果出现刺激性剧咳或极度烦躁、大汗淋漓、面色苍白、呼吸困难等症状以及抽出鲜血，均应立即停止抽液，将患儿平卧，必要时予肾上腺素应用等对症处理。

4. 如果抽不出液体或气体时，可将穿刺针缓慢前进或后退 0.5～1cm，或改变针头方向，再行抽取。

5. 操作过程中注意保暖，并及时将标本送检。

【练习题及答案】

1. 小儿胸腔穿刺如何定位？2. 穿刺过程中需注意哪些问题？

答案：略。

五、小儿腹腔穿刺

（一）目的

1. 诊断性腹腔穿刺，留取标本做常规、生化、细菌学或细胞学检查，明确腹腔积液性质，帮助诊断疾病。

2. 腹水量多伴有压迫症状，如胸闷、气短、腹痛等，适当放出腹水以减轻腹腔压力，对腹腔感染、腹膜结核、肿瘤腹膜转移患儿进行腹腔内给药。

（二）操作目标

掌握小儿腹腔穿刺的步骤，了解腹腔内给药适应证。

（三）操作准备

1. 医务人员准备　衣帽整齐，规范洗手，戴口罩。

2. 患儿准备　操作前核对患儿、药物，向家属讲明操作必要性，取得家属同意。嘱患儿先解小便，排空膀胱，以免误刺入膀胱。测腹围、呼吸、脉搏、血压。对于清醒或不配合患儿必要时可适当镇静。

3. 用物准备　治疗盘，灭菌腹腔穿刺包（内有腹腔穿刺针、止血钳、注射器、橡皮管、无菌玻璃接头、洞巾、纱布及棉球、无菌试管数个），无菌手套，安尔碘，棉签，胶布，皮尺，2%利多卡因，腹带，量杯，小桶等。

4. 环境准备　治疗室紫外线消毒，保持相对无菌，减少人员走动。

（四）操作步骤

1. 患儿取半卧位，腹背部铺好腹带，婴幼儿须由大人固定，背部垫好。腹水少患儿可取侧卧位。

2. 选择穿刺点

（1）一般选左下腹部，在脐与髂前上棘画一连线，连线的外 1/3 处即为穿刺点，确定该穿刺点叩诊为浊音区。用甲紫或标记笔作标记。

（2）坐卧位放液时，选脐与耻骨联合线的中点，偏右或偏左 0.5～1cm 处。

（3）以穿刺点为中心，安尔碘由里至外常规消毒、待干。

（4）2％利多卡因自穿刺点皮肤逐层麻醉至腹膜。

3.穿刺　操作者左手示指和拇指绷紧穿刺点皮肤，右手持穿刺针缓慢垂直进入皮肤后再斜行，通过腹直肌后再进入腹腔，以免穿刺后腹水漏出。当出现落空感时，由助手协助固定好穿刺针，即可抽取腹水。若需放腹水时，可在穿刺针尾连接好橡皮管，再加以输液夹，调正放液的速度不能过快，放液过程中注意观察患儿的一般情况。放液量不可过多，一次放液总量不能超过 1000ml。放液后用无菌纱布压迫拔出穿刺针，再次消毒穿刺点，无菌纱布覆盖，按压穿刺部位片刻，再用准备好的绷带包扎腹部。嘱患儿卧床休息 6～12h。

（五）注意事项

1.手术操作过程中严格执行无菌操作，避免腹腔感染。

2.患儿如有肝昏迷前期表现，禁止放液。

3.操作中注意观察患儿面色、呼吸、脉搏。如出现上述异常表现，停止穿刺，并做及时处理。

4.操作后让患儿平卧，使穿刺点位于上方，防止腹水漏出。一旦漏出用蝶形胶布或大胶棉黏贴。

【练习题及答案】

1.小儿胸腔穿刺的适应证有哪些？ 2.穿刺点如何选择？

答案：略。

六、小儿导尿术

（一）目的

1.解除尿液潴留，监测危重患儿（如昏迷、休克等）或需要及时了解患儿尿量。

2.留取无菌尿液标本作病原微生物培养或其他检查。

3.某些泌尿系统术后，安放留置尿管，利于膀胱功能恢复和切口愈合；需要测量膀胱容量、压力、残余尿容量；盆腔内脏手术，常需导尿排空膀胱，避免手术中引起误伤。

（二）操作目标

掌握小儿导尿的步骤，了解该项操作适应证。

（三）操作准备

1.医务人员准备　衣帽整齐，规范洗手，戴口罩。

2.患儿准备　操作前核对床号、姓名，向家属讲明操作必要性，取得家属同意，嘱家属对患儿会阴进行清洗，对于清醒或不配合患儿必要时可适当镇静。

3.用物准备　治疗盘，无菌导尿包（内有导尿管、血管钳、镊子、纱布、弯盘、小药杯、棉球、洞巾），无菌手套，安尔碘，棉签，胶布等。

4.环境准备　保持室内清洁，减少人员走动。

（四）操作步骤

1.关好门窗，注意保暖，年长儿必要时屏风遮挡。患儿取仰卧位，两腿屈膝自然分开，暴露会阴部。先用安尔碘消毒尿道口及其周围。女患儿由大阴唇至小阴唇、尿道口，自上而下，每个棉球只用一次。男患儿则将包皮轻轻上推暴露尿道口,消毒尿道口、冠状沟和阴茎。

2.操作者站在患儿右侧,打开无菌导尿包,常规戴无菌手套,铺洞巾。将导尿盘置于患儿两腿中间。对女患儿导尿时,操作者以左手拇指和示指将小阴唇分开,用安尔碘消毒尿道口和小阴唇,石蜡油棉球润滑导尿管前端,将导尿管轻轻插入尿道,约4cm左右即可见尿液排出,再插入1cm。对男患儿则消毒尿道口、冠状沟、阴茎,左手提起阴茎,使尿道与腹部成60°角,润滑导尿管前端,将导尿管轻轻插入,插入约6～12cm,有尿液排出后继续插入2cm。导尿完成后,用止血钳夹住尿管末端,左手持纱布扶住导尿管,右手持镊子将导尿管缓缓拔出。然后擦洗外阴。若需留置导尿管则需应用带气囊导尿管,导尿成功后向气囊内注入生理盐水,轻拉尿管有阻力,连接尿袋后将导尿管固定于床旁,低于会阴位置固定。操作完成后整理用物,脱下手套,帮患儿穿好衣服。

(五)注意事项

1.导尿操作过程中严格遵守无菌操作。

2.合理暴露患儿,注意保暖,预防受凉。

3.为女患儿导尿时,若误插入阴道,需重新更换导尿管。

4.选择光滑、粗细型号适宜的导尿管,动作操作要轻柔,避免损伤尿道黏膜。

5.小婴儿留置导尿时,应注意避免粪便污染导尿管及尿道口,保持会阴部清洁。

6.加强皮肤护理,尤其是留置导尿管患儿,要注意根据病情,是持续放尿还是定时放尿。

(六)并发症

1.留置导尿时间较长容易发生感染。

2.膀胱高度膨胀患儿,导尿放液量要适当控制,预防因腹压突然下降,引起血压下降。膀胱内压骤减时亦可因黏膜急剧充血增加发生血尿风险。

【练习题及答案】

1.小儿导尿时消毒顺序如何进行? 2.导尿操作过程中需注意哪些问题?

答案:略。

七、小儿灌肠技术

(一)不保留灌肠

1.目的

(1)解除患儿肠胀气、便秘。

(2)行肠道手术前;X线、纤维结肠镜检查前清洁灌肠。

2.用物准备

治疗盘:连接橡皮导管灌肠筒、血管钳、治疗巾。弯盘:润滑油、手套、肛管、纱布、治疗巾、便盆。灌肠液:外用温生理盐水(38～40℃)。

3.操作步骤

(1)大量不保留灌肠

①在床或治疗台上铺好治疗巾。

②患儿取屈膝侧卧位或仰卧位,脱去一侧裤腿,在患儿腰部、后背垫软枕与便盆高度相近,臀下放置便盆,注意上身保暖。

③悬挂灌肠筒于输液架上,使筒底离床距离30～40cm,戴无菌手套,润滑肛管前端,排尽

管内气体,夹住肛管。

④分开患儿臀部,将肛管轻轻插入 5～10cm 后再用手固定肛管,松开血管钳,让溶液慢慢流入直肠内。

⑤观察灌肠筒内液面下降情况,若下降受阻应转动肛管,若有粪水从肛门流出或患儿感觉不适时,嘱其张口深呼吸,降低灌肠筒高度。

⑥灌肠筒内流体流完时,夹住肛管,用左手捏闭肛门,用手纸包绕住肛管,轻轻取出后放入弯盘。

⑦患儿排尽大便后,移出便盆,整理床单位,必要时留取大便标本送检。

(2)清洁灌肠:按大量不保留灌肠要求重复进行,彻底清除结肠内的粪便,达到清洁肠道的目的。

(二)保留灌肠

1.目的　灌注药物,通过肠黏膜血管的吸收,达到治疗某些肠道疾病或全身疾病的目的。

2.用物准备　按医嘱要求准备灌肠药液、甘油灌肠器或注射器,8 号或 10 号导尿管 1 根,弯盘,润滑油,治疗巾等。

3.操作步骤

(1)灌肠前嘱患儿排大小便。

(2)取侧卧或仰卧位,抬高臀部约 10cm,暴露出肛门,将导尿管插入肛门 8～12cm。

(3)用甘油灌肠器或注射器吸取药液,连接导管缓慢推注药液。

(4)推完药液后,夹紧导管,捏合臀部,让药液尽可能地保留较长时间,再拔除导尿管。

4.注意事项

(1)巨结肠患儿灌肠时,肛管插入深度要超过狭窄段,每次灌入液量不得大于 100ml/kg,注意出入平衡。

(2)灌肠过程中,随时观察患儿病情,发现患儿面色苍白、脉速、出冷汗、呼吸急促、腹痛、腹胀、液体进而不出,应停止灌肠,及时处理。

【练习题及答案】

1.哪些情况下需对小儿进行灌肠? 2.保留灌肠需注意什么?

答案:略。

八、儿童心肺复苏技术

心肺复苏术(cardiopulmonary resuscitation,CPR)是一种使已经中断的呼吸循环功能得以恢复的急救复苏技术。小儿时期可引起心跳呼吸骤停的原因很多,以呼吸停止后继而心跳停止较为常见。

(一)病因

1.窒息、上呼吸道梗阻和肺部疾病　各种原因导致的窒息(如异物、痰堵)、喉梗阻、哮喘、重症肺炎、新生儿胎粪吸入综合征、新生儿肺透明膜病等。

2.循环系统疾病　先天性心脏病缺氧发作、严重心律失常、心肌疾病、急性心包填塞及休克等。

3.感染性疾病　败血症及中毒型菌痢等。

4.神经系统疾病　脑炎、脑膜炎、颅内出血、颅内肿瘤、急性感染性多发性神经根炎及颅脑外伤,各种原因引起的脑水肿、脑疝及惊厥等。

5.水、电解质平衡紊乱　高血钾、低血钾、低血钙性喉痉挛、严重脱水、酸中毒等。

6.意外伤害　电击、溺水、药物、严重创伤、食物及有害物质中毒等。

7.过敏　各种药物(青霉素、链霉素等)、化学制剂、生物制品、食物等。

(二)诊断

诊断依据主要以临床症状及体征为主,其他检查为辅。必须及早诊断,以利于及时进行抢救。

1.呼吸心跳相继停止,听诊呼吸音和心音消失或心音微弱,心动过缓。

2.颈动脉、肱动脉搏动均消失,血压测不出。

3.神志丧失,出现抽搐、昏迷。前3项为心跳骤停先兆,一旦发现,应立即处理。

4.瞳孔散大,面色苍白或发绀。

5.心电图表现呈等电位表现、严重心律失常、电机械分离。

(三)复苏方法

1.保持呼吸道通畅　立即吸净患儿口咽部分泌物或异物,使其仰头(保持气道平直位)、托下颌(纠正舌根后坠),婴幼儿误吸或痰堵可用口对口方法吸出。必要时及早行气管插管,清理呼吸道。

2.建立呼吸

(1)口对口人工呼吸:现场急救最常用方法,操作者一手托颈后,另一手在吹气时捏紧患儿双侧鼻孔,如为小婴儿,可用嘴完全覆盖患儿口鼻进行吹气,在间歇期放开,吸气时间约占一个周期的1/3,能见到胸廓起伏。呼吸频率儿童为18～20次/分,婴幼儿为30～40次/分。

(2)应用复苏气囊人工呼吸:复苏气囊适合于现场抢救,可直接应用空气复苏,也可应用高浓度氧或纯氧,选择尺寸、大小合适的面罩,挤压复苏气囊进行间歇正压呼吸。复苏时未能建立高级人工气道,呼吸频率由按压通气比值决定。

(3)胸廓挤压式:因潮气量不足多不应用,新生儿可应用胸廓或腹腔挤压式。

上述三种方式,以复苏气囊给氧最有效,口对口人工呼吸次之。

3.维持循环

(1)胸外心脏按压方法:患儿平卧于硬板床上,对年长儿应用手掌重叠置于患儿胸骨中、下部1/3交界处,应用手臂和肩部力量向脊柱方向垂直按压胸骨;对较小婴儿可以双手环抱患儿胸部,双拇指置于胸骨部位,其余手指并拢置于患儿背部,进行按压,按压时间与放松时间之比为1∶1,放松时手掌不能离开胸壁。除新生儿外,单人抢救时,所有患儿按压通气比值均用30∶2,双人抢救时为15∶2。每次呼吸应大于1s。注意按压的连续性,中断按压时间不能超过10s。

心脏按压有效的标志为:扪及大动脉血管搏动;扩大的瞳孔缩小、光反应恢复;甲床、口唇颜色转红;出现自主呼吸;听诊器听到心音,心律失常转复为窦性心律;肌张力恢复或出现不自主运动。

(2)胸内心脏按压术:当胸外按压10min无效时,立即开胸行胸内心脏按压,但儿科较少采用该种方法。

若上述处理未能建立自主呼吸,可考虑气管插管机械通气,婴幼儿多用压力控制模式。开始吸入氧浓度可100%,以后根据病情再行调节。

4.药物治疗　心脏按压30s后心跳仍未恢复,立即予药物治疗,但不能替代心脏按压,给药方式可选择静脉给药、骨髓腔给药、气管内给药,心内注射一般不用。给药时不应中断 CPR。

(1)肾上腺素:为首选药物。常用剂量:静脉或骨髓腔为 1:10000 肾上腺素,每次 0.1～0.3ml/kg(0.01～0.03mg/kg),3～5min 可重复一次。气管内给药 0.5～1ml/kg,心跳恢复后心动过缓、心肌收缩无力、血压低可用 0.1～1μg/(kg·min)维持静脉点滴。

(2)碳酸氢钠:纠正代谢性酸中毒,扩张血容量。必须建立有效通气以后应用,要监测血气分析。首剂为 1mmol/kg,以后可每 10min 重复使用半量。稀释成等渗溶液快速滴入后,根据病情与血气分析、血生化结果适量补充。按公式计算 5% 碳酸氢钠(ml)=碱剩余(-BE)×体重(kg)×0.5,先给计算量的一半。

(3)阿托品:适用于心跳恢复后心动过缓或房室传导阻滞患儿。用量为每次 0.02～0.1mg/kg,单次最小剂量为 0.1mg,儿童最大量为 0.5mg,青少年 1mg,可静脉注射、气管内给药或心内注射,5min 一次。

(4)利多卡因:适用于室性心动过速或心室纤颤、频发室性早搏患儿,初次剂量 1mg/kg 静脉注射,1～2min 内推注完成。5min 后可重复使用,直至心动过速缓解,20min 内总量不要超过 5mg/kg。根据病情也可在首次剂量后继续以 20～50μg/(kg·min)持续静脉滴注维持。

5.电除颤治疗　应用于室颤或无脉性室性心动过速,首次用 2J/kg,可依次增加至 4J/kg 和 6J/kg。可重复进行,3 次无效后可进行静脉快速注入溴苄胺再以除颤,也可以静脉注入肾上腺素 0.5mg/kg 再除颤。除颤前要保证供氧,纠正酸中毒,除颤后用利多卡因静脉滴注维持,防止复发。

(四)复苏有效指标

1.自主心跳恢复　可听到心音,触及大动脉搏动,心电图显示窦性心律、房性或交界性心律,即使有心房扑动或颤动也是自主心跳恢复的表现。

2.瞳孔变化　散大的瞳孔逐渐回缩变小,对光反应逐渐恢复。

3.脑功能开始好转的迹象　意识好转、自主呼吸恢复、吞咽动作出现、肌张力增加。

(五)终止复苏指标

1.复苏取得成功,转入下一阶段治疗。

2.复苏失败,其参考指标如下:心脏死亡,经 30min 抢救,心脏毫无电活动,可考虑停止复苏;脑死亡,目前尚无明确的"脑死亡"诊断标准,需慎重执行,以避免不必要的医疗纠纷。即便脑死亡明确,是否放弃抢救,出于伦理学方面的原因,也应征求患者家属的意见方能执行。

【练习题及答案】

简要叙述儿童心肺复苏操作流程及判断复苏成功的指标。

答案:略。

九、儿童急性呼吸衰竭的处理技术

呼吸中枢和(或)呼吸系统原发病变或继发病变,引起通气或换气功能不足,使氧和二氧化碳排出功能不能满足机体代谢需要时称为呼吸衰竭。儿童常见的为急性呼吸衰竭。

(一)分型

1.按原发病分　中枢性呼吸衰竭和周围性呼吸衰竭。

2.按呼吸功能分　通气功能衰竭和换气功能衰竭。

3.按血气分析分　Ⅰ型：低氧血症型，$PaO_2 < 50mmHg$；Ⅱ型：低氧和高碳酸血症型，$PaO_2 < 50mmHg$，$PaCO_2 > 50mmHg$。

(二)病因

常见的有呼吸道梗阻、肺间质病变、呼吸泵异常(呼吸中枢、呼吸肌和胸廓的异常)。

(三)临床表现与诊断

1.原发疾病的临床表现　中枢神经系统感染、周围神经疾病、胸廓、呼吸道、肺部病变或中毒等。

2.呼吸系统的临床表现　呼吸急促、呼吸困难、呼吸节律不整齐、呼吸暂停等。

3.低氧血症表现　发绀、烦躁、意识模糊、惊厥、昏迷；心率增快后减慢、心音低钝、血压先升高后降低，严重缺氧时出现心律失常；消化道出血、肝功能损害、转氨酶升高；尿中出现蛋白、白细胞，少尿甚至无尿，严重时肾功能衰竭。

4.高碳酸血症表现　早期有头痛、烦躁、肌肉震颤，随后出现嗜睡、谵妄、昏迷、抽搐、视乳头水肿；心率快、血压上升，严重时心率可减慢、血压下降、心律不齐；四肢温暖、皮肤潮红、口唇樱桃红、球结膜充血及水肿。

5.水电解质紊乱　血钾偏高，脱水剂、利尿剂又可引起低血钾，同时二氧化碳潴留明显，碳酸氢根出现代偿，使血氯相应减少。

(四)监护

1.进行基本生命体征监护。

2.持续监测经皮血氧饱和度。

3.呼吸系统：呼吸频率、节律，三凹征、鼻扇、发绀情况，每 1h 记录 1 次。

4.循环系统：心率、血压，每 1h 记录 1 次。

5.动脉血气分析：每 12h 监测 1 次。

(五)治疗

1.积极治疗原发疾病，迅速消除病因。

2.气道管理　保持头稍后仰位，经常变换体位，清理鼻腔分泌物，雾化或温湿化给氧，雾化后拍背吸痰。

3.氧疗　根据病情选用鼻导管、头罩和经鼻气道正压给氧。

4.液体疗法

(1)液体量按 60～90ml/(kg·d)。高热、暖箱使用、痰液黏稠、呼吸深快时，应酌加补液量；心功能不全、脑水肿、机械通气、肾功能不全时，液量减少。

(2)如血钠 <130mmol/L，且有细胞外液容量减少，应予纠正。生理盐水 40ml/kg(3% NaCl,12ml/kg)提高血钠 10mmol/L，可分 2～3 次给予。若为稀释性低钠血症，无临床症状者，需限制入量 40～60ml/(kg·d)，和(或)用利尿剂速尿 1～2mg/(kg·次)。

5.纠正酸中毒　$pH < 7.25$ 可用碱性液。一般用 5% $NaHCO_3$ 2～3mmol(3～5ml)/(kg·d)，先用计算量的一半。需要注意的是，混和性酸中毒及代谢性酸中毒患儿，如仅给碱性药物而未改善通气，可使 PCO_2 升高。另纠正酸中毒不能操之过急。

6.循环支持

(1)强心剂：西地兰、地高辛、多巴酚丁胺等。

(2)减轻心脏前负荷：利尿剂使用。

（3）减轻心脏后负荷:酚妥拉明[1～10μg/(kg·min)]、654-2等。

（4）保证心肌营养,改善心肌能量代谢:能量合剂。

7.代谢—营养支持　首选胃肠和部分静脉混合营养应用。

8.机械通气和其他呼吸支持　常规呼吸机应用时机不宜过晚,应在呼吸衰竭所致低氧血症和酸中毒尚未对脏器功能造成损害之前应用。

【练习题及答案】

1.儿童呼吸衰竭如何分型? 2.简述呼吸衰竭的处理方法。

答案:略。

参考文献

[1]吴希如,李万镇.儿科实习医师手册.北京:人民卫生出版社,2006.

[2]北京儿童医院.北京儿童医院小儿常见病诊疗常规——内科诊疗常规(下册).北京:人民卫生出版社,2010.

[3]李万镇.危重急症的诊断与治疗.　儿科学.北京:中国科学技术出版社,1996.

[4]中华医学会儿科学分会急诊学组,中华医学会急诊分会儿科学组,中国医师协会重症医学医师分会儿科专家委员会.儿童心肺复苏指南.中国小儿急救医学,2012,(19)2:112-113.

[5]中国新生儿复苏项目专家组.新生儿复苏指南.中华围产医学杂志,2011,(14)7:415-419.

（曹　娟）

第三十节　眼科操作技术

一、眼科常见症状的处理技术

(一)滴眼药法

1.目的　用于预防、治疗眼部疾病,散瞳、缩瞳及表面麻醉等。

2.用物准备　治疗盘内放置滴眼液、消毒棉签。

3.操作步骤　操作前洗手,并核对患者的姓名、眼别、药物的名称、浓度,水制剂应观察有无变色和沉淀。患者取坐位或仰卧位,头稍向后仰并向患侧倾斜,用棉签擦去患眼分泌物,用左手示指或棉签拉开患者下睑,右手持滴管或眼药水瓶将药液点入下穹窿的结膜囊内。用手指将上睑轻轻提起,使药液在结膜囊内弥散。用棉签擦去流出的药液,嘱患者闭眼1～2min。

4.注意事项　滴药时,滴管口或瓶口距离眼部2～3cm,勿触及睑缘、睫毛和手指,以免污染;滴药时勿压迫眼球,尤其是有角膜溃疡和角膜有创口的患者;滴入阿托品类药品时,应压迫泪囊部2～3min,以免鼻腔黏膜吸收引起中毒。特别注意散瞳剂与缩瞳剂、腐蚀性药物,切忌滴错,以免造成严重后果。同时滴数种药液时,先滴刺激性弱的药物,再滴刺激性强的药物。眼药水与眼药膏同时用时先滴眼药水后涂眼膏,每次每种药需间隔1～2min。

(二)涂眼药膏法

1.目的　用于治疗眼睑闭合不全、绷带加压包扎前需保护角膜者以及需做睑球分离的患者。

2.用物准备　眼药膏、消毒圆头玻璃棒、消毒棉签。

3.操作步骤　涂眼药膏前洗手,并核对患者的姓名、眼别、药物的名称、浓度。患者取仰卧位或坐位,头稍向后仰,用左手示指或棉签拉开患者下睑,嘱患者向上注视,右手将眼药膏先挤去一小段,将眼膏挤入下穹窿,或用玻璃棒蘸眼膏少许,将玻璃棒连同眼膏平放于穹窿部,嘱患者闭眼,同时转动玻璃棒,依水平方向抽出,按摩眼睑使眼膏均匀分布于结膜囊内,不要将睫毛连同玻璃棒一同卷入结膜囊内。必要时给患者加戴眼带。

4.注意事项　涂眼膏前检查玻璃棒有无破损,如有破损应弃去;玻璃棒用后及时消毒以备用。

(三)结膜囊冲洗法

1.目的　清除结膜囊内的异物、酸碱化学物质和脓性分泌物以及手术前清洁结膜囊。

2.用物准备　玻璃洗眼壶或冲洗用吊瓶、受水器、消毒棉球、洗眼液。

3.操作步骤　患者取坐位或仰卧位,头偏向一侧。受水器紧贴患眼侧颊部或颞侧。擦净眼分泌物及眼膏。分开上下睑,冲洗液先冲洗眼睑皮肤,然后再冲洗结膜囊。冲洗上穹窿部时翻转眼睑,嘱患者向下看,冲洗下穹窿部时嘱患者向上看,同时眼球向各个方向转动,轻轻推动眼睑,充分冲洗结膜各部,用棉球拭净眼睑及颊部水滴。将受水器内的污水倒出、消毒后备用。

4.注意事项　冲洗时,洗眼壶距眼 3～5cm,不可接触眼睑及眼球;冲洗液不可直接冲在角膜上,也不可进入健眼;冬天冲洗液适当加温,冷热适中。化学伤冲洗应充分暴露上下穹窿部,反复多次冲洗,防化学物质残留。如有大块异物不易冲去,可用消毒棉签擦去,冲洗液要足够,冲洗时间不少于 15min。有眼球穿通伤及较深的角膜溃疡者禁忌冲洗。

(四)泪道冲洗法

1.目的　用于泪道疾病的诊断、治疗及肉眼手术前清洁泪道。

2.用物准备　注射器、泪道冲洗针头、泪点扩张器、0.5%～1%丁卡因滴眼液、消毒棉签和冲洗用液体,必要时准备泪道探针。

3.操作步骤　操作前洗手,并核对患者的姓名和眼别。患者取坐位或仰卧位。压迫泪囊将泪点的分泌物挤出,然后将丁卡因棉签置于上下泪点之间,闭眼 3min。用泪点扩张器扩张泪小点,左手轻轻牵拉下睑,嘱患者向上方注视,右手持注射器将针头垂直插入泪小点 1～1.5mm,再水平方向向鼻侧插入泪囊至骨壁。坐位,嘱患者低头;仰卧位,嘱患者头偏向患侧,将针稍向后退,注入药液。通畅者,注入液体自鼻孔流出或患者自诉有水流入口内。如注入液体通而不畅,有液体从鼻腔滴出,提示有鼻泪管狭窄。如进针时阻力大,冲洗液体由原泪点或上泪点溢出,说明泪总管阻塞;如针头可触及骨壁,但冲洗液体逆流,鼻腔内无水,提示鼻泪管阻塞;冲洗后,泪小点有脓性分泌物溢出,为慢性泪囊炎;冲洗时如发现下睑肿胀,说明发生假道,必须停止注水。点抗生素眼药水并记录冲洗情况,包括从何处进针,有无阻力,冲洗液的流通情况及是否有分泌物等。

4.注意事项　如进针遇有阻力,不可强行推进;若下泪点闭锁,可由上泪点冲洗;勿反复冲洗,避免黏膜损伤或黏连引起泪小管阻塞;急性炎症和泪囊有大量分泌物时不宜进行泪道冲洗。

(五)球旁注射法

1.目的　提高局部组织内的药物浓度,起到消炎、抗感染的作用。

2.用物准备　注射器、$5\frac{1}{2}$ 针头、注射药物、消毒液、消毒棉签。

3.操作步骤　操作前洗手,并核对患者姓名、眼别、药物的名称及剂量。患者取坐位或仰卧位,坐位头略后仰。常规消毒眼睑周围皮肤。嘱患者向内上方注视,左手持棉签在眶下缘中、外 1/3 交界处定位进针点,右手持注射器经皮肤刺入眶内,紧靠眶下壁垂直刺入约 1cm 左右,固定好针头,轻轻抽吸见无回血后,将药液缓慢推入。左手固定好针旁皮肤,缓慢拔针,用消毒棉签压住针眼至无出血为止。也可在颞上方或颞下方经球结膜进针。

4.注意事项　如遇到阻力,不可强行进针,可稍稍拔出针头,略改变方向再进针;不宜用一次性注射针头。针头的斜面应向上,防止损伤眼球,切忌针头在眶内上下左右捣动,以免损伤血管和神经;注射过程中要观察眼部情况,如有眼睑肿胀、眼球突出,提示有出血症状,应立即拔针,给予加压包扎或用数块大小纱布或眼垫用手按压至止血为止,必要时全身应用止血药。

(六)球后注射法

1.目的　通过眼睑皮肤或下穹窿,经眼球下方进入眼眶的给药方式,用于眼底部给药及内眼手术前麻醉。

2.用物准备　注射器、球后针头、注射药物、2%碘酒、75%酒精、消毒棉签、纱布眼垫、胶布和绷带。

3.操作步骤　注射前洗手,并核对患者的姓名、眼别、药物的名称及剂量。患者取坐位或仰卧位,常规消毒眼睑周围皮肤。嘱患者向鼻上方注视,在眶下缘中、外 1/3 交界处将注射器针头垂直刺入皮肤约 1～2cm,沿眶壁走行,向内上方倾斜 30°,针头在外直肌与视神经之间向眶尖方向推进,进针 3～3.5cm,抽吸无回血,缓慢注入药液。拔针后,嘱患者闭眼并压迫针眼 1min。轻轻按摩眼球,涂抗生素眼膏,包扎。如出现暂时的复视现象,是药物麻痹眼外肌或运动神经所致,一般 2h 后症状即可缓解。

4.注意事项　进针时如有阻力或碰及骨壁不可强行进针;注射后如出现眼球突出、运动受限为球后出血,应加压包扎;眼前部有化脓性感染的患者禁忌球后注射。

(七)球结膜下注射法

1.目的　将抗生素、皮质类固醇、散瞳剂等药物注射到结膜下,提高药物在眼局部的浓度,延长药物的作用时间,同时刺激局部血管扩张,渗透性增加,有利于新陈代谢和炎症吸收。常用于治疗眼前部疾病。

2.用物准备　注射器、针头、注射的药物、0.5%～1%地卡因溶液、消毒棉签、纱布眼垫、胶布、抗生素眼膏。

3.操作步骤　注射前洗手,并核对患者的姓名、眼别、药物的名称及剂量。患者取坐位或仰卧位。用 0.5%～1%丁卡因表面麻醉 2 次,间隔 3～5min。左手分开眼睑,不合作者可用开睑器开睑,右手持注射器,颞下方注射时嘱患者向上方注视,颞上方注射时嘱患者向下方注视,针头与角膜切线方向平行避开血管刺入结膜下,缓慢注入药液,注射后涂抗生素眼膏,戴眼带。

4.注意事项　注射时针头勿指向角膜;多次注射应更换注射部位;为角膜溃疡患者注射时勿加压于眼球;注射散瞳类药物应注意观察患者的全身状况,并在注射后 20min 观察瞳孔是否散大。

(八)剪眼睫毛法

1.目的　眼手术前一天剪去术眼睫毛,使术野清洁,便于手术操作,并可防止手术中睫毛落入眼内。

2.用物准备　剪刀、眼药膏或凡士林、无菌棉签、消毒棉球和眼垫。

3.操作步骤　操作前洗手,并核对患者的姓名和眼别。患者取坐位,先在剪刀的两叶涂上眼药膏或凡士林,以黏住剪下的睫毛。嘱患者向下看,用手指压住上睑皮肤,使下睑轻度外翻,剪去下睑睫毛,将剪下的睫毛不断用眼垫擦拭干净,以防落入结膜囊内。剪刀用后消毒备用。

4.注意事项　剪睫毛时,嘱患者安静,头部固定不动;动作要轻柔,防止伤及角膜和睑缘皮肤;如有睫毛落入结膜囊内,应立即用湿棉签拭出或用生理盐水冲洗干净。

(九)眼部加压包扎法

1.目的

(1)使包扎敷料固定牢固。

(2)局部加压,起到止血作用。

(3)对于术后浅前房者,局部加压包扎,促进前房形成。

(4)预防角膜溃疡穿孔。

(5)部分眼部手术以后,减少术眼活动,减轻局部反应。

2.用物准备　20cm纱条1根(双眼加压包扎不必)、眼垫、眼膏、胶布、绷带。

3.操作步骤　操作前洗手,并核对患者的姓名和眼别。患者取坐位,患眼涂眼膏,盖眼垫。单眼包扎者,在健眼眉中心部署一条长约20cm绷带纱条。绷带头端向健眼,经耳上方由枕骨至额部。再如上述绕眼数圈,最后将绷带绕头1~2圈后用胶布固定,结扎眉中心部的绷带纱条。

如为双眼包扎,则绷带"8"字形包扎双眼。起端如以右侧为起点(左侧也可),耳上部绕1~2圈后,经前额向下包左眼,由左耳下方向后经枕骨粗隆绕至右耳上方,经前额至左耳上方,向后经枕骨粗隆下方至右耳下方,向上包右眼,成"8"字形状。如此连续缠绕数周后再绕头2圈,用两根胶布上下平行固定。

4.注意事项　包扎时不可过紧或过松,切勿压迫耳廓及鼻孔;固定必须在前额部,避免患者仰卧或侧卧时引起头部不适或摩擦造成绷带松脱。

(十)结膜囊细菌培养法

1.目的　查出结膜囊内的细菌,便于诊断和治疗。

2.用物准备　含无菌棉签和培养管、酒精灯、无菌棉签。

3.操作步骤　操作前洗手,并核对患者的姓名和眼别。患者取卧位或坐位,左手持棉签牵拉患者下睑皮肤,右手用无菌试管内的无菌棉签在患者的下穹窿部擦拭,然后将试管口在酒精灯火焰上消毒,将棉签放回试管,送检。

4.注意事项　严格执行无菌操作技术;采集的标本及时送检。

(十一)睑腺炎(麦粒肿)切开排脓法

1.目的　排出脓液,使炎症消退。

2.用物准备　尖刀片、引流条、无菌手套、无菌镊子、胶布、抗生素眼膏。

3.操作步骤　患者取仰卧位。外麦粒肿切开时可不用麻醉,局部消毒后,左手手指固定病灶两侧的睑皮肤,右手在波动感的低位处用尖刀片,平行于睑缘方向切开脓点处皮肤,排出脓液,用棉签擦净。如脓液黏稠,切开后不易自然排出,可用小镊子撑开脓腔,使脓液排出。如脓肿较大且脓液较多应放置引流条。内麦粒肿切开时先滴药表面麻醉,然后翻转眼睑,用左手拇指固定睑缘,尖刀对准脓点与睑缘垂直方向切开脓点处睑结膜,让脓液流出,并用无菌棉签擦净。结膜囊内涂抗生素药膏并包扎。

4.注意事项　脓肿尚未完成形成时,不要切开;切开后不可挤压,防止感染扩散,引起眼睑蜂窝织炎。

二、眼外伤处理技术

(一)临床重要性和特点

外环境中的机械性、物理性和化学性等因素直接作用于眼部,引起眼的结构和功能损害,可统称为眼外伤。由于眼的位置暴露,结构极为精细脆弱,无论平时或战时,眼外伤都很多见,而且往往造成视力障碍、失明甚至眼球丧失。因此,预防和正确处理外伤,对于保护和挽救视力具有重要的临床和社会意义。

在临床上,眼外伤具有以下特点:

1.患者多为男性、青少年或壮年,多数为一眼外伤。由此造成劳动能力或战斗力的损失,并给个人、家庭和社会带来各种负担。

2.眼球钝挫伤、眼球穿孔伤、球内异物、酸或碱化学伤等是常见的、后果严重的眼外伤,可以造成眼球屈光间质的混浊或光感受器神经组织的变性坏死,引起视力丧失。

3.可同时造成眼的多种组织或结构的损伤。在战时可发生复合伤或多处伤,在平时的爆炸伤或车祸时,也会出现伤情非常复杂的情况。

4.伤后并发症多见,如创伤后眼内炎症、感染、增殖性病变,可继续威胁视功能和结构的康复。

5.正确的初期救治对挽救伤眼极为重要。眼球对药物的透入性有限。对神经组织的损伤目前尚无有效的治疗方法。

(二)眼外伤分类

1.根据眼外伤的致伤因素,可分为机械性和非机械性眼外伤两大类。还可根据伤情轻重、损伤部位等再分类。如机械性眼外伤:挫伤、穿孔伤、异物伤;非机械性眼外伤:热烧伤、化学伤(酸、碱)、辐射伤、毒气伤等。

2.根据眼外伤的轻重可分为轻、中、重三类。

(1)轻伤　包括眼睑擦伤及瘀血、结膜下出血、结膜及角膜表面异物、角膜上皮擦伤、眼睑Ⅰ度热烧伤、刺激性毒气伤、电光性眼炎等。

(2)中度伤　包括眼睑(及泪小管)撕裂伤、眼睑Ⅱ度烧伤、球结膜撕裂、角膜浅层异物等。

(3)重伤　包括眼睑广泛撕脱或缺损、眼睑Ⅲ度烧伤、眼球穿孔伤、球内异物、眼球钝挫伤(伴眼内出血)、眼球Ⅱ度以上热烧伤或化学烧伤、辐射伤和严重的军事毒气伤、眼眶骨折等。

(三)检查与处理原则

1.眼外伤的检查　应根据眼外伤的轻重缓急和患者就诊时的条件,在不延误急救、不增加损伤、尽量减少患者痛苦的前提下,有重点进行。应避免遗漏重要的伤情如球内异物伤,以免贻误初期处理和挽回视力的时机。

(1)病史询问:致伤原因、部位、时间,是否经过处理,以往的视力状况及眼病史,有无全身性疾病等。

(2)全身情况:尤其在车祸、爆炸伤、战伤等有复合伤及多处伤的情况,注意有无重要脏器及其他器官损伤,有无休克及出血,应由有关专科首先检查和处理。

(3)视力:应尽可能准确地记录视力。如不能用视力表检查,可查数指、光感等,判断视力状态。

(4)外眼:在灯光照明下,记录眼睑、结膜、泪器和眼肌等损伤的部位、范围、程度、并发症如出血、感染、异物存留等情况,应描述、绘图,涉及整形时应照相记录。

(5)眼球位置、突出度,有无破裂,角膜和前部巩膜情况,前房深度,有无眼内出血及眼内结构损伤,眼底情况等。

（6）影像学检查及其他辅助检查:如超声波、X 线、CT 或 MRI 检查,以确定球内或眶内异物存留,有无眼球后部破裂,眶骨骨折等。做视电生理检查以判定视功能情况。

2.急救原则

（1）有休克和重要脏器损伤时,应首先抢救生命。

（2）对化学伤,应分秒必争地用大量的清水冲洗,至少 15min。

（3）对眼球穿孔伤,切忌挤压,可滴 0.5％地卡因液,用眼睑拉钩检查。眼球上的异物和血痂,不应随便清除。滴抗生素眼液后,包扎紧双眼,送专科处理。

（4）对开放性眼外伤,应肌肉注射抗破伤风血清。

3.处理注意事项

（1）眼睑血液循环丰富,组织修复力强,而且一旦缺损或畸形修复时会引起严重并发症如曝露性角膜炎,因此清创缝合时应分层对合复位,不可将组织剪除或丢弃。

（2）对眼球穿孔伤,应由专科医师在手术室内进行详细检查和手术处理。如合并眼睑裂伤,应先修复眼球,后眼睑。

（3）对眼球破裂伤,眼球壁不规则裂开或有很长裂口,眼内容物尤其包括脉络膜、视网膜的组织大部分脱出,眼球的解剖和功能确无望恢复时,可考虑做眼球摘出术,由于近年显微手术及玻璃体手术的进步,一些眼球破裂伤也可以得到挽救,因此一般不宜做初期眼球摘出术。伤后视力无光感也不宜作为眼球摘出的适应证。眼球摘出手术应由眼科医生进行。

（4）合理应用抗生素。由于血眼屏障存在,药物不易透入眼内,需选用适当药物和给药方法。如眼内感染时,可考虑玻璃体内注药、点眼药及结膜下给药,同时全身应用抗生素。

（四）预防

大多数眼外伤是可以预防的。加强卫生宣传教育,制订各项操作规章制度,完善防护措施,能够有效地减少眼外伤。近年对各类眼外伤的流行病学研究,如对体育运动所致的眼外伤,工农业生产中的眼外伤,儿童及老人眼外伤等提出了各自的发病特点和预防办法。

基层医疗组织对工矿生产单位和执勤部队应加强眼外伤的防治工作,如改善企业和劳动场所的卫生条件和管理;安装适当的照明和通风设备;配备各种安全防护用品如面罩、防护眼镜等;严格执行技术操作规程、劳动保护制度和安全操作规定。同时应设置急救站,配备急救箱,一旦发生眼外伤应能及时急救并迅速转院治疗。

预防儿童眼外伤是家长、托儿机构、学校和社会有关人员的共同任务,要禁止玩弄危险玩具、乱放鞭炮或乱投弹弓石子等,对儿童眼外伤应及时到专科治疗,以挽救伤眼,防治弱视的发生。

（五）眼球钝挫伤

1.角膜上皮擦伤 可涂抗生素眼膏后包扎,促进上皮愈合。角膜基质层水肿混浊者,可局部滴用皮质类固醇,必要时用散瞳剂。对角膜裂伤应行手术缝合,按角膜穿孔伤处理。

2.虹膜睫状体挫伤

（1）外伤性虹膜睫状体炎治疗按一般虹膜睫状体炎的原则处理,局部或全身应用皮质类固醇,可用 1％阿托品滴眼液散瞳。

（2）虹膜损伤与瞳孔异常治疗:①瞳孔缘或基质裂口无特殊处理。严重的虹膜根部离断伴有复视症状时,可考虑行虹膜根部缝合术,将离断的虹膜缝合于角巩膜缘。②外伤性瞳孔散大时,轻者可能恢复或部分恢复,重者不能恢复。伴有调节麻痹时,可配眼镜矫正近视力。

（3）前房积血治疗：①卧床休息，适当应用镇静剂；取半卧位。②全身应用止血剂，如止血敏、云南白药，可联合应用皮质激素。③可不扩瞳、不散瞳。出现虹膜刺激症状时，可及时散瞳。④注意观察眼压。眼压升高时，应用降眼压药物。⑤每日观察积血吸收情况。积血多、吸收慢，尤其为暗红色、有血块时，伴眼压升高，经药物治疗眼压仍不能控制，应作前房穿刺术放出积血。有较大凝血块时，可切开取出血块，以避免角膜血染。

（4）房角后退治疗：按开角型青光眼处理。一般需行球外滤过术。

3. 晶体挫伤　挫伤性晶体混浊有多种形态。根据视力需要可手术治疗。

4. 玻璃体积血　止血药物和促进血液吸收药物的疗效尚未肯定。伤后 3 个月以上积血仍不能吸收，可考虑作玻璃体摘除术。若伴有视网膜脱离（B 型超声波检查）应提前手术治疗。

5. 视网膜震荡与挫伤　可服用皮质类固醇、血管扩张剂及维生素类药物，但这些药物的疗效尚未肯定。视网膜出血患者应卧床休息，伤后早期使用止血药物。外伤性视网膜脱离应手术治疗，争取视网膜早日复位。

6. 眼球破裂　仔细检查裂口，尽可能做初期缝合术。然后根据条件进一步处理，如行玻璃体切割手术。如果眼球结构已遭到彻底破坏，无法缝合时，可慎行初期眼球摘除术。少数患者出现眼球破裂，但裂口隐蔽在结膜或直肌下、赤道前后甚至视神经周围，不能直观发现，称隐匿性巩膜破裂，应根据临床表现判断，做探查手术确诊和缝合。

（六）眼球穿孔伤

眼球穿孔伤是眼科急诊病种，治疗原则是手术缝合以恢复眼球的完整性，防治感染和并发症。

1. 创口处理　小于 2～3mm 的整齐角膜创口，无眼内组织嵌顿，前房存在，可不缝合。大于 3mm 以上时，应争取在显微手术条件下仔细缝合。点散瞳剂及抗生素眼液，包扎伤眼。对合并组织顿嵌的创口，如果脱出的虹膜组织无明显污染，脱出时间短（一般在 24h 之内），可用抗生素溶液冲洗后送还眼内并复位。污染严重可予剪除，脱出的睫状体应予复位。若睫状体破裂需要切除，应先在其周围电凝，然后做切除，对脱出的晶体和玻璃体可做切除。晶体混浊时，若晶体完整，可根据视力或眼后节手术处理需要，择期做白内障手术；若晶体破裂，可先游离、缝合角膜创口，然后在角膜缘作切口吸出晶体物质，以避免晶体囊嵌顿于角膜创口，影响角膜愈合。

2. 防治感染　常规给抗破伤风血清，全身应用抗生素。手术修复后，应在结膜下注射抗生素，常用庆大霉素 2 万单位及地塞米松 2.5mg，并用散瞳药。

（七）眼异物伤

1. 眼球外异物

（1）眼睑异物：多见于爆炸伤时，可使上、下眼睑布满细小的火药渣、尘土及沙石，对较大的异物可用镊子夹出。

（2）结膜异物：常见的有灰尘、煤屑等，多隐藏在睑板下沟、穹窿部及半月皱襞，异物摩擦角膜会引起刺激症。可在用表面麻醉剂点眼后，用无菌湿棉签拭去异物，然后点抗生素眼药水。

（3）角膜异物：以煤屑、铁屑较多见，有明显的刺激症，如刺痛、流泪、眼睑痉挛等。铁质异物可形成锈斑，植物性异物容易引起感染。对角膜浅层异物，可在表面麻醉下，用盐水湿棉签拭去，较深的异物可用消毒的注射针头剔除，如有锈斑，尽量一次刮除干净。对多个异物，可分期取出，即先排出暴露的浅层异物，对埋在角膜深层的异物可暂不处理。如果异物较大，已部分穿透角膜进入前房，应在手术室行异物摘出术，必要时缝合角膜创口。挑出角膜异物时应严格执行无菌操作，异物取出后点抗生素眼液或眼膏，包扎伤眼，促进角膜愈合。

(4)眼眶异物:常见的眶异物有金属弹片、汽枪弹,或木、竹、石碎片等。可有局部肿胀、疼痛。若合并化脓性感染时,可引起眶蜂窝组织炎或瘘道。由于眶内金属异物多被软组织包裹,加上眶深部有精细的神经、血管和肌肉等组织结构,因此对眶深部的此类异物可不必勉强摘出。植物性异物会引起慢性化脓性炎症,应尽早完全取出。

2.眼球内异物

(1)外伤史:如敲击金属史,爆炸伤等。少数患者可能无自觉的外伤史。

(2)临床表现:常伴有眼球穿孔伤的症状和体征。根据异物的大小、性质和致伤情况,就诊的早晚,临床表现可为多种多样。

(3)创口及伤道的检查:发现穿孔创口是球内异物诊断的重要依据。如角膜有线状创口或全层瘢痕,相应的虹膜部位有小孔,晶体局限性混浊,表明有异物进入眼内,巩膜创口较难发现,应根据眼部检查及辅助检查方法判断。在前房、晶体、玻璃体以及眼底的异物,如果屈光间质尚透明,可在裂隙灯或检眼镜下直接看到。必要时应作前房角镜或三面镜检查。

(4)影像学或电磁学方法检查:采用 X 线摄片、超声波、CT 扫描或磁共振成像等,可以检查出不同性质的异物。这几种方法各有优点,可根据条件选用。对磁性异物,还可用电声异物定位器帮助诊断。球内异物一般应及早摘出。应该强调的是,手术摘出必须以重建和恢复视功能为目的,因此要考虑伤眼功能和患者双眼以及全身情况。

(八)眼附属器外伤

1.眼睑外伤　眼睑因挫伤而出现的水肿和出血可以自行吸收。瘀血和肿胀较明显时,可在伤后 48h 内冷敷,48h 后热敷。对睑裂伤的修复应及时,并注意功能和美容上的效果。对新鲜创口应尽早清创缝合,尽量保留可存活的组织,不可切去皮肤,仔细对位。对眼睑全层裂伤应分层对位缝合,以减少瘢痕形成和眼睑畸形。提上睑肌断裂时应进行修复,以免上睑下垂。伴有泪小管断裂时,应争取做泪小管吻合术,然后缝合眼睑。有创口的睑裂伤应注射破伤风抗毒血清,酌情应用抗生素预防感染。

2.眼眶外伤　由于这类损伤所受的暴力很大,应注意患者有无全身损伤及神经系统障碍。闭合性眶骨折多数不作特殊处理。存在或疑有视神经损伤,应及时作视神经管减压术或同时用大剂量皮质类固醇治疗。眶内出血可引起急性眶内压升高,需要及时作眶减压术。对软组织损伤,应分层清创缝合。注射破伤风抗毒血清和抗生素预防感染。

(九)酸碱化学伤

1.现场急救　争分夺秒地在现场彻底冲洗眼部,是处理酸碱烧伤最重要的一步。及时彻底冲洗能将烧伤减低到最小的程度。应立即就地取材,用大量净水反复冲洗。冲洗时应翻转眼睑,转动眼球,暴露穹窿部,将结膜囊内的化学物质彻底洗出。无净水时,用其他干净水源均可。至少应冲洗 30min。送至医疗单位后,根据时间早晚也可再次冲洗并检查结膜囊内是否还有异物存留。

2.局部和全身应用大量维生素 C　维生素 C 可抑制胶原酶,促进角膜胶原合成,可在碱烧伤后做结膜下注射,每次 1ml,每日 1~2 次。同时可大量口服及静脉输入。

3.切除坏死组织,防止睑球黏连　如果球结膜有广泛坏死,或角膜上皮坏死,可做早期切除。球结膜缺损较大时可做黏膜或对侧球结膜移植。每次换约时应用玻璃棒分离睑球黏连,或安放隔膜,以防止睑球黏连。

4.应用胶原酶抑制剂防止角膜穿孔　可滴用 10% 枸橼酸钠,或 2.5%~5% 半胱氨酸点眼；全身应用四环素类药物，每次 0.25g，每日 4 次。

5. 应用抗生素控制感染。

6. 0.5％EDTA（依地酸钠）可能促使钙质排出，可用于石灰烧伤病例。

7. 1％阿托品每日散瞳。

8. 局部或全身使用皮质类固醇激素，以抑制炎症反应和新生血管形成。

9. 其他，如点自家血清、纤维连接蛋白等。

10. 晚期治疗　针对并发症进行，如手术纠正睑外翻、睑球黏连、进行角膜移植术等。

（十）其他类型的眼外伤

1. 眼部热烧伤及低温性损伤　热烧伤的处理原则为防止感染，促进创面愈合，预防睑球黏连等并发症。对轻度烧伤，局部点用散瞳剂及抗生素。对重度热烧伤应去除坏死组织，点用抗生素药物。晚期根据病情诊疗并发症。眼球被冻伤的机会较少，在特殊情况下可能出现眼睑或角膜冻伤，应对症处理。

2. 眼部辐射性损伤　辐射损伤包括电磁谱中各种辐射线造成的损害，如微波、红外线、可见光、紫外线、X 线、γ 射线等。中子或质子束照射也能引起这类损伤。治疗主要是对症处理，减轻疼痛。可涂抗生素眼膏包扎。应教育有关人员戴防护面罩。

【病例分析】

1. 一位搬运工人，火碱溅入左眼，自己用自来水洗过，在急诊室应首先做哪些处理？

答：结膜囊内点表面麻醉剂，翻睑钩拉开眼睑，用 2000ml 生理盐水连续冲洗。

2. 男，学生，20 岁，因羽毛球击伤右眼 2h 入院。查体发现右眼视力：数指/30cm，前房出血，可给予哪些治疗？

答：卧床休息，取半卧位，可用镇静剂；止血剂与糖皮质激素联合应用；注意眼压，酌情使用降压药物；经药物治疗眼压仍不能控制，应做前房冲洗术。

3. 女，36 岁，右眼被玻璃溅伤 1 天。检查：全身情况尚可。右眼视力：手动，左眼视力：1.2；颞侧角膜可见穿通创口。如果看不到异物，应对患者进行哪项检查？如果异物位于晶体内且已混浊，应采取何种治疗措施？

答：如果看不到异物，应对患者进行超声波检查；如果异物位于晶体内且已混浊，应摘除晶体的同时取异物。

4. 男，28 岁，右眼被石灰烧伤，应做哪些处理？

答：现场急救，大量清水反复冲洗，至少冲洗 30min；后期治疗原则是控制感染。

5. 男，32 岁，右眼被钝器击伤 1h。检查：右眼视力：数指/20cm，结膜下出血，角膜有一5mm 创口达角膜缘，虹膜嵌顿，玻璃体积血，眼底看不清。该病例该如何处理？

答：探查有无巩膜创口，如有则用抗生素溶液冲洗虹膜和睫状体，并使之还纳，缝合角巩膜创口，伤后 1～2 周再行玻璃体切除术。

【练习题及答案】

一、名词解释

1. 视网膜震荡　2. 房角后退　3. 视网膜挫伤　4. 角膜血染　5. 继发性前房积血　6. 铁质沉着症　7. 眼球贯通伤

二、简答题（要点）

1. 眼球穿通伤可发生哪些并发症？

2.眼球内金属异物的并发症有哪些？试举例三种。

3.简述交感性眼炎的处理。

三、论述题（要点）

1.眼球穿通伤按创口的部位可分为哪三类？各类的临床特点及治疗方法？

2.如何进行酸碱烧伤的急救处理和治疗？

3.外伤性眼内炎的诊断要点与治疗原则是什么？

4.如何进行外伤性前房出血的急救处理和治疗？

答案：

一、名词解释

1.视网膜震荡是指在挫伤后，后极部出现的一过性视网膜水肿，视网膜变白，视力下降。受打击部分传送的冲击波损伤外层视网膜，色素上皮受损，屏障功能破坏，细胞外水肿，使视网膜混浊，视力下降至0.1。一些病例3～4周后水肿消退，视力恢复较好。

2.由于钝挫伤使睫状肌的环形纤维与纵形纤维分离、虹膜根部向后移位，前房角加宽、变深，称房角后退。

3.眼球挫伤后有明显的光感受器损伤、视网膜外层变性坏死，黄斑部色素紊乱，视力明显减退，可称为"视网膜挫伤"。严重的还伴有视网膜出血。可应用糖皮质激素、神经营养药、血管扩张剂、维生素类。

4.挫伤后发生前房积血，量比较多，引起继发性青光眼，当角膜内皮损害、高眼压和出血多，则会引起角膜血染，表现为角膜基质呈棕黄色、中央呈盘状混浊，以后渐变为黄白色，长期不消退。

5.由于虹膜睫状体挫伤，引起前房积血，可在伤后1周内发生再次出血，则称为继发性出血。

6.眼球穿通伤铁异物进入眼球内，可引起一系列反应。铁最容易沉着在上皮组织、虹膜括约肌开大肌、无色素睫状上皮和晶体上皮、视网膜。铁离子氧化与扩散，激发Haber-Weiss反应，形成强氧化剂，引起脂质过氧化、细胞膜损伤、酶失活。光感受器和RPE对铁质沉着最敏感。损害后的症状为夜盲、向心性视野缺损或失明。体征包括：角膜基质铁锈色沉着、虹膜异色症、瞳孔扩大及反应迟钝、晶体前棕色沉着、白内障、继发性开角型青光眼、视网膜变性萎缩等。

7.一个锐器造成眼球壁有入口和出口的损伤，称眼球贯通伤。

二、简答题（要点）

1.外伤性眼内炎、交感性眼炎、外伤性增殖性玻璃体视网膜病变。

2.白内障；虹睫炎；玻璃体出血。

3.伤后尽早缝合创口，切除或还纳脱出的葡萄膜组织，预防感染，可能对预防本病有作用。一旦发现本病，应按葡萄膜炎治疗。对不显效的病例可选用免疫抑制剂。多数病例经治疗可恢复一定视力。摘除诱发眼多不能终止病程，有些诱发眼经治疗后也可获得一定视力。

三、论述题（要点）

1.可分为：(1)角膜穿通伤；(2)角巩膜穿通伤；(3)巩膜穿通伤治疗原则是：①初期缝合创口；②防治感染等并发症；③必要时行二期手术。创口处理分单纯和复杂，分别采用一步和两步手术。

2.(1)急救：争分夺秒地在现场就地取材，用大量清水或其他水源彻底、反复冲洗眼部，至少30min，将烧伤减到最小限度。送至医疗单位后也可再次冲洗。(2)后继治疗：①早期治疗：局部或全身应用抗生素、糖皮质激素控制感染，抑制炎症反应和新生血管形成。但在伤后2～3周停激素。每日散瞳，全身大量及局部应用维生素C，结膜下注射每次2ml/d。②切除坏死组织,防止睑球黏连。③应用胶原酶抑制剂,防止角膜穿孔:2.5%～5%半胱氨酸点眼。可点自己血清,纤维连接蛋白。④晚期治疗:针对并发症进行。

3.诊断要点:(1)眼部穿通伤病史;(2)视力急骤下降或丧失;(3)眼痛剧烈;(4)检查:眼睑水肿,结膜充血,角膜雾状混浊,房水和玻璃体混浊,前房积脓,眼底光反射差或消失。治疗原则:早期诊断,早期治疗,以预防为主,全身局部应用大量广谱抗生素,早期应用糖皮质激素、散瞳和支持疗法。

4.(1)卧床休息;(2)双眼包扎;(3)散瞳;(4)应用皮质激素;(5)止血药应用;(6)降压治疗;(7)手术治疗。

(籍雪颖)

第三十一节 耳鼻喉科操作技术

一、鼻漏的处理技术

鼻漏是鼻部疾病常见症状之一。根据原因及分泌物性质的不同,可主要分为以下几种:①水样鼻漏:分泌物稀薄,透明如清水样,多见于急性鼻炎早期和变应性鼻炎发作期;②黏液性鼻漏:分泌物在水样鼻漏的基础上黏性增加,常见于慢性鼻炎;③黏脓性鼻漏:分泌物黏稠,脱落的黏膜上皮细胞及浸润的多形核白细胞为其主要成分,常见于急性鼻炎的恢复期、慢性鼻炎及鼻窦炎等;④脓性鼻漏:分泌物为脓性,常见于较重的鼻窦炎;⑤血性鼻漏:鼻分泌物中带有血液,常见于鼻及鼻窦炎症、外伤、异物、结石、肿瘤等;⑥脑脊液鼻漏:分泌物为透明清澈水样,常见于先天性筛板、蝶窦骨缺损和颅前窝、颅中窝窝底骨折或手术外伤。

(一)上颌窦穿刺术

1.目的 诊断和治疗上颌窦疾病。

2.适应证

(1)怀疑有上颌窦内病变,根据X线片的发现可作试验性穿刺。

(2)慢性上颌窦炎反复窦腔积脓者。

(3)临床诊断上颌窦肿瘤的患者,行上颌窦穿刺以活检或涂片检查。

3.操作前准备

(1)医务人员准备 仪表规范,修剪指甲,洗手,戴口罩、帽子和手套。

(2)患者准备 了解上颌窦穿刺的目的、方法、注意事项、配合要点。

(3)环境准备 整洁、安静、舒适、安全。

(4)麻醉 一般采用1%地卡因黏膜表面麻醉。

4.方法

(1)患者取坐位。

(2)先用浸有1%地卡因和1%麻黄碱溶液的棉片放置于下鼻道前段,作表面麻醉5～10min。

(3)穿刺右侧上颌窦时以右手持穿刺针(穿刺左侧以左手持穿刺针),将穿刺针伸入下鼻道内,在距下鼻甲前端约1.5cm处,下鼻甲附着缘下,针尖指向外上方,即朝向右侧眼外眦方向,固定位置后,左手固定患者头部,右手稍用力旋转即可将针头穿通上颌窦内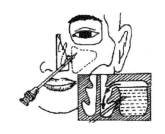
侧壁。感到阻力消失时,说明穿刺针已进入上颌窦腔内,拔出针
芯,用空针抽吸一下,以证实是否确实在窦腔内。用温消毒生理盐
水1∶5000呋喃西林溶液缓缓冲洗,至脓液洗净为止。冲洗完毕
后,可注入抗生素溶液或甲硝唑溶液,最后拔出穿刺针,将消毒棉
片填压于鼻底部以妥善止血。应注意记录脓液的性质、量和上颌
窦容量。见图8-31-1。

图8-31-1　上颌窦穿刺冲洗术

5.注意事项:①有无丁卡因过敏反应。②穿刺部位和方向正
确,防止穿入面颊软组织或眼眶内。未确定已穿入窦内之前,不要随意灌水冲洗。③操作过程中,
若发生晕厥等情况,应立即停止操作,并使平卧休息,密切观察变化。④在冲洗之前,切勿随意注入
空气,以免发生空气栓塞的危险。

(二)鼻窦置换法

方法:患者取仰卧垂头位,先在一侧鼻腔滴入1%麻黄素液1~2ml,将已滴药的鼻孔压紧
闭合,用电吸引器接橄榄头,紧塞另一侧鼻孔,同时嘱患者连续发出"开-开-开"音,使软腭上举
封闭鼻咽腔,两侧鼻腔形成负压,鼻腔的药液得以进入鼻窦内。一侧完毕,按同法施行另一侧。
见图8-31-2。

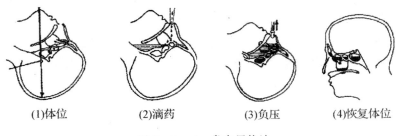

(1)体位　　　　(2)滴药　　　　(3)负压　　　　(4)恢复体位

图8-31-2　鼻窦置换法

(三)鼻腔填塞法

详见鼻出血的处理技术。

二、耳漏的处理技术

外耳道排出炎性或非炎性液体称耳漏,是耳部疾病的常见症状。

(一)脓性耳漏

1.病因　常见于弥漫性外耳道炎、外耳道疖及化脓性中耳炎,前两者脓量较少,后者脓量
较多,一般混有黏液。

2.处理

(1)全身治疗:严重者需全身抗感染治疗。

(2)局部治疗:①鼻部用药:1%呋麻滴鼻液滴鼻,这种疗法有利于咽鼓管引流,缩短中耳炎
的病程。②清除外耳道脓性物:采用棉拭子或吸引器吸引,彻底清除外耳道的积脓,有利于引
流及局部滴药。③常用的局部药物:抗生素滴耳液。

(3)手术疗法:对药物治疗无效或发生急性乳突炎的患者,则应施行乳突单纯凿开术。

（二）血性耳漏

1.病因　可见于耳部外伤、外耳道及中耳良恶性肿瘤、急性中耳炎鼓膜穿孔初期、蓝鼓膜症及颈动脉体瘤糜烂溃破。颞骨骨折伴脑膜破裂时，若脑脊液混有血液则耳漏呈红色水样液体，滴在纱布上片刻后，血球凝聚于中部，外围呈淡色红晕。

2.脑脊液耳漏处理

（1）非手术治疗：一般采用头高30°卧向患侧，使脑组织沉落在漏孔处，以利贴附愈合。同时清洁鼻腔或耳道，避免擤鼻、咳嗽及用力屏气，保持大便通畅，限制液体入量，适当给予减少脑脊液分泌的药物，如醋氮酰胺，或采用甘露醇利尿脱水。必要时亦可行腰穿引流脑脊液，以减少或停止漏液，使漏孔得以愈合。大约有85%以上的脑脊液鼻漏和耳漏患者，经过1～2周的姑息治疗而获愈。

（2）手术治疗：仅在漏孔经久不愈或自愈后多次复发时才需行脑脊液漏修补术。

三、声嘶的处理技术

（一）病因

1.急慢性喉炎。局部炎症导致声带黏膜水肿，任克氏水肿会出现反复的声音嘶哑。

2.声带的良性肿瘤，如声带小结、声带息肉等，可导致声带关闭不严、声音嘶哑。

3.喉恶性肿瘤，包括声门上型、声门型、声门下型及贯声门型四种类型。而声音嘶哑最常见于声门型喉恶性肿瘤，在病程早期即可出现声音嘶哑，往往为持续性，或者有一过性好转期，经对症或抗感染治疗不能缓解。需要高度重视。而在其他三种类型喉恶性肿瘤中也可出现声音嘶哑。

4.喉外肿瘤，包括甲状腺肿瘤、颈部神经来源肿瘤或淋巴结转移癌、食管肿瘤及胸腔肿瘤等，通过压迫或侵犯支配声带活动的神经，导致声带麻痹而出现声音嘶哑。

（二）治疗

1.急慢性喉炎：去除刺激因素，戒除烟酒。禁声，纠正发音方法。积极治疗鼻、咽、下呼吸道感染；局部雾化吸入及中药治疗。

2.声带的良性肿瘤，如声带小结及声带息肉，轻者治疗同慢性喉炎，重者须行喉微创手术，切除息肉或小结。

3.喉恶性肿瘤，首选手术治疗，根据病理类型及分期，辅以放疗及化疗。

4.喉外肿瘤，须积极治疗原发病。

四、呼吸困难（喉源性）的处理技术

喉源性呼吸困难又称喉阻塞，为耳鼻咽喉科常见急症，严重者危及生命，临床上须要进行紧急处理。

（一）病因

1.炎症：如急性会厌炎、小儿急性喉炎、急性喉气管支气管炎。喉部邻近部位的炎症，如咽后脓肿、咽侧感染、颌下蜂窝组织炎等。

2.肿瘤：喉的良恶性肿瘤，如乳头状瘤、纤维瘤、软骨瘤、血管瘤以及喉癌等。

3.喉部异物：特别是较大的嵌顿性异物，如塑料瓶盖、玻璃球、大的中药丸等。

4.喉外伤：如喉部挫伤、撞伤、挤压伤、切割伤、炸伤、烧伤、喉气管插管性损伤、内窥镜检查损伤等。

5.变态反应性或神经血管性水肿。

6.喉神经病变,如双侧喉返神经麻痹(可见于甲状腺切除手术后)。

7.瘢痕性喉狭窄:见于喉外伤、喉手术后的瘢痕性狭窄。

8.颈部病变的压迫:如颈部肿瘤、巨大甲状腺肿、颈部转移性癌等。

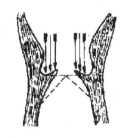

图 8 - 31 - 3　喉阻塞吸气性
呼吸困难机理示意图

(二)临床表现

1.吸气性呼吸困难　其原因是声带两侧边缘略向上倾斜,正常情况下,吸气时气流推声门斜面向内下,但因声带外展,声门开大,呼吸通畅,但当声门变窄时,吸入的气流将声带推向下方,使两侧声带游离缘彼此靠近,故声门更为狭小而出现吸气困难。见图 8 - 31 - 3。

2.吸气性喉鸣　因气流通过狭窄的喉腔产生振动和涡流而发生的鸣声,当声门下黏膜肿胀时,可产生犬吠样咳嗽。

3.吸气性软组织凹陷　由于吸气时胸腔内产生负压,使胸壁的软组织内陷而出现胸骨上窝、锁骨上窝、肋间隙、上腹部等处的吸气性凹陷现象。

4.声音嘶哑　病变在声带处,由于声带活动障碍而发生嘶哑症状。

5.根据病情轻重,喉阻塞可分为四度:一度:平静时无症状,活动时有轻度吸气性困难。二度:安静时有轻度吸气性呼吸困难,活动时加重,但不影响睡眠和进食,缺氧症状不明显。三度:吸气期呼吸困难明显,喉鸣声较响,胸骨上窝、锁骨上窝等软组织吸气期凹陷明显。因缺氧而出现烦躁不安、难以入睡、不愿进食,患者脉搏加快,血压升高,心跳强而有力,即循环系统代偿功能尚好。四度:呼吸极度困难。由于严重缺氧和体内二氧化碳积聚,患者坐卧不安,出冷汗、面色苍白或发绀,大小便失禁,脉搏细弱,心律不齐,血压下降。如不及时抢救,可因窒息及心力衰竭而死亡。

(三)治疗

喉阻塞能危及生命,必须高度重视,积极处理。应按呼吸困难的程度和原因,采用药物或手术治疗。

一度:应明确病因,积极治疗。由喉部炎症引起者,应及时使用激素加抗生素,配合蒸气吸入或雾化吸入等。

二度:积极治疗病因,严密观察病情变化,作好气管切开术的准备工作。如为异物,应立即取出;如为肿瘤,可考虑气管切开。

三度:根据病因医疗条件,患者体质等全面衡量而决定。如为异物应及时取出,如为急性炎症,可先试用药物治疗,若观察未见好转或阻塞时间较长,全身情况较差时,应及早施行气管切开。因肿瘤或其他原因引起的喉阻塞,宜先行气管切开,待呼吸困难缓解后,再根据病因,给予其他治疗。

四度:因病情危急,应当机立断,行紧急抢救手术。利用麻醉喉镜引导进行气管插管,或插入气管镜解救呼吸或行环甲膜切开。待呼吸困难缓解后再作常规气管切开术,然后再寻找病因进一步治疗。

五、气管切开术

(一)目的

切开颈段气管前壁,使患者经过新建立的通道进行呼吸,从而缓解喉源性呼吸困难。

（二）适应证

1. 上呼吸道机械性阻塞。

2. 下呼吸道分泌物阻塞。

3. 需全麻手术而又不能经鼻腔或口腔行气管内插管的患者。

4. 颈部外伤或重大手术，为保持下呼吸道通畅而行预防性气管切开。

（三）操作前准备

除准备手术器械外，应备好氧气、吸引器、气管插管或气管镜，以及各种抢救药品。对于小儿，特别是婴幼儿，术前先行插管或置入气管镜，待呼吸困难缓解后，再作气管切开，更为安全。

（四）方法

1. 体位 一般取仰卧位，肩下垫一小枕，头后仰，使气管接近皮肤，暴露明显，以利于手术，助手坐于头侧，以固定头部，保持正中位。常规消毒，铺无菌巾。

2. 麻醉 采用局麻。沿颈前正中上自甲状软骨下缘下至胸骨上窝，以 1% 普鲁卡因浸润麻醉，对于昏迷、危重或窒息病人，若病人已无知觉也可不予麻醉。

3. 切口 多采用直切口，自甲状软骨下缘至接近胸骨上窝处，沿颈前正中线切开皮肤和皮下组织。

4. 步骤 ①分离气管前组织：用血管钳沿中线分离胸骨舌骨肌及胸骨甲状肌，暴露甲状腺峡部，若峡部过宽，可在其下缘稍加分离，用小钩将峡部向上牵引，必要时也可将峡部夹持切断缝扎，以便暴露气管。分离过程中，两个拉钩用力应均匀，使手术野始终保持在中线，并经常以手指探查环状软骨及气管，是否保持在正中位置。②切开气管：确定气管后，一般于第 2～4 气管环处，用尖刀片自下向上挑开 2 个气管环（切开 4～5 环者为低位气管切开术），刀尖勿插入过深，以免刺伤气管后壁和食管前壁，引起气管食管瘘。有人主张在气管前壁上切除部分软骨环，以防切口过小，放管时将气管壁压进气管内，造成气管狭窄。③插入气管套管：以弯钳或气管切口扩张器，撑开气管切口，插入大小适合，带有管蕊的气管套管，插入外管后，立即取出管蕊，放入内管，吸净分泌物，并检查有无出血。④创口处理：气管套管上的带子系于颈部，打成死结以牢固固定。切口一般不予缝合，以免引起皮下气肿。最后用一块开口纱布垫于创口与套管之间。见图 8-31-4。

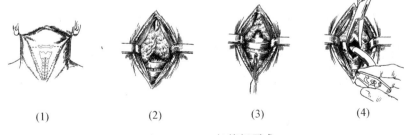

(1)　　　　(2)　　　　(3)　　　　(4)

图 8-31-4 气管切开术

5. 术后注意事项

(1) 床边设备：应备有氧气、吸引器、气管切开器械、导尿管及急救药品，以及另一副同号气管套管。

(2) 保持套管通畅：应经常吸痰，每日定时清洗内管，煮沸消毒数次。术后一周内不宜更换外管，以免因气管前软组织尚未形成窦道，使插管困难而造成意外。

(3) 保持下呼吸道通畅：室内保持适当温度（22℃ 左右）和湿度（相对湿度 90% 以上），可用地上泼水、蒸气吸入，定时通过气管套管滴入少许生理盐水、0.05% 糜蛋白酶等，以稀释痰液，便于咳出。

（4）防止创口感染：由于痰液污染，术后创口易于感染，故至少每日换药一次。如已发生感染，可酌情给以抗生素。

（5）防止外管脱出：要经常注意套管是否在气管内，若套管脱出，又未及时发现，可引起窒息。套管太短、固定带子过松、气管切口过低、颈部肿胀或开口纱布过厚等，均可导致外管脱出。

（6）拔管：待喉阻塞或下呼吸道分泌物解除，全身情况好转后，即可考虑拔管。拔管前先堵管1～2昼夜，如患者在活动、睡眠时无呼吸困难，可在上午时间拔管。创口一般不必缝合，只需用蝶形胶布拉拢创缘，数天可自行愈合。长期带管者，由于切开部位上皮长入瘘孔内与气管黏膜愈合，形成瘘道，故应行瘘孔修补术。

六、鼻出血的处理技术

鼻出血是鼻科的常见病、多发病，亦是主要急症。

（一）病因

鼻出血病因分局部原因和全身原因两大类。常见的局部原因有外伤、鼻中隔病变、鼻腔、鼻窦的肿瘤及鼻腔异物等。全身原因有急性发热性传染病、心血管疾病、血液病及营养障碍或维生素缺乏等。

（二）常见出血部位及特点

1. 鼻腔前部　Little 动脉丛/克氏静脉丛，量少，易止血，儿童和青年多见。

2. 鼻腔后部　下鼻道后端的鼻-鼻咽静脉丛，部位隐蔽，需后鼻孔填塞，中老年人多见。

3. 鼻腔黏膜　鼻黏膜广泛部位弥漫性出血，时多时少，合并全身疾病者多见。

（三）治疗

1. 一般处理　镇静情绪，监测血压、心率。体位：坐位、半卧位。问诊：病因、出血时间、判断出血量、是否经诊治。检查鼻腔（边问诊边准备检查器械）。

2. 局部处理　捏鼻、冰敷、减充血剂滴鼻、烧灼、血管栓塞、冷冻止血、鼻腔填塞或手术治疗等。

3. 全身治疗　止血、预防感染治疗、控制血压、积极治疗原发病。如出血量大、出血点不明确，不能行鼻腔填塞者，如外伤或鼻咽癌放疗后患者鼻底已穿孔时，处理措施如下：①尽快打开静脉通道，止血、补液治疗（注意补充胶体和晶体，保持电解质平衡）；②行血常规和血型（含Rh）、急诊生化和凝血四项检查；③下病重或病危通知；④根据患者实际情况请介入科会诊，做好介入栓塞准备；⑤做好输血和抢救的准备。

4. 鼻腔填塞法　为鼻出血处理的最基本方法。

（1）鼻腔可吸收物填塞：常用填塞物有明胶海绵、纤维蛋白棉等。

（2）鼻腔纱条填塞：常用凡士林纱条或碘仿纱条经前鼻孔填塞，填塞时纱条远端固定，逐渐由后向前，由上向下折叠填塞，可避免纱条坠入鼻咽部或堵在鼻前庭。此法对鼻腔前部出血效果较好。见图8-31-5。

（3）后鼻孔填塞：先将凡士林纱条或消毒纱布卷叠成块形或圆锥形，长约3.5cm，直径约2.5cm，用粗线缝紧，两端各有约25cm长的双线，消毒备用。填塞时先表面麻醉鼻腔黏膜，使之收缩；咽部亦喷表面麻醉剂。用导尿管由前鼻孔沿鼻腔底部插入直达咽部，用镊子将导管从口腔拉出，导尿管尾端则留于前鼻孔外，再将填塞物上的双线系于导尿管，此时将填塞物由口腔送入鼻咽部，填塞于后鼻孔。为了减少患者痛苦，可用

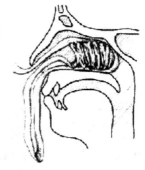

图8-31-5　鼻腔填塞法

弯止血钳将填塞物在明视下送到悬雍垂的后上方,再将导尿管的鼻端向外拉紧。最后在前鼻孔处用一纱布球,将双线系于其上以作固定,口腔端的线头可剪短留在口咽部,便于以后取出填塞物时作牵拉之用。后鼻孔填塞后,一般都需加行鼻腔填塞。鼻腔填塞物应于24~48h内取出或更换,以防引起鼻窦及中耳感染等并发症。见图8-31-6。

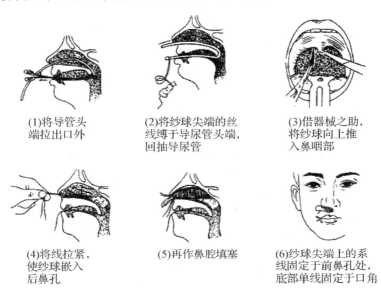

(1)将导管头端拉出口外　　(2)将纱球尖端的丝线缚于导尿管头端,回抽导尿管　　(3)借器械之助,将纱球向上推入鼻咽部

(4)将线拉紧,使纱球嵌入后鼻孔　　(5)再作鼻腔填塞　　(6)纱球尖端上的系线固定于前鼻孔处,底部单线固定于口角

图8-31-6　后鼻孔填塞法

七、耳科急症的处理技术

(一)耳廓外伤

外伤后应及时压迫止血,对完全断离的耳廓组织应保存好。耳廓未完全断离者,及时清创缝合。耳廓完全断离,不超过5h,可将断耳用生理盐水清洗后,抗生素溶液浸泡15~20min,再行对位缝合,并加强抗感染治疗。对耳廓血肿,应在无菌操作下,用注射器将积存血液抽出,加压包扎。耳廓撕裂伤应酌情注射破伤风抗毒素。

(二)外耳道异物

1.病因　常见于儿童,将豆类、小珠粒、火柴棒头等各种小物品塞入外耳道。成人可因创伤、弹片、泥土、木块等,或因耳病治疗时误留棉花、小纱条于外耳道。其他如夏季昆虫可爬入或飞入外耳道内形成异物。

2.处理　①若异物为活的动物,可滴入麻醉剂杀死后用镊子钳出或冲洗法冲出;②光滑之异物,禁用钳子钳取,以防坠入外耳道深部;③如异物嵌顿在外耳道深部,不能取出,可经耳后切口,除去外耳道部分骨质后取出;④如外耳道已继发急性炎症,宜先抗感染治疗,待炎症消退后再取异物;⑤钳取异物时,头部必须绝对固定,以免损伤耳道和鼓膜。小儿不能合作者,可在全身麻醉下进行取出。

(三)外耳道疖

1.病因　常因挖耳或游泳引起。

2.症状　剧烈耳痛,疖肿破溃时有黏稠脓液流出,可引起耳前或耳后淋巴结肿痛。检查时常有明显的耳屏压痛和耳廓牵拉痛,外耳道软骨部有局限性红肿,常导致外耳道狭窄。

3.治疗　早期局部涂以鱼石脂软膏或理疗,疖成熟后可针头挑破脓头,取出脓栓或行切开排脓,并保持引流通畅。

(四)外伤性鼓膜破裂

外伤性鼓膜穿孔可为器械伤及气压伤。破裂后可突感耳痛、听力减退、耳鸣,少量出血和耳内闷塞感。检查可见鼓膜多呈裂隙状穿孔,穿孔边缘有少量血迹,外耳道有时可见血迹或血痂。若有水样液流出,示有颅底骨折所致脑脊液耳漏。耳聋属传导性或混合性。鼓膜外伤后应严防感染,禁用外耳道冲洗或滴药,外耳道口可用消毒棉球堵塞。避免感冒,切勿用力擤鼻涕,以防来自鼻咽的感染。穿孔愈合前,禁游泳或任何水液入耳。绝大多数的外伤性穿孔可于3～4周内自行愈合。较大而经久不愈的穿孔可行鼓膜修补术。

(五)急性化脓性中耳炎

1.病因　主要致病菌为肺炎链球菌、流感嗜血杆菌、乙型溶血性链球菌及葡萄球菌等。主要感染途径为经咽鼓管、经外耳道-鼓膜和经血行感染。由于婴幼儿的咽鼓管与成年人相比,具有短、宽、平直的特点,故易患此病。

2.症状　耳痛、耳鸣、听力下降,鼓膜穿孔后出现耳溢脓。

3.治疗　①病因治疗:控制感染和去除阻塞病变;②通畅引流,改善咽鼓管功能,清除中耳积脓;③注意休息,清淡饮食,疏通大便。对于进食饮水差、高热等全身症状较重的患者予支持对症治疗,补液、降温、维持水电解质酸碱平衡。

【病例分析】

1.患者,男性,65岁,因"持续性声音嘶哑5个月,伴进行性呼吸困难1个月,明显加重2天"入院。患者5月前无诱因出现声音嘶哑,未加以注意。近1个月来出现呼吸困难,夜间不能平卧,2天前呼吸困难进一步加重。

耳鼻咽喉专科检查:心率130次/分,血压160/100mmHg;患者呼吸困难为吸入性,极度明显,坐卧不安,面色发绀,有明显的吸气性喉鸣及吸气期三凹征;喉腔检查不能配合。

2.临床初步诊断:(1)喉源性呼吸困难喉阻塞四度;(2)喉肿瘤待排除。

3 病例分析:极重度吸气性呼吸困难、吸气期喉鸣及三凹征、缺氧表现。

4.处理步骤:

(1)紧急气管切开,解除喉阻塞;

(2)进一步完善检查,明确喉阻塞病因。

(3)针对病因治疗。

参考文献

[1]孔维佳,王斌全,于德林,等.耳鼻咽喉科学.北京:人民卫生出版社,2002.

[2]黄选兆,汪吉宝,孔维佳,等.实用耳鼻咽喉头颈外科学.第2版.北京:人民卫生出版社,2008.

(周学军)

第九章　急救操作技能

第一节　创口的止血、包扎

创口的止血和包扎是外科急救的基本技能。有效的止血和包扎能够迅速控制出血,减低创口进一步污染和损伤发生的几率,从而为患者进一步的治疗创造良好的条件。

一、适应证与禁忌证

(一)适应证

适用于各种出血情况下的急救止血与包扎,尤其是大出血的急救处理,以压迫止血、保护创口、固定敷料、减少污染、固定骨折与关节、减少疼痛。

(二)禁忌证

目前尚无特殊禁忌证。

二、准备工作

1.了解、熟悉患者病情。与患者或家属交待病情,做好解释工作,争取清醒患者配合。

2.消毒用品、无菌纱布、棉垫、绷带、三角巾、止血带等,亦可用清洁毛巾、手绢、布单、衣物等替代。

三、止血方法

1.加压包扎法　为最常用的急救止血方法,用敷料盖住创口,再用绷带加压包扎。创口覆盖无菌敷料后,再用纱布、棉花、毛巾、衣服等折叠成相应大小的垫,置于无菌敷料上面,然后再用绷带、三角巾等紧紧包扎,以停止出血为度。这种方法用于小动脉以及静脉或毛细血管的出血。但创口内有碎骨片时,禁用此法,以免加重损伤。

2.填塞止血法　用无菌的棉垫、纱布等,紧紧填塞在创口内,再用绷带或三角巾等进行加压包扎,松紧以达到止血目的为宜。本法用于中等动脉。大、中静脉损伤出血,或创口较深、出血严重时,还可直接用于不能采用指压止血法或止血带止血法的出血部位。

3.指压止血法　用手指压迫出血的血管上端,即近心端,使血管闭合阻断血流达到止血目的。适用于头、面、颈部及四肢的动脉出血急救。用手指压住动脉经过骨骼表面的部位,达到止血目的。要想准确找到止血压点,必须熟悉人体血管的来龙去脉。这是一种快速、有效的首选止血方法。止住血后,应根据具体情况换用其他有效的止血方法,如填塞止血法、止血带止血法等。这种方法仅是一种临时的,用于动脉出血的止血方法,不宜持久采用。不同部位出血指压止血法。

（1）颞动脉止血法：一手固定伤员头部，用另一手拇指垂直压迫耳屏上方凹陷处，可感觉的动脉搏动，其余四指同时托住下颌。本法用于头部发际范围内及前额、颞部的出血。

（2）颌外动脉止血法：一手固定伤员头部，用另一手拇指在下颌角前上方约 1.5cm 处，向下颌骨方向垂直压迫，其余四指托住下颌。本法用于颌部及颜面部的出血。

（3）颈动脉止血法：用拇指在甲状软骨、环状软骨外侧与胸锁乳突肌前缘之间的沟内搏动处，向颈椎方向压迫，其余四指固定在患者的颈后部。用于头、颈、面部大出血，且压迫其他部位无效时。非紧急情况，勿用此法。此外，切记不得同时压迫两侧颈动脉。

（4）锁骨下动脉止血法：用拇指在锁骨上窝搏动处向下垂直压迫，其余四指固定肩部。本法用于肩部、眼窝或上肢出血。

（5）肱动脉止血法：一手握住患者伤肢的腕部，将上肢外展外旋，并屈肘抬高上肢。另一手拇指在上臂肱二头肌内侧沟搏动处，向肱骨方向垂直压迫。本法用于手、前臂及上臂中或远端出血。

（6）尺、桡动脉止血法：双手拇指分别在腕横纹上方两侧动脉搏动处垂直压迫。本法用于手部的出血。

（7）股动脉止血法：用两手拇指重叠放在腹股沟韧带中点稍下方、大腿根部搏动处用力垂直向下压迫。本法用于大腿、小腿或足部的出血。

（8）腘动脉止血法：用一手拇指在腘窝横纹中点处向下垂直压迫。本法用于小腿或足部出血。

（9）足背动脉与胫后动脉止血法：用两手拇指分别压迫足背中间近脚腕处（足背动脉），以及足跟内侧与内踝之间处（胫后动脉）。本法用于足部出血。

（10）指动脉止血法：用一手拇指与示指分别压迫指根部两侧，用于手指出血。

4. 屈曲加垫止血法　当前臂或小腿出血时，可在肘窝或腋窝内放置棉纱垫、毛巾或衣服等物品。屈曲关节，用三角巾或布带作"8"字形固定。注意有骨折或关节脱位者不能使用，同时因此方法令患者痛苦较大，不宜首选。

5. 止血带止血法　适用于四肢大血管破裂或经其他急救止血无效者。一般使用橡皮条做止血带，也可用大三角巾、绷带、手帕、布腰带等布止血带替代，但禁用电线和绳索。上止血带部位要在创口上方，尽量靠近创口但又不能接触创面。上止血带部位必须先垫衬布块，或绑在衣服外面，以免损伤皮下神经。止血带绑得松紧适当，以摸不到远端脉搏和使出血停止为度。太紧会压迫神经而使肢体麻痹；太松则不能止血，如果动脉没有压住而仅压住静脉，出血反而更多，甚至引起肢体肿胀坏死。绑止血带时间要认真记录，用止血带时间不能太久，最好每隔半小时至 1h 放松一次。放松时用指压法暂时止血。每次放松约 1～2min。凡是绑止血带的患者要尽快送往医院急救。

四、止血带使用方法

1. 充气止血带法　如血压计袖带，其压迫面积大，对受压迫的组织损伤较小，并容易控制压力，放松也方便。

2. 橡皮止血带　止血方法可选用橡皮管，如听诊器胶管，它的弹性好，易使血管闭塞，但管径过细易造成局部组织损伤。操作时，在准备结扎止血带的部位加好衬垫，以左手拇指和示、中指拿好止血带的一端,另一手拉紧止血带围绕肢体缠绕一周,压住止血带的一端,然后再缠绕第二周,并将止血带末端用左手食、中指夹紧,向下拉出固定即可。还可将止血带的末端插入结中,拉紧止血带的另一端,使之更加牢固。

3.绞紧止血法　如无橡皮止血带,可根据当时情况,就地取材,如三角巾、绷带、领带、布条等均可,折叠成条带状,即可当做止血带使用。上止血带的部位加好衬垫后,用止血带缠绕,然后打一活结,再用一短棒、筷子、铅笔等的一端插入活结一侧的止血带下,并旋转绞紧至停止出血,再将短棒、筷子或铅笔的另一端插入活结套内,将活结拉紧即可。

使用止血带的注意事项:①止血带不宜直接结扎在皮肤上,应先用三角巾、毛巾等做成平整的衬垫缠绕在要结扎止血带的部位,然后再上止血带。②结扎止血带的部位在创口的近端(上方)。上肢大动脉出血应结扎在上臂的上1/3处,避免结扎在中1/3处以下的部位,以免损伤桡神经;下肢大动脉出血应结扎在大腿中部。而在实际抢救伤员的工作中,往往把止血带结扎在靠近创口处的健康部位,有利于最大限度地保存肢体。③结扎止血带要松紧适度,以停止出血或远端动脉搏动消失为度。结扎过紧,可损伤受压局部,结扎过松,达不到止血目的。④为防止远端肢体缺血坏死,原则上应尽量缩短使用止血带的时间,一般止血带的使用时间不宜超过2~3h,每隔40~50min松解一次,以暂时恢复远端肢体血液供应。松解止血带的同时,仍应用指压止血法,以防再度出血。止血带松解1~3min后,在比原来结扎部位稍低平面重新结扎。松解时,如仍有大出血者或远端肢体已无保留可能,在转运途中可不必再松解止血带。⑤结扎好止血带后,在明显部位加上标记,注明结扎止血带的时间,尽快运往医院。⑥解除止血带,应在输血输液和采取其他有效的止血方法后方可进行。如组织已发生明显广泛坏死时,在截肢前不宜松解止血带。

五、包扎的方法

1.绷带包扎法　主要用于四肢及手、足部创口的包扎及敷料、夹板的固定等。①环形包扎法——主要用于腕部和颈部;②"8"字形包扎法——用于关节附近的包扎;③螺旋形包扎法——主要用于上肢和大腿;④"人"字形包扎法——多用于前臂和小腿等。

2.三角巾包扎法　依据创口不同部位,采用不同的三角巾包扎方法。

(1)头顶部创口:采用帽式包扎法,将三角巾底边折叠约3cm宽,底边正中放在眉间上部,顶尖拉向枕部,底边经耳上向后在枕部交叉并压住顶角,再经耳上绕到额部拉紧打结,顶角向耳反折至底边内或用别针固定。

(2)头顶、面部或枕部创口:将三角巾顶角打结放在额前,底边中点打结放在枕部,底边两角拉紧包住下颌,再绕至枕骨结节下方打结,称为风帽式包扎法。

(3)颜面部较大范围的创口:采用面具式包扎法,将三角巾顶角打结,放在下颌处,上提底边罩住头面,拉紧两底角至后枕部交叉,再绕至前额部打结,包扎好后根据伤情在眼、鼻、口处剪洞。

(4)头、眼、耳处外伤:采用头眼包扎法。三角巾底边打结放在鼻梁上,两底角拉向耳后下,枕后交叉后绕至前额打结,反折顶角向上固定。

(5)一侧眼球受伤:采用单眼包扎法。将三角巾折叠成4指宽的带形,将带子的上1/3盖住伤眼,下2/3从耳下至枕部,再经健侧耳上至前额,压住另一端,最后绕经伤耳上,枕部至健侧耳上打结。

(6)双眼损伤:采用双眼包扎法。先将带子中部压住一眼,下端从耳后到枕部,经对侧耳上至前额,压住上端,反折上端斜向下压住另一眼,再绕至耳后、枕部,至对侧耳上打结。

(7)下颌、耳部、前额或颞部创口,采用下颌带式包扎法。将带巾经双耳或颞部向上,长端绕顶后在颞部与短端交叉,将两端环绕头部,在对侧颞部打结。

(8)肩部创口:可用肩部三角巾包扎法、燕尾式包扎法或衣袖肩部包扎法包扎。燕尾式包扎法:将三角巾折成燕尾式放在伤侧,向后的角稍大于向前的角,两底角在伤侧腋下打结,两燕尾角于颈部交叉,至健侧腋下打结。

(9)前臂悬吊带:前臂大悬吊带适用于前臂外伤或骨折。方法:将三角巾平展于胸前,顶角与伤肢肘关节平行,屈曲伤肢,提起三角巾下端,两端在颈后打结,顶尖向胸前外折,用别针固定。前臂小悬吊带适用于锁骨、肱骨骨折、肩关节损伤和上臂伤。方法:将三角巾叠成带状,中央放在伤侧前臂的下 1/3,两端在颈后打结,将前臂悬吊于胸前。

(10)胸背部创口:包括单胸包扎法、胸背部燕尾式包扎法、胸背部双燕尾式包扎法。

(11)腹部创口:包括腹部兜式包扎法、腹部燕尾式包扎法。

(12)臀部创口:单臀包扎法。需两条三角巾,将一条三角巾盖住伤臀,顶角朝上,底边折成两指宽在大腿根部绕成一周作结;另一三角巾折成带状压住三角巾顶角,围绕腰部一周作结,最后将三角巾顶角折回,用别针固定。

(13)四肢肢体包扎法:将三角巾折叠成适当宽度的带状,在创口部环绕肢体包扎。

(14)手(足)部三角巾包扎法:将手或足放在三角巾上,与底边垂直,反折三角巾顶角至手或足背,底边缠绕打结。

3.四头带包扎法　主要用于鼻部、下颌、前额及后头部的创伤。

4.毛巾、被单、衣服包扎操作方法　同前。

5.特殊损伤的包扎

(1)开放性颅脑损伤:用干净的碗扣在创口上,或者用敷料或其他的干净布类做成大于创口的圆环,放在创口周围,然后包扎,以免包扎时骨折片陷入颅内,同时保护膨出的脑组织。

(2)开放性气胸:如胸部外伤伴有气胸,对较小的创口采用紧密包扎,阻断气体从创口进出。可先用厚敷料或塑料布覆盖,再用纱布垫或毛巾垫加压包扎。对创口较大或胸壁缺损较多,可用葫芦形纱布填塞压迫。先用一块双层凡士林纱布经创口填塞胸腔内,再在其中心部位填塞干纱布,外加敷料,用胶布黏贴加压固定。

(3)肋骨骨折:胸部外伤伴有多发肋骨骨折,可用衣物、枕头等加压包扎伤侧,以遏制胸壁浮动,必要时可将患者侧卧在伤侧。单根肋骨骨折可用宽胶布固定:用胶布 3~4 条,每条宽7~8cm,长度为胸廓周径的 2/3,在患者最大呼气末时固定,从健侧肩胛下向前至健侧锁骨中线,上下胶布重叠 2~3cm。

(4)开放性骨折并骨端外露:包扎时外露的骨折端不要还纳,如自行还纳还需特别注明。

(5)腹部外伤并内脏脱出:脱出的内脏不能还纳,包扎时屈曲双腿,放松腹肌,将脱出的内脏用大块无菌纱布盖好,再用干净饭碗、木勺等凹形物扣上,或用纱布、布卷、毛巾等做成圆圈状,以保护内脏,再包扎固定。

六、注意事项

1.迅速暴露创口并检查,采取急救措施。

2.有条件者应对创口妥善处理,如清除创口周围油污,局部消毒等。

3.使用止血带必须包在创口的近心端;局部给予包布或单衣保护皮肤;在上止血带前应抬高患肢2～3min,以增加静脉血向心回流;必须注明每一次上止血带的时间,并每隔45～60min放松止血带一次,每次放松止血带的时间为3～5min,松开止血带之前应用手压迫动脉干近端;绑止血带松紧要适宜,以出血停止、远端摸不到脉搏搏动为好。

4.包扎材料尤其是直接覆盖创口的纱布应严格无菌,没有无菌敷料则尽量应用相对清洁的材料,如干净的毛巾、布类等。

5.包扎不能过紧或过松,打结或固定的部位应在肢体的外侧面或前面。

七、烧伤创面的处理

(一)烧伤创面的处理原则

1.Ⅰ度烧伤　无需特殊处理。

2.浅Ⅱ度烧伤　有包扎疗法和半暴露疗法。①包扎疗法:用75%酒精纱布包扎受伤而皮肤未破者;或凡士林纱布包扎皮肤已破损部位(清创创面后,根据创面情况涂以中药制剂,如地白忍合剂、紫草油、虎杖煎剂等),磺胺嘧啶银(铈、锌霜剂)。6～8天首次更换敷料,继续包扎数天,多可愈合。②半暴露疗法:用单层的抗菌药液纱布或凡士林纱布黏附于创面,任其暴露变干,用以保护创面。

3.深Ⅱ烧伤　取暴露疗法,外涂5%～10%磺胺嘧啶银洗必泰糊剂,每日1～2次,使坏死组织变成干痂,可最大限度地保留皮肤附件上皮,经3周左右可获痂下愈合。深Ⅱ度创面感染,应及时去除痂皮,创面取半暴露或包扎。

4.Ⅲ度烧伤　伤后即取暴露疗法,涂磺胺嘧啶银或3%碘酊,每日3～4次,烤干焦痂使之干透,干燥的焦痂可暂时保护创面,减少渗出,减轻细菌侵入。然后按计划分期分批地切除焦痂(坏死组织),植皮。

(二)烧伤创面的包扎、暴露和半暴露疗法

1.暴露疗法　即在清创后置伤员于消毒或清洁的床单纱布垫上,创面暴露在温暖而干燥的空气中使创面烤干,有利于防治感染。浅Ⅱ度烧伤可选适当中药制剂外涂,深Ⅱ度及Ⅲ度创面涂磺胺嘧啶银洗必泰糊剂、磺酊,保持创面干燥。

2.包扎疗法　即在清创后用中药纱布或凡士林纱布覆盖创面,加盖多层消毒纱布与棉垫,以绷带加压包扎,全层敷料应有3～5cm厚,必要时上石膏托固定四肢于功能位。包扎时压力应均匀,患肢远侧端虽无烧伤亦应包扎在内,防止肿胀。指(趾)尖应露出,以便观察血循环改变。

3.半暴露疗法　是用单层的抗菌药液纱布或凡士林纱布黏附于创面,任其暴露变干,用以保护去痂后的Ⅱ度创面,固定所植皮片,保护供皮区,控制创面感染等。

(付　昆)

第二节　清创术

清创术是对新鲜开放性污染创口进行清洗去污、清除血块和异物、切除失去生机的组织、

缝合创口,使之尽量减少污染,甚至变成清洁创口,达到一期愈合,有利受伤部位的功能和形态的恢复。

创口本身污染的程度与以后是否发生感染有很大的关系。创口分类的方法有:①清洁创口,包括无发炎现象的创口;未进入消化道、生殖道、泌尿道的创口;完全缝合的创口;非穿刺性的创口;②清洁污染创口,包括进入呼吸道、消化道、生殖道、泌尿道等管道,而无特殊污染的创口;无感染性的胆道、阑尾、阴道、口咽的创口;③污染创口,包括开放性的、新的、意外性的创口;肠胃道内容物有明显溢出、手术过程有明显的污染的创口;有急性发炎,但未化脓的创口;④感染创口,包括有坏死组织的外伤创口、内脏穿孔创口、已感染的创口。

意外创伤的创口难免有程度不同的污染;如污染严重,细菌量多且毒力强,8h 后即可变为感染创口。头面部创口局部血运良好,伤后 12h 仍可按污染创口行清创术。

一、目的

1. 对新鲜开放性污染创口进行清洗,清除血块和异物,切除失活的组织,止血、缝合创口等,使之尽量减少污染,甚至使污染创口转变成清洁创口。

2. 加速组织的修复,争取达到一期愈合。

二、适应证与禁忌证

(一)适应证

8h 以内的开放性创口应行清创术,8h 以上而无明显感染的创口,如伤员一般情况好,亦应行清创术。

(二)禁忌证

1. 超过清创时间者。

2. 创口已有明显感染者。

三、准备工作

1. 清创前须对患者进行全面体检,如有休克,应先抢救,待休克好转后争取时间进行清创。

2. 如颅脑、胸、腹部有严重损伤,应先予处理。如四肢有开放性损伤,应注意是否同时合并骨折,摄 X 线片协助诊断。

3. 应用止痛和术前镇痛药物。

4. 如创口较大,污染严重,应预防性应用抗生素,在术前 1h、术中、术毕分别用一定量的抗生素。

5. 注射破伤风抗毒素 1500U(无年龄区别)。

6. 用物准备:清创包、无菌手套、碘伏、75%酒精、棉签、局麻药、生理盐水、双氧水等。

四、方法

(一)麻醉

1. 浅表组织可以表面麻醉。

2. 较小较浅的创口可使用局麻。

3. 上肢清创可用臂丛神经或腕部神经阻滞麻醉。

4. 下肢清创可用硬膜外麻醉;较大复杂严重的清创则可选用全麻。

（二）清理创口

1.戴无菌手套,施行麻醉,用碘酊、酒精消毒皮肤,铺盖消毒手术巾准备手术。

2.检查创口 创口大小、深度、污染程度、是否有活动性出血、是否损伤肌肉、神经、血管、肌腱、骨骼等。清除血凝块和异物,切除失活和严重挫伤的组织。

3.清洗清洁创口 ①从周围向创口处以清水或生理盐水反复清洗污染物;②酌情取出异物;③创口以生理盐水及3‰的双氧水清洗;④常规消毒创口周围皮肤。

4.浅层创口 将创口周围不整皮肤缘切除0.2~0.5cm,切面止血,消除血凝块和异物,切除失活组织和明显挫伤的创缘组织(包括皮肤和皮下组织等),并随时用无菌盐水冲洗。

5.深层创口 彻底显示创口深层,切除失活的筋膜和肌肉(肌肉切面不出血,或用镊子夹镊不收缩者,表示已坏死),但不应将有活力的肌肉切除,以免切除过多影响功能。

（三）缝合创口

彻底清理创口后,重新消毒铺巾,更换无菌器械和手套,彻底止血。根据污染程度,创口大小和深度等具体情况,决定创口是开放还是缝合,是一期还是延期缝合。①未超过12h的清洁创口可一期缝合。大而深的创口,在一期缝合时应放置引流条;②污染重的或特殊部位不能彻底清创的创口,应延期缝合,即在清创后先于创口内放置凡士林纱布条引流,待创口组织无感染或水肿时再作缝合;③头、面部血供好,愈合力强,只要无明显感染,均应争取一期缝合;④重要的血管损伤应修补或吻合;⑤断裂的肌腱和神经干应修整缝合,显露的神经和肌腱应以皮肤覆盖;⑥对开放性关节腔损伤应彻底清洗后缝合;⑦胸腹腔的开放性损伤应彻底清创后,放置引流管或引流条。

【缝合的基本原则】

1.良好对合 缝合应分层进行,按组织的解剖层次进行缝合,使组织层次严密,不要卷入或缝入其他组织,不要留残腔,防止积液、积血及感染。缝合的创缘距及针间距必须均匀一致,这样看起来美观,更重要的是,受力及分担的张力一致并且缝合严密,不至于发生泄漏。

2.无张力缝合 结扎缝合线的松紧度应以切口边缘紧密相接为准,不宜过紧,换言之,切口愈合的早晚、好坏并不与紧密程度完全成正比,过紧过松均可导致愈合不良。创口有张力时应进行减张缝合,创口如缺损过大,可考虑行转移皮瓣修复或皮片移植。

3.缝合线和缝合针的选择要适宜 无菌切口或污染较轻的创口在清创和消毒清洗处理后可选用丝线,已感染或污染严重的创口可选用可吸收缝线,血管的吻合应选择相应型号的无损伤针线。

五、注意事项

1.清创应尽早施行,越早效果越好。

2.严格按照无菌操作规程,认真清洗和消毒,尽量清除血凝块,异物和失活组织。

3.清创时既要彻底切除已失去活力的组织,又要尽量爱护和保留存活的组织,以使形态和功能得到最大限度的恢复,机体裸露部位的修复,尚需注意美观。如皮肤缺损大时应考虑是否植皮或皮瓣移植。

4.止血要彻底,以免术后血肿形成。

5.缝合时要做到逐层对合缝合,勿残留死腔,组织缝合必须避免张力太大,以免造成缺血或坏死。

（付 昆）

第三节　脊柱损伤患者的搬运

　　脊柱骨折的表现：①有严重外伤史，如高空坠落、重物打击头颈或肩背部、塌方事故、交通事故等；②患者感觉局部疼痛，颈部活动障碍，腰背部肌肉痉挛，不能翻身起立；③骨折局部可扪及局限性后突畸形；④由于腹膜后血肿对植物神经刺激，肠蠕动减慢，常出现腹胀、腹痛等症状，有时需与腹腔脏器损伤相鉴别；⑤患者合并有脊髓和神经根损伤，表现为脊髓损伤后，在损伤平面以下的运动、感觉、反射及括约肌和植物神经功能受到损害。

　　脊髓损伤的功能恢复主要取决于脊髓损伤程度，但及早解除对脊髓的压迫是保证脊髓功能恢复的首要问题。脊柱损伤患者的搬运过程中应防止医源性损伤。

一、运送工具

　　使用脊柱固定担架配合短脊板、固定带、颈托、头部固定器进行搬运。也可以就地取材，使用木板、门板等进行搬运。

二、方法

　　1.现场评估　观察周围环境安全后，急救员正面走向患者表明身份；告知患者不要做任何动作，初步判断伤情，简要说明急救目的；先稳定患者的情绪再进行固定，避免加重脊柱损伤。

　　2.体位　患者取仰卧位，头部、颈部、躯干、骨盆应以中心直线位，脊柱不能屈曲或扭转。

　　3.操作方法　用脊柱板、担架等。三人至患者同侧跪下双手插入患者身下，同时抬高、换单腿、起立、搬运、换单腿、下跪、换双腿同时施以平托法将患者放于硬质担架上，禁用搂抱或一人抬头、一人抬足的搬运方法，在伤处垫一薄枕，使此处脊柱稍向上突，然后用4条带子把患者固定在木板或硬质担架上（一般用带子固定胸于肱骨水平、前臂于腰水平、大腿水平、小腿水平，将患者固定在硬质担架上），使患者不能左右转动。如果伴有颈椎损伤，患者的搬运应注意先用颈托固定颈部，如无颈托，用"头锁或肩锁"手法固定头颈部，其余人协调一致用力将患者平直地抬到担架上或木板上，然后在头部的左右两侧用软枕或衣服等物固定。

　　4.监测与转运　检查固定带、观察患者生命体征、选择合适转运工具，保证患者安全。见图9-3-1，图9-3-2。

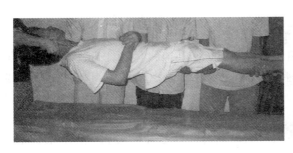

图9-3-1　正确的搬运方法

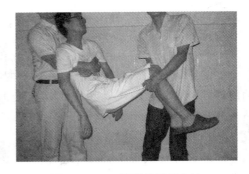

图9-3-2　错误的搬运方法

三、注意事项

1. 脊柱损伤搬运始终保持脊柱伸直位,严禁弯曲或扭转。

2. 各项抢救措施的重要性排序为:环境安全＞生命体征平稳(CPR)＞开放性创伤及严重骨折(创口止血、骨折固定)＞搬运。

3. 转运过程中需注意观察生命体征和病情变化。

(付　昆)

第四节　四肢骨折现场急救与外固定术

一、目的

急救时的固定主要是对骨折临时固定,防止骨折断端活动刺伤血管、神经等周围组织造成继发性损伤,并减少疼痛,便于抢救运输和搬运。

二、适应证与禁忌证

(一)适应证
各种骨折的临时固定,方便搬运和转送患者。

(二)禁忌证
略。

三、准备工作

1. 木质、铁质、塑料制作的夹板或固定架。

2. 也可就地取材,选用适合的木板、竹竿、树枝、纸板等简便材料。

四、方法

1. 肱骨干骨折　肱骨干骨折系指肱骨外科颈以下 1～2cm 至肱骨髁上 2cm 之间的骨折,占全身骨折的 1.31%。多发于骨干的中部,其次为下部,上部最少。中下 1/3 骨折易合并桡神经损伤,下 1/3 骨折易发生骨不连。肱骨干骨折疼痛表现为局部疼痛、环状压痛及传导叩痛等,局部肿胀,尤其粉碎型者局部出血可多达 200ml 以上,加之创伤性反应,局部肿胀更明显。在创伤后,患者上臂出现成角及短缩畸形(除不完全骨折外)一般多较明显。异常活动亦于伤后出现。患者桡神经紧贴骨面走行,甚易被挤压或刺伤;周围血管亦有可能被损伤。因此在临床检查及诊断时务必对肢体远端的感觉、运动及桡动脉搏动等详细检查,并与对侧对比观察。凡有合并症时,应在诊断时注明。在三角肌止点以上的骨折,近侧端受胸大肌、背阔肌、大圆肌的牵拉而向内、向前移位,远侧端受三角肌、喙肱肌、肱二头肌、肱三头肌的牵拉而向外、向近端移位。在三角肌止点以下的骨折,近侧端受三角肌的牵拉而向外向前移位,远侧端因肱二头肌、肱三头肌的牵拉而向近端移位。肱骨(上臂)骨折固定法:①夹板固定法:用两块夹板分别放在上臂内外两侧(如果只有一块夹板,则放在上臂外侧),或用四块夹板分别放在上臂内外前后,用绷带或三角巾等将上下两端固定。肘关节屈曲90°,前臂用小悬臂带悬吊。②无夹板固定法:将三角巾折叠成10~15cm宽的条带,其中央正对骨折处,将上臂固定在躯干上,于对侧腋下打结。屈肘90°,再用小悬臂带将前臂悬吊于胸前。见图9-4-1。

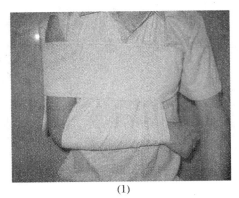

(1)

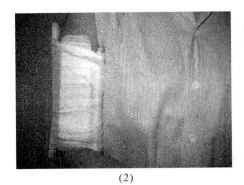

(2)

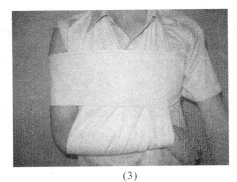

(3)

图9-4-1 上臂骨折的临时固定

2.尺、桡骨骨折 尺桡骨双骨折甚常见,多发生青少年。尺桡骨双骨折可发生重叠、成角、旋转及侧方移位四种畸形。尺骨干单骨折极少见,因有桡骨支持移位不明显,除非合并下尺桡关节脱位。一般由直接暴力、间接暴力、扭转暴力造成。患者主要表现为局部肿胀畸形及压痛,可有骨擦音及异常活动,前臂活动受限。儿童常为青枝骨折,有成角畸形而无骨端移位,有时合并正中神经或尺神经、桡神经损伤,要注意检查。尺、桡骨(前臂)骨折固定法:①夹板固定法:用两块长度超过肘关节至手心的夹板分别放在前臂的掌、背侧(只

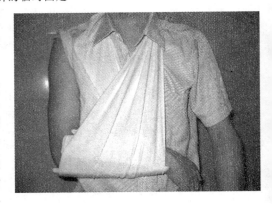

图9-4-2 前臂骨折的临时固定

有一块夹板,则放在前臂侧)并在手心放好衬垫,让伤员握好,以使腕关节稍向背屈,再固定夹板上下两端。屈肘90°,用大悬臂带悬吊,手略高于肘;②无夹板固定法:采用大悬臂带、三角巾固定法。用大悬臂带将骨折的前臂悬吊于胸前,手略高于肘。再用一条三角巾将上臂带一起固定于胸部,在健侧腋下打结。见图9-4-2。

3.股骨干骨折 股骨是人体中最长的管状骨。股骨干包括粗隆下2~5cm至股骨髁上2~

5cm 的骨干。股骨干为三组肌肉所包围,其中伸肌群最大,由股神经支配;屈肌群次之,由坐骨神经支配;内收肌群最小,由闭孔神经支配。由于大腿的肌肉发达,骨折后多有错位及重叠。股骨干周围的外展肌群,与其他肌群相比其肌力稍弱,外展肌群位于臀部附着在大粗隆上,由于内收肌的作用,骨折远端常有向内收移位的倾向,已对位的骨折,常有移位和成角倾向,在骨折治疗中应注意预防和纠正。股骨干骨折占全身骨折的 4%~6%,男性多于女性,约 2.8∶1。10 岁以下儿童占多数,约为总数的 1/2。股骨干骨折多由强大暴力所造成,一部分骨折由间接暴力所致。主要是直接外力,如汽车撞击、重物砸压、辗压或火器伤等,骨折多为粉碎、蝶形或近似横行,故骨折断端移位明显,软组织损伤也较严重。因间接外力致伤者如高处坠落、机器绞伤所发生的骨折多为斜形或螺旋形,旋转性暴力所引起的骨折多见于儿童。儿童的股骨干骨折可能为不全或横形骨折;成人股骨干骨折后,内出血可达 500~1000ml。可发生斜形、螺旋形或青枝骨折。骨折发生的部位以股骨干中下 1/3 交界处为最多,上 1/3 或下 1/3 次之。骨折端因受暴力作用的方向,肌群的收缩,下肢本身重力的牵拉和不适当的搬运与手法整复,可能发生各种不同的移位。股骨干上 1/3 骨折时,骨折近段因受髂腰肌,臀中、小肌及外旋肌的作用,而产生屈曲、外展及外旋移位;骨折远段则向后上、内移位。股骨干中 1/3 骨折时,骨折端移位无一定规律性,随暴力方向而异,若骨折端尚有接触而无重叠时,由于内收肌的作用,骨折向外成角。股骨干下 1/3 骨折时,由于膝后方关节囊及腓肠肌的牵拉,骨折远端多向后倾斜,有压迫或损伤腘动、静脉的危险,而骨折近端内收向前移位。股骨下 1/3 骨折段受腓肠肌的牵拉而向后倾倒。股骨上 1/3 骨折后,近侧段受髂腰肌、臀中肌、臀小肌和髋关节外旋诸肌的牵拉而屈曲、外旋和外展,而远侧段则受内收肌的牵拉而向上、向后、向内移位,导致向外成角和缩短畸形。股骨中 1/3 骨折后,其畸形主要是按暴力的撞击方向而成角,远侧段又因受内收肌的牵拉而向外成角。远侧骨折端可压迫或刺激腘动脉、腘静脉和坐骨神经。股骨(大腿)骨折固定法:①夹板固定法:患者仰卧,伤腿伸直。用两块夹板(内侧夹板长度为上至大腿根部,下过足跟;外侧夹板长度为上至腹股沟,下过足跟)分别放在伤腿内外两侧(若只有一块夹板则放在伤腿外侧),并将健肢靠近伤肢,使双下肢并列,两足对齐。关节处及空隙部位均放置衬垫,用 5~7 条角巾或布带先将骨折部位的上下两端固定,然后分别固定大腿髋部、膝、踝等处,足部用三角巾"8"字固定,使足部与小腿呈直角。②健肢固定法:用绷带或三角巾将双下肢绑在一起,在膝关节、踝关节及两腿之间的空隙处加棉垫。见图 9-4-3。

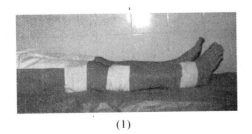
(1)

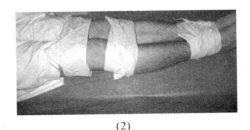
(2)

图 9-4-3 下肢骨折的临时固定

4.胫腓骨骨折 胫腓骨骨干骨折在全身骨折中最为常见。10 岁以下儿童尤为多见。其中以胫骨干单骨折最多,胫腓骨干双骨折次之,腓骨干单骨折最少。胫骨是连接股骨下方的支承体重的主要骨骼,腓骨是小腿肌肉附着的重要骨骼,并承担人体 1/6 的承重。胫骨中下 1/3 处形态转变,易于骨折,胫骨上 1/3 骨折移位,易压迫腘动脉,造成小腿下段严重缺血坏疽。胫骨中 1/3 骨折血肿可增加骨筋膜室内压力造成缺血性肌挛缩而坏疽。胫骨中下 1/3 骨折使滋养动脉断裂,易引起骨折延迟愈合。单纯腓骨骨折有时局部压痛并不重,易被误诊为软组织损伤。而胫骨骨折的局部压痛常常很明显,不易误诊,通过压痛部位能确定骨折部位。在活动小腿时疼痛加重,在非稳定型骨折活动小腿时疼痛更为显著。单纯腓骨骨折时,小腿的承重功能仍然存在;而胫骨骨折,即使是无移位的稳定型骨折,其承重功能也已丧失。体征中最明显的是畸形,常常是成角、侧方移位、短缩和旋转畸形并存。在较轻型的损伤,有时只有外旋和内外成角畸形。因为骨折端的出血和组织反应,局部肿胀非常明显。因直接暴力致伤的开放骨折,皮肤及软组织损伤非常明显,常常伴有组织挫裂和皮肤缺损。而由胫骨骨折端自内而外刺破皮肤造成的开放骨折其创口常常很小,污染不重,因此它的预后要比一般的开放骨折好,但不能忽视通过小创口发生继发感染的可能性。活动胫骨能产生剧痛,有助于胫腓骨骨折的诊断,但会增加软组织损伤和畸形。胫腓骨骨折直接合并神经损伤很少见,但腓骨颈骨折容易合并腓总神经损伤。但是,对每个胫腓骨骨折的患者必须要记录踝关节背伸跖屈、足趾的背伸和足跖屈以及足的皮肤感觉等神经系统的情况,以备晚期了解是否发生石膏压迫腓总神经的情况,以及有无前筋膜间隔区综合征发生的征兆。胫腓骨骨干骨折直接合并血管损伤的可能性也很少。但是胫骨上端骨折发生血管损伤可能性较大,胫前动脉在该处穿过骨间膜,骨折时容易拉伤,或被附近的骨折块压迫。另一处容易损伤血管的部位是胫骨下端的骨折,无论什么部位的胫腓骨骨折的患者,必须检查足背动脉和胫后动脉有无搏动,此外还要检查其他有关血运的体征,如毛细血管的充盈、肌肉的收缩力、皮肤感觉及疼痛的类型等,并作详细的记录。软组织损伤的情况要仔细地估计。有无开放创口的存在,有无潜在的皮肤坏死区的存在,在预后估计上均有重要的意义。挫裂伤对皮肤及软组织均会造成严重的影响,有时软组织和皮肤损伤的真正范围要经过很多天才能估计出来。对深层的肌肉、肌腱的损伤不常见,只是在胫骨下 1/4 的开放性骨折时偶有发生。胫腓骨(小腿)骨折固定法:①夹板固定法:患者仰卧,伤腿伸直。夹板长度超过膝关节,上端固定至大腿,下端固定至踝关节及足底。并将健肢靠近伤肢,使双下肢并列,两足对齐。关节处及空隙部位均放置衬垫,用 5~7 条三角巾或布带先将骨折部位的上下两端固定,然后分别固定大腿、膝、踝等处。足部用三角巾"8"字固定,使足部与小腿呈直角。②无夹板固定法:患者仰卧,伤腿伸直,健肢靠近伤肢,双下肢并列,两足对齐。在关节处与空隙部位之间放置衬垫,用 5~7 条三角巾或布条将两腿固定在一起(先固定骨折部位的上、下两端)。足部用三角巾"8"字固定,使足部与小腿呈直角。

　　5.肋骨骨折　　肋骨骨折在胸部伤中约占 61%~90%。不同的外界暴力作用方式所造成的肋骨骨折病变可具有不同的特点:作用于胸部局限部位的直接暴力所引起的肋骨骨折,断端向内移位,可刺破肋间血管、胸膜和肺,产生血胸或(和)气胸。间接暴力如胸部受到前后挤压时,骨折多在肋骨中段,断端向外移位,刺伤胸壁软组织,产生胸壁血肿。枪弹伤或弹片伤所致肋骨骨折常为粉碎性骨折。在儿童,肋骨富有弹性,不易折断,而在成人,尤其是老年人,肋骨弹性减弱,容易骨折。肋骨骨折的诊断主要依据受伤史、临床表现和 X 线胸片检查。按压胸骨或肋骨的非骨折部位(胸廓挤压试验)而出现骨折处疼痛(间接压痛),或直接按压肋骨骨折处出现直接压痛阳性或可同时听到骨擦音、手感觉到骨摩擦感和肋骨异常活动,很有诊断价值。X 线胸片上大都能够显示肋骨骨折,但是,对于肋软骨骨折、"青枝骨折"、骨折无错位或肋骨中段骨折在胸片上因两侧的肋骨相互重叠,均不易发现,应结合临床表现判断,以免漏诊。无合并损伤的肋骨骨折称为单纯性肋骨骨折。除了合并胸膜和肺损伤及其所引起的血胸或

(和)气胸之外,肋骨骨折还常合并其他胸部损伤或胸部以外部位的损伤,诊断中尤应注意。第1肋或第2肋骨骨折常合并锁骨或肩胛骨骨折,并可能合并胸内脏器及大血管损伤、支气管或气管断裂或心脏挫伤,还常合并颅脑伤;下胸部肋骨骨折可能合并腹内脏器损伤,特别是肝、脾和肾破裂,还应注意合并脊柱和骨盆骨折。但是,当第7肋以下的肋骨骨折时,由于骨折处肋间神经受刺激,产生传导性腹痛,应注意与腹腔脏器损伤所引起的腹痛相鉴别。偶尔由于剧烈的咳嗽或喷嚏等,胸部肌肉突然强力收缩而引起肋骨骨折,称为自发性肋骨骨折,多发生在腋窝部的第6~9肋。当肋骨本身有病变时,如原发性肿瘤或转移瘤等,在很轻的外力或没有外力作用下亦可发生肋骨骨折,称为病理性肋骨骨折。肋骨骨折多发生在第4~7肋;第1~3肋有锁骨、肩胛骨及肩带肌群的保护而不易骨折;第8~10肋渐次变短且连接于软骨肋弓上,有弹性缓冲,骨折机会减少;第11肋和12肋为浮肋,活动度较大,甚少骨折。但是,当暴力强大时,这些肋骨都有可能发生骨折。仅有1根肋骨骨折称为单根肋骨骨折;2根或2根以上肋骨骨折称为多发性肋骨骨折。肋骨骨折可以同时发生在双侧胸部。每肋仅一处折断者称为单处骨折,有两处以上折断者称为双处或多处骨折。序列性多根多处肋骨骨折或多根肋骨骨折合并多根肋软骨骨骺脱离或双侧多根肋软骨骨折或骨骺脱离,则造成胸壁软化,称为胸壁浮动伤,又称为连枷胸。局部疼痛是肋骨骨折最明显的症状,且随咳嗽、深呼吸或身体转动等运动而加重,有时患者可同时自己听到或感觉到肋骨骨折处"咯噔咯噔"的骨摩擦感。疼痛以及胸廓稳定性受破坏,可使呼吸动度受限、呼吸浅快和肺泡通气减少,患者不敢咳嗽,痰潴留,从而引起下呼吸道分泌物梗阻、肺实变或肺不张。这在老弱患者或原有肺部疾患的患者尤应予以重视。在连枷胸,当吸气时,胸腔负压增加,软化部分胸壁向内凹陷;呼气时,胸腔压力增高,损伤的胸壁浮动凸出,这与其他胸壁的运动相反,称为"反常呼吸运动"。反常呼吸运动可使两侧胸腔压力不平衡,纵隔随呼吸而向左右来回移动,称为"纵隔摆动",影响血液回流,造成循环功能紊乱,是导致和加重休克的重要因素之一。连枷胸时胸痛和胸廓稳定性破坏更为严重,反常呼吸运动更使呼吸运动受限,咳嗽无力,肺活量及功能残气量(FRC)减少,肺顺应性和潮气量降低,常伴有严重的呼吸困难及低氧血症。过去曾认为,连枷胸时有部分气体随着吸气和呼气而在健侧和伤侧肺内之间来回流动,不能与大气交换,称为残气对流或摆动气,是造成呼吸功能障碍的主要原因。而目前认为摆动气并不存在,而连枷胸所伴有的肺挫伤可使肺泡和间质出血、水肿、肺泡破裂和不张,是引起呼吸功能障碍的重要原因。

肋骨骨折的急救措施:

(1)观察:①神志是否清楚,口鼻内有无血、泥沙、痰等异物堵塞;②前后胸有无破口;③肋骨骨折有没有呼吸困难;④有否血胸和气胸。

(2)判断:①单纯骨折:只有肋骨骨折,胸部无创口,局部有疼痛,呼吸急促,皮肤有血肿;②多发性骨折:多发性肋骨骨折,吸气时胸廓下陷。胸部多有创口,剧痛,呼吸困难。这种骨折常并发血胸和气胸,抢救不及时很快会死亡。

(3)急救:①简单骨折时局部用多层干净布、毛巾或无菌纱布盖住,并加压包扎;②多发性骨折用宽布或宽胶布围绕胸腔半径固定住即可,防止再受伤害;③有条件时吸氧;④遇气胸时,急救处理后速送医院。

连枷胸的处理:对于连枷胸的处理,除了上述原则以外,尤其注意尽快消除反常呼吸运动、保持呼吸道通畅和充分供氧、纠正呼吸与循环功能紊乱和防治休克。当胸壁软化范围小或位于背部时,反常呼吸运动可不明显或不严重,可采用局部夹垫加压包扎。但是,当浮动幅度达

3cm 以上时可引起严重的呼吸与循环功能紊乱,当超过 5cm 或为双侧连枷胸(软胸综合征)时,可迅速导致死亡,必须进行紧急处理。首先暂时予以夹垫加压包扎,然后进行肋骨牵引固定。以往多用巾钳重力牵引,方法是在浮动胸壁的中央选择 1~2 根能持力的肋骨,局麻后分别在其上、下缘用尖刀刺一小口,用布钳将肋骨钳住,注意勿损伤肋间血管和胸膜,用牵引绳系于钳尾部,通过滑车用 2~3kg 重量牵引约 2 周左右。目前,已根据类似原理设计出多种牵引器,是用特制的钩代替巾钳,用胸壁外固定牵引架代替滑车重力牵引,方法简便,患者能够起床活动且便于转送。在需行开胸手术的患者,可同时对肋骨骨折进行不锈钢丝捆扎和缝扎固定或用克氏针作骨髓内固定。目前已不主张对连枷胸患者一律应用控制性机械通气来消除反常呼吸运动(呼吸内固定法),但对于伴有严重肺挫伤且并发急性呼吸衰竭的患者,及时进行气管内插管或气管切开后应用呼吸器治疗,仍有其重要地位。

五、骨折固定的注意事项

1. 有创口者应先止血、消毒、包扎,再固定。
2. 固定前应先用布料、棉花、毛巾等软物,铺垫在夹板上,以免损伤皮肤。
3. 用绷带固定夹板时,应先从骨折的下部缠起,以减少患肢充血水肿。
4. 夹板应放在骨折部位的下方或两侧,应固定上下各一个关节。
5. 大腿、小腿及脊柱骨折者,不宜随意搬动,应临时就地固定。
6. 固定应松紧适宜。

(付　昆)

第五节　心肺复苏及相关知识

心肺复苏是对心脏、呼吸骤停所采取的急救措施,即胸外按压形成暂时的人工循环,采用人工呼吸代替自主呼吸,快速电除颤转复心室颤动,以及尽快使用血管活性药物来恢复自主循环的急救技术。心脏跳动停止者,如在 4min 内实施初步的 CPR(cardiopulmonary resuscitation),在 8min 内由专业人员进一步心脏救生,死而复生的可能性最大,因此时间就是生命,速度是关键。

一、目的

心肺复苏的目的是开放气道、重建呼吸和循环。

二、适应证与禁忌证

(一)适应证
各种原因所造成的循环骤停或呼吸骤停。

(二)禁忌证
早期均应采取心肺复苏术,除证实不能进行心肺复苏,如有致命性外伤,有基础生命体征或胸壁受伤无法进行胸部按压。

三、准备工作

1. 摆放好患者体位(仰卧平躺在结实的平面上)。

2.解开患者的紧身上衣,松开裤带,以便于呼吸。

3.取出口腔异物。

四、方法

初步的 CPR 按 DRABC 进行,即①D(dangerous):检查现场是否安全;②R(response):检查伤员情况;③A(airway):保持呼吸顺畅;④B(breathing):口对口人工呼吸;⑤C(circulation):建立有效的人工循环。

1.检查现场是否安全(D) 在发现患者后应先检查现场是否安全。若安全,可当场进行急救。若不安全,须将伤员转移后进行急救。

2.检查伤员情况(R) 在安全的场地,应先检查患者是否丧失意识,有无自主呼吸和心跳。检查意识的方法:轻拍重呼,轻拍伤员肩膀,大声呼喊伤员;检查呼吸方法:一听二看三感觉,将一只耳朵放在患者口鼻附近,听患者是否有呼吸声音,看患者胸廓有无起伏,感觉脸颊附近是否有空气流动;检查心跳方法:检查颈动脉的搏动,颈动脉在喉结下 2cm 处。

3.保持呼吸顺畅(A) 昏迷的患者常因舌后移而堵塞气道,急救者以一手置于患者额部使头部后仰,并以另一手抬起后颈部或托起下颌,保持呼吸道通畅。对怀疑有颈部损伤者只能托举下颌而不能使头部后仰。

4.口对口人工呼吸(B) 在保持患者仰头抬颌的前提下,施救者用一手捏闭的鼻孔(或口唇),然后深吸一大口气,迅速用力向患者口(或鼻)内吹气,然后放松鼻孔(或口唇),照此每 5s 反复一次,直到恢复自主呼吸。每次吹气间隔 1.5s。见图 8-5-1。

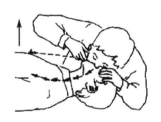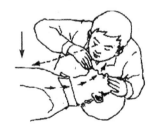

图 8-5-1 口对口人工呼吸

5.建立有效的人工循环(C) 急救员应跪在患者躯干的一侧,两腿稍微分开,重心前移,随后选择胸外心脏按压部位。先以左手的中指、食指定出肋骨下缘,而后将右手掌掌跟放在胸骨下 1/3,再将左手放在右手上,十指交错,握紧右手,按压时不可屈肘。按压力量经手跟向下,手指应抬离胸部。对中等体重的成人下压深度应大于 5cm,而后迅速放松,解除压力,让胸廓自行复位。如此有节奏地反复进行,按压与放松时间大致相等,频率为每分钟不低于 100 次。见图 8-5-2。

一个人心肺复苏方法:当只有一个急救者给患者进行心肺复苏术时,应是每做 30 次胸外心脏按压,交替进行 2 次人工呼吸。

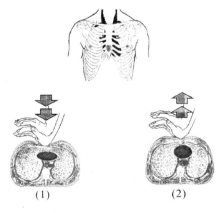

(1)　　　　　(2)

图 8-5-2 胸外心脏按压

两个人心肺复苏方法:当有两个急救者给患者进行心肺复苏术时,首先两个人应呈对称位置,以便于互相交换。此时一个人做胸外心脏按压,另一个人做人工呼吸。两人可以数着1、2、3进行配合,每按压心脏30次,口对口或口对鼻人工呼吸2次。

CPR操作顺序的变化,2010(新)C-A-B,即:C胸外按压→A开放气道→B人工呼吸。

五、注意事项

1.口对口吹气量不宜过大,一般不超过1200ml,胸廓略起伏即可。吹气时间不宜过长,吹气过程要注意观察患(伤)者气道是否通畅,胸廓是否被吹起。

2.胸外心脏按压术只能在患(伤)者心脏停止跳动下才能施行。

3.口对口人工呼吸和胸外心脏按压应同步进行,严格按吹气和按压的比例操作。

4.胸外心脏按压的位置必须准确,按压的力度要适度。

5.施行心肺复苏术时应将患(伤)者的衣扣及裤带解松,以免引起内脏损伤。

美国心脏学会(AHA)发布了新版CPR急救指南(被国际同行认可和采纳),与旧版指南相比,主要就是按压与呼吸的频率由15∶2调整为30∶2。

六、有效和终止抢救指征

1.观察颈动脉搏动,有效时每次按压后就可触到一次搏动。若停止按压后搏动停止,表明应继续进行按压。如停止按压后搏动继续存在,说明患者自主心搏已恢复,可以停止胸外心脏按压。

2.若无自主呼吸,人工呼吸应继续进行,或自主呼吸很微弱时仍应坚持人工呼吸。

3.复苏有效时,可见患者有眼球活动,口唇、甲床转红,甚至脚可动,观察瞳孔时,可由大变小,并有对光反射。

4.当有下列情况可考虑终止复苏:①心肺复苏持续30min以上,仍无心搏及自主呼吸,现场又无进一步救治和送治条件,可考虑终止复苏;②脑死亡,如深度昏迷,瞳孔固定、角膜反射消失,将患者头向两侧转动,眼球原来位置不变等,如无进一步救治和送治条件,现场可考虑停止复苏;③当现场危险威胁到抢救人员安全(如雪崩、山洪暴发)以及医学专业人员认为患者死亡,无救治指征时。

心肺复苏技术对于每个人都有用,生活中有很多意外,很难保证我们是时时安全的。为了能够在危急时刻挽救生命,建议大家一定要学会初步的心肺复苏方法!

【病例】

患儿,女,12岁,因溺水被打捞上来,呼吸已经停止,你正好在现场,如何进行人工呼吸?

答:①现场判定;②清除口鼻异物,保持呼吸道通畅;③排除进入体内的水;④口对口人工呼吸:在保持患者仰头抬颏前提下,施救者用一手捏闭鼻孔(或口唇),然后深吸一大口气,迅速用力向患者口(或鼻)内吹气,然后放松鼻孔(或口唇),照此每5s反复一次,直到恢复自主呼吸。每次吹气间隔1.5s,在这个时间抢救者应自己深呼吸一次,以便继续口对口呼吸,直至专业抢救人员的到来。

【练习题及答案】

1.心脏按压回复的指标?

2.查看颈动脉搏动时,可以多久不做心外按压?

答案：

1.①瞳孔由大变小,对光反射恢复;②面色由发绀转为红润;③脑功能恢复迹象;④心电图变化:出现交界区,房性或窦性心律。

2.不超过10s。

（张　娇）

第六节　心包穿刺、心内注射

【心包穿刺】

心包穿刺是借助穿刺针直接刺入心包腔的诊疗技术,以达到治疗的目的。

一、目的

1.引流心包腔内积液,降低心包腔内压,是急性心包填塞症的急救措施。

2.通过穿刺抽取心包积液,作生化测定,涂片寻找细菌和病理细胞、作结核杆菌或其他细菌培养,以鉴别诊断各种性质的心包疾病。

3.通过心包穿刺,注射抗生素等药物进行治疗。

二、适应证与禁忌证

(一)适应证

1.确定心包积液性质。

2.解除心包填塞。

3.心包积脓的治疗。

4.心包开窗的术前判断。

(二)禁忌证

主动脉夹层伴心包积血是心包穿刺的禁忌证(可使夹层血肿扩大),该类患者应立即进行手术治疗。

三、准备工作

1.穿刺位置准备　①剑突下与左肋缘相交的夹角处;②左侧第5～6肋间,心浊音界内侧1～2cm处。

2.用品及准备　胸腔穿刺包1个(内有12或16号带有乳胶管的胸腔穿刺针、小镊子、止血钳、5ml注射器及针头、50ml注射器、纱布、孔巾和换药碗),无菌试管数只(留送常规、生化、细菌、病理标本等),必要时加抗凝剂。

四、方法

1.术前宜行X线及(或)超声检查,以便决定穿刺部位及估计积液程度,积液量少者不宜施术。

2.选择适宜体位,如从心尖部进针常取坐位,如选择剑突下进针常选斜坡卧位,腰背部垫枕。

3.嘱患者于术中勿咳嗽或深呼吸,必要时术前可给予适量的镇静药物。

4. 常用穿刺方法有下列两种:①心前区穿刺:于左第5、第6肋间隙,心浊音界内侧进针,向后、向内指向脊柱方向刺入心包腔。穿刺针尖入皮下后,助手将注射器与穿刺针后的橡胶管相连接,并抽吸成负压,当穿刺针入心包腔后,胶管内立即充满液体,此时即停止进针,以免触及心肌或损伤冠状动脉。②胸骨下穿刺:于胸骨剑突与左第7肋软骨交界处之下作穿刺点,穿刺方向与腹壁成45°,针刺向上、后、稍向左而入心包腔的

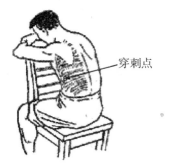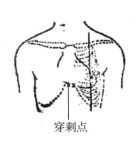

穿刺点

穿刺点

图 9-6-1　心包穿刺位置

后下部。其余操作同上,有条件可在超声指导下进行。见图9-6-1。

五、注意事项

1. 严格掌握适应证。此穿刺术有一定危险性,应由有经验医师操作或指导,并应在心电图监护下进行较为安全。

2. 术前须进行心脏超声检查,确定液平大小与穿刺部位,选液平面最大、距体表最近点作为穿刺部位,或在超声显像指导下进行穿刺抽液更为准确、安全。

3. 术前应向患者作好解释,消除紧张顾虑,并嘱其在穿刺过程中不要咳嗽或深呼吸。

4. 麻醉要完善,以免因疼痛引起神经源性休克。

5. 抽液量第一次不宜超过 100~200ml,以后再抽渐增到 300~500ml。抽液速度要慢,过快、过多,使大量血回心可导致肺水肿。

6. 如抽出鲜血,立即停止抽吸,并严密观察有无心包填塞出现。

7. 取下空针前夹闭橡皮管,以防空气进入。

8. 术中、术后均需密切观察呼吸、血压、脉搏等的变化。

【心内注射】

心内注射术是临床心脏复苏的一种重要而有效的方法,是将急救药品通过在心前区或剑突下路径穿刺注入心室,从而尽快恢复患者的心跳,达到延续患者生命的目的。

一、目的

使心脏恢复自主节律,增强心脏收缩力,纠正心律失常,从而达到复苏目的。

二、适应证与禁忌证

(一)适应证

1. 任何原因所致心脏骤停,进行心脏按压,同时需要向心内注射一定药物促进心脏复跳患者。

2. 胸外及胸内电击除颤,应同时心内注射药物。

3. 没有除颤设备时,可用药物心内注射除颤。

(二)禁忌证

出血性疾病及心跳未停患者。

三、准备工作

1.器械准备:5ml 或 10ml 的消毒注射器及 9 号长针头、碘酒、酒精、棉签。

2.心内注射所需的药品。

四、方法

1.患者取卧位。

2.用碘酒、酒精在穿刺部位自内向外进行常规皮肤消毒。

3.用空针抽取心内注射所用的药物。

4.用 9 号穿刺针在第 4 肋间胸骨左缘 1～2cm 处垂直刺入 4～5cm,抽得回血后将药液快速注入。

5.注射完毕后,拔出穿刺针,以酒精棉签按压针孔。

五、注意事项

1.穿刺针要长,以确保能进入心脏。

2.穿刺部位要准确,避免引起气胸或损伤冠状血管。

【练习题及答案】

1.心内注射的优、缺点有哪些?

2.什么情况下,穿刺针刺入心脏,但回抽不出来血液?

3.心脏注射常用哪些药物?

答案:

1.优点是起效快,作用强而迅速。缺点是有导致冠状血管撕裂、心包填塞、气胸的危险,给复苏后期处理增加困难,并且心内注射时要中断胸外按压和通气。

2.刺入心壁或注射器发生阻塞。

3.盐酸普鲁卡因、利多卡因、肾上腺素、阿托品、异丙肾上腺素等。

(张　娇)

第七节　电除颤

电除颤是以一定量的电流冲击心脏从而使室颤终止的方法,是治疗心室纤颤的有效方法,现今以直流电除颤法使用最为广泛。电复律与电除颤一样,也是用电击心脏的方法使心律失常变为窦性心律。

一、目的

用电能来治疗异位性快速心律失常,使之转为窦性心律的方法,电除颤是心脏骤停抢救中必要的、有效的重要抢救措施。

二、适应证与禁忌证

(一)适应证

1.适于各种异位快速心律失常,尤其是药物治疗无效者。转复心室颤动、心房颤动和扑动,可首选电除颤。

2.转复室性和室上性心动过速,多先用药物治疗,无效或伴有显著血流动力障碍时采用电复律。

3.性质未明或并发于预激综合征的异位快速心律失常,选用药物常有困难,宜用同步电复律治疗。

(二)禁忌证

1.病史多年、心脏明显增大,不宜电复律。

2.伴有高度或完全性房室传导阻滞的心房颤动、扑动,不宜电复律。

3.伴病态窦房结综合征的异位性快速心律失常,不宜用本法复律。

4.有洋地黄类药物中毒所致心律失常或低血钾时,暂不宜用电复律。

5.电除颤禁忌证无特别要求。

三、准备工作

1.患者准备　对心室颤动或伴严重血流动力学障碍的快速室性心动过速患者,因需紧急心肺复苏,应立即电除颤。择期电转复前,应进行全面的体格检查及有关实验室检查,包括电解质、肝、肾功能,正在抗凝治疗者,应测定凝血酶原时间和活动度。复律前应禁食 6h,以避免复律过程中发生恶心和呕吐。如果患者正在服用洋地黄类药物,应在复律前停服 24～48h。

2.设施　施行电复律的房间应较宽敞,除了除颤器外,还应配备各种复苏设施,例如氧气、吸引器、急救箱、血压和心电监护设备。见图 9-7-1,图 9-7-2。

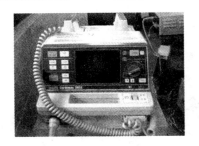

图 9-7-1　除颤仪

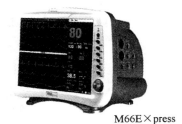

M66E×press

图 9-7-2　监护仪

3.麻醉　除患者已处于麻醉状态或心室颤动时意识已经丧失,而无需麻醉外一般均需要快速、安全和有效的麻醉,以保证电复律和电除颤时患者没有不适感和疼痛。

四、操作方法

1.患者仰卧于硬木板床上,连接除颤器和心电图监测仪,选择一个 R 波高耸的导联进行示波观察。

2.打开电源,选择非同步性能。

3.患者一旦进入理想的麻醉状态后,则充分暴露其前胸,并将两个涂有导电胶或裹有湿盐水纱布的电极板分别置于一定位置。导电胶涂抹时不应太多或太少,只要能使电极板和皮肤达到紧密接触,没有空隙即可。

4.电极板的安放将一电极板置于胸骨右缘第2、3肋间,另一个电极板置于心尖部。两个电极板之间距离大于10cm,电极板放置要贴紧皮肤,并有一定压力。

5.选择能量,准备放电时,任何人不应再接触患者、病床以及同患者相连接的仪器,以免发生触电。

6.严密观察患者的心率、心律、血压、呼吸和神志,应持续监测24h。

【并发症】

(1)心律失常:电击后心律失常以期前收缩(早搏)最常见,大多在数分钟后消失,不需特殊处理。

(2)低血压、急性肺水肿、栓塞。

(3)心肌损伤。

(4)电极与皮肤接触不好、连续电击、高能量电击都有可能引起皮肤灼伤。

五、注意事项

1.两电极必须紧压于胸壁,两电极必须分开。

2.涂在电极上的导电胶不能涂到两电极之间的患者胸壁上。

3.连续三次电击未能除颤,即停止再次电击除颤。

4.若心电显示为细颤波,应坚持心脏按压或用药,先用1%肾上腺素1ml静脉推注,3～5min后可重复一次,使细颤波转为粗波后,方可施行电击除颤。

5.电击时电极要与皮肤充分接触,勿留缝隙。以免发生皮肤烧灼。

6.触电早期所致的心跳骤停,宜先用利多卡因100mg静注。

【练习题及答案】

1.简述电击除颤的注意事项。

2.什么样的房颤不适宜电复律?

答案:

1.①两电极必须紧压于胸壁;②两电极必须分开;③涂在电极上的导电胶不能涂到两电极之间的患者胸壁上;④连续三次电击未能除颤,即停止再次电击除颤。

2.病史已多年、心脏(尤其是左心房)明显增大、伴高度或完全性房室传导阻滞的心房颤动。

（张　娇）

第八节　简易呼吸器的使用

简易呼吸器由面罩、球囊、吸氧管、储氧袋、呼气阀、鸭嘴阀、压力安全阀、进气阀、储氧阀、储气安全阀组成。用于现场急救,或较短时间的急救。见图9-8-1,图9-8-2。

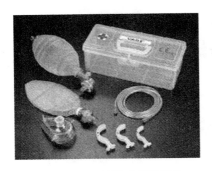

图 9-8-1　简易呼吸器零件

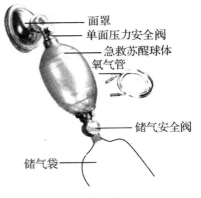

图 9-8-2　简易呼吸器

一、目的

1. 维持和增加机体通气量。

2. 纠正威胁生命的低氧血量。

二、适应证与禁忌证

1. 适应证　心肺复苏;各种中毒所致的呼吸抑制;神经、肌肉疾病所致的呼吸肌麻痹;各种电解质紊乱所致的呼吸抑制;各种大型手术的围手术期;配合氧疗作溶疗法;运送患者;适用于机械通气患者做特殊检查等情况。临时替代呼吸机,如遇到呼吸机障碍、停电等特殊情况时可临时应用。

2. 禁忌证　目前无确定禁忌证。

三、准备工作

1. 取下单向阀和储气阀时,挤压球体,将手松开,球体应很快地自动弹回原状。

2. 将出气口用手堵住,挤压球体时,将会发觉球体不易被压下。如果发觉球体慢慢地向下漏气,请检查进气阀是否组装正确。

3. 将单向阀接上球体,并在接头处接上呼吸袋。挤压球体,鸭嘴阀会张开,使得呼吸袋膨胀,如呼吸袋没有膨胀,检查单向阀、呼吸袋是否组装正确。

4. 将储氧阀和储氧袋接在一起,将气体吹入储氧阀,使储氧袋膨胀,将接头堵住,压缩储氧袋,气体自储氧阀溢出。如未能感觉到溢出时,请检查安装是否正确。

四、方法

1. 将患者仰卧,去枕,头后仰。

2. 清除口腔假牙与咽部、喉等任何可见的异物。

3. 插入口咽通气道,防止舌咬伤和舌后坠。

4. 抢救者应位于患者头部的后方,将头部向后仰,并托起下颌使其朝上,使气道保持通畅。

5. 将面罩扣住口鼻,并用拇指和示指紧紧按住,其他的手指则紧按住下颌。

6. 用另外一只手挤压球体,将气体送入肺中,规律性地挤压球体提供足够的吸气/呼气时间（成人：12 ～ 15 次/分，小孩：14 ～ 20 次/分）。见图9-8-3。

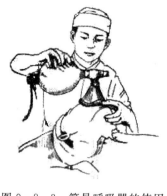

图 9-8-3　简易呼吸器的使用

7.抢救者应根据患者有如下情形以确认其是否处于正常换气。

（1）注视患者胸部上升与下降（是否随着压缩球体而起伏）。

（2）经由透明盖，观察单向阀是否适当运用。

（3）在呼气当中，观察面罩内是否呈雾气状。

五、注意事项

1.面罩要紧扣鼻部，否则易发生漏气。

2.若患者有自主呼吸，应与之同步，即患者吸气初顺势挤压呼吸囊，达到一定潮气量便完全松开气囊，让患者自行完成呼气动作。

3.氧流量应在 5L/min 以上，保证储氧袋充满氧气。

4.无氧源时，必须卸下储氧阀、储氧袋，以免影响简易呼吸器按压。

5.如患者使用气管插管，则无须面罩，直接与气管插管连接。

6.以呼吸面罩内是否呈雾状来判断有无自主呼吸。

【练习题及答案】

1.在使用呼吸器过程中，出现挤压呼吸囊时感觉阻力很大，除外呼吸器故障，最常见的可能原因是什么？应如何处理？

2.病例分析

患者，男性，71 岁患慢性支气管炎 30 年，现已呼吸衰竭。在抢救中已行气管插管，如何使用简易呼吸囊辅助呼吸？

答案：

1.可能原因是分泌物阻塞呼吸道，应立即吸痰，保持呼吸道通畅。

2.①检查呼吸囊的弹性及有无漏气；②检查呼吸囊及气管导管接口是否紧密完好，有无漏气；③检查患者呼吸道是否通畅；④检查气管导管固定是否牢靠；⑤观察胸廓是否随捏、松呼吸囊的操作相应起伏；⑥听诊双肺，了解两肺呼吸音。

（张　娇）

第九节　三腔二囊管止血术

三腔二囊管止血术，主要用于抢救药物治疗无效的门静脉高压并食管-胃底静脉曲张破裂出血。

一、目的

抢救门静脉高压并食管-胃底静脉曲张破裂出血，充气后胃囊管可压迫胃底，食管囊管可压迫食管下段，达到止血作用。

二、适应证与禁忌证

1.适应证　食管、胃底静脉曲张破裂大出血,特别是药物治疗无效者。

2.禁忌证　冠心病、高血压及心功能不全者慎用。

三、准备工作

1.患者准备

(1)与患者或其家属进行沟通,详细说明治疗必要性及可能出现的并发症,取得患者或其家属的理解、配合,并签署操作知情同意书。

(2)检查患者有无鼻息肉、鼻甲肥厚和鼻中隔弯曲,选择鼻腔较大侧插管,插管前应清除鼻腔内的结痂及分泌物。

(3)对躁动不安或不合作患者,可肌肉注射安定5～10mg。

2.器材准备

(1)三腔二囊管、20ml及50ml注射器各1支、止血钳3把、治疗盘1个、治疗巾、无菌纱布数块、液体石蜡。

(2)床边牵引装置:0.5kg的重物(如沙袋或盐水瓶)、滑车牵引固定架、绷带。

3.术者准备

(1)复习三腔二囊管止血术操作过程。

(2)戴口罩、帽子,清洁洗手。

四、操作方法

1.操作者戴手套,用50ml注射器分别向胃气囊管和食管气囊管充气,仔细检查食管囊和胃囊有无漏气和充气后有无偏移,通向双气囊和胃腔的管道是否通畅,并测定充盈后两者气体的容量和气压。检查合格后,用注射器抽尽气囊内气体,将三腔二囊管前端及气囊表面涂以液体石蜡油。

2.协助患者取半卧位,清洁鼻腔,将三腔二囊管从患者鼻腔缓慢送入,达咽部时嘱患者做吞咽动作配合,将三腔二囊管顺利通过咽喉进入食管,并送入至囊管65cm标记处,如能由胃管腔内抽出胃液,表明三腔管前端已至幽门。

3.用注射器先向胃囊内注入空气250～300ml(囊内压40～50mmHg),并立即用血管钳夹闭管腔。然后将三腔二囊管向外牵拉,感觉有中等程度阻力时,即表示胃气囊已压于胃底部。适度拉紧三腔二囊管,系上牵引绳,以0.5kg重物通过滑车固定于床头持续牵引,以达到充分压迫目的。见图9-9-1、图9-9-2。

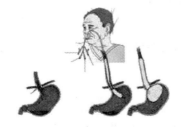　　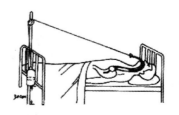

图9-9-1　三腔二囊管压迫示意图　　　　图9-9-2　三腔二囊管牵引示意图

4.如患者仍反复呕血,再向食管囊内注入空气 100～200ml(囊内压 30～40mmHg),然后夹闭该管腔,以直接压迫食管下段曲张静脉。

5.定时经胃管内抽吸胃内容物,观察其是否有活动性出血。同时,并可通过胃管注入止血药、抑酸剂等进行局部止血治疗。

6.首次胃囊充气压迫可持续 24h,每 2～3h 检查气囊内压力 1 次,压力不足时应及时充气,每 8～12h 食管囊放气并放松牵引一次。24h 后必须减压 15～30min,减压前先服石蜡油15～20ml,10min 后将三腔二囊管向内略送入,使气囊与胃底黏膜分离,以防胃底黏膜与气囊黏连或坏死,然后去除止血钳,让气囊自行逐渐缓慢放气,并抽吸胃管观察是否有活动出血,一旦发现仍有活动性出血,立即再次行充气压迫。

7.出血停止 24h 后,取下牵引重物,并将食管气囊和胃气囊放气,继续留置于胃内观察24h,如未再出血,再嘱患者口服液体石蜡 15～20ml,然后抽尽双囊气体,再将三腔二囊管缓慢拔出。

五、注意事项

1.严格把握适应证及禁忌证。

2.严格、规范操作,先向胃气囊内充气,再向食管囊充气,注意充气量。

3.最好在呕血的间歇期进行,尽量取得患者配合,以免引起胃液反流进入气管引起窒息。

4.为避免食道与胃底发生压迫性溃疡,牵引物不宜过重,食管气囊每隔 12h 放气 1 次,同时将三腔二囊管向内送入少许。

5.为防止鼻翼压迫性坏死,最好用牵引装置,鼻孔用棉花等柔软东西垫加,以免压迫摩擦。

6.加强护理,密切观察患者生命体征变化,防止窒息的发生,如患者出现呼吸困难,及时放气观察。

（孙　龙）

第十节　中毒抢救及相关知识

一、目的

中毒是指毒物进入人体内产生组织和器官损伤,并出现一系列临床症状、体征的全身性疾病。根据中毒发生的时间长短分为急性中毒和慢性中毒,本节以急性中毒为主要介绍内容,目的在于让大家掌握常见急性中毒类型、临床表现、诊断及治疗原则。

二、常见中毒疾病

毒物主要是通过呼吸道、消化道或直接接触机体后,造成组织、器官损伤。

(一)经呼吸道中毒

常见通过呼吸道进入人体的毒物有:NH_3、CL_2、光气、H_2S、CO 等,其临床表现、诊断及治疗,见表 9-10-1。

表 9 - 10 - 1　　经呼吸道吸入中毒的临床表现、诊断及治疗

毒气类型	临 床 表 现	诊 断	治 疗
NH₃、CL₂、H₂S 及光气	①轻度中毒:声音嘶哑、咽痛、流泪,部分患者出现咳嗽、咳痰等。②中度中毒:呼吸困难、胸痛、剧烈咳嗽、咳血。③重度中毒:咯大量粉红色泡沫样痰,出现发绀。或出现严重气胸或纵隔气肿,窒息等。④体格检查:出现不同程度喉头水肿;胸部 X 线检查:两肺野布满大小不等边缘模糊的斑片状或云絮状阴影,融合成片或呈蝴蝶状影。	①有明确的高浓度 NH_3、CL_2、H_2S 及光气短时间吸入史。②有呼吸困难、咳嗽、咳痰或咳血等呼吸道症状。③胸片出现纹理增多或出现斑片状阴影结合血气有低氧血症。	①脱离现场。②保持呼吸道通畅,面罩无创通气或气管插管建立人工气道,通气时间较长时应考虑气管切开。③给予高浓度或纯氧。吸氧浓度一般不超过 80%,如吸入纯氧时间不超过 5h,避免氧中毒。④早期可给予支气管解痉药物如氨茶碱,5%葡萄糖 250ml ＋氨茶碱 0.25g 静脉点滴,同时可给予糖皮质激素如 0.9%生理盐水 40ml＋甲基强地松龙 40mg 静注。⑤机械通气常用模式有 SIMV 和 PSV。⑥预防感染,一般应用第三代头孢菌素或针对革兰氏阴性菌的抗生素。
CO	①轻度中毒:剧烈的头痛、头晕、心悸、恶心、呕吐、四肢无力、嗜睡、意识模糊、视物不清、感觉迟钝、幻觉、抽搐等。②中度中毒:患者出现呼吸困难、意识障碍、浅昏迷等症状。体格检查:呼吸、脉搏、血压明显降低,瞳孔对光反射迟钝,腱反射减弱。③重度中毒:患者处于深昏迷,各种反射消失。	①患者多有用煤炉取暖或煤气洗浴经历。②患者多有神经系统症状和血循环末梢如唇、甲床粉红色特征。	①脱离中毒环境。②吸入高浓度氧,吸入纯氧时间不超过 40min,有条件可给予高压氧舱治疗。③急性中毒后 2～4h,患者可出现脑水肿,24～48h 达高峰,能持续数日。应用甘露醇及利尿剂交替脱水利尿,同时应用糖皮质激素治疗。④选用广谱抗生素,采用物理降温使体表温度保持 32℃,也可用冬眠合剂降温。⑤促进脑细胞代谢,应用三磷酸腺苷、辅酶 A、细胞色素 C 和大量维生素 C 静脉点滴。

(二)经消化道或其他途径中毒

经消化道进入人体,引起中毒的毒物如酒精中毒、有机磷农药、百草枯、鼠药、镇静剂、阿片类(口服剂型)、毒蕈等,其临床症状、诊断及特异性解毒剂,见表 9 - 10 - 2。

表 9 - 10 - 2　　经消化道或接触中毒临床表现、诊断及特异解毒剂

毒物种类	临 床 表 现	诊 断	特 异 解 毒 剂
镇静剂	①头痛、头晕、意识不清、语言不清、嗜睡、昏迷等;②中毒早期瞳孔缩小,对光反射迟钝,晚期出现缺氧性麻痹扩张;③早期患者呼吸浅快或浅慢,晚期出现潮式呼吸。患者脉搏细弱,血压下降,皮肤湿冷,出现休克症状;④早期表现为肌张力增高,腱反射亢进,晚期表现为肌张力降低,腱反射消失,甚至出现病理反射。	根据患者服药史、症状及体征可初步诊断,必要时可以做毒物测定。	巴比妥类中毒无特异解毒药物,氟马西尼是苯二氮䓬类拮抗剂,可静脉给予 0.2mg 静注,总量为 2mg。

续表

毒物种类	临床表现	诊断	特异解毒剂
有机磷农药	以 M 样症状为主的表现,恶心呕吐,流涎、多汗、肌束震颤、抽搐、呼吸困难。查体:嗜睡、昏迷,双侧瞳孔缩小,双侧肺可闻及大量湿啰音,心率缓慢。甚至出现呼吸衰竭等症状。	①有明显有机磷农药服用史或接触史;②有 M 样中毒症状及体征;③患者多呼出气体带有蒜臭气味;④实验室检查:全血胆碱酯酶活力下降。	特异解毒剂:解磷定、氯磷定和双磷定。能特异性复活胆碱酯酶。用量(氯磷定):轻度患者可用 0.5～1.0g 肌注 1～2 次;中度患者首剂 1～2g 肌注,以后 1～2h 可重复一次,每次 0.5～1.0g;重度患者首剂 2～2.5g 肌注或静注,以后 2h 给药 1.0g,24h 可用 10g,症状好转后减量。给予阿托品对抗 M 样效应。
百草枯	①局部性损伤,皮肤接触部位出现红斑、水泡、溃疡、坏死等。黏膜接触出现溃烂。出现畏光、流泪、眼痛、结膜充血、角膜灼伤等。②全身性损伤,包括消化系统:恶心呕吐、腹痛腹泻、吞咽困难、血便等。严重者可在 3～7 天内出现黄疸。早期患者可有咳嗽、呼吸困难、低氧血症等症状,晚期可出现肺间质纤维化表现,出现活动后气喘,心悸,严重低氧血症。还有其他系统症状如血压下降、心肌酶升高;膀胱刺激症状等。	①有药物接触史或服用史;②出现相应症状体征;③毒物鉴定。	无特异解毒剂。
亚硝酸盐	头晕、恶心、呕吐、心悸、胸闷气短。查体有明显口唇、四肢发绀。	①有进食咸菜或其他腌制食品史;②有临床症状、体征;③实验室检查:高铁血红蛋白(＋)。	亚甲蓝,首剂给予 20～40mg 静推,必要时可在 3～5min 后重复给予 20mg,一般按 2mg/kg 给药,但不要过快过多。
阿片类	昏迷、呼吸抑制和瞳孔缩小,呈针尖样瞳孔,伴有发绀、血压下降。也可出现心动过缓、抽搐、惊厥或失明、下肢瘫痪。	①有用药或吸食史;②有急性中毒症状;③毒物检测。	非特异解毒剂:纳洛酮 2mg 静注,必要时重复给药,总计量可达 20mg。
毒蕈类	①消化道症状:恶心呕吐、腹痛、腹泻、腹胀等;②神经系统症状:躁动不安、谵妄、大汗、二便失禁,甚至出现昏迷;③皮下瘀血、尿血、休克、DIC。	①有明确使用野生蘑菇史;②出现相应临床表现;③毒物鉴定。	无特异解毒剂。

续表

毒物种类	临 床 表 现	诊 断	特 异 解 毒 剂
毒蛇咬伤	①全身不适、四肢无力、头晕、眼花、胸闷、呼吸困难或晕厥。部分患者出现肌肉僵硬、进行性肌无力。②受伤部位出现红肿、疼痛、水泡、出血和坏死。③体格检查：眼睑下垂、视力模糊、语言障碍、吞咽困难、眼球固定及瞳孔散大。严重时可出现急性呼吸衰竭和肾功能衰竭，甚至休克、DIC 等症状。	①有明确毒蛇咬伤史；②有局部和全身症状。	抗蛇毒血清 5000～10000U 加入 20ml 生理盐水静注（使用前一定要做皮试）。
蜂蜇伤	①局部肿胀、剧痛，可出现水泡、淤血和坏死；②全身症状：头痛、寒战、发热、恶心呕吐及烦躁等症状；③过敏反应：出现荨麻疹、喉头水肿、哮喘、呼吸困难，严重的出现过敏性休克。	①有明确的蜂蜇伤史；②有局部或全身表现。	无特异解毒剂。

三、准备工作

1.事先准备毛毯、棉被等保暖物品。

2.对于有毒气体中毒抢救首先要准备供氧装置,常用有氧气瓶、氧气袋。

3.对于可能出现的气道分泌物多,或气道水肿阻塞应事先准备好负压吸引器、气管插管。

4.重度低氧患者,保证动脉血氧>60mmHg,应事先准备简易呼吸机。

5.对于经消化道引起的中毒,除上述准备外,还需准备洗胃装置及特异解毒剂。

四、方法

1.局部处理　应迅速脱去受污染衣服,受污染皮肤用大量清水清洗。如毒蛇咬伤,要用绷带扎紧创口近心端,扩大创口,同时以 1∶5000 高锰酸钾溶液反复冲洗创口。如蜂蜇伤则要拔出毒刺,用苏打水清洗局部。

2.清除未吸收的毒物　主要处置如下:

(1)催吐:患者意识清楚时,让患者用手指或压舌板刺激咽后壁,将毒物呕出,嘱患者饮温水 300～500ml,再呕吐,如此反复多次直到呕吐液体清亮为止。切记强酸、强碱不能进行上述操作。

(2)洗胃:如催吐效果不好时,立即洗胃。洗胃时间应控制在服用毒物不超过 6h。洗胃首先考虑应用温清水,成人洗胃需 5～8L。

(3)导泻:导泻药常用 50%硫酸镁 40～50ml 或 25%硫酸钠 30～60ml,加水 200ml 口服。

(4)灌肠:选用 1%温肥皂水连续高位灌肠。

3.清除已吸收的毒物

(1)利尿:输 5%葡萄糖液或糖盐,同时静脉注射 20～40mg 呋塞米。注意血钾情况,及时补充氯化钾。

(2)血液净化:包括①血液透析,经过透析装置将血液中的毒物清除。可清除的毒物有:苯巴比妥、甲酸、甲醇、乙醇、对乙酰氨基酚、水杨酸、水合氯醛、海洛因、苯妥英钠、锂盐、茶碱、有机磷、地西泮等。②血液灌流,当血液在体外流经具有活性炭、树脂、氧化淀粉等装置时,可将毒物去除。适应清除的毒物有:有机磷中毒、有机氯杀虫剂、甲醇、乙醇、苯酚、巴比妥类、地西泮等。③血浆置换,将患者血液流经血浆交换装置,分离血浆并去除。

4.特殊拮抗解毒药物。

5.对症治疗

(1)监测意识、瞳孔、体温、血压、呼吸及血流动力学变化。

(2)纠正酸碱失衡、电解质紊乱。

(3)积极处理并发症。

五、注意事项

1.对于脱去受污染衣服的患者来说,一定要注意保暖。

2.对患者进行心理上的安抚。

3.抢救过程中,应注意治疗药物的剂量及给药速度:包括①有机磷中毒,应用阿托品时,一定使患者出现阿托品化,即颜面潮红、皮肤干燥、心率加快、双肺湿啰音消失、出现烦躁等症状。阿托品化后应继续静脉小剂量维持,防止中毒症状反弹。另外,要注意反复清洗患者皮肤、头发等可能被有机磷污染部位,防止有机磷再吸收。②亚硝酸盐中毒患者在静脉推注亚甲蓝时,注意给药速度不要过快,以防止亚甲蓝短时间血中浓度过高,将血红蛋白中 Fe^{2+} 氧化 Fe^{3+},加重中毒症状。

【练习题及答案】

1.如何处理毒气中毒?

2.有机磷中毒抢救药品有哪些?具体治疗步骤如何?

3.亚硝酸盐中毒的特异解毒剂?抢救过程中注意事项有哪些?

答案:略。

参考文献

[1]李小刚.急救医学住院医师手册.北京:科学技术文献出版社,2008.

[2]谢灿茂,陈升汶.危重症加强监护治疗学.北京:人民卫生出版社:2011.

[3]陆再英,钟南山.内科学.第 7 版.北京:人民卫生出版社:2011.

(刘笑然)

第十一节　血胸、气胸的急救技术及相关知识

气胸,指胸腔内仅含气体,血胸指胸腔内血液积存,血气胸为两者并存。

一、自发性血气胸

临床上,自发性血胸常合并自发性气胸。血胸的血外观看起来是纯血液,但它的血红蛋白含量低,系胸膜渗液与血液混合所致。触摸气管和心尖搏动来确定纵隔位置是判断血气胸严重程度的一个重要标志。试验性胸腔穿刺抽吸血液时最常犯的错误是穿刺位置太低,因为这

类病人多呈卧位或膈肌升高。胸腔闭式引流后血气胸症状不缓解的常见原因是引流管过细。胸腔引流管的内径不得小于1cm。

1.发病原因　当肺内压力突然升高,致肺泡破裂,气体通过裂孔进入胸腔内,可造成自发性气胸。多在用力负重、剧烈咳嗽、屏气后出现,少数患者诱因不明显。一般来说,自发性血气胸患者多由于肺脏结构先天性发育缺陷,部分肺泡壁结构较为薄弱,形成肺大泡。

2.临床表现　当气胸发生时或急性失血时,患者可出现胸闷、气促、呼吸困难等不适。因循环血量骤减,患者甚至可出现血压下降等低血容量休克症状,例如脸色苍白、出冷汗、脉搏细速。另外,中量以上的血胸可因胸腔内血液积存,压迫肺脏,使通气功能受到影响,造成呼吸功能障碍,同时胸膜腔内的大量出血,可压迫纵隔,使纵隔移位,造成血液回流受阻,加重循环功能障碍。如不及时抢救,可危及生命。

3.治疗　自发性血气胸的治疗,应根据出血量的多少,以及是否为进行性出血而定。一般来讲,小量自发性血胸,可让其自然吸收,不需做穿刺抽液处理。如积血量较多,应尽早行胸膜腔穿刺,尽可能将积血抽净,促进肺膨胀,以改善呼吸功能。如临床观察判断患者病情继续恶化,休克症状逐渐加重,胸腔内有进行性出血时,应在积极抗休克及输全血的同时,果断进行紧急开胸止血术。

自发性血气胸如未根除病因,有可能反复发作,故平时应注意防范。患者应尽量避免从事负重或剧烈的体育活动,如举重、潜水、激烈对抗赛等。在日常生活中,如突然感到胸闷、气促、呼吸困难、脉搏增快、面色苍白、出冷汗等,应及时求医,以免贻误病情,导致严重后果。

二、创伤性血气胸

1.概念　创伤性血气胸是指胸部外伤后所造成的胸膜腔积血、积气。

2.临床表现　胸部外伤血气胸的发病率占70%以上,血气胸可单独发生,也可以发生于合并其他类型的胸部外伤时,如穿透或闭合的胸壁损伤、肋骨骨折、纵隔伤、胸腹联合伤、胸部异物、挫伤窒息、创伤性湿肺、爆震伤以及所谓闭合胸部损伤三大综合征等均可合并血气胸。因此,对任何一个胸部外伤的患者,都要检查有无血气胸。小量的血气胸可无明显症状。其中轻微者如单纯性小量闭合性气胸肺萎陷在20%～25%者,可观察待其自行吸收。大量出血或高压积气的严重血气胸是胸部损伤死亡的主要原因之一,必须紧急处理。创伤性血气胸与其他类型严重的胸部损伤一样,在诊断和治疗上必须同时进行。及时给予有效的处理,这样可使患者转危为安,否则可因未及时抢救而死亡。对胸部外伤伤员,要早期判断以下10个问题:①有无血容量不足;②有无呼吸功能不全;③有无张力性气胸;④有无心包填塞;⑤有无多发肋骨骨折(反常呼吸);⑥有无严重血胸、气胸或血气胸;⑦有纵隔损伤;⑧有无膈肌破裂;⑨有无主动脉或其主要分支的破裂;⑩有无心脏损伤。患者若有上述事项之一者,可随时发生生命危险。为抢救生命有时必须在做X线检查之前就作出诊断和治疗。

3.治疗　创伤性血气胸的早期处理原则包括三方面:①急救处理:纠正休克、输血及纠正呼吸功能障碍等;②手术治疗:胸部损伤需要开胸手术者不多,危重病人需行急诊手术;③预防感染:清创、引流和抗生素的应用等。

4.开胸手术处理的指征　①胸腔活动性出血,血压下降;②张力性气胸与支气管断裂;引流瓶中持续大量溢气,肺仍不复张者;③大咳血不止;④有心脏大血管损伤者;⑤膈肌破裂、食管破裂等;⑥大的开放性胸壁伤的闭合修补;⑦血胸的早期清除,有大量血胸,但引流不畅,疑有胸内血凝块者;⑧抗休克效果不佳者应开胸处理。创伤性血气胸的选择性初期治疗是胸腔闭式引流。及早进行胸腔闭式引流是治疗血气胸简单有效的重要措施。而且绝大多数病例可用胸腔闭式引流等非开胸手术治愈。

5.创伤性血气胸早期行闭式引流的优点　①及时解除血气胸对肺及纵隔的压迫,改善呼吸、循环功能;②能预防或减少脓胸及凝固性血胸的发生率;③通过引流观察引流量多少可确定有无活动性出血和是否需要急诊开胸探查手术。

临床上绝大多数患者在伤后立即发生的血气胸,除大血管出血外,多数在数小时最长12h便停止胸腔内出血,一般2～5h血液中纤维蛋白析出,胸血失去凝固性。但也有部分胸部外伤患者入院时,无血气胸或数天后又出现中等量(500～1000ml)或大量(1000ml以上)血气胸。这种迟发性血气胸的发生率约占10%。迟发时间短者5h,长者15h。1/3发生在伤后24h,尤其多发生于初次检查后的6h内。因此对每个胸部损伤的患者均需密切观察,或出院时嘱其有变化随时来诊。

【胸腔闭式引流术】

一、目的

1.采用胸腔闭式引流术,可以排出胸膜腔内的气体、液体,维持胸膜腔内的负压,使肺处于膨胀和气体交换状态。

2.通过引流物的观察,判断胸内脏器的病理改变和治疗效果。

二、适应与禁忌证

(一)适应证

1.外伤性血胸,中等量以上的积血。

2.张力性气胸或闭合性气胸、自发性气胸经胸穿抽气后又很快增加,或患者需行呼吸器辅助通气者,均应行胸腔闭式引流术。

3.脓胸、脓气胸、脓液不见减少者。

4.胸部常规手术后。

5.食管或支气管胸膜瘘。

6.部分原因不明的大量胸腔积液者。

(二)禁忌证

1.凝血机制不良。

2.肿瘤晚期,严重的恶液质。

3.胸部切口瘢痕附近。

三、准备工作

1.医患沟通　向患者交代胸腔闭式引流术的必要性和可能发生的并发症及不适反应,消除患者紧张、恐惧等心理,取得理解与配合。完成知情同意书等医疗文件签署。

2.医生和护士的准备工作　核对患者姓名、床号、住院号等信息,查阅病历及相关检查资料。手术部位皮肤准备。

3.器械准备　胸腔闭式引流包、治疗巾、无菌纱布、手术刀、胸腔闭式引流管及引流瓶、消毒剂、局部麻醉药、生理盐水。

四、操作方法

(一)体位准备

应该根据具体病情采用坐位、半卧位或侧卧位,两手置于枕后,头转向对侧。但须特别注意的是,支气管胸膜瘘患者,不应卧向健侧,以避免脓液经瘘口流入气管•导致窒息或使感染扩散。

(二)切口选择

气胸可选择患侧锁骨中线第 2 肋间,引流液体则选择患侧第 7～9 肋间,包裹性积液则根据 B 超等定位后确定。

(三)麻醉

用 1% 普鲁卡因或 2% 利多卡因局部浸润麻醉。注射药物时要深及壁层胸膜,同时可以做肋间神经封闭。小儿患者可以应用氯胺酮麻醉。

(四)操作方法

1.术前准备　术前应仔细进行胸部检查,如条件和患者情况允许应行胸部 X 线检查,确定引流恰当的部位。选择适当大小的乳胶或硅胶引流管,为排除气体,内径 0.5cm 即可,为排除胸腔内液体,一般要求内径在 1cm 左右,管前端剪成鸭嘴状,并在近前端处开 1～2 个椭圆形侧孔,引流管要求有一定的弹性和硬度,此外,目前尚有冲洗引流管,在引流管之侧壁有小孔直通引流管尖端,可做胸腔持续冲洗。

2.手术步骤　引流安放部位:为排气目的,安置部位应在锁骨中线第 2 或第 3 肋间。为排液的目的,一般在腋中线与腋后线之间,胸腔(或脓腔)的低位,常选第 7、8 肋间。常用的有 3 种方法:肋间插管法、肋间套管插管法和肋骨切除插管法。

(1)肋间插管法:这是最常用的引流方法。

①术野局部消毒、铺无菌孔巾,1% 利多卡因局部浸润麻醉。在预定引流部位沿肋骨上缘切 2～3cm 的小口,切开皮肤、皮下及深筋膜后,以血管钳分开胸壁肌层。于肋间中央戳破壁层胸膜后,感觉阻力突然减弱,可见切口有液体或气体溢出。②用大血管钳平行夹住引流管鸭嘴部,送入胸腔,

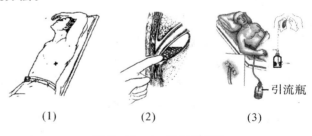

(1)　　　　　(2)　　　　　(3)

图 9-11-1　肋间插管法

远端以血管钳夹闭。③将引流管连接水封瓶,松开血管钳,观察引流通畅情况并调整好引流管在胸腔内的长度,一般在 2.5～5cm。间断缝合切口,用 7 号线将引流管固定在胸壁皮肤上,无菌敷料包扎。见图 9-11-1。

(2)肋间套管插管法:多用于小儿脓胸患者或者危重病人。①在确定插管部位做一皮肤小切口,位置在肋骨上缘,以免损伤,肋间血管和神经;②术者示指按在针上,示指尖距离针尖长度 3～4cm,垂直刺入;③当套针突破胸膜腔时,有一种突然减压感。将引流管远端夹闭,近端放入套针侧管内,在慢慢退出针芯的同时将引流管插入胸腔内,最后再退出套管;④调整引流管至预定标记处,缝合切口,固定引流管于皮肤上。将引流管连接于水封瓶。

（3）肋骨切除插管法：适用于上述方法引流不畅，或肋间隙变窄的脓胸患者。

①局麻时除封闭该肋骨肋间神经外，还要封闭上、下相邻的两根肋间神经。②沿切除的肋骨长轴做 6～8cm 切口，切开皮肤、皮下及肌层，显露肋骨，沿肋骨切骨膜 4～5cm，用骨膜剥离器紧靠肋骨剥离骨膜，使该段肋骨与骨膜分离。用肋骨剪剪除已游离的肋骨约 4cm，将该处肋间神经切除一段，以免术后疼痛，肋骨断端处的肋间血管要予以结扎；③肋骨床处穿刺，抽得脓液后，切开骨膜及壁层胸膜进入胸腔；④吸引器吸除脓液后，探查脓腔，用手指分离纤维隔膜，可用温盐水冲洗脓腔（有支气管胸膜瘘者除外）；⑤将引流管置于胸腔内 2～3cm，在皮肤平面用丝线作标记，与水封瓶相接。依次缝合切口，并固定引流管。

五、注意事项

1.操作时，胸膜切口不宜过大，引流管远端应夹闭可靠，进管要迅速。

2.支气管胸膜瘘者，切开脓腔后，应尽快吸出脓液，防止脓液倒流入支气管内引起窒息和感染扩散。

3.胸腔内大量积脓时，不应一次大量放脓，以避免胸腔内压力骤减而使纵隔摆动移位。

4.防止引流管脱出。除将引流管缝合固定外，应在敷料包扎后再加胶布固定。搬运患者时要小心，勿予牵拉。并向患者交代活动时注意勿将引流管拉脱。注意保持引流管通畅。如果发现阻塞不通，应寻找原因，及时处理。观察引流物的性质及引流量，观察有无漏气及其程度。

5.鼓励和协助患者咳嗽及深呼吸，也可以让患者吹气球，以利于肺膨胀和液体排出。

6.拔管时机和方法：引流管留置时间无明确规定，一般为 24～72h。原则上是胸腔已无积气或积液，肺膨胀良好，即可拔管。拔管前应常规行胸透或摄片检查。拔管方法是准备凡士林纱布 5～6 层，铺于纱布及棉垫上，创口经消毒、拆除固定引流管的缝线后，嘱患者深呼吸，在深吸气末暂时闭气，迅速将引流管拔除，立即用准备妥当的敷料覆盖，加压包扎，患者可正常呼吸。24h 内应严防敷料移位及脱落。

7.并发症及其处理

（1）出血：系损伤肋间血管所致。防治措施：①经肋间引流时，引流管应紧靠下一肋骨上缘进入胸腔；②在切除肋骨后，应缝扎两断端肋间血管；③一旦出血，则需严密观察，轻者经应用止血药物可止住，如出血较多，应输血、补充血容量，应用止血药物，并扩大切口，结扎血管。

（2）气胸：出现时应仔细检查引流装置是否漏气，皮肤切口是否缝合严密等，为了防止切口处漏气，皮肤切口应低于肋间及胸膜切口。

（3）创口疼痛：多系引流管过粗、过硬刺激造成。防治措施：①选择合适的引流管；②用 1%普鲁卡因或 2%利多卡因作肋间封闭；③口服止痛药物。

（4）感染：术后应按时换药，病情较重者，应尽快拔除引流管。若并发肋骨骨髓炎时则需手术切除。

（5）脓腔未闭：常见于下列情况：①脓胸引流不及时，致形成大量纤维隔，限制肺扩张；②肺不张；③引流管位置不当；④胸膜腔内异物；⑤拔管太早，残留脓腔较大。以上应对症处理。

【练习题及答案】

1.哪些情况需行胸腔闭式引流术？

2.胸腔闭式引流术的插管方法有哪几种？

3.胸腔闭式引流有什么作用？

答案：略。

参考文献

[1]陈孝平.外科学.第 2 版.北京:人民卫生出版社,2010.
[2]张福奎.外科基本操作处置技术.第 2 版.北京:人民卫生出版社,2007.

（王正文）

第十二节　常见颅脑损伤的急救技术及相关知识

【头部包扎法】

一、目的

头部包扎的目的是保护创口、减少污染、固定敷料和止血。常用的材料是绷带和三角巾。抢救中也可将衣裤、巾单等裁开作包扎用。无论何种包扎法,均要求包好后固定不移和松紧适度。

二、适应证

1.头部外伤后活动性出血或帽状腱膜下血肿。
2.头皮或颅骨手术后需要加压包扎者。

三、准备工作

三角巾、无菌纱布块、胶布、消毒剂、生理盐水、无菌手套。

四、方法

（一）头颅三角巾包扎法

将三角巾底边折叠约 2 指宽,将其正中点放在前额眉弓上部,顶角拉到枕后,然后将底边经耳上向后扎紧压住顶角,再颈后交叉,再经耳上到额部拉紧打结,最后将顶角向上反折嵌入底边用胶布或别针固定。见图 9-12-1。

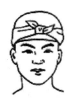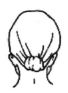

图 9-12-1　头颅三角巾包扎法

（二）头部绷带帽式包扎法

用绷带自前额沿耳上至枕外隆凸绕头两圈固定,然后在前额中央开始将绷带反折到枕后,并向左右两侧依次回返包扎,但需每次压盖前次 1/3,直至头顶全部遮盖为止。必要时,伤处可重复 1～2 圈,最后在额部环形包扎,固定两周。见图 9-12-2。

图 9-12-2　头部绷带帽式包扎法

（三）脑组织膨出的包扎法

遇有脑组织从创口膨出，不可压迫包扎，要先用大块消毒湿纱布盖好，然后再用纱布卷成保护圈，套住膨出的脑组织，再用三角巾包扎。

（四）头顶下颌包扎法

将三角巾底边齐眉，顶角向后盖头上，两底角经两耳上缘拉向头后部，在枕部交叉压住顶角，再经两耳垂下向前拉，一底角包绕下颌到对侧耳垂前下，与另一底角十字交叉后，又分别经两耳前上提到头顶打结，再将顶角反折到头顶部，与两底角相遇打结。见图9－12－3。

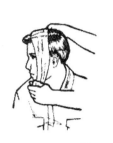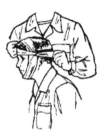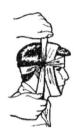

图9－12－3　头顶下颌包扎法

【要点说明】

1.三角巾的底边折叠，沿眉毛上缘覆盖于整个头部，顶端向脑后垂下。露出患者的双眼、不可遮挡视线。

2.三角巾的另外两条角边分别绕过耳弓上。

3.两条角边往后缠绕，在头枕部发际处交叉，然后压住三角巾，旋绕往前重新返回到前额。

4.在前额正中打一结，不能打成死结。

5.操作者一只手压住前额处的三角巾底边，另一只手用力往后牵拉三角巾的顶角带尾，使头帽紧密地压住创口敷料、松紧适度。

6.将三角巾的顶角尾带折叠成条索状布块，然后牢牢埋入两条角边交叉处形成的缝隙内。

7.整理头帽、完成包扎。

五、注意事项

1.包扎前应充分暴露创口，包扎创口的部位要准确。

（1）急救敷料尽可能干净无菌，尤其是接触创口的敷料应尽量使用消毒敷料。如果没有消毒敷料，应选用较干净的毛巾、衣、褥、被单等布料包扎创口。包扎范围应超出创口边缘5～10cm。

（2）包扎压力要适当、牢靠稳妥、防止脱落，既要保证敷料固定和加压止血，又不影响头皮血液循环。

（3）包扎时动作要轻柔，特别是骨折伤员不要因动作粗暴而造成继发损伤。

（4）打结时要避开创口。

（5）创口嵌入的异物，一般不要随意取出，避免引起大出血危及生命。

（6）如有脑组织膨出，需用干净的碗扣在创口上，或者用敷料或其他布类做成大于创口的圆环，保护膨出的脑组织，避免脑组织受压。

（7）如果怀疑有颅骨粉碎性骨折或凹陷性骨折，应用纱布或布类折叠成大于骨折范围圆圈垫于周围,再行包扎,以防将骨折片压入颅内损伤脑组织。

2.包扎　伤口时,先简单清创并盖上消毒纱布,然后再用绷带。操作宜小心、谨慎,不要触及创口,以免加重疼痛或导致创口出血及污染。

3.包扎时松紧要适宜,过紧会影响局部血液循环,过松易致敷料脱落或移动。

4.包扎时要使患者的位置保持舒适。皮肤皱褶处如腋下、乳下、腹股沟处,应用棉垫或纱布衬隔,骨隆突处也用棉垫保护。需要抬高肢体时,应给予适当的扶托物。包扎的肢体必须保持功能位置。

5.根据包扎部位,选用宽度适宜的绷带和大小合适的三角巾。

6.包扎方向为自下而上,由左向右,从远心端向近心端包扎,以助静脉血液的回流。绷带固定时的结应放在肢体的外侧面,忌在创口上、骨隆突处或易于受压的部位打结。

7.解除绷带时,先解开固定结或取下胶布,然后以两手互相传递松解。紧急时或绷带被伤口分泌物浸透干涸时,可用剪刀剪开。

【健康教育】

1.头皮擦伤　处理时先将伤处及其周围的头发剪去,用肥皂水、再用生理盐水(可以自行配制,以1000ml水中加入食盐9g烧开便成)洗净,抹干,涂上红药水或紫药水,一般不用包扎,如果创面泥沙、污物较多,速到医院处理为妥。头皮裂伤:可注意在血迹最多的地方分开头发,认真察看,用手指压迫出血点一侧皮肤或压住创口周围的皮肤,均可止血,也可用干净布压迫创口止血,并及时包扎好送医院。头皮包块:应尽早局部涂上食油或局部加压包扎,防止肿块扩大。切忌用跌打药酒对局部进行外搽和按揉推拿。若已形成发红的、触之软而且有水波感的包块即血肿达24h以后,可用热敷以促进吸收,大血肿不易吸收者,禁止自行用针随便穿刺放血,应由医师进行处理。

2.送医院前让患者平卧,去掉枕头、头转向一侧,防止呕吐时食物吸入气管而致窒息。更不要掐人中或摇动头部以求弄醒患者,这样反会加重脑损伤和出血的程度。

(周　建、杨　堃)

第十章　麻醉技术

第一节　局部浸润麻醉

局部麻醉是将局麻药物注入手术区域组织内,阻滞周围神经末梢达到局部麻醉作用。

一、目的

使患者只在第一针刺入时有疼痛感觉,以实现止痛或手术为目的。

二、适应证与禁忌证

1.适应证　浅表部位小手术。
2.禁忌证
(1)穿刺部位有感染、肿瘤。
(2)对局麻药过敏者。

三、准备工作

1.让患者消除紧张和顾虑情绪,签订知情同意书。
2.局麻药过敏试验。
3.物品准备　注射器、局麻药、消毒液、手套等。

四、操作方法

1.先在手术切口一端进针,针的斜面向下刺入皮内,注药后呈橘皮样隆起,称皮丘。
2.将针拔出,在第一个皮丘的边缘再进针,如法操作形成第二个皮丘,如此在切口线上形成皮丘带。
3.再经皮丘向皮下组织注射局麻药,即可切开皮肤和皮下组织。上述操作的目的是使患者只在第一针刺入时有痛感。
4.如手术要达到深层组织,可在肌膜下和肌膜内注药。分开肌肉后如为腹膜,应行腹膜浸润。如此浸润一层切开一层,注射器和手术刀交替使用,麻醉效果确切。

五、注意事项

1.注入组织内的药液需有一定容积,在组织内形成张力,借水压作用使药液与神经末梢广泛接触,从而增强麻醉效果。

2. 局部浸润麻醉,按解剖层次,由浅入深,逐层麻醉。

3. 注意局麻药的极量,防止局麻药中毒。

4. 为避免用药过量,应降低药液浓度,例如用 0.25% 普鲁卡因。

5. 每次注药前都要回抽,以免误注入血管内。

6. 实质脏器和脑组织等无痛觉,不用注药。

7. 药液中含肾上腺素浓度 1:20 万~40 万(即 2.5~5μg/ml)可减缓局麻药的吸收,延长作用时间。

【练习题及答案】

局部浸润麻醉的注意事项有哪些?

答案:

(1)注意局麻药的极量,避免局麻药中毒;(2)为避免用药量超过一次限量,应降低药液浓度;(3)每次注药前都要回抽,以免误注入血管内。

(张　娇)

第二节　硬膜外麻醉

硬膜外麻醉是将局麻药注入硬膜外间隙,使部分脊神经的传导功能受到阻滞的麻醉方法,称为硬膜外间隙阻滞麻醉,简称为硬膜外阻滞。有连续法和单次法,一般都用连续法。根据穿刺部位可分为高位、中位、低位及骶管阻滞。

一、目的

阻滞脊神经根,使其支配的区域产生手术区域所需要的麻痹。

二、适应证与禁忌证

1. 适应证

(1)硬膜外阻滞主要用于腹部及腹部以下的手术,包括泌尿、妇产、肛肠及下肢手术。

(2)颈部、上肢及胸部虽可应用,但管理复杂。

(3)凡适用于蛛网膜下腔阻滞的手术,同样可采用硬膜外阻滞麻醉。

(4)还用于术后镇痛。

2. 禁忌证

(1)低血容量、休克患者。

(2)穿刺部位感染或者菌血症可致硬膜外感染者。

(3)低凝状态,近期使用抗凝药物未停用足够长时间者。

(4)穿刺部位术后、外伤、畸形者,腰背部疼痛在麻醉后可能加重者。

(5)精神异常、不能配合者。

三、准备工作

1. 穿刺前准备　为预防局麻药中毒,麻醉前可给巴比妥类或苯二氮䓬类药物;对阻滞范围广、迷走神经兴奋的病人,可加用阿托品。有疼痛者可使用镇痛药。

2.患者准备 签署麻醉知情同意书,嘱其放松配合。

3.物品准备 硬膜外穿刺包、消毒液、麻药;如需全脊麻,还须备好气管插管包、给氧设备及急救药品。

四、方法

1.如需全脊麻,须备好气管插管装置、给氧设备及其他急救用品。

2.穿刺体位 有侧卧位及坐位两种,临床上主要采用侧卧位。穿刺点应根据手术部位选定,一般取支配手术范围中央的相应棘突间隙,确定棘突间隙,一般参考体表解剖标志。见图10-2-1,图10-2-2。

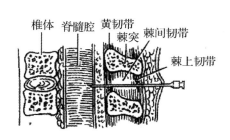
图10-2-1 硬膜外腔解剖

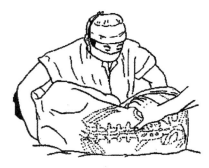
图10-2-2 硬膜外定位

3.戴无菌手套后以穿刺点为中心消毒,范围为向头、尾各延伸3个棘突,左右至腋后线,消毒后铺无菌孔巾。

4.在选定穿刺椎间隙行局部浸润麻醉后,以导针穿透皮肤及棘上韧带。将硬膜外针沿导针孔刺入皮肤、棘上韧带及棘间韧带,然后缓慢推进。当针尖穿过黄韧带时,有阻力突然消失或出现负压现象,表示针尖已进入硬膜外间隙。以注射器回吸无脑脊液流出,注气无阻力,证明穿刺成功。

5.负压实验,可用悬滴法。不推荐使用注射空气判断是否进入硬膜外腔隙。

6.置管 穿刺针将导管插入到硬膜外腔,导管穿过针口3～5cm时,一手顶住导管,另一手将穿刺针退出。硬膜外腔导管长度以3～4cm为宜。见图10-2-3。

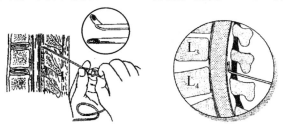
图10-2-3 硬膜外导管置入

五、注意事项

1.药物容量和注射速度 容量愈大,注速愈快,阻滞范围愈广;反之,则阻滞范围窄,但临床实践证明,快速注药对扩大阻滞范围的作用有限。

2.患者的情况　婴幼儿、老年人硬膜外间隙小,用药量须减少。妊娠后期,由于下腔静脉受压,间隙相对变小,药物容易扩散,用药量也须减少。

3.最常见的并发症是血压下降、呼吸抑制和恶心呕吐。因此术中应注意麻醉平面,密切观察病情变化,及时进行处理。

4.操作前注意核对患者姓名、手术部位和术前用药的剂量。

5.术前检查导管是否通畅,是否有裂痕或残缺。

6.患者体位应摆放正确,椎间隙充分打开,以易于穿刺。

7.注药前应回抽,确定导管内无血液或脑脊液流出。

8.局麻药毒性反应:在注药过程中,如出现眩晕、耳鸣、舌麻等症状,多系药物注入血管内,应立即停止注药,并将导管退离血管,必要时改全麻。

9.脊神经根损伤:穿刺针触及神经根时,患者肢体有电击样异感。轻者数分钟消失,可继续进行硬膜外麻醉。重者异感持续不退,应放弃硬膜外阻滞麻醉,并用糖皮质激素,持续 3 天,可减轻并发症的程度。

【练习题及答案】

1.硬膜外麻醉的禁忌证有哪些?

2.相邻两节椎骨连接的韧带从内向外的顺序是什么?

答案:

1.①低血容量;②穿刺部位感染或者菌血症可致硬膜外感染者;③低凝状态,近期使用抗凝药物未停用足够长时间者;④穿刺部位术后、外伤、畸形者,腰背部疼痛在麻醉后可能加重者;⑤不能合作者。

2.从内向外的顺序是:黄韧带、棘间韧带、棘上韧带。

（张　娇）

第三节　气管插管术与全身麻醉

【气管插管术】

气管插管是将特制的气管导管经口或鼻腔插入到患者的气管或支气管内。

一、目的

1.建立人工气道,进行人工通气。

2.便于清除呼吸道分泌物。

3.维持气道通畅,减少气道阻力,保证有效的通气量。

4.为给氧、加压人工呼吸、气管内给药提供条件。

二、适应证与禁忌证

1.适应证

(1)全身麻醉。麻醉期间为了便于吸入性全身麻醉药的应用,保持患者的呼吸道通畅,进行有效的人工或机械通气,对于难以保证患者呼吸道通畅者,全麻药对呼吸有明显抑制或应用肌松药者都应行气管内插管。

（2）支气管成形术、支气管胸膜瘘、湿肺及大咳血者,在胸腔镜下手术、支气管肺灌洗等患者应选用气管内插管。

（3）危重病人,如休克、心力衰竭、呼吸衰竭需要进行机械通气者,心肺复苏、误吸、药物中毒、新生儿窒息等。

2.禁忌证

解剖异常、急性喉炎及急性呼吸道感染为相对禁忌证。

三、准备工作

1.估计插管的难易程度,决定插管的途径和方法。

2.检查麻醉机和供氧条件,如麻醉机及回路有无漏气,快速供氧有无障碍,麻醉面罩是否合适等。

3.插管用具的准备　选择大小合适的喉镜镜片、电源、气管导管及管芯;选择管径合适的导管,并备用比选用导管大及小一号的导管各一根;准备口塞、衔接管等。见图10-3-1。

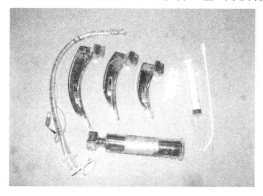

图 10-3-1　气管插管用具

4.备用吸引装置、吸引导管等。

四、操作方法

（一）经口腔明视插管

1.将患者头后仰,双手将下颌向前、向上托起以使口张开。

2.操作者左手持喉镜由右口角放入口腔,将舌推向左侧后缓慢推进,可见到悬雍垂;将镜片垂直提起前进直到看见会厌。

3.挑起会厌以显露声门。如用直喉镜片,将其置于会厌的喉面挑起会厌,以显露声门;如用弯喉镜片,只需将其远端伸入舌根与会厌咽面间的会厌谷,再上提喉镜,使会厌向上翘起,紧贴镜片而显露声门。

4.以右手拇指、示指及中指以执笔式握住导管的中、上段,由口右角进入口腔,直到导管已接近喉头才将管端移至喉镜片处,同时双目经过镜片与管壁间的狭窄间隙监视导管的前进方向,准确轻巧地将导管尖端插入声门。借助管芯插管时,当导管尖端入声门后,应拔出管芯后,再将导管插入气管内。导管插入气管内的深度成人为 4~5cm,导管尖端至门齿的距离为 18~23cm。见图 10-3-2。

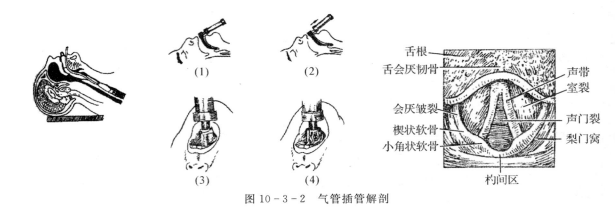

图 10-3-2　气管插管解剖

(二)经鼻气管内插管

将气管导管经鼻腔在非明视条件下,插入气管内。

1.插管时必须保留自主呼吸,可根据呼出气流的强弱来判断导管前进的方向。

2.以 1% 丁卡因作鼻腔内表面麻醉,并滴入 3% 麻黄素使鼻腔黏膜的血管收缩,以增加鼻腔容积,并可减少出血。

3.选用合适管径的气管导管,以右手持管插入鼻腔。在插管过程中边前进边侧耳听呼出气流的强弱,同时左手调整患者头部位置,以寻找呼出气流最强的位置。

4.在声门张开时将导管迅速推进。导管进入声门感到推进阻力减小,呼出气流明显,有时患者有咳嗽反射,接麻醉机可见呼吸囊随患者呼吸而伸缩,表明导管插入气管内。

5.如导管推进后呼出气流消失,为插入食道的表现。应将导管退至鼻咽部,将头部稍仰使导管尖端向上翘起,可对准声门利于插入。见图 10-3-3。

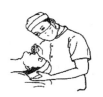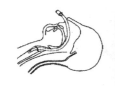

图 10-3-3　经鼻气管插管

五、注意事项

1.应按置管的目的和患者的要求不同选择插管方法,若需较长时间置管可选经鼻插管,而手术麻醉一般选口插管。

2.对经鼻插管者,应先检查鼻腔有否中隔歪曲、异常等,选择通气良好侧鼻孔。操作喉镜时,不应以门牙为支点,以防门牙脱落。

3.对小下颌、颈短、喉结过高、体胖而难以暴露声门者,可借助手按压喉结、肩垫高、关节喉镜、可视喉镜等方法。

4.插管时,应充分暴露声门,动作要轻柔、准确而迅速,以防损伤声门组织。

5. 插管后应听诊两肺呼吸音是否对称,以保证导管位置正确,防止过深或过浅。

6. 经口插管留置时间一般不超过 72h,经鼻插管不超过 1 周。

7. 拔除气管导管时,应注意观察发生喉头水肿的可能,须采取必要的防范措施。

8. 拔管后应观察患者发声情况,必要时给予适当的对症处理。

【全身麻醉】

麻醉药经呼吸道吸入、静脉或肌肉注射进入体内,产生中枢神经系统的抑制,临床表现为神志消失、全身痛觉丧失、遗忘、反射抑制和骨骼肌松弛,称为全身麻醉。对中枢神经系统抑制的程度与血液内药物浓度有关,并且可以控制和调节。这种抑制是完全可逆的,当药物被代谢或从体内排出后,患者的神志及各种反射逐渐恢复。

一、麻醉药

1. 吸入麻醉药物:乙醚、笑气、氟烷、恩氟烷、异氟烷、七氟烷、地氟烷。

2. 静脉麻醉药物:硫喷妥钠、氯胺酮、丙泊酚、依托咪酯。

3. 肌松药:琥珀胆碱、氯筒箭毒碱、泮库溴铵(潘可罗宁)、维库溴胺(万可松)、罗库溴铵、阿曲库铵(卡肌宁)等。

二、全身麻醉的诱导

全身麻醉的诱导是指患者接受全麻药后,由清醒状态到神志消失,并进入全麻状态后进行气管内插管,这一阶段称为麻醉诱导期。诱导前应准备好麻醉机、气管插管用具及吸引器等,开放静脉和胃肠减压管,测定血压和心率的基础值,有条件者应监测心电图和 SpO_2。

全身麻诱导方法有吸入诱导法、静脉诱导和静吸复合诱导三种。

1. 吸入诱导法

(1)开放点滴法:以金属丝网面罩绷以纱布扣于患者口鼻上,将挥发性麻醉药滴于纱布上,患者吸入麻醉药的蒸汽逐渐进入麻醉状态。以往主要用于乙醚麻醉,现今有时也用于小儿麻醉。

(2)麻醉机面罩吸入诱导法:将面罩扣于患者口鼻部,开启麻醉药挥发器,逐渐增加吸入浓度,待患者意识消失并进入麻醉第三期,即可静注肌松药行气管内插管。

2. 静脉诱导　与开放点滴法相比患者舒适,不污染环境,比面罩吸入法迅速,但麻醉分期不明显,深度亦难以判断,对循环的干扰较大。

3. 静吸复合诱导　静脉与吸入共同诱导达到一定麻醉深度,可进行气管插管。

三、全身麻醉的维持

全麻维持期的主要任务是维持适当的麻醉深度以满足手术的要求,如切皮时麻醉需加深,开、关腹膜及腹腔探查时需良好肌松。同时,加强对患者的管理,保证循环和呼吸等生理功能的稳定。

1. 吸入麻醉药维持　经呼吸道吸入一定浓度的吸入麻醉药,以维持适当的麻醉深度。

2. 静脉麻醉药维持　全麻诱导后经静脉给药维持适当麻醉深度的方法。静脉给药方法有单次、分次和连续注入法三种,应根据手术需要和不同静脉全麻药的药理特点来选择给药方法。单一的静脉全麻药仅适用于全麻诱导和短、小手术,而对复杂或时间较长的手术,多选择复合全身麻醉。

3.复合全身麻醉　是指两种或两种以上的全麻药复合应用,彼此取长补短,以达到最佳临床麻醉效果。根据给药的途径不同,复合麻醉可大致分为全静脉复合麻醉和静脉与吸入麻醉药复合的静吸复合麻醉。

4.静吸复合麻醉　全静脉麻醉的深度缺乏明显的标志,给药时机较难掌握,有时麻醉可突然减浅。因此,常吸入一定量的挥发性麻醉药以保持麻醉的稳定。

四、全麻深浅的判断

1.乙醚麻醉深浅及分期标准是以意识、痛觉消失、反射活动、肌肉松弛、呼吸及血压抑制的程度为标准。由于肌松药的应用,肌松及呼吸抑制的程度已不再是判断深浅的指标,大剂量肌松药的应用,有可能出现患者虽不能动,而痛觉仍存在及术中知晓。

2.循环的稳定仍为一重要指标。有自主呼吸者,手术刺激时呼吸增速加深、心率增快、血压升高多为浅麻醉的表现。

3.挥发性吸入麻醉药麻醉性能强,大量吸入虽可使患者意识、痛觉消失,但肌松作用并不满意,如盲目追求肌松势必要付出深麻醉的代价,故复合麻醉仍在于合理配伍,避免深麻醉。

4.根据手术刺激的强弱,及时调节麻醉深度更为重要。维持适当的麻醉深度是重要而复杂的,应密切观察患者,综合各方面的判断方为合适。

五、呼吸管理

1.保持呼吸道通畅,患者意识消失后呼吸道可因舌后坠而堵塞,防止舌后坠的方法:①托起下颌:用双手置于患者的下颌角,将下颌向上方托起,使下齿置于上齿之外,舌根即可脱离上腭。麻醉诱导时,麻醉者以左手4、5指置于左下颌角之后托起下颌,其余三指扣住口罩,右手挤压呼吸囊行人工呼吸。②头后仰法:患者仰卧,右手置于患者之前额及枕部使头部向后仰,颈部向前牵伸。③放入口咽通气道或鼻咽通气道。④行气管内插管。

2.防止气管内导管发生扭折,必要时采用细钢丝加固导管。

3.及时清除呼吸道内的分泌物。

4.严防导管脱出总气管,导管固定要可靠,变动体位后应再次检查导管位置。

5.维持有效的通气量、辅助呼吸:患者自主呼吸但交换量不足时可行辅助呼吸。操作方法:①于患者吸气开始时挤压呼吸囊使患者的潮气量增加,而呼气时则放松呼吸囊,呼出气体排至囊内;②挤压频率可每间隔一次正常呼吸后挤压一次,压力一般为 $0.98\sim1.47kPa$(10~15cmH_2O),但与患者的胸肺顺应性有关,以胸廓中度扩张为宜;③辅助呼吸时必须与患者的自主呼吸同步;维持吸呼气时间,吸:呼比以 1:2 为宜。

6.控制呼吸　当自主呼吸完全消失,可采用手挤压呼吸囊或开启呼吸器进行控制呼吸。主要用于全麻诱导时及维持期采用肌松药者。

呼吸功能监测:

(1)通气功能应监测 VT、F 和 MV;$PaCO_2$ 和 $ETCO_2$ 是判断通气功能最为可靠的指标,麻醉期间应尽可能采纳。

(2)SpO_2 是监测氧合的重要指标,可以连续监测,但术中影响的因素较多,必要时查 PaO_2。

(3)FlO_2 应用 N_2O 时应监测,避免发生低氧血症。

（4）气道压的峰值一般应低于 1.96kPa（20cmH₂O），若至 3.92kPa（40cmH₂O），有发生呼吸道梗阻的可能，应查明原因。

（5）胸肺顺应性是肺通气功能的效率指标，正常时为 100ml/cmH₂O（$\Delta V/\Delta p$）（1cmH₂O＝0.98kPa）。

六、并发症

全身麻醉常见并发症有：①反流与误吸；②呼吸道梗阻；③通气量不足；④低血压；⑤高血压；⑥心律失常；⑦高热、惊厥和抽搐。

【练习题及答案】

1.怎样判断气管插管位置是否正确？

2.全麻的并发症有哪些？

答案：

1.插管后应用听诊器检查双肺呼吸音是否清晰对称，以判断导管位置。

2.①反流与误吸；②呼吸道梗阻；③通气量不足；④心律失常；⑤高热、惊厥和抽搐。

（张　娇）

第十一章　护理技能及其他

第一节　洗手法及相关知识

手卫生为医务人员洗手、卫生手消毒、外科手消毒的总称。医务人员的手经常直接或间接地与患者或污染物接触,极易引起医院感染。按照医务人员手卫生规范,做好手的清洁与消毒,是预防医院感染传播最重要的措施之一。

一、目的

清除沾染于手部皮肤的污垢、皮屑、患者的体液、血液、排泄物及大部分暂住菌,减少将病原体带给患者、物品及个人的机会。

二、适应证与禁忌证

(一)适应证

1.直接接触每位患者前后,从同一患者身体的污染部位移动到清洁部位。

2.接触患者黏膜、破损皮肤或创口前后,接触患者的体液、血液、分泌物、排泄物、创口敷料等之后。

3.穿脱隔离衣前后、摘手套后。

4.进行无菌操作、接触清洁、无菌物品之前。

5.接触患者周围环境及物品前后。

6.处理药物或配餐前。

7.下列情况,应先洗手,再进行卫生手消毒:①接触患者的血液、体液、分泌物以及被传染性致病微生物污染的物品;②直接为传染病患者进行检查、治疗、护理或处理传染病患者污物之后。

(二)禁忌证

1.无绝对禁忌证。

2.紧急手术情况下,应采用免洗外科手消毒方法。

三、准备工作

1.医务人员准备　仪表规范,修剪指甲,取下手表、饰物,卷袖过肘。

2.用物准备　非接触式水龙头,清洁剂(宜含有护肤成分或使用一次性包装,重复使用的容器每次用完应清洁、消毒,若为肥皂,应保持清洁与干燥),或速干手消毒剂,一次性干手纸巾,或其他可避免二次污染的干手方法。

3.环境准备　操作环境清洁、宽敞。

四、方法

1.洗手

(1)打湿:流动水打湿双手。

(2)涂抹:足量清洁剂均匀涂抹至整个手掌、手背、手指和指缝。

(3)揉搓:按顺序揉搓双手、手腕关节上10cm,至少持续15s,应注意清洗所有皮肤,包括指背、指尖和指缝,具体揉搓步骤见图11-1-1。

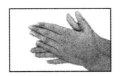
(1)掌心相对揉搓

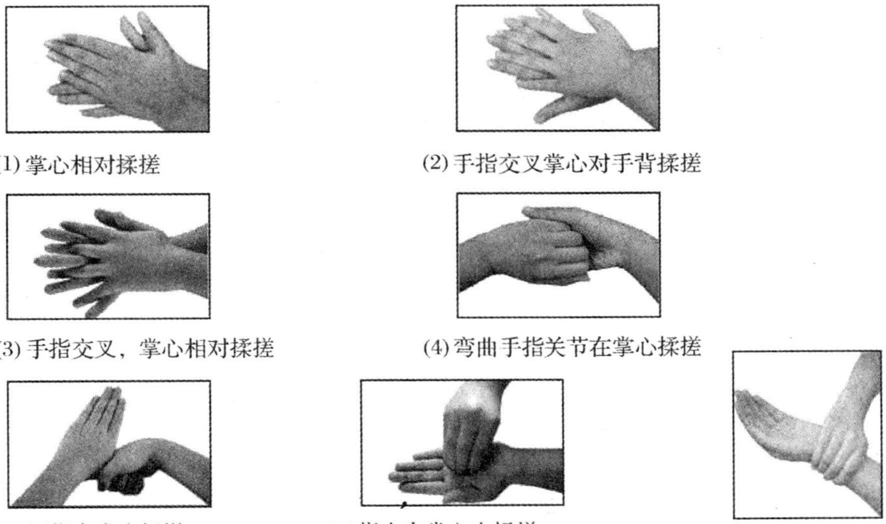

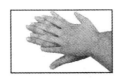
(2)手指交叉掌心对手背揉搓

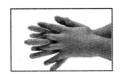
(3)手指交叉,掌心相对揉搓

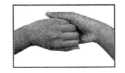
(4)弯曲手指关节在掌心揉搓

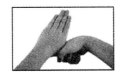
(5)拇指在掌中揉搓

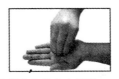
(6)指尖在掌心中揉搓

(7)腕部环绕搓洗

图11-1-1　洗手法

第一步:掌心对掌心,手指并拢相互揉搓。

第二步:手心对手背沿指缝相互揉搓,交替进行。

第三步:掌心相对,双手交叉指缝相互揉搓。

第四步:弯曲手指使关节在另一手掌心旋转揉搓,交替进行。

第五步:右手握住左手大拇指旋转揉搓,交替进行。

第六步:将五个手指尖并拢放在另一手掌心旋转揉搓,交替进行。

第七步:一手环握另一手腕旋转搓擦,交替进行。

(4)冲洗:在流动水下彻底冲净双手。

(5)干燥:一次性干手纸巾或其他避免二次污染方法干燥双手。

(6)无接触关水:如为手接触式水龙头,应用避污纸或一次性干手纸巾关闭水龙头。

2.卫生手消毒

(1)取液:取足量速干手消毒剂于掌心。

(2)涂抹:涂抹双手,确保完全覆盖所有皮肤。

(3)揉搓:揉搓双手直至彻底干燥。具体揉搓方法与洗手的步骤相同。

五、注意事项

1. 洗手方法正确，手的各个部位都需要洗到、冲净。
2. 注意调节合适的水温、水流，避免污染周围环境。
3. 洗手后，手上不能检出致病性微生物。
4. 当手部有血液或其他体液等可见污染时，应用肥皂（皂液）和流动水洗手。
5. 手部没有肉眼可见污染，宜使用速干手消毒剂消毒双手代替洗手。

【病例分析】

1. 患者，苏某，女，28 岁。以"头部外伤后头痛 2h"为主诉入院。急诊行颅脑 CT 示"蛛网膜下腔出血"，拟"颅脑外伤"收入 ICU 治疗。现患者诉下腹剧烈胀痛，有尿意但排尿困难。查体：耻骨联合上膨隆，可触及一囊性包块。

医嘱：一次性导尿。

请问：在导尿前、后需要洗手吗？该如何洗手？

2. 患者，张某，女性，28 岁，以"反复发热、关节肿痛 4 月余"为主诉入院。入院前 4 个月，出现反复发热，最高体温达 39.2℃，常于傍晚后开始，伴有畏冷、盗汗，遂就诊于我院门诊，门诊拟"发热待查"收入住院。入院查体：T39.2℃，P125 次/分，R21 次/分，BP95/59mmHg。医嘱：血培养。

护士小李为患者抽血培养，但是在抽血的过程中手不慎被血液污染。

请问：护士小李接下来该怎么做？

（张宏玉）

第二节　戴口罩方法及相关知识

口罩的佩戴是隔离技术的基本方法之一。正确佩戴口罩可以保护患者和工作人员避免交叉感染，防止飞沫污染无菌物品和清洁物品。

一、目的

1. 自我防护，过滤空气中的污染源。
2. 避免交叉感染，防止自身呼吸及唾液飞沫传播病菌。

二、适应证与禁忌证

（一）适应证

1. 进行无菌操作前。
2. 接触有污染源存在的情况下，作为自身防护。

（二）禁忌证

1. 普通清洁环境下的一般性护理工作，如询问病史、常规查体、测量生命体征、平产接生、护理正常新生儿等，不需要常规戴口罩。
2. 特殊性的污染源如化学毒气、SAS 传染病等，要配备防毒面具等专用防护用品。

三、准备工作

1.医务人员准备　仪表规范,修剪指甲,洗手。

2.用物准备　一次性外科口罩或灭菌医用防护口罩。

3.环境准备　操作环境清洁、宽敞。

四、方法

1.外科口罩的佩戴方法

(1)将口罩罩住鼻、口及下巴,口罩下方带系于颈后,上方带系于头顶中部。

(2)将双手指尖放在鼻甲上,从中间位置开始,用手指向内按压,并逐步向两侧移动,根据鼻梁形状塑造鼻夹。

(3)调整系带松紧度。

2.医用防护口罩的佩戴方法

(1)一手托住防护口罩,有鼻夹的一面背向外。

(2)将防护口罩罩住鼻、口及下巴,鼻夹部位向上紧贴面部。

(3)用另一只手将下方系带拉过头顶,放在颈后双耳下,再将上方系带拉至头顶中部。

(4)将双手指尖放在金属鼻夹上,从中间位置开始,用手指向内按鼻夹,并分别向两侧移动和按压,根据鼻梁形状塑造鼻夹。

3.摘口罩方法

(1)不要接触口罩前面(污染面)。

(2)先解开下面的系带,再解开上面的系带。

(3)用手捏住口罩的系带丢至医疗废物容器内。

五、注意事项

1.不应当只用一只手捏鼻夹。

2.医用外科口罩只能一次性使用。

3.口罩潮湿后,受到患者血液、体液污染后,应及时更换。

4.每次佩戴医用防护口罩进入工作区域之前,应进行密合性检查。

（张宏玉）

第三节　输血操作技术及相关知识

静脉输血是将全血或成分血如血浆、血细胞、白细胞或血小板等通过静脉输入体内的方法。输血是急救和治疗疾病的重要措施之一,在临床上广泛应用。采集动静脉血标本的操作也是相关操作,一并在本节介绍。

一、目的

1.纠正贫血。

2.补充血容量,补充血浆蛋白、各种凝血因子、血小板、抗体、补体等。

3.排除有害物质。

二、适应证及禁忌证

(一)适应证

输血用于失血性休克、严重贫血、凝血功能障碍或缺乏凝血物质、中毒或其他情况患者的治疗。

(二)禁忌证

1.无明确适应证者。

2.某些民族宗教信仰不同,拒绝输血。

三、准备工作

1.医护人员准备　仪表规范,修剪指甲,洗手,戴口罩。

2.患者准备

(1)评估患者年龄、病情、意识状态等。

(2)评估了解患者心理状况及配合程度。

(3)了解患者的血型、输血史及过敏史,作为输血的参考。

(4)评估穿刺部位的皮肤、血管及肢体活动度。

3.用物准备　一次性输血器、生理盐水、同型血液及配血单,其余物品同静脉输液。

4.环境准备　环境整洁,安静,舒适,安全。

四、方法

1.核对医嘱　根据医嘱采血标本送血库做交叉配血试验。

2.核对患者　携输血用物至患者床旁,核对并向患者解释。

3.建立静脉通道　按密闭式静脉输液法为患者建立静脉通道,输入生理盐水。

4.做好"三查八对"　①三查:查血的有效期、血的质量、输血装置是否完好;②八对:对姓名、床号、住院号、血袋(瓶)号(储血号)、血型、交叉配血试验的结果、血液的种类、血量。

5.再次核对　轻轻旋转血袋,将血液摇匀。打开贮血袋封口,常规消毒开口处塑料管,将输血器通液针头从生理盐水瓶上拔出插入塑料管内,缓慢将血袋倒挂到输液架上,再次查对。

6.调节滴速　输入开始时速度宜慢,严密观察15min无不良反应,再按病情需要调节滴速。一般成人40～60滴/min,儿童酌减。

7.解释　向患者及家属交代输血过程中的有关注意事项,并将呼叫器置于易取处。

8.拔针　待血液输完时,再输入少量生理盐水,输血结束后拔针(同静脉输液拔针)。

9.整理记录　协助患者取舒适卧位,整理用物、床单,洗手,记录,并进行健康教育。

五、注意事项

1.在取血和输血过程中,要严格执行无菌操作及查对制度。在输血前,一定要有两名医护人员根据需要查对的项目再次进行查对,避免差错事故的发生。

2.输血前后及两袋血之间需要滴注少量生理盐水,以防发生不良反应。

3.血液内不可随意加入其他药品,如钙剂、酸性及碱性药品、高渗或低渗液体,以防血液凝集或溶解。

4.输血过程中,一定要加强巡视,观察有无输血反应的征象,并询问患者有无任何不适反应。一旦出现输血反应,应立刻停止输血,并按输血反应处理。

5.严格掌握输血速度,对年老体弱、严重贫血、心衰患者应谨慎,滴速宜慢。

6.输完的血袋送回输血科保留24h,以备患者在输血后发生输血反应时检查、分析原因。

7.严重的贫血、心脏病患者和新生儿,特别是早产儿、低出生体重儿,要慎重输血。

【病例分析】

患者,梁某,男,33岁。以"车祸致左腿疼痛、流血、活动受限30min"为主诉入院。入院30min前发生车祸,致右腿疼痛、流血,量约600ml,就诊医院门诊。查体:T 37.5℃,P 118次/分,R 21次/分,BP 90/68mmHg。X线:左腿多发骨折,血常规:RBC 4.0×10^{12}/L,WBC 9.5×10^9/L,PLT 200×10^9/L,Hb60g/L,门诊以"左腿多发骨折"收住入院。

医嘱:输悬浮红细胞2U。

请问:请问如何为该患者输血?

【静脉血标本采集】

静脉血标本采集是自静脉抽取静脉血标本的方法。常用的静脉包括肘正中静脉、贵要静脉、头静脉。

一、目的

1.全血标本主要用于血常规检查、红细胞沉降率的测定等。

2.血清标本主要用于临床化学和免疫学检测等。

3.血培养标本主要用于培养检测血液中的病原菌。

二、适应证及禁忌证

(一)适应证

1.采集血液标本检查。

2.血液细菌培养或输血等治疗时。

(二)禁忌证

1.无适应证。

2.患者拒绝检查。

三、准备工作

1.医务人员准备　仪表规范,修剪指甲,洗手,戴口罩。

2.患者准备

(1)评估患者年龄、病情、意识状态及营养状况等。

(2)评估了解患者心理状况及配合程度。

(3)评估穿刺部位的皮肤、血管状况及肢体活动度。

(4)向患者解释静脉血标本采集的目的、方法、注意事项及配合要点。

(5)协助患者取舒适卧位。

3.用物准备　安尔碘、无菌治疗盘、压脉带、小垫枕、治疗巾、棉签、真空采血管、真空采血针头、锐器收集器、污物桶。

4.环境准备　整洁、安静、舒适、安全。

四、方法

1.核对医嘱　打印化验单条形码,贴于试管或血培养瓶上。

2.核对患者　携用物至患者床旁,核对并说明静脉采血目的,取得患者合作。

3.体位　协助患者取适当体位,选择合适的血管。

4.穿刺准备　在穿刺部位肢体下垫小枕或治疗巾,在穿刺点上端扎压脉带(松紧适宜),嘱患者握紧拳头,使静脉充盈暴露。

5.穿刺　消毒静脉穿刺处,拔除采血穿刺针的护套,左手固定患者的前臂,右手拇指和示指持穿刺针,沿静脉走向使针头与皮肤呈30°斜角迅速刺入皮肤,然后放低采血针呈5°角向前刺破静脉壁进入静脉腔,见有回血后,将针头沿血管方向探入少许,以免采血针头滑出,但不可用力深刺,以免造成血肿。

6.采集血标本　将真空采血试管盖胶塞的中央对准刺针(双向针的另一头用软橡皮塞套着)直接穿刺,血液被自动吸入试管内,同时松解压脉带。如需多管血样,将刺塞针拔出刺入另一真空采血管即可。

7.拔针　达到采血量后,嘱患者松拳,用消毒干棉签按压穿刺点,迅速拔出针头,继续按压穿刺点数分钟。

8.采血管混匀抗凝血　需要立即轻轻混匀采血管。有分离胶和促凝剂的采血管需颠倒混匀至少5～8次。

9.再次核对。

10.整理记录　协助患者取舒适体位,整理用物,标本及时送检,洗手,记录。

五、注意事项

1.检查盖塞　使用前切勿松动采血试管盖塞,以防止采血量不准。

2.穿刺针乳胶套的作用　拔除采血试管后,封闭采血,防止继续出血而污染周围环境,采血时不能取下。

3.采血针运行　如果采血针进入静脉,可顺原路缓慢退回,有回血即可。

4.一次采血、多管血液分配顺序　①使用玻璃试管顺序:血培养试管、无抗凝剂血清管、枸橼酸钠抗凝试管、其他抗凝剂试管;②使用塑料试管顺序:血培养试管、枸橼酸钠抗凝试管、加或未加血液凝固激活物或凝胶分离的血清管、加凝胶或未加凝胶的肝素管、EDTA抗凝管、加血糖分解抑制物试管。

【病例分析】

患者,刘某,男,28岁。以"持续高热10余天伴腹泻7天"为主诉入院。入院前10余天不明原因出现高热,体温持续在39～40℃,7天前出现腹泻,每天4～5次,色黄,偶有黏液,无里急后重,伴右下腹隐痛。就诊医院门诊,查体:T37.9℃,P86次/分,R20次/分,BP152/87mmHg,腹部略膨隆,轻度腹肌紧张,脐周压痛(+),反跳痛(一),肠鸣音活跃,门诊拟"伤寒"

收住入院。

　　医嘱:查血常规、血培养、肝功能、肾功能、电解质、肥达试验。

　　请问:该如何为患者采集血标本?

【动脉血标本采集】

　　动脉血标本采集是自动脉抽取动脉血标本的方法。常用动脉有股动脉、桡动脉、肱动脉。

一、目的

主要用于动脉血气分析。

二、适应证与禁忌证

(一)适应证

1.采集血气分析标本。

2.作动脉注射治疗。

(二)禁忌证(略)

三、准备工作

1.医务人员准备　　同静脉血标本采集。

2.患者准备

(1)了解患者年龄、病情、意识状态及营养状况等。

(2)了解评估患者心理状况及配合程度。

(3)评估穿刺部位的皮肤、血管状况及肢体活动度。

(4)向患者解释静脉血标本采集的目的、方法、注意事项及配合要点。

(5)协助患者取舒适卧位。

3.用物准备　　安尔碘、无菌治疗盘、小枕、治疗巾、棉签、血气针(或一次性注射器、肝素液和橡皮塞)、污物桶等。

4.环境准备　　同静脉血标本采集。

四、方法

1.核对医嘱　　打印化验单条形码,贴于血气针或一次性注射器上。

2.核对患者　　携用物至患者床旁,核对并解释,取得患者合作。

3.体位　　协助患者取适当体位,选择合适的动脉,多选用桡动脉(最方便)、股动脉、肱动脉。选桡动脉穿刺时应先做 Allen 试验。

4.肝素　　先取少量肝素,湿润注射器后排尽(或者使用专用血气针)。

5.穿刺　　在穿刺部位下垫治疗巾,常规消毒患者皮肤及操作者左手示指、中指后,以左手绷紧皮肤,右手持注射器,用左手示指触摸动脉搏动处,桡动脉以 $30\sim45°$,股动脉 $90°$,缓慢进针。

6.采集血标本　　动脉血有较高的压力,会自动注入针筒内,至 2ml 后拔出针头,嘱患者或家属协助按压穿刺点止血 $10\sim15min$。立即用软木塞或橡皮塞封闭针头斜面,以隔绝空气,搓动注射器,使血与肝素混合,再次核对,立即送检。

7.整理记录　协助患者取舒适体位,整理用物,洗手,记录。

五、注意事项

1.隔绝空气　用于血气分析的标本,采集后立即封闭针头斜面,再混匀。

2.立即送检标本　采集后应立即送检,若不能,则标本应置于2~6℃保存,但不可超过2h。

3.防止血肿　采血完毕,拔出针头后,嘱患者或家属协助用消毒干棉签按压采血处止血,以防形成血肿。

【病例分析】

患者,王某,女,27岁。以"感觉呼吸严重困难2天,活动无力"为主诉入院。入院前2天上楼时突然觉得呼吸十分困难,活动无力,就诊我院门诊。查体:T36.5℃,P84次/分,R18次/分,BP134/86mmHg,心音纯,律齐。双肺底可闻及大片的呼吸末爆裂音,占近1/4肺叶。胸片示:双肺有间质性浸润灶,病灶呈浅型和结节型,双肺门阴影增浓,纵隔增宽。门诊拟"呼吸困难:待查?"收住入院。

医嘱:血常规检查、动脉血气检查、肺功能检查。

请问:如何为该患者采集血气分析标本?

(李　领、张宏玉)

第四节　静脉输液技术及相关知识

静脉输液是将一定量的无菌溶液或药物直接进入血液循环内的治疗方法。它是临床上用于纠正人体水、电解质及酸碱平衡失调、恢复内环境稳定,并维持机体正常生理功能的重要治疗措施。密闭式静脉输液技术是静脉输液中最常用的方法,它是将无菌输液器插入原装输液瓶中进行输液的方法,因污染机会少,所以应用广泛。

【密闭式静脉输液】

一、目的

1.补充水分及电解质,预防和纠正水、电解质及酸碱平衡紊乱。

2.增加循环血量,改善微循环,维持血压及微循环灌注量。

3.供给营养物质,促进组织修复,增加体重,维持正氮平衡。

4.输入药物,治疗疾病。

二、适应证与禁忌证

(一)适应证

1.需要静脉快速输入药物、液体。

2.补充营养物质。

3.补充血液。

（二）禁忌证

1.不需要静脉用药时。

2.其他用药途径，如口服、肌肉注射能够更好发挥作用时。

三、准备工作

1.医务人员准备 仪表规范，修剪指甲，洗手，戴口罩。

2.患者准备

（1）了解静脉输液的目的、方法、注意事项及配合要点。

（2）输液前排尿或排便。

（3）取舒适卧位。

3.物品准备

（1）治疗盘内备：消毒液、输液器、注射器及针头、棉签、弯盘、砂轮、启瓶器、瓶套、输液贴、止血带、治疗巾、小枕垫、药液、必要时备夹板、绷带。

（2）治疗盘外备：生活垃圾桶、医疗垃圾桶、盛放止血带桶（内盛洗手液）、锐器收集器、洗手液。

4.环境准备 整洁、安静、舒适、安全。

四、方法

1.核对患者 查对患者姓名床号，并向患者说明静脉输液的目的，嘱患者做好准备（排尿或排便，体位准备）。

2.核对医嘱 检查药名、浓度、剂量及有效期等，检查瓶口有无松动，瓶身有无裂痕，将瓶倒置，对光检查药液是否浑浊、沉淀或絮状物。

3.填写输液卡 根据医嘱填写输液卡，并将填好的输液卡倒贴在输液瓶上，注意勿覆盖输液瓶原有标签。

4.加药 消毒瓶塞，按医嘱加入药物，检查并签加药时间及全名。

5.检查输液器 检查一次性输液器有无过期和漏气，将输液管针头插入瓶塞直至针头根部，关闭输液调节器。

6.再次核对 携用物至患者床旁，再次核对。

7.排气 调节输液架高度，备好输液贴，放于适当位置，挂输液瓶于输液架上，高度适中，排气。见图 11-4-1。

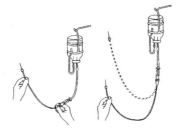

图 11-4-1 静脉输液排气法

8.选择穿刺部位 选择好血管，将小垫枕置于穿刺肢体下，铺治疗巾，在穿刺点上方 10～15cm 处扎止血带。以进针点为中心，常规消毒皮肤，待干。再次查对。

9.穿刺 再次排气，关闭调节器。嘱患者握拳，进针见回血后将针头再沿静脉进针少许，松开止血带，打开调节器，以输液贴固定针头，取下垫巾和止血带，将输液肢体放置舒适，必要时用夹板固定。

10.调整滴速 根据患者的年龄、病情及药物的性质调节输液速度，通常情况下，成人 40～60滴/min；儿童 20～40 滴/min，特殊患者遵医嘱。

11.再次核对 最后一次查对。协助患者取舒适卧位，询问患者感受，做好健康教育。

12. 整理　整理患者床单和用物,洗手。在输液卡上做好记录并挂在输液架上。

13. 巡视观察　输液过程中加强巡视,随时观察患者输液情况。

14. 拔针　确认全部液体输入完毕后,关闭输液调节器,轻揭输液贴,用棉签沿静脉走向按压穿刺点,快速拔针,局部按压 1～2min(至无出血为止)。

15. 整理记录　协助患者取舒适体位、整理患者床单和用物,做好健康教育,洗手,记录。

五、注意事项

1. 严格执行无菌操作原则和查对制度。

2. 注意药物的配伍禁忌,根据用药原则、患者病情以及药物性质,合理安排药物的输入顺序。

3. 对长期输液患者,应注意保护和合理利用血管。一般从远端开始选用。选择静脉粗、直、弹性好、易固定、不影响患者活动的部位。

4. 不可自输液的肢体静脉抽血检验。

5. 根据患者的年龄、病情、药物性质调节滴速。一般成人 40～60 滴/min;儿童 20～40 滴/min。高渗溶液、含钾药物、升压药等速度宜慢。

6. 对于有刺激性的药物或特殊药物,应先确认针头完全处于静脉内,再输注药物。

7. 输液前排净空气,药液滴尽前及时更换液体和拔针,严防空气栓塞。更换输液瓶时,消毒瓶塞暴露部分,从上一瓶内拔出输液器针头,插入该瓶内,待输液通畅后,在输液巡视卡上记录完毕方可离去。

8. 输液过程中加强巡视,查看输液部位情况,听取患者主诉,密切观察有无发生输液反应,对需 24h 持续输液者,要每日更换输液器。

9. 采用静脉留置针输液法须严格掌握留置时间,一般静脉留置针可保留 3～5 天,最多不超过 7 天。

【病例分析】

患者,黄某,女,34 岁,以"反复皮肤瘀斑、瘀点 4 年,复发 1 天"为主诉入院,曾在我院诊断为"系统性红斑狼疮"。入院前 1 天,患者受凉后出现全身皮肤散在瘀斑、瘀点,压之不褪色,来我院查血常规:血红蛋白:105g/L,血小板:7×10^9/L,为求进一步诊治,故门诊拟"系统性红斑狼疮"收住入院。

医嘱:0.9%NS100 ml＋甲强龙 80mg,iv. gtt, qd.

请问:1. 请问该如何为患者进行静脉输液?

2. 该如何对患者进行健康教育?

【输液泵的使用】

输液泵是指机械或电子的输液控制装置,它通过作用于输液导管达到控制输液速度的目的。

一、目的

通过机械或电子控制装置作用于输液导管以达到准确控制输液速度和防止空气栓塞的目的。

二、适应证与禁忌证

（一）适应证

1. 需要更精确的静脉输入药物、液体。

2. 微量输入。

（二）禁忌证

1. 不需要静脉用药时。

2. 普通静脉输液能够更好发挥作用时。

三、准备工作

1. 医务人员准备　密闭式静脉输液。

2. 患者准备　密闭式静脉输液。

3. 用物准备　输液泵、固定支架及电源线、与输液泵配套的无菌输液器、按医嘱配好的液体、输液盘一套（内盛碘伏、棉签等）。

4. 环境准备　整洁、安静、舒适、安全。

四、方法

1. 检查输液泵　检查输液泵及泵管的性能及完整性，有效期。

2. 核对　携用物至患者床旁，核对并且向患者说明用输液泵输液的目的。

3. 固定输液泵　输液泵固定在支架上并放置于床旁合适位置。

4. 开电源　接电源，打开电源开关。

5. 排气　排尽输液管内的空气，打开泵门将输液管置于输液泵的管道槽中，关闭泵门。

6. 参数设置　设置液体输入总量和输入流量。

7. 测试　连接输液泵系统打开输液器开关，若针尖或滴腔内无液体滴出，表明安装正确。

8. 静脉穿刺　行静脉穿刺，并妥善固定。

9. 启动输液泵　确认输液泵设置无误后，按压"开始/停止"键，启动输液。

10. 整理记录　整理患者床单和用物，洗手，记录，对患者进行健康教育。

五、注意事项

1. 设定输液速度及其他必需参数，防止设定错误延误治疗。

2. 随时查看输液泵的工作状态，及时排除报警、故障，防止液体输入失控。

3. 观察穿刺部位的皮肤情况，防止发生液体外渗，出现外渗及时给予相应处理。

【病例分析】

患者，蔡某，女，80 岁。以"突发呼吸困难，咳粉红色泡沫痰 3h"为主诉就诊我院门诊。入院前 3h，患者因劳累后出现呼吸困难，咳粉红色泡沫痰。查体：T37.5℃，P116 次/分，R25 次/分，BP150/92mmHg，听诊双肺布满湿啰音。门诊拟"急性心力衰竭"收住入院。

医嘱：绝对卧床休息；吸氧；5%GS250ml＋硝酸甘油 5mg，iv. gtt，速度 15μg/min。

请问：该如何执行该医嘱？

（张宏玉）

第五节　头皮静脉穿刺技术

头皮静脉穿刺术常用于小儿静脉输液时,因小儿外周静脉不易暴露和固定。也可用于头颅部位特殊手术治疗需要。

一、目的

1.补充水分及电解质,预防和纠正水、电解质及酸碱平衡紊乱。
2.增加循环血量,改善微循环,维持血压及微循环灌注量。
3.供给营养物质,促进组织修复,增加体重,维持正氮平衡。
4.输入药物,治疗疾病。

二、适应证与禁忌证

(一)适应证
1.其他部位静脉不能很好的应用情况下。
2.头颅部位特殊治疗需要时。

(二)禁忌证
1.不需要静脉用药时
2.其他部位静脉能够更好地满足用药时。

三、准备工作

1.医务人员准备　同密闭式静脉输液。
2.患儿准备
(1)评估患儿年龄、病情、意识状态、配合程度、营养状况等。
(2)评估患儿家属的心理状态、合作程度。
(3)评估穿刺部位的皮肤、局部毛发的长短、血管状况及肢体活动度。
(4)协助患儿取舒适体位,助排尿或换尿布。
3.治疗车准备
(1)治疗盘内备:治疗单、输液卡、治疗盘、一次性输液器、头皮针、胶布、安尔碘、棉签、一次性备皮刀、约束用大毛毯或大单。
(2)治疗盘外备:约束用大毛毯或大单、生活垃圾桶、医疗垃圾桶、锐器收集器、洗手液。
4.环境准备　同密闭式静脉输液。

四、方法

1.查对　评估患儿病情,并向患儿家属解释,说明静脉输液的必要性,嘱患儿家属做好准备(排尿或排便,体位准备)。
2.核对医嘱　检查药名、药物浓度、药物剂量及有效期等,检查瓶口有无松动,瓶身有无裂痕,将瓶倒置,对光检查药液是否浑浊、沉淀或絮状物。

3.填写输液卡　根据医嘱填写输液卡,并将填好的输液卡倒贴在输液瓶上,注意勿覆盖输液瓶原有标签。

4.加药　消毒瓶塞,按医嘱加入药物,检查并签加药时间及全名。

5.检查输液器　检查一次性输液器有无过期和漏气,将输液管针头插入瓶塞直至针头根部,关闭输液调节器。

6.再次核对　携用物至患者床旁,再次核对床号、姓名、手腕带。

7.排气　调节输液架高度,备好输液贴,放于适当位置。挂输液瓶于输液架上,高度适中,排气。

8.穿刺准备　铺治疗巾,选择合适的血管,备皮。新生儿2人操作:助理护士运用全身约束法约束患儿并固定患儿头部,操作护士备皮。较大患儿需3人或3人以上护士合作:1人固定头部,1人固定躯干部,1人备皮。

9.穿刺　安尔碘消毒皮肤,再次核对,穿刺。由一名助手固定患儿头部,在静脉走向最明显处后移 $0.3\sim0.5cm$,以 $15°\sim20°$ 角进针,见回血后降低穿刺角度再向前约1cm。

10.调节滴速　胶布固定,必要时环形固定,根据患儿的年龄、病情调节输液速度。

11.整理记录　整理用物,洗手,记录,并对患儿家属健康教育。

五、注意事项

1.操作中注意观察患儿生命体征变化。

2.运用约束法时观察患儿呼吸情况。

【病例分析】

患儿,刘某,男,1岁。以"反复腹泻2天"由家属代主诉入院治疗。入院前2天,反复腹泻,量少,呈稀蛋花水样。体检:轻度脱水貌,查电解质:Na 135mmol/L。门诊拟"腹泻待查"收住入院。

医嘱:0.9%氯化钠100ml, iv. gtt, bid。

请问:该如何为患儿静脉输液?

(张宏玉)

第六节　吸痰术

危重病人气管插管及经口咽气管内吸痰能有效地保持呼吸道通畅,便于清除气道分泌物或异物,便于应用机械通气或加压给氧,并有利于气道雾化、湿化及气道内给氧等。本节主要介绍电动吸引器吸痰术。

一、目的

利用负压原理,将患者呼吸道内黏稠痰液或误吸的异物吸出,达到清理呼吸道,改善通气功能。

二、适应证

危重、昏迷、全麻未醒、大手术后和胸部创伤等,呼吸道被呕吐物、分泌物阻塞而出现各种呼吸困难症状以及各种原因不能有效咳嗽的患者。

三、准备工作

1.护士准备　着装整洁,洗手,戴口罩。

2.环境准备　整洁、安静、安全。

3.用物准备　电动吸引器1架、多头电插板、治疗盘、1次性吸痰管若干、镊子、纱布、弯盘、开口器、压舌板等。

4.患者准备　包括①核对并解释操作目的及方法,以取得合作;②检查患者口、鼻腔,取下活动义齿。将患者头部转向操作者一侧,昏迷患者可用压舌板或开口器帮助张口。

四、方法

1.将用物携至床旁,根据患者的清醒水平、合作程度及有无人工气道,选择恰当的吸引途径:经鼻吸痰、经口吸痰、经人工气道吸痰。

2.接电源,打开开关,检查吸引器性能是否良好,连接是否正确。

3.操作者戴手套,根据患者情况调节负压(一般成人为 $40.0\sim53.3kPa$,儿童$<40.0kPa$),用生理盐水试吸,检查导管是否通畅。

4.将患者的头转向一侧,昏迷者可用压舌板或开口器启开,折叠导管末端,将吸痰管由口颊部插至咽部,在患者吸气时将吸痰管插入气管;如口腔吸痰有困难,可从鼻腔插入,有气管切开或气管插管者,可直接插入,吸痰时动作要轻柔。一次吸痰持续时间不超过15s,插入时捏紧吸管,向上提拉吸痰时放松吸管,并将吸管左右旋转,如此反复直到吸净。注意要间断吸取生理盐水冲洗导管,以防导管被痰液堵塞。

5.观察吸痰过程中,要注意观察患者的反应如面色、呼吸频率的改变,同时注意吸出物的性质、量及颜色等。

6.整理与记录:包括①吸痰完毕,用生理盐水抽吸冲洗导管,关上吸引器开关,擦净患者脸部分泌物;将吸痰管取下放弯盘内,将连接吸引器导管的玻璃接管置于消毒瓶内浸泡;②协助患者取舒适体位,整理床单;③清理用物,洗手;④做好记录。

五、注意事项

1.严格执行无菌操作,吸痰管每次更换。

2.吸痰过程密切观察痰液及患者呼吸情况,吸痰中患者如发生发绀、心率下降等缺氧症状时应当立即停止吸痰,待症状缓解后再吸。

3.吸痰时患者头部不可过度后仰,以免气管插管头端抵到气管壁引起气管插管堵塞,影响吸痰效果及气体交换。

4.痰液黏稠时,可配合拍背、蒸汽吸入、雾化吸入等方法使痰液稀释。

5.使用人工呼吸机患者,吸痰后与呼吸机连接,调节好参数,气管切开处的敷料及时更换,每次吸痰后检查敷带松紧度。

(曾江正)

第七节 吸氧术、氧疗及相关知识

【吸氧术】

氧气吸入疗法可用以提高动脉血氧分压和氧饱和度,改善组织缺氧、低氧状态,是一项基本抢救和治疗技术。

一、目的

纠正各种原因造成的缺氧状态,提高动脉血氧分压和动脉血氧饱和度,增加动脉血氧含量,促进维持机体正常代谢和生命活动。

二、适应证

1.呼吸系统 重症肺炎、哮喘、肺源性心脏病、肺水肿、气胸等。
2.心血管系统 心源性休克、心肌梗死、心力衰竭、严重心律失常等。
3.中枢神经系统 颅脑外伤、各种原因引起的昏迷等。
4.其他 严重的贫血、出血性休克、一氧化碳中毒、麻醉药物及氰化物中毒、产程过长、大手术后等。

三、准备工作

1.物品准备 中心供氧氧气装置或氧气筒、一次性吸氧管、蒸馏水、治疗碗内盛温开水、棉签、弯盘、手电筒、用氧记录单和笔。
2.患者的评估 评估生命体征、意识与精神状态、缺氧原因、表现及程度等。
3.环境的评估 病房无烟火易燃品。
4.氧气的评估 评估氧气筒是否有氧,是否有如下标志:防油、防震、防火及防热。
5.患者的准备 向患者解释操作目的,取得患者同意,协助患者取舒适体位。用手电筒检查患者鼻腔,用湿棉签清洁两侧鼻孔。

四、方法

安装氧气表并检查是否漏气,连接吸氧管,检查流量表开关是否关紧。打开总开关,再慢慢打开流量表开关,连接鼻导管,观察氧气流出是否通畅,然后关闭流量表开关。将氧气筒推至床旁,使流量表开关向着便于操作的方向。向患者解释,以便取得合作。具体方法有以下几种。
1.鼻导管法 具体步骤如下:
(1)用湿棉签清洁鼻腔。
(2)打开流量表先调节氧流量,后连接鼻导管,将鼻导管用水湿润后,自一侧鼻孔轻轻插入至鼻咽部,长度约为鼻尖至耳垂的2/3。
(3)用胶布将鼻导管固定于鼻翼或鼻背及面颊部。
(4)调节流量:缺氧伴有严重CO_2潴留者,1～2L/min,无二氧化碳潴留患者,2～4L/min;心脏病、肺水肿患者,可用4～6L/min。一般成人氧流量2～4L/min,严重缺氧者4～6L/min,

小儿 1～2L/min。观察吸氧情况并记录吸氧时间。

（5）停用氧气时，先分离鼻导管和玻璃接头，后关流量表小开关，取下鼻导管置于弯盘内，清洁面部并去除胶布痕迹，关闭总开关，重开小开关，放余氧，关小开关，记录停氧时间。

此法节省氧气，但可刺激鼻腔黏膜，长时间应用患者感觉不适。

2.口罩法　以漏斗代替鼻导管，多用于婴幼儿。将漏斗罩于患儿口鼻处，距离皮肤约 1～3cm。也可用绷带适当固定，以防移动。一般流量 4～5L/min。

3.面罩法　具体步骤如下：

（1）检查面罩各部功能是否良好；

（2）放上面罩，使与患者面部密合，以橡皮带固定；

（3）调节流量，一般 3～4L/min，严重缺氧者 7～8L/min；

（4）本法适用于无二氧化碳潴留的患者。

4.鼻塞法　适用于较长时间用氧者，无导管刺激黏膜缺点，患者舒适，使用方便。

（1）洗净鼻腔，将鼻塞塞入一侧鼻孔，鼻塞大小以恰能塞住鼻孔为宜，勿深塞入鼻腔。

（2）调节流量同鼻导管法。

五、注意事项

1.严格遵守操作规程，注意用氧安全，切实做好"防火、防震、防油、防热"。

2.患者吸氧过程中，需要调节氧流量时，应当先将患者鼻导管取下，调节好氧流量后，再与患者连接。停止吸氧时，先取下鼻导管，再关流量表。

3.吸氧时，注意观察患者脉搏、血压、精神状态等情况有无改善，及时调整用氧浓度。

4.湿化瓶每次用后均须清洗、消毒。

5.氧气筒内氧气不可用尽，当压力表上指针降至 0.5MPa 时，即不可再用。

6.对未用或已用空的氧气筒应分别放置，并挂"满"或"空"的标记，以免急用时搬错而影响抢救工作。

【氧疗】

动脉血二氧化碳分压（$PaCO_2$）是评价通气状态的指标，是决定以何种方式给氧的重要依据。临床上根据吸入氧浓度将氧疗分为低浓度、中等浓度、高浓度、高压四类。

氧浓度和氧流量的关系为：吸氧浓度（%）＝21＋4×氧流量（L/min）。

1.低浓度氧疗　是指吸氧浓度低于 40%。应用于低氧血症伴二氧化碳潴留的患者，如慢性阻塞性肺病和慢性呼吸衰竭。中枢对二氧化碳增高的反应很弱，呼吸的维持主要依靠缺氧刺激外周化学感受器。

2.中等浓度氧疗　吸氧浓度为 40%～60%。主要用于有明显通气/灌注比例失调或显著弥散障碍的患者，特别是血红蛋白浓度很低或心输出量不足者，如肺水肿、心肌梗死、休克等。

3.高浓度氧疗　吸氧浓度在 60% 以上。应用于单纯缺氧而无二氧化碳潴留的患者，如成人型呼吸窘迫综合征、心肺复苏后的生命支持阶段。

4.高压氧疗　是指在特殊的加压舱内，以 2～3kg/cm² 的压力给予 100% 的氧吸入。主要适用于一氧化碳中毒、气性坏疽等。

【相关知识】

常见并发症的预防与处理规范：

1.呼吸道分泌物干燥

预防与处理:从供氧装置出来的氧气是干燥的,吸入后可使呼吸道黏膜干燥,分泌物干燥,不容易排出。因此,氧气吸入前一定要先湿化,以预防呼吸道黏膜和分泌物干结。

2.呼吸抑制

预防与处理:低氧血症时,PaO_2的降低可刺激周围化学感受器,反射性兴奋呼吸中枢,增加肺部通气。如果患者是长期靠这一反射性兴奋维持呼吸的(如肺源性心脏病、Ⅱ型呼衰患者),吸入高浓度氧后,PaO_2的升高可使这一反射机制消除,抑制患者的自主呼吸,甚至出现呼吸停止。因此,对这类患者需进行低流量、低浓度的控制性给氧,并监测PaO_2的变化,维持患者的PaO_2在60mmHg左右即可。

3.吸收性肺不张

预防与处理:患者吸入高浓度的氧气后,肺泡内氮气被大量置换,一旦支气管阻塞,肺泡内的氧气可被循环的血流迅速吸收,导致肺泡塌陷,引起肺不张。预防呼吸道阻塞是防止吸收性肺不张的关键,预防措施包括鼓励患者深呼吸和咳嗽、加强痰液的排出、常改变体位、降低给氧浓度(<60%)等。使用呼吸机的患者可加用呼气末正压通气(PEEP)来预防。

4.晶状体后纤维组织增生

预防与处理:使用高浓度氧后,过高的动脉氧分压(PaO_2达到140mmHg以上)是引起新生儿(特别是早产儿)晶状体后纤维组织增生的主要危险因素。因此新生儿给氧浓度应严格控制在40%以下,并控制吸氧时间。

5.氧中毒,分为肺型氧中毒、脑型氧中毒。

预防与处理:预防氧中毒的主要措施是通过控制氧吸入的浓度和时间。在常压下,吸入60%以下浓度的氧是安全的,60%~80%的氧吸入时间不能超过24h,100%的氧吸入时间不能超过4~12h。应尽量避免长时间使用高浓度的氧气,给氧期间应经常监测动脉血液中的氧分压和氧饱和度,密切观察给氧的效果和副作用。

【练习题及答案】

1.如何选择吸氧方法?

2.试述氧气吸入疗法的适应证。

3.试述氧气吸入疗法的种类及其适应证。

4.试述氧气吸入疗法常见并发症的预防与处理规范。

答案:略。

(曾江正)

第八节　洗胃及临床应用

洗胃法是将大量溶液饮入或经由口(鼻)腔插入胃内的洗胃导管灌入胃腔,利用重力、虹吸或负压吸引等作用,反复冲洗,从而达到解毒、减轻胃黏膜水肿、某些手术如胃肠道手术或检查前准备的一项技术。常用方法有:口服催吐洗胃法、漏斗胃管洗胃法、电动吸引器洗胃法、全自动洗胃机洗胃法等。这里将重点介绍前两种方法。

一、目的

洗胃的目的是清除胃内毒物,减轻胃黏膜水肿,以及某些手术如胃肠道手术或检查前准备。

二、适应证与禁忌证

(一)适应证

非腐蚀性毒物中毒,如有机磷、安眠药、重金属类、生物碱及食物中毒等。

(二)禁忌证

1.强腐蚀性毒物(如强酸、强碱)中毒者。

2.肝硬化伴食管胃底静脉曲张,胸主动脉瘤,近期有上消化道出血及胃穿孔,胃癌等。

三、方法

(一)口服催吐洗胃法

【操作前准备】

1.医务人员准备　仪表规范、修剪指甲、洗手、戴口罩、帽子和手套。

2.患者准备　了解洗胃的目的、方法、注意事项、配合要点,协助患者取下义齿,然后取坐位或半坐位。

(1)患者病情:意识状况、生命体征、合作程度及心理状态。

(2)患者中毒情况:中毒的时间和途径、毒物的种类、性质和量、是否是腐蚀性毒物。

(3)患者的既往史:是否患有肝硬化伴食道静脉曲张、近期是否曾发生过上消化道出血或胃穿孔等。

(4)患者的口鼻腔黏膜情况:有无义齿或其他疾患。

3.用物准备　弯盘、压舌板、小毛巾、橡胶围裙、量杯、水温计、空水桶 2 个、检验标本容器或试管。根据毒物的性质准备洗胃溶液,一般用量为 2～10L,温度为 25～38℃(紧急情况下用清洁自然水源,常温)。

4.环境准备　整洁、安静、舒适、安全。

【操作步骤】

1.核对　备齐用物至患者床旁,核对并向患者解释说明意图。

2.体位　患者取坐位,或半坐卧位,戴好橡胶围裙,盛水桶置患者坐位前。

3.催吐方法　①机械性刺激催吐:用手指、筷子或压舌板等刺激咽后壁或舌根处,诱发呕吐。若不易呕出时,饮清水 200～300ml,再次催吐。如此反复,直至呕出液体清亮为止。②药物催吐:可选用吐根碱、阿扑吗啡等药物进行催吐。

4.整理　协助患者漱口、擦脸、必要时更换衣服,卧床休息。整理床单,清理用物,对患者进行健康教育。

5.记录　洗手,记录灌洗液名称及剂量,呕吐物的量、颜色、气味,患者主诉,必要时送检标本。

(二)漏斗胃管洗胃法

【操作前准备】

1.医务人员准备　同口服催吐洗胃法。

2.患者准备 患者取平卧位,其他同口服催吐洗胃法。

3.用物准备 治疗盘内备洗胃包:漏斗洗胃管,止血钳,纱布两块,镊子,弯盘;橡胶围裙,润滑油,棉签,弯盘,水罐内盛洗胃液,量杯,盛水桶,必要时备压舌板,张口器等,根据毒物的性质准备灌洗溶液,一般用量为2~10L,温度为25~38℃。

4.环境准备 同口服催吐洗胃法。

【操作步骤】

1.核对 备齐用物至患者床旁,核对并向患者解释,说明意图。

2.体位 患者取平卧位头偏向一侧。如有义齿应先取出,盛水桶放在患者头部的床下,置弯盘于患者口角处。

3.胃管选择 选择粗大胃管,量出插入胃管的长度,成人约45~55cm,一般为前额发际至胸骨剑突处或鼻尖经耳垂至胸骨剑突处的距离。

4.插管 用润滑油润滑胃管前端,左手用纱布裹着胃管,右手用镊子夹着胃管前端5~6cm处测量长度后,自选定侧鼻孔轻轻插入。

5.留胃液标本 证实胃管在胃内后,将漏斗放置低于胃管的位置,挤压橡胶球,抽尽胃内容物,留取标本送检。

6.洗胃 举漏斗高过头部30~50cm,再缓慢倒入洗胃液200~300ml于漏斗内,当漏斗内尚余少量溶液时,迅速将漏斗降至低于胃的位置,倒置于盛水桶内,利用虹吸作用引出胃内灌洗液。若引流不畅时,可将胃管中段的皮球挤压吸引。胃液流完后,再举漏斗注入溶液,反复灌洗,直至洗出液澄清为止。

7.整理 洗胃完毕,反折胃管末端,用纱布包裹拔出。患者取舒适卧位,整理床单及用物,对患者进行健康教育。

8.记录 洗手,记录洗胃过程,所用液体总量,患者反应,有无出血等。

四、注意事项

1.洗胃前应取下义齿,在充分证实胃管确实插入胃内后才行清洗。＊第一次抽出或洗出的胃内容物应留作检查或毒物分析。

2.当中毒性质不明时,可选用温开水或等渗盐水洗胃;毒物性质明确后,再采用对抗剂洗胃。

3.在洗胃过程中,如患者出现腹痛,流出血性洗液或出现休克症状时,应停止灌洗,给予相应的处理。

4.洗胃前如患者呼吸道分泌物过多或缺氧者,应先吸痰、维持呼吸道通畅,再行洗胃。如患者出现呼吸心跳停止,应先抢救再洗胃。

5.防止误吸及空气进入胃内,洗胃液出入量要基本相等。

6.洗胃液温度适宜,以免损伤胃黏膜及防止肠道传染病。

7.胃管插入有困难时,可借助气管导管或食管镜将胃管导入,尽量用粗胃管洗胃,洗毕最好留置胃管以便再次洗胃。

8.洗胃法在抢救口服中毒时十分重要。认为服药已超过6h,药物已全部吸收而不需要洗胃的提法是欠妥的,除了有明确的禁忌证之外,口服毒物虽已超过6h也应立即洗胃。

【病例分析】

患者,王某,女,30 岁。以"口服农药 10 余分钟"由家属代主诉就诊我院门诊。入院前 10 余分钟与丈夫吵架,口服农药近 200ml,由家人送入急诊抢救室。查体:患者意识模糊,呼吸急促,有大蒜味,双侧瞳孔缩小,直径约 2mm,对光反应灵敏。T37.5℃,P110 次/分,R24 次/分,BP145/90mmHg。拟诊断为"急性有机磷农药中毒"。

医嘱:立即洗胃。

请问:1.可选择何种洗胃法为该患者洗胃?

2.洗胃过程中应该注意哪些内容?

(张宏玉)

第九节　放置胃管术

放置胃管术是临床上将胃管由鼻孔插入,胃管由咽部通过食管到达胃部的一种医疗手段,可以用于抽取胃内容物进行诊断和治疗,也可以用于胃管灌入流质食物,保证患者摄入足够的营养、水分和药物。

一、目的

1.经胃肠减压管引流出胃肠内容物,腹部手术术前准备。

2.对不能经口进食的患者,从胃管灌入流质食物,保证患者摄入足够的营养、水分和药物,以利早日康复。

二、适应证

1.急性胃扩张。

2.上消化道穿孔或胃肠道有梗阻。

3.急腹症有明显胀气者或较大的腹部手术前等。

4.昏迷患者或不能经口进食者,如口腔疾患、口腔和咽喉手术后的患者。

5.不能张口的患者,如破伤风患者。

6.早产儿和病情危重的患者以及拒绝进食的患者。

7.服毒自杀或误食中毒需洗胃患者。

三、准备工作

1.训练患者插管时的配合动作,以保证插管顺利进行。

2.器械准备:备消毒胃管、弯盘、钳子或镊子、10ml 注射器、纱布、治疗巾、石蜡油、棉签、胶布、夹子及听诊器。

3.检查胃管是否通畅,长度标记是否清晰。

4.插管前先检查鼻腔通气情况,选择通气顺利的一侧鼻孔插管。

四、方法

1. 操作者洗手,备齐用物,携至患者床旁,核对患者,向患者及其家属解释操作目的及配合方法,戴口罩,戴手套。

2. 协助患者取半坐卧位,铺治疗巾,置弯盘于口角,清洁患者,选择通气顺利一侧鼻孔。取出胃管,测量胃管插入长度,成人插入长度为 45～55cm,测量方法有以下两种:一是从前额发际至胸骨剑突的距离;二是由鼻尖至耳垂再到胸骨剑突的距离。

3. 用石蜡油润滑胃管前段,左手持纱布托住胃管,右手持镊子夹住胃管前段,沿选定的鼻孔插入胃管,先稍向上而后平行再向后下缓慢轻轻地插入,缓慢插入到咽喉部(14～16cm),嘱患者做吞咽动作,当患者吞咽时顺势将胃管向前推进,直至预定长度。初步固定胃管,检查胃管是否盘曲在口中。

4. 确定胃管位置,通常有三种方法:①抽取胃液法:这是确定胃管是否在胃内最可靠的方法。然后用胶布固定胃管于鼻翼处;②听气过水声法:即将听诊器置患者胃区,快速经胃管向胃内注入 10ml 的空气,听到气过水声;③将胃管末端置于盛水的治疗碗内,无气泡逸出。

5. 确认胃管在胃内后,用纱布拭去口角分泌物,撤弯盘,摘手套,用胶布将胃管固定于面颊部。将胃管末端反折,用纱布包好,撤治疗巾,用别针固定于枕旁或患者衣领处。

6. 协助患者取舒适卧位,询问患者感受。整理患者及用物。

7. 若需洗胃时,将漏斗放置低于胃的位置,挤压橡皮球,抽尽胃内容物,再准备洗胃液5000ml。将洗胃液倒入漏斗 300～500ml,当漏斗内尚余少量洗胃液时,迅速将漏斗降至低于胃的部位,并倒置于水桶内,利用虹吸作用原理排出胃内容物和胃内灌洗液。反复灌洗直至洗出液澄清、无味为止。洗胃完毕,将胃管反折后迅速拔出,以防液体误吸。

五、注意事项

1. 插管过程中患者出现呛咳、呼吸困难、发绀等,表示误入气管,应立即拔出,休息片刻重插。

2. 每天检查胃管插入的深度,鼻饲前检查胃管是否在胃内,并检查患者有无胃潴留,胃内容物超过 150ml 时,应当通知医师减量或者暂停鼻饲。

3. 昏迷患者插管时,应将患者头向后仰,当胃管插入会厌部时约 15cm,左手托起头部,使下颌靠近胸骨柄,加大咽部通道的弧度,使管端沿后壁滑行,插至所需位置(长度)。

(沈　奇、陈小盼)

第十节　皮下注射技术及相关知识

皮下注射(hypodermic injection,H)是将少量药液或者生物制剂注入皮下组织的方法。

一、目的

将少量药液或生物制剂注入皮下组织。

二、适应证

1.用于不宜口服给药而需在一定时间内发生药效的患者。

2.局部麻醉用药或术前供药。

3.预防接种。

三、准备工作

(一)评估患者

1.病情、治疗情况、用药史和药物过敏史。

2.患者意识状态、心理状态、对用药的认识及合作程度。

3.注射部位的选择皮肤外观正常,常选择上臂三角肌下缘,也可选用两侧腹壁、后背、大腿前侧和外侧。

(二)护患沟通

向患者解释皮下注射的目的、方法、注意事项、药物的作用及配合的要点。

(三)患者准备

1.了解皮下注射的目的、方法、注意事项、药物的作用及配合的要点。

2.取舒适的体位并暴露注射部位。

(四)评估环境

环境是否清洁、空间是否宽敞、光线是否适宜,必要时用屏风遮挡患者。

(五)护士自身准备

衣帽整洁,修剪指甲,洗手,戴口罩。

(六)用物准备

1.治疗车上层右边放注射盘,内装无菌持物钳装置、无菌纱布罐、0.5%络合碘、乙醇、砂轮、启瓶器、药液、一次性注射器(1ml、5ml 各 1 支);急救盒(内备 0.1%盐酸肾上腺素、地塞米松、2ml 注射器、砂轮、无菌小纱布)、无菌棉签、弯盘、治疗单、笔、快速手消毒液。

2.同时查无菌物品及药物的有效期、质量。

3.治疗车下层放利器盒。

四、方法

1.按医嘱吸取药液。

2.常规核对。携用物到患者床旁,核对患者床号、姓名。

3.检查核对药物名称,注意有无变质,玻璃瓶安瓿有无破裂。

4.药液安瓿或瓶盖要先消毒后开启。

5.注射器吸入药液后要排出注射器内空气。

6.上臂外侧三角肌下缘为常用注射部位。

7.注射部位要用碘酒与酒精消毒。

8.再次核对。

9.注射操作:

(1)一手绷紧局部皮肤,一手持注射器,以示指固定针栓,针头斜面向上,与皮肤成 30~40°

角,快速刺入皮下。见图 11 - 10 - 1、图 11 - 10 - 2。

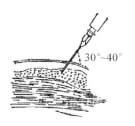

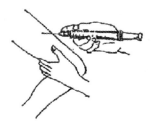

图 11 - 10 - 1　针头进针角度　　　　　　　图 11 - 10 - 2　快速刺入

（2）松开绷紧皮肤的手,抽动活塞,如无回血,缓慢推注药液。

（3）拔针、按压,注射毕,用无菌干棉签轻压片刻。

10.操作后处理　协助取舒适的卧位,整理床单,清理用物,洗手,记录。

【要点说明】

1.严格执行查对制度和无菌操作原则。

2.确认患者。

3.按注射原则选择注射部位。

4.操作中的查对。

5.操作中加强与患者的沟通,以便发现不适及时处理。

6.进针深度一般将针体的 1/2 或者 2/3 刺入皮下,勿全部刺入,以免不慎断针增加处理的难度。

7.确保针头未刺入血管内。

8.推药的速度宜缓慢,均匀以减轻疼痛。

9.压迫至不出血为止。

10.操作后查对。

11.严格执行消毒隔离原则处理用物。

12.记录注射的时间,药物的名称、浓度、剂量、患者的反应。

五、注意事项

1.严格执行查对制度和无菌操作的原则。

2.两快一慢:进针快、拔针快、推药慢。

3.对皮肤有刺激性的药物一般不做皮下注射。

4.护士在注射前应详细询问患者的用药史。

5.对于消瘦的患者,护士可捏起局部的组织,适当减小穿刺的角度,进针的角度不宜超过 45°,以免刺入肌层。

6.切勿把针体全部刺入,以防针体从根部衔接处折断。万一针头折断,应保持局部与肢体不动,速用血管钳夹住断端拔出,如全部埋入肌肉,需请外科医生手术取出。

【健康教育】

对于长期注射的患者,应让患者了解,建立轮流交替注射部位的计划,经常更换注射部位,以促进药物的充分吸收。

【练习题及答案】

1. 叙述皮下注射法常选择的部位是哪些。

2. 叙述针头斜面与皮肤的角度。

3. 说出皮下注射针体刺入深度。

答案:略。

（沈 奇）

第十一节 皮内注射技术及相关知识

皮内注射技术（intradermic injection,ID），是指小量药液或生物制品注射于表皮和真皮之间的方法。

一、目的

将小量药液或生物制品注射于表皮和真皮之间。

二、适应证

1. 用于各种药物过敏试验,以观察局部反应。

2. 预防接种。

3. 局部麻醉的先驱步骤。

三、准备工作

(一)患者准备

1. 护士向患者讲解皮内注射的目的、方法、注意事项及配合要点。

2. 取舒适体位并暴露注射部位。

(二)评估环境

环境是否清洁、空间是否宽敞、光线是否充足。

(三)护士自身准备

衣帽整洁,修剪指甲,洗手,戴口罩。

(四)用物准备

1. 治疗车上层放注射盘,内放无菌持物钳装置、无菌纱布罐、75%乙醇、砂轮、启瓶器、药液、一次性注射器(1ml、5ml 各 1 支);急救盒(内备 0.1%盐酸肾上腺素、地塞米松、2ml 注射器、砂轮、无菌小纱布)、无菌棉签、弯盘、治疗单、笔、快速手消毒液。

2. 同时查无菌物品及药物的有效期和质量。

3. 治疗车下层放利器盒、污物罐。

四、方法

1. 按医嘱吸取药液。

2. 再次核对内容 注射盘内装 75%乙醇、棉签、弯盘、治疗单、笔、空安瓿及密封瓶,放治疗车上层。

3. 护患沟通　将治疗车推至患者床旁→举手示意,操作开始→核对床号和姓名,解释皮下注射的目的、意义,并取得患者及家属的配合。

4. 操作

(1)定位、消毒、核对药物协助患者摆好正确的体位→衣袖上卷暴露前臂掌侧下段→消毒皮肤(范围以注射点为中心直径 5cm 以上)→取出注射器→调整针尖斜面与注射器刻度在同一面→再次核对药物→排尽空气。

(2)进针、注药左手绷紧皮肤→右手执弓式持注射器(食指固定针栓、针尖斜面向上与皮肤呈5°角)→刺入皮内(深度为针尖斜面)→左手拇指固定针栓→右手缓推药液 0.1ml(局部皮肤成一圆形隆起皮丘)。见图 11 - 11 - 1。

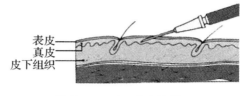

图 11 - 11 - 1　皮内注射

(3)拔针、再次核对、整理注射毕→迅速拔针(勿按压注射部位)→将注射器与针头分离(针头置利器盒内)→注射器弃入弯盘内→查看注射时间→协助患者拉好衣袖→取舒适体位→整理床单→再次核对安瓿、药瓶、治疗单→无误后将空安瓿、药瓶放入安瓿框内,针头放入利器盒内。

(4)再次核对。

(5)协助患者取舒适卧位,清理用物。

5. 洗手、记录、宣教　快速手消毒液擦手→取口罩→健康宣教(20min 看结果前不可离开,不要搔抓注射部位或按皮丘,有不舒适及时告知医护人员)→举手示意,操作完毕。

【要点说明】

1. 严格执行查对制度和无菌操作原则,确认患者。

2. 忌用碘酊消毒,以免影响对局部反应的观察。

3. 操作中查对注入的药物剂量要准确,进针的角度不能过大,否则会刺入皮下。

4. 若需作对照试验,则用另一注射器及针头,在另一前臂相应部位注入 0.1ml 的生理盐水,皮丘呈半球状,皮肤变白并显露毛孔。

5. 操作过程中不断与患者沟通,以了解患者的反应。

6. 嘱患者不要按揉局部,以免影响结果的观察,15～20min 观察局部的反应,作出判断。

7. 操作后查对,按消毒隔离原则处理用物,将过敏试验结果记录在病历上,阳性用红笔标记"＋"、阴性用蓝笔标记"－"。

五、注意事项

1. 严格执行查对制度和无菌操作制度。

2. 做药物过敏前,护士应询问患者的用药史、过敏史及家族史,如患者对需要注射的药物有过敏史,则不可做皮试,应及时与医生联系,更换其他药物。

3. 做药物过敏试验前忌用碘酊、碘伏,以免影响对局部反应的观察。

4. 进针角度以针尖斜面进入皮内为宜,进针角度过大易将药物注入皮下,影响结果的观察与判断。

5. 在为患者做药物过敏试验前,准备好急救药品,以防发生意外。

6.药物过敏试验结果如为阳性反应,告知患者或者家属,不能再用该种药物,并记录在病历上。

【健康教育】

1.给患者做药物过敏试验后,嘱患者不要离开病室或者注射室,等待护士,于 15～20min 后观察结果。同时告知患者或者家属如有不适,及时通知医护人员,以便及时处理。

2.指导患者拔针后勿揉擦局部,以免影响结果的观察。

【练习题及答案】

1.叙述针头斜面向上与皮肤的角度。

2.叙述推注药物的剂量。

3.叙述观察皮试结果的时间。

答案:略。

(沈　奇)

第十二节　肌内注射技术及相关知识

肌内注射法(intramuscular injection,IM)是将一定量药液注入肌肉组织的方法。注射部位一般选择肌肉丰厚且距大血管及神经较远处。其中最常用的部位为臀大肌,其次为臀中肌、臀小肌、股外侧肌及上臂三角肌。

一、目的

将一定量药液注入肌肉组织的方法,用于不宜或不能口服或者静脉注射,且要求比皮下注射更快发生疗效时。

二、适应证

不宜或不能做皮下或静脉注射的药物;要求比皮下注射更迅速发生疗效的药物;注射刺激性较强或药量较大的药物,还有不能静脉注射的油剂或混悬剂等可作肌内注射。

三、准备工作

(一)评估患者

1.病情及治疗的情况。

2.意识状态,肢体活动的能力,对给药计划的了解,认识程度及合作的程度。

3.注射部位的皮肤及肌肉组织状况。

4.向患者解释肌肉注射的目的、方法、注意事项及配合的要点,药物作用及副作用。

(二)护患沟通

患者了解肌肉注入的目的和方法,注意事项、药物的作用及配合的要点。

(三)患者准备

1.了解肌内注射的目的、方法、注意事项、药物的作用及配合的要点。

2.取舒适的体位,暴露注射的部位。

（四）评估环境

环境是否清洁,空间是否宽敞,光线是否适宜,必要时用屏风遮挡患者。

（五）护士自身准备

衣帽整洁,修剪指甲,洗手,戴口罩。

（六）用物准备

1.洗手,戴口罩。

2.物品准备　治疗盘内备 75％酒精、聚维酮碘(或 2％碘酒)、无菌镊子缸及镊子、无菌棉签缸及棉签、弯盘、无菌注射器、注射药物、无菌纱布、启瓶器、砂轮、注射卡片、污物缸、洗手筒及毛巾、快速手消毒液。

3.药液　按医嘱准备。

4.同时查无菌物品及药物的有效期、质量。

5.如药液为安瓿:酒精消毒安瓿、砂轮,用砂轮划痕,再用酒精消毒安瓿划痕部,取无菌纱布包住安瓿掰开,棉签缸的开、关及镊子的使用正确。

6.如药液为密封瓶:消毒启瓶器、铝盖,启铝盖,消毒瓶塞。

7.消毒方法正确。

8.取注射器,检查注射器有效期,是否漏气。

9.治疗车下层放利器盒、污物罐。

四、方法

1.推治疗车携用物至患者床旁。

2.核对姓名、床号(与患者及床头卡核对)、药名、剂量、浓度、时间、用法,检查药物是否过期,检查药物有无浑浊、沉淀,瓶口有无松动、裂痕。

3.向患者解释目的,取得合作。

4.肌肉注射部位

(1)臀大肌注射法定位:臀大肌起自髂后上棘与尾骨尖之间,肌纤维平行向外下方止于股骨上部。坐骨神经起自骶丛神经,自梨状肌下孔出骨盆至臀部,在臀大肌深部,约在坐骨结节与大转子之间下降至股部,其体表投影为自大转子尖至坐骨结节中点向下至腘窝。注射时注意避免损伤坐骨神经。臀大肌注射法有两种:①十字法:从臀裂顶点向左或右画一水平线,然后从髂嵴最高点作一垂直平分线,将一侧臀部分为四个象限,外上四分之一为注射部位(避开内角);②连线法:取髂前上棘和尾骨连线作一连线,其外上 1/3 处为注射部位。见图 11－12－1～图 11－12－3。

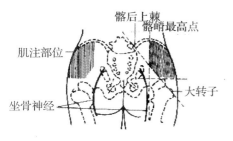

图 11－12－1　十字法

图 11－12－2　连线法

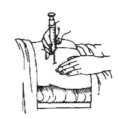

图 11－12－3　臀肌注射手法

（2）臀中肌、臀小肌注射法定位：①以示指尖和中指尖分别置于髂前上棘和髂嵴下缘外，髂嵴、示指、中指便构成一个三角形，注射部位在示指和中指构成的角内；②以髂前上棘外侧三横指处（患者以自己手指宽度为标准）。

（3）股外侧肌注射法定位：部位为大腿中段外侧，一般成人可取髋关节下 10cm 至膝关节范围。此处大血管、神经干很少通过，且注射范围较广，可供多次注射，尤其适宜于 2 岁以下幼儿。

（4）上臂三角肌注射法部位为上臂外侧，自肩峰下 2～3 横指。此处肌肉较薄，只可作小剂量注射。

5.常规消毒皮肤，待干。

6.再次核对，排尽空气。

7.穿刺，左手拇指及示指固定注射部位，绷紧皮肤，右手持注射器，注射针头与皮肤成 90°角，垂直迅速刺入肌层，进针深度为针体的 2/3。

8.固定针头，松开绷紧皮肤的手，抽动活塞，如无回血，右手推动活塞缓慢注药。

9.注药完毕，固定针栓，干棉签按压针眼处，快速拔针，棉签按压片刻。

10.操作后三查八对。

11.操作后处理

（1）协助取舒适的卧位，整理床单。

（2）清理用物。

（3）洗手与记录。

五、注意事项

1.严格执行查对制度和无菌操作原则。

2.2 岁以下的婴幼儿不宜选用后臀注射，因臀大肌未完全发育好，注射时有损伤坐骨神经的危险，最好选用股外侧肌注射。

3.两种药液同时注射时，要注意配伍禁忌。

4.切勿把针体全部刺入，以防针体从根部衔接处折断。万一针头折断，先稳定患者的情绪，保持局部与肢体不动，速用血管钳夹住断端拔出，如全部埋入肌肉，需请外科医生手术取出。

5.长期作肌肉注射的病员，注射部位应交替更换，以减少硬结的发生。

6.根据药液的量、黏稠度和刺激性的强弱选择合适的注射器和针头。

7.避免在瘢痕、硬结、发炎、皮肤病及旧针眼处注射。淤血及血肿部位勿进行注射。

【健康教育】

1.臀部肌肉注射时，为使臀部肌肉放松，减轻疼痛与不适，可嘱患者取侧卧位、俯卧位、仰卧位或坐位，为使局部肌肉放松，嘱患者侧卧位时上腿伸直，下腿稍弯曲，俯卧位时足尖相对，足跟分开，头偏向一侧。

2.对长期多次注射出现局部硬结的患者，教给其局部热敷的方法。

【练习题及答案】

1.叙述臀大肌注射定位法。

2.肌内注射法注射针头与皮肤呈多少度角。

3.肌内注射法进针深度为针体的几分之几。

答案:略。

参考文献

[1]李小寒,尚少梅.基础护理学.第4版.北京:人民卫生出版社,2006.

[2]吴钟琪.医学临床"三基"训练·护士分册.第4版.长沙:湖南科学技术出版社,2010.

[3]中华医学会.临床技术操作规范·护理分册.北京:人民军医出版社,2006.

（沈　奇）

第十三节　皮肤病操作技术

一、真菌镜检技术

真菌镜检是一种直接对临床标本进行涂片检查真菌的检测方法。可以检测的标本包括浅部真菌感染(如毛发、皮屑、痂、甲板、黏膜、角膜及耵聍)和深部真菌感染(如尿液、粪便、痰、活检组织、血液、脑脊液及各种穿刺液)。检测方法简便快速,如阳性即可明确真菌存在,结合不同部位标本及临床表现可考虑真菌感染。除了少数病原菌如新生隐球菌、黄癣菌、花斑癣菌等外,对多数真菌感染不能确定致病真菌种类。如镜检结果为阴性不能完全排除真菌感染。

(一)适应证

各种浅部及深部真菌感染。

(二)禁忌证

无绝对禁忌证。需检测深部真菌感染标本的同各项标本采集技术。

(三)操作步骤及结果判定

1.用钝刀或刀背刮取皮损边缘部位(丘疹、鳞屑、小水疱较多处)的皮屑或痂;有浸渍糜烂的取白色浸软的表皮,水疱可取其疱壁;甲损害用小刀直接刮取病甲边缘的甲屑;头发损害用镊子拔取折断变色的病发。深部真菌检测可直接留取标本。

2.一般浅部真菌标本采用KOH法直接将标本置于载玻片上,加入1滴10%KOH溶液,盖上盖玻片后于酒精灯上稍加热数秒钟促进标本角质溶解,然后轻压盖玻片压平标本,使之透明,再将玻片放在显微镜下观察。如为墨汁染色在载玻片上将标本与一小滴印度墨水混匀后,盖上盖玻片后置于镜下观察,主要用于检查隐球菌和一些具有荚膜的孢子。如采用革兰染色(多用于念珠菌、孢子丝菌等)、PAS染色(组织切片)或瑞氏染色(用于组织胞浆菌)按照相应染色方法进行操作。见图11-13-1。

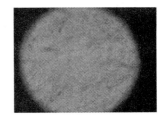

图11-13-1　镜检所见真菌菌丝

3.检查时先在低倍镜下扫视,观察有无真菌的菌丝或孢子,如有疑似阳性发现,再用高倍镜观察菌丝或孢子的形态特征,以明确结果。

4.典型浅表真菌菌丝镜下呈半透明丝状体,粗细均匀,外观圆润饱满,弯曲自然,有时呈树枝状外观,多有明显的绿色荧光,菌丝中可见分枝间隔。典型孢子一般为圆形或椭圆形,大小均匀一致,可见孢壁,散在或群集呈链状,有时可见竹节状关节孢子。

5.其他常见真菌病的典型镜检表现

(1)头癣:黄癣见发内与头发长轴平行的菌丝和关节孢子,黄癣痂中可见鹿角状菌丝和孢子;白癣见断发外菌鞘由成堆的圆形孢子组成;黑点癣见发内链状排列孢子。

(2)甲真菌病:可见甲屑内关节孢子、长分隔菌丝或呈链状排列的孢子。

(3)手足癣、体股癣:分枝分隔菌丝。

(4)花斑糠疹:单个腊肠形微弯的短菌丝,无分枝分隔,粗细不均,或见成堆的圆形或卵圆形厚壁孢子和出芽孢子。

(5)念珠菌病:卵圆形出芽孢子与假菌丝,革兰染色、PAS 染色阳性。

(6)隐球菌病:圆形或卵圆形有透光荚膜的厚壁孢子,菌体内常见脂质颗粒,革兰染色及PAS 染色阳性。

(7)孢子丝菌病:卵圆形或梭形小孢子,多见于单核细胞或多核巨细胞内。

(8)着色真菌病:单个或群集厚壁分隔孢子,也可见淡黄色或棕色菌丝。

6.结果判定时注意区别标本中可能混入的动植物纤维,KOH 结晶体,上皮细胞边缘的胆固醇镶嵌体以及玻片或镜头中的霉菌菌丝。

(四)并发症

无特殊并发症。

(五)注意事项

1.取材时应在皮损边缘的活动损害区,取材量应充足,必要时应分多次取材及制片。其他部位标本采集时应注意无菌操作。

2.镜检时应避免光线过强,影响未染色的真菌菌丝或孢子的形态观察。

3.镜下真菌形态为该真菌的组织相,如念珠菌出现真假菌丝、皮肤癣菌菌丝粗大均提示处于活跃状态。

4.多次镜检结果阴性但临床高度怀疑真菌感染,或需做菌种鉴定时应行真菌培养。有条件者在镜检的同时进行真菌培养。

5.取材部位皮损应避免使用外用药,尤其是有抗真菌活性的外用药。

二、皮肤组织病理学检查技术

皮肤组织病理检查是皮肤病诊疗中重要的辅助检查手段,对皮肤病的病因学研究、疾病诊断、治疗选择等方面有重要的指导意义。

(一)适应证

按照皮肤病理诊断的临床价值分为:

1.具有高度诊断价值 皮肤肿瘤、癌前期病变、病毒性皮肤病、角化性皮肤病、萎缩性皮肤病、部分红斑鳞屑性皮肤病。

2.具有较高诊断价值 大疱性皮肤病、肉芽肿性皮肤病、代谢性皮肤病、结缔组织病、血管性皮肤病、色素障碍性皮肤病、遗传性皮肤病及黏膜疾病等。

3.有病原体诊断价值 某些深部真菌病、皮肤黑热病、猪囊尾蚴病等。

(二)禁忌证

有严重瘢痕体质者,需征得患者同意。

（三）操作步骤及结果判定

1.将手术目的、方法、结果等与患者做好沟通,签署知情同意书。

2.常规消毒,局部麻醉。麻醉应尽量在切取皮损的周围进行,不能直接在所取皮损内注入麻醉药,以免造成组织形态改变,影响观察结果。

3.采用手术刀或钻孔器留取皮损组织。

（1）手术切取法:最为常用,适用于不同大小及要求的各种皮肤病变标本,尤其是结节或肿瘤病变,可以取得足够大深的组织。注意手术刀应垂直皮肤表面切入,避免形成楔形切面,以取得足够的深层皮肤组织,包括表皮、真皮、皮下组织等皮肤全层。切口方向尽量与局部皮纹走向一致,以利切口愈合及愈后外观。较小皮损完整切下即可,色素痣切口至皮损边缘距离最好在0.5cm以上。术中尽量夹持组织标本的边缘部分,以免造成组织变形影响观察。见图11-13-2。

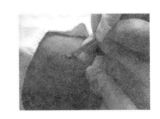

图11-13-2　手术切取皮损活检

（2）环钻法:可采用肝穿刺针等直接钻取皮损组织,简单方便,但有时易取得完整深部皮肤组织。仅适用于较小或表浅损害,或者手术切取有困难者。

（3）削取法:用手术刀削取病变组织,用于表浅增生性皮损,如脂溢性角化病及各种疣状赘生物等。

4.标本处理　一般固定即立即放入10%福尔马林溶液中,固定液与组织体积比例为8～10:1。然后再经过脱水、包埋、制片等程序制作组织病理切片。必要时可做免疫组化、电镜等检查。如需做免疫病理检查,应立即放入低温冰箱或液氮冷冻处理。

5.术后处理　一般可用无菌纱布包扎,保持切口清洁,如有污染、出血或感染征象应及时处理,根据部位及切口情况选择适宜时间拆线。

6.组织病理形态学特征　根据病变的不同层次分为以下两类:

（1）表皮病变:角化过度,角化不全,角化不良,颗粒层增厚,棘层肥厚,疣状增生,乳头瘤样增生,假上皮瘤样增生,细胞内水肿,细胞间水肿,棘层松解,基底细胞液化变性,Kogoj微脓肿,Munro微脓肿,Pautrier微脓肿。

（2）真皮及皮下组织病变:纤维蛋白样变性,嗜碱性变性,黏液变性,弹力纤维变性,肉芽肿,渐进性坏死,脂膜炎。

（四）并发症

1.局麻过程中可能出现麻醉意外、过敏性休克等。

2.手术后护理不当可有创口感染、出血等。

（五）注意事项

1.受疾病发生、发展不同阶段,搔抓、治疗等外部因素以及取材等因素影响,有时组织病理表现无特异性,为明确诊断需多次或在不同部位反复活检进行检查。

2.切取的皮肤组织一般选择充分发育的、未经治疗的具有典型原发性损害的皮损。如为水疱、脓疱宜取早期未破损皮疹;环状损害应取活动性边缘;如考虑感染性皮肤病应取新鲜皮损;如为结节性或肿瘤性皮损,取材应尽量包括皮下脂肪组织;如有多种不同类型皮损同时存在,应分别取材。

3.皮损切取须包括周围外观正常皮肤,以便镜下观察时进行比较。

三、红外线疗法

红外线为波长范围 760nm～1000μm 的非可见光,是由热光源产生具有辐射效应的光波,其中波长 760nm～1.5μm 的波段为近红外线(短波红外线),波长 1.5～1000μm 的波段为远红外线(长波红外线)。其生物学效应主要为:①扩张血管,增加血液循环,改善循环,促进新陈代谢,促进组织修复和炎症吸收消退;②提高局部皮肤温度,使渗出皮损结痂、干燥;③促进白细胞迁移浸润,增强吞噬细胞功能,提高局部抗感染能力;④解痉止痛,降低局部末梢神经的兴奋性和肌张力。见图 11-13-3。

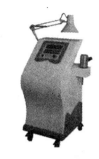

图 11-13-3　红外线治疗仪

(一)适应证

1.各种感染性炎症,包括毛囊炎、疖肿、痈、汗腺炎、甲沟炎、静脉炎等。

2.各种原因所致的慢性溃疡,如放射性溃疡、淤积性溃疡、糖尿病性溃疡等。

3.其他:冻疮、冷性多形红斑、带状疱疹神经痛、雷诺现象、急性外伤等。

(二)禁忌证

1.有光敏性皮肤病或光敏感患者。

2.局部有恶性肿瘤或转移灶者。

(三)操作步骤

1.常用设备　为频谱治疗仪,照射剂量及距离根据患处感觉及皮肤反应确定,以照射部位有适度温热感及皮肤出现淡红斑为宜。

2.治疗频率　一般为每日 1～2 次,每次 20～30min,亦可根据病情调整。

(四)并发症

1.如照射强度过大,可出现皮肤烫伤样反应。

2.长期红外线照射可导致皮肤热激红斑。

(五)注意事项

1.长时间红外线照射可引起眼睛损伤,须注意保护眼部,避免直接照射。可戴防护眼镜或在治疗眼周或颜面皮损时遮盖眼部。

2.治疗时应注意观察局部皮肤反应,特别对于有感觉障碍者,有条件可使用测温仪,以避免烫伤。

3.避免照射急性期的增生性瘢痕,以免促进其增大。

四、紫外线疗法

紫外线是波长介于 180～400nm 的非可见光,可用于治疗皮肤科疾病。根据生物学特性可分为 UVA(长波紫外线,波长 315～400nm)、UVB(中波紫外线,波长 290～315nm)和 UVC(短波紫外线,波长 180～290nm)。紫外线有抑制细胞过度增殖及局部免疫反应,促进色素生成和上皮再生,镇痛止痒,加速血液循环和促进维生素 D 合成等作用。传统紫外线疗法常采用汞灯、金属卤素灯或紫外荧光灯等产生 300～400nm(以 UVB 为主)的混合紫外线来治疗。目前常用的紫外线光疗包括波长为 290～320nm 的 UVB 光疗,311～313nm 的窄谱 UVB(NB-UVB)光疗,320～400nm 的 UVA 光疗以及波长为 340～400nm 的 UVA1 光疗。见图 11-13-4。

【UVB 及 NB-UVB 光疗】

(一)适应证

1. UVB 光疗毛囊炎、疖、痈、甲沟炎、丹毒、玫瑰糠疹、特应性皮炎、银屑病、白癜风、斑秃、湿疹、慢性溃疡等。

2. NB-UVB 光疗银屑病、特应性皮炎、白癜风、角层下脓疱性皮病、蕈样肉芽肿、环状肉芽肿、带状疱疹、毛发红糠疹等。

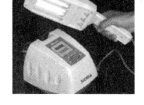

图 11-13-4　紫外线治疗仪

(二)禁忌证

1. 红斑狼疮、皮肌炎、卟啉病、着色性干皮病等紫外线照射可加重的疾病。

2. 妊娠妇女及 10 岁以下儿童、甲状腺功能亢进、活动性肺结核、严重心肝肾疾病等。

(三)操作步骤

1. 根据临床测定的最小红斑量(MED,以 J/cm^2 为单位)或患者皮肤及既往治疗情况确定初始照射剂量。

2. UVB 全身照射首次剂量多为 80%MED,局部治疗可以 MED 为初始剂量。NB-UVB 推荐开始剂量为 0.5~0.7MED。

3. 一般每周照射 3 次,根据治疗后患者皮肤红斑反应情况调整照射剂量:如下次照射前未见红斑者则增加上次照射剂量的 20%;有轻微无症状红斑者维持原剂量;有明显红斑或伴瘙痒者停止治疗直到红斑消退,然后维持原剂量照射,无不良反应再按 10%增加剂量;有疼痛性红斑或水疱者停止治疗至皮损消退,减少至原剂量 50%照射,逐渐按 10%增加剂量。一般应连续照射 2~3 月为一疗程。

4. 如患者中断治疗后需重新开始时,应根据前次照射剂量、停止时间及皮肤反应情况确定治疗剂量。

(四)并发症

1. 可引起局部红斑、干燥、瘙痒、脱屑或色素沉着等。剂量过大甚至可以出现红肿、水疱、糜烂等严重反应。

2. 长疗程大剂量照射有引起皮肤光老化、白内障或诱发皮肤肿瘤的可能。

(五)注意事项

1. 治疗时应注意用遮光板保护周围正常皮肤,患者及医务人员应防护眼睛。

2. 治疗期间避免食用易引起光过敏的食物及药物,注意防晒,外出应使用防晒霜。

【UVA1 光疗】

(一)适应证

1. 对特应性皮炎、蕈样肉芽肿及硬皮病有较好疗效。

2. 有研究报道,对增生性瘢痕、斑块状副银屑病、泛发性肥大细胞增多症等疾病具有一定疗效。

(二)禁忌证

同 UVB 和 NB-UVB 光疗,禁用于 18 岁以下的患者。

(三)治疗方法

1. 根据患者 MED 值确定初次及单次照射剂量。

2. 一般每周连续照射 5 天,共 2~6 周。

3.病情缓解后改为小剂量 UVA1 或 NB-UVB 照射维持治疗,减少病情复发。

(四)并发症

同 UVB 和 NB-UB 光疗。

(五)注意事项

由于进入临床使用时间较短,目前仅用于 PUVA 和 UVB 光疗无效或不耐受的患者。

五、激光治疗

激光是具有高度单色性、方向性、相干性的高能量光。激光的生物学效应包括热效应、压强效应、光化学效应、电磁场效应、生物刺激效应等。组织吸收激光能量后转化为热能并导致温度升高,可直接凝固、气化及炭化组织;另外由于激光为单一波长的光,在不同靶组织吸收能量不同的情况下,可选择性作用于与治疗有关的组织细胞,使其发生破坏或功能改变,同时对周围正常组织不造成损伤,称为选择性光热分离作用。要取得该作用效果应具备合适的激光波长、脉冲时间、能量密度。治疗时应根据不同靶组织的深度、吸收特性、热弛豫时间等选择合适的激光参数进行治疗。

【CO_2 激光】

CO_2 激光为输出功率为 $10\sim50W$ 的大功率激光,波长为 $10600nm$,激光能量主要为水分子吸收,一般通过原光束烧灼或切割病变组织,组织穿透深度浅,损伤限于照射部位,属于非选择性治疗。CO_2 激光经扩束后可进行低功率照射。

(一)适应证

1.各种良性赘生物如寻常疣、尖锐湿疣等各类疣、脂溢性角化病、色素痣、皮赘、睑黄疣等。

2.各种血管病变包括较小的鲜红斑痣、蜘蛛痣、酒渣鼻、毛细血管扩张。

3.癌前期病变、良恶性皮肤肿瘤包括皮角、软纤维瘤、角化棘皮瘤、汗管瘤、Bowen 病、基底细胞癌及鳞状细胞癌等。

4.超脉冲 CO_2 激光可用于治疗瘢痕、浅小皱纹等。

5.CO_2 激光低功率照射可用于治疗各种慢性溃疡、皮肤瘙痒症、寒冷性多形红斑、冻疮、带状疱疹及后遗神经痛等。

(二)禁忌证

主要是有瘢痕体质或明显出血倾向者。

(三)操作方法及步骤

1.进行手术治疗时,应常规消毒。一般情况下均需局部麻醉。

2.对大多数皮损可直接烧灼、气化或炭化病变组织达到治疗目的。部分有蒂皮损或基底虽宽但隆起明显的损害可采用切割法。见图 11-13-5。

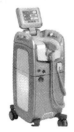

图 11-13-5 Harmony XL 激光治疗机

3.治疗过程中应及时用生理盐水擦去炭化组织形成的焦痂,以明确治疗需要达到的深度,尽可能减少组织创伤和瘢痕形成。

4.治疗后应以纱布覆盖创面,注意保持清洁,外用抗生素制剂,视大小及愈合情况采取适当的护理措施。

（四）并发症

1. 术后可出现创面出血、渗液、感染，多由于治疗皮损较大及护理不当所致。

2. 治疗深度达到真皮浅层以下的皮损，愈合后常出现瘢痕。

（五）注意事项

1. 避免治疗眼部等处皮损，治疗时术者应戴防护眼睛。

2. 一般治疗除去皮损组织即可，对癌前期或恶性病变，治疗范围应超过损害边缘 0.5cm 以上。

【氦氖激光】

氦氖激光为输出功率 10～40mW，波长为 632.8nm 的红色激光。其作用机制为通过改善皮肤血液循环，减轻充血水肿等炎症反应，调节局部免疫功能，抑制白细胞迁移，增加巨噬细胞功能和淋巴细胞转化率，促进新陈代谢和组织结构与功能恢复；此外还可通过加速如氨类等致痛化学介质的吸收、降低神经末梢兴奋性发挥镇痛作用。

（一）适应证

1. 毛囊炎、寒冷性多形红斑、带状疱疹及后遗神经痛、斑秃、各种皮肤黏膜溃疡等。

2. 光针穴位照射常用于带状疱疹及后遗神经痛、慢性荨麻疹等。

（二）禁忌证

恶性肿瘤及有光敏性疾病患者。

（三）操作方法及步骤

1. 以激光探头直接照射皮损局部或采用光针进行穴位照射。

2. 一般治疗功率密度为 2～4mW/cm²，每次照射 10～15min，每日或隔日照射 1 次。15～20 次为一疗程。

（四）并发症

无特殊并发症。

（五）注意事项

1. 避免直接照射眼部，治疗时患者应戴防护眼睛。

2. 大剂量或过长疗程氦氖激光照射对局部免疫和组织修复有负面作用。见图 11 - 13 - 6。

【磷酸肽钾盐激光（KTP 激光）】

KTP 激光是波长为 532nm，输出功率 1～20mW 的激光。其作用的主要靶物质为血红蛋白和黑色素。适应证主要为毛细血管扩张、酒渣鼻、鲜红斑痣及一些小静脉曲张等血管性病变。常见并发症为色素减退及色素沉着。

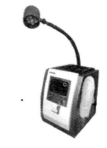

图 11 - 13 - 6　氦氖激光
色素治疗仪

【308nm 准分子激光】

308nm 准分子激光的主要作用机制为诱导皮损内 T 淋巴细胞凋亡，调节局部免疫功能，促进黑素合成及黑素细胞增生并移行至皮损区域。

（一）适应证

1. 主要用于白癜风和银屑病。

2. 还可用于扁平苔藓、神经性皮炎、慢性湿疹、斑秃等疾病的治疗。

（二）禁忌证

1.光敏性疾病患者及对日光或紫外线敏感者。

2.患有红斑狼疮等紫外线可加重的疾病患者。

（三）操作步骤及结果判定

1.一般应先测定患者的最小红斑量（MED），选择其下背部或上臀部正常皮肤，从最小剂量开始逐级照射，24h后观察测试结果，局部皮肤有与照射区域面积相同、境界清楚的红斑者为MED值。根据测定结果决定初始剂量。

2.初始剂量可从0.8～1MED开始，根据治疗后患者皮肤反应情况调整剂量。剂量调节为2000～5000mJ/cm²，一般每周照射2次，以15～25次为一疗程。

3.照射后如皮损部位红斑持续时间小于24h，可将照射剂量提高10％～15％；如皮损红斑持续时间为24～48h之间，可维持该剂量继续治疗；如皮损红斑持续大于48h，可降低照射剂量10％～15％；如出现水疱、糜烂等反应，则停止治疗并予以适当处理。

（四）并发症

1.主要为照射部位出现红斑、水疱、大疱或糜烂，主要与照射剂量过大有关，部分由于患者未注意防晒，UVB照射过多所致。

2.理论上长期大剂量UVB照射可诱发皮肤肿瘤发生，但308nm准分子激光疗程短，累积剂量较小，致癌危险性相应较低。但目前临床使用时间尚短，还需不断累积临床资料。

（五）注意事项

1.治疗前皮损部位不要擦药，并清除化妆品等，以免降低激光穿透率，影响治疗效果。

2.治疗时须采用遮光板保护正常皮肤，保证治疗的针对性并在较短周期内取得疗效。治疗面积与周围正常皮肤可有1～2mm的边缘重叠。

3.应交待患者密切观察皮损红斑反应的持续时间，为医师取得正确的反馈信息，调整合适的剂量进行治疗。

4.对眼睑、眼周及外生殖器等部位的皮损慎用308nm准分子激光治疗。

六、微波疗法

微波疗法是通过波长1～1000mm，频率300MHz～300GHz的微波的频率变化使组织中的电解质离子发生趋向运动，同时在高速振动与转动中互相摩擦产生生热效应而达到治疗效果。组织吸收微波能量与其含水量呈正比。当治疗局部温度低于组织耐受阈值时，热效应可使机体组织血管扩张，促进新陈代谢和组织再生，同时还有止痛、解痉和消炎作用；如局部温度高于组织耐受阈值时，可使组织坏死凝固。见图11-13-7。

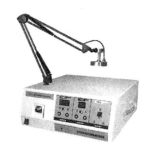

图11-13-7　微波治疗仪

微波治疗常用的频率有433.9MHz、915MHz和2450MHz。微波由仪器辐射器中的天线作用于人体，根据皮损的形态和部位可采用不同功率对组织进行凝固或切除。微波疗法的优点是治疗过程中无烟雾，组织穿透较深，对血管封闭效果好。

（一）适应证

1.各种皮肤良性增生物　各种病毒性疣、传染性软疣、皮脂腺痣、脂溢性角化症、皮赘等。

2.良性皮肤肿瘤　汗管瘤、淋巴管瘤等。

3.血管性病变　蜘蛛痣、血管瘤、毛细血管扩张症、化脓性肉芽肿。

4.采用非接触性微波定向辐射可治疗疖、痈、丹毒、带状疱疹及后遗神经痛等。

5.其他　腋臭等。

（二）禁忌证

1.心功能不全及植入心脏起搏器、糖尿病患者。

2.出血性疾病或具有出血倾向的患者。

（三）操作步骤及结果判定

1.使用微波治疗仪进行理疗时,辐射器应隔覆盖物使用,并与治疗部位保持适当距离。治疗功率约为 5～15W,以患者感到温热舒适为度。一般每次照射时间为 15～20min,每日1～2次。

2.进行手术治疗时,常用功率范围为 30～40W,以接触式治疗头与病灶组织接触后,用脚踏开关控制微波输出进行治疗。

（四）并发症

1.进行微波物理治疗时,如治疗功率过大或时间过长,可出现皮肤潮红、组织水肿等烫伤样反应。在治疗部位有感觉迟钝或丧失、严重血液循环障碍的患者尤应注意。

2.体内有金属植入物如心脏起搏器或有金属纽扣等物体,在微波治疗时可产生高热,导致组织损伤。

（五）注意事项

1.微波治疗时,在辐射器对准治疗部位或接触头与病灶接触后方可输出微波,避免空载输出。

2.禁止照射眼睛、大脑、男性生殖器、孕妇腹部等部位,以免引起组织损伤。

3.微波的穿透性强,作用深度可达 5～8cm,手术治疗时应注意观察局部组织反应,避免深部组织损伤。

七、冷冻疗法

冷冻疗法是通过制冷剂产生的低温使病变组织发生坏死或诱发生物学效应而达到治疗作用的方法。作用机制包括低温导致细胞内外冰晶形成,细胞微环境变化及生物膜结构破坏,局部血管损伤,引起组织代谢障碍和缺血性坏死。同时低温还可诱发冷冻免疫反应,促进免疫细胞分化和产生多种细胞因子,加强机体免疫应答。此外还有利用低温环境下末梢神经的敏感性降低的机理进行冷冻麻醉,配合激光等方法进行治疗的用途。目前常用的制冷剂有液氮（－196℃）、液体空气（－186℃）、二氧化碳雪（－70℃）等,其中液氮温度最低,价格低廉,使用安全方便,是临床最常用的制冷剂。

（一）适应证

1.各种良性增生性皮肤病,如病毒性疣（寻常疣、跖疣、扁平疣、尖锐湿疣）、疣状痣、皮脂腺瘤、汗孔角化症、脂溢性角化症、毛发上皮瘤、表浅血管瘤及部分瘢痕疙瘩。

2.部分癌前期损害及皮肤恶性肿瘤、光线性角化病、鲍温病、黏膜白斑、Kaposi 肉瘤及较小的非黑素瘤皮肤癌（基底细胞癌、鳞状细胞癌）等。

3.炎症性增生性皮肤病,如结节性痒疹、疥疮结节、化脓性肉芽肿、扁平苔藓等。

4.其他:雀斑、斑秃、硬化萎缩性苔藓等也有一定疗效。

（二）禁忌证

1.有与低温有关的疾病者:冷球蛋白血症、寒冷性荨麻疹、冷纤维蛋白血症、雷诺现象或冻疮等。

2.有对冷冻治疗不能耐受的其他情况者。

（三）操作方法及治疗反应

根据皮损情况、疾病类型、部位、患者年龄及耐受情况选择不同治疗方法。常用有棉签法、接触法和喷射法。

1.棉签法　最为简便,常用于较小的表浅性损害如脂溢性角化症、扁平疣等。根据皮损范围选择大小适当的棉签,浸蘸液氮后迅速放置于皮损上并施以一定压力即可。

2.接触法　将液氮置入特制的治疗器械,按照皮损的性质范围选择合适的冷冻头,与皮损直接接触进行治疗。适用于范围较大、较深的损害。根据器材类型分为封闭式接触治疗和浸冷式冷刀两种。

3.喷射法　利用在密闭容器中的液氮蒸发过程中产生的压力,通过容器的喷嘴直接喷射到皮损上进行治疗。作用效果快速,多用于面积较大的深在性损害的治疗,尤其是表面凹凸不平的皮损。在喷射冷冻治疗时,应注意避免损伤周围正常皮肤。

在相同的治疗时间内使用喷射法可使组织快速冷冻,作用深度和组织损伤比接触法要大。在一定时间和深度范围内,冷冻的时间长短、冻融次数与治疗强度成正比。冷冻治疗效果还受组织类型(如黑素细胞和上皮细胞较敏感)、导热性、血管分布程度等因素影响。

治疗时患者均有不同程度的疼痛,多在数分钟至数小时内缓解,偶见持续数十小时。一般均可忍受,不影响治疗,无需特殊处理,严重者可口服止痛剂。治疗后局部有不同程度的水肿,多在 24～48h 内逐渐消退。冷冻强度大者可出现水疱,一般在 2～3 日内达到高峰。水疱小者无需处理,均可自行消退。如出现大疱或血疱则在无菌条件下抽取疱液,可减轻局部胀痛和减少疱壁破裂暴露创面的可能。

（四）并发症

1.继发感染　主要由于出现水疱或血疱后创面污染所致。

2.出血　多见于治疗肿瘤、较大的良性增生性损害及血管性病变后,由于血管损伤破裂或结痂、血栓脱落所致。

3.系统反应　极少数患者治疗时出现痛性休克表现,如头晕、冷汗、心悸、胸闷、手足冰冷、血压下降等。

4.皮下气肿　较少见,因在有糜烂等破损部位进行冷冻喷射治疗导致,一般不需处理。

5.治疗后色素异常　色素减退常见于肤色较深的患者,色素沉着多与治疗后日光等照射过多有关。一般均可在数月内自行恢复。

6.瘢痕形成　范围及强度较大的冷冻治疗后可出现,多见萎缩性瘢痕。

7.其他　局部毛发脱落,少汗或感觉障碍等。

（五）注意事项

1.治疗前应就冷冻治疗的反应及常见并发症与患者进行沟通,取得患者的同意及配合。

2.对年老体弱、精神紧张及疼痛敏感的患者,尽量取卧位进行治疗,以免发生晕厥或休克等不良反应。如出现头晕、心悸等症状,应及时处理。

3.治疗后出现水疱或大疱时,应注意保持水疱完整及局部清洁干燥,避免汗液等浸湿,结痂后让其自行脱落,勿强行剥离痂皮。可外用抗生素溶液或乳膏等预防感染。

4.暴露部位治疗后应注意防晒,防止色素沉着的出现。

5.对寒冷性荨麻疹、冷球蛋白血症、冷纤维蛋白血症、糖尿病、硬皮病、放射性皮炎及免疫力低下的患者应慎用冷冻治疗。

6.治疗器具应尽量采用一次性用品,遵循无菌消毒规范,避免交叉感染。

(林岷格)

附:密闭式静脉输血考核评分标准

考生姓名:＿＿＿＿＿＿＿＿　　　　　　　　考试日期:＿＿＿＿＿＿＿＿

项目		分值	内 容 要 求	标准分数	考试评分	备注
评估		10	患者年龄、病情、意识状态等	5		
			血液制品的种类、患者心理状况及配合程度	5		
			穿刺部位的皮肤、血管及肢体活动度	5		
			患者的血型、输血史及过敏史,作为输血的参考			
操作前准备	医生患者物品环境	20	仪表规范、修剪指甲、洗手、戴口罩	5		
			了解操作的目的,愿意合作、排尿,取舒适体位	5		
			用物齐全,性能良好,放置合理	5		
			整洁、安静、舒适、安全	5		
操作步骤	密闭式静脉输血	60	核对医嘱,根据医嘱采血标本送血库做交叉配血试验			
			携输血用物至患者床旁,核对并向患者解释	5		
			按密闭式静脉输液法为患者建立静脉通道,输入生理盐水	5		
			再次核对,做好"三查八对"	15		
			常规消毒后,拔出生理盐水瓶(袋)的针头插入血袋内,再次核对	5		
				5		
			输入开始时速度宜慢,严密观察15min无不良反应,再按病情需要调节滴速	5		
			向患者及家属交代输血过程中的有关注意事项,并将呼叫器置于易取处	5		
			待血液输完时,再输入少量生理盐水,输血结束后拔针(同静脉输液)	5		
			协助患者取舒适卧位,整理用物、床单位,洗手记录,并进行健康教育	10		
操作质量		10	操作熟练,程序清晰,无菌观念强	10		
评价	关键性指标		出现下列情况之一者定为不及格: (　)1.不能正确进行"三查八对" (　)2.不能一次性穿刺成功 (　)3.未进行交叉配血试验 (　)4.操作程序混乱,思路不清			
	等级		不及格(　)　及格(　)　良好(　)　优秀(　)			

整体表现:

考核医师:＿＿＿＿＿＿＿＿

附:静脉血标本采集考核评分标准

考生姓名:_____　　　　　　考试日期:_____

项目		分值	内 容 要 求	标准分数	考试评分	备注
评估		10	患者年龄、病情、意识状态及营养状况等	3		
			患者心理状况及配合程度	3		
			穿刺部位的皮肤、血管状况及肢体活动度	4		
操作前准备	医生患者物品环境	20	仪表规范、修剪指甲、洗手、戴口罩	5		
			了解操作的目的,愿意合作,排尿,取舒适体位	5		
			用物齐全,性能良好,放置合理	5		
			整洁、安静、舒适、安全	5		
操作步骤	静脉血标本采集	60	核对医嘱,打印化验单条形码,贴于试管或血培养瓶上			
			携用物至患者床旁,核对并解释	5		
			协助患者取适当体位,选择合适的血管	5		
			在穿刺部位肢体下垫脉诊和治疗巾,在穿刺点上端扎压	2		
			脉带(松紧适宜)	2		
			常规消毒皮肤	5		
			按照采血程序进行穿刺	20		
			根据需要采集适量血液	9		
			达到采血量后,嘱患者松拳,按压穿刺点	2		
			根据采血的种类混匀采血管	5		
			再次核对,协助患者取舒适体位,整理用物,标本及时送检,洗手,记录	5		
操作质量		10	操作熟练,程序清晰,无菌观念强	10		
评价	关键性指标	出现下列情况之一者定为不及格: (　　)1.不能正确进行"三查八对" (　　)2.不能一次性穿刺成功 (　　)3.操作程序混乱,思路不清				
	等级	不及格(　　)　　及格(　　)　　良好(　　)　　优秀(　　)				

整体表现:

考核医师:_____

附:动脉血标本采集考核评分标准

考生姓名:_____   考试日期:_____

项目		分值	内 容 要 求	标准分数	考试评分	备注
评估		10	患者年龄、病情、意识状态及营养状况等	3		
			患者心理状况及配合程度	3		
			穿刺部位的皮肤、动脉搏动及肢体活动度	4		
操作前准备	医生患者物品环境	20	仪表规范、修剪指甲、洗手、戴口罩	5		
			了解操作的目的,愿意合作,排尿,取舒适体位	5		
			用物齐全,性能良好,放置合理	5		
			整洁、安静、舒适、安全	5		
操作步骤	动脉血标本采集	60	核对医嘱,打印化验单条形码,贴于血气针或一次性注射器上	5		
			携用物至患者床旁,核对并解释	5		
			协助患者取适当体位,选择合适的动脉	2		
			选桡动脉穿刺时应先做 Allen 试验	3		
			先取少量肝素,湿润注射器后排尽(或者使用专用血气针)	5		
			常规消毒皮肤	2		
			按照操作程序行动脉穿刺	20		
			达到采血量后,嘱患者松拳,按压穿刺点	3		
			立即将针尖隔绝空气	5		
			搓动注射器,使血与肝素混合,再次核对,立即送检	5		
			协助患者取舒适体位,整理用物,洗手,记录	5		
操作质量		10	操作熟练,程序清晰,无菌观念强	10		
评价	关键性指标		出现下列情况之一者定为不及格:			
			( )1.不能正确进行"三查八对"			
			( )2.不能一次性穿刺成功			
			( )3.不能及时隔绝空气			
			( )4.操作程序混乱,思路不清			
	等级		不及格( ) 及格( ) 良好( ) 优秀( )			

整体表现:

考核医师:_____

附:密闭式静脉输液考核评分标准

考生姓名:_____　　　　考试日期:_____

项目		分值	内　容　要　求	标准分数	考试评分	备注
评估		10	患者年龄、病情、意识状态及营养状况等	2.5		
			患者用药史、过敏史、家族史	2.5		
			患者心理状况及配合程度	2.5		
			穿刺部位的皮肤、血管状况及肢体活动度	2.5		
操作前准备	医生患者物品环境	10	仪表规范、修剪指甲、洗手、戴口罩	2		
			了解操作的目的,愿意合作	2		
			排尿,取舒适体位	2		
			用物齐全,性能良好,放置合理	2		
			整洁、安静、舒适、安全	2		
操作步骤	药物准备	20	严格执行查对制度,检查药物	3		
			填写、贴输液卡	2		
			开铝盖、消毒瓶塞	2		
			加药方法正确	3		
			再次检查药液、签名	3		
			套瓶套、消毒瓶塞	2		
			检查输液器	2		
			插输液器方法正确	3		
	穿刺前准备	10	携用物至床旁	2		
			再次核对床号姓名	3		
			输液架放置合理、备好输液贴将输液瓶挂于输液架上	2		
			排气手法正确,一次排气成功	3		
	穿刺	20	正确选择血管	3		
			应用止血带方法正确、松紧适宜	2		
			消毒皮肤范围、方法正确	3		
			再次核对、排气,握拳	2		
			穿刺手法正确	3		
			进针角度、深度适宜、一针见血	5		
			"三松"(松止血带、拳头、调节器)	2		
	固定	3	固定方法正确	1		
			调节滴速(根据病情、年龄、药物性质来调节)	1		
			最后一次查对	1		
	整理	2	协助患者取舒适卧位,整理床单位,做好交待 洗手、填写输液巡视卡	2		

续表

项目		分值	内　容　要　求	标准分数	考试评分	备注
输液 完毕		15	确认全部液体输入完毕	2		
			携拔针用物至床旁,再次核对床号、姓名	3		
			拔针方法正确	3		
			协助患者取舒适体位	2		
			整理床单位,清理用物,做好交待	2		
			洗手,做好记录	3		
指导患者		10	对患者进行正确的指导	10		
评 价	关键 性指 标		出现下列情况之一者定为不及格: (　　)1.不能正确进行"三查八对" (　　)2.不能一次性排气成功 (　　)3.不能一次性穿刺成功 (　　)4.操作程序混乱,思路不清			
	等级		不及格(　　) 　　及格(　　) 　　良好(　　) 　　优秀(　　)			

整体表现:

考核医师:_____

附:输液泵的使用考核评分标准

考生姓名:_____ 考试日期:_____

项目		分值	内 容 要 求	标准分数	考试评分	备注
评估		10	患者年龄、病情、意识状态及营养状况等	3		
			患者心理状况及配合程度	3		
			穿刺部位的皮肤、血管状况及肢体活动度	4		
操作前准备	医生物品环境	20	仪表规范、修剪指甲、洗手、戴口罩	5		
			了解操作的目的,愿意合作,排尿,取舒适体位	5		
			用物齐全,性能良好,放置合理	5		
			整洁、安静、舒适、安全	5		
操作步骤	输液泵使用	30	携用物至患者床旁,核对并向患者解释	5		
			输液泵固定在支架上并放置于床旁合适位置	2		
			接电源,打开电源开关	1		
			排尽输液管内的空气,打开泵门将输液管置于输液泵的管道槽中,关闭泵门	10		
			设置液体输入总量和输入流量	5		
			连接输液泵系统打开输液器开关	2		
			行静脉穿刺,并妥善固定	20		
			确认输液泵设置无误后,按压"开始/停止"键,启动输液	5		
			整理患者床单位和用物,洗手,记录,对患者进行健康教育	10		
操作质量		10	操作熟练,程序清晰,无菌观念强	10		
评价	关键性指标	出现下列情况之一者定为不及格: ( )1.不能正确进行"三查八对" ( )2.不能一次性排气成功 ( )3.不能一次性穿刺成功 ( )4.不能正确设置输液泵 ( )5.操作程序混乱,思路不清				
	等级	不及格( ) 及格( ) 良好( ) 优秀( )				

整体表现:

考核医师:_____

附:婴幼儿头皮静脉输液考核评分标准

考生姓名:_____　　　　　　　　　考试日期:_____

项目		分值	内 容 要 求	标准分数	考试评分	备注
评估		10	患者年龄、病情、意识状态及营养状况等	2.5		
			患者用药史、过敏史、家族史	2.5		
			患者心理状况及配合程度	2.5		
			穿刺部位的皮肤、血管状况及肢体活动度	2.5		
操作前准备	医生患儿物品环境	10	仪表规范、修剪指甲、洗手、戴口罩	2		
			取舒适体位	2		
			助排尿或换尿布	2		
			用物齐全,性能良好,放置合理	2		
			整洁、安静、舒适、安全	2		
操作步骤	药物准备	20	严格执行查对制度,检查药物	3		
			填写、贴输液卡	2		
			开铝盖,消毒瓶塞	2		
			加药方法正确	3		
			再次检查药液,签名	3		
			套瓶套,消毒瓶塞	2		
			检查输液器	2		
			插输液器方法正确	3		
	穿刺前准备	10	携用物至床旁	2		
			再次核对床号姓名	3		
			输液架放置合理,备好输液贴将输液瓶挂于输液架上	2		
			排气手法正确,一次排气成功	3		
	穿刺	20	正确选择血管	3		
			应用止血带方法正确、松紧适宜	2		
			消毒皮肤范围,方法正确	3		
			再次核对,排气,握拳	2		
			穿刺手法正确	3		
			进针角度、深度适宜,一针见血	5		
			"三松"(松止血带、拳头、调节器)	2		
	固定	3	固定方法正确	1		
			调节滴速(根据病情、年龄、药物性质来调节)	1		
			最后一次查对	1		
	整理	2	协助患者取舒适卧位,整理床单位,做好交待 洗手、填写输液巡视卡	2		

续表

项目		分值	内　容　要　求	标准分数	考试评分	备注
输液完毕		15	确认全部液体输入完毕	2		
			携拔针用物至床旁,再次核对床号、姓名	3		
			拔针方法正确	3		
			协助患者取舒适体位	2		
			整理床单位、清理用物、做好交待	2		
			洗手,做好记录	3		
指导患者		10	对患者进行正确的指导	10		
评价	关键性指标		出现下列情况之一者定为不及格: (　　)1.不能正确进行"三查八对" (　　)2.不能一次性排气成功 (　　)3.不能一次性穿刺成功 (　　)4.操作程序混乱,思路不清			
	等级		不及格(　　)　　及格(　　)　　良好(　　)　　优秀(　　)			

考核医师:＿＿＿＿＿＿＿＿＿＿＿＿＿

附:洗胃法考核评分标准

考生姓名:_____   考试日期:_____

项目		分值	内 容 要 求	标准分数	考试评分	备注
评估		10	患者的病情	2.5		
			患者的中毒情况	2.5		
			患者的疾病史	2.5		
			患者的口、鼻腔黏膜情况	2.5		
操作前准备	医生物品患者环境	20	仪表规范、修剪指甲、洗手、戴口罩	5		
			根据需要准备用物,选择合适的洗胃液	5		
			了解洗胃的目的方法,注意事项要点,取合适体位	5		
			整洁、安静、舒适、安全	5		
操作步骤	口服催吐洗胃法	60	携用物至床旁,核对并解释	15		
			患者体位正确	15		
			患者反复呕吐灌洗液	10		
			协助患者漱口、擦脸,整理床单位及用物	10		
			洗手,记录	10		
	漏斗胃管洗胃法	60	携用物至床旁,核对并解释	5		
			患者体位正确	5		
			准确插入胃管	15		
			证实胃管在胃内	10		
			灌入洗胃溶液	15		
			拔出胃管	5		
			协助患者漱口、擦脸,整理床单位及用物	5		
			洗手,记录	5		
指导患者		10	正确对患者进行指导	10		
评价	关键性指标	出现下列情况之一者定为不及格: ( )1. 不能正确的核对 ( )2. 不能正确的选择洗胃液 ( )3. 不能正确的插入胃管 ( )4. 操作程序混乱,思路不清				
	等级	不及格( ) 及格( ) 良好( ) 优秀( )				

整体表现:

小于60分,不及格;60~79及格;80~89良好;大于90优秀,以下同。

考核医师:_____

附:无菌操作评分标准

考生姓名:_____ 考试日期:_____

项目		分值	内 容 要 求	标准分数	考试评分	备注
评估		10	操作环境清洁、宽敞,定期消毒	5		
			操作台清洁、干燥、平坦,物品布局合理	5		
操作前准备	医生 物品 环境	9	仪表规范,修剪指甲,洗手,戴口罩	3		
			用物齐全、性能良好,放置合理	3		
			操作环境清洁、宽敞	3		
操作步骤	无菌持物钳/镊的使用	13	查无菌包名称、灭菌日期及标记	2		
			正确打开无菌包	2		
			打开容器盖,钳端闭合,垂直取出持物钳/镊	3		
			保持钳/镊端向下	1		
			就近夹取无菌物品,用后即放回	1		
			钳/镊端闭合,垂直放入,盖好容器盖	3		
			标明打开日期及时间	1		
	无菌容器的使用	9	查无菌容器名称、灭菌日期及标记	2		
			开盖后盖放稳妥,不可污染	1		
			取物后,立即将盖盖严	3		
			手持无菌容器(如治疗碗时),托住容器底部	3		
	无菌包的使用	12	查无菌包名称、灭菌日期及标记	2		
			将无菌包放于清洁、干燥、平坦处,取下灭菌指示胶带	2		
			依次打开各角,手不可触及包布内面	2		
			用无菌钳/镊夹取物品,放在准备好的无菌区内	4		
			按原折痕包盖,系带横向扎好,并注明开包日期及时间	2		
	铺无菌盘法	11	治疗盘清洁、干燥	1		
			查无菌包名称、灭菌日期及标记	2		
			正确打开无菌包,铺治疗巾	4		
			放入无菌物品(放置合理)	2		
			边缘对齐反折,有效期4h	2		
	取用无菌溶液法	12	查瓶签、瓶盖、瓶身、溶液	2		
			开瓶塞方法正确、消毒方法正确	1		
			标签放于掌心	1		
			冲洗瓶口、从原处倒出溶液、方法正确	4		
			盖瓶塞、消毒方法正确	2		
			注明开瓶日期和时间,24h有效	2		

续表

项目	分值	内　容　要　求	标准分数	考试评分	备注
戴脱无菌手套法	14	查手套包型号、灭菌日期和时间、灭菌指示标志	2		
		打开无菌手套包,查包内灭菌指示标志	2		
		撒粉、戴手套,保持外面无菌	6		
		脱手套口,翻转脱下,按医疗废物处理	2		
		洗手	2		
操作质量	10	无菌观念强,操作熟练,动作轻巧、稳重、准确	10		
评价	关键性指标	出现下列情况之一者定为不及格: (　　)1.操作过程中违反无菌技术原则 (　　)2.操作程序混乱,思路不清			
	等级	不及格(　　)　　及格(　　)　　良好(　　)　　优秀(　　)			

整体表现:

考核医师:_____

附：穿、脱隔离衣考核评分标准

考生姓名：＿＿＿＿＿＿＿＿＿　　　　　　　考试日期：＿＿＿＿＿＿＿＿＿

项目		分值	内　容　要　求	标准分数	考试评分	备注
评估		10	环境清洁、宽敞 用物准备齐全、放置有序	5 5		
操作前准备	医生物品环境	20	仪表规范，修剪指甲、取下手表、饰物，卷袖过肘 用物齐全，性能良好，放置合理 操作环境清洁、宽敞	5 10 5		
操作步骤	穿隔离衣	30	检查隔离衣，取隔离衣方法正确 穿衣袖方法正确 系领扣不污染 扎袖口方法正确、美观 解松活结 对齐两侧衣边，不污染 完全遮盖住内面工作服 系腰带	2 4 4 4 4 4 4 4		
	脱隔离衣	30	解腰带、打活结 解袖口、塞好衣袖 刷手方法、顺序正确 正确擦干双手、不污染 解领扣、脱衣方法正确 脱衣时不污染 折衣正确，符合要求，挂衣于衣架	4 4 4 2 4 4 4 4		
操作质量		10	操作熟练，程序清晰，无菌观念强	10		
评价	关键性指标		出现下列情况之一者定为不及格： （　）1. 操作过程中违反无菌技术原则 （　）2. 穿好隔离衣后未能完全遮盖工作服 （　）3. 操作程序混乱，思路不清			
	等级		不及格（　）　　　及格（　）　　　良好（　）　　　优秀（　）			

整体表现：

考核医师：＿＿＿＿＿＿＿＿＿

（李　　领　　张宏玉）